中华医学会麻醉学分会推荐读物

Miller's Anesthesia

米勒麻醉学

（简装版）

第9版 | 第3卷

原著总主编 Michael A. Gropper

原著名誉主编 Ronald D. Miller

原著共同主编 Neal H. Cohen　　Lars I. Eriksson
Lee A. Fleisher　　Kate Leslie
Jeanine P. Wiener-Kronish

主　译 邓小明　黄宇光　李文志

副主译 姚尚龙　王国林　熊利泽　郭曲练

主　审 曾因明

北京大学医学出版社

MILE MAZUIXUE (DI 9 BAN)

图书在版编目（CIP）数据

米勒麻醉学：第 9 版：简装版：全五卷 /（美）迈
克尔·格鲁博（Michael A. Gropper）原著；邓小明，
黄宇光，李文志主译 . —北京：北京大学医学出版社，
2022.4

　　书名原文：Miller's Anesthesia
　　ISBN 978-7-5659-2601-3

　　Ⅰ . ①米… 　Ⅱ . ①迈… ②邓… ③黄… ④李… 　Ⅲ .
①麻醉学 　Ⅳ . ① R614

中国版本图书馆 CIP 数据核字（2022）第 031726 号

北京市版权局著作权合同登记号：图字：01-2020-7224

Elsevier (Singapore) Pte Ltd.
3 Killiney Road, #08-01 Winsland House I, Singapore 239519
Tel: (65) 6349-0200; Fax: (65) 6733-1817

米勒麻醉学（第 9 版）（简装版·第 3 卷）

主　　译：邓小明　黄宇光　李文志
出版发行：北京大学医学出版社
地　　址：（100191）北京市海淀区学院路 38 号　北京大学医学部院内
电　　话：发行部 010-82802230；图书邮购 010-82802495
网　　址：http://www.pumpress.com.cn
E-mail：booksale@bjmu.edu.cn
印　　刷：北京金康利印刷有限公司
经　　销：新华书店
策划编辑：王智敏
责任编辑：高　瑾　刘　燕　王智敏　　责任校对：靳新强　　责任印制：李　啸
开　　本：710 mm×1000 mm　1/16　　印张：181　　字数：6200 千字
版　　次：2022 年 4 月第 1 版　2022 年 4 月第 1 次印刷
书　　号：ISBN 978-7-5659-2601-3
定　　价：680.00 元（全套定价）
版权所有，违者必究
（凡属质量问题请与本社发行部联系退换）

目　录

第 3 部分

麻醉管理

36 心血管监测

BECKY SCHROEDER，JONATHAN MARK，ATILIO BARBEITO

梁超　褚丽花　译　包睿　缪长虹　方向明　审校

要　点	
	■ 心电图监测可提供连续心率监测、能够识别心律失常和传导异常并发现心肌缺血。
	■ 选择恰当的导联及导联放置位置、滤波器和增益大小是提供准确且可靠的心电图信息的重要因素。
	■ 前侧壁胸导联（V_3、V_4 或 V_5）应作为对心肌缺血最为敏感的监测导联被选用。
	■ 围术期心肌缺血最常见类型为氧需介导的心内膜下心肌缺血，表现为 ST 段压低。前侧壁胸导联对监测 ST 段压低最敏感，但不能定位缺血部位。
	■ 除心脏手术以外，以 ST 段抬高为表现的氧供介导的透壁性心肌缺血在围术期较少见。与 ST 段压低不同，ST 段抬高可提示缺血部位以及病变血管。
	■ 大多数自动无创动脉血压监测装置采用振荡测量技术，很少引起并发症。但在不能主诉手臂疼痛、具有不规则心脏节律导致袖带反复充气和接受抗凝治疗的患者中应谨慎使用。
	■ 用于评估手掌弓侧支循环的 Allen 试验并不是预测桡动脉置管并发症的可靠方法。虽然肘部解剖学上没有侧支血流，但肱动脉置管是围术期替代桡动脉或股动脉置管的血压监测的安全方法。
	■ 有创动脉压波形的准确性由压力监测系统的固有频率和阻尼系数决定。当固有频率较高时，系统将达到最佳动态响应，从而在阻尼系数大范围变化时准确记录压力。
	■ 用于监测动脉或中心静脉压（CVP）的外部压力传感器的首选校正（或"归零"）位置是胸骨角后约 5 cm，这一传感器位置将消除静水压的测量误差。更常见的血流动力学监测（包括中心静脉和肺动脉压力）首选水平位置是胸正中水平，该处最接近左心房位置，对于仰卧患者位于胸骨前侧和床面的中点。
	■ 由于波反射和其他物理现象，由外周记录的动脉血压的脉压比更靠近中心部位测量的脉压更宽。
	■ 心脏前负荷的动态测量，如每搏量和脉压变异度，是比静态指标如中心静脉压和肺毛细血管楔压更好的血管内容量反应性预测指标。
	■ 为了实施安全有效的中心静脉置管，需选择最佳的位置、导管和方法，这要求医师考虑置管的目的、患者的基础医疗状况、拟实施的手术以及医师施行操作的技能和经验。右颈内静脉置管是最佳选择，因其解剖部位固定、可预见和术中相对易于穿刺。
	■ 通过应用超声血管定位、置入较粗导管前静脉压测定、影像学确认导管尖端位于心包外并与上腔静脉壁平行，可减少中心静脉导管的机械性并发症。
	■ CVP 是多种不同生理变量复合与多重相互作用的结果，其中主要是静脉回流和心脏功能。CVP 和循环血容量之间不存在简单的关系。尽管如此，仍可通过仔细分析 CVP 波形态获得重要的病理生理信息。
	■ 中心静脉导管滥用和数据错误解读是中心静脉和肺动脉导管最常见的并发症之一。

- 肺动脉楔压反映的是延迟和衰减的左心房压。许多情况下，肺动脉楔压提供了对肺毛细血管压的近似估计，但当毛细血管后肺血管阻力增加时，如脓毒症患者，肺动脉楔压可能低估毛细血管压。
- 应用中心静脉压、肺动脉舒张压或肺动脉楔压估测左心室前负荷受很多干扰因素的影响，包括舒张期心室顺应性和近心端压力的变化。
- 肺动脉导管监测仍未被证实能改善患者的预后。得出这些结果的原因包括导管衍生数据的错误解读和经特定血流动力学参数指导的血流动力学治疗失败。
- 温度稀释法心输出量监测——最广泛使用的临床技术——受快速静脉补液、心内分流和三尖瓣反流引起的测量误差的影响。
- 混合静脉血红蛋白氧饱和度是心输出量相对于机体氧需是否充足的检测。该测定也取决于动脉血红蛋白氧饱和度和血红蛋白浓度。

心血管监测引言：注重体格检查

当前电子监测设备可以提供患者心血管状态监测的绝大部分信息。然而，医师的感知可持续着眼于患者的整体状况，在特定临床背景下其能力得到强化，在评估病情和解读其他相关数据方面起着关键作用[1]。如通过触诊脉搏动来鉴别真性心脏停搏与监护仪信号干扰，会比修理有问题的监护仪高效得多。因此，无论使用何种监测手段，了解其优缺点是至关重要的。

心率及脉搏监测

尽管电子设备几乎广泛应用于持续监护，但"手指触摸脉搏"这种快速的心率评估方法仍很重要。各种能测量心搏周期的仪器均可用于测量心率，但心电图（electrocardiogram，ECG）仍是手术室中最常用的心率监测手段。精确识别 R 波及测量一个 QRS 波峰到下一个 QRS 波峰的间距（R-R 间期）是心率数字化显示及周期性更新（如间隔 5 ～ 15 s 更新）的数据基础（图 36.1）[2]。

心率和脉率之间的差异来自于心电去极化信号引起的心肌收缩（心率）与外周动脉一次可探及的搏动（脉率）之间的差异。脉搏短绌描述的是一种脉率小于心率的现象，常见于房颤患者。后者常间或出现一些非常短暂的 R-R 间期，导致相应的心输出量明显减少，以致在外周无法探及动脉搏动。心脏电机械分离和无脉性电活动是脉搏短绌的两个极端例子，其原因是心脏收缩完全无法产生外周动脉搏动。在临床监护中显示的心率来自心电图监测，而脉率来自血氧饱和度监测或有创动脉血压监测。将心率、脉率监测与临床评估相结合，可以大大提高对病情判断的准确性，同时减少测量误差，并降低错误报警的发生率[3]。

心电图监测

术中心电图监测的价值和重要性已毋庸置疑。美国麻醉科医师协会（American Society of Anesthesiologists，ASA）将心电图监测纳入术中基本的循环监测指标之一[4]，并认为"每个患者从麻醉开始至离开麻醉房间都需要连续监测心电图"。同时，对于手术室外的住

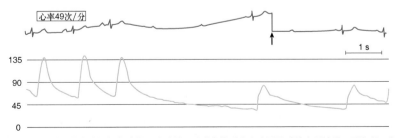

图 36.1　心率通过数字显示时可能会遗漏极危险的心动过缓。通过直接观察心电图及动脉血压波形，可发现一完全性房室传导阻滞和一长达 4 s 的心脏停搏。但是数字显示的心率仍为 49 次 / 分，未提示该长间歇。箭头所指是心电图滤波器对基线漂移进行校准，以确保心电图能持续显示在监护仪屏幕上（From Mark JB. Atlas of Cardiovascular Monitoring. New York：Churchill Livingstone；1998.）

院患者，美国心脏协会（American Heart Association, AHA）也在其指南中就心电图监测的适应证、使用时间和实施方法做出了相应推荐[5]。

心电图监测的三大作用分别是：持续监测患者的心率、识别心律失常及传导阻滞、发现心肌缺血。对于安装心脏起搏器、埋藏式心脏除颤器的患者，心电图监测还能帮助麻醉科医师了解这些设备在围术期的功能状况（围术期起搏器、埋藏式心脏除颤器的使用，详见第 38 章）。为提高床旁心电图的准确性和有效性，临床医师应注意导联位置和选择、滤波模式和增益调整。

心电图导联放置及选择

心电图标准导联系统

现代手术室和重症监护室的监护系统包含 5 个导联电极，可监测标准肢体导联（Ⅰ、Ⅱ、Ⅲ）、加压肢体导联（aVR、aVL、aVF）、和单个胸导联（V_1、V_2、V_3、V_4、V_5 或 V_6）。通常，这十二导联中有两个导联可以显示在床旁的监护仪屏幕上。过去认为加压肢体导联和胸导联是单极导联，标准肢体导联是双极导联。但近期 AHA 等[6]发布的科学声明认为不存在这种差异，所有的导联在记录体表电位时都是有效的双极导联。

根据 AHA 指南，心电图导联线配有标准的颜色编码系统：右臂为白色，左臂为黑色，右腿为绿色，左腿为红色，胸导联线为棕色。但是这套颜色编码系统不是全球唯一的心电图导联配色方案，同时它也没有被世界电子技术委员会（International Electrotechnical Commission）推荐。与标准 12 导联心电图不同的是，在手术室或重症监护治疗病房采用的心电图的导联电极是放置于患者的躯干之上，如双上肢的电极放置于锁骨下方，双下肢的电极放置于髋部以上（图 36.2），而标准 12 导联心电图的肢体导联电极放置于手腕和脚踝或手臂和腿。此外，右腿导联电极（绿色电极）可以放置在身体的任何部位，因为该电极是接地电极，它的位置不会影响心电图的显示[7]。

1966 年，Mason 和 Likar 提出改良 12 导联系统，将安放在患者肢体的电极改良为安放在躯体，以减少运动负荷试验时因肢体活动造成的心电图伪像[8]。尽管 Mason-Likar 改良导联心电图的胸导联和肢体导联的 QRS 波在振幅、电轴上与标准 12 导联心电图有轻微的差异，但研究表明在运动负荷试验中两种导联体系的 ST 段总体是相似的[8-11]。因此，将肢体导联放置于躯体已经成为手术室和重症监护治疗病房的标准电极放置模式，此种方法不仅便利，还可以减少因肢

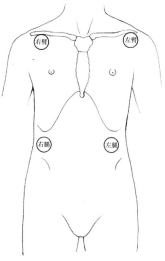

图 36.2　标准的监护仪心电图导联线的放置位置（From Mark JB. Atlas of Cardiovascular Monitoring. New York：Churchill Livingstone；1998.）

体活动造成的伪像。

肢体导联的放置位置可能会因为手术切口、患者体位或其他的操作因素等发生变化。但肢体导联的位置需位于心脏外才能记录出可靠的波形，比如在横断面上，导联需安置在心脏界限的上方和下方，在矢状面上，电极需安置在心脏的左侧和右侧（图 36.3）。在实践中，肢体电极越靠近心脏，心电图记录误差可能越大[10]。

相比肢体导联，正确放置胸导联（棕色）的位置更为重要。因其有助于可靠且敏感地检测患者是否存在心肌缺血，但实际应用时其安放位置常有偏差。研究发现在运动激发试验[12-13]以及麻醉[14-15]中，V_5 导联是感知心肌缺血最敏感的单一导联。因此，V_5 导联是心肌缺血高危患者的首选胸导联。此外，V_5 导联监测也适用于心脏手术中，心脏手术的皮肤消毒及胸骨切开不会对 V_5 导联产生干扰。但对于其他手术，尤其是高危患者行血管手术，V_4 或 V_3 导联被证实可以更敏感地监测延迟性术后心肌缺血[16]。

6 个胸导联正确的放置位置如图 36.4 所示。鉴于有大量证据表明，即使在诊断性 12 导联心电图记录期间胸导联的放置位置也可能不准确[6]，因此在手术室、重症监护治疗病房（ICU）进行心电图监测时，这种情况可能更为常见。胸骨柄体关节是正确安置胸导联的重要标志，其对应第二肋间隙，自此向下，触摸至第四和第五肋间隙，即为胸导联电极正确放置位

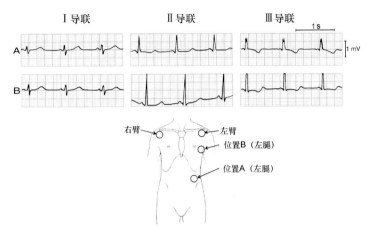

图 36.3　**肢体导联电极放置位置的重要性。**位置 A 是左腿电极标准放置方法，位于心脏下方，靠近左侧髂嵴；位置 B 将左腿电极放置于心前区（靠近 V_5 导联电极位置）。标准肢体导联电极应位于心脏边界的外侧，如位置 A。若将左腿电极放置于位置 B，则 Ⅱ、Ⅲ 导联波形将出现偏差。A、B 中 Ⅰ 导联波形无差异，其原因是 Ⅰ 导联记录的是左臂与右臂电极间的差异（From Mark JB. Atlas of Cardiovascular Monitoring. New York：Churchill Livingstone；1998.）

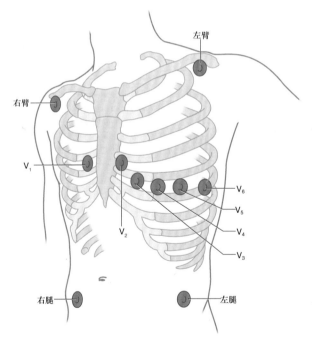

图 36.4　**标准 6 个胸导联的正确放置位置。**侧壁导联精确放置依赖于将 V_4 导联正确安置于锁骨中线第五肋间，V_5 导联位于 V_4 导联同一水平的腋前线，V_6 导联位于 V_4 导联同一水平的腋中线

置。V_4 导联位于锁骨中线第五肋间，V_5、V_6 导联与 V_4 导联处于同一水平，分别置于腋前线和腋中线。

中间胸导联（V_3、V_4、V_5）对监测心肌缺血最为敏感，因此胸导联放置位置不能太随意或者太靠

外侧。但某些手术中如左侧开胸手术，不能安置 V_3、V_4、V_5 导联，此时只能选择其他胸导联，如 V_1 导联，但是临床医师必须注意的是 V_1 导联在监测心肌缺血时不如 V_3、V_4、V_5 导联敏感。

替代导联系统

右心室心肌缺血或心肌梗死可以被右侧胸导联识别，其中位于右锁骨中线第四肋间的 V_{4R} 导联（V_4 导联的镜像位置）最为敏感。虽然未作为常规监测手段，该导联也可以用于监测左心室下壁心肌缺血，因为这部分的心肌缺血往往伴随着右心室的缺血[6, 17]。

3 导联心电图虽不及 5 导联心电图普及，但仍在部分患者中被使用，尤其在手术室外操作间及转运患者时。对于体外除颤仪，3 导联系统仍是标准的心电图监测系统。3 个导联包含右臂、左臂和左腿，其放置位置与 5 导联系统相应电极的放置位置相似，可以用于监测心率，在同步直流电复律中识别 R 波，以及识别室颤等危及生命的心律失常。但是它与 5 导联系统（或标准 12 导联心电图）相比，在识别其他更复杂的心律失常、心肌缺血时存在一定的局限。将阳性电极（左臂）放置于 V_5 位置，并选择合适的导联进行记录（通常为 I 导联），可以增加 3 导联系统检测心肌缺血的敏感性。将右臂导联放置于以下五个位置进行修正，也有助于 3 导联系统监测心肌缺血：CS_5（central subclavicular，锁骨下中心导联）、CM_5（central manubrial，胸骨柄中心导联）、CB_5（central back，背部中心导联）、CC_5（central chest，胸部中心导联）（图 36.5）。这些位置的导联监测是对标准 V_5 导联的修正，其在 R 波的振幅及 ST 段形态上会有所不同，可能会高估或低估 ST 段的变化[18]。

3 导联系统中，还有一种替代 V_1 导联的改良导联方案。该导联（即改良的胸前导联 1，MCL_1）将左臂电极放置于标准位置，将左腿电极放置于标准 V_1 导联电极所在位置，同时选择监测肢体 III 导联（图 36.5）。MCL_1 导联适用于 ICU 或者其他需要严密监测 P 波形态和心律失常的场合。

心脏外科术后，心外膜心房起搏导线也可用于检测体表心电图记录中不明显的 P 波（图 36.6）。这种替代法常在 ICU 中使用，通常使用 12 导联心电图系统并且其中一个胸导联与心房起搏导线相连。

心电图滤波器选择

心电图信号在低频和高频范围内均会遭遇各种干扰（信噪）。因此所有心电监护仪均会采用带通滤波器来缩小信号带宽，以保留有用信号同时减少伪像，提升信号质量。正如其字面意思，带通滤波器允许一定频率范围内的信号通过，同时衰减或功能性消除过低和过高频率的信号。

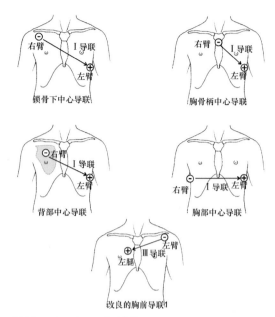

图 36.5　在只有 3 导联系统情况下，可采用改良的双极肢体导联来代替标准胸导联。将左臂导联（LA）阳性电极放置于 V_5 电极位置，并选择 I 导联波形，用于替代 V_5 导联进行监测。此时导联的命名由阳性电极所在位置（V_5）和阴性电极所在位置（右臂导联）组成：CS_5 为锁骨下中心导联（central subclavicular），CM_5 为胸骨柄中心导联（central manubrial），CB_5 为背部中心导联（位于右侧肩胛骨）（central back），CC_5 为胸部中心导联（central chest）。相比之下要注意 MCL_1 导联，即改良的胸前导联 1（modified central lead 1），将 III 导联作为监测导联，其阳性电极 LL 放在 V_1 导联位置，阴性电极 LA 放在左侧锁骨下（From Mark JB. Atlas of Cardiovascular Monitoring. New York：Churchill Livingstone；1998.）

低频伪像通常由患者的呼吸或者身体活动引起，使心电图描记在基线上下漂移（图 36.7），常可导致床旁监护仪的心电图显示通道上图像的中断或仅部分显示。此类伪像可被低频滤波器（高通滤波器）消除。心率可以作为一个粗糙的心电图信号频率下限，其测量单位为赫兹（Hertz, Hz, 次 / 分）。低于 40 次 / 分（0.67 Hz）的心率在临床上十分罕见，因此传统的低频滤波器以 0.5 Hz 频率为其阈值。但是采用此种低频滤波器可能导致心电图图形的显著变形，特别是 ST 段水平的改变。此种变化归因于心电图信号的频率或振幅突然改变引起的相位非线性，常出现于 QRS 波群的末端与 ST 段相交的区域。1975 年 AHA 推荐将低于 0.05 Hz 以下的信号滤过去除，保持复极化信号的保真度，但仍存在基线漂移的问题。现代数字化滤波器提供了更为复杂的方法，为低频滤波器设定了更高的滤波频率，并解决了模拟滤波器存在的相位

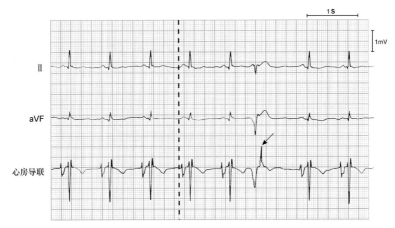

图 36.6 体表心电图 Ⅱ 导联、aVF 导联和来自右心房心外膜起搏导线的心房心外膜导联（atrial）的同步记录图像。虚线所在位置为 P 波起始段，代表心房电活动的开始。图中可以发现心房导联记录的 P 波振幅最大。第 6 个心脏搏动为室性早搏，其所致的逆行性心房去极化波形（箭头处）在心房导联中十分明显，但在体表心电图 Ⅱ 导联、aVF 导联中却不容易发现（From Mark JB. Atlas of Cardiovascular Monitoring. New York：Churchill Livingstone；1998.）

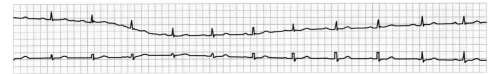

图 36.7 心电图在诊断性带通滤波器下，以标准速度（25 mm/s）和标准增益（10 mm/mV）下记录 Ⅱ 导联（上）和 V₅ 导联（下）。Ⅱ 导联中明显存在的基线变化或基线漂移是呼吸伪像的一种表现，这种伪像可以被带通滤波器消除

畸变。因此，为减少 ST 段的失真，美国心脏协会建议对于带有模拟滤波器的监视器，低频滤波频率应为 0.05 Hz；对于带有零相位失真线性数字滤波器的监护仪和心电图记录设备，低频滤波频率应为 0.67 Hz 或以下[6]。

高频伪像通常由肌束收缩、颤抖和环境中其他固定频率（60 Hz）的设备的电磁干扰引起。这些干扰可被高频滤波器（低通滤波器）消除，但与低频滤波器相似，亦可造成心电图信号的畸变。在心电图中较高频率的信号包括快速上升速率（QRS 复合波）、峰振幅（R 波）以及心电图中其他持续时间较短的波。此外，以高频低振幅为特征的起搏信号也可被高频滤波器消除而使得监护仪不能识别起搏功能。自 1975 年起，美国心脏协会认为高频滤波频率为 100 Hz 即可保证心电图诊断的准确性，但在临床中发现 QRS 复合波中频率大于 100 Hz 的成分在诊断心脏疾病时至关重要。因此，为保证心电图各成分时长和振幅的准确性，建议成人、青少年和儿童的心电图高频滤波频率设为 150 Hz，婴儿的高频滤波频率设为 250 Hz[6]。

目前的心电监护仪可以选择不同的滤波模式或带宽。不同生产厂家的心电图滤波频率存在差异，但常见的滤波器模式可分为三大类：诊断模式、监护模式和滤波模式。**诊断模式**的带宽为 0.05 ～ 150 Hz，可以准确显示 ST 段和识别起搏信号，较少引起心电图信号的畸变。**监护模式**的带宽为 0.5 ～ 40 Hz，可以有效减少低频伪像（呼吸干扰）和高频伪像（60 Hz），但 ST 段常常有畸变，引起较明显的偏差（图 36.8A 和 B）[19]。**滤波模式**的带宽为 0.5 ～ 20 Hz，并可能包含陷波滤波器，旨在进一步衰减和消除附近电子设备的 60 Hz 的干扰。

心电信号增益大小选择

除外导联及滤波器的选择，床旁监护仪可以对心电信号的增益大小进行选择和调整。标准心电图的增益电压为 10 mm/mV，并在记录纸上以 1 mV 的矩形校准信号表示（图 36.9），或者在心电图波形边缘用纵向符号标记 1 mV。床旁监护仪一般可被设成自动增益模式，使得心电图波形大小与监护仪显示通道相匹配，其增益大小通过图旁代表 1 mV 的纵向符号来反

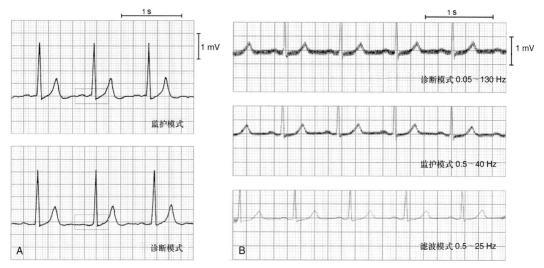

图 36.8　**不同的滤波器对 ST 段的影响。** 图 A 中上图为监护模式滤波器产生的伪像，方框内可以见到下压的 J 点及倾斜下压的 ST 段。而采用诊断模式的滤波器，上述异常的伪像就不复存在。诊断模式滤波器（带宽 0.05 ~ 130 Hz）可出现较多伪像，监护模式滤波器（带宽 0.5 ~ 40 Hz）可以明显减少高频伪像，而滤波模式的滤波器（带宽 0.5 ~ 25 Hz）因在 60 Hz 处加了陷波滤波器，完全消除了电子设备伪像（图 B）（From Mark JB. Atlas of Cardiovascular Monitoring. New York：Churchill Livingstone；1998.）

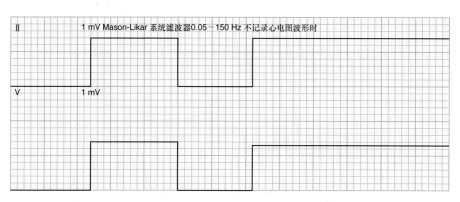

图 36.9　心电图增益由记录纸上 1 mV 高的矩形校准信号或者由监护仪上心电图波形边缘代表 1 mV 的纵向符号标记。此图为标准的心电图增益，即 10 mm/mV

映。当监护仪显示的心率不准确时，临床医师可考虑手动调整增益大小。如心电图将高尖的 T 波识别为 R 波，使测得的心率为实际心率的两倍，此时可以减小心电图的增益。相反，当 R 波很小，心电图不能识别及显示心率时，需调高心电图增益。

增益的调整十分重要，因为增益大小变化时心电信号的各个特征将被等比放大或缩小。当增益减低时，ST 段的变化会变得不明显，以致影响临床上对重要的 ST 段改变的观察。反之，如果增益增加，ST 段的改变也会被等比例放大。临床上 ST 段抬高或压低的程度常以毫米（millimeters，mm）计量，因此在解

读床旁心电监护上 ST 段改变时，必须先要考虑到实际的增益情况（图 36.10）。

起搏模式的选择

既往的监护仪记录的是连续的心电信号，目前的监护仪可以通过高达 15 000 次 / 秒采样频率将连续的心电信号转化为数字信号[6]。这种快速的心电信号采样频率起初用于识别和记录起搏器刺激输出（起搏脉冲信号），因为这些起搏信号时间往往小于 0.5 ms。当前使用的心电监护系统有时不能识别这种低振幅高频

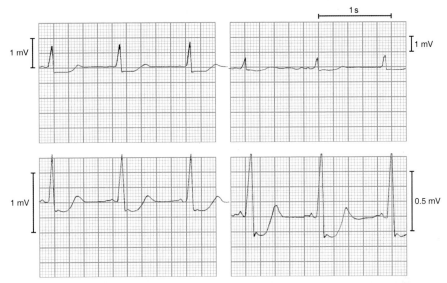

图 36.10　**增益的调节对 ST 段偏移幅度的影响**。ST 段下压的程度及 R 波振幅的大小可以因增益大小（由心电图图形边上的垂直线段表示）成比例增加或减少（左上图：10 mm/mV；右上图 5 mm/mV；左下图：20 mm/mV；右下图：20 mm/0.5 mV 或 40 mm/mV）。右下图的增益是左上图的 4 倍，可以发现右下图 ST 段下压的程度增长至 6 mm，但 R 波的振幅却只增长到 21 mm，因为记录通道高度的限制，R 波波峰只能在上边界处被"截断"（From Mark JB. Atlas of Cardiovascular Monitoring. New York：Churchill Livingstone；1998.）

率的起搏信号，因此大部分的心电监护添加了**起搏器模式**，这种模式一旦启用，可以通过某种算法去识别和标记起搏信号，使起搏器功能的监测更为便利。在起搏器模式下，临床工作者能够看到心电图图像上一种有规律的、不同于心电图描记颜色的符号来标记起搏信号。值得注意的是，这些符号其实是监护仪识别起搏脉冲后产生的一种标记信号，而不是对起搏器信号的直接放大。虽然起搏模式对临床工作者帮助很大，但也无法保证能可靠识别所有的起搏信号。此外，起搏信号在不同导联上表现出的一些内在特征，导致其可能只在某些特定的导联中被检测到（图 36.11）。

心电图的显示方式与记录内容

在麻醉中或者重症监护治疗病房内的心电监护，

包括两部分内容：床旁观察监护仪图像以及周期性地使用纸质条带记录心电图用于存档或做进一步的分析。目前最常见的床旁心电监护系统可提供 2 英寸宽的记录纸带，以便记录两个导联的心电图像（图36.11）。当然也存在一些监护仪可以提供多导联、多波形的心电记录。监护系统可具有全息信息显示打印技术，即心电图（或其他监测）波形可存储最长 24 h，以便于临床医师调取、打印并用于回顾分析。对于那些可能被临床工作者在床旁忽略的心律失常或其他异常的心血管改变，上述心电监护系统有助于回顾性地做出诊断、解释并将其存档。

床旁心电图可以以多种不同的速度进行扫描，但通常其设定的速度与标准 12 导联心电图检查相一致，即 25 mm/s。如前所述，心电图的增益可以进行调节。实际增益的大小由心电图显示通道边上一条竖直的线

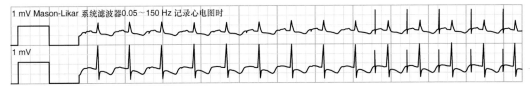

图 36.11　心房起搏信号（86 次/分）以标准记录速度（25 mm/ms）和标准增益（10 mm/mV）在 II 导联（上）和 V5 导联（下）的图像记录。心房起搏信号很小，几乎不能被识别，特别是在 V5 导联上，但是自第 10 个信号起，采用起搏模式，因此在 II 导联和 V5 导联上可以清楚地显示心房起搏信号

段来标记，其标准值为 10 mm/mV。

心电图记录纸使用标准的毫米网格，以标准描记速度 25 mm/s 进行计算，纸上每 1 mm 代表 40 ms 的间隔，而每隔 5 mm 出现的加粗线之间，则代表 200 ms 的间隔（图 36.11）。增益大小采用 1 mV 的矩形校正信号表示，其标准值为 10 mm/mV。

心电图伪像

心电监护过程中常常因各种干扰而出现伪像，正确识别心电图伪像对预防错误诊断和减少不恰当的诊疗措施极为重要[20]。在手术过程中，电刀（electrosurgical unit，ESU）是造成心电图伪像最重要的因素。有些电刀的频率正好落在 QRS 波的频率范围内，且这些电信号的振幅十分巨大（1 kV 或是典型 QRS 波振幅 1 mV 的一百万倍）[21]（图 36.12），因此会覆盖真实的心电信号图像，且即使采用当前最先进的滤波器也不能完全消除这类伪像。此种干扰不仅

不利于正确识别心电图的波形特征，而且对于准确监测心率也造了障碍。因此在使用电刀的时候，临床医师需要观察与心电图同步显示的脉搏氧饱和度容积图或动脉血压波形，来保证对患者的安全监护（图 36.12）。

目前已知的其他心电图干扰源中，常见的是位于患者附近频率为 60 Hz 的其他医疗设备，偶尔也会源自体外循环设备（图 36.8B）[22]。Patel 和 Souter 提供了一份详细的心电图伪像来源清单（框 36.1）[23]。

心肌缺血的监测

ST 段代表心肌的复极化过程，是心电图图像中对心肌缺血最为敏感的部分。ST 段抬高，伴或不伴 T 波高尖，均提示由冠状动脉血栓或冠状动脉痉挛导致冠状动脉阻塞而引起的透壁性心肌缺血（变异型心绞痛），对侧导联可相应地出现 ST 段压低。心内膜下缺血的典型心电图表现为 ST 段压低，常出现于有症状

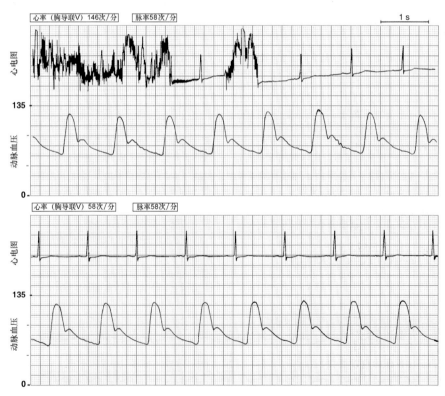

图 36.12　电刀干扰对心电图心率监测的影响。上图显示的是电刀干扰后造成的胸导联心电信号的扭曲。图中所示，心电图提示患者的心率是错误的（146 次 / 分），而动脉血压波形分析提示患者的脉率是准确的（58 次 / 分）。下图显示的是正确识别的心电图心率及脉率。ART：动脉血压（From Mark JB. Atlas of Cardiovascular Monitoring. New York：Churchill Livingstone；1998.）

Adapted from Patel SI, Souter MJ. Equipment-related electrocardiographic artifacts: causes, characteristics, consequences, and correction. Anesthesiology. 2008; 108 (1): 138-148.

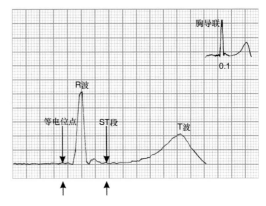

图 36.13　胸导联心电图放大图像，显示连续计算机辅助 ST 段分析时胸导联上的等电位点、ST 段、R 波和 T 波。右上角显示的是心电图的标准增益电压（10 mm/mV）。计算机分析发现该 ST 段上抬了 0.1 mm（0.01 mV）（From Mark JB. Atlas of Cardiovascular Monitoring. New York: Churchill Livingstone; 1998.）

或无症状（沉默）的稳定型心绞痛，也是严重的稳定型心绞痛患者在运动、心动过速、药物负荷试验时心肌缺血的典型表现。

全自动化实时 ST 段监测

实时 ST 段监测是在 1980 年中期提出的，目前已经成为心电图监测的标准内容之一。尽管 ST 段分析在手术室监护中极为常见，且部分监护仪可以自动启动，但临床医师未充分利用这一功能。近期的一项研究显示，即使在冠心病病房，因急性冠脉综合征入院的患者中仅有不到 50% 使用了 ST 段分析来监测心肌缺血[24]。ST 段分析使用较少的原因可能是监测过程中错误报警过多，以及医师缺乏使用这项功能的培训。此外，也缺乏相应的研究支持通过 ST 段缺血监测可以改善术后患者的预后。

计算机分析 ST 段时，是将 J 点后的 60 ms 或 80 ms（称之为 J + 60 ms 或 J + 80 ms）作为 ST 段的测量点，然后将其与 PR 间期测得的等电位点进行比较（图 36.13）。ST 段 1 mm 的变化代表增益改变了 0.1 mV。连续一段时间监测 ST 段，可以记录 ST 段的变化趋势（图 36.14）。如果计算机不能识别正确的等电位点或 ST 段测量点，临床医师可以对 J 点或 ST 段测量点进行人为调整（图 36.15）。

连续监测 ST 段的优点在于电极所在位置是固定不变的。为进一步提高 ST 段监测的准确性，需注意以下几点：

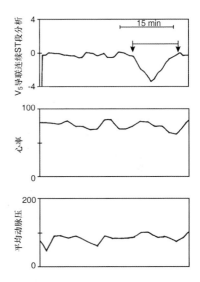

图 36.14　计算机辅助连续 V_5 导联 ST 段监测以及心率（HR，次／分）、平均动脉血压（MAP，mmHg）的 1 h 变化趋势。上图可见有大约 15 min 的 ST 段压低，但不伴有心率和平均动脉压的改变（From Mark JB. Atlas of Cardiovascular Monitoring. New York: Churchill Livingstone; 1998.）

1. 体位的变化会引起 ST 段的改变，可能引起 ST 段的错误报警。QRS 波改变时往往伴随着 ST 段的改变，而这些改变与真正的 ST 段变化较易区分（图 36.16）。纵隔腔内心脏位置的变化也对 ST 段有影响。Mark 及其团队发现在心脏手术中放置胸骨撑开器后

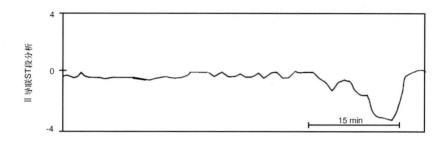

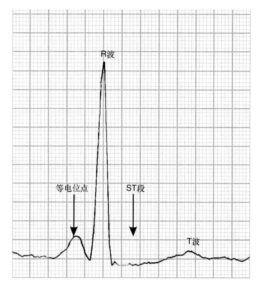

图 36.15　计算机辅助连续 ST 段监测时错误识别等电位点（ISO）。Ⅱ 导联 ST 段连续监测的趋势记录中（以 mm 为单位），出现了一段长达 15 min、下压程度达 3 mm 的 ST 段压低（上图）。将 Ⅱ 导联心电图放大可以发现计算机将 P 波的波峰错误识别为等电位点，以致产生了 ST 段压低的错误图像（下图）（From Mark JB. Atlas of Cardiovascular Monitoring. New York：Churchill Livingstone；1998.）

V₅ 导联 R 波的振幅下降（图 36.17）[25]，同时伴有 S 波振幅及 ST 段偏离程度的减低。这些研究者认为 ST 段分析时若纳入 R 波增益因素，可能会提高其对围术期心肌缺血的监测能力。

2. 既往存在异常情况心电图，会对目前 ST 段的正确判读产生干扰。早期复极化（正常变异）、心室内传导延迟、左心室肥厚、洋地黄药物使用、心包炎等其他的一些心脏疾病可能会引起 ST 段基线的异常。在这些情况下，采用标准的心电图诊断标准去识别心肌缺血将缺乏特异性。

3. 大部分具备 ST 段监测功能的心脏监护仪可以提供某个导联或多个导联整合的 ST 段变化趋势（图 36.18）。尽管这种 ST 段图形趋势有助于快速识别潜在的心肌缺血，但临床医师通过分析监护仪上或记录下来的心电图图像来证实这种情况则更为重要。

急性心肌缺血的心电图诊断标准

连续心电图监测中对心肌缺血的诊断标准，都是在运动负荷试验中建立和验证的[26]。当患有急性心内膜下缺血的患者进行运动负荷试验时，产生 ST 段的电场力将向心脏内层偏移，导致 ST 段下压或产生氧需介导的心肌缺血（demand-mediated ischemia）（图 36.19）。当伴有急性透壁性心肌缺血或产生氧供介导的心肌缺血事件时，缺血区的电场力将向心脏外层偏移，引起 ST 段的抬高（图 36.20）[27]。术中或围术期的心肌缺血往往是氧需介导的心肌缺血，伴有 ST 段的压低。尽管前侧壁的胸导联对监测氧需介导的心肌缺血最为敏感，但它们**不能定位**缺血区域。相反，氧供介导的透壁性心肌缺血在围术期并不常见，但会导致受累冠状动脉支配区域相关导联的 ST 段抬高，从而能够**定位**缺血冠状动脉区域（如下壁的 Ⅱ、Ⅲ、

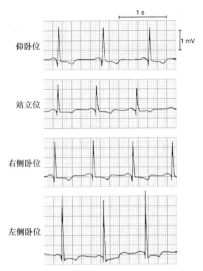

图 36.16　体位的改变对预先存在 ST 段压低患者的心电图图像变化的影响。图中所示为 V₅ 导联的替代导联 CC₅ 在仰卧位、站立位、右侧卧位和左侧卧位时心电图的变化，可以发现 ST 段下压的程度与 R 波振幅改变的程度成正比（From Mark JB. Atlas of Cardiovascular Monitoring. New York：Churchill Livingstone；1998.）

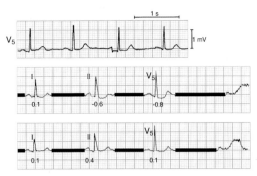

图 36.18　**计算机辅助下连续 ST 段监测**。上图显示的是 V₅ 导联的基线和 ST 段的等电位点。中图显示的是麻醉诱导后 ST 段在 Ⅰ、Ⅱ、V₅ 导联的变化，提示 ST 段在 Ⅰ 导联有 0.1 mm 的抬高，在 Ⅱ 导联有 0.6 mm 的压低、在 V₅ 导联有 0.8 mm 的压低。中图的右侧呈现的是 ST 段变化的趋势线，可以发现 Ⅰ、Ⅱ、V₅ 导联整合后 ST 段水平整体上移，并在数分钟后达到平台。下图显示的是 5 min 后 ST 段的改变，发现 V₅ 导联图像与基线记录（上图）十分相似，且 ST 段已经回归到诱导前的基础水平（From Mark JB. Atlas of Cardiovascular Monitoring. New York：Churchill Livingstone；1998.）

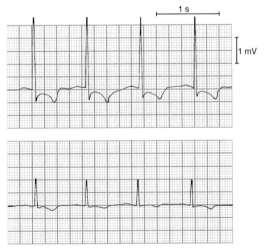

图 36.17　**术中胸骨牵开对心电图图像的影响**。V₅ 导联监测基线水平提示 ST 段压低 2 mm 以及 R 波振幅为 27 mm（上图）。在心脏手术中放置胸骨牵开器可使胸导联电极相对于心脏出现移位，导致 R 波振幅下降至 10 mm，ST 段压低程度减低（下图）（From Mark JB. Atlas of Cardiovascular Monitoring. New York：Churchill Livingstone；1998.）

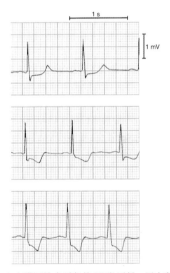

图 36.19　**心内膜下缺血引起的 ST 段压低**。图中所示为一冠状动脉左主干病变的患者的心率从 63 次 / 分（上图）上升到 75 次 / 分（中图），最后达到 86 次 / 分（下图）。心率增快导致心肌需氧量增加，最终使得 ST 段下压和下斜程度不断增加（From Mark JB. Atlas of Cardiovascular Monitoring. New York：Churchill Livingstone；1998.）

aVF 导联 ST 段抬高，可提示右冠状动脉或后降支冠状动脉的阻塞）。

氧需介导的心肌缺血，随着心率的增加，出现 J 点下降以及 J 点后 ST 段的上斜型压低。随着缺血的进展，ST 段会变得水平且下压程度加剧，甚至变为下斜型（图 36.19）。氧需介导的心肌缺血的诊断标准为 J 点后 60 ms 至 80 ms 的 ST 段水平下压或下斜型下压程度大于等于 1 mm（0.1 mV）。若患者既往存在 ST

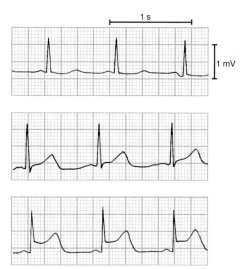

图 36.20　**透壁性心肌缺血使 ST 段抬高**。二次冠状动脉旁路移植术中，大隐静脉移植血管闭塞导致冠状动脉血供突然减少，ST 段进行性抬高（From Mark JB. Atlas of Cardiovascular Monitoring. New York：Churchill Livingstone；1998.）

段形态异常，这将对 ST 段的判读造成影响。

　　围术期心电图监测以发现应激诱导的 ST 段压低型氧需介导的心肌缺血为主，或其他原因（如长时间、严重低血压等）导致供需不平衡而引起的心肌缺血。此种心电图改变的表现不能定位心肌缺血的部位。与此相反，ST 段抬高的透壁性或氧供介导的心肌缺血，可以对缺血部位及相应的冠状动脉进行定位，此种现象多发生于心脏手术中。由于围术期心电监护不常规使用标准 12 导联心电图，因此选择合适的胸导联对监测和识别心肌缺血至关重要，特别是在非心脏手术时。在运动负荷试验中，V4 和 V5 导联对发现运动诱导的心肌缺血最为敏感（敏感度 90% ~ 100%）[28]。London 及其团队研究发现对于非心脏手术患者的高危患者，监测心肌缺血敏感度最高的是 V5 导联（75%），其次为 V4 导联（61%）[15]。V4 和 V5 导联联合使用可以将敏感度提高至 90%，而 II 导联和 V5 导联联合使用时其敏感度仅 80%。如果条件允许，同时监测 II、V4、V5 导联，其敏感度可提高至 98%。Landesberg 及其团队采用标准 12 导联心电图进行连续监测，发现大血管手术存在明显的 ST 段改变，其改变程度为单个导联大于 0.2 mV 或多个导联大于 0.1 mV，持续时间大于 10 min[16]。他们还发现 V3 和 V4 导联对围术期心肌缺血的敏感度大于 V5 导联（敏感度分别为 87%、79% 和 66%）。根据上述研究，V3、V4、V5 导联更适于监测围术期心肌缺血，但在选择导联时仍需考虑电

极放置位置对外科手术消毒和操作区域的影响。

动脉血压监测

　　和心率一样，动脉血压是基本麻醉监测中必备的一项基本心血管生命体征[29]。血压通常通过间接袖带装置或使用压力传感器直接动脉置管测定。这些技术测量的物理信号不同且其创伤程度不同。但两种方法都受众多干扰因素的影响，即使同时测量也经常导致显著不同的结果[30]。

动脉血压的间接测量

手动间断技术

　　动脉血压的间接测量大多使用血压计，在 1896 年首次由 Riva-Rocci 提出[31]。使用环绕手臂的可充气弹性袖带和测量袖带压的水银压力计，随着袖带压增加或快速放气触及桡动脉搏动，确定收缩压。在 1905 年，Korotkoff 利用听诊法更新这种血压测量方法，使之可以测定收缩压和舒张压[32]。Korotkoff 音是由部分阻断袖带外湍流产生的一系列复合可听频率。简单地讲，听到第一个 Korotkoff 音（最初的湍流经过血管）时的压力可视为收缩压，当声音消失（血液恢复层流）时的压力可视为舒张压[33]。平均动脉压无法通过这种测量方法获得。

　　听诊法的基本原理依赖血流产生的 Korotkoff 音。任何会影响声音检测的生理情况（如严重水肿、肥胖、表面组织顺应性异常）或血流情况（休克、剧烈的血管收缩）均会使手动测量血压失败[33-37]。另外，测量袖带应当贴壁合适，合适的袖带的充气囊宽度是上臂臂围的 40%、长度是上臂臂长的 80%，并且测量时对准动脉。尽管使用太大的袖带测量时会得到可接受的结果，但使用太小的袖带通常导致虚高的读数[36]。

自动间断技术

　　自动无创血压（noninvasive blood pressure，NIBP）装置是手术室测量血压常用的方法。袖带充气至动脉被压闭后缓慢放气，在这个过程中测量随动脉搏动引起的微小振荡变化。引起最大振荡时的血压视为平均动脉压（mean arterial blood pressure，MAP），再根据制造商不同的运算方法计算出收缩压和舒张压[33, 35-36]。通常来讲，袖带太大会低估血压，而袖带太小会高估血压[36, 38]。用自动无创方法测得的收缩压、舒张压和平均动脉压三个数据中，收缩压与有创血压的一致

性最差[38-39]。

尽管自动无创血压测量与直接测定的动脉压非常接近，但还是需要时刻注意自动无创血压测量存在的缺点[36, 38]。由于无创装置对比有创直接动脉测量的验证存在伦理冲突，美国医学仪器改进学会（AAMI）和英国高血压学会（BHS）制定的自动无创血压装置的性能标准还是基于听诊法[40]。新装置必须表明其测量结果平均差不超过 ±5 mmHg，标准差不超过 8 mmHg，这意味着有些数值可偏离真实压力达 20 mmHg 也能被认为是达到"性能合格"[41]。

比较无创血压和直接动脉压测量的临床研究也反映了无创血压监测问题的本质。直接比较振荡法和有创测量血压结果显示在平均动脉压方面两者有很好的一致性，但是收缩压则存在明显的差异[39, 42-44]。而测量一致性在重症或老年患者人群中是至关重要的[38, 42-44]。

振荡法自动无创血压测量常倾向于低估高血压时和高估低血压时的平均动脉压，可能使不稳定患者的临床决策出现偏移[45]。并且这种方法也常低估收缩压和高估舒张压[46]。当平均动脉压低于等于 65 mmHg时，使用大小合适的袖带有助于识别低血压的不稳定患者，也有助于区别这种情况下的治疗反应。但是这不能有助于滴定治疗，而且需要多次测量才能认为是可靠的测量结果[38, 42, 47-48]。心律不齐可能也会引起血压测量明显不准，特别是对于收缩压和舒张压的估计，因此三次测量后取平均值可以减少临床影响[49-50]。

上臂是袖带常放的位置，但是临床中有许多因素会影响袖带位置。对于肥胖患者，无创测量血压和袖带位置没有统一意见，而使用脚踝、小腿或大腿袖带这一方法从未得到验证[51]。有趣的是，虽然前臂测量会引起相反偏移，即高估收缩压和低估舒张压，但对于肥胖患者，使用前臂相比于上臂可能是个更好的选择[48]。

要时刻记得听诊法是测量收缩压和舒张压，而振荡法装置是测量平均动脉压并以不同的算法计算收缩压和舒张压。此外，直接动脉压测定完全采用另一项技术。有些学者认为，"目前用于验证血压监测仪的方案无法保证其在临床使用中的准确性"[40, 52]。也许指望这些技术得出完全相同的数值是不现实的，特别是在复杂和不稳定的临床情况下。对于每种测量技术，引起其误差的原因各种各样，在临床评估和治疗干预过程中需要仔细考虑这些误差，特别是当测量结果之间或测量与临床条件之间出现差异时。

无创测压的并发症

尽管自动无创血压测量通常是安全的，严重并发症罕见，但还是有所报道（框 36.2）[53]。间隔综合征可能发生在长时间反复袖带充气放气后，可能与创伤或远端肢体灌注受损有关。周围神经病变、动静脉功能不全、严重凝血功能障碍或近期接受溶栓治疗的患者在使用的过程中应当更加注意。

自动连续技术

自动连续无创血压监测已经取得不同程度的进展。最新的自动连续无创测压基于容积钳技术，通过采用光电容积脉搏波法和自动闭环调节系统的手指压力袖套进行测量。这种方法通过定量测量指套远端的红外光从而提供稳定的动脉压波形。许多自动连续无创测压都需要与标准无创测压进行定标，而且这些测量结果均会受到血管床变化、手指灌注、活动、血管疾病以及许多其他因素的影响[54]。尽管相比于有创测压，这些装置都不能满足 AAMI 的标准，但是临床研究已经表明在一些手术案例中，这两者具有一定的一致性[33, 55-58]。

其他自动连续无创测压技术基于脉搏波传导时间法或动脉张力方法[59-60]。所有技术都有局限性，包括需要校正、对运动干扰的敏感性和在危重患者中的应用受限[36, 61-62]。这些无创技术是否将减少在麻醉和危重医疗过程中直接动脉血压监测的需求尚不得而知，但是随着技术的不断发展和改善，这些无创技术仍然是值得期待的。

动脉血压的直接测量

采用动脉置管持续压力传导法尽管其风险、费用增高并需要专业技术人员放置和管理，其仍是动脉血压监测公认的参考标准（框 36.3）。1993 年，澳大利亚事故监测研究会明确了直接动脉压监测用于早期发

框 36.2 无创血压（NIBP）测量的并发症
疼痛
瘀点和瘀斑
肢体水肿
静脉淤滞和血栓性静脉炎
周围神经病变
间隔综合征

框 36.3 动脉置管的适应证
连续、实时血压监测
计划药物或机械性心血管操作
反复采集血样
间接动脉血压测量失败
由动脉波形获取补充诊断信息

现术中低血压优于间接监测技术[42, 63]。近期的研究多倾向于各种生理条件下的动脉波形分析。这最早是在半个多世纪前由 Eather 和同事们提出的，他们主张在麻醉中对患者监测"动脉压和压力搏动曲线"[64]。动脉波形特征在目前一些临床实践中会被应用，如将重搏切迹作为主动脉内球囊反搏的时机，又比如利用因呼吸运动引起的直接测量获得的血压变异指标来提示前负荷储备和容量反应性等等[65-68]。即使是相同或相似的手术方式，在不同临床环境中，术中直接测压的比例是不同的[69]。

经皮桡动脉置管

桡动脉是最常用的有创血压监测部位，因其在技术上易于置管且并发症少见[70-71]。Slogoff 等统计了1700 例心血管手术，术中采用桡动脉置管，结果显示：尽管有超过 25% 的患者拔管后存在桡动脉阻塞的证据[72]，但无缺血并发症发生。而且，多数研究表明，术中取一侧桡动脉后，在术后的早期和晚期手部灌注相比于对侧手并不会明显降低[73-78]。

在桡动脉置管前，一些临床医师采用改良 Allen 试验评估手部的侧支循环血流。这项试验最初是在1929 年用于评估血栓闭塞性脉管炎患者动脉的狭窄情况[79]。检查者压迫桡动脉和尺动脉并要求患者先握紧拳头，将血驱离手掌，然后患者松开拳头，避免手腕或手指过度伸展，然后松开对尺动脉的压迫，观察手掌的颜色。正常情况下手掌颜色会在数秒内恢复，当手掌持续苍白超过 6 ~ 10 s 则提示存在严重的尺动脉侧支血流减少。但是，这一试验的预测价值较差。有大量报道指出 Allen 试验结果为正常的病例存在动脉置管后缺血，而相反，也有报道描述 Allen 试验结果异常，在桡动脉置管甚至取桡动脉做心脏旁路移植之后没有发生并发症[72-73, 80-81]。近年来，桡动脉常常作为冠状动脉导管检查和支架置入的入路，即使在 Allen 试验异常的个别患者当中也有使用[82]。总的来说，改良 Allen 试验使用 5 s 作为阈值的诊断准确率只有 80%，敏感度和特异度分别为 76% 和 82%。因此该试验似乎不能获得一个灌注可能受损的临界值[83]。使用脉搏氧饱和度、容积描记图或多普勒超声这些辅助检查方法也不能改善其准确性。氧饱和度能检测极低流量的血流，导致特异度偏低，而目前还没有建立评估桡动脉或尺动脉血流的超声标准[73, 84-85]。总之，尽管改良 Allen 试验可能有助于明确患者能否接受使用桡动脉作为旁路移植（搭桥）移植物或用于冠状动脉造影，但它不能预测动脉置管血压监测后的临床结局[73]。

除了使用超声引导，动脉置管基本操作几十年来

没有发生变化。已有证据表明超声引导的作用，尤其可作为尝试失败后的补救方法[86]。尽管在重症监护中的研究表明超声引导下能提高首次置管成功率，但对于改善临床结果、影响穿刺时间或其他因素是否能使其作为术中常规应用目前尚不清楚[87-90]。超声引导下对于其他血管置管，或对特定人群如机械支持没有搏动性血流的患者，可能更有潜在的获益[91]。

其他可选的动脉压监测部位

若桡动脉不适用或不可用，还有其他位置可选。尺动脉置管已得到安全应用，即使在同侧桡动脉尝试失败后[72, 92]。同样地，尽管肱动脉缺少侧支血管保护灌注，但长期随访记录也显示了其安全性。已经有几项大样本研究报道，在心脏手术中使用肱动脉置管后极少发生血管、神经和栓塞并发症[93-94]。腋动脉的优点在于患者舒适、可活动，且并发症与桡动脉和股动脉相似[71]。通常选用稍长的导管用于肱动脉或腋动脉置管，因为它们的位置相对较深且靠近活动解剖位置。但是需要注意的是，当采用更靠近中心的血管时，脑栓塞的风险显著增加。

尽管股动脉是监测中常用的最大血管，但其安全性似乎与其他部位相同[71]。股动脉置管最好采用导丝引导，血管进针点必须远离腹股沟韧带以最大程度减少动脉损伤、隐匿性血肿形成，甚至是无法控制的盆腔或后腹膜出血的风险[95]。

其他不太常用的部位包括足背动脉、胫后动脉和颞浅动脉，在小儿患者中足部血管更常用。下肢动脉测压与无创方法相比可能会出现更大的不一致，主要是影响舒张压和平均动脉压[96]。

直接动脉压监测的并发症

大量临床研究证实桡动脉监测后的长期并发症发生率很低，但存在一些因素如血管痉挛性动脉疾病、既往动脉损伤、血小板增多症、长时间休克、大剂量血管收缩药的应用、导管留置时间延长和感染，可能会增加其风险[70-73, 97-98]。

任何部位动脉置管后都可发生罕见但严重的并发症（框 36.4）。大多数情况下，存在技术上置管困难

框 36.4　直接动脉压监测的并发症
远端缺血、假性动脉瘤、动静脉瘘
出血
动脉栓塞
感染
周围神经病变
数据解读错误
设备误用

或合并有诱发因素如休克或凝血功能障碍。在一项关于各种血管穿刺导致的 2000 例不良临床事件的观察研究中，仅有 13 例与外周动脉管有关，少于与中心静脉（18 例）或外周静脉置管（33 例）有关的事件。在这些事件中包括耗材问题、无意中将动脉管道用作给药通道和动脉套管破裂或扭结，仅有 1 例出现桡动脉置管后一过性血管痉挛。这项研究之后附加 10 例监测问题，其中包括校正错误或对压力数据的错误解读[63, 99]。此外，一项麻醉相关的结案索赔报告结果表明与动脉血压监测有关的仅占所有血管穿刺的 8%（占总索赔的 2%）。在这些索赔中将近 54% 与桡动脉有关（缺血性损伤、正中神经或桡神经损伤、导丝部分残留），与肱动脉有关的不足 8%，其余为股动脉监测后出现的严重血栓性或出血性并发症[100]。在与动脉压监测有关的许多并发症中，尽管患者的生理功能条件很重要，但耗材设备误用、穿刺置管技术和导管护理不足以及不当的数据解读也都是主要问题。

直接血压测量的技术问题

直接测压需要将血压波形量化并显示出来，而许多因素包括延长管道、三通、冲洗装置、记录仪、放大器和传感器可能影响这一过程[101]。

大多数有创血压监测系统是属于欠阻尼二阶动态学系统，表现为依赖弹性、质量和摩擦力的简谐运动[101-103]。这三个特性决定了系统的运行特征（即频率响应或动态响应），这又以系统的固有频率和阻尼系数为特征。系统固有频率决定受到刺激后系统变化的速度，而阻尼系数反映系统恢复静息状态的速度。两个变量均可在床旁估算或测量，会显著影响所显示的压力波形。

压力监测系统的固有频率、阻尼系数和动态响应

显示的动脉血压波形是一种周期性复合波，是将多个传播和反射压力波的总和通过 Fourier 分析产生的。因此，它是一个对每搏量射血产生传导的原始复合波进行数学分析转换获得的[104-105]。原始压力波以基本频率为特征，临床上表现为脉率，表达为每秒周期数（即赫兹）。

最终复合波是由各种正弦波复合而成，这些正弦波的频率为基本频率（即脉率）的整数倍或是谐波。一个动脉波形大致包括收缩期上升支和峰值、重搏切迹等等，原始动脉波形可仅由两个正弦波在一定程度的精度下重建，即基本频率和第二谐波（图 36.21）。但一般情况下，大多数动脉波形还是需要 6～10 个谐

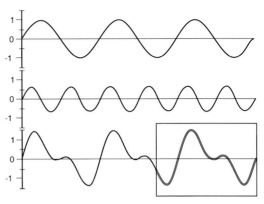

图 36.21　**由正弦波复合而成的动脉血压波形。**基础波（上）与 63% 的第二谐波（中）叠加形成类似于典型动脉血压波形（方框）的压力波（下）（From Mark JB. Atlas of Cardiovascular Monitoring. New York：Churchill Livingstone；1998.）

波才能做到无失真重建[104, 106]。因此，在一个脉率为 120 次/分（2 个周期/秒或 2 Hz）的患者中，准确动脉测压需要一个可以动态响应 12～20 Hz（即 6～10 个谐波 ×2 Hz）的监测系统。如果心率越快和收缩期上升支越陡，则对监测系统的要求就越高。

所有监测系统都有内在固有频率和阻尼系数。如果固有频率太低，监测系统会产生共振，真实的血压波形会被放大或扩大被显示出来。欠阻尼系统通过复合自身系统测得的正弦波会表现为动脉收缩压过高（图 36.22）。相反，过阻尼系统会表现为上升支钝挫、

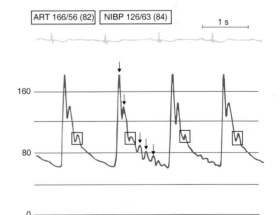

图 36.22　**欠阻尼的动脉压力波形。**收缩压超射和叠加小的非生理压力波（箭头）使波形失真而难以辨别重搏切迹（方框）。数值显示直接动脉血压（ART166/56，平均动脉压 82 mmHg）和无创血压（NIBP126/63，平均压 84 mmHg）说明了存在欠阻尼系统时两种测量技术之间的特征性关系（From Mark JB. Atlas of Cardiovascular Monitoring. New York：Churchill Livingstone；1998.）

无重搏切迹和细节丢失，在这种情况下，脉压假性缩窄，但是平均动脉压可能还是比较准确的（图 36.23）。

固有频率和阻尼系数之间的相互影响比较复杂，但总体来说，监测系统的固有频率越低，所需的阻尼系数范围越窄。对任何特定系统来说，尽可能高固有频率的系统可以得到理想的结果[105]，从理论上说，这可以通过使用较短的硬质压力管道和减少监测系统其他连接部件如三通来尽可能实现。当监测系统中混入气泡会使系统阻尼增加，同时使固有频率降低，可能会增加系统共振，使收缩压超射恶化（图 36.24）。

快速冲洗导管测试是一种简便的床旁方法，用于测量系统动态响应和评估信号失真情况[101, 103, 105]。通过短暂打开冲洗阀观察冲洗波形的特征和时长，冲管后的振荡周期越短表明固有频率越高，而阻尼系数则与峰值振幅图形有关（图 36.25）[101, 105]。因此，理想的快速冲洗导管测试后的特征包括短振荡周期（小于 30 ms）和振幅可以快速恢复至基线水平。系统共振和过低或过高阻尼对临床的影响很常见，在手术患者和 ICU 住院患者的发生率分别达 30% 和 44.5%。值得注意的是，相比于平均动脉压和舒张压，这些问题对收缩压测量的影响更加明显，而这些问题与患者动脉疾病史、肺部疾病、高血压和较细的动脉穿刺套管有关[107]。动脉波形失真在临床中很常见，尤以因低阻尼系统引起的收缩压超射为著[101, 108]。

压力监测系统的组成

动脉压力监测系统有多个部件，包括动脉内置管

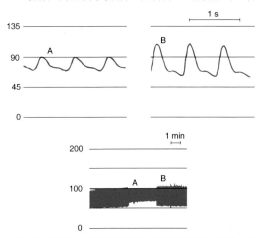

图 36.23　过阻尼的动脉压力波形。阻尼过大的压力波形（A）与正常波形（B）相比，表现为脉压减小。慢速记录（下图）阐明了 3 min 时间的阻尼动脉压。图中指出尽管存在阻尼系统，但平均动脉压保持不变（From Mark JB. Atlas of Cardiovascular Monitoring. New York：Churchill Livingstone；1998.）

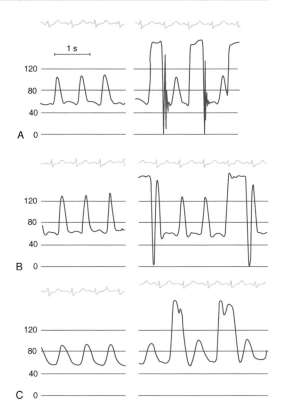

图 36.24　动脉压力监测系统中小气泡的影响。显示动脉压力波形和叠加的快速冲洗方波干扰。（A）最初的监测系统有充足的动态响应（固有频率 17 Hz，阻尼系数 0.2）。（B）监测系统中加入 0.1 ml 小气泡导致动脉血压反常升高。提示系统固有频率降低。（C）0.5 ml 的大气泡进一步降低动态响应并产生动脉低血压假象（From Mark JB. Atlas of Cardiovascular Monitoring. New York：Churchill Livingstone；1998.）

导管、用于采集血样和调零用的三通、串联式采血装置、压力传感器、持续冲洗装置和连接导线。在基础系统上的一些以提高使用安全性为目的的创新，如无针式采血装置和封闭式抽吸系统，可能降低监测系统的动态响应并进一步加剧收缩压超射。

冲洗装置持续、缓慢（1～3 ml/h）地滴注生理盐水，用来清洗监测系统管道、防止系统管道内血栓形成。不应使用葡萄糖溶液，这是因为血样会被冲洗液污染，可导致血糖测定产生严重误差[109]。冲洗装置不仅确保了管道和导管的持续、缓慢冲洗，而且包含一个用于可以反复高压冲洗的装有弹簧的阀门，后者可用于采集血样后清洗管道，或恢复压力监测系统的动态响应[110]。

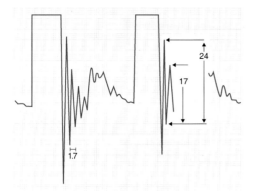

图 36.25　固有频率和阻尼系数的临床测定。（A）两个方波快速冲洗干扰打断了以 25 mm/s 速度在标准 1 mm 方格纸上记录的动脉压力波形。通过测量一个周期相邻振荡波峰的时间（1.7 mm）确定固有频率。通过测量相邻振荡波峰的高度（17 mm 和 24 mm）确定阻尼系数。由这些测定可计算出固有频率 14.7 Hz 和振幅比 0.71（From Mark JB. Atlas of Cardiovascular Monitoring. New York：Churchill Livingstone；1998.）

传感器设定：调零和定位

使用前，压力传感器必须调零、校准并放置于合适的水平位，需要使传感器与大气压相通进行调零，执行各设备制造商规定的归零程序。重要的是知晓：零点需根据临床环境合适定位，其位置需相对于患者设定，其参考值是相对当地大气压而言，并且需要周期性地检验与再调零[105]。在某些情况下，出故障的传感器、导线或监护仪会导致零点基线漂移，使得测量产生误差，直至重新确定零点参考值为止[111-112]。因为目前一次性压力传感器符合由 AAMI 和美国国家标准学会制定的准确性标准，因此不需要实施正规的床旁传感器校准。然而，常规将新放置的动脉导管测压与其他方法测压进行比较仍然是一种非常好的做法[111-112]。

选择合适的水平作为零点需根据患者和临床环境而定。需注意传感器调零和定位是两个不同的步骤。调零是为传感器系统参照大气压建立零参考点，而定位是将该参考点与患者身体的特定部位相对应，确定零点位置。特别是对于生理值范围更小的（如中心静脉压和颅内压），这步操作更加重要，如果调零和定位出现一点偏差会引起相对较大的测量误差。

大多数情况下，动脉压力传感器应置于可以估测主动脉根部压力的最佳位置。一般来说，最佳位置是胸骨缘后约 5 cm 处[113-114]。然而，胸腔中部水平是一个更为多用的、可以监测所有血流动力学包括中心静脉压和肺动脉压（pulmonary artery pressures，PAPs）

的参考位置，这个位置更接近于左心房中部水平，处于患者胸骨前缘和床表面的中点[115-116]。最重要的是，不管临床医师选择哪个水平位作为参照，都需要在整个监测期间一直保持该参考位置。

在特定情况下，临床医师可能将传感器放置于非常规位置。如坐位神经外科手术期间，将动脉传感器放在患者耳部水平，这个位置大约是 Willis 环水平。在这类病例中，需要更关注脑部水平的动脉压，而不是主动脉根部的压力，后者的压力明显更高。当压力传感器固定于输液架上时，需要注意调整病床高度或位置时会出现测量误差。

患者处于侧卧位时，需要综合运用各种知识来正确解读血压测量结果，如识别零点和传感器水平位置、理解无创和有创血压测量间的差别等。处于侧卧位时，尽管主动脉根部是相对固定的，但一侧手臂必定高于另一侧。然而，只要压力传感器仍固定于心脏水平，血压测定不受手臂位置或导管留置位置影响。相反，无创袖带测得的压力会有所不同，承重侧（下侧）的手臂较高，非承重侧（上侧）的手臂较低（图 36.26）。因此，当使用无创袖带对有创方法进行校准时，需要考虑到侧卧位的特殊关系。

正常动脉压波形

收缩期左心室射血进入体循环动脉，随后舒张期回流入心，从而形成体循环动脉压波形。收缩期波形出现在心电图 R 波之后，包括陡峭的压力上升支、峰值和随后的降段。动脉波形的下降支被重搏切迹所中断，并在舒张期心电图 T 波后继续下降，在舒张末期达到最低点（图 36.27）。中心动脉波形的重搏切迹十分明显，一般认为是由主动脉瓣关闭所致[117]。相反，越靠近外周动脉波形的重搏切迹通常轻微滞后、越钝，并且重搏切迹的形状越取决于动脉壁的特性。收缩期上升支始于 R 波开始后 120 ～ 180 ms，这个时间间隔反映了心室肌去极化、左心室等容收缩、主动脉瓣打开、左心室射血和脉压力波从主动脉传递至压力传感器所需的时间总和（见图 36.27）。

床旁监护仪显示的是收缩期峰压和舒张末最低压的数值。最简单地说，平均动脉压等于动脉压力曲线下面积除以心搏时间，取多个心动周期的平均值，但最终取决于监护仪所用的算法。平均动脉压通常用舒张压加上三分之一脉压估算，但这种估算方式仅在心率较慢时有效，因为随着心率增加舒张期会变短[118]。

即使在正常情况下，健康人的动脉波形形态以及收缩压和舒张压的精确值在整个动脉系统中都有不同的变化。外周动脉搏动波放大便是一个例子。同时记

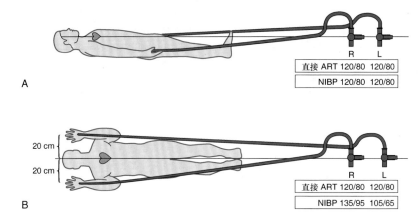

图 36.26　**患者体位对直接动脉压（ART）和间接无创血压（NIBP）测量之间关系的影响。**（A）仰卧位患者，两种技术在右侧（R）或左侧（L）手臂所测的压力相同。（B）右侧卧位患者，只要各自的压力传感器保持在心脏水平，右侧和左侧所测得的桡动脉 ART 维持不变。然而，承重侧的右臂的 NIBP 较高，非承重侧的左臂 NIBP 较低。NIBP 的差异由手臂高于或低于心脏水平决定，等于心脏和各臂间水平的静水压差。高度相差 20 cm 产生 15 mmHg 的压差（From Mark JB. Atlas of Cardiovascular Monitoring. New York：Churchill Livingstone；1998.）

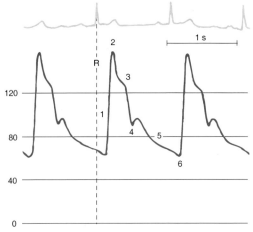

图 36.27　正常动脉血压波形和与心电图 R 波的关系。（1）收缩期上升支；（2）收缩期峰压；（3）收缩期下降支；（4）重搏切迹；（5）舒张期径流；（6）舒张末压（From Mark JB. Atlas of Cardiovascular Monitoring. New York：Churchill Livingstone；1998.）

录不同部位的动脉波形各不相同，这是由于血管树的物理特性，也即阻抗以及谐波共振的原因（图 36.28）[62, 119]。随着压力波从中心主动脉向外周传递，动脉上升支变陡，收缩期峰压升高，重搏切迹滞后，舒张波更明显，舒张末压降低。因此，与中心动脉相比，外周动脉压力波形表现出更高的收缩压、更低的舒张压和更大的脉压。但有趣的是，主动脉平均动脉压仅轻度高于外周动脉。

随着动脉压力波向外周传递，动脉血管树内的

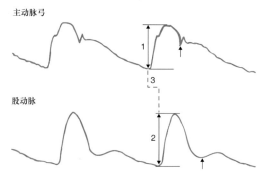

图 36.28　**远端脉搏波放大的动脉压力波形。**与主动脉弓压力相比，更靠外周的股动脉压力波形所示的脉压更宽（比较 1 和 2），收缩压上升支的起始端延迟（3），重搏切迹滞后、不明显（比较箭头处），舒张期波形更突出（From Mark JB. Atlas of Cardiovascular Monitoring. New York：Churchill Livingstone；1998.）

压力波反射对动脉压波形有很大影响[119]。随着血液从主动脉向桡动脉流动时，因大动脉相对血流阻力较小，平均动脉压仅轻度下降。而到了小动脉水平，血流阻力减弱了下游小血管的压力搏动但通过压力波反射增强了上游动脉压力搏动[120]。这些前行波和反射波的复合决定了记录得到的动脉波形态。例如，动脉顺应性降低导致反射压力波过早折返，使动脉压波形中脉压升高、收缩压峰值延后、舒张压波减弱，而且有时出现收缩早期平滑上升支的驼峰扭曲（图 36.29）。

动脉血压压差

很多病理生理状况导致监测部位间的动脉压压差

狭窄或栓塞可妨碍受累部位有创血压的准确监测。另外，患者的某些体位、术中牵拉或压迫可影响局部或区域灌注，同样妨碍受累部位的有创血压监测[122-123]。

外周血管阻力的病理性变化可能产生广泛的动脉压压差，这一改变会影响动脉压监测部位的选择。在输注血管收缩药的脓毒性休克患者中，股动脉压超出桡动脉压 50 mmHg 以上[124]。相对不严重的压差见于全麻、椎管内阻滞或患者体温改变时[62]。低温期间，血管收缩导致桡动脉收缩压超过股动脉，而在复温期间血管扩张则逆转了这一压差[125]。

中心和外周部位间的特征性压差已在心肺转流下得以描述（图 36.30）。桡动脉平均动脉压在心肺转流开始时降低，并在整个心肺转流期间持续低于股动脉平均动脉压，这种情况持续到脱离心肺转流后的最初几分钟，通常压差超过 20 mmHg[126-127]。大多数患者这一压差在最初 1 h 内消失，但偶尔会持续至术后阶段。

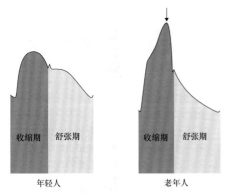

图 36.29 **压力波反射对动脉压波形的影响。**由于老年人的动脉顺应性降低，外周反射波的早期折返导致收缩压峰值滞后（箭头），舒张压波减弱，而且有时收缩早期的驼峰改变使平滑的上升支产生变形

增加，无论是实际的、医源性的或人为造成的。Frank 和同事们发现 21% 的有外周血管手术史患者双臂的血压差超过 20 mmHg[121]。动脉粥样硬化、动脉夹层、

异常动脉压波形

不同动脉波形的形态特征可提供重要的诊断信息

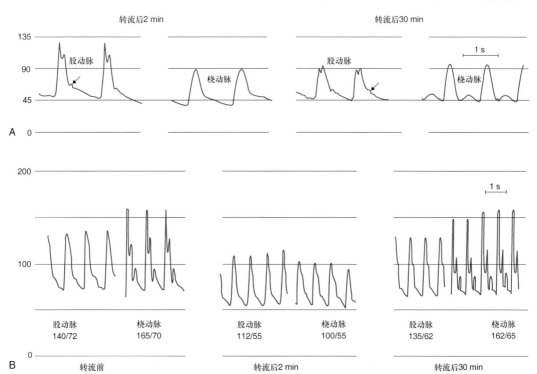

图 36.30 **心肺转流后的动脉压压差。**（A）转流后 2 min 记录的股动脉和桡动脉压力波形（转流后 2 min），此时桡动脉压低估了更靠近中心的股动脉压。30 min 后（转流后 30 min）桡动脉压和股动脉压已相等且桡动脉压力已恢复成更典型的形态。注意转流后即刻股动脉压波形中可见重搏切迹（箭头），但其在桡动脉压波形中滞后出现。（B）心肺转流前、转流后 2 min 和转流后 30 min 记录的股动脉和桡动脉压力波形。注意这些不同时点股动脉压和桡动脉压之间关系的变化

（表 36.1）（图 36.31A ～ D）。主动脉狭窄造成射血的固定梗阻，导致每搏量降低和射血速率减慢。因此，波形的波幅小（细脉），收缩期上升支缓慢升高（滞脉），峰值延迟（见图 36.31B）。有时可见一种明显的肩峰形态，也称升支切迹，常常使上升支扭曲，有时可能无法辨认出重搏切迹。这些特征可使动脉压波形表现为过阻尼。

主动脉反流时，动脉压波形表现为急剧增高、脉压变宽和舒张压降低，这是由于舒张期血液分流入左心室和周围血管的缘故。动脉脉搏可能有两个收缩期峰值（双波脉），第一个波峰由前向射血所致，第二个波峰来源于外周血管的反射波（见图 36.31C）。在肥厚型心肌病中，动脉波形呈现特异的双峰形态，呈尖峰圆顶形态。快速、收缩早期射血导致最初血压急剧升高后，在收缩中期由于左心室流出道梗阻阻碍射血，动脉压快速下降。然后紧接着第二个波峰，是收缩晚期周围血管的反射波引起的（见图 36.31D）。

观察动脉波形随时间的变化同样是有价值的。交替脉表现为压力波形大小交替的形式，也随呼吸周期变化，通常与严重左心室收缩功能不全和主动脉狭窄有关（图 36.32A）。奇脉是平静呼吸时动脉压的过度变化（＞ 10 ～ 12 mmHg）（见图 36.32B）[128-129]。奇脉并非是真的反常，而是血压正常变异度随自主呼吸的扩大。奇脉常见于心脏压塞患者并且是一个相当重要的表现，但也可见于心包缩窄、严重气道梗阻、支气管痉挛、呼吸困难或其他涉及胸内压大幅度波动的情况。重要的是，发生心脏压塞时脉压和左心室每搏量在吸气时降低，而在胸内压大幅度变化时观察到的脉压是保持不变的[130]。

动脉压监测和预测容量反应性的波形分析

容量复苏的起点始于优化心脏前负荷，或更精确地说，确定是否有剩余的前负荷储备。已有记录表明了前负荷的静态指标（如中心静脉压）的局限性，并且这些指标可能存在多种混淆因素[131]。已经有各种

表 36.1	异常动脉血压波形
状况	特征
主动脉狭窄	细脉（脉压变窄），滞脉（上升支延迟）
主动脉反流	双波脉（双峰值），脉压增宽
肥厚型心肌病	尖峰圆顶形（收缩中期梗阻）
收缩期左心室衰竭	交替脉（脉压幅度交替变化）
心脏压塞	奇脉（自主呼吸时收缩压过度降低）

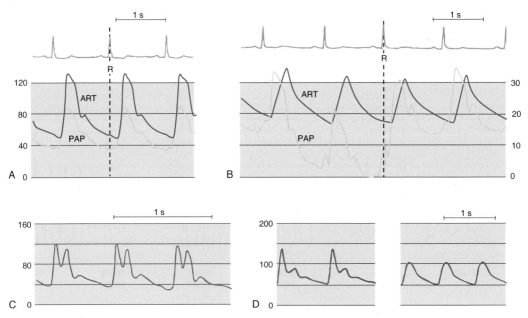

图 36.31　**病理状态对动脉压（ART）波形形态的影响**。（A）正常 ART 和肺动脉压（PAP）波形形态相对于心电图 R 波的时间节点相似。（B）主动脉狭窄时，ART 波形变形，表现为上升支迟缓和收缩期峰值滞后。与正常 PAP 波形相比，这些改变特别明显。注意 PAP 波形中每个波动随呼吸的变化。在图 A 和图 B 中，ART 标尺位于左侧，PAP 标尺位于右侧。（C）主动脉反流产生双波脉和增宽的脉压。（D）肥厚型心肌病动脉波形表现为奇特的尖峰圆顶形。手术矫正这一状况后波形呈现较正常的形态（From Mark JB. Atlas of Cardiovascular Monitoring. New York：Churchill Livingstone；1998.）

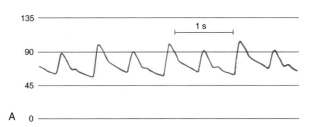

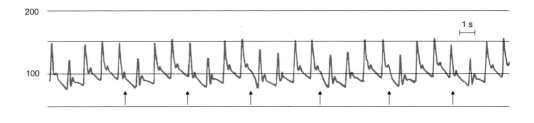

图 36.32　**动脉压波形的每搏变异**。（A）交替脉。（B）奇脉。自主吸气时收缩压和脉压均显著下降（箭头）是心脏压塞的特点（From Mark JB. Atlas of Cardiovascular Monitoring. New York：Churchill Livingstone；1998.）

各样用于前负荷和容量反应性的动态指标被描述，并且这些指标用于判断患者是否能获益于容量扩充的能力也已经被评估。这些指标的计算很多都是基于由于呼吸引起的胸内压变化而导致的动脉血压周期性变化。

在正压通气的吸气相，胸内压增高的同时左心室后负荷降低，而肺容量增加促使血液从肺静脉血管床流向左心，因而增加了左心室前负荷。左心室的前负荷增加和后负荷降低导致左心室每搏量增加、心输出量增加，并在外周阻力不变的情况下使体循环动脉压升高。在大多数患者中以前负荷影响为主，但在严重左心室收缩衰竭的患者中，主要是由于后负荷降低而促进了心室射血。同时，胸内压升高导致体循环静脉回流减少和右心室前负荷降低，同时轻度增高肺血管阻力，从而可能增加右心室后负荷。这些作用相结合从而减少吸气相早期的右心室射血。而在呼气相，情况正好相反。吸气期间减少的右心室射血经过肺血管

床进入左心，导致左心室充盈降低，左心室每搏量下降和体循环动脉脉压降低。每搏量增减的周期性变化，和体循环动脉压随呼吸的周期性改变称为收缩压变异度（systolic pressure variation，SPV）。

SPV 通常分成吸气相和呼气相，以呼气末、呼吸暂停时为基础压，分别测量收缩压增高值（ΔUp）和降低值（ΔDown）（图 36.33）。在机械通气患者中，正常 SPV 为 7～10 mmHg，其中 ΔUp 为 2～4 mmHg，ΔDown 为 5～6 mmHg。这些数值变大通常提示低血容量[66-67]。在动物实验和危重患者中，低血容量引起 SPV 明显增加，特别是 ΔDown。正压机械通气的患者如果 SPV 增加在临床上可认为存在残余前负荷储备或有"容量反应性"。不等同于低血容量，前负荷储备是一种生理状态，是指扩容或补液使患者在 Frank-Starling 曲线所处位置上移，即当体循环血管阻力保持不变时，使每搏量和心输出量增加。实际上，在一组各类

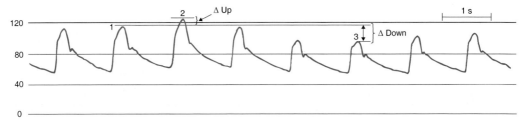

图 36.33　**收缩压变异度**。与呼气末记录的收缩压（1）比较，正压吸气间收缩压略有增加（2，ΔUp），随后降低（3，ΔDown）。正常情况下，收缩压变异度不超过 10 mmHg。在本例中，大的 ΔDown 提示低血容量，即使收缩压和心率相对正常（From Mark JB. Atlas of Cardiovascular Monitoring. New York：Churchill Livingstone；1998.）

重症患者中，Marik 阐明 SPV 较大时（＞ 15 mmHg）高度预示肺动脉楔压（pulmonary artery wedge pressure，PAWP）偏低（＜ 10 mmHg），这是一个左心室前负荷储备的替代指标[132]。

前负荷储备另一个动态指标是脉压变异度（pulse pressure variation，PPV），目前已经作为使用有创动脉导管标准监测软件包的一部分。一般来说，正常 PPV 不应超过 13% ～ 17%（图 36.34）[133-137]。另外，更复杂的脉搏波波形分析方法可以实时测量每搏量变异度（stroke volume variation，SVV）和计算每搏量变异指数（stroke volume variation index）。当 SVV 超过 10% ～ 13% 时，患者很可能对扩容有正反应[136, 138]。尽管这些动态指标都是用来预测前负荷储备，但这些指标之间是不可相互替代的。在使用升压药或当每搏量下降、自主神经系统调节维持灌注压时，PPV 与 SVV 的变化不一致，此时，PPV 仍保持较低水平，而 SVV 增加[139-140]。

目前已研制出基于由呼吸周期引起脉搏容积描记图变异度的设备，同样可以用来评估前负荷储备和容量反应性，但其相对无创。如光电容积脉搏波振幅变化（ΔPOP）或脉搏变异指数等测量指标在理想的临床和环境条件下似乎相对有用，但这种经皮血氧测量信号比动脉血压波形更容易受混杂因素的影响[135, 141-142]。潮气量、核心和外周温度、环境光线和心律失常明显影响有效的和可重复的数据收集和解读。关于这种方法有意义的阈值并没有达成共识，并且在小儿、镇静但未使用肌松药的患者中于机械通气状况下和开腹情况下的有效性特别差[142]。而且，大多数市售监测系统整合了复杂的自动增益机制以优化信号显示。因此，肉眼可见的变异程度可能与实际的信号变化不一致，导致错误的临床决策和不正确的治疗。

有越来越多的证据表明在血管内容量中，动态测量指标显著优于静态测量指标，尤其是在危重患者

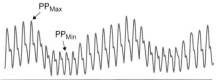

注意：动脉压轨迹的描绘仅为了说明，并未按比例

PP$_{Max}$ =150−70=80
PP$_{Min}$ =120−60=60
PPV ＝（PP$_{Max}$−PP$_{Min}$）/（[PP$_{Max}$+PP$_{Min}$]/2）
PPV ＝（80−60）/（[80+60]/2)=29%

图 36.34　**脉压变异度**。脉压变异度（PPV）是通过一个机械呼吸周期期间最大脉压值（PP$_{Max}$）与最小脉压值（PP$_{Min}$）的差值，除以这两个值的平均值计算得出。（注意动脉压轨迹的描绘仅为了说明，并未按比例）

中。心功能正常或减退的患者在心脏手术后，应用 PVV 和 SVV 可以显示出其准确性，而 PPV 被证实可以用于评价脓毒性休克患者液体反应性[143-144]。术中应用也得出相似的结果[145-146]。的确，临床医师"细看"监护仪上显示的动脉血压波形随呼吸变化的能力似乎也相当准确。对这种压力变化的主观估计的错误率仅为 4.4%，由此导致的治疗错误率只有 1%[137]。

关于区分液体治疗有反应者与无反应者的确切阈值尚无统一意见，而且技术、设备和方法还未标准化[135]。在一项近期的系统回顾中，PPV 和 SVV 的平均辨别阈值分别为 12.5%±1.6% 和 11.6%±1.9%，其敏感度（89% 和 88%）和特异度（82% 和 86%）均在可接受范围中[147]。然而，简单将患者区分为有反应者和无反应者并没有考虑临床中有争议的干预措施的性质。扩容不会导致非此即彼的结果，Frank-Starling 曲线的不对称性决定了一个方向作用的成本−效益比将不同于另一个方向的作用。任何前负荷的特定变化，对每搏量的影响取决于前负荷变化的方向，这种差异取决于患者原本的状态与曲线峰值的接近程度。因此，提出了"灰色地带"的概念，即确定两个临界值，在这个范围内很难做出循证决定[148]。对 PPV 来说，这个范围为 9% ～ 13%，PPV 高于 13% 的患者需要接受扩容治疗，而低于 9% 的患者则不必。对介于两者之间者，测量结果不能提供有用的指导信息，应根据其他标准做出决定[136, 149]。

持续显示 PPV 或 SVV 已经可以常规用于床旁监护，这可以让我们快速获得前负荷储备的动态评估结果[150-151]。因此，当其体现出临床价值时，我们需要着重理解所有呼吸引起的动态参数的缺点以及该参数被研究和证实的初始临床条件。尽管已经证实了 PPV 在肝衰竭情况下的应用，但是它受到腹内压增高，患者体位如极度 Trendelenburg 体位（头低脚高位）、俯卧位或侧卧位，和使用升压药的影响[136, 140, 152-154]。心律不齐常因为每次舒张期充盈不同引起每搏量不同，导致在使用所有前负荷储备的动态指标时会出现问题[155-156]。另外，有证据发现肺动脉高压或右心室射血分数降低的患者的反应性并不能准确随着胸内压改变而改变，导致过度补液的风险增加和加重右心衰竭的可能[157]。不管是微创还是开放胸外科手术，动态指标的价值均不大，由于年幼的患者心肌和胸壁的顺应性增加，这些指标在儿童中的应用也不太可靠[158-159]。已经有研究表明呼吸急促（特别是呼吸衰竭）或严重心动过缓可能打乱呼吸周期引起的胸内压和心腔容积变化之间的关系，因此使得血压变异分析的理论基础无法适用[136]。

但最重要的是，保护性肺通气会对呼吸引起的 SPV、PPV 和 SVV 对患者剩余前负荷储备的预测能力产生重要影响[160-162]。许多指标的研究是在如下条件下完成的：采用 8 ~ 10 ml/kg 潮气量的机械通气、呼气末正压 ≥ 5 mmHg、常规心律、正常腹内压和闭合胸腔，这些条件对于重复试验条件是必备的，但是在通气参数选择方面与保护性肺通气有很大的不一致。临床研究已经发现波形分析在这些条件下的使用价值比较有限[160-162]。然而，在手法肺复张过程中或复张后测量 PPV 和 SVV 会增加其预测液体反应性的敏感度和特异度，尽管中间存在高达 26% 的宽灰色地带[163-164]。

如上所述，呼吸周期引起的动脉血压变异依赖于左心室前负荷的变化，与后负荷的关系程度较低。实际上，随着正常或病理性血管老化，动脉顺应性降低和由此增加的脉压会夸大 PPV 对每搏量变化的改变。因此，相比于血管树弹性比较好的人群，PPV 阈值在这些患者中可能更高[165-166]。

中心静脉压监测

对于血流动力学不稳定的患者和进行重大手术的患者，经常进行中心静脉置管和中心静脉压（central venous pressure，CVP）的直接测量。置入中心静脉导管可以提供安全的血管通路来进行血管活性药物的给药或液体的输注，进行 CVP 监测，经静脉心脏起搏，临时性血液透析，行肺动脉导管置入术（pulmonary artery catheterization，PAC）以进行更全面的心脏监测或抽出进入患者血液的空气以减少静脉空气栓塞的风险。当无法获得外周静脉通路或需要重复抽取静脉血时，也可以行中心静脉置管（框 36.5）。

框 36.5 中心静脉置管的适应证

- 中心静脉压监测
- 肺动脉置管和肺动脉压监测
- 经静脉心脏起搏
- 临时性血液透析
- 经中心静脉给药
  - 浓缩的血管活性药
  - 静脉营养
  - 化疗药物
  - 刺激外周静脉的药物
  - 长期抗生素治疗（例如，心内膜炎）
- 快速输注液体（经粗导管）
  - 创伤
  - 重大手术
- 抽吸气栓
- 外周静脉状况不佳
- 反复血液检测

中心静脉置管

当需要术中行中心静脉置管时，选择麻醉诱导前或诱导后置管最常取决于患者个体情况、医师偏好和医疗机构的惯例。

导管的选择、穿刺部位和置管的方法

中心静脉导管的长度、规格、成分和内腔数量多种多样[167-168]。因此，医师根据情况选择最合适的导管至关重要。多腔导管是最常见的，它可以同时监测 CVP 以及进行药物和液体的输注[169]，但也可以选择带有一个或两个集成端口以进行多种药物输注的导管鞘。导管鞘允许单腔导管穿过止血阀进行连续 CVP 监测，并且可以在需要时快速放置起搏线或 PAC 以进行更深入的监测。

选择安全有效的中心静脉置管的最佳部位需要考虑置管的适应证（压力监测还是药物或液体输注），患者的基本医疗状况，临床环境以及执行操作的医师的技术和经验。对于有严重出血倾向的患者，最好选择一个容易发现静脉或邻近动脉的出血并通过局部压迫可以控制出血的穿刺部位。对于这种患者，颈内或颈外入路比锁骨下入路更合适。同样，对于重度肺气肿或其他受气胸严重影响的患者，颈内入路比锁骨下入路更合适，原因是后一种方法的风险较高。如果在紧急情况下需要进行静脉心脏起搏，则建议行右颈内静脉导管置入术，因为它提供了通向右心室的最直接途径。颈部固定在坚硬的颈围中的创伤患者，最好采用股静脉或锁骨下静脉入路。如果选择锁骨下入路，事先放置胸管以避免气胸的危险更为安全。医师必须认识到，为将导管尖端正确放置在上腔静脉中，所插入穿刺点的导管长度会根据穿刺部位的不同而变化，与右侧相比，选择左颈内或颈外静脉时其长度稍长（3 ~ 5 cm）[170]。最后，医师的个人经验无疑在确定最安全的中心静脉插管部位方面起着重要作用，特别是在紧急情况或急诊时进行的操作。

可以使用标记技术或超声引导进行中心静脉置管。超声技术现已广泛使用并被强烈建议用于中心静脉置管[171-173]。读者可参考其他资料，以获取有关不同部位的各种置管技术的详细说明和教程[169, 174-176]。无论使用哪种置管技术或选择何种置管部位，都应强调某些通用原则。理想情况下，每个医疗机构都应制定一个方案或核查清单来描述中心静脉置管的基本步骤，并且所有工作人员在看到违反操作方案的情况下都应有权报告。标准化的设备、常规配备的助手、洗手和最大程度的消毒都有助于操作过程的无菌[172]。应该常规使用或至少强烈考虑使用实时超声引导进行血管定位和静脉穿刺，特别是在选择颈内静脉入路时。使用前应采用波形测压或压力测量先确认导管的位置。最后，应根据临床情况必要时立即检查导管尖端的位置，以避免延迟性并发症。

中心静脉压监测的并发症

中心静脉插管的并发症已越来越多地被视为出现并发症的主要原因，超过 15% 的患者经历了某种相关的不良事件[177-178]。尽管由受过良好训练的、经验丰富的临床医师进行这些操作时严重的、即刻发生的并发症并不常见，但使用 CVP 导管仍会导致显著的发病率和死亡率。并发症通常分为机械性、血栓栓塞性和感染性病因（框 36.6）。

中心静脉置管的机械性并发症

并发症的发生率取决于多种因素，包括导管穿刺部位和患者的医疗状况。大型回顾性研究和观察性研究提供了发病率和发生频率的最佳估计。

中心静脉导管置入引起的血管损伤具有一系列临床后果。最常见的轻微并发症是局部血肿或静脉瓣损伤[179]。更严重的并发症包括穿孔进入胸膜腔或纵隔，导致胸腔积液、胸腔积血、纵隔积液、纵隔积血和（或）乳糜胸[180-186]。

框 36.6　中心静脉压监测的并发症
机械性
血管损伤
动脉
静脉
心脏压塞
累及呼吸道
血肿压迫气道
气胸
神经损伤
心律失常
血栓栓塞性
静脉血栓
肺动脉栓塞
动脉血栓和栓塞
导管或导丝栓塞
感染性
穿刺部位感染
导管感染
血流感染
心内膜炎
数据解读错误
设备使用不当

总体来说，意外穿破动脉是最常见的急性机械并发症，发生率为 1.9% ～ 15%[187]。这些损伤多会导致局部血肿的形成，但在极少数情况下，即使是细针误伤动脉也会导致严重的并发症，例如动脉血栓栓塞[188]。中心静脉置管后延迟性血管并发症并不常见，但应视为操作过程的后果。文献报道了许多这类并发症，包括主动脉-心房瘘，静脉-支气管瘘，颈动脉-颈内静脉瘘和假性动脉瘤的形成[189-192]。

中心静脉置管最重要的致命并发症是由于心包内上腔静脉、右心房或右心室穿孔导致心脏压塞，可致心包积血或意外将静脉液体注入心包[193]。大多数报告记录了这种灾难性事件是可以避免的，并强调指出当中心静脉导管尖端错误地位于心腔内或与上腔静脉壁形成陡峭角度时容易发生这种并发症。后一种位置可以通过影像学检查发现上腔静脉内导管尖端的轻微弯曲来识别[194]。这些观察强调了无论从中心还是外周部位置入导管，都应该确认导管尖端的位置是否合适。

气胸通常被认为是锁骨下静脉置管最常见的并发症，尽管实际上意外穿破动脉的发生率更大[99, 195]。Mansfield 等报道了 821 例尝试行锁骨下静脉置管的患者，使用体表标记技术时气胸的发生率为 1.5%，穿破动脉的发生率为 3.7%[195]。采用颈内入路时气胸的发生率更低。Shah 等报道了在他们近 6000 次颈内静脉置管术中，气胸的发生率为 0.5%[187]。这很可能是一个过高的估计值，因为这些患者接受了胸骨切开术以进行心脏手术，气胸或许是由于手术操作引起的。

神经损伤是中心静脉置管的另一潜在并发症。臂丛神经、星状神经节、膈神经或声带可能受损[196-198]。此外，该操作可能导致慢性疼痛综合征[199]。

中心静脉置管的血栓栓塞性并发症

导管相关性血栓形成根据中心静脉导管置入部位的不同而不同，在置入股静脉导管的患者中发生率为 21.5%，置入锁骨下静脉导管的患者中发生率为 1.9%[200]。放置在右心房中较低位置的导管可能更易于形成血栓，这可能是由于导管对右心房心内膜的机械刺激导致的[201]。形成于导管尖端或黏附于心内膜的血栓可能会成为感染的病灶，引起上腔静脉综合征或形成栓子进入肺循环[202-204]。有时，这种情况需要进行手术[205]。

除血栓栓塞外，其他报告的中央静脉导管置入术的栓塞性并发症包括部分导管或导丝的栓塞和空气栓塞[206-207]。这些情况几乎都是由于设备使用不当而造成的，这充分表明需要对负责使用这些设备的护士和医师进行适当的教育和培训。

中心静脉置管的感染性并发症

到目前为止，感染是中心静脉置管最常见的主要晚期并发症。在控制中心静脉相关的血流感染（central line-associated blood stream infections，CLABSI）方面已经取得了重大进展，这可能是由于对导管置入和维护的循证最佳方法的关注[208]。事实上，从 2008 年到 2016 年，CLABSI 的发生率约下降了 50%[209]。大部分的 CLABSI 发生于住院病房和门诊接受血液透析的患者，但大约 1/3 仍发生在 ICU，这包括了大部分术中放置的导管[209-211]。

如前所述，预防感染的首要关注点是严格的无菌操作[212]。多腔导管可能比单腔导管具有更高的感染风险，尽管此类导管附带的临床功能使得其更常被应用[178, 213]。导管由诸如硅酮、聚氯乙烯、特氟隆和聚氨酯等材料制成。此外，相同材料的导管可以由于不同的制造工艺而影响其表面以及细菌黏附到表面的成功率[214]。证据显示，具有肝素涂层的中央静脉导管可减少儿童和成人导管相关性血栓形成和感染的发生[215-216]。已证明将抗菌剂例如银（这种金属具有广泛的抗菌活性且无毒）、抗菌剂氯己定和磺胺嘧啶银的组合或抗生素米诺环素和利福平涂在导管表面可降低细菌在导管的定植率和某些血流感染的发生率[216-218]。增加的费用限制了这些导管的广泛应用，尽管有分析表明其在导管相关感染率仍然很高（每千导管每天超过 3.3 个）的环境中具有成本效益[219]。

氯己定浸渍海绵敷料已被证明可以减少婴幼儿导管的细菌定植，但不减少导管相关血流感染的发生[220-221]。来自疾病控制与预防中心的当前指南不支持常规更换导管位置或经导丝定期更换导管，并为导管管理提供其他详细建议以降低感染性并发症的风险[213, 222]。

总而言之，考虑到三个置管部位的机械性、血栓性和感染性并发症的发生风险相似，因此在预防并发症方面，并没有理想的中心静脉置管部位。最近在成年 ICU 患者中进行的一项前瞻性随机多中心试验证明了这一点，其中锁骨下静脉置管的感染性并发症和深静脉血栓形成的风险最低，但机械性并发症的风险最高[223]。

中心静脉置管的其他并发症

尽管 CVP 监测的许多并发症与设备使用不当有关，但是由数据解读错误导致的并发症发生率仍不清楚。然而，极有可能的是，临床医师会误解 CVP 的测量结果，并且对 CVP 监测的理解不尽如人意，正如 PAC 监测已反复证明的那样（请参阅稍后的讨论）。安全有效地使用 CVP 监测需要对这些测量中的心血管生理学、正常 CVP 波形和常见的病理异常有详细的了解。

中心静脉压监测的生理学基础

心脏充盈压可以直接从血管系统的多个部位测定。CVP 监测是创伤最小的方法，其次是肺动脉压监测和左心房压力监测。正确解读所有的心脏充盈压数据需要了解这些压力的正常值以及心腔、大血管中的压力以及其他测定和衍生的血流动力学变量（表 36.2）。

为了正确解释 CVP 监护仪提供的信息，必须满足两个先决条件：①临床医师必须对影响右心房压的所有变量有透彻的了解；②进行测量时必须格外注意细节。

CVP 由循环系统的静脉回流功能与心功能的相互作用决定[224]。心功能的增加和回心血量的增加将导致心输出量的增加和 CVP 的升高。在不增加回心血量

表 36.2　正常心血管压力

压力	平均值（mmHg）	范围（mmHg）
右心房		
a 波	6	2 ~ 7
v 波	5	2 ~ 7
平均值	3	1 ~ 5
右心室		
收缩期峰值	25	15 ~ 30
舒张末期	6	1 ~ 7
肺动脉		
收缩期峰值	25	15 ~ 30
舒张末期	9	4 ~ 12
平均值	15	9 ~ 19
肺动脉楔压		
平均值	9	4 ~ 12
左心房		
a 波	10	4 ~ 16
v 波	12	6 ~ 21
平均值	8	2 ~ 12
左心室		
收缩期峰值	130	90 ~ 140
舒张末期	8	5 ~ 12
中央主动脉压		
收缩期峰值	130	90 ~ 140
舒张末期	70	60 ~ 90
平均值	90	70 ~ 105

的情况下增加心功能会导致心输出量增加和 CVP 下降。换句话说，除非在了解心功能的背景下进行数据的解读，否则孤立的 CVP 测量意义很小。

中心静脉压和回心血量

什么决定了回心血量？影响血液返回右心房的多个变量之间的关系很复杂。简而言之，回心血量主要由平均循环充盈压（mean circulatory filling pressure，MCFP）和 CVP 之间的梯度决定[131]。MCFP 由扩张的小静脉和微静脉的弹性回缩压产生，是驱使血液回到右心房的力[224]。据估计，健康人在静息状态下的 MCFP 为 8 ~ 10 mmHg，但在临床实践中无法测量[225]。当静脉补液及许多其他情况，例如由于缩血管药物的使用或内源性儿茶酚胺导致的静脉紧张性发生变化，或者当血液从内脏系统转移到体循环时，MCFP 升高[131]。CVP 是下游压力，在健康个体中通常为 2 ~ 3 mmHg。这里有两个重要的推论：右心房压力是维持心输出量的关键，而人体将通过上述机制和其他机制进行代偿以保持回心血量。这解释了为什么患者的循环血量可以下降 10% ~ 12% 而血压或 CVP 却没有变化。第二，MCFP 和 CVP 之间的差异仅为 6 ~ 8 mmHg，因此 CVP 的微小变化可能会导致严重的血流动力学后果。

中心静脉压和心功能

相同的回心血量在不同心功能状态下会产生完全不同的 CVP 值。这可以通过经典的舒张压-容量关系来解释。该曲线是压力-容量环的一个分支，描述了整个心动周期中左心室或右心室的压力与容积之间的关系。当心室沿着其舒张期充盈曲线的平坦部分运动时，在充盈量或前负荷显著增加后，充盈压只会出现小幅增加（对于右心室为 CVP）。当心室在其曲线的陡峭部分运动时，相同的容量增加会导致充盈压力的显著增加[226]。当心室的舒张压与容量的关系发生变化时，例如随着心肌缺血的发作，就会出现更加令人困惑的情况。现在，心室不再是沿着相同的舒张压-容量曲线移动，而是转移到了一条不同的、更陡峭的曲线，在这种情况下，充盈压的增加可能伴随着充盈量的减少，这有点矛盾[227]。如本例所示，不仅不能假设给定的心脏充盈压的变化反映了心室前负荷的比例变化，甚至不能假设压力和容量沿相同方向变化[227]。综上所述，CVP 的改变可能是心肌肌力改变或心室顺应性改变的唯一结果，而与总循环血量或回心血量无关。

总而言之，CVP 是许多不同生理变量之间复杂多样的相互作用的结果，其中许多变量在手术室或 ICU 中无法测量。因此，评估 CVP 作为容量状态或体液反

应性预测指标的价值的研究未能证明这种关系便不足为奇了。实际上，CVP 与循环血量之间没有简单的关系[131]。

进一步使分析复杂化的是胸内压和心包内压对充盈压（例如 CVP）的影响[226, 228]。通常，在临床实践中测得的所有血管内压力均参考环境大气压。因此，10 mmHg 的心脏充盈压比周围的大气压高 10 mmHg。此压力值是否准确代表舒张末期心腔壁所受到的扩张力？

为了回答这个问题，需要考虑跨壁压。心腔全部包含在心包和胸腔内。心脏周围结构中压力的变化将影响心脏内记录到的压力。跨壁压是腔室压力与心周压力或心包压力之间的差。这种跨壁压决定了心室的前负荷、舒张末期容积或纤维长度。参照大气压，测量得到的相同的充盈压可能会有着明显不同的跨壁压和心腔容积，这取决于心周压力是高还是低。尽管在某些情况下可以忽略心周压力，但是胸膜压和心包压力通常会发生显著改变，在解读所有心脏充盈压时必须考虑到。跨壁压始终是受关注的生理压力。由于不常规测量心周压力，因此必须始终考虑到以环境大气压为参考测得的中心血管压力可能是对跨壁压的较为不理想估计[226, 228]。

在自主呼吸时，吸气会导致胸膜压和心周压力的降低，这些压力会部分传导至右心房并降低 CVP。胸膜压的这种降低将以类似的方式影响其他测得的中心血管压力。注意有关中心血管压力测量的微妙但至关重要的观察发现。尽管在自主呼吸的吸气过程中测得的相对于大气压的 CVP 降低，但随着更多的血液被吸入右心房，右心房内压和心周压力之间的差异，即跨壁 CVP，实际上可能会略有增加。在正压通气期间观察到相反的模式，其中吸气增加胸内压，同时测得的 CVP 升高，但跨壁 CVP 降低，因为升高的胸内压力会降低回心血量。如前所述，由于难以评估心周压力或胸内压，在临床实践中很少测量跨壁压。取而代之的是，应记录所有患者的呼气末心脏充盈压以最好地估计跨壁压。在呼气末，无论通气状态如何，胸内压和心周压力均接近大气压，并且 CVP 值将一致。还可以通过在校准的监视器屏幕上或纸质记录中目视检查 CVP 波形来确定适当的压力值。这有助于比较同一例患者在不同通气模式获得的 CVP 值（和其他心脏充盈压），这也是麻醉状态和重症监护下的常见情况。

解读 CVP 值的第二个前提条件是正确的测量。有关换能器正确调零和调整水平的详细信息已在本章另行讨论（请参阅"直接血压测量的技术问题"）。与更常用的第四肋间腋中线相反，通过将旋塞阀（不是换能器）对准胸骨角以下 5 cm 的点，可以使换能器位

于获得最精确的 CVP 的水平。当使用该参考点时，可以在患者处于仰卧位或坐位（最大角度为 60°）时进行测量[116, 229-230]，测量值更好地代表了右心房的上液面。无论选择哪个位置，最重要的是在整个监测期间保持一致以维持相同的参考点。

尽管有这些限制，但是通过仔细解读 CVP 波形仍然可以获取很多信息。为此，了解正常 CVP 波形的组成部分十分重要。

正常中心静脉压波形

心动周期中的机械活动可在典型 CVP 波形中反映出来。CVP 波形由五个部分组成，三个波峰（a、c、v）和两个降支（x、y）组成（表 36.3，图 36.35）[231-232]。最突出的波是心房收缩的 **a 波**，发生在心电图 P 波之后的舒张末期。心房收缩会增加心房压力，并通过打开的三尖瓣提供心房驱血以充盈右心室。随着心房舒张，a 波后心房压力降低。压力的这种平稳下降被 **c 波**中断。该波是等容心室收缩所产生的心房压力的瞬时增加，该压力使三尖瓣关闭并被推向心房。c 波始终跟随心电图的 R 波，因为它是在心室收缩开始时产生的。[注意，在颈静脉波形中观察到的 c 波可能有着稍复杂的起源。此波产生于邻近的颈动脉的早期收缩压的压力传递，可以被称为颈动脉冲击波[233]。由于颈静脉压力也反映了右心房压力，c 波可能同时代表了动脉（颈动脉冲击）和静脉（三尖瓣活动）来源。]由于心房持续舒张和心室收缩与射血导致的心房的几何形态改变将三尖瓣环拉向心尖，心房压力在心室收缩期继续下降。这就是 **x 降支**，或称为心房压力的收缩期塌陷。x 降支可分为与 c 波前后两段相对应的两个部分 x 和 x′。最后一个心房压力波峰是 **v 波**，是由于在收缩末期三尖瓣保持关闭时心房的静脉充盈所产生的。v 波通常在心电图 T 波之后达到峰

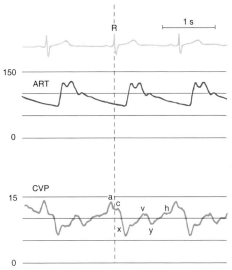

图 36.35　**正常中心静脉压（CVP）波形**。舒张期组成（y 降支、舒张末期 a 波）和收缩期组成（c 波、x 降支、收缩末期 v 波）均明确标记。由于心率缓慢，还可见到舒张中期平台波，即 h 波。通过各波形组成与心电图的 R 波间的时间关系来辅助波形识别。采用动脉压（ART）轨迹的波形时间容易混淆，这是由于收缩期动脉压上升相对延迟的缘故（From Mark JB. Atlas of Cardiovascular Monitoring. New York：Churchill Livingstone；1998.）

值。然后，随着三尖瓣打开，血液从心房流向心室，心房压力降低，表现为 **y 降支**或舒张期塌陷。（CVP 波形的最后一个组成部分是 h 波，偶尔表现为舒张中晚期的压力平台。h 波通常不可见，除非心率缓慢和静脉压升高[233-234]。）综上所述，正常的静脉压波形组成可记为：a 波源于心房收缩；三尖瓣关闭和右心室等容收缩产生 c 波；x 降支是由于心房舒张和心室收缩引起的心房收缩压降低；v 波来自心室射血，驱动心房的静脉充盈；y 降支是由于血液流经开放的三尖瓣引起的舒张期心房压降低。

结合心动周期和心室机械作用，可以将 CVP 波形视为由三个收缩期部分（c 波、x 降支、v 波）和两个舒张期部分（y 降支、a 波）组成。通过回顾产生压力峰值和谷值的机械活动可以很容易地依靠将 CVP 波形和心电图曲线对齐并使用心电图 R 波标记心脏舒张末期和收缩期开始来正确识别这些波形成分。当使用桡动脉压力轨迹替代心电图用于 CVP 波形计时的时候可能会出现混乱，因为动脉压上升发生在心电图 R 波后将近 200 ms（见图 36.35）。这种正常的生理延迟反映了电去极化在心室中传播的时间（≈ 60 ms）、左心室等容收缩的时间（≈ 60 ms）、主动脉压力升高向桡动

表 36.3　**中心静脉压波形组成**

波形组成	心脏周期	机械事件
a 波	舒张末期	心房收缩
c 波	收缩早期	心室等容收缩，三尖瓣向右心房运动
v 波	收缩晚期	心房收缩期充盈
h 波	舒张中-晚期	舒张期平台
x 降支	收缩中期	心房舒张，基底下降，收缩期塌陷
y 降支	舒张早期	早期心室充盈，舒张期塌陷

脉传递的时间（≈50 ms）和桡动脉压的升高通过充满液体的管道传递到换能器的时间（≈10 ms）[117, 235]。

　　根据波形开始时的心动周期的阶段，将正常的CVP峰分为收缩期（c波、v波）或舒张期（a波）。然而，一般并不通过波形的起始或升高而是根据波峰的位置来识别这些波。例如，a波的起始和波峰一般在舒张末期，但该峰可能出现延迟至与心电图R波同时出现，尤其是在短PR间期的患者中。在这种情况下，a波和c波发生融合，该融合波称为a-c波。将CVP的v波视作收缩期事件可能会更加令人感到困惑。虽然v波的上升始于收缩晚期，其波峰却出现在心室等容舒张期，随后立即出现房室瓣开放和y降支。因此，最精确的描述是v波始于收缩末期，但在等容心室舒张期即舒张期的最早部分达到波峰。出于临床考虑，最简单的是将v波视为收缩期波。

　　尽管在正常的静脉压波形中可以看到三个不同的CVP波峰（a、c、v）和两个波谷（x，y），但心率变化和传导异常会改变这种模式。心电图的短PR间期会导致a波和c波融合，心动过速会缩短舒张期的长度和y降支的持续时间从而导致v波和a波融合。相反，心动过缓会使每个波变得更加明显，可以分辨x和x′降支，h波也更为明显。尽管在某些情况下，CVP波形中可能会出现其他病理波，并非每个小的压力峰值都有生理学意义，因为很多情况是充满液体的管道−换能器系统的人工干扰所致。搜索预期的波形包括那些可疑病理状况特征的波形更为有用。

异常中心静脉压波形

　　通过检查CVP波形可以诊断或确认各种病理生理状况（表36.4）。最常用的是快速诊断心律失常[236]。在**心房颤动**中（图36.36A），由于没有有效的心房收缩，在舒张末期和收缩期开始时心房容积较大，因此a波消失而c波变得更加突出。有时，当心室率很慢时，在CVP波形中可能会看到房颤或扑动波。等律性**房室分离或加速的交界性（结性）节律**（见图36.36B）会改变心室收缩前心房收缩的正常顺序。取而代之的是，当三尖瓣关闭，心房收缩发生于心室收缩期间，此时在CVP波形中出现一个高大的"大炮样"a波。通过在静脉压力波形中搜寻大炮样波能以类似的方式识别心室起搏期间正常的房室同步性的缺失（见图36.36C）。在这些情况下，CVP可帮助诊断动脉低血压的原因；正常舒张末期心房驱血的消失在心电图中表现可能不像在CVP波形中那样明显。

　　右侧瓣膜性心脏病以不同方式改变CVP波形[237]。

表 36.4　中心静脉压波形异常

情况	特征
房颤	a 波消失 c 波明显
房室分离	大炮样 a 波
三尖瓣反流	高收缩期 c-v 波 x 降支消失
三尖瓣狭窄	高大的 a 波 y 降支减弱
右心室缺血	高大的 a 波、v 波 x 降支、y 降支陡峭 M 型或 W 型
心包缩窄	高大的 a 波、v 波 x 降支、y 降支陡峭 M 型或 W 型
心脏压塞	x 降支明显 y 降支减弱
自主呼吸或正压通气时的呼吸变化	呼气末测压

三尖瓣反流（图36.37A）通过功能不全的瓣膜使右心房出现收缩期充盈异常。收缩早期开始出现宽而高的收缩期c-v波，而心房压的收缩期x降支消失。CVP波形已心室化，类似于右心室压力。请注意，这种反流波的出现、持续时间和幅度与正常的v波不同，v波是由收缩末期来自腔静脉血的心房充盈引起的。在三尖瓣反流的患者中，床旁监护仪上显示的数字仅仅是CVP的平均值，右心室舒张末期压力被高估了。右心室舒张末期压力的最佳估算方法是测量在反流收缩波出现前、心电图R波出现时的CVP值（见图36.37A）。与三尖瓣反流不同，**三尖瓣狭窄**会导致舒张期心房排空和心室充盈受限（见图36.37B）。平均CVP升高，并且在整个舒张期右心房和心室之间存在压力梯度。由于舒张期血液从心房流出受限，a波异常突出，y降支减弱。其他一些情况也会降低右心室顺应性，例如右心室缺血、肺动脉高压或肺动脉瓣狭窄，可能会在CVP波形上产生明显的舒张末期a波，但不会减弱舒张早期的y降支。存在心包疾病和右心室梗死时，CVP波的形态会以其他特征方式发生变化。结合肺动脉压监测可以更好地解读这些波形，对此将在下文进行讨论。

　　CVP监测最重要的传统应用可能是估计循环血量的充足性。几项随机试验和系统回顾已阐明CVP与循环血容量之间的相关性很差，并且无法使用静态CVP值来预测对快速输液的血流动力学反应[238-240]。鉴于上述因素，这不足为奇。有人认为，有关容量反应性的重要临床问题应当以否定形式提出，即患者是否不

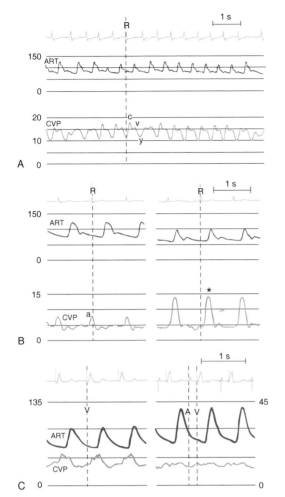

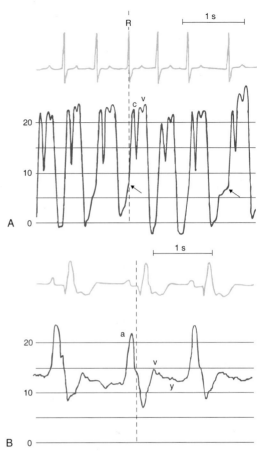

图 36.36　心律失常引起的中心静脉压（CVP）变化。（A）房颤。注意 a 波消失，c 波明显，仍有 v 波和 y 降支。这种心律失常还会引起心电图（ECG）RR 间期和左心室搏出量的变异，可在 ECG 和动脉压力波形（ART）中观察到。（B）等律性房室分离。与正常舒张末期 CVP 曲线中的 a 波（左图）相比，可见收缩早期大炮样波（*，右图）。伴随这种心律失常的心室充盈减少导致动脉压降低。（C）心室起搏。在心室起搏期间，CVP 波形中可见明显的收缩期大炮样波（左图）。房室顺序起搏可使正常的静脉波形恢复并使动脉压升高（右图）。ART 标尺位于左侧，CVP 标尺位于右侧（From Mark JB. Atlas of Cardiovascular Monitoring. New York：Churchill Livingstone；1998.）

图 36.37　三尖瓣病变中的中心静脉压（CVP）变化。（A）三尖瓣反流增加平均 CVP，波形显示为高大的收缩期 c-v 波，从而减弱了 x 降支。此例中，由于心房颤动而看不到 a 波。右心室舒张末期压力在心电图 R 波出现（箭头）时估计最佳，并且低于平均 CVP。（B）三尖瓣狭窄使平均 CVP 增加，舒张期 y 降支减弱，舒张末期 a 波突出（From Mark JB. Atlas of Cardiovascular Monitoring. New York：Churchill Livingstone；1998.）

CVP 不会出现吸气时下降，这可以预示输液后心输出量并无改善[241]。

肺动脉导管监测

1970 年，Swan、Ganz 及其同事将肺动脉导管（PAC）引入临床实践用以评估急性心肌梗死患者的血流动力学[242]。这些导管可在床旁准确测量重要的心血管生理变量，其临床的使用率不断增加。PAC 预测了许多临床医师无法从标准临床症状和体征方面预测

太可能对液体产生反应。在大多数情况下，临床上关注的人群是液体治疗将带来所有不利效应（毛细血管渗漏和组织水肿）而无益处（心输出量增加）的患者。在这一点上，自主吸气的患者［如果吸气是足够的，即吸气时肺动脉阻塞压（PAOP）下降＞2 mmHg］的

的数项血流动力学变量[243]。然而，PAC 监测是否改善患者的预后仍无法确定[244]。

肺动脉导管置入

标准 PAC 导管周径为 7.0 ～ 9.0 Fr，长 110 cm，间隔 10 cm 标记刻度，导管内含 4 个管腔。导管尖端的远端开口用于肺动脉压的监测，而第二个开口位于较近的距尖端 30 cm 处，用于 CVP 的监测。第三腔通向尖端附近的气囊，该气囊用于使漂浮导管通过心腔。第四腔内有温度热敏电阻丝，其终点就在气囊的近端[245]。

PAC 可从前文所述的任何中心静脉置管部位插入，但右颈内静脉提供了至右心腔最直接的路径。导管尖端的气囊用空气充盈，导管向前进入右心房，经过三尖瓣、右心室、肺动脉瓣，进入肺动脉，最后到达楔入的位置。这些位置每个点的特征性波形是导管走向与位置正确的确认（图 36.38）。

测得肺动脉楔压后，气囊放气，肺动脉压波形应再次出现。用胸部射线确认导管位置。在标准的前后位胸片上，PAC 尖端应位于心影 2 cm 的范围内[246]。

如果导管插入 40 cm 未观察到右心室波形，导管可能盘绕在右心房内。同样的，如果导管插入 50 cm 未观察到肺动脉波形，导管可能盘绕在右心室内。应将气囊放气，并将导管退至 20 cm，重复 PAC 漂浮过程。

一些额外的要点可能有助于成功定位 PAC。空气充盈的气囊当通过心脏进入肺血管时易于漂向位置更高的区域。因此，将患者置于头低位有助于漂过三尖瓣，使患者右倾并且头抬高有助于漂出右心室，同时降低置管期间心律失常的发生率[247-248]。在低心输出量患者中，自主呼吸深吸气将短暂增加静脉回流和右心室排出量，可能有利于导管漂。有时，当从导管远端腔注入 10 ～ 20 ml 冰水使导管变硬，导管可能容易漂到正确位置。最后，也可以经食管或经胸超声心动图引导 PAC 置入，来确定导管通过右心[249-250]。

肺动脉导管监测的并发症

PAC 的并发症可分为导管放置引起的、导管留置引起的和导管应用与使用不当引起的。在大多数情况下，PAC 和 CVP 监测在导管放置期间遇到的问题是相同的（参见框 36.6）。然而，右心室和肺动脉置管可引起与 PAC 有关的特殊并发症（框 36.7）[251]。

当探讨 PAC 引起的所有不利影响，包括导管置入期间观察到的自限性心律失常时，显示有超过 50% 的置管患者发生轻微的并发症[252]。与 PAC 应用有关的严重并发症并不常见[253]。2003 年美国麻醉科医师协会肺动脉置管专家组强调，尽管 PAC 监测的手术患者中严重并发症发生率为 0.1% ～ 0.5%[252]，但并发症发生率的差异很大。1984 年 Shah 和同事们报道了在 6245 例经历心脏和非心脏手术患者中 PAC 的应用情况[187]。值得注意的是，只有 10 例患者（0.16%）发生严重并发症导致发病，只有 1 例患者（0.016%）死于肺动脉置管。此外，一项欧洲 1998 年包含 5306 例应用 PAC 的心脏手术患者的报道证实这一严重并发症的发生率很低，仅有 4 例患者（0.07%）发生右心室或肺动脉损伤[254]。最后，1993 年澳大利亚事故监测研究报道的 2000 例不良事件中仅 1 例与 PAC 应用有关，

框 36.7　肺动脉导管监测的并发症

导管置入
　心律失常，心室颤动
　右束支传导阻滞，完全性心脏传导阻滞（如果已存在左束支传导阻滞）
留置导管
　机械性：导管打结，与起搏线缠绕或使起搏线移位
　血栓栓塞
　肺梗死
　感染，心内膜炎
　心内膜损伤，心脏瓣膜损伤
　肺动脉撕裂
　肺动脉假性动脉瘤
数据解读错误
　设备使用不当

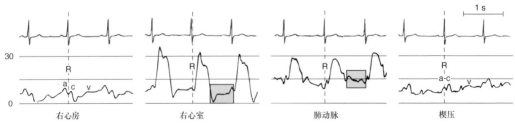

图 36.38　**肺动脉导管置入期间记录到的特征性波形**。右心房压类似于中心静脉压波形，显示 a 波、c 波和 v 波。尽管右心房和右心室的舒张末压相等，但右心室收缩压高于右心房。与心室压相比，肺动脉压显示为舒张期抬高。也要注意舒张时右心室压升高，而肺动脉压降低（阴影框所示）。肺动脉楔压与右心房压波形相似，尽管相对于心电图，心动周期的 a-c 波和 v 波出现较晚（From Mark JB. Atlas of Cardiovascular Monitoring. New York：Churchill Livingstone；1998.）

相比较与动脉或静脉系统有关的不良事件为 64 例[99]。然而，尽管这些大规模研究提示与应用 PAC 有关的严重并发症的发生率很低，但在特殊临床情况或特殊患者群中并发症的发生率尚不明确。

PAC 应用中不易被发现但可能更常见的并发症是对**数据的错误解读**[255-256]。尽管不明确这一问题的严重程度，但应用 PAC 的操作者中可能存在普遍的知识缺乏。1990 年，Iberti 和同事们报道了给予 496 名医师 31 个问题的多选题测试结果。作者发现有关 PAC 知识的整体水平较低，结果证实平均分数只有正确答案的 67%。尽管个别医师曾经受过更多的培训且具有置管和使用 PAC 的丰富经验，但这些因素无法确保其有高水平的知识[257]。这些结果已在各种专业监护组得到证实[258]。在这些研究中特别是关于肺动脉楔压的测量，医师的错误率达到 30% ~ 50%，且教育培训未能改善这种状况[259-260]。综合考虑，这些研究强调了有效使用 PAC 需有大量的专业知识和临床经验，即使测定最基本的 PAC 衍生参数如楔压也是很复杂的[261]。

正常肺动脉的压力和波形

当带气囊的 PAC 尖端漂入肺动脉内恰当的位置时，可记录到特征性的压力波形（见图 36.38）。在上腔静脉或右心房，应观察到带有特征性的 a 波、c 波和 v 波及较低的平均压的 CVP 波形。右心室内其特征为快速的收缩上升支、宽大的脉压和较低的舒张压。PAC 舒张压抬高且波的形态改变预示进入了肺动脉。

有时可能难以区分右心室压与 PAP，特别是仅显示压力数值时。然而，仔细观察压力波形，重点是舒张压的轮廓，即可加以区分。舒张期时由于血流流向肺部，PAP 将下降，而右心室由于来自右心房的充盈其压力会升高（参见图 36.38）[262]。

如前所述，楔压可间接反映肺静脉压和左心房压，因此应该像这些静脉波形，具有特征性的 a 波、v 波以及 x 和 y 降支。但是由于肺血管床位于 PAC 尖端和左心房之间，楔压成为左心房压的一种延迟和衰减表现[263]。

肺动脉楔压和肺动脉闭塞压两个术语可以互换使用，都是指气囊充气并漂至楔入位置后 PAC 尖端所测量的值。然而，肺毛细血管压既不应与楔压或左心房压混淆，也不应再使用肺毛细血管楔压的术语。根据 Starling 方程，导致水肿形成的肺毛细血管静水压与 LAP 不同，肺毛细血管压是一个为了维持经肺前向血流必须超过左心房压的压力。尽管肺毛细血管压和楔压的差值一般很小，但在肺静脉血流阻力升高时，该差值可显著增大[264]。大多数情况下，肺血管阻力主要产生于毛细血管前的肺小动脉水平。但是，罕见的情况下如肺静脉闭塞性疾病，则可能导致毛细血管后血流阻力的显著升高。在肺静脉阻力不成比例升高的情况下如中枢神经系统损伤、急性肺损伤、低血容量性休克、内毒素血症和输注去甲肾上腺素，肺毛细血管压会有类似的升高状况[265-266]。在这些情况下，楔压测量将明显低估肺毛细血管压，从而低估了静水压型肺水肿的风险。

异常肺动脉的压力和波形

PAC 监测受所有有创压监测技术中固有技术问题的干扰影响，且 PAC 监测有一些独特的问题[267-269]。由于 PAC 较长且经过心腔，则更容易因血块或气泡而失真，与心脏活动有关的干扰则更成问题。可以从固有的生理性压力波形的独特形态和时间来区分干扰性的压力波峰。

收缩期开始时，三尖瓣关闭伴随右心室收缩和射血导致过度的**导管移动**，会引起最常见的 PAC 波形干扰[268, 270]。这一压力可能产生干扰性低值，被误认为是肺动脉舒张压（图 36.39）。重新定位 PAC 常可解决这一问题。

PAC 压力测定中另一个常见的干扰发生在过度充盈气囊导致远端管腔开口被阻塞时。这种现象被称为**过度楔入**，通常是由于导管远端移行和气囊偏心性膨胀致导管尖端抵在血管壁上。导管此时记录到逐渐升高的压力，类似于为了对抗阻塞的远端开口而产生的持续冲洗系统升高的压力（图 36.40）。应回退导管至

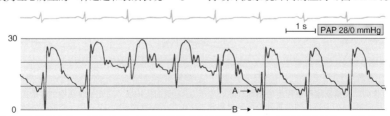

图 36.39　导管移动引起的肺动脉压（PAP）波形中的干扰性压力波峰和波谷。肺动脉舒张末压的正确值为 8 mmHg（A），但监护仪将肺动脉压（PAP）错误地显示为 28/0 mmHg（B）（From Mark JB. Atlas of Cardiovascular Monitoring. New York：Churchill Livingstone；1998.）

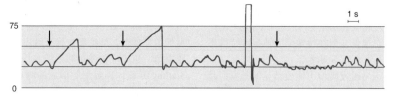

图 36.40 **肺动脉（PA）导管过度楔入引起的干扰波形记录。**前两次试图对 PAC 气囊充气（前两个箭头）堵塞的导管尖端引起非搏动性的不断增高的压力。稍退回导管后，气囊充气能测得正确的楔压（第三个箭头）。试图第三次气囊充气前，冲洗肺动脉测压腔，在右侧波形中恢复了肺动脉正常的搏动特性和楔压波形（From Mark JB. Atlas of Cardiovascular Monitoring. New York：Churchill Livingstone；1998.）

肺动脉近端纠正这一问题。

　　如前文所强调，随着每次充盈气囊和楔压测定，导管尖端会向远端移行。当气囊部分充盈出现楔压波形时，提示 PAC 位于较小的肺动脉远端分支。应退回导管以防过度楔入导致血管损伤或肺梗死。

　　因左心腔或瓣膜的病理生理状况而产生肺动脉和楔压波形特征性的改变，其中最容易识别的波形之一为**二尖瓣反流**的高大 v 波。不像收缩晚期肺静脉血流入产生的正常楔压的 v 波，二尖瓣反流突出的 v 波始于收缩早期。二尖瓣反流可引起 c 波和 v 波融合及收缩期 x 降支消失，这是由于血液逆向射入左心房致左心室等容收缩期消失[237]。因为二尖瓣反流突出的 v 波产生于心室收缩期，因此 PAWP 高估了左心室舒张末充盈压，可通过反流性 v 波开始前的压力值更好地估测左心室舒张末充盈压（图 36.41）。但 PAWP 仍是较好的左心房平均压和后继静水压型肺水肿风险的大致评估指标。

　　值得注意的是尽管反流入左心房的血液总量可影响 v 波的高度，但很明显这不是决定 v 波高度的唯一因素，v 波高度也与左心房的容积和顺应性有关（图 36.42）。这可以解释为什么急性二尖瓣关闭不全反流患者往往有高大的楔压 v 波——与长期疾病患者相

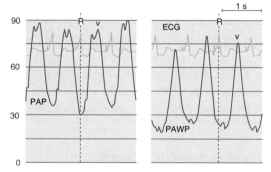

图 36.41 **重度二尖瓣反流。**肺动脉楔压（PAWP）波形中可见高大的收缩期 v 波，肺动脉压（PAP）也有变形，表现为双峰波形。由于心室起搏心电图（ECG）异常。在心电图 R 波出现且反流性 v 波开始之前，测定 PAWP 能最好地估计左心室舒张末压。需要注意的是，在这种情况下平均 PAWP 高于左心室舒张末压（From Mark JB. Atlas of Cardiovascular Monitoring. New York：Churchill Livingstone；1998.）

比，他们的左心房更小、更僵硬，顺应性更差。因此，楔压 v 波既非二尖瓣反流严重程度敏感的指标也非特异性指标[271]。

　　对比二尖瓣关闭不全使楔压波形的收缩部分发生变形，**二尖瓣狭窄**则改变了舒张的部分。在二尖瓣狭

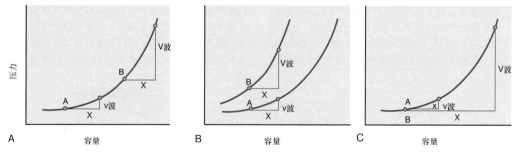

图 36.42 **v 波高度作为二尖瓣反流严重程度的指标。**左心房压力-容量曲线描述了决定 v 波高度的 3 个因素。（A）左心房容量的影响。对相同的反流量（x）而言，如果基础心房容量比较大（B 点和 A 点比较），左心房 v 波较高。（B）左心房顺应性的影响。对相同的反流量（x）而言，如果基础心房顺应性降低（B 点和 A 点比较），左心房 v 波较高。（C）反流量的影响。始于相同的基础左心房容量（A 点和 B 点），如果反流量增加（X 和 x 比较），左心房 v 波将增加（V 和 v 比较）（From Mark JB. Atlas of Cardiovascular Monitoring. New York：Churchill Livingstone；1998.）

窄的情况下，跨二尖瓣整体舒张压梯度导致平均楔压增加、舒张早期 y 降支模糊和舒张末期出现高大的 a 波。相似的血流动力学异常可见于左心房黏液瘤或二尖瓣血流受阻时。增加左心室僵硬度的疾病（如左心室梗死、心包缩窄、主动脉狭窄和体循环高血压）导致楔压发生与二尖瓣狭窄所见部分相似的改变。在这些情况下，平均楔压增加、波形显示突出的 a 波，但 y 降支仍陡峭，因为舒张期跨二尖瓣血流未受阻。由于二尖瓣狭窄晚期常合并心房颤动，因此许多这类患者不出现 a 波（图 36.43）[237]。

　　PAC 通过几种途径可检测**心肌缺血**。心肌缺血本身会损害左心室舒张从而导致舒张功能的障碍，这是一种以氧需型缺血为特征的形式，常与心动过速或快速心房起搏有关[227, 272-273]。心室舒张功能受损导致左心室变硬、顺应性降低，使左心室舒张末压增加。高大的楔压 a 波是由于舒张末心房收缩使血液进入僵硬不完全舒张的左心室造成的（图 36.44）[274]。

　　心肌缺血还可导致左心室收缩功能障碍。以氧供型心肌缺血为特征，由局部心肌的冠状动脉血流突然下降或中止所致[273, 275]。由于射血分数显著下降，左心室舒张末容量与压力升高[276]。当左心室几何形态变形或缺血区域涉及乳头肌导致急性二尖瓣反流时，PAC 发生上述改变（图 36.41）[277]。

　　PAC 是否应用于高危患者作为心肌缺血的辅助监测尚有争议。尽管左心室缺血患者的平均楔压可能高于无缺血的患者，但是这些差异很小，临床难以检测。而且，作为诊断缺血的明确量化阈值尚未确定[278]。

　　右心室缺血 导致 PAC 波形发生特征性改变，这可能有助于诊断和治疗。正如左心室缺血使 PAWP 升高一样，右心室缺血可使 CVP 升高。实际上，这是 CVP 高于楔压的少数情况之一。另外，CVP 波形可显示出右心室舒张功能障碍引起的突出的 a 波和三尖瓣反流导致缺血引起的突出的 v 波[279-280]。这一特殊 CVP 波形被描述为 M 或 W 型，涉及高大的 a 波和 v 波以及其间陡峭的 x 降支与 y 降支。重度肺动脉高压也可导致右心室缺血、功能障碍及 CVP 升高，但与原发性右心室功能障碍的区别在于原发性右心室衰竭中肺动脉压和计算所得的肺血管阻力是正常的。

　　右心室梗死的 CVP 波形与限制型心肌病或**心包缩窄**的患者的 CVP 波形相似，包括平均压升高、突出的 a 波和 v 波、陡峭的 x 降支和 y 降支[281]。这些状况的重要共同特征为右心室舒张顺应性受损，常称为限制性生理状态。在限制型心肌病和右心室梗死的情况下，舒张功能障碍损害了心室舒张并降低了心腔顺应

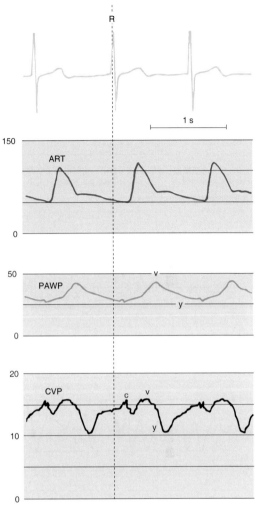

图 36.43　**二尖瓣狭窄**。平均肺动脉楔压（PAWP）升高（35 mmHg），而舒张期 y 降支明显减弱。比较 PAWP 波形中 y 降支和中心静脉压（CVP）波形中 y 降支的坡度。另外，比较该 PAWP 的 y 降支和二尖瓣反流（参见图 36.41）中 PAWP 的 y 降支；由于房颤，PAWP 或 CVP 波形中未见 a 波。ART，动脉压（From Mark JB. Atlas of Cardiovascular Monitoring. New York：Churchill Livingstone；1998.）

性，而缩窄性心包炎中心脏充盈受僵硬且常有钙化的心包外壳的限制。静脉回流受损降低了舒张末容量、每搏量和心输出量。尽管心脏容量减少，但心脏充盈压显著升高，并且 4 个心腔在舒张末期压力相等（图 36.45）。虽然 PAC 监测揭示了这一压力等同状况，但特征性 M 或 W 型波在 CVP 波形中更明显，最可能是由于肺血管对左心充盈压的衰减效应[282-284]。

　　心包缩窄的另一特征见于右心室压和左心室压波

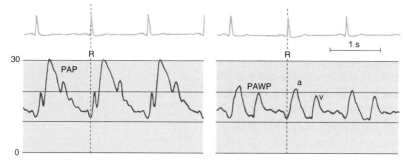

图36.44　**心肌缺血**。肺动脉压（PAP）相对正常，平均肺动脉楔压（PAWP）仅轻微升高（15 mmHg）。然而，在这种情况下可见 PAWP 形态明显异常，出现舒张功能障碍引起的高大 a 波（21 mmHg）（From Mark JB. Atlas of Cardiovascular Monitoring. New York：Churchill Livingstone；1998.）

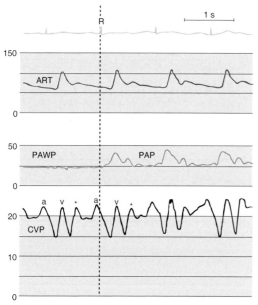

图36.45　**心包缩窄**。这种情况引起肺动脉压（PAP）、肺动脉楔压（PAWP）和中心静脉压（CVP）波形中舒张期充盈压升高和等同。CVP 波形显示高大的 a 波和 v 波，伴陡峭的 x 降支和 y 降支及舒张中期平台波（*）或 h 波。ART，动脉压（From Mark JB. Atlas of Cardiovascular Monitoring. New York：Churchill Livingstone；1998.）

形，显示为心室舒张早期快速而短暂的充盈，产生"舒张期急降和平台模式"或"平方根符号"[129, 285]。在某些病例中，特别是心率缓慢时，CVP 波形中可观察到相似的波形模式：由舒张早期血流快速由心房进入心室产生的陡峭的 y 降支（舒张期急降），随后是由缩窄的心包外壳中断血流造成的舒张中期 h 波（平台）（参见图36.45）。

如同心包缩窄，**心脏压塞**损害心脏充盈，但心脏

压塞的情况下，压迫性的心包积液积聚导致了这一效应。这一状况导致 CVP 明显升高和舒张期容量、每搏量和心输出量降低。尽管有许多相似的血流动力学特征，心脏压塞与心包缩窄可通过不同的 CVP 波形加以区分。心脏压塞时，静脉压波形显示多为单相波，主要是收缩期 x 压力下降为主，而舒张 y 压力降支减弱或缺失，这是由于舒张早期血流由右心房至右心室受到周围心包积液积聚的压迫性损害所致[282, 286-287]（图36.46）。显然，其他临床和血流动力学证据有助于鉴别这些诊断，如心脏压塞几乎都会出现的奇脉（参见图36.32）[288]。

PAC 监测中一个可能最重要的波形异常或解读问题为辨别胸膜腔内压剧烈波动患者正确的压力测量值，如接受**正压通气**或费力自主呼吸的患者。正压通气期间，吸气会升高肺动脉压和楔压。通过在呼气末测量这些压力，可将吸气时胸膜腔内压增加的混杂效应减到最小（图36.47）[228]。自主呼吸时用力吸气的作用相反，但在呼气末再次测量这些压力消除了这一混杂因素。床旁监护仪设计算法的目的在于识别和显

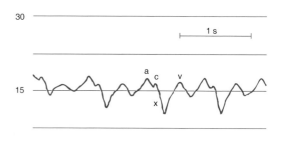

图36.46　**心脏压塞**。中心静脉压波形显示平均压升高（16 mmHg）y 降支减弱（From Mark JB. Atlas of Cardiovascular Monitoring. New York：Churchill Livingstone；1998.）

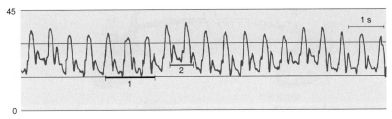

图 36.47　正压机械通气对肺动脉压的影响。肺动脉压应在呼气末进行测定（1：15 mmHg），以避免正压吸气的干扰（2：22 mmHg）（From Mark JB. Atlas of Cardiovascular Monitoring. New York：Churchill Livingstone；1998.）

示呼气末压力数值，但通常不准确[289-290]。呼气末测量中心血管压力最可靠的方法是在校正过的监护仪屏幕或纸质记录上的波形检验[290-291]。

肺动脉导管监测的生理学考虑因素：左心室前负荷的预测

测定肺动脉舒张压和楔压的主要原因之一是能估计左心室舒张末压，其是最能替代左心室舒张末容量的指标，是真正的左心室前负荷。当 PAC 漂至楔入位置时，充气气囊将远端测压口与上游的肺动脉压隔绝开来。此时连续静态血柱将楔入的 PAC 尖端与肺静脉和左心房结合部相连。因而楔入 PAC 实际上延伸了导管尖端来测定中断后肺循环静脉侧血流量延续点的压力。由于大的肺静脉的阻力可忽略不计，故肺动脉楔压提供了肺静脉压和左心房压的间接测定方法[292-293]。连接楔入导管尖端和引流肺静脉的血柱是连续的，但外部周围肺泡压迫的影响可以忽略不计（即 PAC 尖端必须位于 3 区来准确测量 PAWP）（图 36.48）[293]。

肺动脉舒张压（PAD）常用作替代 PAWP 估计左

心室充盈压。正常情况下是可以接受的，因为当肺静脉阻力低下时，舒张末期的肺动脉压将等于下游的肺静脉压和左心房压[294-295]。从监测的角度来看，PAD 有用于连续监测的附加优点，而 PAWP 只能间断测量。

在很多情况下，PAWP 和（或）PAD 会低估或高估左心室舒张末压。这些情况总结于图 36.49 和表 36.5、表 36.6。有兴趣的读者可以参考几篇优秀文献对这一话题进行进一步探讨[292-293, 296]。

但是，即使当 PAD 和楔压准确估计左心室舒张末压时，许多因素可影响舒张末压和舒张末心腔容量，即真实前负荷之间的关系。充盈压的正确解读需评估心周压力和心室顺应性。当心周压力和心室顺应性正常时，20 mmHg 楔压被解读为血容量过高，左心室舒张末容量增加导致 PAWP 升高。然而，如果心周压力升高（例如心脏压塞、心包缩窄或正压通气）或心室顺应性降低（如心肌缺血、肥厚或心肌病），20 mmHg 楔压也能发生在小的、低血容量的左心室状态时（图 36.50）。

此外，心室相互依赖（由左右心室共享室间隔导致）和心包限制使左右心室功能偶联变化。例如，急

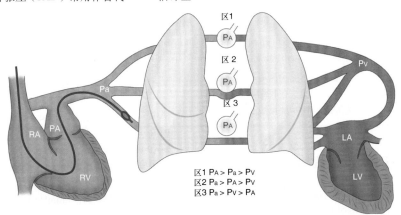

区1 PA > Pa > Pv
区2 Pa > PA > Pv
区3 Pa > Pv > PA

图 36.48　肺动脉导管尖端必须在肺中楔入 3 区以准确测量肺静脉压（Pv）或左心房压（LA）。当肺泡压（PA）在肺中 2 区高于 Pv 或在肺中 1 区高于肺动脉压（Pa）时，楔压将反映肺泡压而非血管内压力。LV，左心室；PA，肺动脉；RA，右心房；RV，右心室（From Mark JB. Atlas of Cardiovascular Monitoring. New York：Churchill Livingstone；1998, Fig. 6-10.）

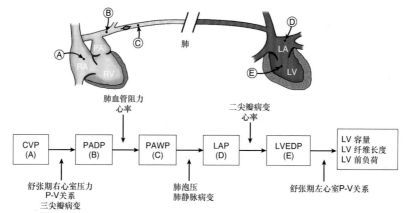

图 36.49　影响左心室充盈压各种测定值与实际左心室前负荷之间关系的解剖和生理因素。 越靠上游测定充盈压，影响这一测定值与左心室前负荷之间关系的干扰因素越多。CVP，中心静脉压；LA，左心房；LAP，左心房压；LVEDP，左心室舒张末压；PA，肺动脉；PADP，肺动脉舒张压；PAWP，肺动脉楔压；P-V，压力-容量；RA，右心房；RV，右心室（From Mark JB. Atlas of Cardiovascular Monitoring. New York：Churchill Livingstone；1998.）

表 36.5　低估左心室舒张末压的情况		
状况	差异部位	差异的原因
舒张功能障碍	平均 LAP < LVEDP	舒张末 a 波增大
主动脉反流	LAP 的 a 波 < LVEDP	舒张末前二尖瓣关闭
肺动脉反流	PADP < LVEDP	肺动脉双向血流
右束支传导阻滞	PADP < LVEDP	肺动脉瓣延迟开放
肺切除术后	PAWP < LAP 或 LVEDP	肺血流受阻

LAP，左心房压；LVEDP，左心室舒张末压；PADP，肺动脉舒张压；PAWP，肺动脉楔压
Modified from Mark JB. Predicting left ventricular end-diastolic pressure. In：Mark JB, ed. Atlas of Cardiovascular Monitoring. New York：Churchill Livingstone；1998：59.

表 36.6　高估左心室舒张末压的情况		
状况	差异部位	差异的原因
呼气末正压	平均 PAWP > 平均 LAP	肺的 1 区、2 区或心包压力改变造成
肺动脉高压	PADP > 平均 PAWP	肺血管阻力增加
肺静脉闭塞性疾病	平均 PAWP > 平均 LAP	大的肺静脉血流受阻
二尖瓣狭窄	平均 LAP > LVEDP	经二尖瓣血流受阻
二尖瓣反流	平均 LAP > LVEDP	逆向收缩期 v 波升高平均心房压
室间隔缺损	平均 LAP > LVEDP	正向收缩期 v 波升高平均心房压
心动过速	PADP > 平均 LAP > LVEDP	短暂舒张产生肺血管和二尖瓣梯度

LAP，左心房压；LVEDP，左心室舒张末压；PADP，肺动脉舒张压；PAWP，肺动脉楔压
Modified from Mark JB. Predicting left ventricular end-diastolic pressure. In：Mark JB, ed. Atlas of Cardiovascular Monitoring. New York：Churchill Livingstone；1998：59.

性肺动脉高压可增加右心室舒张末容量和压力，使室间隔左移，增加左心室舒张末压，同时左心室舒张末容量减少。反过来，左心的原发改变以相似的方式对右心结构产生不利影响。综合所有这些考虑因素，CVP 和 PAWP 与血容量均无关，不能预测心输出量对静脉液体冲击的反应[238, 297]。相反，在收缩期心功能不全的患者中，心室充盈压比心脏容量指数更能预测液体冲击治疗的反应性[298]。

肺动脉导管衍生的血流动力学变化

通常将心血管系统模拟为电路，心输出量、血压和血流阻力之间的关系类似于欧姆定律：

$$PVR = \frac{MPAP - PAWP}{CO} \cdot (80)$$

$$SVR = \frac{MAP - CVP}{CO} \cdot (80) \qquad (36.1)$$

SVR ＝全身血管阻力（dyne・s/cm⁵）

SVR ＝全身血管阻力（dyne・s/cm^5）
PVR ＝肺血管阻力（dyne・s/cm^5）
MAP ＝平均动脉压（mmHg）
CVP ＝中心静脉压（mmHg）
$MPAP$ ＝平均肺动脉压（mmHg）
$PAWP$ ＝肺动脉楔压（mmHg）
CO ＝心输出量（L/min）

SVR 和 PVR 的正常值见表 36.7。注意 SVR 和 PVR 的这些计算是基于假设连续、层流流经一系列刚

传感器测定的 PAWP	20	20	20
透壁的 PAWP	25	10	25
左心室顺应性	正常	正常	僵硬性
左心室容量	增加	正常（或降低）	正常（或降低）

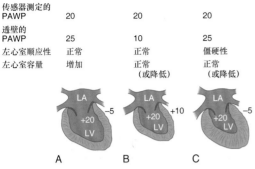

图 36.50　心周压力和心室顺应性对左心室（LV）前负荷的影响。传感器测定的肺动脉楔压（PAWP, 20 mmHg）升高可能的三种解读。（A）心周压力（-5 mmHg）和左心室顺应性正常，透壁 PAWP 增加（25 mmHg），左心室容量增加。（B）心周压力增加（+10 mmHg），左心室顺应性正常，透壁 PAWP 降低（10 mmHg），左心室容量正常或减少。（C）心周压力正常，左心室顺应性降低，透壁 PAWP 增加（25 mmHg），左心室容量正常或减少（From Mark JB. Atlas of Cardiovascular Monitoring. New York：Churchill Livingstone；1998.）

表 36.7　正常血流动力学数值		
	平均值	范围
心输出量（L/min）	5.0	4.0～6.5
每搏量（ml）	75	60～90
全身血管阻力（Wood 单位）Dynes·s/cm^5	1200	800～1600
肺血管阻力（Wood 单位）Dynes·s/cm^5	80	40～180
动脉血氧含量（ml/dl）	18	16～20
混合静脉血氧含量（ml/dl）	14	13～15
混合静脉血氧饱和度（%）	75	70～80
动静脉血氧含量差（ml/dl）	4	3～4
氧耗量（ml/min）	225	200～250

性管道的流体力学模型得出的[299]。这些公式在极大程度上简化心血管系统。更加符合生理的全身循环模型将血管视为一系列有内在张力的可塌陷的管道。这种模型也被称为血管瀑布，描绘了回路下游终止循环的一个临界闭合压，超过右心房压并用于限制血流——有效的下游压力高于 SVR 公式中使用的右心房压。这些问题的详细考虑超出了本文讨论范围，可参阅其他资料[300-301]。不过，对临床医师来说最重要的是将治疗聚焦于精细调节 SVR 可能是具有误导性的，应予以避免。

在考虑肺血管和采用公式作为测量流经肺的血流阻力时还会产生额外的问题[302]。肺血管的顺应性高于体循环血管，肺血流的显著增加可能不会导致肺动脉压的显著升高。另外，在低阻力的肺循环中血流通常

在舒张末停止。因此，PVR 的改变可能源于肺血管内在张力的改变（收缩或舒张）、血管复通或血液流变学改变。对肺循环来说，评价 PVR 变化更好的方法可能是检查舒张末期肺动脉舒张压和楔压间的压力梯度，或平均肺动脉压和楔压之间的梯度（也称为跨肺梯度）。

另一套常用的衍生于标准血流动力学参数的计算法为用患者的体表面积（BSA）来调节这些测量值，试图为不同体型的患者进行测量值规范化。BSA 一般由基于身高和体重的标准列线图来确定。最常用的指数变量是心指数（心指数＝心输出量/BSA）、每搏指数（每搏指数＝每搏量/BSA）。有时，也将 SVR 和 PVR 乘以 BSA 表示为指数形式。理论上，通过"指数化"使血流动力学值规范化会有助于临床医师确定正常生理范围以帮助指导治疗。不幸的是，几乎没有证据说明这些附加的计算值提供了有效的规范化调整。BSA 是一个生物特征测量值，与血流和心输出量的关系不明确，而且不能基于年龄、性别、体形或代谢率调整个体差异[303]。尽管患者的体型和病史对解读和纠正测定或计算的血流动力学参数的变化很重要，但一味地为了获得正常的指标值而调整治疗目标是不合适的。

肺动脉导管插入术：适应证和结果争议

PAC 可以连续监测血流动力学的变量，这在有循环功能障碍的重症高危患者中似乎特别有价值。测量心输出量（请参见以下关于热稀释心输出量的章节）可以将休克状态分为低血容量病因（低充盈压力的低心输出量），心源性病因（低心输出量和高充盈压）和分布性病因（高心输出量和低 SVR）。通过测量心输出量和左右心充盈压（分别为 PAWP 和 CVP），PAC 可以区分主要的左心室或右心室功能障碍或整体的功能障碍。对于右心室功能障碍，PAC 可以对主要与后负荷增加（高 PAP）有关的右心功能障碍和主要与泵衰竭相关的功能障碍（高 CVP 和低 PAP）加以区分[304-305]。

尽管 PAC 有这些优点，但还是激起了很多争议[306-307]。这一昂贵的有创技术得到广泛运用但仍无法证明可改善患者的预后。这项争议在 Connors 和同事们 1996 年发表的研究中进一步被证实。该研究表明，PAC 监测患者住院时间延长、死亡率增加 20%，费用发生额增加[308]。该研究的发表配有措辞强烈的社论，呼吁暂停 PAC 的使用或进行随机对照试验确定其疗效[309]。

在那一段时间和接下来的几年里，发表了几项关于在各种情况下 PAC 使用的大型、随机、足够效能的研究文章：涉及一般非心脏手术[244]、血管手术[310]、CABG

手术[311-312]、伴充血性心力衰竭的非手术患者[313]、急性肺损伤患者[314]、重症监护治疗病房中的危重症患者[315]。总的来说，这些研究显示 PAC 使用没有益处，但也没有显示死亡率增加、住院时间或重症监护治疗病房滞留时间延长。

大多数这类大型随机研究的一个共同缺陷是必然会观察 PAC 的常规应用并且连续队列地纳入患者，这些患者中多数伴有相对中等的死亡或并发症风险。而且，不是所有研究都使用特定的干预治疗方案[316]。实际上对高龄的、有严重合并症或对疾病敏感的特别高危的患者中，应用 PAC 的临床效益十分明显[317-320]。

有关围术期 PAC 应用的最新建议是 2003 年发布的美国麻醉科医师协会操作指南[252]。该专业小组认为 PAC 监测适用于行高风险操作的高危手术患者。而且，应考虑具体的操作状况及临床医师的熟练程度与经验。

PAC 的应用必须与患者的风险程度和操作本身带来的风险相对应。例如，晚期缺血性心肌病患者在区域麻醉下行下肢截肢术无需 PAC 监测，而稳定的缺血性心脏病患者择期行腹腔肿瘤广泛切除术则可从围术期 PAC 应用中获益。并且必须考虑个体化的操作设置，例如操作者对该技术的知识和经验[252]。

从大量研究中得出结论是尽管停止使用 PAC 是不明智之举，但其应用应有所限制。数据显示 PAC 的使用确实显著且持续下降[321]。其应用应在具有丰富经验和专业知识的医学中心得以保留。PAC 一般应用于监测和指导血流动力学不稳定高危患者的治疗、通过各种临床手段辨别更危重的患者、处于休克状态特别是老年并罹患其他系统疾病的患者。

很显然，PAC 本身并不会带来好处，除非其指导治疗改善患者的预后。未来的研究应侧重于可能从 PAC 使用中获益的亚组患者，以及根据 PAC 得出的血流动力学信息可采取有效治疗措施的患者[316, 322-323]。休克伴心力衰竭患者就是此类人群，其临床数据尽管缺乏随机试验的确凿证据，但其数据仍被认为是有益的[323-324]。

特殊类型的肺动脉导管

特殊的 PAC 被改良设计成可以连续测定心输出量、监测混合静脉血氧饱和度或评估右心功能，极大地扩展了用于治疗危重患者的生理学信息的类型。

混合静脉血氧饱和度肺动脉导管

虽然正规的 Fick 心输出量测定方法并没有广泛应用于心导管室外的临床实践，但 Fick 方程中描绘的生理学关系构成了另一项 PAC 为基础的监测技术，称为持续混合静脉血氧饱和度[325]。重排 Fick 方程式显示了决定混合静脉血红蛋白氧饱和度（$S_{\bar{V}}O_2$）的四个决定因素：

$$S_{\bar{V}}O_2 = S_aO_2 - \frac{\dot{V}O_2}{\dot{Q} \cdot 1.36 \cdot Hgb} \qquad (36.2)$$

其中，
$S_{\bar{V}}O_2$ ＝混合静脉血红蛋白氧饱和度（%）
S_aO_2 ＝动脉血红蛋白氧饱和度（%）
$\dot{V}O_2$ ＝氧耗（ml O_2/min）
$\dot{Q}$ ＝心输出量（L/min）
Hgb ＝血红蛋白浓度（g/dl）

在动脉血红蛋白氧饱和度、氧耗和血红蛋白浓度恒定的情况下，混合静脉血红蛋白氧饱和度可用作心输出量的间接指标。因此当此心输出量减低时，组织氧摄取增加，混合静脉血氧含量较低，血红蛋白氧饱和度较低。

监测该参数提供了更全面的机体氧输送和氧耗平衡的信息，不仅只是反映心输出量值，而且与组织氧需相比也反映心输出量是否充足[325]。重要的是要牢记混合静脉血红蛋白饱和度值反映了整体的全身测量状况。因此，局部不足的血流和组织氧气输送（如肢体或肠道缺血）可与正常或高混合静脉血红蛋白饱和度共存。

尽管混合静脉血红蛋白饱和度可以通过从 PAC 远端口进行间歇性血液采样来确定，但经过特殊设计的 PAC 可以可靠、连续地提供此信息。并入 PAC 的光纤束根据使用两个或三个波长系统的反射式血氧饱和度测定法的原理确定肺动脉血液中的血红蛋白氧饱和度。连接到该 PAC 的专用计算机连续显示混合的静脉血红蛋白饱和度。该技术通常合并到标准 PAC 或 CCO PAC（请参阅下文）中，在后一种情况下提供 CCO 和静脉血氧饱和度数据。使用前这些导管在床旁校正，但也可以通过肺动脉血气分析样本行体内校正。由于漂移干扰，通常推荐每 24 h 重新校正。

近来，持续测定血氧饱和度技术也已整合入中心静脉导管。这些导管在上腔静脉内测定中心静脉血氧饱和度。正常情况下，该饱和度约为 70%，而肺动脉为 75%[325]。中心静脉血氧饱和度偏低与创伤患者和大手术患者并发症的增加有关[326-327]。

测量静脉血氧饱和度的真正价值在于指导治疗性干预措施。因为机体对贫血的生理性代偿之一是增加氧的摄取，低静脉血红蛋白氧饱和度已被用于指导输血的需求[328]。一些研究已采用静脉血氧饱和度指导干预措施旨在提高心输出量，近来在经历心脏手术的患者中进行的一项随机研究显示，根据随机方案导向干预措施旨在实现混合静脉血红蛋白氧饱和度超过70%(和血乳酸＜2 mg/dl)的患者预后更好[329]。同样，优化中心静脉血氧饱和度已被证实改善高危非心脏手术患者和非体外循环心脏手术患者的预后[330-331]。尽管一项早期研究显示败血症早期患者具有相似的获益[332]，但另一项最新研究无法证实这些结果[333]。

重要的是要注意这些研究采用严格的方案导向治疗措施。相反，退伍军人事务局对3265例心脏手术患者进行的一项大型观察性试验指出，49%患者使用了持续混合静脉血氧饱和度PAC，该导管的使用与费用增加相关，但与标准PAC组相比预后并无改善[334]。然而，在这项研究中没有根据监测结果制定的指导治疗性干预措施的方案。

右心室射血分数肺动脉导管

尽管心血管监测主要聚焦于左心室功能，但有些情况下右心室功能不全可能是限制循环的更重要的因素。右心室功能不全风险增高的患者人群包括慢性阻塞性肺疾病、成人呼吸窘迫综合征、肺动脉高压和右心室缺血和梗死的患者[335]。

通过特殊设计的PAC测量右心室射血分数(RVEF)提供了另一种评价右心室功能的方法。这种方法采用装有快速反应热敏电阻的标准PAC，测量伴随每次心搏出现的肺动脉血温的微小变化，在某种程度上类似于标准的持续心输出量PAC。心输出量计算机测量每次心搏后温度信号的剩余分数并计算出RVEF[336]。右心室舒张末期容积可以根据RVEF和每搏量来计算，并且可以作为右心室前负荷的指标。显然，所有干扰标准温度稀释法心输出量测定的因素(后文所述)也将干扰RVEF的准确测量。另外，由于RVEF PAC测量的是心搏间的微小温度变化，因此无法准确检测心电图R波，或如果心脏节律不规则，该方法将无用[337]。

在危重患者中RVEF PAC的临床应用已有记载，特别是呼吸衰竭患者中[338-339]，在心脏外科手术中也有应用，其中体外循环后RVEF降低受到关注，特别是在已存在右冠状动脉阻塞的患者中[340]。但是，与标准PAC监测一样，RVEF PAC监测在患者预后方面的益处仍未得到证实[252]。

心输出量监测

心输出量是心脏泵出的全部血流量，正常成人静息时的范围为4.0～6.5L/min。心输出量的测定提供了对循环的全面评估，结合其他血流动力学测量(心率、动脉压、CVP、PAP和楔压)，可计算出另外的重要循环参数，如全身血管阻力、肺血管阻力和心室每搏作功(参见表36.7)。

以下三个因素促使临床实践中对心输出量的测定。首先是认识到在许多危重患者中，低心输出量导致发病率和死亡率显著增加[341]。其次，心输出量的临床评估常常不准确，例如心输出量降低的危重患者可能体循环动脉压正常[342]。最后，新的心输出量测定技术越来越微创，因此可能对许多患者有益并无有创监测伴随的风险[342-343]。为正确临床使用，必须了解每一种技术的优缺点。

温度稀释法心输出量监测

由于温度稀释技术易于实施，并有各种情况下使用的长期临床经验，因此该技术实际上已成为测量心输出量的金标准。它是指示剂稀释法的演变，即将已知量的示踪物质注入血流，在下游部位随时间测量其浓度变化[344]。温度稀释法是将已知量的冰水或室温液体经PAC近端管腔(右心房)一次性注入，由导管顶端的热敏电阻记录肺动脉血温的相应变化。成人应采用10 ml注射水，而儿童推荐的注射容量为0.15 ml/kg[345]。与所有其他形式的心血管监测一样，重要的是可实时显示来自每个心输出量测定的温度稀释曲线[345]。使临床医师识别心输出量测定无效的干扰状况，如血温不稳定，再循环，或指示剂注入不完全。

通常快速连续实施的3次心输出量测定取平均值可提供更可靠的结果。当采用单次注射测量心输出量时，连续心输出量测量结果之间的差异达到22%时，才提示有临床意义的改变。相反，当3次注射平均值决定温度稀释测量值时，心输出量的变化超过13%提示有临床意义的改变[346]。

有些研究发现，即使谨慎操作，温度稀释法心输出量测定可能与其他参考方法不一致[347-348]。然而，该技术本身直接引起的并发症很少，而且关注心输出量的变化趋势可能比强调单次测量值在临床上更有用。

温度稀释法心输出量监测的误差来源

为了正确解读温度稀释法心输出量测定结果，必须考虑几个重要的技术问题和潜在的误差来源(框36.8)[344-345]。温度稀释法测定的是右心室心输出量。存在**心内分流**时，右心室和左心室心输出量不等。

三尖瓣或肺动脉瓣反流患者，由于指示剂经关闭不全瓣膜的再循环，给温度稀释法心输出量测定造成

<table>
<tr><td colspan="1">框 36.8　影响温度稀释法心输出量测定准确性的因素</td></tr>
<tr><td>
心内分流
三尖瓣或肺动脉瓣反流
温度指示剂输送不充分
　中心静脉注射点位于导管引导鞘内
　冰水注射液体温度升高
纤维蛋白及血凝块导致热敏电阻故障
肺动脉血温波动
　体外循环后
　快速静脉输液
呼吸周期影响
</td></tr>
</table>

了额外问题。即使轻度瓣膜反流对温度稀释法心输出量监测影响小，但在重度三尖瓣反流患者中，根据瓣膜反流的严重程度和心输出量的大小或是高估心输出量，或是低估心输出量[345, 349]。

未能识别的**血温波动**也可影响心输出量的测定。在大多数患者中，当体外循环结束时复温的血管和富血管组织将获得的热量再分布给灌注较差的身体核心时，**体外循环后**最初数分钟内肺动脉血温迅速下降。因此导致温度基线不稳及体外循环后此时测定的温度稀释法心输出量非常不可靠，最常导致真实心输出量的显著低估[350]。肺动脉血温亦可由于**快速补液**变化[351]。

围绕快速注射温度稀释法心输出量监测的一个争议为最佳测量时机与**呼吸周期**的关系，特别是接受正压机械通气的患者，因为右心室每搏量呼吸周期间的变化多达50%。尽管当快速推注与呼吸周期的同一时相同步时，连续测量的可重复性得到显著改善，但通过呼吸周期不同时期期间多次注射并随后取平均结果可获取更可靠的平均心输出量的准确测量值[345, 352]。

最后，由于低流量状态期间缓慢注射导致热量显著丢失，测定的温度稀释心输出量可能高估真实的心输出量[353]。

连续温度稀释法心输出量监测

应用于PAC监测的较新技术采用温暖的热指示剂进行近乎连续心输出量监测[344, 354]。简单来说，由PAC距离导管顶端约15～25 cm的右心室部分融入一段长10 cm加热导丝可释放少量热量，产生的热信号被位于肺动脉内导管顶端的热敏电阻所测得。加热导丝以伪随机的二进制序列模式循环开闭，心输出量由测得的肺动脉温度和已知加热导丝激活序列的相互关联推算所得[354]。通常心输出量的显示值每30～60 s更新一次，代表之前3～6 min内测得的心输出量平均值。一方面，这将导致不稳定的血流动力学状况下的反应延迟[355]。另一方面，与单次瞬时大剂量热稀释测定技术相比，连续测定的可重复性和精确度似乎

更好，尤其是在正压通气期间[356-357]。

由于多种实际原因，CCO PAC已被临床广泛应用。尽管这些导管比标准PAC更贵，但避免了推注的需求，降低了护理工作量和液体超负荷或感染的潜在风险。然而，与推注冷液体温度稀释技术一样，加热CCO有某些方法学缺陷，必须识别和避免。CCO计算机和导管需要一定的时间预热，而且在有大量热噪声的环境中可能运行不佳，如心脏手术室。最近的观察结果还表明，在其他情况下稳定的患者中，使用充气加压设备可能会引入伪像，这些伪像显示为CCO值的大变化（振荡）[358]。正如已经强调的，CCO监测仪对心输出量突然变化的反应有5～15 min的固有延迟，这一延迟的大小取决于生理学波动的类型以及CCO计算机监护仪的运算法则[355]。尽管CCO运算法则的改良提供了一个"即时模式"快速反应时间，但CCO监测对心输出量急性变化的检测仍慢于其他方法，如直接动脉血压或混合静脉血氧饱和度。在效果上，CCO技术涉及响应时间和整体测量准确度的基本权衡[356]。尽管CCO PAC可能对临床决策有用，但尚无研究表明使用该技术可改善患者预后。

经肺温度稀释法心输出量监测

在经肺温度稀释测量法中，将冰盐水注入中心静脉通路，同时经带有热敏电阻的特殊动脉导管测量外周大动脉（股动脉、腋动脉或肱动脉）的温度变化[359]。几项研究已经显示了该方法与标准温度稀释法心输出量的一致性[360-361]。与标准温度稀释法相比，由于该测定法持续数个心动周期，因此呼吸对每搏量和心输出量测量值的影响可以被平均和消除[362]。

来自经肺温度稀释曲线的数学推演可产生数个有用的额外指标。血管外肺水是一种肺水肿测量指标，可用于指导急性肺损伤或脓毒症患者的液体治疗[363-365]。其他衍生指标为全心舒张末容量和胸腔内血容量。几项研究发现这些指标比传统测量值，如CVP或PAWP，可更好地反映心脏前负荷[366-367]。然而，这些指标仍不能预测心输出量对静脉内输液的反应[368]。衍生于经肺温度稀释曲线的最后一个指标称为心功能指数，由心输出量和胸腔内血容量计算所得。在无右心室功能衰竭的患者，它与左心室射血分数及其对强心治疗的反应密切相关[369]。

锂稀释法心输出量监测

锂稀释技术是以指示剂稀释原则为根本基础的另一种心输出量监测方法[370]。简单来说，静脉内推注

小剂量氯化锂后，安装在外周动脉导管上的离子选择性电极测量锂稀释曲线，从而推算出心输出量。几项研究显示，与标准温度稀释法或电磁流量法相比，锂稀释法是一项精确技术[371-372]。锂指示剂可经外周静脉内导管以相似的测量准确度注入，因此无需置入中心静脉导管[373]。该技术也可用于儿童[374]。锂稀释法不能用于正在服用锂剂或刚接受过非去极化神经肌肉阻滞剂的患者（因为这种阻滞剂也会改变锂感受电极的测定）。

监测心输出量和灌注的其他方法

近年来，研究者致力于开发微创或非侵入性的测量心输出量方法。尽管这些方法与传统的热稀释方法的总体一致性不太高[375]，但它们确实有一些其他优点。下文介绍了其中部分新方法。

食管多普勒心输出量监测

所有基于超声的心输出量监测方法均采用多普勒原理（详细讨论参见第 37 章）。通过经胸或经食管超声心动图检查期间采用多普勒技术可间断测定心输出量，已经开发了一种用于监测的特殊食管多普勒探头，可通过胸段降主动脉内探测血流的多普勒频移对心输出量进行连续监测。将多普勒探头插入食管距门齿约 35 cm 处，调整探头以优化降主动脉多普勒血流回声，因为此处食管与降主动脉位置靠近且走行基本相互平行[376]。

必须了解食管多普勒技术的几个局限性，避免数据解读错误。该监测方法检查胸段降主动脉血流，因此只测量全心输出量的一部分。为了读取全心输出量，或是必须通过其他方法对食管多普勒测量法进行"校正"；或是采用 1.4 作为经验性测定校正常数[376]，该常数对大多数患者是准确的，但并非普遍适用，特别是存在再分布血流的情况（如妊娠）、主动脉阻断和体外循环后[377-378]。另外，胸段降主动脉直径可用 A 型超声测量或根据源于患者年龄、性别、身高和体重的列线图计算[376]，计算中，假定整个心动周期主动脉直径不变。再者，该技术在存在主动脉瓣狭窄或反流以及患者有胸主动脉病变时可能不准确。该方法不宜用于未气管插管和未镇静患者，不能用于有食管病变的患者。最后，与所有超声技术一样，获取多普勒信号所需的声窗可能不适用于某些患者，因此无法使用该方法。

食管多普勒监测技术的优点包括使用方便、微创、固有的安全性。似乎对临床成功的经验要求有

限，只需准确应用该技术 10 ～ 12 例即可[377]。一项综述分析了 25 项比较食管多普勒心输出量测定和 PAC 温度稀释法的临床试验指出，多普勒心输出量值与温度稀释法测量值相关性良好，整体偏差小，观察者内和观察者间变异度小，使其能较好地跟踪温度稀释法心输出量的方向性变化[377]。

近来，食管多普勒法重新受到欢迎[379-380]。目前的装置提供了清晰的可视化频谱多普勒波形显示，也可计算和显示额外的血流动力学参数，包括血流峰速、血流加速度和心率校正血流时间（图 36.51）。一些研究显示这些额外的测量值提供了关于左心室前负荷、液体反应性、收缩力和全身血管阻力的有用信息[381-383]。另外，主动脉血流速度的呼吸变异性可用于预测心输出量对液体推注的反应[384]。该监护方法更重要的益处之一为使临床关注于优化每搏量而非总心输出量。的确，在危重患者中，低每搏量比低心输出量可更好地预测并发症[385]。几项研究显示在中度风险的手术患者中，最大化食管多普勒测得的每搏量来指导容量复苏降低了围术期发病率并缩短了住院时间[379-380, 386]。

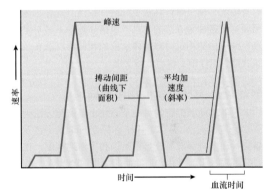

波形的主要变化			
	FTc	SD	PV
↑前负荷	↑	↑	↔
↓前负荷	↓	↓	↔
↑后负荷	↓	↓	↑
↓后负荷	↑	↑	↓
↑收缩力	↔	↑	↑
↓收缩力	↔	↔ *	↓

* 波形的四舍五入

图 36.51 **食管多普勒心输出量监测设备显示的速率-时间波形反映了收缩力、前负荷和后负荷的变化。** 搏动间距（SD）与计算的心输出量直接相关，为心输出量测定提供了有用的替代值。FTc，心率校正的收缩期血流时间；PV，峰值流速

生物阻抗法和生物反应法心输出量监测

生物阻抗心输出量监测技术最早由 Kubicek 和合作者提出，其原理是基于心脏收缩期射血时胸腔和全身电阻抗发生的变化[387]。由于血液的电阻比组织低得多，因此对电流的阻抗变化反映了血流量的变化，这可以用于计算每搏输出量[388]。

为实施生物电阻抗测量，将一次性电极沿颈部两侧和肋缘侧面（胸腔电阻抗）或四肢（全身电阻抗）贴于皮肤表面，释放高频低幅的电流，并测量电压变化。患者的身高、体重和性别用于计算胸腔容积。计算每个心动周期的生物阻抗心输出量，持续显示数次心搏过程中的平均值。

尽管许多研究显示生物阻抗法用于健康志愿者是准确的，但该方法在危重患者中的可靠性降低[389]。因此产生了该技术的改进方法。一种称为生物反应心输出量监测的新技术不仅可以测量接收信号的幅度变化，还可以测量接受信号与发出电信号相比的相移。新技术需要使用四个双电极贴片，在身体的每一侧放置两个[388]。与标准生物阻抗法相比，生物反应法具有与传统心输出量计算法更好的一致性。几种临床情况证实了这种新方法的优点，包括心脏手术后对患者进行被动抬腿测试时对液体反应的预测，以及在运动负荷试验中评估心输出量的变化[388]。

部分 CO_2 复吸入法心输出量监测

无需肺动脉置管的另一个心输出量监测方法为部分 CO_2 复吸入法[390-391]。由于在标准 Fick 法中涉及测量氧耗和混合静脉血红蛋白氧饱和度遭遇难度，该替代技术是基于二氧化碳清除而非氧摄取的 Fick 方程式重述。

$$\dot{Q} = \frac{\dot{V}CO_2}{(C_{\bar{v}}CO_2 - C_aCO_2)} \quad (36.3)$$

其中

$\dot{Q}$ ＝心输出量

$\dot{V}CO_2$ ＝二氧化碳清除速率

$C_{\bar{v}}CO_2$ ＝混合静脉血二氧化碳含量

C_aCO_2 ＝动脉血二氧化碳含量

该方法用 CO_2 生成量和潮气末 CO_2 浓度的变化来反映分钟通气量短暂、突然的变化。采用特别设计的呼吸系统和监测计算机，使该测量法易于在任何气管插管患者中实施。将复吸入引起的潮气末 CO_2 变化用于 CO_2 Fick 方程微积分版的心输出量计算。该方法的优点为完全无创，可每隔数分钟测定，且短暂的复吸入对大多数患者不构成较大风险，伴随潮气末 CO_2 上升值小于 3 mmHg。不幸的是，按照现今设计，采用该技术准确测量需气管插管以准确测定呼出气体。而且，改变通气模式可对测量结果产生不可预知的影响。如同所有以 Fick 法为基础的技术，部分 CO_2 复吸入技术测量肺毛细血管血流作为全心输出量的指标，需纠正肺内分流。

临床研究显示部分 CO_2 复吸入心输出量测定法与其他技术如温度稀释法有很好的一致性。然而，正如其他大多数替代性监测方法那样，临床试验规模很小，且主要集中于特殊患者群体，尤其是冠状动脉旁路移植术患者[392]。如今该技术的临床作用主要集中于术中短时间应用或术后机械通气患者。由于需强制增加 $PaCO_2$，该技术相对禁忌用于颅内压增高患者。

脉搏波形心输出量监测

动脉脉压波形分析是心输出量监测领域最近的发展之一，连续心输出量测定基本源于动脉脉压波形的分析。这些方法，通常被称为脉搏波形心输出量，通过计算分析动脉导管记录的动脉压波形或甚至无创的手指血压波形下的面积来测定每搏量[393-396]。脉搏波形法提供了具有无创、连续、逐次的心输出量监测方法。而且，逐次心搏的每搏量变化（称为每搏量变异度 SVV）可用于评价机械通气患者的容量状态[147, 397]。

然而，需考虑几个不足之处[398-399]。首先，需用已知的心输出量进行基线校正，以考虑血管阻力、阻抗和波形反射的个体差异。另外，考虑到血管特征随时间的变化，需每 8 ～ 12 h 重新校正。并且，升压药的使用可能影响脉搏波形法的准确度[400]。体外校正可能需要使用更加有创的技术，抵消了脉搏波形法无创的优点。近来建立了几个能根据患者的人口统计学变量自动校正的系统。但这一自动校正系统在各种临床情况下应用的准确性是受到质疑的[401]。准确识别收缩期和舒张期需要具有重搏切迹的可分辨动脉压波形，这在严重心动过速或心律失常或其他心输出量非常低的情况下可能不存在。最后，为了有意义地应用心搏间的每搏量变异度（和收缩压或脉压变异度 PPV），患者需控制性机械通气，潮气量至少为 8 ml/kg 体重，并应具有规整的心律[402]。

即使有这些缺点，对手术患者的临床试验仍然显示脉搏波形心输出量法提供了可接受的准确度水平，与温度稀释法心输出量相比其偏差小于 0.5 L/min[395, 403-404]。每搏量变异度超过 10% 是静脉内液体疗法反应性的有用预测指标[138]。最后，几项近期的研究显示基于使脉搏波形衍生的心输出量最大化或使每搏量变异度最小化的目标导向治疗改善了围术期结果[405-407]。

致谢

本章合并了第 8 版的两章，第 45 章心血管监测和第 47 章心电图、围术期缺血和心肌梗死。编辑和出版商要感谢以下作者：Shahar Bar-Yosef，Giora Landesberg 和 Zak Hillel 感谢他们对本书前一版的贡献，他们的工作为本章奠定了基础。

参考文献

1. Gravenstein JS. *J Clin Monit Comput.* 1998;14:451.
2. Block FE. *J Clin Monit.* 1994;10:366.
3. Zong W, et al. *Med Biol Eng Comput.* 2004;42(5):698.
4. American Society of Anesthesiologists. *Standards for basic anesthetic monitoring. ASA standards, guidelines and statements.* Park Ridge, Illinois: American Society of Anesthesiologists; 1993:5.
5. Sandau KE, et al. *Circ.* 2017;136:e273–e344.
6. Kligfield P, et al. *Journal of the American College of Cardiology.* 2007;49:1109–1127.
7. Ortega R, et al. *N Engl J Med.* 2015;372:e11.
8. Mason RE, Likar I. *Am Heart Jnl.* 1966;71:196–205.
9. Krucoff MW, et al. *Am J Card.* 1994;74:997–1001.
10. Drew BJ. *Cardiol Clin.* 2006;24:309–315. vii.
11. Chaitman BR, Hanson JS. *Am J Card.* 1981;47:1335–1349.
12. Blackburn H, Katigbak R. *Am Heart Jnl.* 1964;67:184–185.
13. Kubota I, et al. *Am Heart Jnl.* 1985;110:949–955.
14. Kaplan JA, et al. *Anesth Analg.* 1978;57:364–367.
15. London MJ, et al. *Anesthesiology.* 1988;69:232–241.
16. Landesberg G, et al. *Anesthesiology.* 2002;96:264–270.
17. Klein HO, et al. *Circ.* 1983;67:558–565.
18. Griffin RM, Kaplan JA. *Anaesthesia.* 1987;42:155–159.
19. Slogoff S, et al. *Anesthesiology.* 1990;73:1074–1081.
20. Takla G, et al. *Anesth Analg.* 2006;103:1196–1204.
21. Weinfurt PT. *J Clin Monitor.* 1990;6:132–138.
22. Khambatta HJ, et al. *Anesth Analg.* 1990;71:88–91.
23. Patel SI, Souter MJ. *Anesthesiology.* 2008;108:138–148.
24. Patton JA, et al. *Am J Crit Care: an official publication, American Association of Critical-Care Nurses.* 2001;10:23–32. quiz 3-4.
25. Mark JB, et al. *Anesth Analg.* 1992;74:26–31.
26. Stern S. *Card Electro Rev.* 2002;6:204–208.
27. Helwani MA, et al. *Anesthesiology.* 2018;128:1084–1091.
28. Miller TD, et al. *J Electrocard.* 1987;20:131–137.
29. ASA, Standards for Basic Anesthetic Monitoring. 2005. (Accessed May 5, 2008, 2008, at http://www.asahq.org/publicationsAndServices/standards/02.pdf.)
30. Bruner JMR, et al. *Med Instrum.* 1981;15:11.
31. Riva-Rocci S. *Gaz Med Torino.* 1896;47:981.
32. Korotkoff NS. *Bull Imp Med Acad St Petersburg.* 1905;11:365.
33. Kuck K, Baker PD. *Anesth Analg.* 2018 Aug;127(2):408–411.
34. Alpert BS. *J Am Soc Hyper: JASH.* 2014;8:930–938.
35. Lakhal K, et al. *Chest.* 2017.
36. Pickering TG, et al. *Hypertension.* 2005;45(1):142.
37. Cohn JN. *JAMA.* 1967;199:972.
38. Lakhal K, et al. *Crit Care Med.* 2012;40(4):1207.
39. Ribezzo S, et al. *Sci World J.* 2014;2014:353628.
40. Wan Y, et al. *J Hum Hypertens.* 2010;24(7):431.
41. AAMI. American national standard for non-invasive sphygmomanometers—part 2: clinical validation of automated measurement type. *AAMI.* 2009:25.
42. Lakhal K, et al. *Anesth Analg.* 2009;109(2):494.
43. Liu B, et al. *Blood pressure.* 2016;25:155–161.
44. Riley LE, et al. *Blood pressure monitoring.* 2017;22:202–207.
45. Wax DB, et al. *Anesthesiology.* 2011;115(5):973.
46. Jankowski P, et al. *Hypertension.* 2008;51:848–855.
47. Min JY, et al. *BMC anesthesiology.* 2017;17:110.
48. Leblanc ME, et al. *Obesity (Silver Spring, Md).* 2013;21:E533–E541.
49. Celler BG, et al. *Annual Conference.* 2015;2015:5964–5967.
50. Lakhal K, et al. *J Clin Monit Comput.* 2017.
51. Anast N, et al. *Can J Anesth* 2016;63:298-306.
52. Benmira A, et al. *Expert review of medical devices.* 2016;13:179–189.
53. Alford JW, et al. *J Clin Monit Comput.* 2002;17:163.
54. Kuck K, et al. *J Clin Monit.* 1997;13:424.
55. Tobias JD, et al. *Anesthesia.* 2014;28:861–865.
56. Kim SH, et al. *Anesthesiology.* 2014;120:1080–1097.
57. Balzer F, et al. *J Int Med Res.* 2016;44:832–843.
58. Benes J, et al. *J Clin Monit Comput.* 2015;29:11–17.
59. Bilo G, et al. *Blood Pressure Monitoring.* 2015;20:291–294.
60. Dueck R, et al. *J Clin Monit Comput.* 2012;26:75–83.
61. Belani K, et al. *Anesthesiology.* 1999;91(3):686.
62. Weiss BM, Pasch T. *Curr Opin Anaesthiol.* 1997;10:459.
63. Cockings JGL, et al. *Anaesth Intensive Care.* 1993;21:565.
64. Eather KF, et al. *Anesthesiology.* 1949;10:125.
65. Mark JB. *Atlas of cardiovascular monitoring.* New York: Churchill Livingstone; 1998.
66. Perel A. *Anesthesiology.* 1998;89:1309–1310.
67. Rooke GA. *Curr Opin Anesth.* 1995;8:511–515.
68. Thiele RH, et al. *Can J Anesth.* 2015;62:169–181.
69. Gabriel RA, et al. *J Clin Monit Comput.* 2017;31:877–884.
70. Mandel MA, Dauchot PJ. *J Hand Surg.* 1977;2(6):482.
71. Scheer B, et al. *Crit Care.* 2002;6(3):199.
72. Slogoff S, et al. *Anesthesiology.* 1983;59:42.
73. Brzezinski M, et al. *Anesth Analg.* 2009;109(6):1763.
74. Knobloch K, et al. *Ann Thorac Surg.* 2005;80(3):918.
75. Knobloch K, et al. *Ann Thorac Surg.* 2005;79(3):1026. discussion 30.
76. Ciria-Llorens G, et al. *Surg Radiol Anat.* 1998;20(5):377.
77. Ciria-Llorens G, et al. *Br J Plast Surg.* 1999;52(6):440.
78. Richardson D, et al. *Plast Reconstr Surg.* 1997;99(1):109.
79. Allen EV. *Am J Med Sci.* 1929;178:237.
80. Wilkins RG. *Anaesthesia.* 1985;40(9):896.
81. Abu-Omar Y, et al. *Ann Thorac Surg.* 2004;77(1):116.
82. Barbeau GR, et al. *Am Heart J.* 2004;147(3):489.
83. Jarvis MA, et al. *Ann Thorac Surg.* 2000;70(4):1362.
84. Rozenberg B, et al. *Anaesthesia.* 1988;43(6):515.
85. Williams JS, et al. *N Engl J Med.* 2009;360(5):e6.
86. Levin PD, et al. *Crit Care Med.* 2003;31(2):481.
87. Ganesh A, et al. *Pediatr Crit Care Med.* 2009;10(1):45.
88. Shiver S, et al. *Acad Emerg Med.* 2006;13(12):1275.
89. Ueda K, et al. *Anaesthesia.* 2015;70:1039–1044.
90. Gu WJ, et al. *Chest.* 2016;149:166–179.
91. Htet N, et al. *J Crit Care.* 2017;41:194–197.
92. Karacalar S, et al. *J Clin Anesth.* 2007;19(3):209.
93. Bazaral MG, et al. *Anesthesiology.* 1990;73:38.
94. Singh A, et al. *Anesthesiology.* 2017;126:1065–1076.
95. Muralidhar K. *J Cardiothorac Vasc Anesth.* 2012;12(1):18.
96. Chen Y, et al. *Blood pressure monitoring.* 2016;21:27–32.
97. Rehfeldt KH, Sanders MS. *Anesth Analg.* 2000;90:45.
98. Rose SH. *Anesthesiology.* 1993;78:587.
99. Singleton RJ, et al. *Anaesth Intensive Care.* 1993;21:664.
100. Bhananker SM, et al. *Anesth Analg.* 2009;109(1):124.
101. Gardner RM. *Anesthesiology.* 1981;54:227.
102. Kleinman B. *J Clin Monit.* 1989;5:137.
103. Kleinman B, et al. *Anesthesiology.* 1992;77:1215.
104. O'Quin R, Marini JJ. *Am Rev Respir Dis.* 1983;128:319.
105. Mark JB. Technical requirements for direct pressure measurement. In: Mark JB, ed. *Atlas of cardiovascular monitoring.* New York: Churchill Livingstone; 1998:99.
106. Geddes LA. *Handbook of blood pressure measurement.* Clifton, NJ: Humana Press; 1991.
107. Romagnoli S, et al. *Crit Care (London, England).* 2014;18:644.
108. Schwid HA. *J Clin Monit.* 1988;4:181.
109. Sinha S, et al. *Anaesthesia.* 2007;62(6):615.
110. Promonet C, et al. *Anesthesiology.* 2000;92(1):208.
111. Gardner RM. *Crit Care Med.* 1996;24(5):879.
112. Skidmore K, et al. *Anesth Analg.* 2002;95:1192.
113. Courtois M, et al. *Circulation.* 1995;92:1994.
114. Seo JH, et al. *Anesthesiology.* 2007;107(2):260.
115. Ortega R, et al. *N Engl J Med.* 2017;376:e26.
116. Kovacs G, et al. *Euro Resp J.* 2013;42:1586–1594.
117. Braunwald E, et al. *Circ Res.* 1956;4:100.
118. Stouffer G. Arterial Pressure. In: Stouffer G, ed. *Cardiovascular hemodynamics for the clinician.* Malden, Mass: Blackwell Futura; 2008:57.
119. O'Rourke MF, Gallagher DE. *J Hyper.* 1996;14:S147–S157.
120. Franklin SS, Weber MA. *Am Heart J.* 1994;128:793.
121. Frank SM, et al. *Anesthesiology.* 1991;75:457.
122. Kinzer JA, et al. *Anesth Analg.* 1985;64:1134.
123. Mark JB. Arterial blood pressure. Direct vs. indirect measurement. In: Mark JB, ed. *Atlas of cardiovascular monitoring.* New York: Churchill Livingstone; 1998:81.

124. Dorman T, et al. *Crit Care Med.* 1998;26:1646.
125. Urzua J, et al. *J Clin Monit.* 1994;10:229.
126. Chauhan S, et al. *J Cardiothorac Vasc Anesth.* 2000;14(3):274.
127. Hynson JM, et al. *Crit Care Med.* 1998;26:1623.
128. McGregor M. *N Engl J Med.* 1979;301(480).
129. Shabetai R, et al. *Am J Cardiol.* 1970;26:480.
130. Mark JB. Pericardial constriction and cardiac tamponade. In: Mark JB, ed. *Atlas of cardiovascular monitoring.* New York: Churchill Livingstone; 1998:313.
131. Gelman S. *Anesthesiology.* 2008;108(4):735.
132. Marik PE. *Anaesth Intensive Care.* 1993;21:405.
133. Gunn SR, Pinsky MR. *Curr Opin Crit Care.* 2001;7:212.
134. Preisman S, et al. *Br J Anaesth.* 2005;95(6):746.
135. Perel A. *Anesth Analg.* 2008;106(4):1031.
136. Hofer CK, Cannesson M. *Acta Anaesthesiol Taiwan.* 2011;49(2):59.
137. Thiele RH, et al. *Anesth Analg.* 2012;115(1):176.
138. Berkenstadt H, et al. *Anesth Analg.* 2001;92(4):984.
139. Phillips R, Brierley J. *J Clin Monit Comput.* 2015;29:197–200.
140. Kong R, et al. *J Clin Monit Comput.* 2016;30:81–86.
141. Cannesson M, et al. *Anesth Analg.* 2008;106(4):1189.
142. Antonsen LP, Kirkeboen KA. *Anesthesiol Res Pract.* 2012;617380:2012.
143. Cannesson M, et al. *J Clin Monit Comput.* 2011;25(1):45.
144. Michard F, et al. *Am J Respir Crit Care Med.* 2000;162(1):134.
145. Biais M, et al. *Br J Anaesth.* 2010;104(3):407.
146. Mahjoub Y, et al. *Intensive Care Med.* 2011;37(2):360.
147. Marik PE, et al. *Crit Care Med.* 2009;37:2642–2647.
148. De Hert SG. *Anesthesiology.* 2011;115:229–230.
149. Cannesson M. *J Card Vasc Anesth.* 2010;24:487–497.
150. Cannesson M, et al. *Anesth Analg.* 2008;106(4):1195.
151. Auler Jr JO, et al. *Anesth Analg.* 2008;106(4):1201.
152. Min JJ, et al. *J Clin Monit Comput.* 2017;31:397–405.
153. Audimoolam VK, et al. *Anesth Analg.* 2017;124:480–486.
154. Royer P, et al. *J Trauma Acute Care Surg.* 2015;78:994–999.
155. Wyffels PA, et al. *Am J Phys Hrt Circ Phys.* 2016;310:H1194–H1200.
156. Ho KM. *Anesth Int Care.* 2016;44:14–19.
157. Wyler von Ballmoos M, et al. *Crit Care Med.* 2010;14(3):R111.
158. Yi L, et al. *PLoS One.* 2017;12:e0177590.
159. Jeong DM, et al. *Anesthesia and analgesia.* 2017;125:1158–1165.
160. Hennings LI, et al. *Danish medical journal.* 2015;62.
161. Ikeda K, et al. *Sem Card Vasc Anesth.* 2016;20:188–196.
162. Myatra SN, et al. *Crit Care Med.* 2017;45:415–421.
163. Biais M, et al. *Anesthesiology.* 2017;126:260–267.
164. De Broca B, et al. *Medicine.* 2016;95:e4259.
165. Augusto JF, et al. *Intensive Care Med.* 2011;37(3):411.
166. Barodka VM, et al. *Anesth Analg.* 2011;112(5):1048.
167. Gravenstein N, Blackshear RH. *J Clin Monit.* 1991;7(1).
168. Fisher KL. Leung AN. *AJR Am J Roentgenol.* 1996;166(2):329.
169. Graham AS, et al. *N Engl J Med.* 2007;356(21):e21.
170. Peres PW. *Anaesth Intensive Care.* 1990;18(4):536.
171. Rupp SM, et al. *Anesthesiology.* 2012;116(3):539.
172. Troianos CA, et al. *Anesth Analg.* 2012;114(1):46.
173. Rothschild JM. *Ultrasound guidance of central vein catheterization. Evidence report/technology assessment, No. 43. Making health care safer. A critical analysis of patient safety practices.* Rockville, MD: Agency for Healthcare Research and Quality; 2001:245.
174. Schulman PM, et al. *N Engl J Med.* 2018;379:e1.
175. Tsui JY, et al. *N Engl J Med.* 2008;358:e30.
176. Ortega R, et al. *N Engl J Med.* 2010;362:e57.
177. Taylor RW, Palagiri AV. *Crit Care Med.* 2007;35:1390–1396.
178. McGee DC, Gould MK. *N Engl J Med.* 2003;348:1123–1133.
179. Imai M, et al. *Anesth Analg.* 1994;78:1041.
180. Wetzel LR, et al. *A & A case reports.* 2017;9:16–19.
181. Kainuma A, et al. *A & A case reports.* 2017;9:258–261.
182. Beilin Y, et al. *Anesthesiology.* 1998;88(5):1394.
183. Bernard RW, Stahl WM. *NY State J Med.* 1974;74:83–86.
184. Khalil KG, et al. *JAMA.* 1972;221:908–909.
185. Naguib M, et al. *Can Anaesth Soc J.* 1985;32(4):412.
186. Rudge CJ, et al. *Br Med J.* 1973;3:23.
187. Shah KB, et al. *Anesthesiology.* 1984;61(3):271.
188. Heath KJ, et al. *Anesthesiology.* 1998;89(5):1273.
189. Ezri T, et al. *J Cardiothorac Vasc Anesth.* 2001;15(2):231.
190. Brennan MF, et al. *Arch Surg.* 1973;106:871.
191. Caron NR, et al. *Chest.* 1994;106:1917.
192. Danenberg HD, et al. *Euro Heart J.* 1995;16(2):279.
193. Collier PE, et al. *Angiology.* 1984;35:595.
194. Tocino IM, Watanabe A. *AJR Am J Roentgenol.* 1986;146(3):487.
195. Mansfield PF, et al. *N Engl J Med.* 1994;331(26):1735.
196. Gozubuyuk E, et al. *A & A case reports.* 2017;9:207–211.
197. Butsch JL, et al. *Arch Surg.* 1976;111:828.
198. Drachler DH, et al. *JAMA.* 1976;236(25):2880.
199. Burton AW, et al. *Anesthesiology.* 1998;89(3):804.
200. Merrer J, et al. *JAMA.* 2001;286:700–707.
201. Gilon D, et al. *Am Heart J.* 1998;135(3):457.
202. Ghani MK, et al. *Intensive Care Med.* 2003;29(10):1829.
203. Roguin A, Reisner SA. *Eur J Echocardiogr.* 2000;1:222.
204. Barbeito A, et al. *Can J Anaesth.* 2008;55(11):774.
205. Horner SM, et al. *Eur Heart J.* 1993;14(1):138.
206. Reynen K. *New Engl J Med.* 1993;329(13):970.
207. Grace DM. *Can J Surg.* 1977;20:51.
208. Miller SE, Maragakis LL. *Curr Opin Inf Dis.* 2012;25:412–422.
209. Healthcare-associated infections in the United States, 2006-2016: a story of progress. In: *Promotion DoHQa.* Atlanta, GA: National Center for Emerging and Zoonotic infectious Diseases (NCEZID); 2018.
210. Marschall J. *Am J Infect Control.* 2008;36(10):S12 e5.
211. Zingg W, Pittet D. *Int J Antimicrob Agents.* 2009;34(suppl 4):S38.
212. Corona ML, et al. *Mayo Clin Proc.* 1990;65(July):979.
213. O'Grady NP, et al. *MMWR.* 2002;51:1–29.
214. Tebbs SE, et al. *Br J Anaesth.* 1994;72(5):587.
215. Long DA, Coulthard MG. *Anaesth Intensive Care.* 2006;34(4):481.
216. Gilbert RE, Harden M. *Curr Opin Infect Dis.* 2008;21(3):235.
217. Darouiche RO, et al. *N Engl J Med.* 1999;340(1):1.
218. Maki DG, et al. *Ann Intern Med.* 1997;127(4):257.
219. Veenstra DL, et al. *JAMA.* 1999;282(6):554.
220. Levy I, et al. *Pediatr Infect Dis J.* 2005;24(8):676.
221. Garland JS, et al. *Pediatrics.* 2001;107(6):1431.
222. O'Grady NP, et al. *Am J Infec Cont.* 2011;39:S1–34.
223. Parienti JJ, et al. *N Engl J Med.* 2015;373:1220–1229.
224. Magder S. *Crit Care Med.* 2006;34(8):2224.
225. Magder S, et al. *Crit Care Med.* 1998;26:1061–1064.
226. Mark JB. Pressure-volume relations, transmural pressure, and preload. In: Mark JB, ed. *Atlas of cardiovascular monitoring.* New York: Churchill Livingstone; 1998:247–259.
227. Dwyer EM. *Circ.* 1970;42:1111–1122.
228. Mark JB. Respiratory-circulatory interactions. In: Mark JB, ed. *Atlas of cardiovascular monitoring.* New York: Churchill Livingstone; 1998:261–285.
229. Magder S. *Curr Opin Crit Care.* 2006;12(3):219.
230. Kovacs G, et al. *Am J Resp Crit Care Med.* 2014;190:252–257.
231. Mark JB. Getting the most from your central venous pressure catheter. In: Barash PG, ed. *ASA refresher courses in anesthesiology.* Philadelphia: Lippincott-Raven; 1995:157–175.
232. Mark JB. *J Cardiothorac Vasc Anesth.* 1991;5:163.
233. O'Rourke RA, et al. General examination of the patient. In: Schlant RC, Alexander RW, eds. *The heart, arteries, and veins.* New York: McGraw-Hill; 1994:238.
234. Mackay IFS, Walker RL. *Am Heart J.* 1966;71(2):228.
235. Shinozaki T, et al. *Anesthesiology.* 1980;53:498.
236. Mark JB. Arrhythmias, An integrated ECG and hemodynamic approach. In: Mark JB, ed. *Atlas of cardiovascular monitoring.* New York: Churchill Livingstone; 1998:219.
237. Mark JB. Patterns of valvular heart disease. In: Mark JB, ed. *Atlas of cardiovascular monitoring.* New York: Churchill Livingstone; 1998:287.
238. Marik PE, et al. *Chest.* 2008;134(1):172.
239. Kuntscher MV, et al. *Resuscitation.* 2006;70:37–43.
240. Wiesenack C, et al. *Eur J Anaesthesiol.* 2005;22(9):658.
241. Coudray A, et al. *Crit Care Med.* 2005;33:2757–2762.
242. Swan HJC, et al. *N Engl J Med.* 1970;283(9):447.
243. Connors AF, et al. *N Engl J Med.* 1983;308(5):263.
244. Sandham JD, et al. *N Engl J Med.* 2003;348(1):5.
245. Kelly CR, Rabbani LE. *N Engl J Med.* 2013;369:e35.
246. Bennett D, et al. *Intensive Care Med.* 1991;17(1):I.
247. Szabo Z. *Br J Anaesth.* 2003;90(6):794.
248. Pipanmekaporn T. *J Cardiothorac Vasc Anesth.* 2012;26(3):391.
249. Tan CO. *World Anesthesiology.* 2015;4:30.
250. Cronin B, et al. *J Card Vasc Anesth.* 2017;31:178–183.
251. Evans DC, et al. *Scand J Surg.* 2009;98(4):199.
252. Roizen MF, et al. *Anesthesiology.* 2003;99(4):988.
253. Damen J, Bolton D. *Acta Anaesthesiol Scand.* 1986;30:386.
254. Procaccini B, et al. *Br J Anaesth.* 1998;80(suppl 2):A26.
255. Jain M, et al. *Intensive Care Med.* 2003;29:2059.
256. Squara P, et al. *Chest.* 2002;121(6):2009.
257. Iberti TJ, et al. *JAMA.* 1990;264(22):2928.
258. Gnaegi A, et al. *Crit Care Med.* 1997;25(2):213.
259. Jacka MJ, et al. *Crit Care Med.* 2002;30(6):1197.
260. Zarich S, et al. *Intensive Care Med.* 2000;26:698.

261. Marik P, et al. *Crit Care Med.* 1998;26(10):1761.
262. Mark JB. Pulmonary artery pressure. In: Mark JB, ed. *Atlas of Cardiovascular Monitoring.* New York: Churchill Livingstone; 1998:27–37.
263. Mark JB. Pulmonary artery wedge pressure. In: Mark JB, ed. *Atlas of cardiovascular monitoring.* New York: Churchill Livingstone; 1998:39.
264. Levy MM. *Crit Care Clin.* 1996;12(4):819.
265. Mark JB, Chetham PM. *Anesthesiology.* 1991;74:375.
266. Zahorec R, Holoman M. *Eur J Cardiothorac Surg.* 1997;11(2):379.
267. Shin B, et al. *Crit Care Med.* 1977;5(3):125.
268. Mark JB. Pulmonary artery and wedge pressure artifacts. In: Mark JB, ed. *Atlas of cardiovascular monitoring.* New York: Churchill Livingstone; 1998:49.
269. Morris AH, et al. *Crit Care Med.* 1984;12:164.
270. Bashein G. *Anesthesiology.* 1988;68:310.
271. Fuchs RM, et al. *Am J Cardiol.* 1982;49:849.
272. Braunwald E, Awe WC. *Circ.* 1963;27:29.
273. Grossman W. *N Engl J Med.* 1991;325:1557.
274. Stott DK, et al. *Circ.* 1970;41:1031.
275. Wohlgelernter D, et al. *J Am Coll Cardiol.* 1978;10:491.
276. Leung JM, et al. *Anesthesiology.* 1990;73:802.
277. Sabbah HN, et al. *Am J Cardiol.* 1993;72:1074.
278. van Daele MERM, et al. *Circ.* 1990;81:865.
279. Goldstein JA, et al. *Circ.* 1990;82:359.
280. Trager MA, et al. *J Cardiothorac Anesth.* 1987;1:123.
281. Kushwaha SS, et al. *N Engl J Med.* 1997;336:267.
282. Kern MJ, Aguirre F. *Cathet Cardiovasc Diagn.* 1992;25:336.
283. Kern MJ, Aguirre F. *Cathet Cardiovasc Diagn.* 1992;26:34.
284. Kern MJ, Aguirre F. *Cathet Cardiovasc Diagn.* 1992;26:152.
285. Hirschmann JV. *Am Heart J.* 1978;96:110.
286. Beloucif S, et al. *Am J Physiol.* 1992;263:H125.
287. Lorell BH, Braunwald E. Pericardial disease. In: Braunwald E, ed. *Heart disease. A textbook of cardiovascular medicine.* Philadelphia: Saunders; 1992:1465.
288. Fowler NO. *Circ.* 1993;87:1738.
289. Mitchell MM, et al. *Anesthesiology.* 1987;67:294.
290. Teplick RS. *Anesthesiology.* 1987;67:289.
291. Cengiz M, et al. *Crit Care Med.* 1983;11:502.
292. Pinsky MR. *Intensive Care Med.* 2003;29(1):19.
293. Gidwani UK, et al. *Card Clin.* 2013;31:545–565.
294. Falicov RE, Resnekov L. *Circ.* 1970;42:65.
295. Scheinman M, et al. *Circ.* 1973;47:317.
296. Mark JB. Predicting left ventricular end-diastolic pressure. In: Mark JB, ed. *Atlas of cardiovascular monitoring.* New York: Churchill Livingstone; 1998:59.
297. Osman D, et al. *Crit Care Med.* 2007;35(1):64.
298. Trof RJ, et al. *Crit Care.* 2011;15. R73-R.
299. McGregor M, Sniderman A. *Am J Cardiol.* 1985;55:217.
300. Permutt S, Riley RL. *J Appl Phys.* 1963;34:924.
301. Brengelmann GL. *J Appl Physiol.* 2006;101(5):1525. discussion 1526.
302. Naeije R. *Intensive Care Med.* 2003;29(4):526.
303. Reeves JT, et al. *J Appl Physiol.* 1961;16:276.
304. De Backer D, et al. *Int Care Med.* 2018;44:960–962.
305. De Backer D, Vincent JL. *Curr Opin Crit Care.* 2018;24:204–208.
306. Youssef N, Whitlock RP. *Can J Card.* 2017;33:135–141.
307. Lee M, et al. *Can J Card.* 2017;33:142–147.
308. Connors AF, et al. *JAMA.* 1996;276:889–897.
309. Dalen JE, Bone RC. *JAMA.* 1996;276:916.
310. Valentine RJ, et al. *J Vasc Surg.* 1998;27(2):203. discussion 211.
311. Tuman KJ, et al. *J Cardiothorac Anesth.* 1989;3:625–641.
312. Connors AF, et al. *JAMA.* 1997;277:113–114.
313. Binanay C, et al. *JAMA.* 2005;294(13):1625.
314. Wheeler AP, et al. *N Engl J Med.* 2006;354(21):2213.
315. Harvey S, et al. *Lancet.* 2005;366(9484):472.
316. De Backer D. *Intensive Care Med.* 2003;29(11):1865.
317. Friese RS, et al. *Crit Care Med.* 2006;34(6):1597.
318. Chittock DR, et al. *Crit Care Med.* 2004;32(4):911.
319. Kavarana MN, et al. *Am Surg.* 2003;69(5):411.
320. Sotomi Y, et al. *Int J Card.* 2014;172:165–172.
321. Ikuta K, et al. *JAMA Cardiology.* 2017;2.
322. Pinsky MR, Vincent JL. *Crit Care Med.* 2005;33(5):1119.
323. Sotomi Y, et al. *Int J Card.* 2014;172:165–172.
324. Allen LA, et al. *J Card Fail.* 2008;14:661–669.
325. Hartog C, Bloos F. *Anesthesiology.* 2014;28:419–428.
326. Scalea TM, et al. *J Trauma.* 1990;30(12):1539.
327. Pearse R, et al. *Crit Care.* 2005;9(6):R694.
328. Vallet B, et al. *Crit Care.* 2010;14(2):213.
329. Pölönen P, et al. *Anesth Analg.* 2000;90:1052.
330. Donati A, et al. *Chest.* 2007;132(6):1817.
331. Smetkin AA, et al. *Acta Anaesthesiol Scand.* 2009;53(4):505.
332. Rivers E, et al. *N Engl J Med.* 2001;345(19):1368.
333. Pro CI, et al. *N Engl J Med.* 2014;370:1683–1693.
334. London MJ, et al. *Anesthesiology.* 2002;96(4):860.
335. Haddad F, et al. *Circ.* 2008;117(13):1717.
336. Dhainaut J-F, et al. *Crit Care Med.* 1987;15(2):148.
337. Nelson LD. *New Horizons.* 1997;5:251–258.
338. Chang MC, et al. *Arch Surg.* 1996;131(7):728.
339. Her C, Lees DE. *Crit Care Med.* 1993;21(11):1665.
340. Boldt J, et al. *Crit Care Med.* 1989;17:518–522.
341. Dupont H, Squara P. *Curr Opin Anaesthesiol.* 1996;9:490.
342. Linton RAF, et al. *J Cardiothorac Vasc Anesth.* 2002;16(1):4.
343. Funk DJ, et al. *Anesth Analg.* 2009;108(3):887.
344. Reuter DA, et al. *Anesth Analg.* 2010;110(3):799.
345. Nishikawa T, Dohi S. *Can J Anaesth.* 1993;40(2):142.
336. Stetz CW, et al. *Am Rev Respir Dis.* 1982;126(6):1001.
347. Dhingra VK, et al. *Chest.* 2002;122(3):990.
348. Ganz W, et al. *Am J Cardiol.* 1971;27:392.
349. Heerdt PM, et al. *J Cardiothorac Vasc Anesth.* 2001;15(2):183.
350. Bazaral MG, et al. *Anesthesiology.* 1992;77(1):31.
351. Wetzel RC, Latson TW. *Anesthesiology.* 1985;62(5):684.
352. Groeneveld ABJ, et al. *J Appl Physiol.* 2000;89:89.
353. van Grondelle A, et al. *Am J Physiol.* 1983;245(4):H690.
354. Yelderman M. *J Clin Monit.* 1990;6(4):322.
355. Siegel LC, et al. *Anesth Analg.* 1996;83:1173.
356. Gardner RM. *Crit Care Med.* 1988;26(8):1302.
357. Le Tulzo Y, et al. *J Clin Monit.* 1996;12(5):379.
358. Hatton KW, et al. *J Cardiothorac Vasc Anesth.* 2017;31:e61–e62.
359. Monnet X, Teboul J-L. *Crit Care.* 2017;21.
360. Mielck F, et al. *J Cardiothorac Vasc Anesth.* 2003;17(2):211.
361. Segal E, et al. *J Clin Anesth.* 2002;14(3):210.
362. von Spiegel T, et al. *Anaesthesist.* 1996;45(11):1045.
363. Michard F. *Crit Care Med.* 2007;35(4):1186.
354. Matejovic M, et al. *Acta Anaesthesiol Scand.* 2004;48(1):69.
365. Mitchell JP, et al. *Am Rev Respir Dis.* 1992;145(5):990.
366. Hoeft A, et al. *Anesthesiology.* 1994;81(1):76.
367. Wiesenack C, et al. *J Cardiothorac Vasc Anesth.* 2001;15(5):584.
368. Briegel J, et al. *Anaesthesist.* 2009;58(2):122.
369. Perny J, et al. *BioMed Res Intl.* 2014;2014:1–7.
370. Linton RAF, et al. *Br J Anaesth.* 1993;71:262.
371. Kurita T, et al. *Br J Anaesth.* 1997;79:770.
372. Linton R, et al. *Crit Care Med.* 1997;25(11):1796.
373. Garcia-Rodriguez C, et al. *Crit Care Med.* 2002;30(10):2199.
374. Linton RA, et al. *Intensive Care Med.* 2000;26(10):1507.
375. Joosten A, et al. *Br J Anaesth.* 2017;118:298–310.
376. Colquhoun DA, Roche AM. *Anaesthesiology.* 2014;28:353–362.
377. Laupland KB, Bands CJ. *Can J Anaesth.* 2002;49(4):393.
378. Mark JB, et al. *Anesth Analg.* 1986;65:1013.
379. Roche AM, et al. *Best Pract Res Clin Anaesthesiol.* 2009;23(3):327.
380. Abbas SM, Hill AG. *Anaesthesia.* 2008;63(1):44.
381. Singer M. *Int Anesthesiol Clin.* 1993;31:99–125.
382. Thys DM, Hillel Z. *Anesthesiology.* 1988;69:728.
383. Lee JH, et al. *Br J Anaesth.* 2007;99(3):343.
384. Guinot P-G, et al. *Br J Anaesth.* 2013;110:28–33.
385. Poeze M, et al. *Crit Care Med.* 1999;27(7):1288.
386. Calvo-Vecino JM, et al. *Br J Anaesth.* 2018;120:734–744.
387. Kubicek WG, et al. *Aviat Space Environ Med.* 1966;37(12):1208.
388. Jakovljevic DG, et al. *Anaesthesiology.* 2014;28:381–394.
389. Peyton PJ, Chong SW. *Anesthesiology.* 2010;113:1220–1235.
390. Jaffe MB. *J Clin Monit.* 1999;15:387.
391. Orr J, et al. *J Clin Monit.* 1996;12:464.
392. Osterlund B, et al. *Acta Anaesthesiol Scand.* 1995;39(6):727.
393. Thiele RH, Durieux ME. *Anesth Analg.* 2011;113(4):766.
394. Wesseling KH, et al. *J Appl Physiol.* 1993;74(5):2566.
395. Linton NWF, Linton RAF. *Br J Anaesth.* 2001;86(4):486.
396. Bogert LW, et al. *Anesthesia.* 2010;65(11):1119.
397. Michard F. *Anesthesiology.* 2005;103(2):419. quiz 449.
398. Lieshout JJ, Wesseling KH. *Br J Anaesth.* 2001;86(4):467.
399. Cecconi M, et al. *Int Care Med.* 2013;39:787–789.
400. Monnet X, et al. *Br J Anaesth.* 2012;108:615–622.
401. Camporota L, Beale R. *Crit Care.* 2010;14(2):124.
402. De Backer D, et al. *Intensive Care Med.* 2005;31(4):517.
403. Goedje O, et al. *Crit Care Med.* 1999;27(11):2407.
404. Pittman J, et al. *Crit Care Med.* 2005;33(9):2015.
405. Benes J, et al. *Crit Care.* 2010;14(3):R118.
406. Mayer J, et al. *Crit Care.* 2010;14(1):R18.
407. Salzwedel C, et al. *Crit Care.* 2013;17:1.

37 围术期超声心动图

MEGAN L. KRAJEWSKI，FEROZE MAHMOOD

孟庆元 译 许涛 卞金俊 审校

> **要 点**
> - 经食管超声心动图（TEE）的围术期应用包括监测、诊断和手术指导。TEE 在心脏手术、非心脏手术、介入操作和重症治疗中的作用不断发展。
> - 在非心脏手术中，术中 TEE 可用作常规监护或危及生命的紧急情况下的抢救工具。
> - TEE 有助于心脏手术期间的决策，三维（3-D）TEE 可增加术中评估的价值。
> - TEE 对结构性心脏干预是不可或缺的，是多模式成像的关键组成部分。
> - 超声心动图在休克的诊断和治疗中起着重要的作用。
> - 经胸超声心动图（TTE）在围术期的应用越来越广。
> - 目标导向心脏超声可在床旁即时实施和解读，并关注与临床情况相关的具体问题。
> - 除了围术期 TEE 指南中包括的内容之外，重症治疗协会已提出了超声心动图的独特作用和指南。重症医师的超声心动图技能要涵盖术中超声心动图的应用技能，此外还包括其他独特的技能。
> - 超声心动图的基本知识是麻醉学培训的预期。
> - 在整合到一种多模式、以课程为基础的超声心动图培训中时，模拟是一种有效的培训工具。

引言

超声心动图是一种宝贵的工具，可用于整个围术期。在床旁进行影像采集和解读，能够根据患者的临床状况实时整合结果。经食管超声心动图（TEE）在围术期具有广泛的功能。TEE 可用作术中监护，提供详细的结构和功能信息，有助于疾病诊断，指导经皮干预的操作。TEE 的应用已扩展到心脏手术，并进入非心脏手术、导管手术和重症治疗领域。随着临床超声在现代麻醉实践中的应用不断增多，围术期临床医生也开始接受经胸超声心动图（TTE）。重症治疗超声心动图与术中超声心动图有很多相似之处，但二者在更大的重症治疗超声领域中同时发展。本章对成像技术和超声心动图切面进行了历史概述和总结，并讨论了 TEE 和 TTE 在围术期治疗中的应用。

围术期超声心动图的历史

术中经食管超声心动图

数十年的发展和进步造就了围术期 TEE 的现状（图 37.1）[1]。临床超声心动图最早出现于 20 世纪 50 年代，使用光点扫描模式（M 型）超声记录心脏结构的信号[2]。将近二十年后，首次使用心外膜成像进行术中超声心动图检查[3]。1976 年报道了 TEE 的第一次临床应用实践[4]。不久之后，一个小组报道了首次在术中使用 TEE，描述了其在心脏手术期间监测左心室（LV）功能的作用[5-6]。20 世纪 80 年代，将二维（2-D）传感器安装在改良的可弯曲胃镜上[7-8]，创造出更多的多功能探头，麻醉学和心脏病学的先驱们开始证明 TEE 作为术中监护的作用[9-11]。诸如结合二维和多普勒功能的传感器[12-13]、双平面成像[14]、多平面成像[15]以及儿科探头[16]等的进一步发展，释放了术中 TEE 的诊断潜力。实时三维成像（RT-3D）于 21 世纪头十年中期进入这个领域，此后在术中的使用

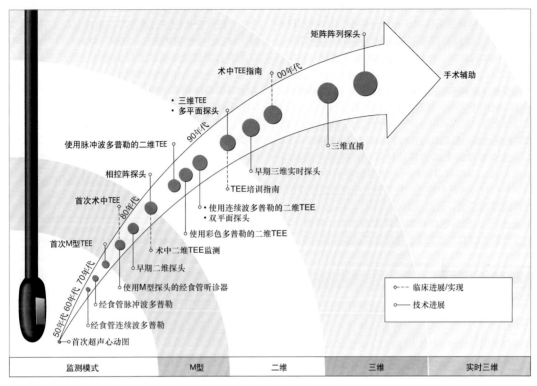

图 37.1　经食管超声心动图（TEE）从监测模式到手术辅助的历年演变（Modified with permission from，Mahmood F，Shernan SK. Perioperative transoesophageal echocardiography：current status and future directions. Heart. 2016；102（15）：1159-1167.）

呈指数增长[17]。探头技术的进步和计算能力的改进继续提高三维（3-D）影像采集的实用性。

重症治疗超声心动图

在 1976 年引入 TEE 之前，二维经胸成像取得了重大进展，从而可以更好地观察心脏结构[18-22]。商用仪器随后开始生产。在重症监护治疗病房（ICU），一些临床医生将超声心动图用于评估急性呼吸窘迫综合征和脓毒症患者的心功能[23-24]。然而，TTE 在 ICU 并未广泛推广，因为重症医师当时选择的工具是肺动脉导管[25-27]。在 20 世纪 90 年代末到 21 世纪初，肺动脉导管的使用率下降，同时 TTE 在 ICU 获得更多的关注[28-32]。随着设备的小型化和对床旁即时超声的重视，超声心动图作为 ICU 中血流动力学监护和诊断工具的使用不断增加。

超声的原理

尽管对超声物理学的深入讨论超出本章的范围，但对任何超声心动图操作者来说，必须对基础概念有基本的了解。声音是通过介质传播的机械性、纵向振动波。描述声波的几个参数包括频率、波长、振幅和传播速度。超声波是一种频率高于人类听觉范围［20 ～ 20 000 赫兹（Hz）］的声波。超声心动图一般使用 2 ～ 12 兆赫（MHz）之间的频率。超声传感器使用压电元件将超声能量转换为电能，反之亦然。传感器既是超声信号的发送器，也是接收器。二维超声心动图采用相控阵传感器，该传感器具有一排相互通电的压电元件。

随着超声能量在组织中传播，声波与组织间的相互作用导致能量吸收、发散、反射和散射。超声能量在组织界面的反射是影像生成的基础。这些声音－组织的相互作用使超声信号的强度降低，而这种衰减会限制成像的深度。在组织界面传输的能量通常会发生折射改变方向，导致成像伪像。

影像的精确显示取决于影像分辨率，其中包括空间分辨率、时间分辨率和对比度分辨率（表 37.1）。空间分辨率可依据三种超声束空间维度来描述：轴向、横向和仰角。影像的生成涉及空间分辨率和穿透深度间的平衡。高频率（短波长）传感器提供出色的轴向分辨率，但由于衰减，穿透深度有限。低频率（长波长）穿透得更深，但以轴向分辨率为代价。高频率有利于浅表结构的成像，低频率则有利于深部结构的成像。

超声影像的生成依赖几种假设：①超声能量沿直线传播；②所有返回的回声源自极细的中央光束；③回声经过一次反射后返回传感器；④衰减是恒定的；⑤声速是恒定的，因此反射物的深度与往返传输时间成正比[33]。违反这些设想导致成像伪像。频谱、彩色多普勒（CFD）和三维影像也易受成像伪像的影响。

超声的模式

超声心动图所用的主要超声模式包括光点扫描模式（M 型）、二维影像、多普勒（频谱和彩色血流）和多普勒组织成像（DTI）。表 37.2 突出显示了这些技术的重要方面。其他技术会在特定情况下使用，将于下一部分介绍。

应变和应变率成像

应变和应变率成像技术（也称为心脏力学或心肌变性）用于量化整体和局部心室功能。应变是指物体的形状或大小因作用力而发生的相对变化。在心肌中，是指节段长度相对于基线的比例变化，以百分比表示。正应变代表变长或变厚，负应变代表变短或变薄。与心肌变形相关的三个轴是：纵向、周向和径向。正常的收缩期变形模式是纵向缩短（负应变）、周向缩短（负应变）和径向增厚（正应变）。应变分析的方法包括 DTI 和更常用的超声斑点追踪技术（STE）。DTI 测量心肌中两点的速度，衍生出应变和应变率。相比之下，STE 通过一系列帧来追踪心肌中独特的声学斑点，并根据距离的变化计算出应变和应变率。Duncan 及其同事发表了一篇有关围术期应变和应变率成像的优秀综述[34]。

谐波成像

谐波成像是一种用于提高二维图像质量的处理技术[35]。声波在组织中非线性传播，使声波的形状扭曲。这会产生谐波频率，该频率是传感器最初发送的基频的整数倍。信号以基频和谐波频率返回至传感器。谐波成像通常由二次谐波频率生成影像并过滤掉基频信号。谐波成像可提高对比度分辨率，改善信噪比，减少伪像。缺点包括空间分辨率略降低，一些心脏结构显示变厚[36-37]。

心脏超声造影

心脏超声造影可用于改善诊断评估，增强次优影像[38-39]。心脏超声造影的两种方法包括注射含气盐水或商用造影剂。含气生理盐水可用于识别心内是否存在右向左分流，因为搅动产生的微气泡不会经过肺

表 37.1　影像分辨率的组成部分

	描述	实用要点
空间分辨率	能够区分两个间距很小的目标 两个结构之间必要的最小距离，以便将它们显示为单独的目标	决定影像细节 提高空间分辨率的因素通常以降低时间分辨率为代价，反之亦然
轴向	沿超声束的长度区分对象	高频率传感器波长更短，轴向分辨率更好 轴向分辨率优于横向分辨率
横向	相对于超声束的方向两侧（或水平）区分	由超声束的宽度决定 最好在超声束的焦点
仰角	垂直超声束平面区分目标	由超声束的高度决定 最好在超声束的焦点
时间分辨率	能够精确显示结构随时间的移动	帧速越高，时间分辨率越好 减少扫描扇面时间的因素（如降低成像深度或创建更窄的成像扇面）可提高时间分辨率
对比度分辨率	能够分辨回声中的细微差异，将这些差异显示为不同的灰色阴影	通过谐波成像、应用造影剂、B 色图的使用和后处理控制得到提高

表 37.2　超声的模式

模式	描述 / 特征
亮度模式（B 型）	■ 使用相应的亮度描述返回声音信号的强度 ■ M 型和二维影像是对初始 B 型影像的改进
光点扫描模式（M 型）	■ 显示心脏结构相对于时间的一维运动影像 ■ 极高的时间分辨率 ■ 提供有限的空间信息 ■ 最大的用途是提供与心动周期有关的快速移动结构（如瓣膜、室壁）的信息
二维（2D）	■ 超声心动图检查的核心 ■ 重复脉冲扫描生成代表实时运动的心脏结构的影像 ■ 图像以扇面形式生成 ■ 时间分辨率比 M 型低
多普勒	■ 移动的红细胞向传感器移动时，散射的超声能量转换成高频率，离开传感器时转换成低频率 ■ 多普勒模式分析频移，使用多普勒方程来估算血流速度 ■ 速度（v）计算如下： $$v = \frac{c*\Delta f}{2f_t*\cos\theta}$$ 其中 c＝声音在血液中的传播速度（1540 m/s），Δf 是发射频率（f_t）与接收频率之差，$\cos\theta$ 是超声束与血流之间的入射角 ■ 角度相关 ■ 最大多普勒频移发生在血流与超声束直接平行时。入射角≤20° 时，估计速度的误差百分比≤6%。入射角度增大，误差显著增加 ■ 包括频谱（脉冲波、连续波）和彩色多普勒
脉冲多普勒（PWD）	■ 在特定位置对血流速度进行采样 ■ 采样频率决定能检测到的最大速度，并取决于成像深度 ■ 该最大速度是脉冲重复频率的一半，称为尼奎斯特极限 ■ 超过尼奎斯特极限，就会发生混叠。多普勒信息显示变模糊，同时显示正速度和负速度
连续多普勒（CWD）	■ 传感器沿超声束的长度连续发射和接收超声能量 ■ 允许测量更高的流速，如遇到狭窄或反流病变时的流速 ■ 高流速可发生在沿超声束长度的任何位置，这种限制称为距离模糊
彩色多普勒（CFD）	■ 脉冲多普勒的一种形式 ■ 在成像扇面内的多个样本容积中测量血流的方向和速度。根据色度显示方向和速度信息 ■ 血流的数据附加在相应的二维影像上 ■ 受混叠限制 ■ 时间分辨率比二维影像低
多普勒组织成像（DTI）	■ 用于评估心肌运动 ■ 消除来自红细胞的高速、低振幅信号，显示来自组织的低速、高振幅信号 ■ 角度相关 ■ 无法区分平移运动和收缩

循环[40]。商用造影剂使用封装的高密度气体微气泡，能够穿过肺循环，使左侧心脏出现浑浊。心脏超声造影的围术期应用包括改善心内边界轮廓以评估功能，评估局部室壁运动，以及排除心内血栓或肿块。

三维影像采集

三维影像可提供二维检查结果的补充信息。具有三维功能的传感器包含数千个矩形（或矩阵）阵列配置的压电元件，并创建锥形影像。最佳的三维影像涉及时间分辨率、空间分辨率和扇面大小之间的平衡。三维影像易受到与二维影像相同的伪像和三维影像构建所特有的其他伪像的影响。我们鼓励感兴趣的读者参考已发布的三维超声心动图指南以及有关术中三维影像采集的实用概述[41-42]。

成像模式

二维多平面采集

矩阵阵列（三维）传感器具有多平面成像功能，

可同时显示两个或多个实时二维影像平面。在双平面影像中，第一幅影像用作参考切面，第二幅影像通过围绕参考切面的纵轴旋转扫描平面获得。第二幅影像还可通过在仰角或横轴上倾斜成像平面进行调整。多平面影像可同时显示多个可旋转的影像平面（彩图37.2）。框37.1列出了常见的多平面影像的围术期应用。

三维实时影像

三维影像可现场或"实时"显示。三维实时影像在单次心跳上采集数据；一些作者将此称为四维影像。专有名称有所不同，但有三种主要的扇区大小不同的三维实时影像模式：

- 窄形扇区：此模式显示成锥形容积，具有实况模式中最佳的时间和空间分辨率。主要局限是通常无法捕获整个目标结构（彩图37.3）。
- 宽形扇区：此模式"放大"选定的目标区域。与窄形扇区影像相比，时间和空间分辨率降低。影像易采集。该模式是实时影像处理的理想选择（见彩图37.3）。
- 全容积：全容积模式具有最大的影像扇区。全

框 37.1　多平面成像的围术期应用

- 节段室壁运动的同步显影
- 瓣膜反流的机制和起源的特征
- 房间隔缺损经皮封堵术中的手术指导
- 经隔膜左心耳穿刺置管和二尖瓣手术的指导
- 左心耳形态的评估和血栓排除

容积实况影像降低了时间和空间分辨率。理想情况下，全容积影像的采集发生在多次心跳上。当无法多次心跳采集时，全容积实况模式亦有用。

门控获取

门控获取将影像容积分为多个窄的亚容积，这些亚容积是在特定的心跳次数下获取的。将各个亚容积"拼接"在一起形成最终影像。为了在心动周期中同时获得各个亚容积，影像采集受心电图（ECG）的R波门控。门控获取要求心律正常，且无电流干扰和呼吸变异。

- 宽形扇区：使用宽形扇区模式的多次心跳门控获取可显著提高"放大"切面的时间分辨率。空间分辨率略有提高。
- 全容积：该模式具有最大的扇区、最佳的空间分辨率和较高的时间分辨率（彩图37.4）。

彩色血流多普勒

CFD可与任何一种方式结合，但会导致时间分辨率降低。使用R波门控多次心跳采集可获得最佳的CFD影像。

定量分析

多平面重组

多平面重组能使正交的平面对齐，以精确测量线性尺寸和面积（如狭窄孔口、环形面积的平面测量）。

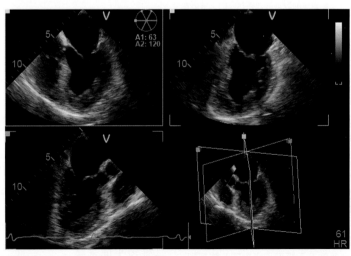

彩图37.2　多平面成像同时显示多个二维扫描平面。左上方切面（黄色切面）显示主要参考影像平面。此切面中的圆形图标提示次要影像平面的位置。次要平面的影像在右上方（白色切面）和左下方（绿色切面）显示。右下方显示了影像平面及其角度的三维表现

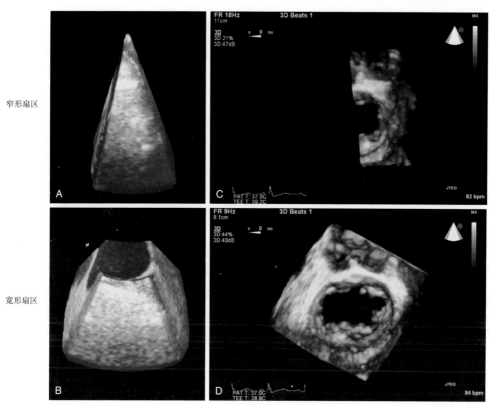

彩图 37.3　使用窄形扇区（上）和宽形扇区（下）模式的三维实时影像。（A）窄形扇区影像显示狭窄的锥形容积。（B）宽形扇区影像显示从较大的锥形容积中选择的界定目标区域。（C）裁切和旋转后的二尖瓣窄形扇区影像。只有部分二尖瓣结构可见。（D）裁切和旋转后的二尖瓣宽形扇区影像。整个二尖瓣结构可见，但以降低空间和时间分辨率为代价

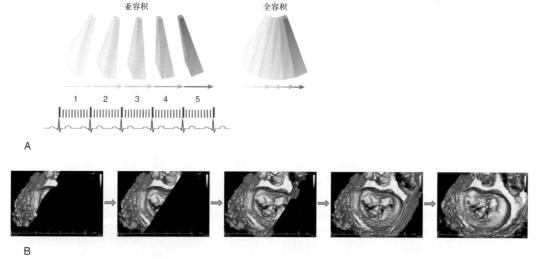

彩图 37.4　（A）多次心跳门控全容积影像采集示意图。亚容积采集受心电图的 R 波门控。在此示例中，亚容积采集发生在连续五次心跳中。然后将各个亚容积同步"拼接"在一起，以创建更大的全容积三维影像。（B）由狭窄的亚容积创建三维全容积影像（Modified from Desjardins G. Perioperative echocardiography. In：Miller R，ed. Miller's Anesthesia. 8th ed. Philadelphia，PA：Elsevier/Saunders；2015；1396-1428.）

高级应用

三维影像中存在一些定量应用，去除了二维影像计算所需的一些几何假设。示例分析包括心室射血分数（EF）的计算、二尖瓣结构的分析和动态瓣环测量。自动化程度和对后处理操作的需求各不相同。有些分析仅在脱机状态下进行，这在研究中很有用，但很少适用于术中决策。

适应证和实践指南

围术期经食管超声心动图

美国麻醉科医师协会（ASA）和心血管麻醉医师协会（SCA）于 1996 年发布了围术期 TEE 实践指南，对各种临床环境中的 TEE 的适应证进行了分类[43]。2010 年更新的版本以文献综述和专家意见为基础推荐了围术期 TEE 的适应证[44]。在无禁忌证的情况下，所有成人心脏直视手术和胸主动脉手术均应使用 TEE。冠状动脉旁路移植术中应考虑用 TEE 确认诊断信息、检测病情、调整麻醉或手术计划，以及评估手术结果。推荐在接受心脏手术的幼儿中使用 TEE 应根据不同病例具体分析，因为该人群具有独特的风险。对于心内导管手术，2010 年指南规定可使用 TEE。一些不同的指南特别关注超声心动图在介入和导管手术中的应用[45-46]。在非心脏手术中，TEE 适用于持续存在无法解释的危及生命的循环不稳定状况。如果手术治疗或患者已知或疑似的病理改变可能导致严重的血流动力学、肺或神经受累，可考虑行 TEE 检查。如果诊断信息预期改变治疗且无法通过其他方式方便获得，则建议在重症治疗中使用 TEE。欧洲指南对围术期 TEE 的使用提供了相似的建议[47-49]，美国心脏协会（AHA）和美国心脏病学会（ACC）对术中 TEE 的具体适应证的建议更为限制[50-51]。

除了描述围术期 TEE 的适应证外，1996 年 ASA/SCA 指南还指出了基础和高级培训的区别[43]。2002 年，美国超声心动图协会（ASE）/SCA 联合工作组撰写了围术期超声心动图培训指南，明确了在术前即刻、术中或术后对手术患者进行 TEE、心外膜超声心动图或主动脉超声检查[52]。这些指南不包括 TTE。指南概述了对基础和高级培训的认知和技术的期望，并建议进行最少次数的超声心动图检查。培训和认证的进一步讨论在本章末进行。

重症治疗

除 ASA/SCA 指南规定的以外，重症医学协会进一步定义了超声心动图在重症治疗中的功能和应用。几个国际专家小组在共识声明中提出了培训目标和基于能力的培训标准。类似于围术期超声心动图基础培训和高级培训间的区别，这些声明区分了基础和高级重症监护超声心动图，或基本技能和专家技能[53-57]。危重症医学协会已就使用床旁超声心动图（TEE 和 TTE）评估危重症患者提供了循证建议[57]。

经食管超声心动图检查

禁忌证和并发症

TEE 是一种安全、相对微创的手术，但超声心动图医师应当认识到探头插入和操作引起的潜在并发症。表 37.3 列出了 TEE 的绝对和相对禁忌证。对于有口腔、食管或胃部疾病的患者，必须仔细考虑风险和益处。Hilberath 及其同事对 TEE 的安全性做了很好的总结，回顾研究提示成人总体并发症发生率为 0.18%～2.8%，主要并发症发生率为 0.2%～1.2%[58]。2017 年一项研究回顾了有关当代心脏外科手术队列研究的并发症的最新数据[59]。在 7948 名接受 TEE 的患者中，有 111 名（1.4%）确定可能是由 TEE 导致的并发症（未确定其他原因）。严重吞咽困难的发生率为

表 37.3　经食管超声心动图的禁忌证列表	
绝对禁忌证	**相对禁忌证**
食管病变 ■ 憩室 ■ 撕裂 ■ 缩窄 ■ 肿瘤	有以下病史： ■ 吞咽困难 ■ 颈部和胸部放射 ■ 上消化道手术
活动性上消化道出血	近期上消化道出血
食管切除术病史	活动性消化性溃疡病、食管炎
内脏穿孔	食管静脉曲张 Barrett 食管 有症状的裂孔疝 颈椎活动受限 ■ 寰枢椎不稳定 ■ 重度颈关节炎 凝血障碍或血小板减少症

Adapted from Hahn RT, Abraham T, Adams MS, et al. Guidelines for performing a comprehensive transesophageal echocardiographic examination: recommendations from the American Society of Echocardiography and the Society of Cardiovascular Anesthesiologists. J Am Soc Echocardiogr. 2013; 26（9）: 921-964.

0.3%，食管或胃部并发症的发生率为 0.9%。与并发症相关的独立危险因素有年龄、体重指数、卒中病史、除单纯冠状动脉旁路移植术（CABG）外的手术、体外循环时间以及出于任何原因返回手术室。

经食管超声心动图影像采集

探头操作和影像平面

　　TEE 探头操作包括后退／前进，向左／右转和角度调整。手柄上的大旋钮控制前曲／后曲，小旋钮允许左右弯曲。TEE 影像采集发生在四个不同水平：食管上段（UE）、食管中段（ME）、经胃（TG）和经胃底部（DTG）（图 37.5）。

基础检查

　　围术期 TEE 基础检查可作为术中监测工具，用于确定血流动力学或呼吸系统紊乱的心脏原因[60]。围术期基础检查包括 11 个适合评估血流动力学不稳定的切面。建议 11 个切面的检测顺序如下：食管中段四腔心（ME 4C）、食管中段两腔心（ME 2C）、食管中段长轴（ME LAX）、食管中段升主动脉长轴、食管中段升主动脉短轴、食管中段主动脉瓣短轴（ME AV SAX）、食管中段右心室流入–流出道（ME RV Inflow-Outflow）、食管中段双腔静脉、经胃乳头中部短轴、降

主动脉短轴和降主动脉长轴。

全面检查

　　一次 TEE 全面检查可使经过适当培训的从业人员展现充分利用 TEE 的诊断能力。建议使用 28 个切面（包括 11 个基本切面）进行全面评估（彩图 37.6）。影像采集的技术方面在其他部分已有广泛的评述[61]。超声心动图操作者应系统地完成检查，以避免遗漏关键发现。由于个别患者的解剖和术中环境的时间限制，并非每次检查都需获得所有切面。

心外膜和心外膜成像

　　尽管心外膜超声心动图被引入到了术中超声心动图的领域，但它的使用已被 TEE 代替。在存在 TEE 禁忌证或需要更佳地显影前部结构的情况下，心外膜超声心动图仍是一种替代方式[62]。

　　主动脉超声（EAU）作为成像辅助方法，可以观察升主动脉和主动脉弓等在 TEE 上无法看到的区域。与 TEE 或手法触诊相比，用 EAU 检测升主动脉粥样硬化更有优势[63-65]。EAU 影响手术策略，但关于这是否转化为改善临床结局的数据有限且不均一[63-65]。检查指南和示例影像切面均可获得[66]。

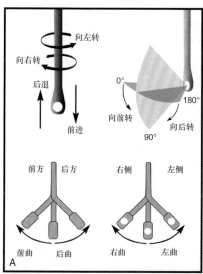
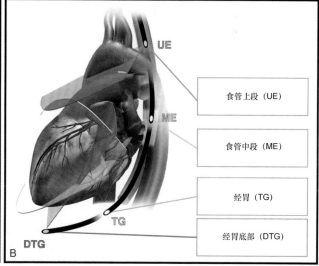

图 37.5　用于描述影像采集中经食管超声心动图探头操作的术语。（A）用于经食管超声心动图探头操作的术语。（B）食管和胃部四个标准的探头位置及相关影像平面（From Hahn RT, Abraham T, Adams MS, et al. Guidelines for performing a comprehensive transesophageal echocardiographic examination: recommendations from the American Society of Echocardiography and the Society of Cardiovascular Anesthesiologists. J Am Soc Echocardiogr. 2013; 26 (9): 921-964.)

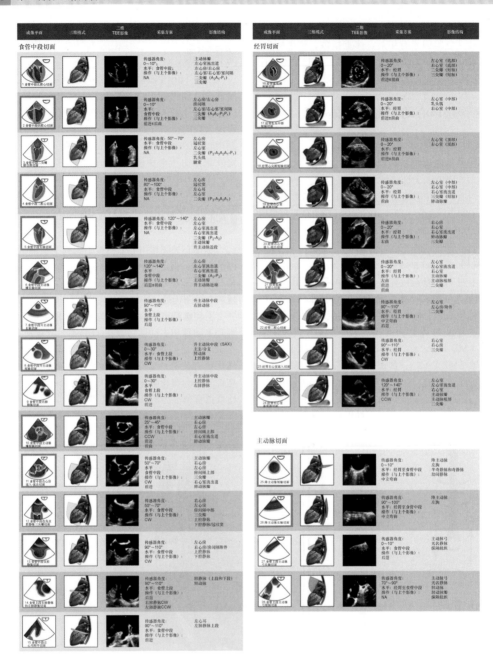

彩图 37.6　经食管超声心动图（TEE）全面检查的 28 张建议切面。每张切面按三维影像、相应成像平面和二维影像显示。后面栏中列出了采集方案和每张切面中的影像结构。绿色框表示 11 张基本 TEE 检查的切面（Modified from Hahn RT, Abraham T, Adams MS, et al. Guidelines for performing a comprehensive transesophageal echocardiographic examination: recommendations from the American Society of Echocardiography and the Society of Cardiovascular Anesthesiologists. J Am Soc Echocardiogr. 2013; 26（9）: 921-964.）

经胸超声心动图检查

经胸超声心动图影像采集

描述经胸超声切面的三要素：①传感器位置或窗口；②成像平面；③成像结构。可行的话，患者应转向左侧，左手置于脑后。主窗口是胸骨旁、心尖、肋下和胸骨上。成像运动包括平移（滑动）、倾斜、成角和旋转。

目标导向心脏超声与局部检查

随着床旁超声的使用增加，对于临床医生来说，重要的是认识到目标导向心脏超声（FoCUS，FCU）与局部 TTE 检查之间的区别。一些协会推崇的指南描述了两种检查之间的主要差异[67-68]。FoCUS 是一种简化的床旁即时超声检查，是对体格检查的补充（框 37.2）。FoCUS 在既定临床环境中解决具体问题。相关异常表现为存在或不存在，以是 / 否的形式回答问题。相反，局部 TTE 适用范围很广。可解释包括正常的、病理的和偶然的发现，也可使用定量技术。与全面检查相比，局部检查采集的影像较少[67]。局部 TTE 要求医师受过高级培训，拥有专业知识。

FoCUS 确定的异常需要通过正式的全面超声心

框 37.2　目标导向心脏超声的特征

- 目标导向
- 问题导向
- 范围有限
- 简化
- 时间敏感且可重复
- 定性或半定量
- 床旁即时实施
- 通常由临床医生实施

Adapted from Via G, Hussain A, Wells M, et al. International evidencebased recommendations for focused cardiac ultrasound. J Am Soc Echocardiogr. 2014；27（7）：683 e681-683 e633.

动图来复查。如果 FoCUS 未显示异常病情但临床提示有心脏病，也应进行正式的全面超声心动图检查。有多种 FoCUS 方案，大多数包括五个主要切面：胸骨旁长轴（PLAX）、胸骨旁短轴（PSAX）、心尖四腔心（A4C）、肋下四腔心（SC4）和肋下下腔静脉（SIVC）（图 37.7 至 37.10）。方案通常纳入了肺部超声。对于那些对影像采集细节感兴趣的人，我们为读者推荐一本实用入门读物[69]。

全面检查

少数麻醉医师接受了执行和（或）正规解读全面 TTE 检查所需的必要培训。标准影像切面出现在胸骨

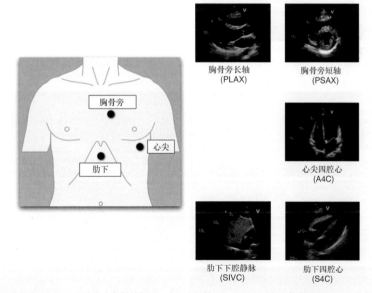

胸骨旁长轴
（PLAX）

胸骨旁短轴
（PSAX）

心尖四腔心
（A4C）

肋下下腔静脉
（SIVC）

肋下四腔心
（S4C）

图 37.7　目标导向心脏超声（FoCUS）检查中包括的切面：胸骨旁长轴（PLAX）、胸骨旁短轴（PSAX）、心尖四腔心（A4C）、肋下四腔心（S4C）和肋下下腔静脉（SIVC）。胸骨旁窗在胸骨左侧第三至第五肋间隙之间。心尖窗靠近腋中线最强搏动点，常靠近第五肋间隙。肋下窗位于剑突下方，沿中线或稍偏向患者的右侧（Adapted from Via G, Hussain A, Wells M, et al. International evidence-based recommendations for focused cardiac ultrasound. J Am Soc Echocardiogr. 2014；27（7）：683 e681-683 e633.）

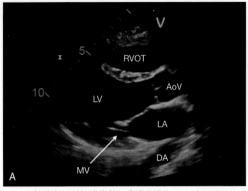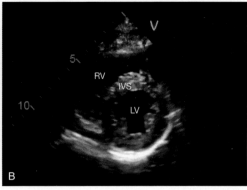

图 37.8 **目标导向心脏超声中的经胸胸骨旁切面。**（A）显示胸骨旁长轴切面。该切面类似于经食管超声心动图食管中段长轴切面。在经胸成像中，前部结构最接近传感器（因此显示在影像上端），而在经食管成像中，后部结构最接近传感器（因此显示在影像上端）。（B）显示胸骨旁短轴切面。该切面类似于经食管超声心动图经胃乳头肌中部短轴切面。AoV，主动脉瓣；DA，降主动脉；IVS，室间隔；LA，左心房；LV，左心室；MV，二尖瓣；RV，右心室；RVOT，右心室流出道

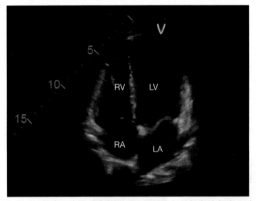

图 37.9 **经胸心尖四腔心切面。**该切面类似于经食管超声心动图的食管中段四腔心切面。LA，左心房；LV，左心室；RA，右心房；RV，右心室

旁、心尖、肋下窗以及胸骨上切迹处。除 FoCUS 包含的切面外，TTE 综合检查还包括胸骨旁长轴右心室流出道、胸骨旁长轴右心室流入道、胸骨旁短轴心尖、胸骨旁短轴二尖瓣（基底部）、胸骨旁短轴主动脉、心尖右心室聚焦、心尖五腔心（A5C）、心尖两腔心（A2C）、心尖三腔心（A3C）和胸骨上切迹长轴切面[70]。

定性评估

心室大小和功能

左心室

左心室收缩功能的可视化定性评估是围术期超声

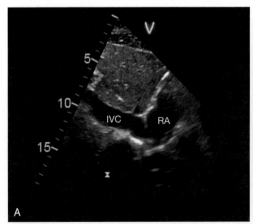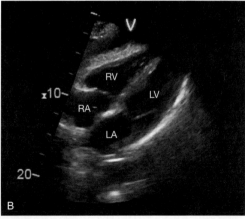

图 37.10 **目标导向心脏超声中的经胸肋下切面。**（A）显示肋下下腔静脉（IVC）切面。该切面中测量 IVC 直径和塌陷指数以评估自主呼吸患者的右心房压力（见正文）。（B）显示肋下四腔心切面。该切面对心搏骤停期间的超声检查很有用，因其可在胸部按压不中断的情况下进行。LA，左心房；LV，左心室；RA，右心房；RV，右心室

心动图的主要作用。与正式的离线方法相比，TTE 对 EF 的可视化评估与术中实时 TEE 解读和定量检查的相关性很好[71-72]，可合理评估功能[73]。左心室收缩功能正常时，室壁的增厚对称有力。整体评估左心室功能的主要 TEE 切面包括经胃短轴（图 37.11）、食管中段四腔心、食管中段二腔心和食管中段长轴切面（图 37.12）。类似的 TTE 切面有胸骨旁短轴、心尖四腔心、心尖二腔心和胸骨旁长轴切面。经胃短轴和胸骨旁短轴切面显示所有三个冠状动脉的分布。

局部功能评估主要关注单个节段的增厚和缩短。由传导延迟或起搏引起的平移运动、约束或不同步会给解读带来挑战。一个 17 节段的模型将心脏分为六个基底部节段（从二尖瓣瓣环到乳头肌尖端）、六个乳头中部水平节段（从乳头肌尖端到乳头肌根部）、四个心尖（或远端）节段（从乳头肌根部到左心室尖

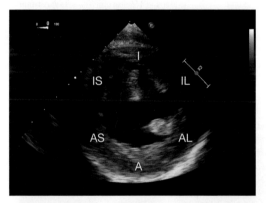

图 37.11　经食管超声心动图的经胃乳头肌中段短轴切面（TG SAX）是定性评估左心室整体收缩功能的常用切面。该切面中无法看到基底段和心尖段，因此应获得食管中段或经胃长轴（TG LAX）切面，以提供更全面的整体功能的图片。TG SAX 切面有利于每根冠状动脉供应的心肌节段，有利于检测新发缺血。TG SAX 切面显示中部下壁（I）、中部下侧壁（IL）、中部前侧壁（AL）、中部前壁（A）、中部房室间隔前壁（AS）以及中部房室间隔下壁（IS）节段

端）和心尖帽[74]。由于透视收缩，心尖帽很难通过 TEE 观察。应当根据冠状动脉的分布来评估节段性增厚，认识到个体间的变异性。左前降支动脉（LAD）持续供应前壁、房室间隔前壁和心尖帽（图 37.13）。右冠状动脉（RCA）供应右心室（RV）和基底部下壁、房室间隔下壁、中部下壁，以及可能供应中部房室间隔下壁，后者可能由 LAD 供应。左回旋支通常供应侧壁，尽管 LAD 对前侧壁或 RCA 对下侧壁的供应并不罕见[75]。每个节段应评估为正常 / 高动力、低动力（增厚减少）、无动力（最小或无增厚）或者动力异常（变薄、拉伸或动脉瘤样）。超声心动图在检测缺血性改变方面比 ECG 更敏感[76]。

右心室

右心室复杂的外形使评估更具挑战性。定性地看，在食管中段四腔心和心尖四腔心切面中评估，右心室约为左心室大小的 2/3。通常，右心室不延伸至左心室顶端。右心室肥厚提示慢性肺动脉高压或存在心肌病。

室间隔可提供有关右心室病变的其他信息。通常室间隔偏向右心室，左心室在短轴上呈圆形。在右心室容量超负荷状态下，室间隔偏离右心室而变平，导致在舒张中晚期左心室呈 D 形。右心室压力超负荷导致整个心动周期中室间隔左偏变平，收缩末期变化最明显[77]。

▌瓣膜功能

瓣膜功能的定性评估始于在多个影像平面上对瓣膜进行序贯评估，关注瓣叶的运动，瓣叶增厚或钙化，疣状赘生物或肿块以及其他异常结构的出现（图 37.14）。对合不良和瓣环扩张有助于确定反流性病变中功能障碍的病因。三维成像模式可明确异常结构的定位。

CFD 提供有关血流流经瓣膜的视觉信息。流经瓣

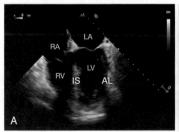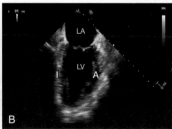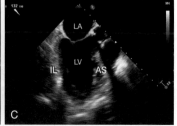

图 37.12　使用经食管超声心动图评估左心室功能的食管中段切面。（A）食管中段四腔心切面（ME 4C）显示房室间隔下壁（IS）和前侧壁（AL）。（B）食管中段二腔心切面（ME 2C）显示下壁（I）和前壁（A）。（C）食管中段长轴切面（ME LAX）显示下侧壁（IL）和房室间隔前壁（AS）。LA，左心房；LV，左心室；RA，右心房；RV，右心室

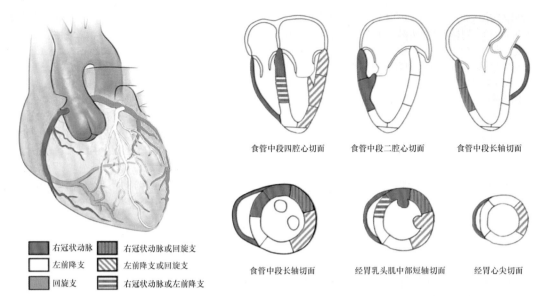

右冠状动脉　　右冠状动脉或回旋支
左前降支　　　左前降支或回旋支
回旋支　　　　右冠状动脉或左前降支

食管中段四腔心切面　　食管中段二腔心切面　　食管中段长轴切面

食管中段长轴切面　　经胃乳头肌中部短轴切面　　经胃心尖切面

图 37.13　经食管超声心动图观察心脏右冠状动脉（RCA）、冠状动脉左前降支（LAD）和冠状动脉回旋支（CX）典型分布。动脉分布因患者而异。部分节段的冠状动脉灌注变异（Modified from Lang RM，Badano LP，Mor-Avi V，et al. Recommendations for cardiac chamber quantification by echocardiography in adults：an update from the American Society of Echocardiography and the European Association of Cardiovascular Imaging. J Am Soc Echocardiogr. 2015；28（1）：1-39 e14. ）

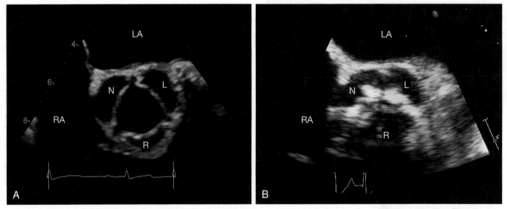

图 37.14　**主动脉瓣的定性评估（放大的经食管主动脉瓣短轴切面）。**（A）有三个正常厚度的瓣叶。瓣叶位移正常。（B）有三个严重增厚的主动脉瓣叶。瓣叶位移减少。这些定性发现提示应对瓣膜狭窄进一步定量评估。L，左冠窦；LA，左心房；N，无冠窦；R，右冠窦；RA，右心房

膜的前向混叠或湍流应提示对其他狭窄征象的快捷评估。狭窄病变的进一步评估在本质上主要为定量性特征。彩色多普勒影像也可检测到瓣膜反流的存在。瓣膜反流束的三个彩色多普勒组成是近端血流汇聚、流颈和反流束面积（彩图 37.15）。当血液接近反流口时会加速，形成一系列速度增加、面积逐渐减小的半球壳。该血流汇聚区可提供有关反流严重程度的定性信息，也可用于定量评估。流颈发生在瓣膜反流的反流口或其下游的最窄部分[78-79]。反流束面积可提供关于反流机制的信息。例如，偏心性反流通常由结构异常引起，而向心性反流本质上可能是继发的。反流束面积的大小受技术和血流动力学限制的影响，因此仅凭反流束面积的视觉评估不是评估反流严重程度的可靠方法。

心房和心室扩张提示慢性重度反流；在存在慢性重度反流的情况下，心腔通常不为正常大小。连续波多普勒（CWD）记录的瓣膜反流的密度和形状可提供

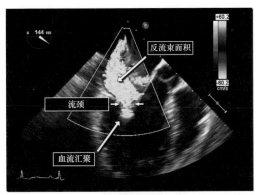

彩图 37.15　二尖瓣反流显示瓣膜反流的三个组成部分：（1）血流汇聚；（2）流颈；（3）反流束面积

其他定性信息[79]。

术中评估瓣膜反流的一个重要限制是全身麻醉对血流动力学的影响，导致前负荷、后负荷和收缩力降低。全身麻醉通常会降低 MR 的严重程度。药物引起的后负荷增加可能会提供更具代表性的测量结果，但也可能会明显高估反流的严重程度[80]。

定量评估

心室大小和功能

左心室

常规评估中使用的大多数收缩功能指标为负荷依赖性，由于术中状况的变化，需要根据具体病情和系列评估进行解读。整体收缩功能可通过测量舒张末和收缩末期的参数值之差，再除以舒张末期值来评估。缩短分数使用长度测量，面积改变分数（FAC）使用面积测量。这两种方法在局部室壁运动异常（RWMA）的情况下都有局限性。射血分数（EF）是指舒张末期容积（EDV）和收缩末期容积（ESV）之差，再除以 EDV：

$$EF = \frac{(EDV - ESV)}{EDV}$$

二维测量 EF 的推荐方法是双平面方法（修正 Simpson 法则）[81]。这需要在两个垂直切面追踪心内膜边界，并假设左心室容积由一叠椭圆圆盘组成。EDV 的正常上限是男性 74 ml/m²，女性 61 ml/m²；ESV 是男性 31 ml/m²，女性 24 ml/m²[81]。表 37.4 列出了 LVEF 的新版参考范围[81]。三维超声心动图（图 37.16）评估 EF

表 37.4　根据射血分数对左心室收缩功能分类

收缩功能	男性	女性
正常	52%～72%	54%～74%
轻度功能障碍	41%～51%	41%～53%
中度功能障碍	30%～40%	30%～40%
重度功能障碍	＜30%	＜30%

From Lang RM, Badano LP, Mor-Avi V, et al. Recommendations for cardiac chamber quantification by echocardiography in adults: an update from the American Society of Echocardiography and the European Association of Cardiovascular Imaging. J Am Soc Echocardiogr. 2015; 28 (1): 1-39 e14.

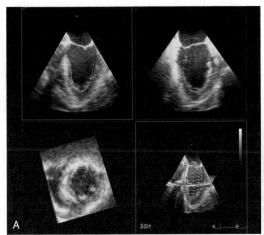

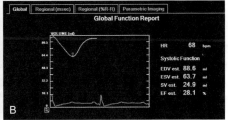

图 37.16　**三维（3D）经食管超声心动图测量左心室射血分数。**（A）多平面重建显示左心室的全容积数据集。在上面两个图像的切面中，人工追踪舒张末期和收缩末期的心内膜边缘，在其余的切面中，半自动心内膜边缘检测算法追踪心内膜边缘。（B）黄线显示心动周期内的左心室容积。报告的测量结果包括舒张末期容积、收缩末期容积、每搏量和射血分数，还显示心动周期过程中容积的节段性变化

比二维超声心动图更精确[41]。在存在瓣膜明显反流的情况下，尽管 EF 正常，心肌收缩可能被抑制，前向心输出量会降低。

左心室收缩功能的其他指标包括二尖瓣瓣环收缩速度（s'）的 DTI、心肌功能指数（MPI）和左心室压力随时间的变化（dP/dt）。二尖瓣瓣环的心肌脉冲波 DTI 显示心肌速度分布图（彩图 37.17）。收缩期速度波形（s'）可反映心肌的心尖定向运动，且与 EF 相关。正常 s'的参考范围根据性别、年龄和二尖瓣瓣环的测量大小有所不同[82]。MPI 可评估收缩和舒张功能，通过等容收缩和舒张时间之和除以射血时间来计算。MPI 可识别整体功能受损，具有预后价值，但并不是围术期常规检查的一部分。从 MR 的 CWD 信号衍生出的左心室压力随时间的变化（dP/dt）可提供有关左心室收缩的信息。正常左心室 dP/dt 大于 1200 mmHg/s，dP/dt 小于 800 mmHg/s 提示重度功能障碍[83]。整体纵向应变是一种新兴的技术，可在 EF 降低前识别收缩功能障碍。不同厂家平台的正常值有所不同，通常来说，预期为−20%（或负值更大）为正常的收缩功能（彩图 37.18）。

右心室

评估右心室功能的参数包括 FAC、容积测定

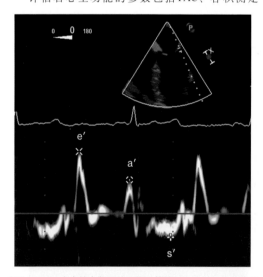

彩图 37.17　在食管中段四腔心切面的外侧二尖瓣瓣环处获得频谱多普勒组织成像。收缩期波形（s'）对应于收缩期速度。这两个舒张期波形对应于舒张早期组织速度（e'）和舒张晚期（心房收缩期）组织速度（a'）。在 TEE 的采集中，s'为负向波形（远离传感器方向），e'和 a'为正向波形。二尖瓣瓣环的速度的经胸采集是在心尖四腔心切面。在 TTE 采集中，s'波形为正，e'和 a'波形为负

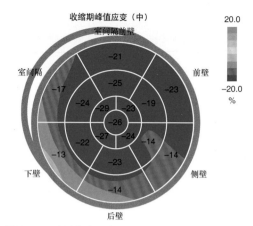

彩图 37.18　经胸超声心动图采集、源于斑点追踪的整体纵向应变的经胸"靶心"图。该图描绘了左心室的 17 个节段以及每个节段的节段性收缩期峰值应变。暗红色区域代表正常应变，浅红色和粉红色区域代表异常应变。在此示例中，整体纵向应变的平均值正常（−20.8%，图中未显示）

（EF）、三尖瓣瓣环收缩期位移（TAPSE）、三尖瓣瓣环收缩期速度的 DTI（s'）和 MPI。右心室 FAC 通过追踪舒张期和收缩期的心内膜边缘获得，从游离壁（不包括小梁）瓣环到心尖，从心尖到室间隔瓣环，然后返回瓣环起点。右心室 FAC 的计算公式为：

$$RV\ FAC = \frac{RV\ EDA - RV\ ESA}{RV\ EDA} \times 100$$

右心室 FAC 以百分比表示，正常下限为 35%[77]。二维超声心动图评估右心室 EF 需要几何假设，指南不推荐使用[77]。如果具备专业知识，建议用三维评估右心室 EF，通常小于 45% 代表功能异常[81]。

TAPSE 通常用于 TTE 评估右心室长轴功能，将 M 型光标与心尖四腔心切面的三尖瓣瓣环运动平行对齐来进行测量[81]。TAPSE 小于 17 mm 与右心室收缩功能障碍一致。在 TEE 中，三尖瓣瓣环很难与 M 型光标平行对齐，食管中段四腔心切面测量的 TAPSE 与 TTE 测量的相关性很差。TEE 测量三尖瓣瓣环运动的其他方法已在探索。食管中段四腔心和经胃深部四腔心 0° 切面的 M 型解剖测量结果与 TTE 的 TAPSE 一致[84]。三尖瓣瓣环运动的 TEE 斑点追踪也证明与 TTE 的 TAPSE 密切相关，是否将在围术期得到实际应用仍需进一步研究[85-86]。心脏手术后 TAPSE 会降低。TAPSE 降低是否反映了右心室收缩功能的真正降低，还是由心包切开引起的形状改变，仍存在争议[87-88]。

s' 小于 9.5 cm/s 符合右心室功能障碍，但与 TAPSE 一样 s'是纵向偏移指标，心脏手术后可能会降低。脉

冲波多普勒（PWD）结果大于 0.43 或 DTI 结果大于 0.54 的右心室心肌功能指数（MPI）反映了右心室功能异常[81]。右心室应变和应变率在心脏病学文献中作为预后参数出现，但参考值因厂家而异，其测量尚未成为围术期的常规检查之一。

舒张功能

　　许多复杂的相互作用与舒张期心室充盈有关，超声心动图操作者应对舒张期生理和伴随一系列舒张受损和顺应性下降的左心室充盈异常的进展有一个基本的了解。心肌舒张主要影响舒张早期（等容舒张期和快速充盈早期）的左心室充盈，而心室顺应性的影响主要在舒张晚期（舒张末期和心房收缩期）。

　　跨二尖瓣 PWD 血流模式反映左心室充盈的变化，用于描述舒张功能障碍的分级。两种波形对应于快速充盈早期（E 波）和心房收缩期（A 波）（图 37.19），E/A 比值随舒张功能障碍的进展而变化（图 37.20），传统上，等容舒张时间、减速时间、肺静脉血流分布和传播速度等其他参数为舒张功能障碍的分级提供支持性信息。正常情况下，大多数心室充盈发生在舒张早期（由舒张和吸力所致），E/A 比值大于 1。1 级舒张功能障碍表现为舒张功能受损，舒张早期充盈减少，舒张晚期代偿性充盈增加（E＜A）。舒张功能障碍程度更高时，舒张功能仍受损。在 2 级舒张功能障碍（假正常模式）中，左心室顺应性降低导致左心室舒张末期压（LVEDP）升高。最终，左心房压（LAP）的升高增加二尖瓣驱动压，使早期充盈增加，E/A 比值正常化。随着进展为限制性（3 级功能障碍），左心室顺应性显著下降，LVEDP 和 LAP 显著升高，导致 E 波峰值速度升高（E/A＞2），左心室和 LAP 快速平衡。

　　DTI 是评估舒张功能的重要技术。二尖瓣瓣环心肌速度的 DTI 产生两个舒张期波形：e′（舒张早期组织速度）和 a′（舒张晚期组织速度），如图 37.17 所

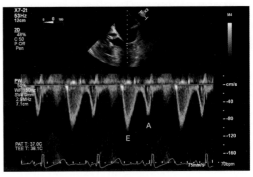

图 37.19　跨二尖瓣脉冲波多普勒轮廓显示早期充盈峰（E 波）和心房收缩引起的血流（A 波）

示。前负荷状况对 e′ 的影响小于对跨二尖瓣 E 波的影响。舒张功能受损时 DTI 的 e′ 降低，使其成为评估是否存在舒张功能障碍的有用参数。许多有关测量位置（间隔、侧壁、平均）和相应的正常阈值的文献已有发布。侧壁 e′ 速度 10 cm/s 或更大几乎可排除舒张功能障碍（心包缩窄除外）。E：e′ 的比值提示有关左心室充盈压的信息：当 E：e′ 的平均值小于 8 时充盈压通常正常，而 E：e′ 的平均值大于 14 时通常反映充盈压升高。然而，许多因素限制对 e′ 的解读，包括二尖瓣狭窄、二尖瓣瓣环显著钙化、二尖瓣人工瓣膜或二尖瓣人工瓣环、左束支传导阻滞、心室起搏和二尖瓣重度反流[89]。

　　ASE 新版指南指出了舒张功能评估的复杂性，提出一种简化的评估方法。对于 EF 值正常的患者，应首先评估四个参数：e′、E/A 比率、左心房容积指数和三尖瓣瓣环反流峰值速度[90]。这些更新反映了将对左心房大小的增加作为 LVEDP 慢性升高标志的肯定。在 EF 值降低的患者中，舒张功能障碍的表现始于跨二尖瓣的 E/A 比率。这些新版指南可能无法推广至围术期，此外，TEE 不能可靠地评估左心房的大小。有一些与围术期相关的流程可作为深入评估舒张功能

二尖瓣速度

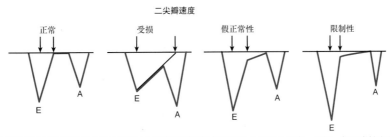

图 37.20　由二尖瓣瓣环处同步记录到的经食管脉冲波多普勒超声以线图绘制分别显示正常、受损、假正常性和限制性左心室舒张功能。黑色箭头标记了早期充盈的减速时间，即 E 峰值速度与减速斜率同基线的交点的间隔（Modified from Fig. 46.32, Desjardins G. Perioperative echocardiography. In：Miller R, ed. Miller's Anesthesia. 8th ed. Philadelphia, PA：Elsevier/Saunders；2015；1396-1428.）

障碍的参考[91-93]。

瓣膜功能

狭窄

主动脉瓣狭窄和二尖瓣狭窄是围术期最常见的狭窄病变。多普勒超声心动图是定量评估瓣膜狭窄的基础。多普勒测量血流动力学的两个关键概念是连续性原理和压力-速度关系（见"血流动力学测量"部分）。评估主动脉瓣狭窄的推荐参数包括主动脉瓣峰值流速、平均跨瓣梯度和通过连续性方程计算的瓣膜面积（表 37.5）[94]。超声心动图测得的峰值梯度估算的是跨瓣瞬时峰值的压力差，而传统的导管手术数据报告的是左心室压力峰值和主动脉压力峰值的差值（峰值-峰值梯度）。无量纲指数和三维平面测量证实了推荐方法获得的结果。瓣膜面积和平均梯度导致的主动脉瓣狭窄分级不一致需要对左心室功能、每搏量（SV）和血流储备进行额外评估。评估二尖瓣狭窄的推荐参数包括梯度测量、平面测量和压力半衰期[95]。连续性方程和近端等速表面积（PISA）方法可作为额外信息使用。

定量方法存在局限性。使用连续性方程时所作的几何假设可导致瓣膜面积计算的低估。负荷状况影响血流，从而影响峰值速度和压力梯度的计算。全身麻醉下，梯度可能会低估狭窄的严重程度。在高流量状态下，梯度升高可反映高心输出量。

反流

回想一下，流颈位于反流口或反流口下游，是瓣膜反流最狭窄的部分。流颈宽度是对反流严重程度分级的半定量参数，不同瓣膜的临界值不同。对血流模

表 37.5　评估主动脉瓣狭窄严重程度的参数

参数	狭窄程度		
	轻度	中度	重度
峰值流速（m/s）	2.6～2.9	3.0～4.0	≥ 4.0
平均梯度（mmHg）	< 20	20～40	≥ 40
AVA（cm²）	> 1.5	1.0～1.5	< 1.0
AVA 指数（cm²/m²）*	> 0.85	0.6～0.85	< 0.6

* 对于体型较小的患者，主动脉瓣面积（AVA）应参考体表面积。体型较小的患者瓣膜面积小可能仅表明中度狭窄。体表面积非常大时的参考尚存争议。

Adapted from：Baumgartner H, Hung J, Bermejo J, et al. Recommendations on the echocardiographic assessment of aortic valve stenosis：a focused update from the European Association of Cardiovascular Imaging and the American Society of Echocardiography. J Am Soc Echocardiogr. 2017；30（4）：372-392.

式的脉冲波检测可提供其他半定量信息。肺静脉收缩期反流是二尖瓣重度反流的特异性表现，肝静脉收缩期反流是三尖瓣重度反流的特定表现[78]。降主动脉全舒张期反流且速度维持在 20 cm/s 以上是主动脉瓣重度关闭不全的特定表现。

反流分级的定量方法包括计算反流量、反流分数和有效反流口面积（EROA）。方法包括每搏量法、心室容积法和近端等速表面积（PISA）法。前面提到的血流汇聚区的半径纳入 PISA 计算中。这些方法的详细内容超出本章范围。三维超声心动图可测量流颈面积，这在有多种反流或非圆形反流口时可能有利。

血流动力学测量

心输出量

基于多普勒的方法可用于估算 SV 和心输出量（图 37.21）。血流容量或 SV 可按柱状容积计算如下：

$$SV（cm^3）= CSA（cm^2）\times VTI（cm）$$

其中 CSA 是血液流经的横截面积，VTI 是该位置血流的速度时间积分。VTI 代表一个心动周期内血细胞的平均移动距离，是频谱多普勒包络线下的面积。心输出量是 SV 与心率的乘积。

心输出量的计算通常在左心室流出道（LVOT）处进行。TEE 在食管中段主动脉瓣长轴切面测量直径，TTE 在胸骨旁长轴切面测量直径。TEE 在经胃底部长轴切面测得 LVOT VTI，TTE 在心尖五腔心切面测得 LVOT VTI。误差的可能来源包括 LVOT 直径测量不精确（计算横截面积时出现误差的平方），多普勒与血流对准不佳，以及在不同解剖位置测量面积和速度。

对手术患者和 ICU 患者的许多研究比较了多普勒测量的心输出量（CO）和热稀释法测量的 CO。一些作者认为文献表明多普勒与热稀释法测量的 CO 有很好的一致性[96]。但是，其他作者强调了研究方法的局限性和异质性，认为超声心动图和热稀释法测量的CO 不能互换使用[97]。更有力的证据支持用超声心动图测量的 CO 来评估随时间变化的趋势[97]。

连续性原理

连续性原理指出，靠近受限反流口的流速等于反流口的流速。将这一原理用于心内脉冲式血流，靠近反流口（SV_1）和受限反流口（SV_2）的每搏量是相同的。

$$SV_1 = SV_2$$

因此，

$$CSA_1 \times VTI_1 = CSA_2 \times VTI_2$$

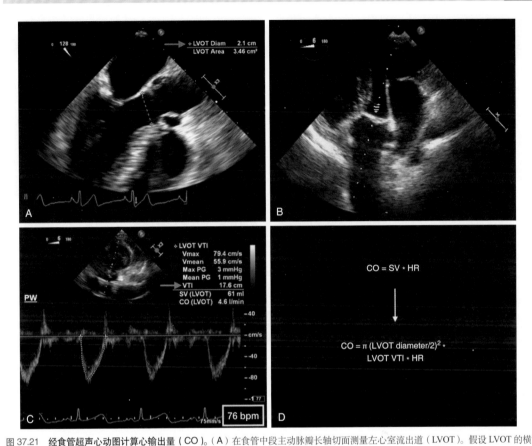

图 37.21 **经食管超声心动图计算心输出量（CO）。**（A）在食管中段主动脉瓣长轴切面测量左心室流出道（LVOT）。假设 LVOT 的横截面（CSA）为圆形，计算公式为：$CSA_{LVOT} = \pi \left(\dfrac{LVOT\ 直径}{2} \right)^2$。在此示例中，$CSA_{LVOT} = 3.14 \times \left(\dfrac{2.1\ cm}{1} \right)^2 = 3.46\ cm^2$。（B）在经胃底部切面下脉冲波多普勒测量流经 LVOT 的血流速度。速度和直径测量应在同一解剖位置进行。（C）追踪频谱包络线确定曲线下面积，该面积等于速度时间积分（VTI）。这代表每次心跳时血液经过的距离，有时称为"每搏量距离"。每搏量（SV）是 LVOT 的横截面积与 LVOT VTI 的乘积，或 $SV = CSA_{LVOT} \times LVOT\ VTI$。（D）将每搏量（SV）乘以心率（HR）得到 CO，或 $CO = 3.46\ cm^2 \times 17.6\ cm \times 76\ bpm = 4628\ \dfrac{ml}{min}$。在提供的示例中，机器设置为自动计算每搏量和心输出量，如图 C 所示

该方程的常见临床应用包括计算狭窄瓣膜面积、人工瓣膜面积和反流口面积。

伯努利方程

超声心动图不能直接测量压力，但伯努利原理的应用允许根据速度信息估算梯度（彩图 37.22）。该技术通常用于量化狭窄的严重程度。估算跨瓣压（ΔP）的改良伯努利方程如下：

$$\Delta P = 4\,(V_2^2 - V_1^2)$$

其中 V_2 代表瓣膜处的峰值速度，V_1 代表瓣膜附近的峰值速度。V_1 通常比 V_2 小得多，可忽略不计，等式可简化为：

$$\Delta P = 4V^2$$

如果 V_1 超过 1.5 m/s，则应计算在内[94]。

心内压的估算

右房压。 在自主呼吸的个体中，可根据吸气过程（"嗅花"动作）中下腔静脉（IVC）的直径和塌陷来估算右心房压（RAP）。IVC 塌陷指数（cIVC）定义为：

$$cIVC = \frac{(D_{max} - D_{min})}{D_{max}} \times 100\%$$

其中 D_{max} 是呼气时的最大直径，D_{min} 是吸气时的最小直径。表 37.6 列出了 Rudski 及其同事推荐的根据 IVC 直径和 cIVC 估算 RAP 的简化方法[77]。如果

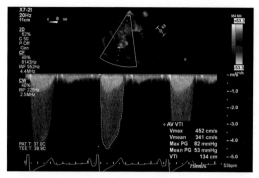

彩图 37.22　经食管超声心动图的经胃底部切面，通过连续波多普勒估算狭窄主动脉瓣的跨瓣压力梯度。通过简化的伯努利方程，从频谱多普勒信号的峰值速度算出峰值梯度。平均梯度是整个收缩期瞬时峰值速度的平均值，可通过追踪多普勒包络线获得。超声系统根据示踪图自动计算平均压力梯度。本例的测量结果与重度主动脉瓣狭窄一致

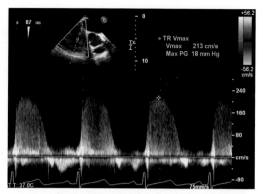

图 37.23　食管中段改良双腔切面中多普勒光标与三尖瓣瓣膜反流对齐。连续波多普勒测量三尖瓣反流（V_{TR}）的收缩期峰值速度。V_{TR} 反映了右心室收缩压（RVSP）和右心房压（RAP）之间的差异，因此 $RVSP = 4V_{TR}^2 + RAP$。在无右心室流出道梗阻或肺动脉狭窄的情况下，RVSP 和肺动脉收缩压（PASP）基本相等。在此示例中，PASP 估算值 = 18 mmHg + RAP

表 37.6　超声心动图估算右心房压 *

RAP	RAP 估值（范围）（mmHg）	IVC 直径	cIVC
正常	3（0～5）	≤ 2.1	> 50%
中等	8（5～10）	≤ 2.1	< 50%
中等	8（5～10）	> 2.1	> 50%
升高	15（10～20）	> 2.1	< 50%

* 在自主呼吸个体中
如果估值处于中等水平，可使用 RAP 升高的次级指标的有无来更好地估算压力。cIVC，IVC 塌陷指数（定义见正文）；IVC，下腔静脉；RAP，右心房压。
As proposed by/adapted from Table 3 in Rudski LG, Lai WW, Afilalo J, et al. Guidelines for the echocardiographic assessment of the right heart in adults：a report from the American Society of Echocardiography endorsed by the European Association of Echocardiography, a registered branch of the European Society of Cardiology, and the Canadian Society of Echocardiography. J Am Soc Echocardiogr. 2010；23（7）：685-713；quiz 786-688.

RAP 估值处于中等水平，建议使用 RAP 升高的次级指标来降低或升高估算值[77]。

房室压。 瓣膜反流或分流的速度测量可通过简化的伯努利方程估算房室压。压力梯度（ΔP）反映了血流起源和血流接收腔室之间的压力差，表示为：

$$P_{OC} - P_{RC} = 4V^2$$

其中 P_{OC} 为血流起源腔室的压力，P_{RC} 为血流接收腔室的压力。方程可重新排列为：

$$P_{OC} = 4V^2 + P_{RC}$$

一个常见应用是根据最大三尖瓣反流速度估算肺动脉收缩压（PASP）（图 37.23）。肺动脉高压定义为平均肺动脉压（mPAP）为 25 mmHg 或更高，相当于 PASP 为 38 mmHg。根据 PASP 估算 mPAP 如下：mPAP =（0.61×PASP）+ 2 mmHg[98]。另一种方法是用简化的伯努利方程和肺动脉反流的峰值速度来估算 mPAP。

血流动力学紊乱和休克

血流动力学不稳定和循环衰竭可发生在患者围术期治疗的任何阶段，超声心动图可为手术室麻醉医师和重症医师提供有价值的信息。超声心动图能显示休克的机制[心源性、低血容量性、分布性和（或）阻塞性]，可用于对治疗反应的连续评估[99-100]。大多数临床医生会在超声心动图评估中使用定性技术；当使用者受过适当培训时，定量方法也可增加有价值的信息。

心室功能障碍

对双心室收缩功能的定性评估是确定休克或血流动力学紊乱病因的核心。如前所述，有经验的医生对 LVEF 的视觉估计与定量方法有很好的相关性，通过适当的反馈可易于学习[71-72, 101]。重点检查需要鉴别是否存在明显的心肌功能障碍。进一步评估可能提示心肌顿抑或缺血，特别是是否存在节段性分布或急性发作。然而，这并非没有局限，因为在没有缺血的情况下，前负荷的急剧下降会导致新的 RWMA[102]。

Takotsubo 心肌病是一种应激性心肌病，由过量的儿茶酚胺刺激引起，围术期发生率为 1/6700[103]。经典的定义是在无阻塞性冠状动脉疾病的情况下，心尖呈球形，基底运动亢进，其名字来源于其与日本 takotsubo 章鱼鱼篓的外形类似。应激性心肌病累及的

其他区域包括心室中部、基底部、局部或整体[104]。超声心动图可评估左心室的形态和节段性室壁运动、右心室受累以及如 MR、LVOT 梗阻、心内血栓和心脏破裂等并发症[104]。

严重低血容量

低血容量导致左心室舒张末期容积（EDA）和收缩末期容积（ESA）减少，但正常范围的基线值存在较大差异[105]。实际上，如果在手术室或明显低血容量的情况下（EDA 会显著降低）连续监测，心室大小的定性评估可提供最有用的信息。区分低血容量和分布性休克颇为重要，后者 ESA 也会减少，但 EDA 正常[106]。收缩末期心腔消失（心室前后壁几乎贴近，有时称为"接吻征"）通常与 EDA 降低和低血容量有关，但也可能在心肌收缩增强或血管扩张状态下发生[105]。

如前所述，IVC 直径和 cIVC 可用于估算自主呼吸患者的 RAP[77]。然而，中心静脉压不是预测液体反应性的良好指标[107]。自主呼吸期间 cIVC 是否能预测液体反应性仍充满争议[108-111]，已有数项研究进行了验证[112-117]。在许多情况下，cIVC 大于 40% ～ 50% 的自主呼吸患者会对输液产生反应[112, 115, 117]，但这不具备一致性[113-114]，也不一定能识别无反应者[112, 115]。在尝试用 cIVC 评估低血容量之前，我们鼓励读者阅读基本文献，从而形成更深入的了解。

适用于被动机械通气患者（通常在危重疾病时）的液体反应性的预测指标在本章的重症治疗部分会有介绍。

左心室流出道梗阻

LVOT 梗阻可导致血流动力学显著紊乱，尽管进行积极的正性肌力复苏，仍造成紊乱加重的困境。LVOT 梗阻和二尖瓣收缩期前向运动（SAM）通常与肥厚型心肌病有关。在围术期，二尖瓣修补术后易发生 LVOT 梗阻和 SAM。其他易感人群中 LVOT 梗阻的存在可能未引起充分重视，这可能是解剖学易感因素和与左心室收缩力增强相关的血流动力学诱发因素（低血容量不足、运动亢进、正性肌力）共同作用的结果。解剖学因素包括左心室变小、室间隔基底部肥厚以及具有冗余小叶组织的二尖瓣接合点前向移位[118]。一系列研究发现，超过 20% 的脓毒性休克患者存在 LVOT 梗阻，LVOT 梗阻的存在与高死亡率相关[119]。在 LVOT 梗阻的病例中，仅 2/3 存在 SAM，强调了导致临床相关梗阻的机制的复杂性。在一系列围术期急救

的超声心动图中，3.6% 的病例存在 LVOT 梗阻[120]。

LVOT 梗阻引起 LVOT 的高速血流。CFD 观察 LVOT 显示血流加速和湍流。血流速度超过 PWD 的尼奎斯特极限，因此需要通过 CWD 来定量。CFD 的视觉评估以及 PW 采样量在左心室和 LVOT 中的逐渐移动可用来估计梗阻的位置。在 LVOT 梗阻的情况下，穿过 LVOT 的收缩期血流的频谱多普勒轮廓呈匕首状，中后期达到峰值（图 37.24）。主动脉瓣 M 型超声显示收缩中期瓣叶过早闭合（图 37.25B）。与 SAM 一致的结果包括收缩期二尖瓣前移并伴有 LVOT 夹杂血流（彩图 37.26）。可出现不同程度的 MR。

心脏压塞

超声心动图易查出心包积液，表现为心脏附近的无回声区。心包积液的生理性意义取决于容积和积聚速度。大量积液发展缓慢，影响较小，而小量积液迅速积聚会对血流动力学产生明显影响。当心包内压超过心腔压力时，就会发生心脏压塞，从而压迫心腔，使心腔充盈受损，最终影响心输出量。心脏压塞对血流动力学的影响持续发生[121]。

超声心动图的结果结合相关临床表现可支持心脏压塞的诊断。当心包内压力超过心腔压力时，心腔可能会在相应的舒张期发生塌陷。右心房较薄，压力最低，通常是第一个出现塌陷或反转的腔室，这在心室收缩期可观察到（彩图 37.27A）[122-123]。重要的是，在没有心脏压塞时可出现右心房瞬时塌陷，因此结果不具有特异性。心房塌陷时间延长会增强结果的特异性[122]。右心室舒张期塌陷（彩图 37.27B）在心脏压塞过程中比右心房塌陷出现得晚，特异性更强。在大量中度或重度心包积液的患者中，右侧腔室均未出

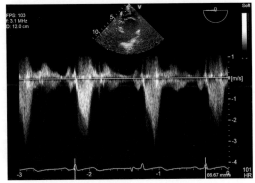

图 37.24　左心室流出道梗阻的连续波多普勒信号特征。 信号呈"匕首状"，峰值速度出现在收缩中晚期。围术期患者可能出现动态性梗阻，在易感人群中因诱发因素而显现

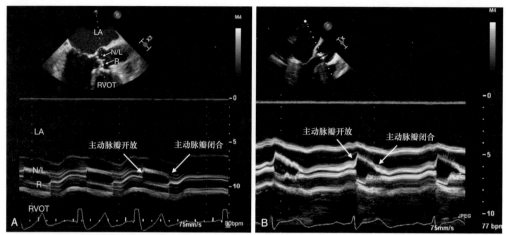

图 37.25　在食管中段主动脉瓣长轴切面对主动脉瓣进行 M 型超声测量。光标穿过左心房（LA）、主动脉根部后壁、无或左冠状动脉瓣（N/L）、右冠状动脉瓣（R）、主动脉根部前壁和右心室流出道（RVOT）。（A）在没有血流阻塞（或其他主动脉瓣病变）时，主动脉瓣叶在收缩期的运动形成矩形。（B）在存在左心室流出道梗阻时，主动脉瓣正常开放，但过早闭合

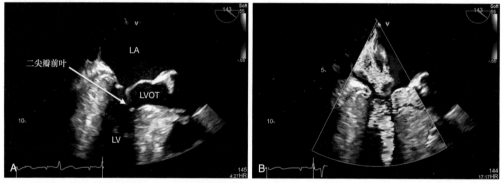

彩图 37.26　食管中段长轴切面伴（A）或不伴（B）彩色扫描显示收缩期二尖瓣前向运动（SAM）。（A）与正常接合不同，二尖瓣前叶（箭头）在收缩期移入左心室流出道（LVOT）。这缩小了有效的流出道，可导致血流的动态性梗阻。（B）彩色多普勒在 LVOT 外可显影湍流。在该例存在严重的二尖瓣反流伴 SAM。LA，左心房；LV，左心室

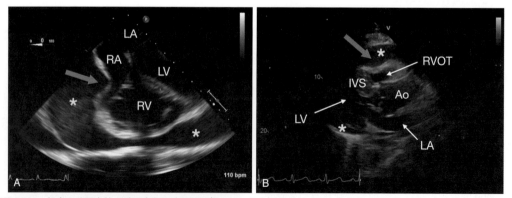

彩图 37.27　超声心动图支持心脏压塞临床诊断的特征。（A）经食管超声心动图食管中段四腔心切面显示大量透声性心包积液（＊）。心室收缩期出现右心房塌陷（蓝色箭头）（注意 ECG 上 R 波后面的红色标记）。（B）经胸骨旁长轴切面显示大量心包积液（＊）。舒张期出现右心室塌陷（绿色箭头）（注意 ECG 上 P 波后面的红色标记）。右心室塌陷诊断心脏压塞比右心房塌陷更有特异性。Ao，升主动脉；IVS，室间隔；LA，左心房；LV，左心室；RA，右心房；RV，右心室

现塌陷对心脏压塞有较高的阴性预测价值[124]。右心基础压升高时，如肺动脉高压患者，右心腔可能不会发生塌陷。心脏手术后，心脏压塞的超声心动图结果可能不典型，比如心腔局部塌陷和血凝块聚积。

自主呼吸患者深吸气时 IVC 扩张、直径缩短小于50%，是心脏压塞的敏感信号。然而，这些结果特异性差，因为也可能代表中心静脉压升高[125]。在无疾病的自主呼吸时，瓣膜血流峰值速度存在正常变异，吸气时三尖瓣流速增加，二尖瓣流速降低。心脏压塞时，跨瓣膜流速在呼吸时出现过度变异，按呼气速度变化的百分比计算[121]。心脏压塞时，二尖瓣流入速度的变化通常大于 30%，三尖瓣流入速度的变化大于60%（绝对值）。单凭瓣膜流速在吸气相的过度变化不足以支持心脏压塞的诊断。此外，这些发现尚未在接受正压通气的患者中得到验证。事实上，在心脏压塞的实验动物模型中，观察到二尖瓣流入速度在对照期变化最大，在心脏压塞时变化减弱[126]。上腔静脉（SVC）和肝静脉的血流异常也可提供心脏压塞的支持证据。然而，由于 TR、房颤、起搏心律的存在或技术不足，至少 1/3 的患者不能进行分析[124]。超声心动图常引导实施心包穿刺术。

肺栓塞

急性肺栓塞（PE）分三个亚型：高危（大面积）、中危（次大面积）和低危[127-128]。大面积 PE 表现为持续性低血压或休克（其他原因不能解释）。中危和低危 PE 患者表现为血压正常。根据右心室功能障碍、心肌损伤和其他临床特征可进一步分组。当疑似 PE时，推荐的首选成像模式是计算机断层扫描血管造影（CTA）[128]。相反，不建议在 PE 的初始诊断评估中使用超声心动图[129]。PE 诊断确定后，超声心动图可用于评估危险分层、预后和对治疗的反应[128, 130]。

在疑似 PE 伴血流动力学紊乱或休克时，CTA 检查不易实施。这种情况下，超声心动图对完善诊断评估和治疗决策具有重要作用[128, 131]。超声心动图中很少观察到自由运动的心内血栓或"流经的血块"（低于 4% 的病例），但高危 PE 中更常见（22%），且预后较差[132]。PE 的间接体征包括右心室扩张、右心室功能障碍和 60/60 体征，后者是指肺动脉射血加速时间小于 60 ms，收缩中期切迹以及 TR 峰值梯度在30 ～ 60 mmHg 之间[130]。一些参数可用于评估右心室功能障碍，包括"McConnell 征"、TAPSE、舒张末期右心室-左心室直径比增加（≥ 0.9 或 1.0），以及收缩期室间隔变平，提示压力超负荷[128, 130]。心肌变形作为右心室功能障碍的标志并未广泛应用，此领域正在研究之中[130, 133]。

"McConnell 征"是指超声心动图发现右心室游离壁运动低下或消失而心尖部运动正常。最初报道其对急性 PE 具有高度敏感性和特异性[134]，但随后一些研究表明，该结果缺乏敏感性[135]。无"McConnell 征"不能排除急性 PE。在许多人群中，"McConnell 征"具有高度特异性。典型例外包括右心室梗死[136]或肺动脉高压[133]的患者，在没有急性 PE 的情况下也可观察到 McConnell 征（即非特异性发现）。

很少有研究专门关注高危亚组的超声心动图结果。然而，在一项纳入 511 例确诊 PE 患者的系列研究中，有 16 例患者符合高危标准[137]。有趣的是，这16 例患者均出现右心室扩大和运动低下，并至少有以下症状之一：McConnell 征、60/60 体征或右心血栓。室间隔变平、右心室游离壁运动低下伴右心室-左心室直径比大于 0.9、McConnell 征，以及右心血栓在高危 PE 患者中的发生率明显高于非高危 PE 患者。

最近的研究试图更好地规范超声心动图在 PE 中的诊断作用（包括所有风险类别），尤其是考虑到床旁即时超声的使用日益增加。对临床确诊 PE 的患者进行正规和床旁即时 TTE 检查的 meta 分析发现，右心应变（定义不一）的超声心动图指征敏感性为 53%，特异性为 83%[135]。在先前提到的 511 例患者中，超过1/3 的非高危患者的右心室形态和功能完全正常[137]。

术中经食管超声心动图——非心脏手术

在非心脏手术中，TEE 有两个主要作用：术中监测和急救工具。TEE 已用于多种手术中，包括血管、矫形和移植手术。Mahmood 及其同事发表了与这方面相关的全面综述[138]。当 TEE 用作急救工具而非术中监测时，其作用往往更大[139]。然而，治疗影响的程度难以量化，部分原因是对"影响"的解释不统一。许多情况下，支持性或确定性信息可增加确切的价值。根据 TEE 结果做出的治疗修改包括启动药物治疗、液体输注和改变麻醉计划或手术操作[138, 140-141]。患者不作改变继续治疗也被认为是一种相关影响。

监测作用

心肌缺血

心肌缺血的超声心动图改变比心电图更早出现，

表明 TEE 在术中缺血的早期监测中的潜在作用。当前的做法是对已知有危险因素或正在接受高危手术的患者选择性进行 TEE 监测。早期研究表明，高危患者 RWMA 新发或恶化的发生率为 20%[142]。术中 RWMA 很少与术后心肌梗死（MI）相关，并发症的总发生率低。20 世纪 90 年代的另一项研究得出结论，与术前数据和双导联 ECG 监测相比，术中 TEE 所检测到的变化在预测术后缺血结局（死亡、非致死性 MI、不稳定型心绞痛）的风险方面几乎无增量价值[143]。与前几十年相比，现在的传感器成像能力大大增强，但仍反映不出 TEE 在当前作为缺血监测的用途。一项对 54 例接受血管手术的高危患者的研究表明，43% 的患者术中 TEE 发现新的 RWMA[144]。术后 MI 的总发生率为 11%，所有 MI 患者均显示术中 RMWA。术中 TEE 是术后发生 MI 风险的敏感指标，尽管仍有相当多数患者出现超声心动图"假阳性"改变。许多有关 TEE 作为高危情况下监测缺血的最佳用途和潜在效果的问题仍未得到解决。在无特定患者或手术危险因素的情况下，不建议在非心脏手术期间常规使用 TEE 监测心肌缺血[51]。

肝移植

原位肝移植术中血流动力学管理复杂，因多种潜在的原因频繁出现不稳定状态[145-146]。在平时，患者通常即具有较高的心输出量和较低的全身血管阻力，并伴有明显的合并症。在无肝前期（从切皮到阻断入肝血管），由于排出大量腹水、出血或手术压迫下腔静脉，前负荷突然改变导致血流动力学发生变化。这一阶段 TEE 监测呈动态变化，对双心室和瓣膜功能做基础评估。在无肝期（从阻断入肝血管到开放门静脉），心脏的前负荷降低。如果进行下腔静脉端端吻合，需要完全阻断腔血管，可建立静脉-静脉旁路来改善前负荷，减少静脉充血。背驮式技术只需部分阻断腔血管，无需旁路即可使静脉充分回流心脏。无论采用何种手术，TEE 均可发现心室功能障碍、心输出量降低、低血容量和心内血栓。再灌注期始于门静脉阻断钳松开，导致低温、高钾和酸中毒血液灌注。这会引起严重的紊乱，甚至发展为心搏骤停。TEE 可对心脏功能和充盈进行实时观察。超过 40% 的肝移植患者术前多巴酚丁胺应激超声心动图显示存在诱发性左心室流出道梗阻，这使其成为排除难治性低血压的重要诊断[147]。TEE 还能检查出下腔静脉高流速或湍流。

食管静脉曲张是 TEE 的相对禁忌证，是肝移植人群中的一个相关问题。然而，即使在已知食管静脉曲张或有上消化道出血史的患者，肝移植中出现 TEE 并发症的报道率也很低。最近一篇综述表明，TEE 对于无 3 级静脉曲张或活动性胃肠道出血的患者是安全的[146]。使风险最小化的方法包括在无肝期进行有限的探头操作，避免采用经胃和经胃深部切面。

肺移植

术中 TEE 可为心肺储备功能受损的患者群体提供肺移植各阶段的重要信息[148]。初始评估包括对长期肺高压导致的右心室扩张、肥厚和功能障碍的评估。如果右心压力超过左心，那么卵圆孔未闭（PFO）的诊断可能会产生临床影响，如影响手术计划。单肺通气和移植物植入期间的常见问题包括低氧血症、高碳酸血症和肺血管阻力升高，这可能会导致急性右心衰竭。TEE 对右心功能恶化的识别提示需启用正性肌力药或肺血管扩张药。如果发生严重紊乱，TEE 可提示需启动体外循环，或辅助引导导管置入以进行体外膜肺氧合（ECMO）。再灌注后，除继续评估双心室功能外，应把注意力转向肺动脉吻合和肺静脉[149]，以发现可能的扭曲、血栓或狭窄。

血管手术/腔内手术

接受血管手术的患者围术期心血管疾病发病率和死亡率的风险增加。这种情况下 TEE 的应用包括监测局部缺血，评估收缩期和舒张期功能，以及指导液体复苏。在腹主动脉瘤开放修补术中，使用阻断钳后，后负荷和室壁张力显著增加。主动脉阻断后，LVEF 显著降低，EDV 和 ESV 升高[150]。据报道，多达三分之一的患者出现新发或恶化的 RWMA，肾上阻断比肾下阻断更多见[151]。持续数个小时的 RWMA 与术后 MI 相关[151]。随着血管开放和随之而来的不稳定，TEE 可用于复苏过程中的辅助监测。在过去二十年中，腔内修复术显著增加，开放性血管手术减少，因此麻醉预期问题也会改变。在这种情况下，潜在的严重紊乱会大大减少，从而降低 TEE 术中的价值。然而，TEE 可用于诊断主动脉病变，识别锚定区域，以及评估内漏[138]。

▌急救作用

用于非预期的血流动力学紊乱或心肺骤停的 TEE，也称"急救"TEE，可迅速提供有价值的信息。急救 TEE 可识别本章前面所述的休克原因（如心室功能不全、严重低血容量、LVOT 梗阻、心脏压塞和 PE）。手术环境中相对独特的栓塞现象包括直立位神经外科手术中的空气栓塞，以及骨科和脊柱外科手术中的脂肪或骨水泥栓塞。

数项系列研究报道了超声心动图的急救价值，介绍了其在识别病情不稳定原因或确认预期诊断方面的能力[152-154]。在多数病例中，TEE 可辅助或影响临床治疗。急救 TEE 常证实左心室功能不全和低血容量，尽管其中有多数病例是以预测但不进行超声心动图检查就不会得出诊断。事实上，在一项系列研究中，最常见的结果是检查正常或确诊已知病变（48%）[155]。尽管结果"阴性"，但 TEE 影响了半数以上病例的治疗，表明 TEE 的作用并不局限于确诊病变。报道最大的一项研究是在围术期（55% 在术中）进行的 364 项急救研究（96% 的 TEE）[120]。术中最常见的结果是低血容量（32%）和左心室功能不全（11%），术后主要是右心室（24%）和左心室（22%）收缩功能不全。检查结果影响了 59% 病例的治疗。信息可快速获取（＜ 5 min）[154]，并立即发挥作用。检查顺序及包含的切面可能因操作者而不同，但可以迅速提供信息。一种急救方案提议包括五个切面序列：食管中段四腔心、食管中段主动脉瓣长轴、食管中段双腔静脉、经胃短轴和降主动脉短轴[155]。

术中经食管超声心动图——心脏手术

大量观察性研究表明，术中 TEE 会影响心脏手术的决策。在一项对 12 566 例患者的回顾性研究中，体外循环（CPB）前 TEE 新检测出的结果导致 7% 病例的手术治疗发生改变[156]。体外循环后，TEE 结果提示 2.2% 的病例需重新进行体外循环。根据手术操作分析，在 3853 例 CABG 病例中，5.4% 在体外循环前检测出有影响力的新结果，1.5% 在体外循环后检测出有影响力的新结果，其中 0.8% 需要移植物翻修。一项对 521 名接受 CABG 的患者的研究表明，11.9% 在 CPB 前的新结果影响了手术计划，0.7% 在 CPB 之后[157]。在瓣膜手术中，对包括 15540 例患者的 8 项研究的分析表明，在 CPB 前，有 11% 的病例 TEE 结果对手术决策产生影响，在 CPB 后该比例为 4%[64]。

考虑 TEE 结果对手术干预的影响时，应认识其局限性。在预期会出现决策改变的病例中，尤其是在 CABG 中，可能会出现 TEE 使用的选择偏倚。此外，许多研究将 PFO 视为影响手术计划的诊断。在不存在低氧血症和右向左分流的高风险情况下，尚不清楚在不涉及心房切开术时的手术中处置 PFO 的最佳方法[158]。在一项对接受心脏手术的患者进行的观察性研究中，新诊断的 PFO 与围术期发病率或死亡率增加并不相关[159]。

PFO 封堵不影响长期生存率，但与术中卒中风险的增加相关。

术中 TEE 检查结果具有预后价值。在 CABG 中任何时间 TEE 检测出 RWMA 都是术后 MI 的独立预测指标[160]。血管重建后的术中 TEE 观察到局部室壁运动减弱与短期和长期不良心血管事件的风险增加相关[161-162]。

在 CPB 之前和之后进行检查时，大体框架颇为有用。启动 CPB 前，应评估双心室整体功能，是否存在可能影响插管策略的主动脉病变、主动脉瓣反流以及确认未预料到的结果（如严重瓣膜病变、心内血栓）。至于瓣膜手术，应确认诊断，将有关功能障碍的机制的其他信息告知外科医师。在微创心脏手术中，TEE 可观察到放置导管的导丝，并指导经皮冠状窦导管置入。CPB 后的检查包括评估整体和局部心室功能，评估新植入人工瓣膜的合适位置和功能，识别任何需要处理的新瓣膜异常，以及排除医源性主动脉损伤[163]。TEE 在特定病变和手术中的应用将在接下来的部分概述。

二尖瓣修补术

二尖瓣 TEE 成像改变了手术计划，尤其是在评估二尖瓣的尝试修补与瓣膜置换的适合性时。对反流瓣膜的评估始于检查瓣叶和瓣膜结构。原发性（退行性）二尖瓣反流表现为瓣叶或瓣膜结构的异常，而继发性（功能性）反流表现为瓣膜结构正常，因心室重塑导致对合不全。二尖瓣反流的机制根据瓣叶运动的 Carpentier 分类方法分为：Ⅰ 型-小叶运动正常；Ⅱ 型-小叶过度运动；Ⅲ 型-小叶运动受限（Ⅲ a- 收缩期和舒张期均受限，Ⅲ b- 仅收缩期受限）[164]。定量评估时，应认识到术中情况通常引起反流严重程度的低估[80]。与二维 TEE 相比，三维 TEE 在瓣叶病变的定位方面提供了更高的空间分辨率和准确性[165-167]。三维影像的"正面"显示类似于外科医生的术中视野，有助于就结构细节进行交流（图 37.28）。使用多平面三维重建技术可精确识别反流的起源。三维技术可定量评估流颈面积、反流量和 EROA，并可能提高准确性。目前，三维定量分析费力费时，用于术中常规评估很大程度上不切实际。

在瓣膜退行性病变伴脱垂或连枷、瓣环中度或轻度扩张时，通常可实施瓣膜修补术[79]。双瓣叶病变（巴洛病）、瓣环重度扩张、风湿性畸形和重度二尖瓣环钙化是修补失败的预测因素[168]。相当一部分缺血性二尖瓣反流患者在修补后会出现反流。左心室重塑与伴有接合点心尖移位的瓣叶束缚会影响缺血性二

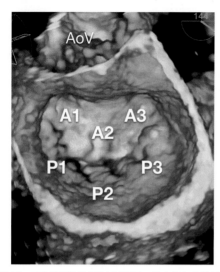

图 37.28　二尖瓣三维影像的正面显示。该方位与外科医生的视野相似，有助于就结构病变的定位进行沟通交流。二尖瓣前叶（A1、A2、A3）和后叶（P1、P2、P3）的亚区被标记。AoV，主动脉瓣

尖瓣反流修补的可行性。定量测量包括评估隆起的高度（从二尖瓣环平面到瓣叶接合点的垂直距离）和收缩期隆起的面积（由二尖瓣环平面和闭合瓣叶包裹的区域）。11 mm 或以上的高度与二尖瓣反流复发相关。术中行 TEE 时，舒张期二尖瓣环的直径为 37 mm 或更大，隆起的面积为 1.6 cm² 或更大，以及重度二尖瓣反流与修补失败的可能性增高有关[168]。

体外循环前超声心动图评估的其他因素包括二尖瓣前叶修补后 SAM 的预测因素，其通常反映对合点前移。这可以采取减少对合点与间隔的距离（C 间隔距离 < 2.5 cm），或后叶相对延长（前叶与后叶比 ≤ 1.3 或后叶高度 > 1.5 cm），以及主动脉-二尖瓣角度变窄等方式[169-170]。其他 SAM 相关预测因素包括基底部室间隔肥厚（> 15 mm），左心室腔小和乳头肌前移。

CPB 脱机后，立即使用超声心动图评估由 SAM 引起的明显反流、狭窄或动态 LVOT 梗阻。应显示出环的稳定性和正常的瓣叶运动。任何残留的反流不应超过轻度和跨瓣膜反流。如果发生 SAM，治疗步骤包括液体输注和停用正性肌力药。如果 SAM 持续存在，下步治疗策略是使用 β 受体阻滞剂和增加后负荷。这些干预措施的效果在 TEE 上易于观察。大多数患者SAM 可改善或治愈，长期随访表明 SAM 发生率低，适合保守治疗[171]。持续存在的显著 SAM 需要进行矫正。评估二尖瓣流入通常涉及跨瓣梯度的测量，这取决于心输出量。

三尖瓣修补术

随着对三尖瓣反流不良预后影响的深入认识，人们对三尖瓣病变产生了兴趣。对左侧瓣膜性心脏病进行手术矫正后，严重的继发性三尖瓣反流通常无法改善。如果不进行治疗，即使轻度或中度继发性三尖瓣反流也可能进展。目前 AHA/ACC 指南建议在左侧瓣膜手术时对重度三尖瓣反流进行三尖瓣修补。

在进行左侧瓣膜手术时，是否决策对低于重度的三尖瓣反流患者进行干预更为复杂。如果在左侧瓣膜手术时不进行干预，约 25% 的患者轻度或中度的 TR 将会进展[50]。瓣环扩张是决定早期干预的重要因素。轻度或以上三尖瓣反流伴瓣环扩张（舒张期直径 > 40 mm 或 > 21 mm/m²）或既往有右心衰竭病史的患者，可受益于同时实施的三尖瓣修补（Ⅱa 型推荐）。在三尖瓣环没有扩张的情况下，当存在中度三尖瓣反流和肺动脉高压时，可在左侧手术中考虑三尖瓣修补（Ⅱb 型推荐）。

三尖瓣结构复杂。由于瓣环是立体的，瓣叶大小不等，因此很难在同一个二维影像平面上观察所有三个瓣叶。瓣膜的前部位置（扫描平面的远场）和细小的瓣叶也限制了二维 TEE 成像。二维 TEE 测量瓣环直径通常采用心尖四腔心切面[172]，但是与三维 TEE 相比，这一测量可能无法准确反映扩张程度，并且会低估最大直径[173]。三维 TEE 的研究增强了我们对瓣环从室间隔到侧壁范围的扩张、从卵圆形到圆形的进展以及瓣环动力相应变化的理解[174-175]。三维彩色的使用可增强反流严重程度的定量评估[172]，但在术中环境，三尖瓣反流的低估并不意外。三维 TEE 技术将继续在三尖瓣反流的评估中发挥更大的作用。

主动脉夹层

急性 A 型主动脉夹层具有较高的发病率和死亡率。准确的诊断对快速治疗至关重要。多数情况下，首选的诊断方法是 CTA，其识别夹层的敏感性为100%，特异性为 98%[176]。在某些情况下，TEE 比CTA 更易实施。TEE 的敏感性（86% ~ 100%）和特异性（90% ~ 100%）略低，尽管许多研究认为 TEE的特异性与 CTA 相当[176-177]。由于左主支气管位于主动脉和食管之间，TEE 成像受到包括升主动脉远端和主动脉弓近端显影盲区的挑战。由于反射和折射（尤其是有肺动脉导管时），近场的成像伪像很常见，可能会被误认为内膜瓣。

手术期间，术中 TEE 可进一步明确夹层的特征。

测量主动脉瓣环和根部，排除窦管交界消失，评估主动脉瓣的结构和功能。主动脉瓣关闭不全的机制包括双叶瓣引起反流，内膜片向瓣环延伸导致瓣叶不对称脱垂，根部扩张引起对合不良，以及内膜瓣脱垂阻止瓣叶完全对合[178]。这种机制性的信息影响瓣膜能否适合修补，可能导致手术计划的改变[179]。进一步评估包括检查真假腔。可能会观察到血流通过内膜片。通常情况下，真腔在收缩期扩张，这可以通过 M 型超声心动图来鉴别。假腔常表现为舒张期扩张和自发性回声显影。由于某些夹层的复杂性，可能难以准确鉴别真假腔。

机械循环支持（MCS）

持续性机械循环支持

　　北美每年大约植入 2500 个持续性左心室辅助装置（LVAD），其中近一半是永久治疗[180]。术中 TEE 可确认已知病变，是识别可能需要其他干预的异常不可缺少的检查[181-183]。植入前，超声心动图评估包括双心室大小和功能的检查，以及心内分流（包括 PFO）和心内血栓的评估。既往已有的瓣膜功能障碍亦可了解。轻度以上的主动脉瓣关闭不全、中度或中度以上的二尖瓣狭窄以及较重的三尖瓣关闭不全可能需要另外的瓣膜手术。LVAD 植入后，因跨瓣血流减少会继发血栓的形成，可能需要更换现有的机械主动脉瓣。超声心动图对于 LVAD 植入后右心衰竭的预测因素已得到广泛研究，包括较新的心肌变形技术。目前，尚无任何措施能可靠地预测双心室机械支持的需要[183]。

　　装置植入时，TEE 引导有助于流入管道在心尖处的正确放置。植入后的评估包括左心室大小、左心室减压程度、右心室功能、对 PFO 的再评估以及主动脉瓣开放的频率和程度。左心室减压的评估包括测量整个腔室的大小和室间隔的位置，室间隔应位于中间，不应偏向任一腔室。随着 LVAD 速度增加，经常需要重新评估参数，特别是考虑到右心室功能处于临界时。流入导管的正确位置应在心尖，指向二尖瓣，且不应干扰瓣膜下装置。流入导管与室间隔所成的锐角可引起导管堵塞。通常流入速度为 1.5 m/s 或更小。新一代 LVAD 的成像伪像可能会影响对导管的频谱多普勒和彩色血流评估。可在 ME 或 UE 切面观察到移植物-升主动脉流出的吻合情况。2 m/s 或更大的流出速度会增加阻塞的隐患，不过更新一代的装置正常值可能更高[183-184]。流出端移植物的中间部分也可沿心脏右侧观察到，但不应导致压迫。

临时机械循环支持

　　临时 MCS 常用的经皮装置包括主动脉内球囊泵、ECMO、Impella 经皮心室辅助装置（Abiomed，Danvers，MA）和 TandemHeart 经皮心室辅助装置（CardiacAssist，Pittsburgh，PA）。预计需要更长的临时支持时，可选择手术植入装置。装置位置是否合适取决于特定的技术，可通过 TEE 引导[183, 185]。在评估心肌恢复时，TEE 可增加血流动力学提供的信息，其已被纳入一些静脉动脉体外膜肺氧合脱机方案中[186]。

先天性心脏手术

　　在先天性心脏手术中，TEE 可提供诊断信息，帮助制定手术方案，识别修补后的残留缺陷，影响术后的内科治疗[187]。随着 TEE 在先天性心脏手术中的应用越来越广泛，当代研究报告称，约 1%～9% 的病例中 CPB 前的检查结果改变了手术操作，约 4%～6% 的病例中发现了需要手术翻修的残留病灶，在更复杂的病例中影响更大[188-191]。当重新进行 CPB 以获得短暂的心室支持或辅助装置时，在近 13% 的病例中 TEE 影响了手术干预[189]。TEE 进一步影响药物治疗，提供新的诊断信息。在小儿先天性心脏手术中评估肺动脉和冠状动脉时，心外膜成像可为 TEE 提供补充信息[192]。有限的文献表明，术中 TEE 在小儿心脏手术中具有节省成本的优势[193]。

其他手术

　　术中超声心动图医师遇到许多瓣膜疾病需要手术治疗的情况，包括天然和人工瓣膜功能障碍。TEE 可确认术前诊断，明确结构异常的位置。心内膜炎的手术治疗需要 TEE 评估其他瓣膜上的赘生物和脓肿。其他常依赖术中 TEE 的心脏手术包括微创手术（瓣膜修补/置换、CABG）、心脏肿块切除、心脏移植和肺动脉血栓内膜剥脱术。

术中经食管超声心动图——结构性心脏病的治疗

　　经皮技术的革新已促使结构性心脏病的治疗出现令人兴奋的发展，将治疗范围扩大到以前治疗选择受限的患者。接下来的部分详细阐述了超声心动图在一些经皮手术中的作用。

经导管主动脉瓣置换术

经导管主动脉瓣置换术（TAVR）于 2007 年首次在欧洲获准商业使用，于 2011 年首次在美国获准商业使用，TAVR 彻底改变了主动脉瓣狭窄的治疗模式。TAVR 适用于有严重症状的主动脉瓣狭窄的极端和高危人群，对有中度手术风险的患者是一种合理的选择[195]。每年的手术量持续增加[196]。有关 TAVR 的围术期超声心动图成像已有全面的资源详细介绍[197-198]。

瓣膜尺寸

瓣环尺寸决定经导管瓣膜的合适尺寸。瓣环尺寸的测量首选的成像方式是多层螺旋 CT（MDCT）[199]。与 MDCT 相比，由于主动脉瓣复合体呈椭圆形，二维 TTE 和 TEE 通常测量的瓣环尺寸偏小[200-201]。三维 TEE 测量的瓣环尺寸比二维 TEE 大[202-203]。与 MDCT 的测量值相比，三维 TEE 的测量值可能偏低或相当[200, 203-207]。MDCT 和三维 TEE 均已用于预测植入后的瓣周漏[205, 208-210]。自动化三维 TEE 软件正在开发，具有可重复性和与基于 MDCT 假体尺寸的良好一致性[211-212]。

术中检查

手术开始时，超声心动图检查不仅包括主动脉瓣的评估，还包括双心室功能的测定，评估其他瓣膜异常，检测任何先前存在的心包积液，以及识别其他具有手术意义的特征，包括左心室变小和基底部室间隔肥厚。手术进行时，可在超声心动图的引导下进行导线和装置定位，尽管透视是常用的主要工具。在瓣膜撑开前，理想的瓣膜放置位置取决于瓣膜的设计（如自膨胀式或球扩式）。

瓣膜植入后，通过透视、有创血流动力学和超声心动图的综合评估可提供有关瓣膜位置、瓣周漏的严重程度和跨瓣梯度的信息。当早期发现不良结果时可实施进一步干预，如球囊扩张或二次植入装置。超声心动图可排除其他并发症，包括功能性二尖瓣狭窄、新发心包积液、新发 RWMA（可能由于冠状动脉阻塞）和主动脉损伤。

经食管超声心动图与经胸超声心动图

关于经股动脉 TAVR 的最佳麻醉方法[213]和术中成像策略存在激烈的争论[214]。最初的 TAVR 临床试验在全身麻醉下通过术中 TEE 进行[215-216]。然而，随着技术的进步和手术时间的缩短，在监护麻醉或护理实施的镇静下即可进行。手术量较大的中心使用这些技术的比例在发生变化，从 100% 全身麻醉，到同时使用镇静和全身麻醉，再到近乎 100% 使用镇静[217]。2012 年至 2015 年，美国全身麻醉的使用率从 97.6% 降至 82.6%，适度镇静的使用率从 2.2% 升至 16.6%[196]。在 2015 年对来自 38 个国家的 250 个中心的调查中，全身麻醉是 60.1% 的中心最常用的技术，39.5% 的中心只使用全身麻醉[218]。46% 的中心系统地使用了术中 TEE，分别有 62% 和 31% 的中心使用 TEE 和 TTE 评估装置植入后的主动脉瓣反流[218]。尽管全身麻醉使用率降低，TEE 使用率增加，术中 TEE 可能更适用于监测冠状动脉阻塞或瓣环破裂的高危患者，并可减少高危患者静脉造影剂漏出，提供瓣膜尺寸的二次测量[219]。

由于术中 TEE 通常在全身麻醉下进行，因此很难评估全身麻醉或超声心动图对结局的单独影响。在一项比较全身麻醉与非全身麻醉经股动脉 TAVR 手术的研究中，大多数接受全身麻醉的患者术中使用 TEE，少数非全麻患者术中使用 TEE。经倾向匹配分析校准麻醉类别显示，术中行 TEE 检测的患者与未行 TEE 检测的患者相比，瓣膜释放的成功率、中度以上主动脉瓣反流或其他并发症的发生率并无显著差异[220]。一项回顾性研究对 454 例行经股动脉 TAVR 的连续患者进行了研究，适度镇静下行 TTE 的患者（$n = 234$）与全身麻醉下行 TEE 的患者相比，出院时轻度以上瓣周漏反流的发生率没有差异（TTE 组 33% vs. TEE 组 38%，$P = 0.326$）[221]。然而，TTE 组的二次瓣膜植入（7% vs. 2%，$P = 0.026$）和后扩张（38% vs. 17%，$P < 0.001$）的发生率显著增加[221]。许多回顾性研究受年代偏倚而混淆——随着手术技术的发展，从早期主要使用 TEE 过渡到使用 TTE。此外，早期瓣膜的研究结果可能不适用于目前临床应用的瓣膜。目前的研究尚不能得出关于 TAVR 中 TEE 与 TTE 的确切结论，它们代表了解决这些问题的初步步骤。

经导管二尖瓣修补术

二尖瓣反流经皮二尖瓣夹合术（雅培血管-结构心脏，门罗帕克，加利福尼亚州）用夹子夹住二尖瓣前叶和后叶的游离边缘，置于瓣膜反流位置，形成一个类似于 Alfieri 外科技术的双瓣孔。在美国，二尖瓣夹最初被批准用于治疗有手术禁忌风险的重度原发性（退行性）二尖瓣反流。在欧洲，经皮瓣膜修补术也已用于治疗继发性（功能性）二尖瓣反流。这两类患者群体的疗效和长期结局都是目前致力研究的领域[222]。目前有几项随机试验纳入继发性二尖瓣反流患者，文献资料的体量正在迅速增长[223-225]。截至 2019 年，尽管有较佳的内科治疗，美国的二尖瓣夹治疗的适应证已扩大到有明显继发性二尖瓣反流的患者。

超声心动图成像对于确定手术适应证、提供术中指导以及评估手术成功至关重要[226]。术前超声心动图可评估瓣膜的解剖特征，检查瓣膜下装置，提供反流严重程度的定性和定量评估。最佳形态学特征以 EVEREST 研究的纳入和排除标准为基础，包括中枢性反流（A2/P2）、钳夹区未见钙化、二尖瓣面积大于 4 cm²、连枷间隙小（＜10 mm）和连枷宽度小（＜15 mm）[227]。术中 TEE 与透视相结合，可指导房间隔穿刺以及将导管推进至左心房（图 37.29）。在 TEE 的指导下，夹子在瓣叶上方对齐，操作臂垂直对合线。一旦位置满意，装置系统就会进入左心室（彩图 37.30）。系统略微后退，使得夹子夹住瓣叶，此时可使用超声心动图实时成像。在夹子释放前，确认夹住两瓣叶，并评估反流的严重程度。若有明显残留或二尖瓣反流加剧，或超声心动图显示二尖瓣狭窄，可能需要重新调整夹子位置。释放后对反流和狭窄进行量化，如果仍有明显的二尖瓣反流，可能提示需二次放置夹子。

其他经皮结构性心脏手术

TEE 是许多其他导管手术的标准成像方式，包括房间隔缺损闭合、室间隔缺损闭合、左心耳闭塞、人工瓣膜失败后的瓣中瓣治疗和瓣周漏闭合。在这些手术中，超声心动图可评估手术适应证，提供实时指导以及评估手术效果。正在研究中的导管技术包括二尖瓣置换术和针对三尖瓣反流的疗法，比如瓣环成形术、瓣叶对合技术和腔内瓣膜植入术[228-230]。

新兴技术

融合成像

多模式成像对于经皮结构性心脏手术的方案制定和实施至关重要。介入心脏病专家同时使用超声心动图和透视数据来指导导管手术和释放装置。通常这些影像显示在不同的屏幕上，这就给术者带来挑战，因为他们必须将信息组合，在脑海中重建这些结构的三维表现。超声心动图和透视影像的融合可同时显示心脏结构及导管的运动。目前技术还处在发展阶段，在未来数年有望得到更好的应用[231-232]。

3D 打印

瓣膜结构和复杂先天性心脏缺陷的 3D 模型可根据超声心动图和其他影像数据打印出来。与模型的视觉和触觉交互可更好地理解结构的相互作用和异常。目前，关于这些病情的 3D 打印作为一种培训和模拟

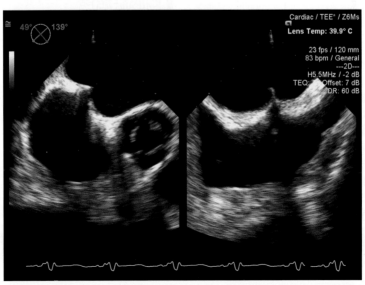

图 37.29 改良的食管中段主动脉瓣短轴（左）和双腔静脉（右）切面的双平面成像。在导管进入左侧实施手术时，双平面实时成像是引导房间隔穿刺术必不可少的工具

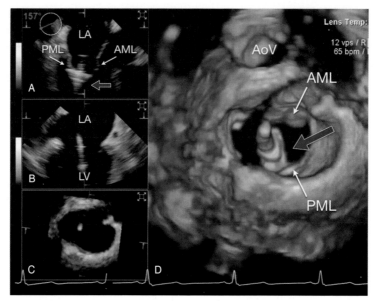

彩图 37.30 在二尖瓣夹合术中同时实时显示二维参考切面（图 A-C）和三维容积（图 D）。夹子（蓝色箭头）应与二尖瓣对合线垂直对齐。实时成像通过提供导管和装置位置改变后的视觉反馈，有助于调整装置的最佳位置。AML，二尖瓣前叶；AoV，主动脉瓣；LA，左心房；LV，左心室；PML，二尖瓣后叶

工具最为适合，但是患者特定模型可用于优化术前方案[233]。模型质量取决于影像数据的质量。高成本、打印时间长和缺乏能够复制组织结构特性的材料限制了 3D 打印的围术期应用[234]。

人工智能 / 机器学习

人工智能及其亚领域（机器学习）已渗透到日常生活中。将这些技术应用于医学问题的探索也不例外。人工智能是计算机科学的一个分支，专注于开发能够模拟人类智能的计算机系统，包括学习、储存知识、解决问题和推理等方面[235]。机器学习专注于预测模型的开发，从数据中学习规则，而非专门编程[236]。目前，许多三维超声心动图平台需要耗时的用户手动输入来进行定量分析，使其在手术室中的常规应用不切实际。尽管尚未成为主流，超声心动图中使用人工智能的自动分析平台已存在，包括三维 TEE 中的二尖瓣和主动脉瓣分析（彩图 37.31），以及三维 TTE 中的自动腔室定量[237-240]。在围术期之外，机器学习已被用于二维 TTE 评估左心室肥厚表型[241]。可以想象，此类技术的改进和不断发展可在动态条件下提供复杂的瓣膜和心室定量分析，提高准确性，降低判读的不一致性。

围术期经胸超声心动图和目标导向心脏超声

尽管 TEE 历来是围术期超声心动图的主要方式，但 TTE 逐渐成为一种相关可行的方法。拥有丰富超声心动图经验的麻醉医师已开始进行术前 TTE 会诊服务，术前评估期间有指征时可提供超声心动图检查和解读[242-245]。超声心动图检查结果导致 54% ~ 84% 的病例的治疗发生改变，包括改变麻醉计划，影响是否需要术前额外会诊或术中监测的决策[242-244]。心脏病专家对影像的判读和一部分患者的正式 TTE 影像证实了多数病例中 TTE 目标导向检查的主要结果[242-243]。在接受大手术的患者中，标准术前超声心动图未能证明与改善预后的相关性，因此术前麻醉医师实施 TTE 在指导手术或预后方面的价值需要进一步判定[246]。随着这些会诊服务的发展，重要的考虑因素包括拟行检查的范围，以及个人操作和判读的经验。

数项小型研究证明 FoCUS* 在紧急或急诊手术

---

* 这些研究描述了"经胸目标导向超声心动图"的使用。为了与发布的指南中提出的术语保持一致，我们将这些研究描述为 FoCUS。

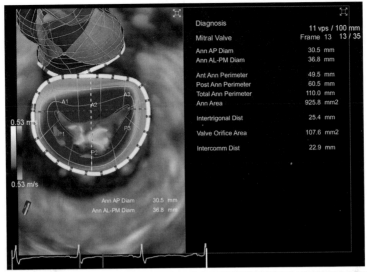

Diagnosis
Mitral Valve

	11 vps / 100 mm
	Frame 13　13 / 35
Ann AP Diam	30.5 mm
Ann AL-PM Diam	36.8 mm
Ant Ann Perimeter	49.5 mm
Post Ann Perimeter	60.5 mm
Total Ann Perimeter	110.0 mm
Ann Area	925.8 mm2
Intertrigonal Dist	25.4 mm
Valve Orifice Area	107.6 mm2
Intercomm Dist	22.9 mm

彩图 37.31　**人工智能进行瓣膜分析程序示例。**整个心动周期内动态测量二尖瓣环的几何形状

前的可行性，进而改变麻醉技术或治疗计划[247-249]。特定的患者群体，如髋部骨折患者，可能最适合 FoCUS。髋部骨折手术延迟与死亡风险增加相关，通过标准通道进行的术前超声心动图检查与手术延迟有关[250-252]。髋关节手术中术前 FoCUS 的多中心、随机先导研究已经完成，为更大的确定性随机对照试验奠定了基础[253]。

手术区域无菌、患者不易接触的手术室不一定有利于经胸成像。尽管存在挑战，但一些小型研究已有望证明 FoCUS 在手术期间的可行性。在稳定和不稳定患者接受一系列手术（矫形 / 创伤、腹部 / 血管、泌尿外科 / 妇科以及头、耳鼻喉）的系列研究中，超过 90% 的病例可进行目标导向检查[254]。慢性阻塞性肺疾病患者和接受腹部手术的患者成像质量明显较差。随后的研究证明 FoCUS 在胸外科手术中的可行性，并对 22% ～ 66% 的患者术中管理产生影响[255-256]。

人们对 FoCUS 和 TTE 用于孕妇围产期麻醉管理的血流动力学监测和诊断评估的兴趣日益浓厚[257]。心脏左移和左倾避免主动脉压迫有利于胸骨旁和心尖成像窗口[257]。产后出血、先兆子痫和心肌病均可导致血流动力学紊乱，可通过心脏超声检测出来[258]。

尽管具有公认的价值[259]，FoCUS 仍不是麻醉实践的常规内容。一项对心胸麻醉医师的调查显示，81% 的受访者熟悉 FoCUS，但只有 47% 在临床实践中使用 FoCUS[260]。虽然这项研究有局限性，比如低回应率，但它展示了对当前实践模式的深入理解。FoCUS 使用最常见的阻碍是缺乏培训，其次是对漏诊、缺乏设备和认证过程的担忧。大多数麻醉医师都接受过正规的超声心动图培训（TEE、TTE 或 FoCUS），若非如此，这种阻碍可能会进一步放大。

重症治疗

在手术和非手术重症患者的治疗中，床旁即时实施和解读超声心动图是可行且有影响意义的检查方法。TTE 和 TEE 结果均会对休克患者的管理、诊断和治疗产生影响，并可提供预后信息[261-265]。在一项对 110 例未分类休克患者的研究中，与 110 例回顾性研究的对照患者相比，超声心动图引导的早期复苏与生存率提高、液体输注减少和正性肌力药的使用增加有关[266]。尽管这并不代表因果关系，但突出了超声心动图在复苏中的潜在价值，特别是考虑到积极的液体复苏与死亡率之间的相关性时[267-269]。在 ICU 中，TTE 的使用比 TEE 更普遍，欧洲和澳大利亚的重症医师使用 TEE 比北美的同行更普遍[270-271]。TEE 在机械通气条件下可提高诊断准确性，然而，数个集中研究小组已从大多数机械通气患者中获得足够的经胸影像[261-262, 272-273]。TEE 为疑似心内膜炎或心内肿块的评估、大血管病变的评估和瓣膜功能障碍的评估提供了出色的影像方式[56]。

与围术期 TEE 相似，重症超声心动图也有基础和高级应用[54, 57]。基础应用包括评估整体双心室的大小和功能，识别心包积液或压塞，识别重度瓣膜反流，以及指导心搏骤停期间和之后的复苏。高级应用包括定量评估功能和充盈压，评估液体反应性，检测心脏来源的栓塞、心内膜炎、急性主动脉病变或损伤、心内分流和心肌梗死并发症等异常。对疑似心内膜炎、大血管病变或损伤和急性肺栓塞的评估可认为是基础应用，也可认为是高级应用。

液体反应性

评估休克患者时，关于液体输注、维持或停止的决策常面临挑战。有液体反应性的患者通过每搏量或心输出量的增加对液体冲击做出反应，动态指标（如心肺相互作用或被动抬腿动作）可暂时引起前负荷的变化以评估这种反应[107]。在接受被动机械通气的患者中，一些超声心动图参数已用于预测液体反应性，以辅助临床决策：

- 下腔静脉扩张指数：正压通气时，吸气导致胸内压升高，减少静脉回流至心脏，导致 IVC 扩张。呼气时，IVC 直径最小。与呼吸周期中最大（D_{max}）和最小（D_{min}）直径相关的两个 IVC 扩张指数（dIVC 或 ΔIVC）已有描述：

$$\Delta IVC = \frac{D_{max} - D_{min}}{D_{min}} \times 100\%$$

其中阈值为 18% 或更高时，可区分有反应者和无反应者[274]。

$$\Delta IVC = \frac{D_{max} - D_{min}}{(D_{max} + D_{min})/2} \times 100\%$$

其中阈值为 12% 或更高时，可区分有反应者和无反应者[275]。

第一个方程最常使用[276]。在异质性较高的人群中，ΔIVC 的准确性较差（据两项后续研究报告，受试者操作特征曲线下面积分别为 0.43 和 0.635）[277-278]。区分有反应者和无反应者的最佳阈值也有所不同。通常，ΔIVC 的特异性比敏感性高。

ΔIVC 成为有用的工具必须满足几个先决条件，包括无自主呼吸，潮气量 8 ~ 12 ml/kg（需要增加胸膜腔压力影响 IVC 直径），无肺源性心脏病，以及无腹内压升高[108]。这些条件非常重要，ΔIVC 可准确预测潮气量 8 ~ 10 ml/kg 且 PEEP 不超过 5 cmH$_2$O 的通气患者的液体反应性，但对潮气量小于 8 ml/kg 或 PEEP 大于 5 cmH$_2$O 的患者的液体反应性预测较差[276]。

- 上腔静脉塌陷指数：正压通气期间，由于胸腔内压增加，SVC 在吸气过程中塌陷（与 IVC 相反）。脓毒性休克患者的初始研究评估了 SVC 塌陷指数（ΔSVC），定义为：

$$\Delta SVC = \frac{D_{max} - D_{min}}{D_{max}} \times 100\%$$

其中 D_{max} 是呼气时的最大直径，D_{min} 是吸气时的最小直径[279]。阈值超过 36% 可区分液体有反应者和无反应者，敏感性 90%，特异性 100%。在一项较大型的需要机械通气的任何类型休克患者的队列中，ΔSVC 为 21% 或更高时可预测液体反应性，敏感性 61%，特异性 84%[278]。在对同一群体患者进行比较时，ΔSVC 的诊断准确性高于 ΔIVC_1[277-278]。ΔSVC 的测定需要通过 TEE 成像来实施。

- 主动脉 /LVOT 峰值速度变异度：正压通气导致 LVOT 和主动脉瓣的最大流速周期性变化。在主动脉瓣或 LVOT 上使用脉冲波多普勒可测量整个呼吸周期内的最高（V_{max}）和最低（V_{min}）峰值速度[278,280]。二者之差除以它们的平均值，以百分比表示如下：

$$\Delta V_{max}Ao = \frac{V_{max} - V_{min}}{(V_{max} + V_{min})/2} \times 100\%$$

在初步研究中，有反应者和无反应者的区分阈值是 12% 或更高[280]。与其他动态指标类似，在更大的不同人群中，该参数的效果不如最初报告的那么准确。同一队列进行比较，$\Delta V_{max}Ao$ 的敏感性最高，而 ΔSVC 预测液体反应性的特异性最高[278]。

利用心肺交互作用和动态参数进行的其他超声心动图评估是积极研究的领域。仅呼气末阻塞或结合吸气末阻塞后 LVOT 速度时间积分和（或）最大主动脉速度的变化评估，已用于预测液体反应性[281-282]。这些方法目前尚未广泛应用，需要在不同患者人群中进一步验证。无论采用何种指标，临床医生都应结合患者的整体状况来解读这些结果，并能认识到其局限性。

心脏术后

2016 年一项纳入 15 项心脏术后 TTE 和 TEE 检查研究的系统回顾表明，超声心动图（由新手和超声专家完成）是可行的检查，其结果常引起治疗上的改变[283]。已证明在血流动力学不稳定的心脏术后患者中，通过连续 TEE 得出的诊断与通过血流动力学测量得出的诊断之间存在显著差异[284]。基于 TEE 的诊断在观察者间的一致性更高，表明即使在有创血流动力学监测的情况下，超声心动图检查也能增加有价值的诊断信息。

创伤与复苏

数十年来，心脏超声肋下视窗已成为创伤患者创伤重点超声评估（FAST）检查的一部分[285]。FoCUS扩展了这种心脏检查，已用作指导创伤患者复苏的工具。作为初始评估的一部分，一项将创伤患者随机分为FoCUS组或非FoCUS组的试验证明，FoCUS组的输液量明显减少，从创伤室到手术室的时间缩短，ICU收治率更高[286]。在钝性或穿透性胸外伤中，超声心动图可发现诸如心脏破裂、功能障碍（由挫伤引起）、瓣膜损伤、心包膜硬化和主动脉破裂等并发症[287]。

其他临床应用

超声心动图可确定缺氧的原因，如从右到左的心内分流或胸腔积液（图 37.32）。临床医生在评估心肺功能衰竭时常将肺部超声与超声心动图相结合（另见第 83 章）[288]。

超声心动图在重症治疗中的新应用正在兴起。热门研究领域包括脓毒症的应变成像[289]和超声心动图在评估无法脱离机械通气患者中的应用[290]。

手持式超声心动图

手持式超声心动图因其小巧便携，非常适合床旁评估[291]。接受有限超声心动图培训的重症医师进行手持式重点检查的实施与解读，与超声科医师进行正规 TTE 检查和超声心动图医师进行解读相比，可合理准确评估左心室的收缩功能[292]。当由有经验的超声心动图重症医师来操作时，在机械通气的重症患者中，

手持式超声心动图检查可提供类似于全平台 TTE 的二维诊断功能，但因缺乏频谱多普勒而受到限制[293]。

微型 TEE 探头

微型 TEE 探头有望成为重症监护中监测血流动力学或观察心肺功能衰竭的工具[294-295]。使用微型多平面 TEE 探头进行检查是可行的，在接受机械通气的重症患者中耐受性良好[295]。与标准 TEE 相比，微型探头能对心肺功能衰竭的原因进行一致性诊断评估，尽管影像质量较差。由于影像质量下降，进行常规血流动力学监测不用太频繁，但在可行的情况下，其结果与标准 TEE 结果一致。在微型 TEE 广泛应用之前，有必要进行大规模的研究，评估产生的临床效果。

培训与认证

知识储备和培训

在整个麻醉学领域，包括超声心动图在内的围术期超声规范化培训正不断推进。美国毕业后医学教育认证委员会要求麻醉科住院医师具备获取标准经食管和经胸超声心动图切面的能力[296]。美国麻醉资格评定委员会的认证要求具备 TEE 基础知识，通过笔试和客观结构化临床考试进行评估[297-298]。麻醉学危重症医学认证项目要求学员掌握超声的原理知识，以及熟练应用 TEE 和 TTE[299]。

规范化超声心动图培训需要课程开发和培训计划。一些受训者在医学院即开始接触超声。一些机构将心脏超声纳入教育项目，最初通过该项目进行解剖

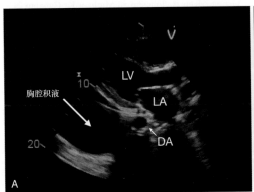
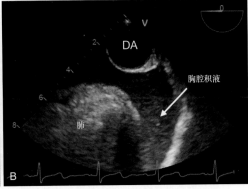

图 37.32　**超声心动图显示胸腔积液。**（A）经胸胸骨旁长轴切面显示降主动脉后方有透声区，与左侧大量胸腔积液相符。心包积液（图中未显示）可视为降主动脉前方的透声区。（B）经食管降主动脉短轴切面显示与左侧胸腔积液一致的透声区。注意图像左侧的肺不张。DA，降主动脉；LA，左心房；LV，左心室

和功能教学，后来又将其作为体格检查的辅助[300]。许多住院医师培训正在开发多模式纵向课程，包括教学讲座、手动研习会、在线模式、模拟以及正规的超声心动图轮转[301-304]。在线仿真模拟为用户提供了一种交互式方式学习标准切面和空间关系[305-306]。基于人体模型的模拟是一种促进学习 TEE 和 TTE 知识和技术的有效方法，可能是早期培训学员的有用的教育工具[307-314]。除了这些多模式教学方法外，在监督下的实际临床经验仍然是培训中的关键部分。在北美，TEE 高级培训通常在心胸麻醉专科培训时完成。

　　未来几年可能会越来越重视麻醉学 FoCUS 培训。在对美国麻醉学住院医师教学的主管和受训者的调查中，大多数受访者表示，FoCUS 应该成为培训的标准组成部分，而只有少数教学纳入这类培训[315]。另一项对加拿大住院医师教学主管的调查表明，应强制进行 FoCUS 培训，虽然大多数项目有培训机会，但只有少数实施强制轮转[316]。本专业面临的挑战是如何最好地结合 FoCUS 来制定最低培训标准和能力，以及为已在临床中的受训者和麻醉医师提供培训。欧洲心血管影像协会已发布了 FoCUS 教育和培训的参考课程和教学大纲[317]。临床医生必须清楚了解 FoCUS 适用范围狭小，并认识到专家会诊的局限性和适应证。围术期 FoCUS 适用性的许多示例都由经验丰富的超声心动图医师操作，是否适应于经验不足、很少受过正规培训的操作者还需验证。初步掌握超声知识和技能后，持续使用对保证熟练度非常重要。当超过一年未使用这些技能时，将会出现明显的退步[318]。

资质认证

　　美国超声心动图国家委员会提供了初级（Basic PTEeXAM）和高级（Advanced PTEeXAM）围术期 TEE 考试和资质认证[319]。通过考试的个人将获得考试及格证书。考试及格者可通过监督培训、实践经验或延长继续医学教育获得基本认证。高级 PTEeXAM 及格者可通过完成心胸麻醉学认证课程获得认证，实践经验途径仅适用 2009 年前完成培训的人。围术期 TTE 没有资质认证，但能胜任的人员可参加成人综合超声心动图专业能力考试（ASCeXAM），获取考试及格证书。在欧洲，欧洲心血管影像协会和欧洲心胸麻醉协会联合提供成人 TEE 资质认证[320]。现在，普通重症超声和初级重症超声心动图被认为属于重症医师的执业范围，已提议对获得高级培训的人员进行认证[55-56]。截至 2019 年，美国国家超声心动图委员会现在提供重症超声心动图专业能力考试（CCEeXAM）[321]。

未来发展方向

　　围术期超声心动图的发展正处于变革关头，集增长、创新和可及性为一体。TEE 从几十年前初作为心脏手术中的围术期监测，发展为心脏麻醉和手术决策不可或缺的一部分。更复杂的自动化平台将为实时执行日益复杂的定量分析铺平道路。基于导管的手术扩大了可治疗的疾病范畴，超声心动图对于结构性心脏团队实施的多模式成像技术至关重要。许多心脏麻醉医师对 TTE 感兴趣，这是对他们已经建立的知识和技能的补充。

　　除心脏手术外，麻醉医师将 TEE 用作高风险手术或高危患者的术中监测。现在，麻醉学员需要具备 TEE 基本知识。将来，也可能需要掌握 FoCUS 经胸成像知识。随着超声设备便携性的提高和电容微机械超声传感器等新技术的出现，床旁即时成像普及的现实即将到来。随着对超声检查的兴趣和投资日益增长，基本技能组合可能很快成为所有麻醉医师的技能范畴。对培训的研究机遇很多，麻醉医师实施的检查具有较大的影响。现在，重症培训目标包括在更大的重症超声范围内对超声心动图的基本掌握。与高级围术期 TEE 相似，高级重症超声心动图的精通需要额外的专门培训，允许对重症患者进行心脏结构和功能的全面评估和血流动力学评估。无论是用作常规监测、高级诊断的工具，还是用于手术指导，超声心动图都是现代围术期医师医疗设备的重要组成部分。

致谢

　　编辑和出版商感谢 Georges Desjardins，Daniel P. Vezina，Ken B. Johnson 和 Michael K. Cahalan 等医生为本著作前一版这一专题的章节所做出的贡献，为当前本章的撰写奠定了基础。

参考文献

1. Mahmood F, Shernan SK. *Heart.* 2016;102(15):1159–1167.
2. Edler I, Hertz CH. *Clin Physiol Funct Imaging.* 2004;24(3):118–136.
3. Johnson ML, et al. *J Thorac Cardiovasc Surg.* 1972;64(6):922–934.
4. Frazin L, et al. *Circulation.* 1976;54(1):102–108.
5. Matsumoto M, et al. *N Y State J Med.* 1979;79(1):19–21.
6. Matsumoto M, et al. *Am J Cardiol.* 1980;46(1):95–105.
7. Souquet J, et al. *IEEE Trans Biomed Eng.* 1982;29(10):707–712.
8. Schluter M, et al. *Br Heart J.* 1982;48(1):67–72.
9. Roizen MF, et al. *J Vasc Surg.* 1984;1(2):300–305.
10. Beaupre PN, et al. *Am Heart J.* 1984;107(5 Pt 1):1021–1023.
11. Cucchiara RF, et al. *Anesthesiology.* 1984;60(4):353–355.
12. de Bruijn NP, et al. *Anesth Analg.* 1987;66(5):386–390.
13. Roewer N, et al. *J Cardiothorac Anesth.* 1987;1(5):418–428.
14. Omoto R, et al. *Int J Card Imaging.* 1989;4(1):57–58.
15. Flachskampf FA, et al. *Eur Heart J.* 1992;13(9):1201–1206.

16. Kyo S, et al. *Int J Card Imaging.* 1989;4(1):41–42.
17. Pothineni KR, et al. *Echocardiography.* 2007;24(10):1099–1104.
18. Kloster FE, et al. *Circulation.* 1973;48(5):1075–1084.
19. Griffith JM, Henry WL. *Circulation.* 1974;49(6):1147–1152.
20. vonRamm OT, Thurstone FL. *Circulation.* 1976;53(2):258–262.
21. Kisslo J, et al. *Circulation.* 1976;53(2):262–267.
22. Feigenbaum H. *Circulation.* 1996;93(7):1321–1327.
23. Jardin F, et al. *Crit Care Med.* 1985;13(11):952–956.
24. Jardin F, et al. *Crit Care Med.* 1990;18(10):1055–1060.
25. Swan HJ, et al. *N Engl J Med.* 1970;283(9):447–451.
26. Connors Jr AF, et al. *N Engl J Med.* 1983;308(5):263–267.
27. Eisenberg PR, et al. *Crit Care Med.* 1984;12(7):549–553.
28. Connors Jr AF, et al. *JAMA.* 1996;276(11):889–897.
29. Dalen JE, Bone RC. *JAMA.* 1996;276(11):916–918.
30. Richard C, et al. *JAMA.* 2003;290(20):2713–2720.
31. Sandham JD, et al. *N Engl J Med.* 2003;348(1):5–14.
32. Wiener RS, Welch HG. *JAMA.* 2007;298(4):423–429.
33. Le HT, et al. *Anesth Analg.* 2016;122(3):633–646.
34. Duncan AE,A, et al. *Anesth Analg.* 2014;118(3):525–544.
35. Thomas JD, Rubin DN. *J Am Soc Echocardiogr.* 1998;11(8):803–808.
36. Turner SP, Monaghan MJ. *Eur J Echocardiogr.* 2006;7(1):9–15.
37. Hawkins K, et al. *Echocardiography.* 2008;25(2):119–123.
38. Porter TR, et al. *J Am Soc Echocardiogr.* 2018;31(3):241–274.
39. Bhatia VK, Senior R. *J Am Soc Echocardiogr.* 2008;21(5):409–416.
40. Porter TR, et al. *J Am Soc Echocardiogr.* 2014;27(8):797–810.
41. Lang RM, et al. *J Am Soc Echocardiogr.* 2012;25(1):3–46.
42. Mahmood F, et al. *J Cardiothorac Vasc Anesth.* 2016;30(2):470–490.
43. Practice guidelines for perioperative transesophageal echocardiography. A report from the American Society of Anesthesiologists and the Society of Cardiovascular Anesthesiologists Task Force on Transesophageal Echocardiography. *Anesthesiology.* 1996;84(4):986–1006.
44. American Society of Anesthesiologists and Society of Cardiovascular Anesthesiologists Task Force on Transesophageal Echocardiography. Practice guidelines for perioperative transesophageal echocardiography. An updated report by the American Society of Anesthesiologists and the Society of Cardiovascular Anesthesiologists Task Force on Transesophageal Echocardiography. *Anesthesiology.* 2010;112(5):1084–1096.
45. Silvestry FE, et al. *J Am Soc Echocardiogr.* 2009;22(3):213–231; quiz 316-217.
46. Zamorano JL, et al. *J Am Soc Echocardiogr.* 2011;24(9):937–965.
47. Flachskampf FA. et al. *Eur J Echocardiogr.* 2001;2(1):8–21.
48. Flachskampf FA, et al. *Eur J Echocardiogr.* 2010;11(7):557–576.
49. Kristensen SD, et al. *Eur Heart J.* 2014;35(35):2383–2431.
50. Nishimura RA, et al. *Circulation.* 2014;129(23):e521–643.
51. Fleisher LA, et al. *Circulation.* 2014;130(24):2215–2245.
52. Cahalan MK, et al. *J Am Soc Echocardiogr.* 2002;15(6):647–652.
53. Price S, et al. *Cardiovasc Ultrasound.* 2008;6:49.
54. Mayo PH, et al. *Chest.* 2009;135(4):1050–1060.
55. Expert Round Table on Ultrasound in ICU. *Intensive Care Med.* 2011;37(7):1077–1083.
56. Expert Round Table on Echocardiography in ICU. *Intensive Care Med.* 2014;40(5):654–666.
57. Levitov A, et al. *Crit Care Med.* 2016;44(6):1206–1227.
58. Hilberath JN, et al. *J Am Soc Echocardiogr.* 2010;23(11):1115–1127.
59. Purza R, et al. *Ann Thorac Surg.* 2017;103(3):795–802.
60. Reeves ST, et al. *Anesth Analg.* 2013;117(3):543–558.
61. Hahn RT, et al. *J Am Soc Echocardiogr.* 2013;26(9):921–964.
62. Reeves ST, et al. *J Am Soc Echocardiogr.* 2007;20(4):427–437.
63. Royse AG, Royse CF. *Best Pract Res Clin Anaesthesiol.* 2009;23(3):335–341.
64. Michelena HI, et al. *Mayo Clin Proc.* 2010;85(7):646–655.
65. Ikram A, et al. *J Clin Neurosci.* 2018;50:30–34.
66. Glas KE, et al. *J Am Soc Echocardiogr.* 2007;20(11):1227–1235.
67. Spencer KT, et al. *J Am Soc Echocardiogr.* 2013;26(6):567–581.
68. Via G, et al. *J Am Soc Echocardiogr.* 2014;27(7): 683.e681-683.e633.
69. Zimmerman JM, Coker BJ. *Anesth Analg.* 2017;124(3):753–760.
70. Mitchell C, et al. *J Am Soc Echocardiogr.* 2018.
71. Gudmundsson P, et al. *Int J Cardiol.* 2005;101(2):209–212.
72. Shahgaldi K, et al. *Cardiovasc Ultrasound.* 2009;7:41.
73. Mathew JP, et al. *Anesth Analg.* 2002;94(2):302–309.
74. Cerqueira MD, et al. *J Nucl Cardiol.* 2002;9(2):240–245.
75. Ortiz-Perez JT, et al. *JACC Cardiovasc Imaging.* 2008;1(3):282–293.
76. Hauser AM, et al. *J Am Coll Cardiol.* 1985;5(2 Pt 1):193–197.
77. Rudski LG, et al. *J Am Soc Echocardiogr.* 2010;23(7):685–713; quiz 786-688.
78. Zoghbi WA, et al. *J Am Soc Echocardiogr.* 2017;30(4):303–371.
79. Lancellotti P, et al. *Eur Heart J Cardiovasc Imaging.* 2013;14(7):611–644.
80. Sanfilippo F, et al. *J Cardiothorac Vasc Anesth.* 2017;31(5):1681–1691.
81. Lang RM, et al. *J Am Soc Echocardiogr.* 2015;28(1):1–39.e14.
82. Caballero L, et al. *Eur Heart J Cardiovasc Imaging.* 2015;16(9):1031–1041.
83. Nishimura RA, Tajik AJ. *Prog Cardiovasc Dis.* 1994;36(4):309–342.
84. Forner AF, et al. *Int J Cardiovasc Imaging.* 2017;33(9):1385–1394.
85. Shen T, et al. *Anesth Analg.* 2018;126(1):62–67.
86. Markin NW, et al. *J Am Soc Echocardiogr.* 2017;30(2):180–188.
87. Tamborini G, et al. *J Am Soc Echocardiogr.* 2009;10(5):630–634.
88. Unsworth B, et al. *Int J Cardiol.* 2013;165(1):151–160.
89. Nagueh SF. *Curr Heart Fail Rep.* 2009;6(3):154–159.
90. Nagueh SF, et al. *J Am Soc Echocardiogr.* 2016;29(4):277–314.
91. Swaminathan M, et al. *Ann Thorac Surg.* 2011;91(6):1844–1850.
92. Matyal R, et al. *Anesth Analg.* 2011;113(3):449–472.
93. McIlroy DR, et al. *J Cardiothorac Vasc Anesth.* 2015;29(4):1033–1043.
94. Baumgartner H, et al. *J Am Soc Echocardiogr.* 2017;30(4):372–392.
95. Baumgartner H, et al. *J Am Soc Echocardiogr.* 2009;22(1):1–23; quiz 101-102.
96. Brown JM. *Crit Care Med.* 2002;30(6):1361–1364.
97. Wetterslev M, et al. *Intensive Care Med.* 2016;42(8):1223–1233.
98. Amsallem M, et al. *J Am Soc Echocardiogr.* 2016;29(2):93–102.
99. Vincent JL, De Backer D. *N Engl J Med.* 2014;370(6):583.
100. Cecconi M, et al. *J Am Soc Echocardiogr.* 2009;22(4):1795–1815.
101. Akinboboye O, et al. *Clin Cardiol.* 1995;18(12):726–729.
102. Seeberger MD, et al. *Anesth Analg.* 1997;85(6):1252–1257.
103. Hessel 2nd EA. *Can J Anaesth.* 2016;63(9):1059–1074.
104. Citro R, et al. *J Am Soc Echocardiogr.* 2015;28(1):57–74.
105. Leung JM, Levine EH. *Anesthesiology.* 1994;81(5):1102–1109.
106. Porter TR, et al. *J Am Soc Echocardiogr.* 2015;28(1):40–56.
107. Marik PE, Cavallazzi R. *Crit Care Med.* 2013;41(7):1774–1781.
108. Schmidt GA. *Chest.* 2017;151(3):531–532.
109. Kory P. *Chest.* 2017;151(3):533–536.
110. Schmidt GA. *Chest.* 2017;151(3):536–537.
111. Kory P. *Chest.* 2017;151(3):537–538.
112. Muller L, et al. *Crit Care.* 2012;16(5):R188.
113. Corl K, et al. *Emerg Med Australas.* 2012;24(5):534–539.
114. de Valk S, et al. *BMC Anesthesiol.* 2014;14:114.
115. Airapetian N, et al. *Crit Care.* 2015;19:400.
116. Corl KA, et al. *J Crit Care.* 2017;41:130–137.
117. Preau S, et al. *Crit Care Med.* 2017;45(3):e290–e297.
118. Evans JS, et al. *Anaesth Intensive Care.* 2017;45(1):12–20.
119. Chauvet JL, et al. *Crit Care.* 2015;19:262.
120. Markin NW, et al. *J Cardiothorac Vasc Anesth.* 2015;29(1):82–88.
121. Klein AL, et al. *J Am Soc Echocardiogr.* 2013;26(9):965–1012.e1015.
122. Gillam LD, et al. *Circulation.* 1983;68(2):294–301.
123. Kronzon I, et al. *J Am Coll Cardiol.* 1983;2(4):770–775.
124. Merce J, et al. *J. Am Heart J.* 1999;138(4 Pt 1):759–764.
125. Himelman RB, et al. *J Am Coll Cardiol.* 1988;12(6):1470–1477.
126. Faehnrich JA, et al. *J Cardiothorac Vasc Anesth.* 2003;17(1):45–50.
127. Jaff MR, et al. *Circulation.* 2011;123(16):1788–1830.
128. Konstantinides SV, et al. *Eur Heart J.* 2014;35(43):3033–3069.
129. American College of Cardiology Foundation Appropriate Use Criteria Task F, et al. *J Am Soc Echocardiogr.* 2011;24(3):229–267.
130. Shafiq Q, et al. *J Echocardiogr.* 2016;14(4):146–155.
131. Labovitz AJ, et al. *J Am Soc Echocardiogr.* 2010;23(12):1225–1230.
132. Mansencal N, et al. *Eur Radiol.* 2011;21(2):240–245.
133. Mediratta A, et al. *J Am Soc Echocardiogr.* 2016;33(5):696–702.
134. McConnell MV, et al. *Am J Cardiol.* 1996;78(4):469–473.
135. Fields JM, et al. *J Am Soc Echocardiogr.* 2017;30(7):714–723.e714.
136. Casazza F, et al. *Eur J Echocardiogr.* 2005;6(1):11–14.
137. Kurnicka K, et al. *J Am Soc Echocardiogr.* 2016;29(9):907–913.
138. Mahmood F, et al. *Semin Cardiothorac Vasc Anesth.* 2008;12(4):265–289.
139. Denault AY, et al. *Can J Anaesth.* 2002;49(3):287–293.
140. Suriani RJ, et al. *J Cardiothorac Vasc Anesth.* 1998;12(3):274–280.
141. Hofer CK, et al. *Anaesthesia.* 2004;59(1):3–9.
142. London MJ, et al. *Anesthesiology.* 1990;73(4):644–655.
143. Eisenberg MJ, et al. *JAMA.* 1992;268(2):210–216.
144. Galal W, et al. *Anesthesiology.* 2010;112(3):557–566.
145. Robertson AC, Eagle SS. *J Cardiothorac Vasc Anesth.* 2014;28(1):141–154.
146. Dalia AA, et al. *J Cardiothorac Vasc Anesth.* 2018.
147. Maraj S, et al. *Echocardiography.* 2008;25(5):681–685.
148. Nicoara A, Anderson-Dam J. *Anesthesiol Clin.* 2017;35(3):473–489.
149. Cartwright BL, et al. *J Cardiothorac Vasc Anesth.* 2013;27(1):111–120.

150. Harpole DH, et al. *Ann Surg.* 1989;209(3):356–362.
151. Koolen JJ, et al. *Eur Heart J.* 1992;13(8):1028–1033.
152. Memtsoudis SG, et al. *Anesth Analg.* 2006;102(6):1653–1657.
153. Shillcutt SK, et al. *J Cardiothorac Vasc Anesth.* 2012;26(3):362–370.
154. Schulmeyer C, et al. *Rev Bras Anestesiol.* 2010;60(5):513–521.
155. Staudt GE, Shelton K. *Anesth Analg.* 2018.
156. Eltzschig HK, et al. *Ann Thorac Surg.* 2008;85(3):845–852.
157. Guarracino F, et al. *HSR Proc Intensive Care Cardiovasc Anesth.* 2010;2(1):43–49.
158. Ramakrishna H, et al. *J Cardiothorac Vasc Anesth.* 2014;28(6):1691–1695.
159. Krasuski RA, Hart SA, Allen D, et al. *JAMA.* 2009;302(3):290–297.
160. Comunale ME, Body SC, Ley C, et al. *Anesthesiology.* 1998;88(4):945–954.
161. Leung JM, et al. *Anesthesiology.* 1989;71(1):16–25.
162. Swaminathan M, et al. *Anesthesiology.* 2007;107(5):739–745.
163. Mahmood F, et al. *J Cardiothorac Vasc Anesth.* 2018;32(2):823–837.
164. Carpentier A. *J Thorac Cardiovasc Surg.* 1983;86(3):323–337.
165. Grewal J, et al. *J Am Soc Echocardiogr.* 2009;22(1):34–41.
166. Ben Zekry S, et al. *J Am Soc Echocardiogr.* 2011;24(10):1079–1085.
167. Hien MD, et al. *Anesth Analg.* 2013;116(2):287–295.
168. Mahmood F, Matyal R. *Anesth Analg.* 2015;121(1):34–58.
169. Maslow AD, et al. *J Am Coll Cardiol.* 1999;34(7):2096–2104.
170. Varghese R, et al. *Eur J Cardiothorac Surg.* 2014;45(1):132–137; discussion 137-138.
171. Kuperstein R, et al. *J Thorac Cardiovasc Surg.* 2015;149(2):471–476.
172. Hahn RT. *Circ Cardiovasc Imaging.* 2016;9(12).
173. Dreyfus J, et al. *Circ Cardiovasc Imaging.* 2015;8(7):e003241.
174. Ring L, et al. *Eur Heart J Cardiovasc Imaging.* 2012;13(9):756–762.
175. Hai T, et al. *J Cardiothorac Vasc Anesth.* 2017;31(6):2106–2114.
176. Bhave NM, et al. *JACC Cardiovasc Imaging.* 2018;11(6):902–919.
177. Mussa FF, et al. *JAMA.* 2016;316(7):754–763.
178. Tan CN, Fraser AG. *Can J Anaesth.* 2014;61(4):362–378.
179. Thorsgard ME, et al. *J Cardiothorac Vasc Anesth.* 2014;28(5):1203–1207.
180. Kirklin JK, et al. *J Heart Lung Transplant.* 2017;36(10):1080–1086.
181. Estep JD, et al. *JACC Cardiovasc Imaging.* 2010;3(10):1049–1064.
182. Flores AS, et al. *J Thorac Dis.* 2015;7(12):2139–2150.
183. Stainback RF, et al. *J Am Soc Echocardiogr.* 2015;28(8):853–909.
184. Grinstein J, et al. *J Card Fail.* 2016;22(10):808–814.
185. Platts DG, et al. *J Am Soc Echocardiogr.* 2012;25(2):131–141.
186. Cavarocchi NC, et al. *J Thorac Cardiovasc Surg.* 2013;146(6):1474–1479.
187. Kamra K, et al. *Paediatr Anaesth.* 2011;21(5):479–493.
188. Randolph GR, et al. *J Thorac Cardiovasc Surg.* 2002;124(6):1176–1182.
189. Bettex DA, et al. *Anesth Analg.* 2003;97(5):1275–1282.
190. Guzeltas A, et al. *Congenit Heart Dis.* 2014;9(4):300–306.
191. Jijeh AM, et al. *J Saudi Heart Assoc.* 2016;28(2):89–94.
192. Dragulescu A, et al. *J Thorac Cardiovasc Surg.* 2012;143(2):361–367.
193. Levin DN, Taras J, Taylor K. *Paediatr Anaesth.* 2016;26(7):682–693.
194. Dvir D, et al. *Arch Cardiovasc Dis.* 2012;105(3):160–164.
195. Nishimura RA, et al. *J Am Coll Cardiol.* 2017;70(2):252–289.
196. Grover FL, et al. *J Am Coll Cardiol.* 2017;69(10):1215–1230.
197. Hahn RT, et al. *JACC Cardiovasc Imaging.* 2015;8(3):261–287.
198. Hahn RT, et al. *J Am Soc Echocardiogr.* 2018;31(4):405–433.
199. Otto CM, et al. *J Am Coll Cardiol.* 2017;69(10):1313–1346.
200. Altiok E, et al. *Heart.* 2011;97(19):1578–1584.
201. Gurvitch R, et al. *JACC Cardiovasc Interv.* 2011;4(11):1235–1245.
202. Husser O, et al. *Catheter Cardiovasc Interv.* 2012;80(6):956–963.
203. Smith LA, et al. *J Am Soc Echocardiogr.* 2013;26(4):359–369.
204. Ng AC, et al. *Circ Cardiovasc Imaging.* 2010;3(1):94–102.
205. Jilaihawi H, et al. *J Am Coll Cardiol.* 2013;61(9):908–916.
206. Vaquerizo B, et al. *Eur Heart J Cardiovasc Imaging.* 2016;17(1):15–23.
207. Khalique OK, et al. *Circ Cardiovasc Imaging.* 2014;7(1):155–163.
208. Jilaihawi H, et al. *J Am Coll Cardiol.* 2012;59(14):1275–1286.
209. Willson AB, et al. *J Am Coll Cardiol.* 2012;59(14):1287–1294.
210. Gripari P, et al. *Heart.* 2012;98(16):1229–1236.
211. Queiros S, et al. *J Am Soc Echocardiogr.* 2018;31(4):515–525.e515.
212. Prihadi EA, et al. *J Am Soc Echocardiogr.* 2018;31(4):505–514.e503.
213. Neuburger PJ, Patel PA. *J Cardiothorac Vasc Anesth.* 2017;31(6):2175–2182.
214. Kronzon I, et al. *JACC Cardiovasc Imaging.* 2015;8(3):361–370.
215. Leon MB, et al. *N Engl J Med.* 2010;363(17):1597–1607.
216. Smith CR, et al. *N Engl J Med.* 2011;364(23):2187–2198.
217. Patel PA, et al. *J Cardiothorac Vasc Anesth.* 2017;31(3):777–790.
218. Cerrato E, et al. *Int J Cardiol.* 2017;228:640–647.
219. Vahl TP, et al. *J Am Coll Cardiol.* 2016;67(12):1472–1487.
220. Eskandari M, et al. *Heart.* 2018.
221. Hayek SS, et al. *J Am Soc Echocardiogr.* 2017;30(6):533–540.
222. Chiarito M, et al. *Heart.* 2018;104(4):306–312.
223. Obadia JF, et al. *EuroIntervention.* 2015;10(11):1354–1360.
224. Cardiovascular Outcomes Assessment of the MitraClip Percutaneous Therapy for Heart Failure Patients With Functional Mitral Regurgitation (The COAPT Trial). https://ClinicalTrials.gov/show/NCT01626079. Accessed June 6, 2018.
225. A Multicenter, Randomized, Controlled Study to Assess Mitral vAlve reconsTrucTion for advancEd Insufficiency of Functional or iscHemic ORigiN. https://ClinicalTrials.gov/show/NCT02371512. Accessed June 6, 2018.
226. Nyman CB, et al. *J Am Soc Echocardiogr.* 2018;31(4):434–453.
227. Mauri L, et al. *Am Heart J.* 2010;160(1):23–29.
228. Bapat V, et al. *J Am Coll Cardiol.* 2018;71(1):12–21.
229. Rodes-Cabau J, et al. *J Am Coll Cardiol.* 2016;67(15):1829–1845.
230. Prihadi EA, et al. *JACC Cardiovasc Imaging.* 2018;11(5):736–754.
231. Thaden JJ, et al. *J Am Soc Echocardiogr.* 2016;29(6):503–512.
232. Faletra FF, et al. *J Am Soc Echocardiogr.* 2017;30(9):886–895.
233. Giannopoulos AA, et al. *Nat Rev Cardiol.* 2016;13(12):701–718.
234. Ginty O, et al. *J Cardiothorac Vasc Anesth.* 2018;32(3):1368–1373.
235. Krittanawong C, et al. *J Am Coll Cardiol.* 2017;69(21):2657–2664.
236. Henglin M, et al. *Circ Cardiovasc Imaging.* 2017;10(10).
237. Jeganathan J, et al. *Ann Card Anaesth.* 2017;20(2):129–134.
238. Medvedofsky D, et al. *Eur Heart J Cardiovasc Imaging.* 2018;19(1):47–58.
239. Tsang W, et al. *JACC Cardiovasc Imaging.* 2016;9(7):769–782.
240. Otani K, et al. *J Am Soc Echocardiogr.* 2016;29(10):955–965.
241. Narula S, et al. *J Am Coll Cardiol.* 2016;68(21):2287–2295.
242. Cowie B. *J Cardiothorac Vasc Anesth.* 2009;23(4):450–456.
243. Cowie B. *Anaesthesia.* 2011;66(4):268–273.
244. Canty DJ, et al. *Anaesthesia.* 2012;67(6):618–625.
245. Shillcutt SK, et al. *Anesth Analg.* 2017;125(5):1479–1481.
246. Wijeysundera DN, et al. *BMJ.* 2011;342:d3695.
247. Canty DJ, et al. *Anaesthesia.* 2012;67(7):714–720.
248. Canty DJ, et al. *Anaesthesia.* 2012;67(11):1202–1209.
249. Botker MT, et al. *Acta Anaesthesiol Scand.* 2014;58(7):807–814.
250. Moja L, et al. *PLoS One.* 2012;7(10):e46175.
251. Pincus D, et al. *JAMA.* 2017;318(20):1994–2003.
252. O'HEireamhoin S, et al. *J Trauma.* 2011;71(5):1345–1347.
253. Canty DJ, et al. *Anaesthesia.* 2018;73(4):428–437.
254. Kratz T, et al. *Minerva Anestesiol.* 2015;81(5):490–496.
255. Kratz T, et al. *J Cardiothorac Vasc Anesth.* 2018;32(2):848–852.
256. Kratz T, et al. *J Cardiothorac Vasc Anesth.* 2017;31(2):602–609.
257. Dennis AT. *Int J Obstet Anesth.* 2011;20(2):160–168.
258. Dennis AT. *Curr Opin Anaesthesiol.* 2015;28(3):254–260.
259. Coker BJ, Zimmerman JM. *Anesth Analg.* 2017;124(3):761–765.
260. Conlin F, et al. *Anesth Analg.* 2017;125(6):1878–1882.
261. Vignon P, et al. *Chest.* 1994;106(6):1829–1834.
262. Orme RM, et al. *Br J Anaesth.* 2009;102(3):340–344.
263. Huttemann E. *Minerva Anestesiol.* 2006;72(11):891–913.
264. Heidenreich PA, et al. *J Am Coll Cardiol.* 1995;26(1):152–158.
265. Reichert CL, et al. *J Cardiothorac Vasc Anesth.* 1992;6(4):429–432.
266. Kanji HD, et al. *J Crit Care.* 2014;29(5):700–705.
267. Vincent JL, et al. *Crit Care Med.* 2006;34(2):344–353.
268. Boyd JH, et al. *Crit Care Med.* 2011;39(2):259–265.
269. Benes J, et al. *Biomed Res Int.* 2015;2015:729075.
270. Zieleskiewicz L, et al. *Intensive Care Med.* 2015;41(9):1638–1647.
271. Mayo PH, et al. *Chest.* 2015;148(5):1323–1332.
272. Jensen MB, et al. *Eur J Anaesthesiol.* 2004;21(9):700–707.
273. Joseph MX, et al. *Chest.* 2004;126(5):1592–1597.
274. Barbier C, et al. *Intensive Care Med.* 2004;30(9):1740–1746.
275. Feissel M, et al. *Intensive Care Med.* 2004;30(9):1834–1837.
276. Si X, et al. *Anesth Analg.* 2018;127(5):1147–1164.
277. Charbonneau H, et al. *Crit Care.* 2014;18(5):473.
278. Vignon P, et al. *Am J Respir Crit Care Med.* 2017;195(8):1022–1032.
279. Vieillard-Baron A, et al. *Intensive Care Med.* 2004;30(9):1734–1739.
280. Feissel M, et al. *Chest.* 2001;119(3):867–873.
281. Jozwiak M, Depret F, Teboul JL, et al. *Crit Care Med.* 2017;45(11):e1131–e1138.
282. Georges D, et al. *Crit Care.* 2018;22(1):32.
283. Heiberg J, et al. *Anaesthesia.* 2016;71(10):1210–1221.
284. Costachescu T, et al. *Crit Care Med.* 2002;30(6):1214–1223.
285. Scalea TM, et al. *J Trauma.* 1999;46(3):466–472.
286. Ferrada P, et al. *J Ultrasound Med.* 2014;33(10):1829–1832.
287. Saranteas T, et al. *J Crit Care.* 2017;38:144–151.
288. Lichtenstein DA. *Chest.* 2015;147(6):1659–1670.

289. Ehrman RR, et al. *Crit Care*. 2018;22(1):112.
290. Vignon P, et al. *Crit Care*. 2016;20(1):228.
291. Chamsi-Pasha MA, et al. *Circulation*. 2017;136(22):2178–2188.
292. Melamed R, et al. *Chest*. 2009;135(6):1416–1420.
293. Vignon P, et al. *Crit Care*. 2003;7(5):R84–91.
294. Vieillard-Baron A, et al. *Intensive Care Med*. 2013;39(4):629–635.
295. Begot E, al Det. *Intensive Care Med*. 2015;41(11):1886–1894.
296. ACGME Program Requirements for Graduate Medical Education in Anesthesiology. Available at: https://www.acgme.org/Portals/0/PFAssets/ProgramRequirements/040Anesthesiology2018.pdf?ver=2018-06-14-142529-527. Approved focused revision June 10, 2018. Effective July 1, 2018. Accessed July 15, 2018.
297. ABA Primary Certification in Anesthesiology -Content Outline. Available at: http://www.theaba.org/PDFs/ADVANCED-Exam/Basic-and-Advanced-ContentOutline. Revised April 2018. Accessed July 01, 2018.
298. ABA APPLIED Examination - OSCE Content Outline. Available at: http://www.theaba.org/PDFs/APPLIED-Exam/APPLIED-OSCE-ContentOutline. Accessed February 07, 2018.
299. ACGME Program Requirements for Graduate Medical Education in Anesthesiology Critical Care Medicine. Available at: https://www.acgme.org/Portals/0/PFAssets/ProgramRequirements/045_critical_care_anes_2017-07-01.pdf?ver=2017-05-17-155711-140. Approved September 29, 2013. Revised July 1, 2017. Accessed March 1, 2018.
300. Johri AM, et al. *J Am Soc Echocardiogr*. 2018.
301. Zimmerman J. *J Cardiothorac Vasc Anesth*. 2017.
302. Mitchell JD, et al. *J Cardiothorac Vasc Anesth*. 2014;28(3):800–809.
303. Tanzola RC, et al. *Can J Anaesth*. 2013;60(1):32–37.
304. Mitchell JD, et al. *J Cardiothorac Vasc Anesth*. 2015;29(2):402–409.
305. Jerath A, et al. *Can J Anaesth*. 2011;58(1):14–21.
306. Vegas A, et al. *J Cardiothorac Vasc Anesth*. 2013;27(3):531–535.
307. Bose RR, et al. *J Cardiothorac Vasc Anesth*. 2011;25(2):212–215.
308. Platts DG, et al. *Heart Lung Circ*. 2012;21(5):267–274.
309. Sharma V, et al. *Anaesthesia*. 2013;68(6):621–627.
310. Jelacic S, et al. *J Cardiothorac Vasc Anesth*. 2013;27(4):670–675.
311. Ferrero NA, et al. *Anesthesiology*. 2014;120(1):149–159.
312. Matyal R, et al. *Anesthesiology*. 2014;121(2):389–399.
313. Neelankavil J, et al. *Anesth Analg*. 2012;115(5):1042–1051.
314. Edrich T, et al. *J Cardiothorac Vasc Anesth*. 2014;28(1):49–53.
315. Conlin F, et al. *J Cardiothorac Vasc Anesth*. 2016;30(1):102–106.
316. Mizubuti G, et al. *Can J Anaesth*. 2017;64(4):441–442.
317. Neskovic AN, et al. *Eur Heart J Cardiovasc Imaging*. 2018.
318. Kimura BJ, et al. *J Am Soc Echocardiogr*. 2016;29(10):992–997.
319. National Board of Echocardiography, Inc. NBE Certification General Instructions. http://echoboards.org/Echoboards/Certifications/General_Instructions.aspx. Accessed May 1, 2018.
320. https://www.escardio.org/Education/Career-Development/Certification/Adult-Transoesophageal-Echo. Accessed May 1, 2018.
321. Diaz-Gomez JL, et al. *Crit Care Med*. 2017;45(11):1801–1804.

38 植入式心脏脉冲发生器：起搏器和心脏复律除颤器

AMAN MAHAJAN，JACQUES PRINCE NEELANKAVIL

孟岩 译 杨涛 邓小明 审校

要　点[a]

- 确定心血管植入式电子设备（cardiovascular implantable electronic device，CIED）的类型（起搏器、经静脉除颤器、皮下除颤器），以及 CIED 发生器的制造商和型号。
- 在术前与负责患者 CIED 的医师或诊所取得联系，以获得合适的医疗记录和围术期建议 [心律协会（Heart Rhythm Society，HRS）]。
- 获得此询问结果以及 CIED 医师（HRS）的围术期建议的副本文档。确保植入式心脏复律除颤器（implantable cardioverter-defibrillator，ICD）的治疗设置恰当，且 CIED 可使心脏起搏。
- 对于计划接受大手术或将在距发生器 15 cm 内使用单极电凝器的患者，若 CIED 临近其预计更换期，则需考虑更换 CIED。
- 明确患者的固有心率和心律，以确定是否需要备用（外部）起搏支持。
- 如果计划使用磁铁，应确保所有的磁化反应（起搏、电击治疗中止）均合适。
- 设置分钟通气频率响应为"关闭"，如果具有该功能。
- 考虑禁用所有频率增强功能，以防止对心律产生误判。
- 考虑提高频率最低限定，以便为大手术提供最佳的氧气输送。
- 若可能产生电磁干扰，①如果装有除颤器，则禁用抗快速性心律失常治疗功能；②对于某些起搏器依赖性患者，考虑使用非同步起搏。某些 ICDs（禁用抗快速性心律失常治疗）或起搏器（提供非同步起搏）可以使用磁铁。ICD 的非同步起搏一般需要重新设置程序。
- 使用脉搏血氧饱和度仪（体积描记法）或动脉波形分析进行心律监测。
- 若可能，应使用双极电凝器（ESU）；如果条件不允许，则单纯的"电切"优于"混合"或"电凝"，且使用 ESU 时应采用短脉冲（＜4 s），且间隔至少 2 s。
- 放置 ESU 无效电极的方式应防止电流跨越发生器–心脏环路。
- 若 ESU 导致了心室感应过度而致起搏停止或心房感应过度致心室起搏不当，应通过使用 ESU 短脉冲、重新放置无效电极或在起搏器上放置磁铁（不适用于 ICD）来加以避免。
- 某些患者需要进行术后询问，尤其是术前设备重新编程的患者。对于"低风险病例"，HRS（但不是 ASA）指出，这种询问可在术后 1 个月内、可活动的情况下进行。应重新启动某些频率增强功能，且应确定最佳心率和起搏参数。所有禁用抗快速性心律失常治疗功能的患者都必须接受监测，直至恢复此功能为止。

---

[a] 改编自美国国家醉科医师协会（American Society of Anesthesiologists，ASA）实践报告（2005 年制定，2011 年修订）以及前身为北美起搏和电生理协会（North American Society of Pacing and Electrophysiology，NASPE）的心律协会（Heart Rhythm Society，HRS）与 ASA 关于安装起搏器或除颤器患者围术期管理的共识声明（2011 年）。

引言

心血管植入式电子设备（cardiovascular implantable electronic devices，CIEDs）是指永久植入式心脏起搏器、植入式心脏复律除颤器（implantable cardioverter-defibrillator，ICD）或心脏再同步化治疗（cardiac resynchronization therapy，CRT）设备。CIED 技术的不断发展及其在缓慢性心律失常、快速性心律失常和充血性心力衰竭治疗中的广泛应用，使得麻醉科医师在围术期对这些设备的管理显得至关重要。据估计，美国有超过 300 万人安装了起搏器，超过 30 万人安装了 ICD[1-2]。全球每年约有 100 万例患者接受起搏器或 ICD 植入，围术期 CIEDs 患者正逐渐递增。人口老龄化下心血管疾病的增加是 CIEDs 使用日益增多的重要原因。

由于以往关于 CIEDs 的围术期管理的共识存在争议，因此几乎没有针对麻醉科医师如何管理 CIEDs 患者的指导建议。2011 年，心律学会（Heart Rhythm Society，HRS）/美国麻醉科医师协会（American Society of Anesthesiologists，ASA）发布了关于 CIEDs 患者围术期管理的专家共识声明。该声明是与美国心脏协会（American Heart Association，AHA）和美国胸科医师协会（Society of Thoracic Surgeons，STS）合作制定的[3]。该文章为最优化管理此类患者群体提供了必要信息和指导性团队建议，且已成为麻醉科医师的重要文献。在本章中，我们将对 CIED 的基本功能、此类设备的围术期管理以及 CIEDs 新兴技术加以复习总结。

心血管植入式电子设备的基本功能

起搏器

起搏器是针对缓慢性心律失常的设备，且一直是窦房结功能障碍（如病态窦房综合征）或电冲动传播障碍（如完全性心脏传导阻滞）导致的症状性心动过缓的唯一有效治疗方法。技术的进步和对心脏传导生理的了解促进了更接近生理状态的起搏技术的发展。起搏器在保持各种心率范围内正常的房室激活、改变心率以适应不同代谢需求以及保持自然的心室活动方面已经非常成熟。起搏器具有许多附加功能，可满足患者一天中不断变化的需求，包括体力活动增强时增加起搏心率响应和休息时降低起搏心率的睡眠功能。标准起搏器有一个或两个（心房和心室）电极。如果患者在停止起搏时出现明显的症状甚至心搏骤停，则一般认为该患者为起搏器依赖性[4-5]。

双腔起搏器在心室和心房均感应和起搏。这种能力使起搏器不仅能保证足够的心室率，而且可以保证每次心室收缩之前存在心房收缩。此类起搏器可保证最低心房率，还确保每次心房收缩后特定时间内发生心室收缩。心室率的限制通常内置在电路中，且可进行编程。大多数起搏器具有改变起搏频率的能力。在频率自适应模式下，起搏器利用典型的压电式传感器检测深层肌肉传递来的躯体运动信息，从而感应患者活动水平，并据此调整起搏频率。确定躯体活动强度的另一种方法是利用生物阻抗传感器检测呼吸频率和（或）容积。

所有的起搏器都会产生电流脉冲，以使心肌一小部分区域去极化，随后该电流自发地扩散到心肌其余部分。起搏夺获阈值是始终夺获处于不应期之外的心脏所需的最小电能，其决定于：①心肌的固有兴奋性；②电极-组织界面处的电流密度；③电脉冲的持续时间。

北美起搏和电生理学会（North American Society of Pacing and Electrophysiology，NASPE）和英国起搏和电生理学组（British Pacing and Electrophysiology Group，BPEG）最初于 1987 年发布了通用起搏器代码（NBG 代码）。2002 年，对 NBG 代码进行了修订（表 38.1）[6]。常见的围术期起搏模式包括双腔频率自适应起搏（DDDR）、无心房同步性心室起搏的双腔起搏（DDIR）、无频率调制或多部位起搏的双腔非同步起搏（DOO）。

1. DDDR 起搏是指起搏器被编程为对心房和（或）心室起搏，对心房和（或）心室进行感应，响应于感知到的事件而抑制或触发起搏输出，并具有根

表 38.1　2002 年 NASPE/BPEG 制定的抗心动过缓起搏的通用代码				
代码位置	I	II	III	IV	V
描述	起搏心腔	感应心腔	对感应的反应	频率调整	多点起搏
可能代码	D＝双腔（A＋V） A＝心房 V＝心室 O＝无	D＝双腔（A＋V） A＝心房 V＝心室 O＝无	D＝双重（T＋I） T＝触发 I＝抑制 O＝无	R＝频率调整 O＝无	D＝双腔（A＋V） A＝心房 V＝心室 O＝无

据感应到的代谢需求变化而改变起搏心率的心率响应传感器。DDDR 是病态窦房结综合征和（或）心脏传导阻滞患者最常见的程序起搏模式。

2. DDIR 是室上性快速性心律失常（supraventricular tachyarrhythmias，SVTs）患者的常用起搏模式。如果选择 DDD 模式，则心室响应取决于心房。在 DDD 模式下发生 SVT 时，可能发生快速心室起搏。在 DDI 模式中，起搏器可同时起搏并感应心房和心室；但是当患者发生 SVT 时，则该设备将不会以相同的频率起搏心室。对心房快速搏动的反应将使心室起搏受到抑制，因此第三个代码为 "I"。大多数现代起搏器在 SVT 发作期间内置了自动模式切换功能，可将起搏模式从 DDD 切换到 DDI，以避免 SVT 时发生快速心室响应。

3. 在某些围术期管理过程中，会将设备改为如 DOO 的非同步起搏模式。非同步起搏模式或非跟踪模式将以设定的频率对心房和心室进行起搏，而与基础心率和心律无关。为避免起搏器将单极电凝过度感应为内在的心脏传导，这种起搏模式在围术期环境下有利。非同步模式可避免起搏器依赖性心脏的过度感应（以及起搏不足），并避免由于单极电凝而发生起搏抑制（表 38.2）。

植入式心脏复律除颤器（ICD）

ICD 是植入患者体内以预防心搏骤停的一级或二级措施。一级预防是指为未曾发生过任何室性心律失常但有发生此类事件风险的患者植入 ICD。二级预防是指为既往有室性心律失常的患者植入 ICD。有力证据表明植入式 ICD 可改善高危患者的死亡率，包括接受最佳治疗的左心室射血分数低于 40% 的患者[7-11]。对于缺血性和非缺血性心肌病患者，ICD 可降低死亡率约 23%～55%[12-13]。某些患者不能从 ICD 植入中受益，包括近期心肌梗死者以

及接受过冠状动脉旁路移植（搭桥）术患者[14]。此外，在 ICD 植入的决定性试验中，许多患者年龄较轻（MADIT-Ⅱ、CABG-PATCH、DINAMIT 的平均年龄或年龄中位数在 58～67 岁），而目前接受 ICD 植入的多数患者年龄在 70 岁以上[15]。

ICD 具有四项主要功能。它们感应心房或心室的电活动，将这些信号分类到各种已编程的"心率区间"，进行分级治疗以终止室性心动过速（ventricular tachycardia，VT）或室颤，并可为心动过缓起搏。所有现代 ICD 都是起搏器，这在围术期应用中具有重要的意义。尽管 ICD 可改善许多患者的生存率，但是不必要的电击极为有害，可促发心律失常，能引起患者焦虑和抑郁，并降低患者的生活质量。不恰当的电击常由不适当的 SVT 治疗、对生理性 T 波感应过度或导线断裂所引起（占所有电击的 30%～50%）[16]。正确区分 VT 和 SVT 对于避免 ICD 不适当治疗至关重要。ICD 区分 SVT 和 VT 的方法有数种：单腔心室 ICD 是利用心室 - 心室时间间隔和 QRS 波形态；双腔 ICD 是利用心房 - 心房时间间隔和启动的心腔；皮下 ICD 是评估体表心电图（electrocardiogram，ECG）。根据 QRS 形态检测 VT 的敏感性和特异性均超过 90%[16]。

ICD 可通过抗心动过速起搏（antitachycardiac pacing，ATP）或除颤来终止室性心律失常。ATP 通过阻断折返来终止折返型 VT，并可终止缓慢性 VT（< 188～200 次/分）发作时间的约 90%。由于可减少不适当的电击并可延长电池寿命，因此 ATP 是较合适的选择。而对于未被 ATP 终止的 VT，或室颤（ventricular fibrillation，VF），首选除颤治疗。对于每次电击，除颤能量可逐渐增加或设置为最高能量[17]。

心脏再同步治疗设备

心脏再同步治疗（cardiac resynchronization therapy，CRT）在心力衰竭的治疗中起着重要的作用，而由于

表 38.2 常用的起搏器设置

示例	起搏心腔	感应心腔	对感应的反应	心率调整	多点起搏	常见临床适应证
AAI	心房	心房	固有心房搏动可抑制心房起搏	无	无	房室传导正常的病态窦房结综合征
DDDR	双腔	双腔	固有搏动可抑制输出；如无固有心室搏动，则心房搏动可触发心室起搏	有	无	房室传导阻滞
VVIRV	心室	心室	固有心室搏动可抑制心室起搏	的	心室多点起搏	QRS 波延长的心力衰竭
DOO	双腔	无	无	无	无	围术期非同步设置以避免电磁干扰

美国的心力衰竭总体发病率越来越高，CRT 正成为麻醉科医师常会遇到的一类设备。这类设备适用于心力衰竭、收缩功能障碍和 QRS 波延长的特定患者。收缩性心力衰竭患者常见传导异常，其中约 25% ～ 40% 的这类患者 QRS 波时限延长（> 120 ms）[18]。这些患者由于浦肯野传导系统受损，心脏去极化在整个心肌中传播缓慢扩散，导致整个心室内同步障碍。在心室内同步障碍期间，左心室（left ventricular, LV）的室间隔收缩早于侧壁，从而导致左心室射血效率降低，以及舒张期充盈减少。CRT 的目的是恢复左心室的同步收缩，并优化 LV 和右心室（right ventricular, RV）的射血时机。这可通过放置标准 RV 电极和通过冠状窦在 LV 侧壁附近放置电极进行双心室起搏来实现。右心室和左心室的双心室起搏可改善血流动力学指标，包括收缩压、每搏量、心排出量和左心室压力上升率（dP/dt）。不同于改善收缩功能的药理学方法，CRT 改善心脏作功的同时减少而非增加心肌代谢需求。此外，研究表明 CRT 可随时间逐步逆转心室重构，从而可改善二尖瓣反流（mitral regurgitation, MR）和纽约心脏协会（New York Heart Association, NYHA）心功能分级[19]。CRT 的标准适应证是经最优化药物治疗后 LV 射血分数（LV ejection fraction, LVEF）小于 35% 且 QRS 波时限大于 120 ms、窦性心律以及 NYHA 分级 III 级或 IV 级。接受 CRT 的患者中最常见的传导异常是左束支传导阻滞。满足 CRT 适应证标准的患者中，约有 30% 的患者对双心室起搏无反应。CRT 无效的危险因素包括缺血性心肌病、持续性 VT、严重 MR 和左心室扩张[20]。研究显示，CRT 可降低死亡率、心力衰竭症状以及因心力衰竭住院的概率。由于需要持续起搏以实现心室同步化，因此应将 CRT 患者认定为起搏器依赖性。

围术期注意事项

术前评估

作为围术期医师，CIED 患者术前评估对于安全且高效的医疗至关重要。术前评估的关键在于麻醉人员与通常负责管理设备编程和功能的 CIED 团队之间的及时沟通。CIED 团队可能包括心脏病医师、电生理医师和（或）其他医务人员如护士或执业护士。CIED 团队需要了解有关手术和术后处置的各种信息，以便为患者创建个性化的医疗计划。麻醉科医师人员必须将围术期的具体情况告知 CIED 团队，以确保特别针对该患者及手术制订的适当方案。遗憾的是，尚无适用于所有手术患者的 CIED 管理的单一方案。此外，不建议由厂商雇佣的专业人员来为某特定的 CIED 制定 CIED 围术期方案[21]。

围术期团队必须告知 CIED 团队有关重要信息：电磁干扰（electromagnetic interference, EMI）的存在、心脏复律或除颤可能性、患者体位、可能损坏或妨碍 CIED 导线的手术部位以及术后处置方案。CIED 团队必须与麻醉团队沟通最后询问（interrogation）患者的日期、CIED 设备的类型、CIED 放置的指征、电池寿命、起搏器依赖性以及磁铁反应。这些重要的围术期参数将在本章中详细讨论。

CIED 与麻醉团队进行全面术前评估的目的是避免围术期 CIED 并发症，如设备损坏、设备无法起搏或电击、电极-组织界面损坏、起搏模式改变、将电子设备重置为备用起搏模式，或不适当的 ICD 治疗。这些并发症中的任何一种都能导致患者预后不良，包括低血压、心律失常和心肌缺血。

术前信息交接

ACCF/AHA/HRS 2011 指南强调，在 CIED 患者医疗过程中应采用团队合作的方法。除非临床症状有所改变，否则 CIED 患者在接受手术前无需常规接受询问。对于装有心脏起搏器的患者，应有最近 12 个月内的询问报告；装有 ICD 或 CRT 的患者应有过去 6 个月内的报告。起搏器与 ICD 和 CRT 设备之间进行询问时间过程的不同要求反映了这些不同患者群体总体心血管合并症的差异。根据适应证，植入 ICD 和 CRT 装置的患者收缩功能下降且合并心力衰竭，并且与仅植入起搏器的患者相比，这些患者更可能发生临床上的失代偿失调。心血管功能恶化可能会对 CIED 性能产生负面影响。术前评估始于一般考虑，例如确定患者是否装有 CIED 并明确其设备类型。关注病史和体格检查，包括心律信息和 ECG，这些信息通常可以回答患者 CIED 相关的重要基本问题。在此之后，明确所使用的设备类型极为重要。如果 CIED 团队已经检查过患者，他们将留下详细记录。

在询问报告中，重要的是注意设备的类型。与使用 ICD 和 CRT 患者相比，植入起搏器的患者具有不同的临床风险特征。此外，这些设备的围术期管理目标也不相同。大多数起搏器促进固有的心脏传导，因为这可维持房室同步、LV-RV 同步和 LV 室间隔-侧壁同步。尽管对心房和心室均起搏的 DDD 双腔起搏器可维持房室（atrioventricular，AV）同步性，但是其起搏脉冲始于右心室并于激活 LV 侧壁之前先行抵达室间隔，因此它可引进 RV-LV 不同步和 LV-LV 不同步。保持同步性可优化每搏量，这是围术期期望所在。因此，在围术期情况下，如果手术和 EMI 允许，尽可能保持固有的心脏传导是有利的。与之相反，CRT 设备试图确保 100% 的起搏以达到每搏量的最优化。

应注明设备制造商和型号以及 CIED 的植入指征以便于排除故障。理论上，所有 CIED 患者均应携带识别卡以识别 CIED 的类型、制造商、型号和植入日期。而实际上，许多患者并未携带 CIED 卡，因此麻醉人员只能自行明确这些参数。有数种获取此信息的方法。通常，CIED 团队的询问记录可明确所有这些参数。少数情况下，患者在无 CIED 团队沟通的情况下接受择期手术。针对此类患者有几种获得信息的方法。识别设备类型和制造商的方法之一是使用胸部 X 线检查（图 38.1）。由于 ICD 的电击线圈厚度增加，因此胸部 X 线检查能区分起搏器与 ICD。胸部 X 线检查也能识别 CRT 设备，因为 CRT 患者冠状窦中可见电极。经过培训，通过胸部 X 线检查还能识别制造商（图 38.2）。如果患者无识别卡或者无 CIED 询问记录，且没有胸片或胸片无法识别，则应与 CIED 制造商联系，因为他们都保留了患者的临床记录。直接与制造商沟通能获得 CIED 类型、植入日期和原始设置的相关信息。遗憾的是，有关起搏器依赖性和电池寿命的最新信息通常无法通过电话询问获得。

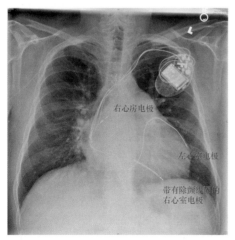

图 38.1 胸部 X 线：脉冲发生器位于左三角肌胸肌间沟内。可见三根电极：右心房（right atrium，RA）电极，通过冠状窦的左心室（left ventricle，LV）电极和右心室（right ventricle，RV）电极。RV 电极的尖端直径较粗，表明它是植入式心脏复律除颤器导线

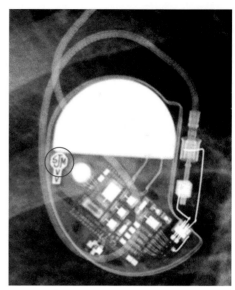

图 38.2 心血管植入式电子设备发生器的胸部 X 线。发生器上的字母标识使医师可确定其制造商为 St. Jude Medical

电池寿命对于麻醉人员而言非常重要。围术期宜保证电池寿命 3 个月。电池寿命分别取决于起搏器的起搏次数和 ICD 发出的电击次数，因此确定电池寿命需要该时间。围术期起搏的负担可能与患者的日常需求大不相同。住院期间使用的窦房结（sinoatrial，SA）和房室结抑制剂如阿片类药物、β 受体阻滞剂和钙通道阻滞剂可能增加起搏需求；因此，谨慎的做法是电池寿命应有数月。此外，术后可能发生意外并发症，导致住院时间延长。如果患者拟接受择期手术而电池寿命近乎耗竭，则应在手术前更换电池。

确定患者是否存在起搏器依赖性极为重要，起搏器依赖性定义为无起搏时即缺乏有效射血的节律。为确定是否存在起搏器依赖性，病史和图表回顾可能确定导致晕厥的缓慢性心律失常发作情况。此外，顽固性 SVT 患者偶尔会接受窦房结消融措施。这是一种治疗性手段，可导致完全性心脏传导阻滞从而消除 SVT 引起的快速心室反应。这类患者为起搏器依赖性。装有 CRT 装置的患者即使具有正常的窦房结频率和完整的 AV 传导，由于其 RV-LV 和 LV-LV 的不同步性而血流动力学受损，故将其视为起搏器依赖性。CIED 团队在术前能明确患者是否为起搏器依赖性。他们可逐步降低起搏频率以寻找固有电活动。如果起搏频率降至 40 ～ 45 次 / 分仍未出现固有电活动，或者患者出现症状，则可认为患者为起搏器依赖性。一些并不是起搏器依赖性患者在围术期可能由于 SA 和 AV 结

阻滞剂的使用而成为起搏器依赖性，因此对这种临床情况备有预案极为重要。如果认为患者为起搏器依赖性，则应考虑第二种起搏方案以备起搏器出现故障。术中给予患者起搏的备选方法包括经食管起搏、经皮起搏，或通过肺动脉起搏导管或通过临时经静脉起搏导线的经静脉起搏。经食管起搏可激活与食管非常接近的左心房，因此这种起搏方式依赖于完整的房室结传导。经食管起搏对心脏传导阻滞患者无效。经皮起搏取决于正确的电极片位置和高起搏输出，非镇静患者对此感觉极为不适。经静脉起搏和经肺动脉导管起搏耗时，并非紧急起搏的理想选择。无论选择何种方法，重要的是实施备用起搏方案前具有备好的必要设备和支持。表 38.3 总结了麻醉团队应识别的重要信息。

电磁干扰（EMI）

术前 EMI 能干扰起搏器与 ICD 的功能[22-23]。EMI 可能会抑制起搏，损伤电极-组织界面，损坏脉冲发生器和（或）触发设备重置模式，尤其是当 EMI 源位于距 CIED 发生器 6 英寸（15 cm）范围内时[24]。尽管有数种潜在的 EMI 来源，但是最常见的是单极电凝器。单极电凝是最常用的电凝类型，因为其同时具有切割和电凝止血功能。单极电凝器可产生电流，该电流从电凝头流向组织，通过患者返回至回流极板，从而形成一个电路。双极电凝的电流场小，且局限于电极末端的两个电极，因此通常不必担心[25]。但是，与单极电凝相比，双极电凝较少使用，通常仅用于神经外科、眼科和头颈部手术。双极电凝不会导致 CIED

的 EMI，除非将其直接用于 CIED 上，这在临床上极为罕见。单极电凝器用途广泛，因此手术中绝大多数是应用单极电凝。

随着 CIED 技术的不断进步，现代 CIED 已发展成具有更好屏蔽 EMI 的能力，而 EMI 导致的不良事件已大为少见[24-27]。屏蔽性降低了诱发 CIED 感应过度的可能性。心脏起搏感应过度意味着心脏起搏器将 EMI 产生的伪信号干扰"视为"心脏固有的电活动，因此不启动起搏。对于起搏器依赖性患者，这种启动起搏节律失败（起搏器抑制）可能导致起搏器依赖性患者血流动力学严重紊乱。若 ICD 发生感应过度，则 ICD 可能会将 EMI 误解为恶性快速性心律失常，这可能导致患者受到不适当的除颤电击。值得注意的是，不仅单极电凝器的使用位置对于 CIED 正常功能至关重要，而且接地极板的位置对于避免 CIED 功能失常也极为重要。HRS/ASA 专家共识声明建议，由于脐平面以下手术发生 EMI 相关性干扰的可能性降低，因此患者手术时无需在设备上施加磁铁或设备重新编程。该建议是基于单极电凝接地极板或回流极板也放置在脐平面以下。如果电流通过脐平面以上，则 CIED 的 EMI 风险显著。对于手术过程中无 EMI 的脐平面以上手术，患者也可接受手术而无需常规使用磁铁或设备重新编程。对于所有拟接受手术的 CIED 患者，均应备有一块磁铁，且已知该设备磁化处理后的功能状况，以备手术计划发生变化或出现意外 EMI 时使用。磁铁功能将在下一部分中讨论。

磁铁

磁铁用于 CIED 最初旨在检查设备的电池寿命，而不是用于围术期 CIED 管理，但是目前磁铁可能最常见于围术期。在起搏器上使用磁铁时，除电池寿命外，其对设备的影响还取决于其制造商。例如，当将磁铁置于 Medtronic 起搏器上时，设备将转为非同步起搏。如果 Medtronic 设备是单腔起搏器，它将以非同步方式对该单心腔起搏。如果 Medtronic 设备是双腔起搏器，它将对两个心腔进行非同步起搏。但是，起搏器的起搏频率取决于电池寿命。如果 Medtronic 起搏器的电池电量充足时，设备将以 85 次/分的频率进行起搏。但是，若电池寿命在可选的更换期，则设备的起搏频率为 65 次/分。起搏频率的变化是二元性的，这意味着当电池进入其可选更换期时，起搏频率将从 85 次/分变为 65 次/分。不同制造商的设备对使用磁铁应用有不同的反应。对于 St. Jude 起搏器，如果打开其磁铁响应功能，则 St. Jude 起搏

表 38.3　麻醉团队术前应识别的信息总结

术前需考虑的内容	注解
CIED 最后一次询问时间	起搏器 12 个月 ICD/CRT 6 个月
设备类型	起搏器 ICD CRT 心律探测器
制造商	患者识别卡，病史，CIED 记录，胸部 X 线检查，或电话询问制造商
电池寿命	建议 > 3 个月
起搏器依赖性	固有心律 CRT 设备应 100% 起搏
对磁铁的反应	因制造商和电池寿命而异
起搏阈值	为安全起见，应设置提高数倍

CIED：心血管植入式电子设备；CRT：心脏再同步化治疗；ICD：植入式心脏复律除颤器

器在使用磁铁时该起搏器将非同步起搏。值得注意的是，磁铁的使用是可编程的，也就是说对某些设备使用磁铁是无效的。磁性反应的效应是应从 CIED 团队那里获得的重要信息之一。对于已打开磁铁响应功能的 St. Jude 起搏器，如果电池寿命正常，则应用磁铁将使设备以 100 次 / 分的频率非同步起搏，而如果设备处于电池可选更换期，则以 85 次 / 分的频率非同步起搏。与 Medtronic 设备不同，该起搏频率从 100 次 / 分降至 85 次 / 分的变化并非二元性，而是逐步从 100 次 / 分降至 85 次 / 分[3]。

在 CIED 的管理中，磁铁在日常实践中一直极为常用。这是使起搏器非同步起搏的一种相对简单的方法，而且一旦移除磁铁，该设备将恢复至其既往编程设置状态。但应注意的是，放置磁铁后提供的非同步起搏频率可能并不适合接受特殊手术的患者。有时患者需要更快的心率以增加组织氧输送。相反，大多数磁性起搏频率通常约为 90 次 / 分，这可能不适合于很大一部分患者，即患有主动脉瓣狭窄或冠状动脉疾病的患者。因此，正因为诸多因素影响，手术前确定每例患者的设备对磁铁的反应以及针对每例患者制订个性化方案极为重要。

选择重新编程还是使用磁铁在很大程度上取决于手术类型、患者体位、程序员的可及性以及对特定患者设备对磁铁反应的了解。应该强调的是，磁铁对起搏器或 ICD 的影响不同。对于大多数起搏器，磁铁应用可使其进入非同步模式。磁铁用于 ICD 可妨碍其对心律失常的检测，从而防止治疗（即发出电击）。但是，磁铁并不会改变 ICD 原有起搏器的模式。因此，磁铁放置在 ICD 上并不会在其原来起搏模式基础上诱导非同步模式。对于起搏器依赖性的 ICD 患者，如果特别担心 EMI，则应首选重新编程。重新编程的一个优点是，如果患者不处于仰卧位，则可能难以将磁铁保持在设备上方的位置以保证其非同步起搏模式。在俯卧位时尤其如此。如果患者的窦性频率正常、心率变异性正常且 AV 结传导完整，则如果手术刺激使窦性频率增快，应用磁铁可能会使起搏器与患者自身心率发生竞争。由于存在心脏固有的电活动，这可能导致起搏器在不应期使心室去极化，从而导致严重心律失常。与使用磁铁相比，重新编程的主要缺点在于程序员所做的程序改变不易逆转。如果患者出现心律失常或窦性频率增快，则可能难以在术中对设备进行重新编程，这取决于程序员以及 CIED 团队在场与否。与使用磁铁相比，重新编程 CIED 的另一个缺点是人为因素。对于 CIED 患者，手术后未能重新开启快速性心律失常的治疗设置可能会导致灾难性后果。掌握

使用磁铁与重新编程的利弊并制订适合特定患者的围术期管理方案极为重要。

电磁干扰对心脏植入式电子设备的损害

EMI 可能引起的过度感应是麻醉人员要考虑的重要问题。来自手术环境的 EMI 所引起现代 CIED 的损害并不常见，但仍存在一些特殊并发症，本部分将加以讨论。在非常靠近脉冲发生器的位置使用单极电凝可能直接损伤与 CIED 电极接触部位的心肌。由于起搏阈值升高，这能触发心律失常或起搏夺获丧失[28]。因此，在靠近脉冲发生器的位置进行电凝器操作时，建议使用双极电凝器。电离辐射可能导致的另一种并发症是设备重置[29-30]。即使是单极电凝器引起重置的现象也不常见。围术期能量激增直接与脉冲发生器接触而导致硬件 / 软件严重故障的事件极为罕见。每个制造商的设备具有其独特的重置模式，仅在发生灾难性故障时用作安全后备措施。然而，使用磁铁和设备重新编程并不能防止电源性设备重置。防止设备重置的最佳方法是确保 EMI 尽可能远离脉冲发生器（理想情况下 > 15 cm）。如果患者的 CIED 确实进入了重置模式，则起搏器通常会恢复为 65 ～ 70 次 / 分的心室按需起搏（VVI）模式。不同制造商的设备在重置模式下对磁铁的反应也不尽相同。重置模式的 ICD 对于 VT 检测的频率界值较广。ICD 的起搏通常回到 VVI 模式，约 65 ～ 70 次 / 分。发生设备电源性重置应立即与 CIED 团队协商以确保设备正常工作。

术中管理

CIED 的术中管理理所应当地源自详尽的术前计划。图 38.3 概括了非急诊手术中 CIED 的管理流程。存在起搏器依赖性且需在距脉搏发生器 15 cm 范围内使用单极电凝的手术患者，应对其设备进行重新编程，以避免起搏器将电凝器信号过度感应为心脏固有的性能。这可能会导致起搏器依赖性患者的起搏频率不足和血流动力学衰竭。对于仰卧位患者，并已知起搏器磁性反应使磁性频率适合患者并存的合并疾病，且存在单极电凝器过度感应风险，此时起搏器上放置磁铁是合理的方法。无论采用重新编程或应用磁铁，均应禁用设备的频率响应特性。频率响应为 NAPSE 2002 指南中题目缩写的第四个字母，是指当患者代谢需求增加（如运动）时，将心率提高到频率低限以上。频率响应传感器通常通过感应分钟通气量或胸阻抗来提高频率，但是这两者均可能在术中受到影响。

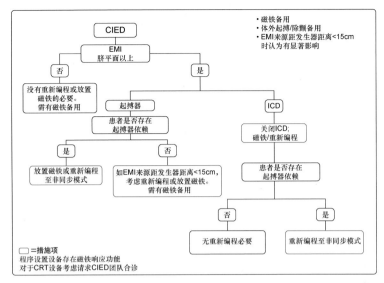

图 38.3　心血管植入式电子设备（CIED）患者接受择期手术的流程图。CIED：心脏植入式电子设备；CRT：心脏再同步治疗；ICD：植入式心脏复律除颤器；EMI：电磁干扰［Thompson A，Neelankavil JP，Mahajan A. Current Anesthesiology Reports，2013，Vol 3，Issue 3，139-143.（Courtesy Dr. Annemarie Thompson.）］

如果使用的是分钟通气量传感器，则进行机械通气时患者分钟通气量增加导致心率加快。对于使用胸阻抗传感器的患者，电凝可能导致心率加快。尽管心率的升高可能呈短暂性，但是对于需严格控制心率的患者而言可能有害。此外，这些心率变化可能分散麻醉人员的注意力，他们可能会将心率波动视为 CIED 故障。如果需在脐平面以上使用 EMI（或回流极板），ICD 患者应通过重新编程或使用磁铁来禁用其快速性心律失常治疗，以免因单极电凝器导致的感应过度而诱发不适当的电击。装有 ICD 的起搏器依赖性患者术中 EMI 与发生器很接近是一组特殊群体，必须对其设备重新编程。对于这类患者，应用磁铁并非合理的策略，因为磁铁不会使该起搏器非同步起搏。拟接受手术的装有 CRT 设备的患者是另一类特殊群体。大多数双腔起搏器都应经过编程以使 RV 起搏最小化。CRT 设备已编程，达到 100% 的心室起搏，以改善心排出量、收缩压和舒张功能。即使 CRT 设备对心室进行了 100% 的起搏，但是 RV 单独起搏时并不出现特征性 QRS 宽波群。将 CRT 设备编程为高于固有频率的非同步模式是一种合理的术中管理策略。由于几乎所有的 CRT 设备都是 ICD，因此在该设备上应用磁铁会禁用快速性心律失常治疗，但是不会使 CRT 设备起搏呈非同步化。如果在脐平面以上使用 EMI，则将 CRT 设备重新编程为非同步模式至关重要。安装 CRT 的患者，如果该设备没有重新编程，且窦性心律恰当、传

导正常，则可能耐受短暂应用单极电凝器。但是，长时间使用单极电凝可引起 RV 与 LV 以及 LV 室间隔与侧壁收缩的同步性丧失，结果可导致血流动力学状况恶化。

术中监测完全遵照美国麻醉科医师协会（ASA）指南标准。脉搏血氧饱和度测定对于接受手术的 CIED 患者非常重要，因为它是心脏起搏器夺获并产生心排出量的最佳临床指标。当使用单极电凝时，采用 ECG 监测起搏器夺获可能存在质疑。由于心电图技术的自身特点，可能会对起搏器尖刺波（起搏信号）及其产生的 QRS 波群进行双重计数，因此有时会使心率双倍计数。双倍计算心率可能引起对患者进行错误的处理。此外，起搏器尖刺波可能由于其电压低而难以分辨。各种患者监护仪可能会突出显示起搏器尖刺波，但是监护仪可能并不能准确地将其识别出来。重要的是确保每次起搏器尖刺波都能夺获心肌。确定起搏频率与脉搏血氧饱和度脉率相同，才能确保心肌夺获正常和心排出量适当。尽管动脉置管可准确显示起搏器夺获和心排出量，但是 CIED 患者并不需要常规行动脉置管，除非患者病情或手术复杂而必需放置动脉导管。

如果患者需要放置中心静脉通路或肺动脉导管，则需要特别注意计划手术前 1～2 个月内放置的 CIED 电极。CIED 电极固定在心肌内之前，右心房和右心室内的新电极发生移位的风险较高。安装 CRT 设备的

患者，由于冠状窦中缺乏电极固定途径，其冠状窦电极较心腔内电极更易发生移位。

术后管理

CIED 患者应在适合管理其术后风险的临床环境中进行恰当监测。无需仅仅因为 CIED 即提高术后处理等级。患者病情和手术状况应是术后处理的主要依据。例如，拟接受门诊手术的患者需要常规的术后连续监测，直至达到出院标准。大多数 CIED 患者无需在手术后进行常规询问，但是有值得注意的例外。在手术后 1 个月内对 CIED 患者进行门诊评估是合理的[3]。对于某些患者，则必须在其离开监护环境（麻醉后监护病房或监护病床）前对其设备进行检查。因手术而禁用快速性心律失常治疗功能的患者，在其离开监护环境前必须重新设置设备程序并重新启用其快速性心律失常治疗功能。此外，对接受大量液体输注、血流动力学波动显著的手术患者，应询问其设备状态以确保感应与夺获恰当。接受心脏复律、除颤和放射治疗的患者存在设备重置的风险，也应在术后即刻进行询问[3]。属于高危类别的患者更易发生 CIED 功能改变。CIED 小组与麻醉团队之间术前沟通的一部分即它明确术后 CIED 询问的必要性。确定出院前需要 CIED 询问的患者，可避免术后沟通失误。

急诊手术方案

CIED 患者可能需要紧急或急诊手术。在此种情况下，CIED 与麻醉团队之间的双向沟通可能并不可行。当出现此类临床场景时，麻醉团队以高效的方式识别 CIED 的数项信息极为重要（表 38.4）。如前所述，麻醉团队从患者的 CIED 卡片、病历或 CIED 团队记录，或胸部 X 线检查中能获取这类信息。如果这些方法未能获得相关信息，麻醉团队应致电设备制造商以获取有关设备类型和植入日期等基本信息（表 38.5）。

在急诊手术中，重要的是确定患者是否为起搏器依赖性。在没有 CIED 记录的情况下，检查 12 导联 ECG 或心律图，以寻找起搏器尖刺波。如果大多数 QRS 波群前出现起搏尖刺波，则应将患者视为起搏器依赖性来处理。应使用前面所述的标准来确定 CIED 发生 EMI 的风险，包括单极电凝与双极电凝的使用，以及 EMI 与回流极板的位置。对于起搏器依赖性患者，在脐部以上需要 EMI 的手术中使用磁铁合理。但是应当注意的是，少部分起搏器会关闭磁铁功

表 38.4	急诊手术中需获取的心血管植入式电子设备的信息
急诊手术需获取的重要信息	**如何获取信息**
设备类型	随身卡片 医疗记录 胸部 X 线检查 制造商电话号码 设备程序员
起搏器依赖性	医疗记录 心电图 心律图 设备程序员
电磁干扰风险	与外科医师沟通讨论
对磁铁的反应	医疗记录 设备程序员

表 38.5	制造商联系方式
制造商	**电话号码**
Medtronic	1-800-633-8766
St. Jude	1-800-722-3423
Boston Scientific	1-800-227-3422
Biotronik	1-800-547-0394

能。因此，麻醉科医师应注意监测脉搏血氧饱和度波形以确切地避免起搏器依赖性患者的起搏器对 EMI 产生感应过度而导致未起搏，即使在将磁铁应用于该设备上时。对于起搏器非依赖性患者，则备用一块磁铁是合理可行的，以备患者需要非同步起搏。对于 ICD 患者，在急诊手术期间患者身上应放置除颤极板。对于脐平面以上存在 EMI 的患者，应使用磁铁。由于这种方法并不能使起搏器非同步起搏，因此如果脐平面以上使用单极电凝时，关键在于外科医师使用短脉冲（< 5 s）的单极电凝，以避免起搏器过度感应。应尽快在了解这些设备功能的医师指导下对 CIED 进行询问。HRS/ASA 专家共识声明中阐述了紧急手术方案。建议的紧急手术流程如图 38.4 所示。

对于麻醉科医师来说，围术期对 CIED 熟练地进行重新编程可能具有挑战性。拥有一支愿意与麻醉科医师合作的构架完善的 CIED 团队是学习如何重新编程设备的一种非常有效方法。即使围术期不能熟练地重新编程 CIED，但是麻醉科医师掌握在急诊手术期间如何打开编程器以获取有关设备的重要信息也是至关重要的。对设备进行查询并简单地阅读主屏幕能获得有关设备类型（起搏器、ICD 和 CRT）、起搏器模式、起搏次数所占患者心率百分比的直方图、电池寿命和电极导线阻抗的关键性信息。如果能得到自己所在机构设备程序员的帮助，这个问题相对容易解决。

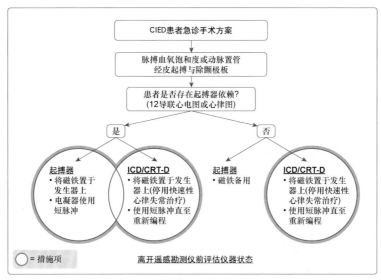

图 38.4　**心血管植入式电子设备（CIED）患者接受急诊手术的流程图**。CRT：心脏再同步化治疗；ICD：植入心脏复律除颤器（Courtesy Dr. Annemarie Thompson.）

主屏幕的图像示例如图 38.5 所示。

特殊手术

前文概述的围术期一般建议涵盖了麻醉人员管理 CIED 患者时可能遇到的大多数临床情况。但是，某些特殊手术可将治疗性高能量传递至 CIED，因此可增加 CIED 故障或损坏的风险。

心脏复律

体外心脏复律可计划进行，或作为治疗不稳定心律失常的高级心血管生命支持（advanced cardiovascular life support，ACLS）的一部分。过去，由于使用单极导线，人们对 CIED 功能的关注日益增加。使用这些老式导线，电流从发生器（一极）流向导线顶端（第二极）。有文献报道，当将心脏复律极板放置于胸前方与胸侧方时，可能发生夺获丧失和电复位[31-32]。对于具有双极配置的较新型导线（两个极均位于导线的尖端），电复律影响 CIED 功能的情况并不常见。一项包含 44 例患者的研究表明，在进行电复律时使用胸前-胸后方向极板，且胸前极板距离 CIED 发生器大于 8 cm 时，未观察 CIED 功能出现任何异常[33]。

射频消融

许多 CIED 患者因电生理研究和导管消融治疗而接受电生理检查。射频消融（radiofrequency ablation，RFA）时发生 CIED 故障并不常见；但是如果发生并发症，由于 CIED 附近的能量传递可引起电重置、过度感应和感应不足。相关建议包括避免消融导管与脉冲发生器和导线直接接触，并使射频电流路径（电极尖端至电流返回极板）尽可能远离脉冲发生器和导线[34-35]。

碎石术

体外冲击波碎石术用于破碎肾结石。从碎石术的最初使用开始，人们在理论上就担心冲击波和 EMI 可能损坏 CIED；因此，CIED 最初是碎石术的禁忌证。随着技术的进步，目前的碎石术能量更为集中，传递至患者及肾结石的能量更低。加拿大的指南建议 CIED 仪器与治疗区域的距离应大于 15 cm，且腹部 CIED 为禁忌[36]。另一项研究提示，随着碎石技术的改进，大多数 CIED 并无并发症发生；但是一旦出现并发症，则应由 CIED 团队的成员立即对设备进行重新编程[37]。

辐射

诊断性放射通常对 CIED 无显著影响。另一方面，治疗性辐射如果直接作用于脉冲发生器上，则能显著影响 CIED 的功能[38-40]。如果实施放射治疗，应将设备置于辐射场之外。对于治疗性辐射与 CIED，人们所关心的是辐射可能直接损坏 CIED 电路。应避免对 CIED 进行直接辐射，且累积剂量应保持在 5 Gy 以

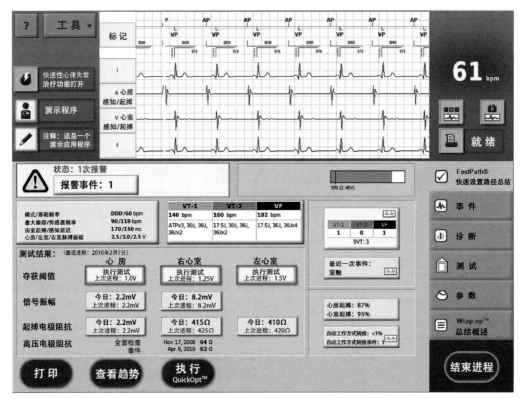

图 38.5　心脏起搏器程序的代表性截屏图像。主屏幕上容易找到电池寿命、起搏器设置、植入式心脏复律-除颤治疗以及心房和心室起搏的百分比

下[3]。在某些情况下，开始辐射治疗之前需行手术将脉冲发生器位置更换。

电休克疗法

　　电休克疗法（electroconvulsive therapy，ECT）是直接将电流传导至大脑以治疗抑郁症。没有任何有关 CIED 直接损坏的报道；然而，人们担心的是起搏器对电流的过度感应而导致对起搏器依赖性患者起搏不足。使用 ECT 的医学决策应考虑其应用的持续时间。如果治疗时间短（＜5 s），则不可能发生因过度感应所引起的血流动力学明显波动；患者也不可能感受到不适当的电击。如果需要长时间 ECT，则应将设备置于非同步起搏模式，并且禁用抗快速性心律失常功能。CIED 团队与精神科医师之间的沟通讨论可能有助于制订治疗方案，因为这些患者通常需要接受多次 ECT 治疗。ECT 可导致与 CIED 无关的严重血流动力学改变，包括抽搐引起的窦性心动过速以及室性心律失常。应为所有接受 ECT 的患者准备一块磁铁，以防发生肌电位感应过度或窦性心动过速治疗不当[3]。

内窥镜检查

　　大多数高位和低位内窥镜检查并不使用电凝器，在此类情况下，CIED 管理非常简单。但是，某些患者偶尔需要使用电凝器。有个案报道在这些患者中发生不适当 ICD 治疗。当计划在内窥镜检查中使用电凝器时，前面所述有关与 CIED 团队沟通以及 EMI 对CIED 的风险评估的指南同样适用。

新兴技术

　　最近几年，一种新型的无导线起搏器已问世。推动人们开发无导线起搏器的原因在于许多起搏器并发症都与导线本身有关，包括导线断裂和感染。目前，Medtronic Micra 是唯一获准在美国使用的无导线起搏器。Micra 是一种通过股静脉放置于右心室的单腔起搏器，其模式包括 VVIR、VVI、VOO 和 OVO。由于这些设备刚刚问世，因此尚无围术期如何管理这类患者的数据。由于其体积小，这些设备没有磁铁感应器，因此不会对磁铁产生反应。建议预计存在 EMI 时将这些设备重新编程为 VOO 模式，以减少感应过度[41]。

应注意的是，这些设备所用的编程器与全尺寸同类产品是相同的。

一种新型 ICD 已经上市，且其应用不断增加：Boston Scientific 公司生产的皮下 ICD（subcutaneous ICD，S-ICD）。设计这种起搏器的驱动因素类似于 Micra 起搏器。经静脉系统放置的设备如市场上最常见的 CIED，对于存在血管解剖困难的患者可能具有挑战性。此外，长期留置的 CIED 的拔除可能非常困难，需要使用激光导线移除器。S-ICD 最初于 2012 年被批准用于除颤治疗，目前正用于存在恶性室性心律失常风险、且不需要心动过缓起搏或抗心动过速起搏治疗 VT 的患者[42]。尽管该设备不能长时间起搏，但是如果患者治疗后发生严重心动过缓，则其能在除颤电击后以 50 次 / 分的速度起搏 30 s[43]。

S-ICD 由脉冲发生器和一条皮下导线组成。脉冲发生器和导线均植入胸腔外皮下组织[44]。目前，S-ICD 只能植入左胸。脉冲发生器通常植入在第六肋间腋前线和腋中线之间。导线通过隧道从脉冲发生器囊袋向剑突行进，随后沿胸骨左缘上行。

尽管结构不同，但是 S-ICD 对磁铁的反应与传统 ICD 相同。也就是说，在脉冲发生器上施加磁铁可关闭设备的抗心律失常特性，而移去磁铁可将设备恢复至原先的编程状态。S-ICD 具有的一项特性可确保磁铁放置正确，即一种蜂鸣提示音表明心律失常检测和电击治疗功能已关闭。如果在放置磁铁时未听到蜂鸣音，应将磁铁重新放置于设备上，直至发出蜂鸣音为止。由于该 ICD 位于腋中线处，因此最好在围术期对该设备重新编程以关闭抗心动过速功能。对设备重新编程时，应在患者身上放置除颤极板。

结论

麻醉科医师应基本了解 CIED，并且基本掌握此类患者围术期管理的细微差别。随着技术的不断发展、人口寿命的延长以及 CIED 治疗指征的不断增加，围术期医师将会更多地遇到此类患者。还应注意的是，有时训练有素的 CIED 专家（心脏病学专家，制造商代表）并不在场，这使得麻醉科医师需作为真正的围术期医师承担起能为此类患者提供全方位医疗服务的责任。

致谢

编辑和出版商感谢 Marc A. Rozner 博士在前一版本书中为此主题章节所做的内容撰写。前文是本章内容写作的基础。

参考文献

1. Porkorney SD, et al. *JAMA*. 2015;313(24):2433–2440.
2. Kremers MS, et al. *Heart Rhythm*. 2013;10(4):e59–e65.
3. Crossley GH, et al. *Heart Rhythm*. 2011;8(7):1114–1154.
4. Levine PA, Isaeff DM. Follow-up management of the paced patient. In: Kusumoto FM, Goldschlager NF, eds. *Cardiac Pacing for the Clinician*. 2nd ed. New York: Springer; 2008:p647–p694.
5. Levine PA. *Cardiol J*. 2007;14:318–320.
6. Bernstein AD, et al. *J Pacing Clin Electrophys*. 2002;25.
7. Lambiase PD, Srinivasan NT. *Curr Cardiol Rep*. 2014;16:516.
8. Hernandez AF, et al. *Circ Heart Fail*. 2010;3:7–13. 21.
9. Al-Khatib SM, et al. *JAMA*. 2014;311:2209–2215.
10. Mezu U, et al. *Am J Cardiol*. 2011;108:718–722.
11. Pokorney SD, et al. *Circ Arrhythm Electrophysiol*. 2015;8:145–151.
12. Khazanie P, et al. *J Am Heart Assoc*. 2015;4(8):e002061.
13. Goldenberg I, et al. *Circulation*. 2010;122:1265–1271.
14. Hiremath S, et al. *Am J Nephrol*. 2010;32:305–310.
15. Kusumoto FM, et al. *J Am Coll Cardiol*. 2017. https://doi.org/10.1016/j.jacc.2017.10.052.
16. Kramer DB, et al. *Circ Cardiovasc Qual Outcomes*. 2013;6:488–497.
17. Madhavan M, et al. *Circulation*. 2013;128:659–672.
18. Ho J, Mahajan A. *Cardiac Resynchronization Therapy*. A&A; 2010.
19. Ypenburg C, et al. *Eur Heart J*. 2008;29:757–765.
20. Kanzaki H, et al. *J Am Coll Cardiol*. 2004;44:1619–1625.
21. Lindsay BD, et al. *Heart Rhythm*. 2005.
22. Niehous M, Tebbenjohanns J. *Heart*. 2001;86:246–248.
23. Lee D, et al. *Urology*. 2005;66:194.
24. Wilson JH, et al. *Ann Thorac Surg*. 1991;51:225–226.
25. Bayes J. *Anesth Analg*. 2010;103:1615–1616.
26. Lamas GA, et al. *Ann Thorac Surg*. 1986;41:155–157.
27. Mangar D, et al. *Br J Anaesth*. 1991;38:616–618.
28. Snow JS, et al. *J Invasive Cardiol*. 1995;7:25–32.
29. Furman S, Fisher JD. *Pacing Clin Electrophysiol*. 1982;5:486–489.
30. Katzenberg CA, et al. *Pacing Clin Electrophysiol*. 1982;5:156–159.
31. Levine PA, et al. *JACC*. 1983;1:1413–1422.
32. Altamura G, et al. *Pacing Clin Electrophysiol*. 1995;18:1–8.
33. Manegold JC, et al. *Eur Heart J*. 2007;28:1731–1738.
34. Lakkireddy D, et al. *Heart Rhythm*. 2005;2:1309–1316.
35. Ellenbogen KA, et al. *Pacing Clin Electrophysiol*. 1996;19:1287–1295.
36. Health Canada Health Products and Food Branch. http://www.healthycanadians.gc.ca/recall-alert-rappel-avis/hc-sc/2005/14340a-eng.php.
37. Platonov M, et al. *J Endourol*. 2008;22.
38. Hayes DL, et al. *JACC*. 1987;10:782–786.
39. Brook C, Mutter M. *Am J Emerg Med*. 1988;6:591–593.
40. Adamec R, et al. *Pacing Clin Electrophysiol*. 1982;5:145–150.
41. Medtronic Micra Model MC1VR01 Manual. Available at: http://manuals.medtronic.com/wcm/groups/mdtcom_sg/@emanuals/@era/@crdm/documents/documents/contrib_231758.pdf.
42. Burke MC, et al. *J Am Coll Cariol*. 2015;65:1605–1615.
43. Weiss R, et al. *Circulation*. 2013;128:944–953.
44. Lambiase PD, Srinivasan NT. *Curr Cardiol Rep*. 2014;16:516.

39　神经学监测

CHRISTOPH N. SEUBERT，JOHN J. MCAULIFFE III，MICHAEL MAHLA

何星颖　译　袁红斌　审校

要　点	■ 术中神经学监测有四项主要原则：

■ 术中神经学监测有四项主要原则：

- 必须监测外科手术可能损伤的神经通路。
- 监护仪必须提供可信的和可重复的资料。
- 如果监测发现有神经通路损伤的证据，应该采取可行的处理措施。
- 如果神经学监测发现变化，但无法进行相应的处理，即使该监测设备可能具有判断预后的价值，但可以说其不具备通过早期监测即将发生的神经损伤为患者提供直接益处的能力。

■ 评估神经学监测模式有效性的随机前瞻性研究寥寥无几。

■ 在手术可能损伤神经系统的高危过程中，麻醉科医师通过维持患者良好的生理稳态和平稳的麻醉深度，可以改善神经学监测的效果。

■ 基于临床经验和一些非随机性研究的结果，神经学监测目前有四种实践方式：

- 某些手术术中的神经学监测得到多数医学中心推荐并应用。
- 某些手术术中的神经学监测得到部分医学中心的频繁应用，但另一些医学中心并未应用。
- 某些手术术中的神经学监测没有明确临床经验或证据表明有意义（实验性应用）。
- 某些手术术中的神经学监测仅选择性地应用于认为术中神经损伤超出寻常风险的患者。

■ 外科医师、麻醉科医师和神经生理科医师之间的良好沟通，是优化监测效用的关键。

　　患者麻醉手术过程中的神经学监测，涉及技术广泛、手术类型多样并且涵盖诸多术中甚至术后环节。监测技术主要包括两大类：①评估神经系统代谢完整性的技术，通常需要对整体或局部进行血流或氧合测定；②评估功能完整性的技术，同样地也包括全局性或侧重于神经系统的特定解剖通路或结构。神经学监测意味着，用于评估神经系统完整性的数据是在连续或频繁的间歇性基础上获取的，而不仅仅是手术的开始和结束时获得。

　　神经学监测的操作和设置通常都有一个共同特点，监测到的参数变化可通过改变手术操作或者麻醉科医师调控多种影响因素而得到纠正或使其所受影响最小。神经学监测的应用范围很广，从一些由神经学监测直接指导的手术操作，如颅内肿瘤手术中运动区

的定位或"清醒"开颅手术中的神经系统检查，到一些可能导致神经系统功能受损的高危手术。

　　许多需要进行神经学监测的手术，其手术解剖部位常与麻醉药物的作用位点重叠。麻醉科医师和外科医师不仅需要认识到单一监测技术固有的局限性，而且要考虑到一些非手术因素对监测结果的影响。理想的监测方法应该能够预测到这些非手术因素，通过提供一定程度的冗余来帮助区别是局部手术侵害还是系统性事件引起。

　　外科手术中的神经学监测可以通过不同方式开展。可能仅需安装一台监测设备，如一台可以向外科医师提供听觉反馈的面神经监测仪。在频谱另一端，需要外科医师、麻醉科医师、技术专家和神经生理学家的精细工作，脑肿瘤切除术的映射阶段即是如此。

在这些交互端之间存在许多术中神经生理学监测的传输模型，这些模型可能涉及远程医疗。无论如何开展，术中神经学监测的效能都取决于对手术目标、麻醉限度和监测局限性的共同理解。所有参与者都需要开放信息，尤其是在手术的关键阶段[1]。

对某些手术操作而言，神经学监测是医疗质量的标志，并且预后资料支持其常规应用，例如脊柱侧弯校正和前庭神经鞘瘤切除术。大多数情况下，使用何种监测方法主要取决于各单位常规和对手术的预期。在后一种情况，监测效果取决于麻醉科医师、外科医师和术中监护团队对该技术能力和局限性的充分了解和良好的沟通；以及相互合作，从而能够在面对不断变化的信号时采取纠正措施或避免一些干扰手术的错误报警。

本章首先独立介绍各种监测模式，使临床医师了解各模式的优缺点。然后介绍如何在不同的手术中选用合适的监测方法，并将各种方法组合应用以改善患者预后。最后，本章简要讨论目前神经学监测的益处以及将来需要重点攻克的领域，以确定神经学监测在未来外科手术患者中的作用。

监测模式

神经系统血流量监测

监测脑血流量（cerebral blood flow，CBF）主要有两种方法。第一种方法是直接评估脑血流，其原理是假设正常脑血流量足以满足脑代谢所需。第二种方法是评估局部或全身氧供，其原理是假设测定位点的正常值代表中枢神经系统（central nervous system，CNS）灌注充分。然而，上述假设都有其局限性，我们将根据患者疾病过程中全脑或半脑CBF的变化情况举例说明。

通常大脑半球CBF在50 ml/（100 g·min）左右时表明有充分的氧供维持大脑结构完整性和功能。如果低于20～25 ml/（100 g·min），首先伴有大脑功能衰竭，进一步降低会引起大脑结构破坏[2]。疾病进程和麻醉药物都会影响神经外科手术患者神经系统结构的完整性和功能，从而影响所测得CBF的意义。CBF为40 ml/（100 g·min）对于动静脉血管畸形切除术后应用巴比妥类药物使其昏迷的患者而言则意味着脑充血（因为此时脑代谢需求很低）；而同样的CBF对于占位性病变患者则说明了颅内压增高导致脑灌注压轻度下降。因此，需要结合具体临床情况综合判断监测值的异常。

全脑血流监测技术（无创）

血管示踪化合物　这种方法最早由Kety和Schmidt[3]提出，通过测定一种无内在活性示踪化合物在血管内洗入或洗出的速率来直接推算CBF。现代广泛使用的同一概念是计算机断层扫描或磁共振成像过程中对血管内造影剂的第一次信号进行成像，以确定局部区域的血流（彩图39.1）。这些技术的共有局限性是能提供实时CBF图像，却不能随时间连续评估血流量。

经颅多普勒超声监测　经颅多普勒超声技术（transcranial Doppler，TCD）是通过测定脑内大动脉的血流速度来推算CBF。麻醉科医师如果接触过超声心动图，则比较熟悉这种技术。TCD探头发出的声波脉冲经较薄的颞骨传导，当这些声波遇到红细胞时会被反射。因为血细胞对探头的往返运动使反射的声波速度不断变化。这就是"多普勒漂移"现象，该现象与血细胞的流速和方向直接相关。血流在心脏收缩以及位于血管轴心位置时速度会加快，而在心脏舒张以及靠近血管壁时速度会减慢。TCD可以建立一个流速谱，类似于动脉波形描绘图。彩图39.2详细解释了这个概念。

术中TCD测量最常见且易实现，可以通过连续监测大脑中动脉以检测流速的明显变化或颗粒状栓子的存在[4]。作为诊断研究，所有近端的颅内动脉和颈部颈内动脉的节段可以被声波所影响。TCD的主要局限在于大部分监测需要通过颞骨完成，10%～20%患者可能因为颞骨的厚度影响检查的可靠性[5-6]。

TCD测定的血流速度与CBF直接相关必须满足两个假设，假设直观而可信，但还没有最终得到证实。第一种假设是，当测定流速的动脉直径和多普勒探头的角度保持不变时，血流速度才与血流量呈直接相关。在实际操作上，该假设的难度在于找到一种方法使探头角度稳定不变以防止监测时移位或运动。第二种假设认为大脑基底动脉的血流量和大脑皮质的血流量直接相关。因为TCD监测主要通过大脑中动脉来完成，如果来自大脑前动脉和大脑后动脉区域的软脑膜吻合支的血流充足，这种假设可能就不成立。尽管这两个假设限制了TCD成像作为独立CBF监测仪的效用，但在典型应用（参考下文）中流速的改变足以提供有用的临床信息。

但更重要的是TCD是唯一的持续性神经学监测技术，可对过度灌注提供早期预警，还可以监测手术

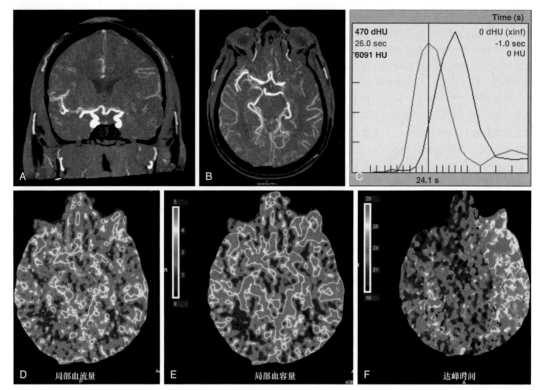

彩图 39.1 血管内示踪剂测定脑血流。图示患者左大脑中动脉卒中发作 90 min 后的计算机断层图像。红色箭头标记冠状（**A**）和轴向（**B**）平面中的阻塞部位。图 **C** 显示了分别通过代表动脉和静脉区域的体积元素（体素）进行不透光造影的重复成像而得出的动脉流入功能和静脉流出功能。通常选择前脑动脉的 A2 段作为动脉流入功能的体素，上矢状窦作为静脉流出功能的体素。基于这些功能，可以为图像的其他区域计算血流、血容量和血流动力学。脑血流图（**D**）显示了两个半球的对称血流，较暖的颜色表示与灰质一致的血流较多的区域。血容量（**E**）是对称的，但是受卒中影响的大脑达到造影剂峰值浓度的时间（**F**）明显延迟

不同阶段流向大脑的栓子数量。因为栓子的高回声性，其在 TCD 谱上显示为高密度瞬时信号（见图 39.2），在多普勒超声背景中很容易发现短暂的哔哔声或唧唧声信号。

颈静脉球血氧饱和度　通过监测脏器流出的混合静脉血氧饱和度能推算出脏器的摄氧程度。就大脑而言，测定颈静脉球静脉血氧饱和度（$Sjvo_2$）反映了大脑的摄氧程度，代表脑氧供需之间的平衡。为监测颈静脉球静脉血氧饱和度，在透视引导下将光纤导管经颈内静脉逆行置入颈静脉球。正确置管对减少颅外静脉血的混合至关重要。为减少并发症风险，通常仅行单侧监测。

为了正确解读 $Sjvo_2$ 数值和趋势，必须牢记这项技术的几项理论局限性。虽然几乎全脑血液都会经过颈静脉回流，但由于颅内静脉血液不能充分混合，左侧和右侧测量值可能会存在差异。来自皮质的静脉血

通常经优势颈内静脉（大多数患者通常是右侧）回流，而皮质下区域的静脉血会经对侧颈静脉回流[7]。尽管存在脑区差异，$Sjvo_2$ 仍应被视为全脑氧合的监测仪，因为大脑局部灌注不足可能并不会导致 $Sjvo_2$ 值降低至正常范围（55% ～ 75%）以下。由于 $Sjvo_2$ 代表大脑氧供和氧需之间的平衡，须结合临床情况来解释 $Sjvo_2$ 的绝对值。

脑氧测定　与 $Sjvo_2$ 监测类似，脑氧测定是一种无创技术，采用反射式血氧计测量法来测定传感器下方脑组织的氧饱和度。通常将两个传感器放置在前额的两侧，光源不仅通过部分前脑，还要穿过上方的颅骨和头皮。这个方法的严重问题在于容易发生颅外血源性信号干扰而影响脑血氧的测量。通过调整传感二极管传感器光源的位置，以及修正血氧计的运算法或许可部分解决这个问题[8-9]。

静脉血占整个大脑血容量的 66% ～ 80%，因此

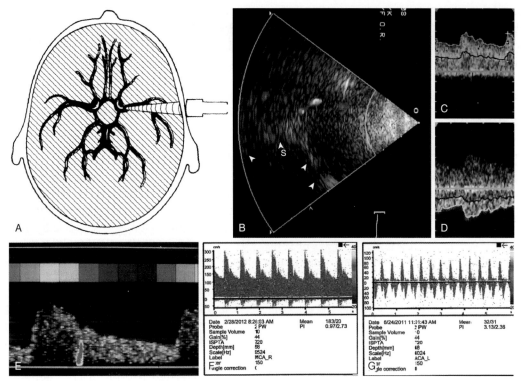

彩图 39.2 （A）TCD 通过较薄的颞骨探测脑内基底部动脉声波。（B）使用探头成像技术，可以看见一些颅内结构，如大脑脚（白色箭头）或鞍区复合体（标记"S"的白色箭头）。多普勒信号来自大脑右中动脉、右前动脉和左前动脉。（C）大脑中央动脉的正常多普勒图谱。按照惯例，流向探头的流量以高于基线的波形显示。（D）颈内动脉的终末分支进入大脑中央动脉（血流朝向探头）和大脑前动脉（血流远离探头）的多普勒图谱。如果按照图 A 所示放置传感器，可以得到流动的信号。（E-G）三种多普勒临床应用的示例。（E）栓子是高回声波并显示为高强度瞬间信号，在音频输出端，栓子很容易被捕获到，显示为短促的嘟嘟或啁啾声报警信号。（F）动脉瘤蛛网膜下腔出血患者，大脑中动脉严重痉挛的多普勒图谱（与图 C 比较）。（G）经颅多普勒检查符合颅内循环停止，主要显示为收缩期短暂的血液流入和舒张期血液回流

脑氧饱和度测定主要是监测大脑局部的静脉血氧饱和度。因为该方法相对简单易行，且医师们对体循环混合静脉血氧饱和度下降的治疗程序相对熟悉，因此在那些可能出现脑血管血流量减少的手术中应用脑氧饱和度监测已经成为一种趋势[10]。然而，脑氧饱和度监测法还存在一些明显的局限性，首先，全脑灌注充足与否仅通过大脑额极的测量结果推断而来；第二，目前还缺少脑氧饱和度的正常标准值或预期变化范围，但通过术前就使用传感器并结合一些神经学的基线检查可以发现变化的趋势[11]。

有研究提供了这些限制如何发挥作用的示例：100 例行颈动脉内膜剥除术的清醒患者，术中使用脑血氧饱和度监测[12]。脑血氧饱和度筛选出 97.4% 患者 CBF 充足，因为其缺乏临床症状。尽管患者并未出现 CBF 不充足的临床症状，但脑氧饱和度监测常频繁提示 CBF 不充足（定义为脑氧饱和度较阻断前基线下

降超过 20%）。监测的假阳性率达 66.7%，提示脑组织在发生功能障碍之前可能会增加摄氧量。真正的问题是大部分患者局部脑氧饱和度的合适下限并不明确[13]。不同患者之间差别可以很大，此外，增加影响大脑代谢功能的麻醉药物可能会使结果的分析更为复杂。

组织水平血流量监测技术（有创）

脑组织水平的监测是一种概念上的有创性监测。当前临床或科研工作中主要是通过头颅钻孔安放监测装置，延至白质或脑室系统，常常需要螺钉来固定仪器。放置过程中引起出血、感染或缺血风险均为 1%～2%[14]。第二个共同特点是空间分辨率有限（即每个监测探头只监测探头周围有限的区域）。当最初开发这些监测仪时，因为有限的空间分辨率，最佳放置位置并不明确，存在相当大的争议。今天，随着继发性神经损伤对最终预后的影响越来越被重视，组织

水平的监测最好放置在关注的交界或易损脑区的形态功能正常组织中[15-17]。

在组织水平监测中，组织氧分压（PO_2）监测经过了充分的改进，得以在临床中得到更广泛的应用。热扩散血流量测量和激光多普勒血流量测量是实验性的，并未广泛用于临床。

脑组织氧分压监测

局部组织 PO_2 监测是基于最早由 Clark 提出的氧敏感电极而产生的[18]。氧分子通过透氧膜扩散至电解质溶液中，产生与 PO_2 成比例的电流。目前可用的安放在大脑皮质下白质的电极导管能提供长时间持续稳定的记录条件。

脑组织氧分压（$P_{Br}O_2$）的大部分数据来自于对脑外伤患者的研究[19]。比较稳定氙气 CT 对 CBF 的评估和动脉瘤手术中短期夹闭的研究显示，$P_{Br}O_2$ 与 CBF 之间有着良好的相关性[20-21]。同样，脑外伤后 $P_{Br}O_2$ 水平的动态变化与 CBF 的动态变化很相似[22-23]。对这一监测方法的批评者认为，$P_{Br}O_2$ 值受动脉血氧分压（Pao_2）影响，只不过是显示患者通气质量的精密指标而已。增加吸入氧浓度（Fio_2）能提高 $P_{Br}O_2$ 的临床观察支持了上述观点，但也可能过度简化了这一问题[24]。同时微渗析研究显示，增加 Fio_2 不仅能提高 $P_{Br}O_2$，还能降低组织乳酸水平，这些结果提示了脑组织自身的代谢环境的真正改善[25-26]。虽然 $P_{Br}O_2$ 的减少与脑外伤患者的预后较差有关，但 $P_{Br}O_2$ 导向治疗的作用仍在研究中[27]。

神经系统功能监测

最常用的神经系统功能监测方法包括脑电图（electroencephalogram，EEG）、感觉诱发反应（sensory-evoked responses，SER）、运动诱发反应（motor evoked responses，MEP）和肌电图（electromyogram，EMG）等。EEG 记录大脑皮质锥体细胞自发产生的兴奋性和抑制性突触后电位的总和。EEG 信号非常微弱，每个电极记录的是电极下方神经元直接产生的信号，并记录来自较深组织的信息量[28]。围术期 EEG 监测通常是为了下述四个目的中一个以上。首先，EEG 可帮助明确手术、麻醉引起 CBF 减少或脑组织牵拉时大脑皮质的血流不足。其次，当需要减少 CBF 和血容量时，EEG 用于指导预期的 CBF 下降或治疗颅内高压时麻醉引起的脑代谢下降。再次，EEG 可用来预测脑损伤之后的神经系统预后情况。最后，EEG 还可用来监测全麻患者的麻醉深度（见第 40 章）。

50 多年的脑电图监测经验表明，许多已知的脑电图模式与正常和病理状态下大脑皮质的临床状态密切相关。EEG 能精确区分清醒、不清醒、癫痫活动、睡眠分期和昏迷状态。当麻醉方法没有显著改变时，EEG 也能精确地发现大脑氧供不足（由低氧血症或缺血所致）。通过使用高速计算机化 EEG 分析和统计学方法，现已成功建立了对从清醒到深麻醉这一连续的 EEG 模式的准确解读。此外，计算机技术的发展，能对 EEG 采集的信号进行高速分析，更适用于为手术或麻醉目的进行连续脑电趋势监测。

诱发电位是一种感觉或运动刺激引发的电活动反应。测定诱发电位可以沿相关神经系统通路进行多个位点测定。通常，诱发电位反应弱于附近组织（如肌肉和脑）产生的其他电活动，所以可能被这些生物信号所掩盖。如测定 SER 时，需要重复采样并采用复杂的电子总和及平均技术，以便从背景生物信号中分辨出所需的诱发电位信号。运动诱发电位通常较强，不需要进行平均处理。

迄今为止，SER 是术中最常用的诱发电位监测。过去的三十年中，对术中运动诱发电位（MEP）进行了很多研究，现在 MEP 已经成熟应用于颅内和脊柱外科手术。SER 有三种基本类型：体感诱发电位（somatosensory-evoked potentials，SSEP）、脑干听觉诱发电位（brainstem auditory-evoked potentials，BAEP）和视觉诱发电位（visual-evoked potentials，VEP）。

脑电图（electroencephalogram，EEG）

未经处理的基础 EEG 概念 EEG 反映的是大脑皮质灰质兴奋性和抑制性突触后电位的总和。由于 EEG 是由突触后电位产生的，明显小于神经纤维或心肌细胞上记录的动作电位，因此放置电极时应十分小心，务必使电极与皮肤紧密接触，避免明显信号遗失。尤其靠近手术消毒区域时，可选择使用皮下电极探针。电极直接放置在大脑表面时，电极和所测试区域被电解质液体所包围，阻抗最小。

EEG 电极通常是根据头部表面解剖同脑皮质区域相对应的映射系统进行放置的。记录电极的放置模式称为蒙太奇（montage）。使用标准记录蒙太奇方式放置电极，可对脑产生的信号进行解剖定位，将 EEG 模式标准化，以比较不同时间点的数据。标准 EEG "图谱" 称为 10-20 电极放置系统（图 39.3）。这个系统电极是对称排列的，从鼻根点到枕外隆突点，以及双侧颞下颌关节前骨性凹陷的连线。在基础长度的 10% 或 20%，根据距离中线的远近将记录电极系统地放置在额叶（F）、顶叶（P）、颞叶（T）和枕叶（O）。左

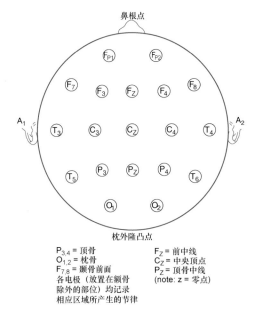

图 39.3 国际 EEG 和感觉诱发电位记录电极安放位置 10-20 系统（From Hughes JR. EEG in Clinical Practice. 2nd ed. Newton，MA：Butterworth-Heinemann；1994.）

侧电极命名用奇数，右侧用偶数。电极编号数字的增加表示离开中线距离的增加。中线电极命名为小写 z。标准诊断性 EEG 至少使用 16 导联[29]，但术中监测可审慎地选用 1 ~ 32 之间的导联。

术中 EEG 监测常用头皮电极记录。也可将电极放置于大脑表面（皮质 EEG 描记法），或将微电极放置在皮质下记录单个神经元的活动（如帕金森病手术时）[30-31]。描述 EEG 信号有三种基本参数：振幅、频率和时间。振幅是记录信号的大小或电压，通常范围

在 5 ~ 500 μV（心电图信号是 1 ~ 2 mV）。随着年龄的增长，神经元会不可逆地死亡，因而 EEG 振幅会降低。频率可理解为每秒信号振荡或通过零电位的次数。时间就是信号采样的时长，对于标准 EEG 或数字 EEG，它是持续和实时的；但对于处理后的 EEG，它是采样片段（见下文）。

正常脑电图 正常个体的 EEG 波形都不同，但在精确区分正常和异常 EEG 方面高度一致。通常清醒患者基础频率显示为 β 波（> 13 Hz），在觉醒大脑所有区域都可以记录到这种高频率和低振幅的信号。闭上眼睛，就会出现振幅更高的 α 波（8 ~ 13 Hz），枕部区域最明显（图 39.4）。闭眼静息 EEG 模式是清醒的基础波形，用于与麻醉后的 EEG 进行对照。当大脑产生更高频率和更高波幅的波形时称为脑电"激活"，当产生较低频率的波形（θ = 4 ~ 7 Hz，δ < 4 Hz）时称为脑电"抑制"。患者睡眠时可在不同时期出现所有上述频率的波形。在深度自然睡眠时出现较低频的"睡眠纺锤波"（图 39.5），但是在浅睡眠或快速动眼睡眠期，EEG 被激活，眼肌的肌电图出现在 EEG 内。

在清醒或睡眠患者的正常 EEG 中，大脑两个半球相应的电极记录到的频率和波幅的图形是对称的。如果已知患者的临床情况，且不存在棘波（癫痫样）波形，则脑电模式是可以预测的。大多数情况下，清醒和睡眠状态下患者的正常 EEG 模式与其正常潜在脑功能相关。

异常脑电图 异常脑电图的一般特征包括大脑两个半球相应电极记录的脑电频率、波幅或两者都有的不对称；或在正常记录时，脑电波幅和频率的模式与预计不符。这些异常模式反映了相应脑解剖结构和

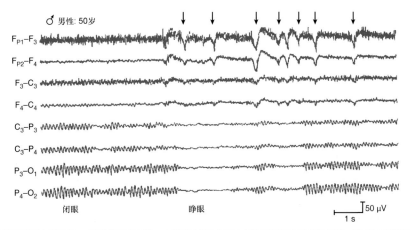

图 39.4 眼睛睁开与闭合时可见 α 波的消失和复现。大棘波（箭头所指）是眨眼时肌肉活动的干扰，最多见于前额电极（F 电极）

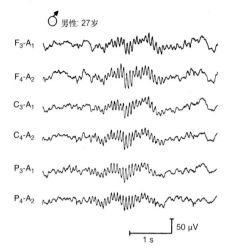

♂男性: 27岁

F₃-A₁

F₄-A₂

C₃-A₁

C₄-A₂

P₃-A₁

P₄-A₂

〕50 µV

1 s

图 39.5 图中部显示的是正常睡眠时特征性的纺锤形波

代谢的异常。肿瘤、癫痫、脑缺血或脑梗死时可出现脑电局部不对称。癫痫时可能记录到高电压棘波和慢波，而脑缺血首先表现为慢而电压不变的波。随着缺血加重，频率进一步减慢，电压也下降。影响全脑的因素可能使脑电信号产生对称性的异常。尽管临床情况下有时很困难，识别全脑的病理性异常脑电信号至关重要。麻醉药物导致的正常脑电改变，与缺血或低氧血症引发的病理性脑电变化非常相似。临床应用 EEG 监测神经系统时，麻醉技术的控制非常重要。

经处理过的脑电图概念 将原始脑电活动转化为处理后的脑电信息也有很大限制。第一，许多时候伪波会根据所需要的信号处理，从而使事实并不正确的 EEG 显示为完美可信的处理波形。第二，标准 16 导联 EEG 提供的信息超过了大多数 EEG 监护仪的分析和显示能力，可能也超过了常规术中监测的需要。麻醉科医师使用的大多数 EEG 仪使用 4 个或更少的导联信息，即每个大脑半球最多 2 个导联。EEG 分析仪监测的大脑范围较标准 16 导联 EEG 少。第三，术中脑电变化有些是单侧的（如颈动脉夹闭引起的局部脑缺血），有些是双侧的（如给予一次麻醉药剂量引起的脑电抑制）。为了区分单侧或双侧脑电变化，有必要显示两侧大脑半球的活动，需要安放合适的导联数目。大多数证明术中 EEG 有效性的早期研究是由经验丰富的 EEG 分析人员连续目测观察 16 ～ 32 导联模拟 EEG 来完成的，这种监测被认为是金标准[32-33]。只要电极正确安放在血供的分水岭区域，颈动脉术中使用 2 ～ 4 个导联的处理后 EEG 监测足以发现大多数重要的变化，虽然数据有限，但还没有足够多的有关较少

导联 EEG 和金标准 EEG 在术中或其他方面应用的对比研究[34-35]。

设备 术中 EEG 处理通常是对一段原始 EEG 进行功率分析，也称为时段（epoch）。功率分析将数字化原始 EEG 信号应用傅立叶转化转换为可显示频率和波幅的正弦波。原始 EEG 资料显示的是时间对应的电压变化，被转化为以时间对应的频率和波幅变化。许多市售 EEG 分析仪显示频率和时间函数产生的功率（即电压或振幅方波）。这些监测显示的数据有两种形式，压缩频谱（compressed spectral array，CSA）和密度频谱（density spectral array，DSA）。压缩频谱中 x 轴显示频率，y 轴显示功率，波形的高度表示特定频率时的功率。z 轴表示时间。波形相互叠加，最新的信息放在最前面（图 39.6）。密度频谱中也是 x 轴显示频率，y 轴显示时间，功率用该频率处点的密度或颜色谱表示。每种显示形式均提供同样的数据，使用者可根据喜好自行选择。

麻醉和手术期间发生的许多变化都反映为振幅、频率的变化或两者兼而有之。如果导联监测充分且适当，这些变化可以在显示器上清楚地看到。脑功率分析作为术中脑缺血风险诊断工具在临床上已经应用了很多年，如颈动脉内膜切除术和心肺转流术

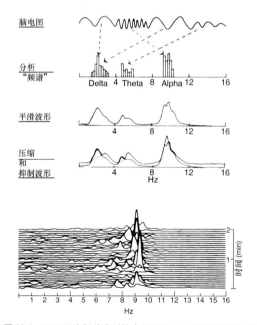

脑电图

分析
"频谱"

Delta 4 Theta 8 Alpha 12   16

平滑波形

4   8   12   16

压缩
和
抑制波形

4   8   12   16
Hz

1 2 3 4 5 6 7 8 9 10 11 12 13 14 15 16
Hz

图 39.6 EEG 压缩频谱阵列技术原理图。下方的例图显示了正常个体 α 节律的压缩频谱（From Stockard JJ, Bickford RG. The neurophysiology of anaesthesia. In: Gordon E, ed. A Basis and Practice of Neuroanesthesia. New York: Elsevier; 1981: 3.）

（cardiopulmonary bypass，CPB）等。若操作者经验丰富且应用足够数量的导联，那么功率分析是一种敏感而可靠的监测方式。此外，功率分析所获得的参数可作为麻醉深度监测的指标[36-39]。

数据采集周期　决定 EEG 处理的一个重要因素是时间。原始 EEG 是实时连续的，处理后 EEG 则是某个时间片段内的样本资料，再以不同形式显示。时间片段和频谱分辨率有关联性。如果选择较长的时间片段，波形描述精确，但是处理资料所需的时间较长并且不能做到即时分析。如果采样时间片段较短，可以近似实时分析数据，但是所分析的时间段并不能代表整个波形变化（如患者的状态）。而且，对于有意义的傅立叶转化，资料采样点也可能不够。有关这个问题，Levy 研究了应用 EEG 分析术中麻醉深度监测[40]。时间片段长，则时间片段与片段之间的变异就小，描述的功率和频率就更加精确。但是采样片段长使新信息的处理和显示时间延迟，减少了信息量，延长反应时间，影响快速做出临床决策。Levy 研究了 2 ～ 32 s 的采样片段，认为全身麻醉中采样片段 2 s 是合适的[40]。一些市售监测仪使用的采样片段都是 2 s，使用者也可自己决定采样间隔时间。有了更好和更快的计算机，可以进行 2 s 甚至更长片段的连续处理。

诱发电位

针对所有模式的基本概念　EEG 信号提供了皮质功能的信息，但是对正常神经功能至关重要的皮质下神经通路功能的信息却反映甚少。在过去的 35 年中，

术中 SER 监测日趋流行，因为其能够反映可能损伤感觉通路的手术中麻醉患者感觉通路功能的完整性。运动通路在解剖上常常与感觉通路接近，或由同样的血管供血，或两者都有，因此往往通过观察 SER 推测运动通路的功能。现在，运动诱发电位（MEP）可以与 SER 一起，来提供运动神经通路的直接信息。SER 的波幅通常为 EEG 的 1/100。在具有大量电子设备的手术室等环境中记录 SER 十分困难，需要大量的专业技术。

感觉诱发反应（SER）　SER 是 CNS 对电、声或光刺激的电反应。通过刺激感觉系统，沿着感觉上行通路，记录包括皮质在内的不同区域的电反应。因为 SER 的波幅极低（0.1 ～ 10 μV），故很难将 SER 从诸如 EEG 和 EMG 等不需要的其他背景生物信号噪声中区分开来。为了将 SER 从背景噪声中提取出来，就要将记录信号数字化、平均化。使用这种技术过程中，信号记录根据应用的感觉刺激时间锁定。例如，术中胫后神经 SER 监测时，只记录了刺激踝部神经后不足 90 ms 内的信号（图 39.7）。SER 出现在刺激后的固定时间，而其他电活动，例如自发 EEG 活动在感觉刺激后出现的时间是随机的。平均化技术降低了随机成分，增强了 SER，改善了信噪比。这种增强作用直接增加了反应数量的平方根，使得平均反应的数量增大。

SER 记录有两种类型，由记录电极和诱发反应的神经发生器之间的距离决定。靠近神经发生器（一般成人大约在 3 ～ 4 cm 内）的电极记录到的 SER 称为"近场电位"[41]。近场电位由靠近实际信号发生部位

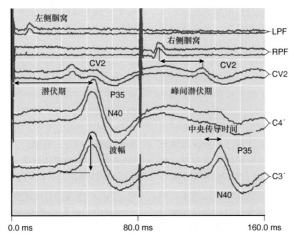

图 39.7　感觉诱发电位的潜伏期和波幅示意图。峰间潜伏期是两峰之间的测量时间，可以从同一导联或不同导联的两峰之间测出（图中所示）。注意峰的极性与标准基线相反（见正文）。本图显示刺激胫后神经记录的 SER。每条记录都重复两次，有助于剔除伪差。分别在 0 ms 和 90 ms 刺激左右两侧胫后神经，首先记录到的诱发电位来自左右腘窝（LPF 和 RPF）。标记的 CV2 峰值代表了脑干位置的反应。作为一种远程电位，左右侧的刺激电位很相似。皮质反应主要来自对侧半球（标记为 P35 和 N40）

的电极记录[42]，其形态直接受电极位置影响[41]。而"远程电位"则是从远离神经发生器的电极记录到的，通过容积导体（如脑、脑脊液和脑膜）传导到记录电极。因为电流通过介质广泛传导，定位信号来源十分困难（见图 39.7）[41-42]。随着记录电极和神经发生器距离的增加，记录到的 SER 信号逐渐变小，需要多达数千个平均信号来记录远场电位，而近场电位则需要较少信号（50～100 个）[41-42]。

SER 也可被定义为皮质和皮质下起源的 SER。皮质 SER 是通过刺激感觉系统所产生的动作电位到达皮质的集中表现。因为这些 SER 是近场电位，很容易通过实耗时间、波形和波幅来区别。皮质下反应来源于许多不同结构，由反应的类型决定，包括外周神经、脊髓、脑干、丘脑、脑神经与其他神经。皮质 SER 通常通过头皮电极记录，电极的位置采用国际标准 10～20 EEG 记录系统（见图 39.3）。皮质下诱发电位也可以通过头皮电极作为远场电位记录，但通过脊髓、外周神经上的电极记录更合适。

各种类型的诱发电位（感觉或运动）都可用潜伏期和波幅描述（图 39.7）。潜伏期就是从给予刺激到反应电位出现或峰波出现的时间（取决于应用常规）。波幅是所记录反应的电压。按照惯例，低于基线的波形称为正波（P），高于基线的称为负波（N）。波幅和潜伏期随记录环境的变化而变化，每个神经学监测实验室必须建立正常值，其值可能与其他实验室有所不同。

术中 SER 监测包括 SSEP、BAEP，以及较少使用的 VEP。所有这些技术都使用头皮记录电极，采用同样的国际标准 10～20 EEG 记录系统，而记录皮质下或周围信号时其电极放置于相应的标准解剖位置。手术切口或消毒可能影响电极的标准位置，在基线分析和随后的 SER 监测中必须考虑到这些变异。MEP 的刺激电极也可以参照国际标准 10～20 EEG 记录系统进行放置，但不是放在运动皮质。记录电极可以放在脊髓、外周神经，以及（最常见的）放在神经支配的肌肉部位。

术中分析 SER 最重要的原则之一是要在任何可能导致诱发反应改变的因素发生之前，必须记录重复性好而且可靠的基础值。如果没有记录到高质量、可重复的基础轨迹，术中 SER 监测 CNS 的完整性基本是无用的。如果缺乏明显可变性或波形难以确定，术中就很难区别临床明显的 SER 改变与已经存在的波形基线变异。当不能记录到优质可重复的基线时，SER 监测不能作为临床决定的参考。在术前核查时，评估 SER 基线的质量是很有帮助的，这样团队可以把 SER 的改变置入手术环境中分析。

体感诱发电位（SSEP） 体感诱发电位（SSEP）是通过放置在皮肤表面的凝胶电极或细针电极，刺激外周混合神经后记录到的电位变化。SSEP 反应由短潜伏期和长潜伏期波形组成。皮质短潜伏期 SSEP 受麻醉药浓度改变的影响最小，因此是术中最常用的监测方式。产生上肢短潜伏期 SSEP 的通路包括：长纤维感觉神经纤维，其胞体位于脊髓背根神经节内，发出的上行纤维在同侧脊髓后束上升，到达延髓的背侧核换元（即一级纤维），二级纤维交叉到对侧并上行到对侧丘脑的内侧丘系，三级纤维从丘脑投射到额顶叶的感觉运动皮质。大多数麻醉方式时都可记录到这些初级的皮质诱发电位，是皮质神经元产生的最早期电活动，起自颅顶部中央后沟。长潜伏期继发皮质反应可能是邻近相关皮质产生的。清醒患者的这些长潜伏期反应具有很大变异性[42]，重复刺激会很快适应[41]，全麻中不会再出现。除了初级皮质反应，其他皮质 SSEP 术中是不监测分析的，因全身麻醉会使它们发生极大改变[41]。

尽管大多数证据表明上肢诱发电位可能通过脊髓后索传导，也有一些证据表明下肢 SSEP 至少部分是由脊髓侧索传导的[43]。刺激胫后神经或腓总神经的强度超过运动阈值，激活 I 类纤维，在脊髓内换元后经后侧脊髓小脑束上行传导。在脊髓脑干联合处的 Z 核换元发出纤维交叉到对侧上行到达丘脑腹后外侧核[44]。这个通路的差异非常重要，因为脊髓背外侧索由脊髓前动脉供血，这支血管同时也给运动下行通路和脊髓神经元供血。在牵引脊柱纠正脊柱侧凸的手术中，可能会压迫或牵拉脊髓前动脉根，血流明显下降后可使 SSEP 发生改变。有一些发生率极低、术中 SSEP 没有改变而术后患者清醒后有截瘫的病例支持此假设。

刺激正中神经记录 SSEP，记录电极首先是放在 Erb 点，即锁骨中点的上方。这个点在臂丛神经上方，在这里记录到的信号能让临床医师确定刺激已正确传递给患者。下一个电极放置在颈部后中线第二颈椎水平，接近脊髓后索核。在这里记录到信号说明外周神经传递的反应进入脊髓，上行传递到下延髓。最后的电极放置在被刺激肢体对侧的感觉皮质表面的头皮上（顶叶）。在这里记录到信号确保经脑干-丘脑-内囊通路完整，也可以用来估计这些皮质区域 CBF 是否足够[45-49]。

为了记录胫后神经刺激后的 SSEP，电极首先放置在腘窝以确保刺激正确地传递至神经系统。有时还要在下腰段的脊髓处放置电极，确定信号正确传入了脊髓，但是并不常规放置这个电极，因为此处接近手术消毒部位。在颈椎和头皮上放置记录电极，位置与前面描述的相似，也可以根据手术切口的部位调整电极位置。术中也可使用有创的记录方式，如硬膜外电极。

表 39.1 和图 39.8 中列出了短潜伏期 SSEP 的发生器[41, 50]。麻醉诱导、患者的神经疾病或年龄、根据手术切口需要应用不同位置电极（蒙太奇）都可能明显改变 SSEP 的形态。这些情况下，很难将一种特定脑电发生器和一个记录轨迹上的特定波联系起来。神经监测中也不必如此精确，可以将记录波形与基线或手术早期的轨迹进行比较。刺激下肢后，反应沿着外周感觉神经和脊髓传递的距离较长，绝对潜伏期也较长。峰间潜伏期（图 39.7）也用来估计特殊部位间的传导时间。例如，N9 到 N14 传导时间反映了臂丛到脑干的传递时间；N14 到 N20 传导时间反映了背侧柱核团到脑初级感觉皮质的传递时间[51]。潜伏期也受幼龄或老龄以及许多神经疾病的显著影响。

脑干听觉诱发电位（BAEP）　BAEP 常在诊断性实验室施行，通过耳机给予患者重复的滴答声或音调刺激。神经外科手术不可能用耳机，而是使用连接刺激传感器的泡沫型耳塞插入耳道传递点击刺激（图 39.9）。刺激强度通常设置为超过患者能听到滴答声阈值以上 60 ～ 70 dB，但术中监测常常开始于麻醉诱导后，刺激强度也设置为 90 dB nHL（正常听力水平）。滴答声时长约 100 μs，通常每秒刺激 10 ～ 15 次。滴答声的传递使用不同的极性，即滴答声可能引起鼓膜的初始运动背离传感器（疏离），或朝向传感器（紧贴）。使用这两种不同的方式，在不同的患者中通常会产生完全不同的波形、波幅、潜伏期，要选用能产生最大的可重复反应的方法。如果刺激伪差是一个严重的问题，改变滴答声极性可以降低伪差。但是产生的波形可能是每种单独刺激产生波的均值，可能监测困难。

刺激频率和强度会影响 BAEP[41, 52]。术中使用单侧刺激，因为如果手术对侧传导通路是正常的，另一只耳朵产生的正常反应可能会混淆监测耳的异常反应。记录电极（通常是帽状电极）放置在记录耳的耳垂和头顶部[52]。对侧耳使用白噪声刺激，以防止刺激通过骨传导传递到对侧耳产生诱发电位。头皮记录的 BAEP 是非常微弱的远场电位（通常＜ 0.3 μV），因此需要平均重复采样 500 ～ 2000 次[41, 52]。

记录到的 BAEP 峰标记为 Ⅰ ～ Ⅶ，这些峰所代表的神经发生器和听觉传导通路详见图 39.10。在颅后窝手术中，BAEP 可以预测出听觉传导通路的解剖定位，可有效减少或避免听力功能或结构的损伤，如上延髓、脑桥和中脑。与其他 SER 一样，要评估波幅、绝对潜

表 39.1　刺激正中神经后体感诱发电位的发生器

峰	神经发生器
N9（EP）	臂丛 *
N11	脊髓后柱或神经根
N13/P13	脊柱核 *
N14，15	脑干或丘脑
N19/P22	顶部感觉皮质 *

* 术中通常记录的部位；其他波形不常监测

正常情况　　　　　　　　　麻醉后

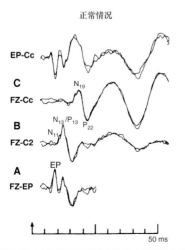
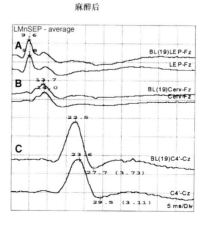

图 39.8　刺激左侧腕部正中神经得出短潜伏期的感觉诱发电位。从 A 到 C 不同位置的记录电极记录清醒患者和麻醉状态患者的电位轨迹，相应的轨迹用相同的字母标注（From Chiappa KH，Ropper AH. Evoked potentials in clinical medicine. N Engl J Med. 1982；306：1205.）

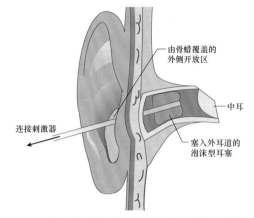

连接刺激器

由骨蜡覆盖的外侧开放区

中耳

塞入外耳道的泡沫型耳塞

图 39.9　脑干听觉诱发电位装置示意图。通过耳塞直接将滴答声刺激传递到耳膜

伏期和峰间潜伏期，以判断听觉系统的完整性，定位可能的病变部位，确定外周和中枢的传导时间。波 VI 和波 VII 不一致且多变，因此不作为常规监测[52]，大多数使用 BAEP 在手术中进行监测的报道只用到波 V[53-55]。

视觉诱发电位（VEP） 记录 VEP 是给予单个眼睛光刺激，记录电极放在枕部、顶部和中线的头皮上[56]。可以使用植入发光二极管的软塑料目镜，通过闭合的眼睑给予视网膜闪光刺激或带有发光二极管的隐形眼镜来给予闪光刺激。VEP 是皮质 SER，因刺激类型、受刺激视网膜区域、瞳孔扩散的程度和患者注意力水平而不同[41]。这些因素在麻醉过程中常常不停地改变，即使手术不涉及视觉系统，术中 VEP 的变异仍然很大。VEP 是最少被用到的术中诱发电位监测技术。

然而，通过安置在角膜上的软硅胶板（内置多极红光发光二极管），可以刺激视网膜生成重复的术中 VEP[56]。该技术需要更多的临床研究来验证其实用性。但是，闪光刺激会立即在初级视觉皮质的所有区域产生电位，使得检测微小区域皮质损伤非常困难。

运动诱发电位（MEP） 运动诱发电位（MEP）主要是通过经颅电刺激产生，在脊髓、外周神经和神经支配的肌肉等多个位点记录反应。

经颅运动诱发电位监测 运动诱发电位（MEP）用于监测脊髓运动通路的完整性有很大的潜在益处，虽然 MEP 监测的历史较短，但已有 MEP 消失时 SSEP 仍保留的病例报道[57-62]。这项技术已经广泛用于脊柱外科手术中，可以估计手术部位神经的传导；也可用于主动脉手术，这类手术有可能损害脆弱的前脊髓血供。相对于 SER 监测，MEP 监测创伤较大，在经颅电刺激的情况下，需要使用更高的刺激强度（≥ 400 V）。可以使用特殊的刺激技术从在基线时就具有一定程度神经系统损害的幼儿或成年人身上获得经颅 MEP（tcMEP）。

MEP 监测有几种方法，最常见的是经颅电刺激方法。经颅电刺激 MEP 监测时，将刺激电极（细小的金属螺钉形，类似于胎儿监测中所使用的电极）放置于运动皮质上方的头皮中，给头皮一系列电刺激（通常 400 ～ 500 V）。这个刺激能够激发咀嚼肌的收缩，在监测过程中必须放置口咽垫来防止严重咬伤舌头。若手术中暴露中央前回或运动带，也可以直接将刺激电极放置于皮质。因为约 90% 的经颅刺激在通过头皮和颅骨时耗竭，通常直接皮质刺激强度约 40 ～ 50 V。

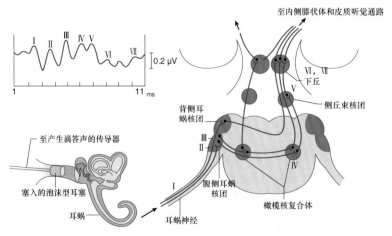

至内侧膝状体和皮质听觉通路

0.2 µV

1　　　　　　　11 ms

VI，VII 下丘

V

侧丘束核团

背侧耳蜗核团

III
II

I

腹侧耳蜗核团

IV

橄榄核复合体

至产生滴答声的传导器

塞入的泡沫型耳塞

耳蜗

耳蜗神经

图 39.10　听觉神经通路示意图。脑干听觉诱发电位最初是用一个耳塞将宽带声音刺激通过外耳道传导到耳蜗产生的。图中显示了产生 BAEP 各峰的神经发生器

这两种刺激方法也激活周围皮质结构和皮质下白质通路（感觉和运动）。尽管脑瘫患者的皮质神经结构不完整，事实上，经颅 MEP（tcMEP）经常可用于这类患者。经颅刺激向远端的逆向传播被上行感觉传导通路的突触抑制所阻断，但可以很容易地通过下行通路顺行传播。需要注意的是，只有最大直径的纤维（皮质脊髓束中所有纤维的 2% ～ 3%）会传播与 tcMEPs 相关的脉冲。可以在脊髓、外周神经以及最常见的肌肉部位记录到诱发反应。为了增强 MEP，这些反应可以像 SERs 那样平均化处理，但通常是不必要的。运动皮质下的皮质脊髓束激活可能会影响 tcMEP 对运动皮质 CBF 的评估，因为激活区域可能远离缺血区，也可能归属于不同的血管床。

肌电图（EMG） 术中监测脑神经和外周神经运动支产生的肌电图反应，可以及早发现手术导致的神经损伤和评估术中神经功能。在这些情况下，神经作用于其支配的肌肉所产生的反应可以用来评估术中有损伤危险的脑神经或外周神经的情况。可以将表面电极（心电图电极或金杯电极）放置在肌肉表面或用针状电极直接置入相应肌肉内进行记录。如果用插入肌肉内的针状电极记录，则肌电图记录的敏感性最好。表面电极，或皮下针状电极可能会完全遗漏神经受损导致的神经元放电[63]。这种监测最常用于面神经监测。

肌电图监测可以是主动或被动的。主动监测是电刺激某一脑神经或外周神经，记录诱发的复合肌肉动作电位（compound muscle action potential，CMAP）。刺激接近手术或肿瘤部位的神经，可以用来估计神经功能的完整性[64]。神经功能也可以通过观察诱发一个肌肉反应所需要的神经刺激的强度或复合肌肉动作电位的形态来估计。在术中可通过持续记录神经所支配的肌群的反应来被动监测神经功能。与被监测神经的简单良性接触可产生"爆米花"样肌电图放电；更为显著的神经刺激可产生成串反应；明显的神经激惹或神经损伤或两者都可导致神经兴奋性放电（图 39.11）[65]。当这些肌电图反应达到一个电压阈值，可转换成声音信号，立即反馈给手术医师，实时警告将要发生神经损伤。实时反馈很关键，因为听神经瘤切除术患者的研究资料显示，神经兴奋性放电的密度和频率与术后神经功能障碍密切相关[64]。EMG 监测的警告是因为神经的锋利切断可能完全不会产生放电。

术中也可以成功进行其他脑神经运动成分监测。监测三叉神经肌电图可以将电极放置在颞肌或咬肌表面或肌肉内。三叉神经运动分支监测用于三叉神经搔痛切断术以保留三叉神经运动支的功能，或与面神经

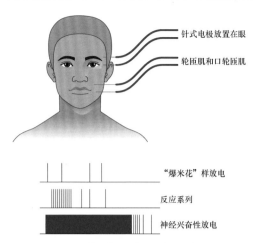

图 39.11 面神经监测和典型的术中反应示意图

监测复合用于颅后窝大病损切除手术[65]。大的脑膜瘤切除术、颈静脉球瘤和颈部恶性肿瘤手术中，将电极放置在斜方肌、胸锁乳突肌表面或肌肉内，可以监测脊髓副神经功能[65]。将针状电极放置于舌内，可以监测舌下神经，偶用于大的颅后窝手术和斜坡肿瘤手术[65]。虽然眼肌肌电图可以使用细小的电极钩线记录，但这种方法很少使用。

经过手术区域的外周神经，或预计手术有可能损伤外周神经，可以将针状电极放在运动神经支配肌肉的表面或肌肉内进行监测。肌电图监测的声音反馈可以提醒外科医师无意侵及了神经，有助于术野中神经的定位（如脊髓减压术），以及定位传导阻滞或延迟的神经部位。已有报道脊髓手术后可能发生神经根损伤，特别是椎弓根螺钉放置不正确，因此脊髓手术患者应使用外周神经肌电图监测，以降低神经根损伤的风险[65]。置入椎弓根螺钉时，外科医师可以用微电流直接刺激螺钉。如果此时 EMG 有反应，螺钉可能位于骨性椎弓根的外侧。

术中改变在监测中得到的反应

术中诱发反应的变化，例如波幅降低、潜伏期延长或波形完全消失，可能源于外科因素（放置牵引器或缺血），也可能反映了全身变化，如麻醉药的使用、温度的改变或低灌注。发现有意义的 SER 变化时，麻醉科医师和手术医师应立即采取措施，纠正各种因素对所监测通路（以及可能是神经结构周围的）的影响。麻醉科医师应该改善可能受损神经的灌注，包括提升动脉压，尤其是在应用控制性降压或血压较术前水平明显下降的患者，严重贫血时给予输血，扩充容

量，增加心输出量，保持动脉血气正常。开颅手术中放置牵引器后或脊柱固定术中压迫脊髓血供后诱发电位的变化，可提醒外科医师和麻醉科医师对手术程序和麻醉管理进行适当的改变，以防止或减少术后神经功能缺损（图 39.12）。当术中诱发电位发生显著变化时，手术各方人员之间必须进行沟通。如果未观察到干预的预期结果，则必须重新评估关于变化原因的基本假设。只有当所有参与者之间的沟通无阻时方可实现[66]。

在永久性神经功能障碍之前，诱发反应信号的改变程度或波形完全消失的持续时间耐受限度日益明确，美国神经生理学监测学会已发布立场声明（http://www.asnm.org/page/PositionStatements）。对于 tcMEP 而言，变化程度的容许限度尤其不清楚。这种不确定性在术中监测十分常见。虽然我们知道冠状动脉旁路移植术中心电图 ST 段压低的频次和持续时间的增加与围术期心肌梗死风险的增加有相关性，但并未明确其界值，而且个体差异可能很大。神经功能监测中也存在类似问题。

许多使用术中 SER 监测的中心将波幅较基线下降 50% 以上伴潜伏期延长 10% 以内定义为有临床意义的 SER 改变。未经校正的临床研究或病例报告发现，这种变化与术后新发生的神经损伤相关。这些变化都是实时可发现的。实际上，任何与手术操作有关的 SER 改变都应被认为有临床意义，即使变化程度较上述轻。SER 改变没有发展到波形完全消失时，新发严重术后神经损伤的可能性较小。术中 SER 波形完全消失且未恢复则说明有新发的严重损伤。如果 SER 自主恢复，或经过术中处理而恢复，神经损伤的可能性取决于手术操作、SER 消失的时长以及是否 SER 主要用于判断邻近未受监控结构的完整性。这些问题在一项颅内动脉瘤手术的研究中得到了阐明，该研究对 SSEP 进行了监测以预测/预防术后运动障碍。术中监测 SSEP 波形消失 < 15 min 的患者不会有新的永久性损伤，而 SSEP 消失时间更长的，即使术中 SSEP 已恢复正常，永久性神经损伤的发生率也明显提高[67]。

神经系统监测的临床应用

神经血管手术（另见第 56 和 57 章）

颅外神经血管手术：颈动脉血管手术（监护仪：脑电图、体感诱发电位、经颅多普勒和脑氧饱和度监测）

颈动脉血管外科手术通常需要短暂中断受影响的

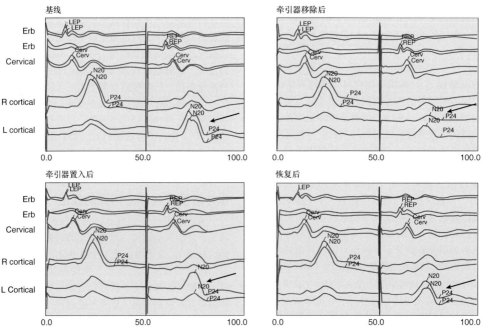

图 39.12　脑动脉瘤夹闭术中的体感诱发电位。可能受损皮质产生的电位反应用箭头表示。图示为基线、牵引器移除后、牵引器放置后、恢复的轨迹。在牵引器放置后 4 min 最初的诱发电位改变。注意不慎压迫大脑中动脉引起的皮质诱发电位的消失。Cerv，颈部的；LEP，左侧 Erb 点；REP，右侧 Erb 点

颈动脉流向大脑的血流。尽管与颈动脉血管外科手术相关的卒中风险已经持续下降[68]，但根据手术适应证的不同，残余风险差异很大。无症状的患者最低，因缺血性卒中近期再血管化的患者最高[69]。

脑电图　EEG 用于颈动脉内膜切除术中作为大脑半球血流充分性的监测手段已经建立了很多年。Mayo 医疗中心比较了颈动脉内膜切除术患者应用 EEG 与 Xe 洗脱法确定局部 CBF[33]，这项研究证实了 EEG 是反映局部 CBF 充足性的有效指标。

正常情况下大脑灰质和白质的 CBF 平均为 50 ml/（100 g·min）。在大多数麻醉技术下，CBF 下降到 20 ml/（100 g·min）时，EEG 开始发生异常改变。CBF 下降至 12 ml/（100 g·min）以下时会威胁细胞存亡。CBF 下降到脑细胞开始发生损伤与 EEG 发生异常之间的差别为颈动脉术中 EEG 监测提供了理论基础。在许多情况下，及早发现 EEG 变化，就可以在发生永久性神经损伤之前进行干预处理（如分流，提高脑灌注压），使 CBF 恢复正常。

术中脑氧供严重减少的因素包括麻醉科医师不能控制的手术因素（如颈动脉钳夹阻断），或麻醉科医师能够纠正的因素。过度通气、低血压或暂时性阻断大血管导致的 CBF 减少，有时可分别通过减少通气、纠正低血压或在短暂血管阻断时将血压提升至正常值以上来纠正。EEG 可以很好地发现脑缺血，因此持续 EEG 监测可评估改善脑缺血治疗的效果。

接受颈动脉内膜切除术的患者是否应该进行脑电图监测？现有资料无法回答该问题。EEG 监测提供了其他监测无法提供的 CBF 信息。当 CBF 发生异常时，临床医师有机会进行干预以增加缺血区域的 **CBF**。许多临床医师发现该监测十分有用，应该成为常规。人群研究不支持 CBF 的常规使用，可能是基于以下原因：颈动脉血管手术卒中很少见，多数是由栓塞引起，仅通过增加 CBF 不足以充分治疗。

对一系列进行颈动脉内膜切除术选择性分流的患者给予 16 导联未处理 EEG 监测，没有患者清醒后出现 EEG 不能预测的神经损伤表现[70]。短暂可恢复的 EEG 变化与卒中没有关联。永久性 EEG 变化与卒中相关。该研究缺少对照组，但是分析了术中不用 EEG 监测时卒中的发生率。相反，在北美有症状的颈动脉内膜剥脱手术组和欧洲颈动脉手术组的回顾性比较中，发现术中进行 EEG 监测和未进行 EEG 监测的患者的预后没有显著差异[71-72]。

更难以证实的是，对所有颈动脉阻断患者实施分流时，EEG 监测是否仍有意义。EEG 监测能发现可以纠正的异常分流，并且有研究人员报道了严重狭窄、侧支循环不足时低血压所导致的 EEG 变化[73]。基于 EEG（或其他监测）标准的选择性分流的倡导者声称，在病变血管区域插入一根不必要的分流管必然会增加栓塞的发生率。一项针对 1495 例颈动脉内膜切除术的多中心研究发现，如果对没有脑低灌注减少征象的患者实施分流，则卒中的发生率增加 6 倍以上[74]。虽然这个研究和其他近期的研究[75-77]有效说明了使用一些 CBF 监测来决定是否实施分流能改善围术期卒中的发生率，但 Cochrane 卒中研究小组[78]未能获得足够证据证明哪些患者应该常规分流、选择性分流或不分流。另外，该研究也没能证实某一种针对脑缺血的监测优于其他。

处理后 EEG 分析仪也被用于颈动脉血管手术监测。两个问题可以影响到处理后 EEG 作为脑缺血监测指标的有效性和可靠性。首先，最少需要几个导联（或脑区域）实施监测？临床经验和临床研究的结果建议至少要有 4 个导联（即每侧半球 2 个）才能保证监测的敏感性和特异性[34]。比较使用较少导联和 16 导联 EEG，只要这些导联监测大脑中动脉灌注区域，每侧大脑半球有 2 个导联即可获得 100% 敏感性和特异性。这些研究中使用了额顶侧和额颞侧的导联[34]。

第二个问题是观察 EEG 分析仪人员的经验水平如何，是否需要一位专业的、有经验的技师或脑电图分析师？有研究比较了一位专业技师监测 16 导联未处理 EEG 和 3 位不同经验水平的麻醉科医师分析处理后 EEG 分析仪的差异[35]。这三位麻醉科医师分析 EEG 记录，但不了解患者的情况。给予他们 EEG 轨迹图，并标明颈动脉钳夹的时间点。在这些情况下，应当避免的最重要的分析缺陷是假阴性。如果麻醉科医师认为脑缺血患者的 EEG 显示 CBF 足够，而事实上并没有，外科医师可能就无法对缺血的患者实施分流。假阳性可能导致的问题较小，患者没有缺血但实施了分流，这种情况，唯一的风险是没有必要实施分流的患者有发生栓塞的危险。能正确判断颈动脉钳夹后 EEG 未发生改变的概率即为阳性预测值，麻醉科医师阳性预测值为 91% ～ 98%，这表明相对不熟练的分析人员能使用仪器对动脉钳夹时出现的脑缺血做出相当精确的判断（彩图 39.13）。

体感诱发电位　SSEP 也用于监测颈动脉内膜切除术中皮质和皮质下通路的 CBF[49, 79-80]。实验研究发现，SSEP 监测与 EEG 相比有相似但稍低的脱漏阈值。皮质血流下降到 15 ml/（100 g·min）以下，SSEP 才会改变[47]。最近的一项对颈动脉手术中分流

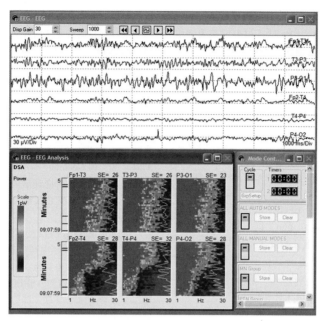

彩图 39.13   阻断颈内动脉后的半球缺血。顶部面板显示了每个半球的三个脑电图（EEG）通道。右侧通道（底部三个轨迹）显示由于缺血而几乎抑制了脑电活动。底部面板显示了相应的密度频谱阵列，其中每个频率的 EEG 功率都用彩色编码，红色表示更大的功率。最旧的数据位于每个字段的顶部，最新的数据位于底部。三个密度频谱阵列（DSA）面板的下一行对应于右侧 EEG 电极。中途从面板上可以看出，钳夹放置后，脑电功率显著降低。底部光谱对应于顶部面板中显示的原始 EEG 示踪图（Image courtesy of Reza Gorji，MD.）

的 meta 分析结果认为，根据 SSEP 监测选择性分流导致的围术期卒中发生率与根据 EEG 决定是否行分流相似[81]。然而，Logic 研究认为，合理放置电极时 EEG 可以很好地监测额叶和颞叶前部的脑缺血，但 SSEP 的变化则不可靠。尽管颈动脉手术时支持 SSEP 应用的预后证据较 EEG 监测少，但作者及其他一些研究人员发现 SSEP 可以作为 EEG 的同步监测来发现皮质下缺血[82]。

经颅多普勒   TCD 监测在颈动脉内膜切除术中的应用基于两个主要参数：一是大脑中动脉的血流速率；二是相同动脉中的栓子数目。颈动脉内膜切除术中使用 TCD 监测是基于两个假设：一是血流速率与 CBF 量相关；二是栓子数量的增加则会增加栓塞性卒中的风险。由于许多原因，术中使用 TCD 尚未得到广泛采用。如前所述，从监测中受益的多达 20% 的个人无法获得良好的 TCD 信号。同样地，术中 TCD 探头移动导致信号丢失或声波角度偏移等主要问题，从而使血流速度与血流之间的关系发生改变。然而，许多颈动脉内膜剥脱与 TCD 监测都获得了良好的成功，引用了临界血流速度降低约 50% 以提示 CBF 不足需要干预（需要分流或升高动脉压，或者二者兼而有

之）[83-89]。栓子数量与卒中之间的关系得到了更好的建立。在术前、术中和术后进行的多项研究表明栓子数目越多，卒中的风险越大，需要进行干预[83-89]。在纠正严重血流性颈动脉狭窄后，TCD 超声检查是发现危险充血（也称为正常灌注"突破"）的唯一监测仪。通常在解除动脉钳夹后出现持续的血流加倍时，麻醉科医师应当立即考虑降低血压。尚无良好的预后数据支持术中使用 TCD，但有关栓子数量和卒中风险的数据表明，如果可以克服与患者连接的探头的技术问题，TCD 可作为术前、术后以及术中阶段对即将发生卒中进行预测的指标。

脑氧饱和度（近红外光谱仪）   近红外光谱仪（near-infrared spectroscopy，NIRS）因易于操作且不需要特殊培训即能解读而成为颈动脉内膜切除术中有吸引力的监护仪。其原理非常简单：脑氧供降低时脑动脉血氧摄取增加，脑静脉血氧饱和度下降。NIRS 应用于神经系统功能监测时，监测前额皮质的大脑静脉血中氧饱和度，可迅速测得由于氧供降低引起的摄氧增加问题。多个病例报道和一系列文献记录了脑氧饱和度监测在神经血管手术中的作用，但是在颈动脉手术中使用 NIRS 的几个主要问题仍未得到解答。

第一个也是最重要的问题是，氧饱和度下降到什么程度才需要进行干预？因为许多干预措施是有一定风险的（如分流→栓塞；血压升高→心肌缺血）。这个问题很重要但目前还无法回答，并且可能因患者而异。两项针对清醒患者的研究表明，可能引起症状的脑氧饱和度值在患者之间的差异很大[12-13]，仍未探索出需要进行分流的脑氧饱和度绝对值。另有研究显示在 EEG 变化之前脑氧饱和度即已下降，该作者声称在颈动脉手术中使用 NIRS 监测是有优势的[90]。然而，这个发现并不意外，因为脑功能（这里是指脑电功能）只有在脑摄氧增加到不能满足脑组织代谢需求时才会发生障碍。如果摄氧增加可以满足代谢需求，是否需要进行分流干预尚不明确。

最后，Friedell 及其同事[91]的一项研究将颈动脉手术期间 NIRS、EEG 和 SSEP 监测进行了比较。323 例患者中有 24 例出现 NIRS 与其他脑电活动监护存在明显差异；17 例患者脑电活动无变化，而脑氧饱和度明显下降；7 例患者 EEG 和 SSEP 明显变化，而脑氧饱和度无变化。后一个发现可能是由于 NIRS 和 EEG/SSEP 监测不同的血管区域。这些研究数据和先前在清醒患者中的研究数据提示在颈动脉手术中单一使用 NIRS 是不合适的。另外，综合文献研究与个案报道资料提示，没有明确的区域氧饱和度临界值可用于指导分流放置或增加脑灌注压。

颅内神经血管手术（监测：体感诱发电位，运动诱发电位）

体感诱发电位　在脑动脉瘤手术期间 SSEP（somatosensory-evoked potentials）监测已广泛研究。这些手术中，手术切口和脑牵拉减弱头皮电极或脑表面电极放置的效用，而这些电极正是能够发现可能受损皮质脑缺血的电极。尽管记录电极放置在脑的表面已经成功，但神经外科医师常常认为这些电极干扰了操作。因此，EEG 通常仅用于在临时夹闭期间确认代谢抑制。虽然电极位置与清醒患者标准电极放置位置有所不同，但是头皮 SSEP 监测电极还是容易放置的。

对前脑循环区域的动脉瘤手术，SSEP 监测能很好地预计术后神经功能，虽然这一监测并不是很完美。大多数术中没有 SSEP 改变的患者清醒后神经功能检查没有异常发现。术中 SSEP 明显改变且没有恢复正常的患者，清醒后有新的神经病变。术中 SSEP 有很大改变但恢复正常的患者，可能术后至少有短暂的神经功能异常，其严重程度和持续时间随 SSEP 变化的增加而增加。许多作者报道了 SSEP 监测在发现不当的动脉瘤钳夹位置（图 39.12）、指导术中血压管理，

尤其是有蛛网膜下腔出血后已经有血管痉挛或有血管痉挛显著风险的患者中有重要效用[48, 92-97]。但 SSEP 监测后脑循环动脉瘤则没有这么成功。在这些情况下，皮质和皮质下结构很多区域有损伤的危险，但体感通路监测方法根本不能完全发现。这些患者的监测存在假阴性的风险，但是如果手术操作的损害极其严重，影响大部分脑时仍可以发现 SSEP 的变化[98-101]。

动脉瘤手术中的一个重要问题是在动脉瘤附近穿破血管的损伤，可能会损坏内囊的皮质下通路，并可能是术后即刻新发神经功能缺损占比的一半[102]。从解剖学角度看，运动通路在内囊中感觉通路的前方，在分离和夹闭脉络丛前动脉或豆状纹状穿支血管时神经通路受损的风险更高。如果要在这些情况下成功整合 tcMEP，则需要解决两个问题：第一，必须把刺激引起的运动降到最小，以避免干扰手术；第二，也是更重要的是，需要设定合适的刺激参数，避免深部电流传导刺激联接内囊的皮质脊髓束，从而与侧束缺血混淆。应用与运动阈值相近强度的更长刺激序列强调了这两个问题[103]，并使 tcMEP 监测在许多中心的动脉瘤手术期间成为有用的辅助手段[104]。

幕上颅内非血管手术（监测：清醒患者、脑电图、体感诱发电位）

对于需要保留大脑结构的功能定位以获得良好结局的问题，最完善的方法是使患者在清醒状态下接受完整的幕上开颅术，同时接受反复的神经系统检查，以评估有危险的功能区域。这样的手术一般分为切开暴露、定位和切除部分，术中患者可以完全清醒，或只在神经检测时段处于清醒状态[105]。所有这些方法的共同点是需要对开颅部位和头颅固定部位头皮实施局部麻醉。其次要求告知患者对手术操作的知晓并愿意积极配合。右美托咪啶、丙泊酚和瑞芬太尼是清醒开颅术中最常用的麻醉药物[106]。清醒开颅术的并发症有恶心、呕吐、呼吸问题和脑部紧张等，这些并发症一般较轻，在有经验的医学中心发生率不到 10%。对皮质刺激触发的癫痫发作，可以在暴露的皮质上用冰盐水或静脉推注少量巴比妥类药物或丙泊酚控制。

癫痫病灶手术

癫痫患者从癫痫病灶手术切除中受益匪浅[107]。癫痫病灶的精确定位对手术成功切除病灶控制癫痫发作和减少术后并发症非常重要。术前运用灵敏的磁共振定位，神经导航和给清醒患者放置硬膜外电极或深部电极记录癫痫病灶活动，这些方法都有利于病灶的

解剖定位和确认切除的合适范围[108]。这些进展削弱了术中用皮质脑电图记录致痫区的方法。

皮质脑电图通过在脑表面放置硬膜下电极网格，并记录自发电活动。皮质脑电图监测有一些限制。记录时间限制在几分钟内；记录限制在发作间歇期放电，其可能与癫痫中心灶无关；皮质脑电图监测需要在全麻下进行记录，而全麻药物可能会改变 EEG。

为术中提供良好的记录条件，需要用浅麻醉（如，应用严格的氧化亚氮–镇痛药物复合麻醉或低浓度吸入麻醉药）。给予激发试验，例如过度通气或给予小剂量的美索比妥，可能有助于激发癫痫病灶。术中癫痫病灶定位需要一位熟悉此技术的皮质脑电图专家。

运动条带定位

麻醉患者体感系统的电生理监测可以提供一个简单的大脑中央沟的解剖定位，区分顶叶初级感觉皮质和额叶初级运动皮质。通过在推测的沟回位置垂直安放硬膜下条带电极记录皮质 SSEP 定位中央沟。如图 39.14 的临床示例所示，大脑中央沟的精确位置是通过骑跨于沟回上的电极条带诱发的初级皮质反应极性的反转来实现的。随后放置电极条带于中央前回的原始运动区域可通过直接皮质刺激监测皮质脊髓束。

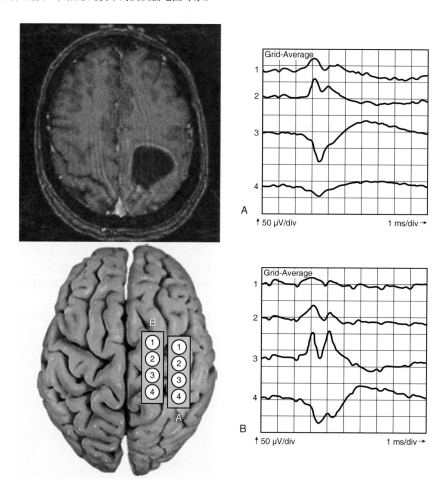

图 39.14　区分初级感觉皮质和初级运动皮质的大脑中央沟的术中定位。一例经扫描发现有巨大颅顶部肿瘤的患者的临床资料。有两组由四个互相接触的硬膜下电极条带进行记录。电极条带的相对位置标注为 B 和 A。（A）来自大脑中央沟前方的电极诱发的初级皮质反应显示为向上偏转；（B）来自大脑中央沟后方的电极诱发的初级皮质反应显示为向下偏转。移动前方的电极条带（记录 B）引起电极 3 和电极 4 的位相反转

颅后窝手术（监测：脑干听觉诱发电位、颅神经监测、体感诱发电位、运动诱发电位）

除小脑外，颅后窝内有脑干的狭长部分和许多重要的神经结构，如上行和下行感觉通路、脑神经核、呼吸循环中枢、网状激活系统，还有控制重要保护性反射（如瞬目、吞咽、呕吐和咳嗽）的神经网络。颅后窝手术难度非常大，甚至很小的损伤都可能引起神经功能的缺失。尽管感觉、自主运动和听觉通路等神经结构可以在术中进行连续的监测，但其他神经结构通常只能从监测的神经附近结构的完整性来推测。

第 V 、Ⅶ和Ⅸ对脑神经微血管减压术

行脑神经微血管减压术最常见于三叉神经痛（第 V 对脑神经）并愿意接受颅后窝手术的患者。相同手术路径治疗偏侧面肌痉挛或低位脑神经微血管减压手术很少见。这种手术要分离神经的颅内部分，区分侵犯神经的血管，然后放置一个绝缘的聚四氟乙烯垫（Teflon 垫）在血管和神经之间。手术有分离侵犯神经的血管穿孔引起脑组织缺血和小脑牵拉相关的脑神经损伤的风险。面神经和前庭蜗神经特别容易因小脑内侧回缩引起牵拉相关性损伤。回缩引起的牵拉导致脑干听觉诱发电位（BAEP）的 I 波和V 波的峰间潜伏期延长，最后导致 I 波以外的所有波完全消失（图 39.15）。不能及时解除回缩会导致术后听力丧失。神经功能监测提高了脑神经微血管减压术后听力保留的概率[109-113]。半侧面肌痉挛行面神经微血管减压术时，应用最新发展的 EMG 监测技术能够更好地记录神经减压的充分性，减少术后半侧面肌痉挛持续或复发的可能。这项新技术监测所谓的面神经侧向传播反应（lateral spread response，LSR）。刺激面神经的侧向分支，正常人不同面神经分支支配的肌肉不会产生可记录的 EMG 反应。而对于半侧面肌痉挛患者，不同面神经分支（LSR）支配的肌肉会出现 EMG 反应，说明存在异常电活动交叉。很多研究都显示，面神经减压能够减轻或消除 LSR，并且 LSR 的消除高度预示术后即刻半侧面肌痉挛症状的减轻[114]。

前庭神经鞘瘤手术

前庭神经鞘瘤是小脑脑桥角最常见的肿瘤，由于该肿瘤常常起源于第Ⅷ对脑神经的耳蜗组件，以及面神经的颅内通路，手术切除肿瘤时需要关注听力丧失和面神经瘫痪。肿瘤的大小和术前听力功能评价能

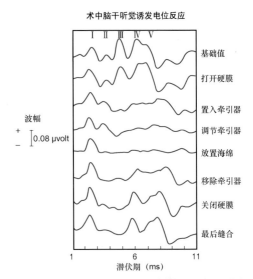

术中脑干听觉诱发电位反应

波幅

0.08 µvolt

基础值

打开硬膜

置入牵引器

调节牵引器

放置海绵

移除牵引器

关闭硬膜

最后缝合

潜伏期 (ms)

图 39.15　微血管减压术中脑干听觉诱发电位的监测。基线记录显示脑干听觉诱发电位的五种典型的波形。每条轨迹的右侧标注有术中事件。牵引器的放置引起 V 波潜伏期的显著延长，即使调整牵引后也不能恢复。放置海绵后，所有的波形都随后转变成 I 波（I 波起源于内耳），最后几乎完全消失。移除牵引器后引起脑干听觉诱发电位向基线转变

够很好地预测术后听力[115]。对于直径约 1.5 cm 的肿瘤，BAEP 监测能够提高听力的保留机会[116]。除了 BAEP，可通过自发和刺激 EMG 监测面神经。前瞻试验已经表明当使用前述的面神经监测时，则术后 1 年内具有功能性面神经的患者比例更高。由牵拉或加热（电烧灼器）即将引起的损伤会有报警。神经切断可能引不出放电，肌松药也可能降低监测的效果。如果神经被肿瘤侵犯，外科医师可以通过手持神经刺激器和实时听觉反馈来进行神经走向的定位。

其他颅后窝肿瘤手术

脑干的其他肿瘤手术的监测要根据不同的病例或手术路径来选择。EMG 及复合肌肉动作电位监测不仅可以用于面神经支配范围，还可以用于进行舌下神经的监测，以及在气管导管中植入特定电极通过声门对迷走神经监测。如果第四脑室受到肿瘤的侵犯变形后，可以通过这些监测设备来进行功能性定位[117]。在保护重要的神经反射方面，EMG 监测可能不够，因为 EMG 只能通过记录神经支配肌肉上的电位反应来监测这些反射的传出神经功能。当肿瘤阻止第Ⅶ对脑神经的近端可视化时，可以记录口轮匝肌或颏肌的 MEP，以评估面神经运动核以及近端面神经的完整性。MEP 也可以通过舌头记录。可通过放置额外的刺

激电极和优化刺激条件来获得这些感应。

　　尽管一些中心已经使用神经功能监测来监测脑干缺血情况，但是这种方法还没有得到临床研究很好的论证或支持。脑干功能的完整性可以通过联合多种诱发电位方法进行监测，如 BAEP、SSEP 和 MEPs。每一种监测方法监测一项功能，就其自身而言其完整性对单个患者的功能预后很重要。如彩图 39.16 所示，即使结合所有这些模式监测的横截面仍然遗漏了关键区域。考虑到灌注是通过穿孔血管发生的，很容易看出，监测可能表明一切正常，或者更可能的是，治疗干预有助于恢复功能，而临床上患者仍有显著缺陷。这种情况不能说明监测或是治疗干预措施都没有意义，而仅仅说明了监测通路不位于手术操作风险部位。因为这些不可避免的"假阴性"结果，很少有研究应用这些监测方法。此外，因为每一种监测方法都有它自身的局限性，这些方法通常要求专业的神经生理学家来分析报告和解决故障。

脊柱和脊髓手术（监测：体感诱发电位、运动诱发电位、肌电图和球海绵体肌反射）

术中 SSEP 监测最多见用于脊柱和（或）脊髓的

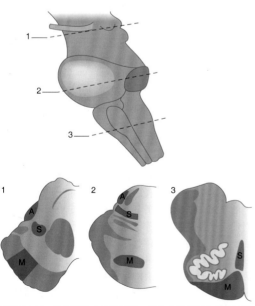

彩图 39.16　脑干诱发电位的监测。诱发电位监测包绕脑干特定区域的神经束，显示为三个横断面的示意图。被监测的区域标为蓝色，标注 M（运动），S（感觉）和 A（听觉）。脑干其余部位的功能完整性可以通过监测区域推论得出

手术患者。在椎板切除和脊柱侧凸手术患者中已积累大量经验。2.5% ～ 65% 的脊髓和脊柱手术患者术中 SSEP 发生改变[118-121]。如果这些改变因外科医师和麻醉科医师的处理（例如，减少脊柱侧凸手术中脊柱矫直的程度或提高动脉血压）而很快恢复，患者术后神经功能大多能保留。但如果这些改变持续存在，患者清醒后大多有神经功能受损。

　　脊髓手术中 SSEP 监测可出现假阴性（少见）和假阳性（常见）的报道。假阴性即患者在整个术中期间 SSEP 无异常，但清醒后有新的明显的神经功能异常，但在所有监测病例中总发生率远小于 1%。然而，假阳性（即患者术后没有神经功能异常，但术中 SSEP 变化明显）则很常见[70]。这种监测模式大多是由于存在可能改变 SSEP 的其他非病理因素。总体说来，正确实施 SSEP 监测以预测术后感觉和运动功能十分可靠[41, 121-122]。但 SSEP 不能直接监测运动通路。另外，传导双上肢和至少部分下肢 SSEP 的脊髓后侧的血供来源于脊髓后动脉。运动通路和神经元的血供来源于脊髓前动脉。但术中 SSEP 监测没有发生改变的患者术后可出现明显运动障碍，已有相关的病例报道[123-124]。

　　脊柱手术和急性脊髓损伤后，感觉和运动的变化一般具有良好的相关性[41]。但是胸主动脉手术后神经功能障碍的患者，脊髓后侧功能（例如本体感觉、振动、轻触觉）可能保留完整，但运动和其他感觉功能（例如疼痛、温度）受损。主动脉瘤修补术后出现神经功能障碍的患者中有 32% 出现这种损伤[125]。这类患者术中 SSEP 监测出现假阴性的风险很高，因此没有广泛应用。

　　多项个案与越来越多的病例系列报道提示，脊髓及其血供相关手术中监测 MEP 很有价值。有几项系列研究报道了在没有 SSEP 变化的情况下 MEP 发生显著变化。这些系列研究表明 MEP 联合 SSEP 监测可能会消除脊髓手术中的假阴性结果[126-131]。在一项共识声明中，美国神经生理学监测学会得出结论，建立 SSEP 监测与 MEP 监测相结合的模式可以防止在脊柱外科手术期间对感觉和运动系统造成伤害[132]。在监测有截瘫危险的胸腹主动脉瘤手术中，文献显示使用 MEP 监测的意义有混杂但支持度持续提高。两项早期研究提示 MEP 可能并没有所预期的那么有效。第一例是记录犬经颅电刺激到腰髓的 MEP 反应[133]。Elmore 及其同事发现这种脊髓记录电位并没有精确预测出术后运动功能。在第二个研究中，Reuter 及其同事[134]记录了犬经颅电刺激后，脊髓和外周神经水平的 MEP 反应。他们也发现脊髓记录电位不能准确预

测出术后运动功能。不论动物能否活动下肢，所有动物的外周神经反应均消失且 24 h 后也不再出现。

这些研究提示脊髓记录的 MEP 可能代表了下行皮质脊髓通路的反应。这些白质通路对缺血的耐受能力强于代谢活跃的脊髓前角细胞（即灰质）。脊髓再灌注后，这些产生 MEP 的白质功能恢复，而灰质功能可能无法恢复。外周神经上记录到的反应可反映突触后前角神经元的功能，但是术中主动脉阻断后下肢缺血常常干扰记录或干扰肌肉的反应。

最近的一系列临床研究显示，主动脉血管手术期间进行 MEP 监测在正确检测出脊髓血流量不足并改善预后方面，取得了更大的成功。这项技术已被证明其有效性，尤其适用于指导手术方案，例如 MEP 监测指导肋间血管再移植、改善脊髓灌注压（通过提升血压或脑脊液引流，或两者皆有）、脊髓降温和其他手术方法[135]。其他研究已经发现 MEP 在指导治疗和改善预后方面非常有用，特别是使用腔内支架修复胸腹部动脉瘤[136-137]。

对于涉及脊髓圆锥和骶神经根的外科手术，例如脊髓松解或终丝脂肪瘤切除术，可以从肛门括约肌中记录 tcMEP。此外，通过刺激阴部神经并记录肛门括约肌的运动反应，可以记录出球海绵体反射的反射弧[138]。

外周神经手术（监测：EMG，神经动作电位）

涉及外周神经手术的神经功能监测可在两种情况下应用。第一种情况是外周神经完好但可能被手术损伤。例如神经内肿瘤如神经鞘瘤或多发的软组织肿瘤，特别是当肿瘤生长改变了外周神经的正常解剖位置时。监测被侵犯神经支配的肌群自发的或者刺激后产生的反应可以指导切除手术。自发的 EMG 放电可以由神经受牵拉或压迫、电刀的局部加热以及缺血引起。应用自发 EMG 有两个限制条件。首先，神经肌肉接头是监测通路的一部分，肌松药可呈剂量依赖性降低或消除 EMG 监测的敏感性。其次，神经的锐性切除可能诱导不出明显的放电。为了在术中找出神经，手术医师可以用手持的探针去刺激切口区域，靠刺激诱发的 EMG 提示音或触诊刺激后收缩的肌肉来定位神经。麻醉科医师因在区域麻醉中常用神经刺激器，对相关概念非常熟悉。

此技术的一个改良方法因其简单的概念而得到广泛应用，即在脊柱手术中监测椎弓根钉的位置，防止定位不当引起神经根的损伤[139-140]。其目的是避免螺钉位置不当导致的结构不稳固或引起术后的根性疼痛。采用逐渐提高强度的电流刺激导孔（较常用）或植入的椎弓根钉柄（较少用）部位，从而确定引出皮节复合肌肉电位的阈值。肌肉反应解说比较复杂，因为椎弓根与神经根的解剖关系取决于脊髓的节段水平，而脊髓节段水平比骨性脊柱要短。因此，腰部区域的内侧错位螺钉将位于神经根旁边，而在胸椎中，内侧错位会使螺钉靠近皮质脊髓束，且单个刺激无法激活。因为颈段、胸段和腰段的刺激阈值都不同，并且正常和受损的神经根诱发的阈值也不同，这种监测技术仍有缺陷，但却广泛认为有应用前景[141]。

第二种情况是外周神经监测用于进行神经探查后神经损伤导致长期无力和感觉丧失的患者[142]。其目的是决定神经重建是否可以改善预后。术前进行神经传导检查来判断受损区域。在术中首先从损伤部位的神经近端进行电刺激，在损伤的神经远端记录神经动作电位，如彩图 39.17 所示。如果神经的传导通过损伤部位，则施行瘢痕松解和伤口闭合。通过轴突的再生方式进行神经的自然恢复，预后良好。如果神经传导不能通过损伤部位，需要切除损伤的神经，进行神经移植[65, 143-144]。

术中监测在小儿患者中的应用

近年来，许多上述技术已在 6 周大的幼儿手术中使用。由于 CNS 发育不成熟，幼儿面临着特殊的挑战。特定束髓鞘形成不完全同时还传导感觉或运动信号是挑战的主要来源。浅麻醉（0.5 MAC 挥发性麻醉剂）可以从健康的青少年中诱发出 MEP，而婴幼儿对挥发性麻醉药的作用极为敏感。因此，当记录这些患者的诱发电位时，全凭静脉麻醉（TIVA）技术是首选的麻醉方法。此外，监测团队需要采用适应性策略来克服髓鞘延迟和其他发育因素的影响（表 39.2）。

一些受监测的手术过程几乎只能在儿童中实施。一个例子是选择性背脊神经根切断术，以减轻与脑瘫相关的痉挛。该过程涉及询问下肢背根分支并评估产生的复合动作电位。该监测手术最好使用 TIVA 技术。婴幼儿听力评估可能需要在麻醉下使用听觉脑干反应测试。辛辛那提儿童医院医疗中心（CCHMC）的经验表明，丙泊酚输注的麻醉比基于七氟烷的静吸复合麻醉对 V 波的评估更为可靠。

重要的是要认识到，成人麻醉状态下的脑电图模式不适用于麻醉状态下的婴儿。从安静的静息状态过

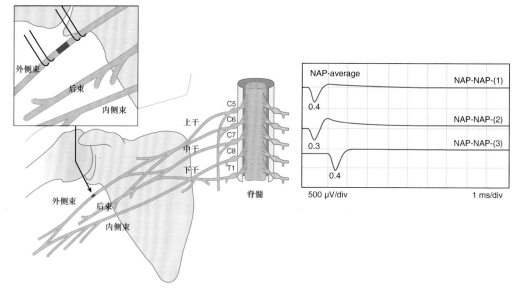

彩图 39.17 在臂丛探查术中记录神经动作电位（NAP）。外侧束上的受损部位，用红色表示，如插图所示，手术者在神经的暴露部位两端放置了钩状电极。如果是轴索断伤，近端电刺激将产生远端 NAP，如右图中所示。第三条轨迹中反应的延迟是由技术设置的变化引起的

表 39.2 监测婴幼儿时的其他注意事项

模式	观测	发育神经生理学	补偿策略
体感诱发电位 MN 和 UN（SSEP-MN 和 UN）体感诱发电位 PTN（SSEP-PTN）	延长了 Erb 到达皮质或颈部到皮质的峰间潜伏期难以维持，低振幅	内侧丘系和丘脑皮质通路的不完全髓鞘化背侧柱的不完全髓鞘化；不同步的排列	避免使用挥发性麻醉药，避免爆发抑制，降低刺激率如上所述，增加脉冲长度；优化信噪比
经颅运动诱发电位（tcMEP）		皮质和脊髓运动神经元非常容易受到挥发性药物的影响。大型 CST 纤维的传导速度变化超过平均传导速度	TIVA，可能需要低剂量的氯胺酮以支持血压应用时间间隔不等长的双串刺激；优化串间时间间隔
D 波（D-wave）	24 个月以下的儿童难以获得	传导速度差异导致信号分散	表面积较大的电极可能会有所帮助
听觉脑干反应（ABR）	使用挥发性麻醉药时信号质量低	不确定	24 个月以下使用 TIVA 监测 ABR
球海绵体反射	非常容易受挥发性麻醉药的影响	少突触反射；对挥发性麻醉药的敏感性持续存在	大间隔双脉冲刺激

ABR，听觉脑干反应；D-wave，直接置于脊髓上方的电极记录的正或负偏移；SSEP，体感诱发电位；tcMEP，经颅运动诱发电位；TIVA，全凭静脉麻醉（Modified from Francis L，Busso V，McAuliffe JJ. Intraoperative neuromonitoring in pediatric surgery. In：Koth A，Sloan TB，Toleikis JR，eds. Monitoring the Nervous System for Anesthesiologists and Other Health Care Professionals. Cham；Springer Int；2017.）

渡到麻醉状态时，小于 3 个月的婴儿的 EEG 几乎没有变化，因为慢波模式主导了这两种状态。麻醉状态下的 α 和 θ 模式在 4 个月大时出现，但与较大的儿童和成人不同[145]。

总而言之，如果对监护和麻醉技术进行适当修改，则婴幼儿可以从术中神经生理监护中受益。

可能损伤 CNS 的非神经手术（监测：EEG、TCD、脑氧饱和度和 Sjvo₂）

心肺转流术

EEG 心肺转流术（CPB）时可能会通过多种机制改变脑电图。血浆和脑内麻醉药的水平因 CPB 或 CPB 期间常规给予的麻醉药物而改变，动脉二氧化碳

分压和动脉血压改变，且经常出现血液稀释和低温灌流。这些作用使 EEG 发生的变化与缺血病理性变化相似，使得对 CPB 时 EEG 的分析十分困难。

Levy 等[146-147]试图将低温引起的 EEG 变化与 CPB 建立和结束时发生的其他事件区分开来。开始他们认为只能定性分析，但是后来使用了更加复杂的分析技术（近似熵）后，可以对温度改变导致的 EEG 变化进行定量分析。

Chabot 及其同事[148]以及 Edmonds 及其同事等[149]也都尝试在 CPB 期间使用定量 EEG（即处理后的多导联 EEG）探查脑低灌注，并将这些变化与术后神经功能变化联系起来。此外，在使用定量脑电图检测到脑灌注不足后，已经进行了一些干预工作。尽管数据显示是有前景的，但目前只研究了少量患者，几乎没有确凿的研究证据。此外，这种类型的监测在时间、人员和设备方面成本很高，结果却难以令人信服，其效价比不确定。其他研究者没能发现术中 EEG 参数与术后神经功能之间有说服力的关系，尤其是在婴儿和儿童中[150-151]。应用处理后定量 EEG 是否为 CPB 患者临床管理提供有用信息仍不明确。当前没有可用的研究和建议作为其常规应用的循证证据。然而，在循环停止之前，使用 EEG 记录皮质电静默和最大程度降低脑代谢似乎是合乎逻辑的。

经颅多普勒　TCD 超声可监测 CPB 期间脑循环。一些无对照的病例报道和研究发现 TCD 可用于 CPB 中监测 CBF 是否足够、发现栓子和置管不当的问题[152]。目前关于预后的资料非常有限，TCD 在 CPB 中还缺乏有力的循证医学证据，主要是因为缺乏相关资料。TCD 探头在一些患者中放置不稳、不能收集信号的问题，也限制了它在 CPB 的使用。最后，尽管脑内微血栓与术后认知功能障碍的假说极富吸引力，但最近的一项研究未能证明 CPB 期间假定栓塞的计数与术后认知功能障碍之间的任何关系[153]。

脑氧饱和度（NIRS）和颈静脉球氧饱和度（Sjvo₂）　如同 EEG 监测在 CPB 中的应用，有研究建议在 CPB 中使用 NIRS 或 Sjvo₂ 监测脑灌注是否充足[154-155]。临床和实验室研究显示 NIRS 或 Sjvo₂ 可以发现 CPB 中的导管位置不当。最近有在 CPB 下行冠状动脉旁路移植术的系列病例报道提示，术中脑氧饱和度以及基线水平较低的患者，术后发生重要脏器功能障碍和住院天数延长的发生率较高[156]。然而，就像在颈动脉手术中使用 NIRS 监测一样，也发现了同样的问题。CPB 时应用 NIRS 的系统回顾提示，目前资料尚不足以认定根据低脑氧饱和度值给予干预措施可以预防脑

卒中或术后认知功能障碍[157]。一些新近的研究表明，当将这种方法与 TCD 超声相结合时，该方法具有重大前景。通过结合使用 NIRS 和 TCD 超声，可以发现一部分自动调节障碍的 CPB 患者，术后发生认知功能障碍和（或）卒中的风险更高[158-160]。该患者群体可能受益于在 CPB 中较高的平均动脉压（MAP）。在 CPB 中使用 NIRS 显然会提供原本无法获得的信息，但是还需更多的工作才能使我们完全了解这种监测在 CPB 中的作用。

Sjvo₂ 监测是有创的。尽管病例报道和研究数据提示 Sjvo₂ 监测有助于发现不充足的 CBF，但是由于缺乏预后数据，且不能确定 CPB 中不同温度下的危机值，加上无创的监测手段（如 EEG、脑氧饱和度）应用，使得 Sjvo₂ 监测在 CPB 时应用受限。基于目前的资料，还没有一种神经功能监测的技术能够单独或联合应用来改善 CPB 的外科手术预后。进一步的研究需要衡量 CPB 中进行神经功能监测的人力和物力的成本问题。

神经系统监测在监护病房中的应用（监护：EEG，诱发电位，TCD，Sjvo₂）

在过去的几十年中，继发性 CNS 损伤被认为是 CNS 疾病患者一个可纠正的风险因素。动脉瘤引起的蛛网膜下腔出血、卒中和外伤性脑损伤是 CNS 损伤的代表，其继发性损伤对最终的神经功能预后有重要影响[161-163]。通常这些疾病引起 CNS 的原发性损伤，由于需要机械通气和镇静，严重限制了临床上神经功能的监测。一些前面讨论的神经功能监测技术已经在重症监护治疗病房（ICU）应用。然而，通常这些技术需要专业的技术人员一直在场，如诱发电位监测，成本高得令人望而却步，实用价值也较低。相比之下一些提供数据的技术可以很容易地纳入到通过重症监护提供的生理支持中，或者可以作为日常评估实施。一些神经生理学数据可以为昏迷患者提供重要的预后信息并指导决策制定。

连续脑电图监测

持续的脑电图监测对昏迷患者可能有益。它可以促进对特定诊断的及时干预，例如非惊厥性癫痫发作，这是神经系统状态波动的根本原因，或指出蛛网膜下腔出血后由于血管痉挛引起的局部缺血等局部问题[164]。连续脑电图监测的使用，已使该技术在重症监护病房的适应证和组织应用进一步规范化[165-166]。

脑缺血

脑缺血是 CNS 继发性损伤的重要原因。在昏迷或镇静的患者中很难发现脑缺血,但即使在脑灌注压充足的情况下,也会发生脑缺血[167-168]。有三个方法可以为危重病医师提供脑灌注的额外信息。但没有一种监测方法被认为是"标准监护"。与所有监护仪一样,监护仪对结果的影响取决于将额外数据整合到特定患者的临床管理中所产生的治疗干预的质量。

Sjvo$_2$ 广泛应用于 ICU 内创伤性脑损伤患者的监护。其数据用以指导血压和通气管理从而优化血流。Sjvo$_2$ 监测对脑损伤患者的通气管理有重要作用,并明显减少过度通气在神经外科手术患者中的常规应用[169-172]。Sjvo$_2$ < 50% 提示脑缺血。Sjvo$_2$ 升高可能表示对治疗有反应,也可能是因神经元死亡引起需求量减少的不祥征兆。

和 Sjvo$_2$ 监测一样,皮质下脑氧饱和度(P$_{Br}$O$_2$)和 CBF 监测也常用于严重脑损伤的患者。P$_{Br}$O$_2$ 在临床实践中表现良好。P$_{Br}$O$_2$ < 10 ~ 15 mmHg 与预后不良相关[22, 173],而针对 P$_{Br}$O$_2$ 的治疗措施可以改善患者的预后[174]。

TCD 超声在 ICU 广泛用于记录蛛网膜下腔出血的患者是否存在脑血管痉挛及其严重程度。较大的脑动脉狭窄后,为了保持 CBF,病变部位血流速度应明显上升。脑血管痉挛发生在临床症状出现之前 12 ~ 24 h 内,这使得临床症状出现之前就可以开始治疗[175-179]。尽管高血压和高血容量两个因素改变了血流速度,平均血流速度 > 120 cm/s 仍被认为与血管痉挛有良好的相关性[180-181]。高血压和高血容量导致 TCD 波形的特征变化,但保留了检查的实用性。

昏迷的预后和脑死亡的判断

EEG 可以帮助评价昏迷患者的临床状态和预后。预后的评价必须在导致昏迷损伤发生 24 h 之后,否则,EEG 主要反映的是损伤的影响而不能反映预后情况。在损伤 24 h 以后,EEG 显示持续爆发性抑制,与严重的不可逆性脑损伤相关[182]。EEG 显示对外部刺激无反应,波形无变化,预示着处于持续的植物状态或死亡的风险很高[182-183]。如果患者的 EEG 出现自发变异性,对外部刺激有反应,出现典型的睡眠波,则可能预后较好[184-186]。

EEG 监测的另一个用处是对巴比妥类药物诱导昏迷治疗作用的监测。由于血液或脑脊液中巴比妥类药物浓度都不能可靠地预测爆发性抑制和脑氧耗代谢率最大程度的降低[187],同时应用巴比妥药物通常需

要增加循环系统的支持,因此记录 EEG 的爆发性抑制信息可推断巴比妥类药物的最小有效剂量。

与 EEG 一样,诱发电位在评估 ICU 患者的昏迷状态和预后中也占一席之地[188]。正常双侧 SSEP 是预后良好的标志,而没有任何 SSEP 皮质反应标志预后不良。BAEP 也同样用来估计昏迷患者的预后情况。完整而又正常的 BAEP 而 SSEP 消失则提示患者最好的预后是慢性植物状态。但实际结果可能更糟。BAEP 通常从头至尾延时恶化。BAEP 除了 I 波以外的反应消失很可能预示脑死亡。出现 SSEP 但异常预示着预后介于良好到高水平以及慢性植物状态之间[189-198]。

TCD 超声监测也用于 ICU 协助诊断脑死亡。随着颅内压升高,TCD 搏动波变化明显,收缩期波峰明显,舒张期波形消失。随着颅内压进一步升高,出现典型的往返血流模式,其伴随着临床脑死亡[199]。TCD 监测可以很容易地在床旁进行,可以减少不必要的为患者实施影像学检查而进行的定性运送和搬动。

影响神经监测结果的非手术因素

麻醉和 EEG

麻醉药影响 EEG 波形的频率和振幅。虽然每一类药物和每一种特定药物都有一些各自特定的、剂量相关的 EEG 影响作用(表 39.3),但还有一些基本的与麻醉相关的 EEG 变化规律可以总结。亚麻醉剂量的静脉和吸入麻醉药常常使前脑 β 活动增强,α 活动消失,正常情况下这种变化常见于患者清醒、放松和闭眼时枕部 EEG 导联中。当全麻药使患者意识消失时,脑电波振幅变大,频率减慢。在前脑区域,可见到患者清醒时的 β 波频率减慢至 α 波频率范围,并且振幅变大。伴随枕部 α 波活动消失,此现象导致 α 波活动从后脑皮质转移到了前脑皮质。进一步提高吸入或静脉麻醉药的剂量,EEG 进一步减慢。一些药物可以完全抑制 EEG 活动(表 39.3)。还有一些药物(例如,阿片类药和苯二氮䓬类)则不会因为剂量的增大而产生爆发性抑制或等电位,因为这些药物不能完全抑制 EEG,或因为药物(如氟烷)的心血管毒性限制了其给予足够影响 EEG 的药物剂量。

静脉麻醉药

巴比妥类、丙泊酚和依托咪酯 尽管效能和作用持续时间有很大不同,静脉麻醉药巴比妥类、丙泊酚和依托咪酯对 EEG 模式的影响都类似(图 39.18 显

表 39.3　麻醉药和脑电图			
药物	对 EEG 频率的影响	对 EEG 波幅的影响	爆发性抑制?
异氟烷，七氟烷，地氟烷			有，＞ 1.5 MAC
亚麻醉浓度	α 波消失，前脑 β 波↑		
麻醉浓度	前脑 4 ～ 13 Hz 波		
增加剂量＞ 1.5 MAC	弥漫性 θ 和 δ 波→爆发性抑制→消失	↓ 0	
氧化亚氮（单独）	前脑快速振荡活动（＞ 30 Hz）	↓，尤其是吸入浓度＞ 50%	无
巴比妥类			有，高剂量情况下
低剂量	快速前脑↑ β 波	轻微	
中等剂量	↑前脑纺锤形 α 波		
增高剂量	弥漫性 δ 波→爆发性抑制→消失	↓ 0	
依托咪酯			有，高剂量情况下
低剂量	快速前脑 β 波		
中等剂量	前脑纺锤形 α 波		
增高剂量	弥漫性 δ 波→爆发性抑制→消失	↓ 0	
丙泊酚			有，高剂量情况下
低剂量	α 波消失，前脑 β 波		
中等剂量	前脑 δ 波，α 波有变异		
增高剂量	弥漫性 δ 波→爆发性抑制→消失	↓ 0	
氯胺酮			无
低剂量	α 波消失，变异性	↓	
中等剂量	前脑 δ 节律		
高剂量	多形性 δ 波，有一些 β 波	β 波波幅低	
苯二氮䓬类			无
低剂量	α 波消失，增加前脑 β 波活动		
高剂量	前脑主要是 θ 波、δ 波		
阿片类			无
低剂量	β 波消失，α 波减慢	无	
中等剂量	弥散性 θ 波，有一些 δ 波		
高剂量	δ 波，常呈同步化		
右美托咪定	轻度减慢，明显纺锤波		无

MAC，最低肺泡有效浓度；EEG，脑电图
* δ ≤ 4 Hz 频率；θ ＝ 4 ～ 7 Hz 频率；α ＝ 8 ～ 13 Hz 频率；β ≥ 13 Hz 频率

示硫喷妥钠对 EEG 的作用）。这些药物都遵循前面提到过的基本的与麻醉相关的 EEG 模式，最初是激活（图 39.18A），然后是剂量相关的抑制。患者意识消失后，就可见到特征性的前脑纺锤形脑电波（图 39.18B），随着药物剂量的增加，又被 1 ～ 3 Hz 的多形态的脑电活动代替（图 39.18C）。进一步加大剂量，可导致抑制期延长，其中散布一些脑电活动（即爆发性抑制）。在很高剂量时 EEG 波形消失。所有这

些药物都会导致人发生癫痫样波活动，但只有亚催眠剂量的甲己炔巴比妥和依托咪酯，引发的癫痫样波具有临床意义。

氯胺酮　氯胺酮不符合基本的与麻醉相关的脑电变化规律。氯胺酮麻醉的特征是前脑区域占优势有节律的高波幅 θ 波活动。加大剂量会产生间歇的、多形态的 δ 波活动，波幅很高，其中散布低波幅的 β

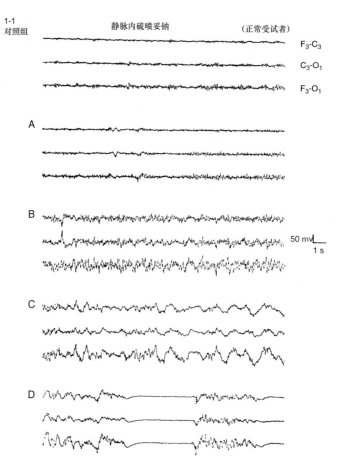

图 39.18   静脉给予硫喷妥钠对 EEG 的影响。（A）快速激活；（B）巴比妥类药物的纺锤形波；（C）慢波；（D）爆发性抑制（From Clark DL，Rosner BS. Neurophysiologic effects of general anesthetics. Anesthesiology. 1973；38：564.）

波活动[200]。氯胺酮不会使 EEG 活动消失，在所有剂量下 EEG 的活动可能非常没有规律，变异很大。脑电双频谱指数（BIS）无法监测氯胺酮对意识的影响，可能与氯胺酮引起脑电活动的无规律性有关[201]。与巴比妥类药相比，仅仅给予单个剂量的氯胺酮，正常脑电活动的恢复也相对较慢。没有研究可以提供关于使用氯胺酮后苏醒反应与 EEG 的关系。氯胺酮也与癫痫样活动的增加有关[200]。

苯二氮䓬类   尽管作用强度与持续时间不同，苯二氮䓬类药也符合基本的与麻醉相关的 EEG 模式。但是这类药物不会使 EEG 发生爆发性抑制或等电位。

阿片类   阿片类药物不符合基本的与麻醉相关的 EEG 模式。总体来说，阿片类药产生剂量相关的 EEG 频率降低和波幅升高。如果不再继续给予阿片类药，

药物重分布后 α、β 波会恢复，恢复的速度与药物的种类和初始剂量有关。在大鼠中使用瑞芬太尼时，EEG 恢复的速度最快[202]。阿片类药不会导致 EEG 完全性抑制，给予大剂量或超临床剂量的阿片类药，动物和人会出现癫痫样活动，例如芬太尼麻醉诱导后，棘波活动较常见，给予 30 μg/kg 出现率为 20%，给予 50 μg/kg 时为 60%，给予 60 μg/kg 时为 58%，给予 70 μg/kg 时为 80%[203]。临床上在癫痫手术中推注阿芬太尼来激活癫痫病灶发作[204]。这种癫痫样活动主要出现在额颞侧区域。

右美托咪定   右美托咪定主要用于手术和重症监护治疗病房患者的镇静，也在儿童脑电图诊断研究中用于镇静。单独使用右美托咪定镇静的患者，EEG 出现慢波活动增加和睡眠纺锤波为主的变化，与正常人睡眠状态相似[205]。使用大剂量右美托咪定也不会出

现爆发性抑制和 EEG 等电位。右美托咪定引起的镇静水平，可以通过 EEG 分析仪参数进行有效的监测，并使用 BIS 和熵技术进行记录和分析[206]。有趣的是，在镇静程度接近时，右美托咪定的 BIS 值低于丙泊酚[207]。

吸入麻醉药

氧化亚氮 单独使用氧化亚氮使枕部优势 α 波的波幅和频率降低。随着镇痛起效和意识消失，常可见到前脑区域快速振荡活动（＞ 30 Hz）[208]。这种活动在停用氧化亚氮后仍会持续，甚至可达 50 min。氧化亚氮如果与其他麻醉药物合用，其临床作用和对 EEG 的影响较单独使用这些药物时增加。

异氟烷、七氟烷和地氟烷 强效吸入麻醉药物如氟烷和安氟烷，临床已不再可用，其遵循基本麻醉相关的脑电图模式。异氟烷最初激活 EEG，随着剂量的增加，脑电活动减慢。异氟烷浓度达 1.5 个最低肺泡有效浓度（MAC）时，出现 EEG 抑制期，到 2 ～ 2.5 MAC，EEG 抑制期延长直到波形消失。有时，异氟烷浓度1.5 ～ 2.0 MAC，可见到癫痫样波[209]。七氟烷产生类似的剂量依赖的 EEG 作用。七氟烷和异氟烷的当量 MAC 浓度，出现类似的 EEG 变化[210]。无癫痫病史的患者使用七氟烷也会出现 EEG 癫痫样活动。据报道，有癫痫病史的小儿七氟烷诱导时 EEG 上有癫痫样活动，但没有临床抽搐[211-212]。尽管有这些研究，七氟烷也与其他吸入麻醉药一样，不适用于需要皮质 EEG 定位癫痫病灶的手术[213]。除了癫痫样活动相当常见，恩氟烷对 EEG 影响的模式与异氟烷类似。恩氟烷在 2 ～ 3 MAC，可见到爆发性抑制，但仍有大的棘波和放电波。过度通气，同时又吸入高浓度恩氟烷，EEG 抑制时程增加，爆发放电时程缩短，但抑制之间癫痫样活动的波幅和主要频率成分有所增加。有时使用恩氟烷时 EEG 上可见到 Frank 抽搐波，与一种已知的致惊厥药戊四氮（PTZ）产生的脑代谢作用类似。

氟烷的作用模式与异氟烷类似，但氟烷产生 EEG 爆发性抑制时的剂量会引起严重的心血管毒性（3 ～ 4 MAC）。地氟烷产生的 EEG 改变本质上与等 MAC 浓度的异氟烷类似。在有限的临床研究中，尽管给予 1.6 MAC 和过度通气，并没有证据表明地氟烷有癫痫样活动[214]。地氟烷已用于顽固性癫痫持续状态的治疗[215]。

临床研究显示，吸入麻醉药的 EEG 受患者年龄和 EEG 基础特征的影响。老年患者和 EEG 基础值就很慢的患者，其 EEG 对异氟烷和地氟烷的作用更加敏感（参见第 80 章）。随着麻醉加深，可观察到类似的 EEG 变化模式，但是这种变化出现在更低的潮气末麻醉药浓度时[216]。

麻醉和感觉诱发反应

吸入麻醉

围术期有很多药物可以影响 SER 监测的准确性（表 39.4）。有综述为感兴趣的临床医师提供了所有药物对 SER 影响的详细分析，其内容超过本章涉及的范围[217]。表 39.4 并没有对药物的作用进行定量，只是

表 39.4　麻醉药对感觉和运动诱发电位影响（可能混淆为手术引发的）

药物	SSEP		BAEP		VEP		经颅 MEP	
	LAT	AMP	LAT	AMP	LAT	AMP	LAT	AMP
异氟烷	是	是	否	否	是	是	是	是
氧化亚氮*	是	是	否	否	是	是	是	是
巴比妥类	是	是	否	否	是	是	是	是
依托咪酯	否	否	否	否	否	否	否	否
丙泊酚	否	是	否	否	是	是	是	是
地西泮	是	是	否	否	是	是	是	是
咪达唑仑	是	是	否	否	否	否	是	是
氯胺酮	否	否	否	否	否	否	否	否
阿片类	否	否	否	否	否	否	否	否
右美托咪定	否	否	否	否	否	ND	ND	否

注：AMP：波幅；BAEP：脑干听觉诱发电位；LAT：潜伏期；MEP：运动诱发电位；ND：无文献资料；SSEP：体感诱发电位；VEP：视觉诱发电位
这个表格是非定量的，"是"或"否"表示一个药物是否能对诱发反应产生影响，而且此改变可能被误认为是手术引起的变化。
* 使用时可提高药物浓度

列出了每种药物是否能改变 SER，此改变可能被误认为是手术引起的诱发电位变化。表中"否"并不表示某种药物对 SER 完全没有作用，而是有经验的医师在术中监测时认为所出现的影响没有临床意义。框 39.1 列出便于临床医师在术中监测 SER 时选择最理想药物的通用原则。

挥发性麻醉药，异氟烷、七氟烷、地氟烷、恩氟烷和氟烷对所有类型的 SER 在不同程度上有类似的作用。VEP 对吸入麻醉药最敏感，BAEP 对麻醉诱发的改变最不敏感，脊髓和皮质下 SSEP 反应明显轻于皮质电位[218-220]。

SSEP 是术中 SER 监测应用最广泛的技术，因此麻醉药对 SSEP 的影响也是研究最完整的。目前所用挥发性麻醉药对皮质 SSEP 的影响呈剂量依赖性潜伏期和传导时间延长，皮质源性信号波幅降低，但皮质下信号没有改变[221]。比较不同挥发性麻醉药作用的研究结果差异很大[218, 220]。所有这些差异都没有临床意义，临床医师完全可以忽略。对于新药，地氟烷和七氟烷对 SER 影响的性质和程度上与异氟烷类似[222-225]。神经系统正常的患者中，几种强效麻醉药复合氧化亚氮吸入浓度达到 0.5 ～ 1 MAC 时，皮质 SSEP 监测是一致的（图 39.19 至 39.21）[217]。有神经损害的患者，可能对

框 39.1　监测感觉诱发电位时的手术选择麻醉技术的指导原则

1. 静脉麻醉药的影响明显小于等效剂量吸入麻醉药
2. 复合几种药物产生叠加作用
3. 皮质下（脊髓和脑干）感觉诱发电位对麻醉药的耐受能力很强。如果皮质下反应可以给手术提供足够的信息，所选择的麻醉技术并不重要，皮质记录的反应可以被忽略

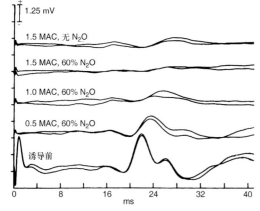

图 39.19　异氟烷最小肺泡浓度不同时，有代表性的皮质体感诱发电位反应（C3，C4-FPz）（From Peterson DO, Drummond JC, Todd MM. Effects of halothane, enflurane, isoflurane, and nitrous oxide on somatosensory-evoked potentials in humans. Anesthesiology. 1986；65：35.）

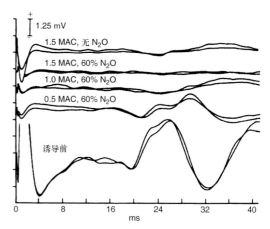

图 39.20　恩氟烷最小肺泡浓度不同时，有代表性的皮质体感诱发电位反应（C3，C4-FPz）（From Peterson DO, Drummond JC, Todd MM. Effects of halothane, enflurane, isoflurane, and nitrous oxide on somatosensory-evoked potentials in humans. Anesthesiology. 1986；65：35.）

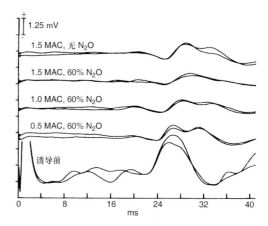

图 39.21　氟烷最小肺泡浓度不同时，有代表性的皮质体感诱发电位反应（C3，C4-FPz）（From Peterson DO, Drummond JC, Todd MM. Effects of halothane, enflurane, isoflurane, and nitrous oxide on somatosensory-evoked potentials in humans. Anesthesiology. 1986；65：35.）

吸入麻醉药更敏感，甚至不能耐受任何浓度的吸入麻醉。但是总体来说，麻醉性镇痛药复合潮气末吸入麻醉浓度低于 1 MAC（氧化亚氮加强效麻醉药）可使监测条件更好。

挥发性麻醉药使 BAEP 的潜伏期延长，对波幅的影响不明显[226-228]。但是挥发性麻醉药使听觉刺激后早期（中潜伏期）皮质反应潜伏期延长，波幅降低[227]，然而，这些中潜伏期反应现在被用来监测全麻的催眠成分[228]。吸入麻醉药在任何浓度（复合或

不复合氧化亚氮）都能很好地监测 BAEP（图 39.22，图 39.23 ）。

　　VEP 监测时，使用挥发性麻醉药可呈剂量依赖性的潜伏期延长，伴有或不伴有波幅改变[229]。异氟烷呈浓度依赖的潜伏期延长，振幅降低，浓度达到 1.8% 时（混合纯氧）波形消失[221]。据研究报道，在视力正常的患者中记录术中 VEP 取得了一些成功，但仍然存在波形变化和挥发性药物强效抑制波形的问题[230-231]。因为麻醉患者中 VEP 的变异相当大，许多学者认为使用任何麻醉技术，都不可能满意地监测 VEP。

　　虽然挥发性麻醉药导致 SER 波形明显改变，但是术中吸入麻醉剂量的挥发性麻醉药时，监测 SER 仍是可能的。应避免使用可能使监测反应明显抑制的药物剂量。据我们的经验即使是在神经系统正常的患者，吸入麻醉药潮气末总浓度大于 1.3 MAC 时，具有与剂量相关增加皮质 SSEP 消失的可能性，神经系统正常的患者也是如此。同样重要的是，术中监测的关键时期麻醉药浓度应保持不变。关键时期即手术操作可能导致神经组织损伤和 SER 发生变化的时期。挥发性麻醉药引发 SER 变化是剂量依赖性的，因此，术中关键时期提高麻醉药的剂量，可能导致不能区分 SER 改变的原因是麻醉引起的还是手术因素引起的，或两种原

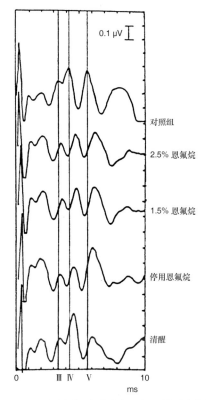

图 39.23　吸入不同浓度恩氟烷患者，脑干听觉诱发电位的变化（From Dubois MY，Sato S，Chassy J，et al. Effects of enflurane on brainstem auditory evoked responses in humans. Anesth Analg. 1982；61：898. ）

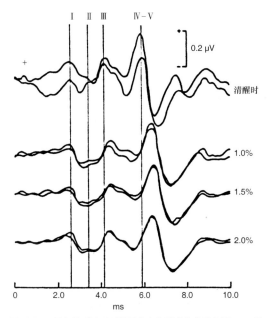

图 39.22　异氟烷对脑干听觉诱发电位影响的典型病例。1% 浓度时，峰潜伏期Ⅲ、Ⅳ、Ⅴ延长，但随着麻醉深度加深趋于稳定（From Manninen PH，Lam AM，Nicholas JF. The effects of isoflurane-nitrous oxide anesthesia on brainstem auditory evoked potentials in humans. Anesth Analg. 1985；64：43. ）

因都有，也就很难决定合理的处理方式。

　　因氧化亚氮复合挥发性麻醉药应用，其对 SER 的作用会有不同，这与监测的感觉系统有关。单独使用，或复合麻醉性镇痛药或吸入麻醉药，氧化亚氮使 SSEP 波幅降低，但潜伏期没有明显改变[217-218, 232]。使用挥发性麻醉药维持时监测 BAEP，再加入氧化亚氮，BAEP 没有进一步改变[226]。另外，单独使用氧化亚氮对 BAEP 没有影响，除非有气体积聚在中耳内[232]。单独使用氧化亚氮导致 VEP 潜伏期延长，波幅降低，但氧化亚氮加入挥发性麻醉药时，不会导致 VEP 进一步改变[229, 232]。

静脉麻醉药

　　丙泊酚对 SER 的影响有许多研究。在全身麻醉所需的经典临床剂量下，丙泊酚对 SEP 的影响极小[233-234]。因此，基于丙泊酚的 TIVA 通常被用作优化 SSEP 的信噪比并向外科医师提供快速反馈的首选技术[235]。

丙泊酚麻醉下的 BAEP 表现出峰间潜伏期的轻微增加和波幅降低，不足以干扰听觉功能的临床监测[236-237]。

在人体和动物模型中已研究了巴比妥类药物对 SER 的影响。患者体内硫喷妥钠剂量增加可导致剂量相关的进行性 SSEP 潜伏期延长和波幅降低，BAEP 的 V 波潜伏期延长。SSEP 的变化较 BAEP 的变化更明显。最初的基本皮质反应波很快消失，这个发现与巴比妥类药物对突触传递的抑制大于对轴突传导的抑制理论一致。早期 SER 波形来源于轴突传导，晚期波形是多突触传递和轴突传导。硫喷妥钠剂量远远大于使 EEG 成等电位的剂量时，早期皮质和皮质下 SSEP 和 BAEP 仍然存在[238]。其他巴比妥类药物有类似的作用[239]。这个发现非常重要，尤其是脑血管手术中给予患者大剂量保护性的巴比妥类药物后，EEG 呈等电位，对监测 CBF 没有帮助，但早期皮质 SSEP 仍存在，可能有助于判断 CBF 是否足够。给予脑损伤患者注射治疗剂量的硫喷妥钠后，SSEP 仍然存在[240]。VEP 对巴比妥类药敏感，小剂量巴比妥类药物即可使除早期波形外的所有波形消失。在猫中，即使给予很高剂量的苯巴比妥，早期电位仍存在，但潜伏期延长[241]。只要考虑到药物的作用（即潜伏期延长，波幅轻度降低），即使使用大剂量巴比妥类药物治疗，除了 VEP，充分的围术期 SER 监测仍是可能的。

单次或持续静脉注射依托咪酯可使 SSEP 中枢传导时间延长，所有波形潜伏期延长。事实上与其他常用麻醉药不同，依托咪酯使皮质 SSEP 波幅升高[242-243]。这可能是由于抑制或兴奋影响作用平衡的改变或 CNS 易激惹性提高所致。这个作用似乎出现于皮质，而脊髓不可见。依托咪酯输注可用于增强患者的 SSEP 记录，有些患者因为病理因素，术中监测开始时不能记录到有效反应（图 39.24）。如果不能监测到基础反应，可使用依托咪酯增强 SSEP 从而使得监测可以进行，并能用于发现术中可能导致脊髓损伤的事件[243]。依托咪酯对 BAEP 的作用是剂量依赖性的，潜伏期延长，波幅降低，但没有临床意义[244]。

苯二氮䓬类药物也可以影响 SER[245-246]。地西泮使 SSEP 的潜伏期延长，波幅下降，听觉刺激引发的皮质反应潜伏期延长，但 BAEP 没有改变。咪达唑仑导致 SSEP 波幅降低，但潜伏期没有改变[242]。

一般而言，阿片类药物呈剂量依赖性使 SSEP 潜伏期轻微延长，伴波幅轻微降低。这些改变没有临床意义。波幅影响较潜伏期延长的差异更大[247-248]。即使是大剂量芬太尼（60 µg/kg），可记录到可重复的 SSEP。其他阿片类药物可以使 SSEP 发生剂量依赖性的类似变化[249]。即使使用相对大剂量阿片类药物，仍

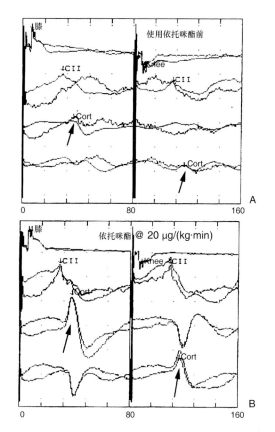

图 39.24 依托咪酯对体感诱发电位的影响。（A）上图是一个轻微智力损伤、严重脊柱侧凸的患者，使用异氟烷和芬太尼麻醉维持早期的 SSEP 轨迹；（B）下图是停止吸入异氟烷，给予依托咪酯 20 µg/（kg·min）后的 SSEP 轨迹；注：放大比例相同时，波幅显著提高，皮质信号（箭头所指）更加清晰

可以在术中监测 SSEP，而对神经功能监测没有任何影响。但在评估记录数据时，应考虑阿片类药物引起的改变。在术中操作可能影响神经功能时应避免静脉推注大剂量的阿片类药物，以防止混淆对 SEP 变化原因的分析。芬太尼大于 50 µg/kg 对 BAEP 影响不大，绝对潜伏期、峰间潜伏期和波幅都没有变化[250]。

根据若干病例报道和小规模的研究结果显示，右美托咪定与所有类型的诱发电位监测均兼容[251]，尽管有关 MEP 的数据并不完全一致。一项最新研究表明，外科治疗脊柱侧弯时使用右旋美托咪定联合使用丙泊酚和瑞芬太尼，可以显著降低 MEP[252]。数据有限，完全缺乏大型研究。随着这种药物的使用增加，应该可以获得更多的数据，但从目前来看，右美托咪定的使用在 SEP 的监测中暂未出现问题。

麻醉和运动诱发电位

麻醉药对经由肌肉记录的 tcMEP 的影响都很强（见表 39.4）[253-257]。大多数麻醉科医师在脊髓手术中常规使用的麻醉方法均可抑制 MEP[258-259]。一些研究认为静脉麻醉药抑制作用较小，包括氯胺酮、阿片类药物、依托咪酯和丙泊酚复合麻醉[255-256, 260-263]。作者在使用丙泊酚和瑞芬太尼复合麻醉中曾取得了丰富经验，也支持相关文献报道。

麻醉药对在脊髓水平上记录的 MEP 影响较小。如在肌肉上记录 MEP，应同时定量记录肌松作用，维持 T1 颤搐高度是对照组的 30%，以避免术中患者过度体动[126, 254]。如果不是从肌肉记录 MEP，可使用更多肌松药，使 MEP 监测引发的体动减少，更利于手术进行。最近有研究使用经颅电和磁刺激技术引发快速成串刺激产生的反应对麻醉药不敏感，可以使用吸入麻醉药复合麻醉性镇痛药的"传统"方法[263-265]。然而，全凭静脉麻醉比氧化亚氮或其他吸入麻醉药更有利于 MEP 监测。与 SSEP 监测相比，MEP 监测在关键时刻精确地控制麻醉药和避免快速推注药物更重要，麻醉监护小组的积极配合是获得优良可重复结果的保证。图 39.25 显示了在应用丙泊酚和瑞芬太尼的全凭静脉麻醉技术中加入 0.3 MAC 异氟烷的巨大影响。考虑到能够用几种不同的监测仪监测 TIVA 技术的催眠成分，作者建议尽可能采用不使用肌松剂的全凭静脉注射技术。

手术改变

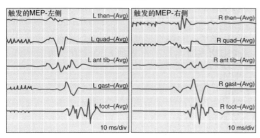

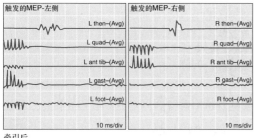

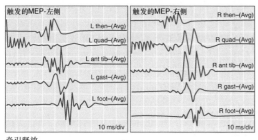

A

麻醉改变

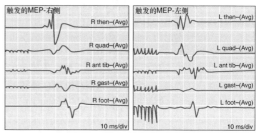

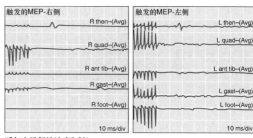

B

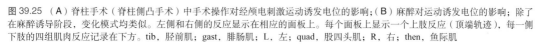

图 39.25 （A）脊柱手术（脊柱侧凸手术）中手术操作对经颅电刺激运动诱发电位的影响；（B）麻醉对运动诱发电位的影响；除了在麻醉诱导阶段，变化模式均类似。左侧和右侧的反应显示在相应的面板上。每个面板上显示一个上肢反应（顶端轨迹），每一侧下肢的四组肌肉反应记录在下方。tib，胫前肌；gast，腓肠肌；L，左；quad，股四头肌；R，右；then，鱼际肌

病理生理因素对 EEG 的影响

缺氧

缺氧可出现大脑皮质氧供不足的 EEG，其变化与缺血引起的 EEG 变化相似。起初，脑通过增加 CBF 进行补偿，缺氧不会导致 EEG 改变。如果缺氧进一步加重，CBF 不能进一步增加，EEG 就会改变。缺氧时，EEG 减慢是一种非特异性的全脑变化。高频波消失，低频波占主要成分。最后当脑电活动停止，所有的氧供都转向保持细胞完整性时，EEG 消失。

低血压

似乎需要相当严重的低血压才会导致正常清醒患者 CNS 出现异常。这种早期异常表现可用辨别力测试（如闪光融合试验）发现。这个试验是检查在患者认为光是连续时的最低闪光频率。在以往实施控制性降压时，这个试验术前用于估计因手术需要患者血压可以降低到的最低程度。混淆清楚的信号、不能集中注意力或对简单的指令做出正确的反应，都表示低血压引起脑灌注已达到极低水平，因为正常脑循环血管舒张能力很强，在明显低血压时也能维持正常的 CBF。

尽管与此前的记录比较，达到这一低血压水平时的 EEG 变化虽很明确但并不严重。所以仍不能根据术中 EEG 判断某一程度的低血压是否导致了脑缺血。EEG 变化并不严重且呈双侧性。这种变化与提高许多种麻醉药的剂量产生的 EEG 变化几乎是一样的。急性低血压导致的 EEG 变化容易发现，但低血压如果是缓慢发生的，或与使用的麻醉药相关（例如，使用异氟烷来降低血压），EEG 的变化则很难分析。急性严重低血压导致的 EEG 变化很容易被发现，如突然心律失常引起的低血压。许多手术患者的脑循环都不正常。在这些患者中即使轻度低血压也会导致明显的脑缺血。对这些人来说，在控制性低血压期间监测脑电图可能是有帮助的，前提是可以仔细控制引起类似脑电图变化的其他原因。很少有文献支持在低血压时使用脑电图监测，但我们认为，当脑电图被监测时（例如在颈动脉手术期间），低血压引起的脑电图改变确实代表了严重的脑缺血，应当被认为是一个重要的发现。

低体温

CPB 降温时，使用傅立叶分析和边缘频谱资料分析得出的 EEG 高频区域的总功率与峰功率频率与温度密切相关，但是，不同患者之间的变异很大，尤其是在降温时[266]。体温下降至 15～18℃时 EEG 完全被抑制。Levy 及其同事[147]等展示了应用"近似熵"处理技术的 EEG 可以提高定量分析低温对 EEG 影响的能力。

高碳酸血症和低碳酸血症

低碳酸血症会激活癫痫病灶，在极少数的病例，即使是清醒的患者，也能使 EEG 发生缺血征象[267]。高碳酸血症通常只有间接继发于 CBF 增加的影响，严重的高碳酸血症和合并缺氧除外。在麻醉患者，高碳酸血症引起 CBF 增加对 EEG 的影响，与提高潮气末挥发性麻醉药浓度引起的 EEG 变化类似[268]。

意外情况

监测麻醉患者神经功能的主要理由之一是能够发现其他方法不能察觉的神经系统损伤。虽然文献中有数百例这类病例报道，也包含本文作者的经验在内，但是这种监测的效价比仍不清楚。在我们机构最近的一个案例中，一例颈动脉内膜切除术患者准备手术开始尚未切皮时出现了严重的 EEG 变化，并且不伴有其他任何生命体征的变化或低血压。立即行脑血管造影提示急性颈动脉闭塞，于是完全改变该患者的手术方式，使患者最终完全康复。一些术中事件可能导致 CNS 受损，如果早期发现，可以快速治疗逆转，防止发生永久性神经损伤。尽管这种情况极少发生，但是任何前瞻性随机试验，都不可能像神经功能监测一样可以获得这种有益的结论。如果术前可以判断"高危"患者，EEG 监测或其他神经功能监测对发现麻醉期间 CNS 意外还是很有用的，例如普外科择期手术后新的脑卒中。

影响感觉诱发反应的生理因素

许多生理因素，包括全身血压、温度（局部和全身的）和血气分析都可能影响 SEP 记录。失血或血管活性药物使平均动脉压下降到 CBF 自动调节阈以下，可以观察到 SER 进行性改变。SSEP 波幅进行性下降，直到波形全部消失，但潜伏期没有变化[269-270]。BAEP 对严重低血压的耐受能力相对较强（例如，犬的平均动脉压可以低到 20 mmHg）[269]。产生皮质 SER 必需的皮质（突触）功能较脊髓或脑干的非突触传递对低血压更为敏感[270]。血压快速下降到略高于脑自身调节限阈时，SSEP 就会有瞬时的下降，数分钟后即使血压没有回升，SSEP 又会恢复波幅[271]。脊柱侧凸手术患者脊髓游离时，机体血压在正常范围也可见到可逆的 SSEP 变化。将患者的血压略提高于其正常水平可使 SSEP 恢复，这提示手术操作联合即使一般认为"安全"的低血压程度仍有导致脊髓缺血的危险[272]。

温度的改变也会影响 SER。低温可导致皮质和皮质下各种刺激引发的 SER 潜伏期延长，波幅降低[273-275]。高体温也可影响 SER，随着温度的升高，SSEP 波幅下降，如果热诱导温度高于 42℃，SSEP 即会消失[276]。

动脉血气分压的变化可改变 SER，可能与神经组织血流或氧供的改变有关[277-278]。缺氧引发 SSEP 变化（波幅降低）与缺血的表现相同[278]。氧供减少合并等容血液稀释性贫血导致 SSEP 和 VEP 的潜伏期进行性延长，血细胞比容 < 15% 时变化明显。波幅的变化有很大差异，直到血细胞比容极低（≈ 7%）时所有波形的波幅都会降低[279]。

总结

不管术中使用何种神经功能监测，必须遵守一些原则才能使患者受益。第一，必须监测外科手术可能损伤的神经通路。第二，如果监测发现有神经通路损伤的证据，应该采取相应的处理措施。如果进行了神经功能监测，但没有处理方法，即使监测具有诊断价值，也不能通过早期发现即将发生的神经损伤而使患者受益。第三，监测仪必须提供可靠的和可重复的资料。如果在没有临床干预的情况下资料具有高度可变性，则其在检测临床重大事件中的效用将受到限制。

本章综述了大多数临床常用的术中神经功能监测方法。理想情况下，临床研究可以为评估一种监测方法用于某一手术是否可以改善预后提供资料。然而，这方面的临床研究虽然很多，却仍然缺乏随机前瞻性的评估神经功能监测的研究。根据神经功能监测的临床试验，以及使用神经功能监测并与历史资料对照的非随机临床试验，促进了神经功能监测模式的发展。多数医学中心推荐对某些手术进行神经学监测。某些医学中心对特定手术常规应用神经学监测，但另一些医学中心并未应用。某些手术中没有明确临床经验或证据表明神经学监测有临床意义（经验性应用）。最后，在一些特定手术中，神经学监测仅选择性地应用于那些术中可能出现神经损伤的高危患者。表 39.5 系目前临床实践摘要。

表 39.5 神经功能监测的现行方法

手术	监测	现行实践
颈动脉内膜切除术	清醒患者神经功能检查，EEG，SSEP，TCD，CO	NIH 支持使用这四种检查方法中的至少一种 未确定阈值，正常人群资料不足
脊柱侧凸手术	SSEP 唤醒试验 MEP	建议监测，可替代唤醒试验 使用电生理监测的医院大多放弃，缺乏连续性，并且有假阴性报道 临床应用增加，FDA 批准经颅电刺激；与 SSEP 联用价值更高
听神经瘤手术	面神经监测 BAEP	建议使用面神经监测 在一些手术中显示出 BAEP 改善临床预后的证据
颅内动脉瘤夹闭术	SSEP，EEG，tcMEP	一些医学中心常规应用，预后临床资料有限，但在前交通动脉手术中似乎有用
三叉神经解压术	BAEP	一些医学中心使用，减少失聪
面神经解压术	BAEP，面神经监测	小范围的研究资料显示，其可改善听力保护
幕上大块病变	SSEP，tcMEP	一些医学中心选择性地在高危手术中应用
幕下大块病变	BAEP，SSEP，tcMEP	BAEP 用于发现牵拉导致的第Ⅷ对脑神经损伤，SSEP 和 tcMEP 用于监测邻近上行性感觉通路的罕见的高危损伤
椎管狭窄解压术	SSEP，tcMEP	一些医学中心在高危手术中应用（通常是颈椎手术）
脊髓损伤	SSEP，MEP	一些医学中心在高危手术中应用
心肺转流术	EEG，TCD，Sjvo$_2$，CO	一些医学中心常规应用，研究热点，但目前还没有预后资料
主动脉缩窄	SSEP	一些医学中心常规应用，未被广泛接受
主动脉瘤修补术	SSEP，MEP	一些医学中心常规应用，未被广泛接受

BAEP，脑干听觉诱发电位；CO，脑氧饱和度；EEG，脑电图；FDA，美国食品和药品监督管理局；MEP，运动诱发电位；NIH，国立健康研究院；Sjvo$_2$，颈静脉球/体氧饱和度；SSEP，体感诱发电位；TCD，经颅多普勒超声；tcMEP，经颅运动诱发电位

参考文献

1. Skinner SA, et al. *J Clin Monit Comput.* 2014;28:103. 2014.
2. Martin NA, Doberstein C. *Neurosurg Clin North Am.* 1994;5:607. 1994.
3. Kety SS, Schmidt CF. *Am J Physiol.* 1945;143:53. 1945.
4. Udesh R, et al. *J Ultrasound Med.* 2017;36:621. 2017.
5. Bass A, et al. *J Vasc Surg.* 1989;10:549. 1989.
6. Manno EM. *Crit Care Clin.* 1997;79. 199713.
7. White H, Baker A. *Can J Anaesth.* 2002;49:623. 2002.
8. Hongo K, et al. *Neurol Res.* 1995;17:89. 1995.
9. Davie SN, Grocott HP. *Anesthesiology.* 2012;116:834. 2012.
10. Zheng F, et al. *Anesth Analg.* 2013;116:663. 2013.
11. Bickler P, et al. *Anesth Analg.* 2017;124:72–82. 2017.
12. Samra SK, et al. *Anesthesiology.* 2000;93:964. 2000.
13. Rigamonti A, et al. *J Clin Anesth.* 2005;17:426. 2005.
14. Dings J, et al. *Neurosurgery.* 1998;43:1082. 1998, PMID.
15. Vajkoczy P, et al. *J Neurosurg.* 2003;98:1227. 2003.
16. Lang EW, et al. *Neurosurg Rev.* 2007;30:99. 2007.
17. Vajkoczy P, et al. *J Neurosurg.* 2000;93:265. 2000.
18. Clark LC. *Trans Am Soc Artif Int Org.* 1956;2:41. 1956.
19. Ngwenya LB, et al. *Respir Care.* 2016;61:1232. 2016.
20. Menzel M, et al. *J Neurosurg Anesthesiol.* 1999;11:240. 1999.
21. Gopinath SP, et al. *Crit Care Med.* 1999;27:2337. 1999.
22. Valadka AB, et al. *Crit Care Med.* 1998;26:1576. 1998.
23. Sarrafzadeh AS, et al. *Acta Neurochir Suppl (Wien).* 1998;71:186. 1998.
24. Rosenthal G, et al. *Crit Care Med.* 2008;36:1917. 2008.
25. Menzel M, et al. *J Neurosurg.* 1999;91(1). 1999.
26. Menzel M, et al. *J Neurosurg Anesthesiol.* 1999;11:240. 1999.
27. Carney N, et al. *Neurosurgery.* 2017;80(6). 2017.
28. Gloor P. In: Wieser HG, Elger CE, eds. *Presurgical Evaluation of Epileptics.* Berlin: Springer; 1987.
29. Hughes JR. *EEG in clinical practice.* Newton, Mass: Butterworth-Heinemann; 1994. 1994.
30. Vitek JL, et al. *Neurosurg.* 1998;88:1027.
31. Garonzik IM, et al. *Mov Disord.* 2002;17(suppl 3):S135. 2002.
32. Martin JT, et al. *Anesthesiology.* 1959;20:359. 1959.
33. Sharbrough FW, et al. *Stroke.* 1973;4:674. 1973.
34. Craft RM, et al. *J Neurosurg Anesthesiol.* 1994;6:301. 1994.
35. Spackman TN, et al. *Anesthesiology.* 1987;66:229. 1987.
36. Billard V, et al. *Clin Pharmacol Ther.* 1997;61:45. 1997.
37. Schmidt GN, et al. *Anesthesiology.* 2003;99:1072. 2003.
38. Willmann K, et al. *J Clin Monit Comput.* 2002;17:345. 2002.
39. Drover DR, et al. *Anesthesiology.* 2002;97:82. 2002.
40. Levy WJ. *Anesthesiology.* 1987;66:489. 1987.
41. Grundy BL. *Neurosurgery.* 1982;11:556. 1982.
42. Greenberg RP, Ducker TB. *J Neurosurg.* 1982;56(1). 1982.
43. Cohen AR, et al. *Neurosurgery.* 1981;9:157. 1981.
44. York DH. *Progr Neurobiol.* 1985;25(1). 1985.
45. Bundo M, et al. *Stroke.* 2002;33:61. 2002.
46. Symon L. *Br J Anaesth.* 1985;57:34. 1985.
47. Brainston NM, et al. *J Cereb Blood Flow Metab.* 1984;4:68. 1984.
48. Lopez JR, et al. *J Neurol Neurosurg Psychiatry.* 1999;66:189. 1999.
49. Guerit JM, et al. *Electroencephalogr Clin Neurophysiol.* 1997;104:459. 1997.
50. Chiappa KH, Ropper AH. *N Engl J Med.* 1982;306:1140. 1982.
51. Ganes T. *Electroencephalogr Clin Neurophysiol.* 1980;49:446. 1980.
52. Chiappa KH, Ropper AH. *N Engl J Med.* 1982;306:1140. 1982.
53. Grundy BL, et al. *J Neurosurg.* 1982;57:674. 1982.
54. Raudzens PA, Shetter AG. *J Neurosurg.* 1982;57:341. 1982.
55. Duncan PG, et al. *Can Anaesth Soc J.* 1979;26:492. 1979.
56. Sasaki T, et al. *J Neurosurg.* 2010;112:273. 2010.
57. Levy WJ, et al. *Neurosurgery.* 1984;15:287. 1984.
58. Legatt AD. *J Clin Neurophysiol.* 2002;19:454. 2002.
59. MacDonald DB, et al. *Spine.* 2003;28:194. 2003.
60. Szelenyi A, et al. *J Neurosurg.* 2003;99:575. 2003.
61. Meylaerts S, et al. *Ann Surg.* 1999;230:742. 1999.
62. Pelosi L, et al. *Clin Neurophysiol.* 2002;113:1082. 2002.
63. Skinner SA, et al. *J Clin Monit Comp.* 2008;22:131. 2008 .
64. Harner SG, et al. *Mayo Clin Proc.* 1987;62:92. 1987.
65. Harper CM, Daube RJ. In: Desmedt JE, ed. *Neuromonitoring in Surgery.* New York: Elsevier Science; 1989:275–297. 1989.
66. Skinner S, et al. *J Clin Neurophysiol.* 2017;34:477. 2017.
67. Freedman WA, et al. *Neurosurgery.* 1991;29:98. 1991.
68. Lokuge K, et al. *Br J Surg.* 2018;105:26. 2018.
69. De Rango P, et al. *Stroke.* 2015;46:3423. 2015.
70. Sundt TW Jr, et al. *Mayo Clin Proc.* 1981;56:533. 1981.
71. Bond R, et al. *Eur J Vasc Endovasc Surg.* 2002;23:117. 2002.
72. Kalkman CJ. *J Cardiothorac Vasc Anesth.* 2004;18:381. 2004.
73. Plestis KA, et al. *J Vasc Surg.* 1997;25:620. 1997.
74. Halsey JH Jr. *Stroke.* 1992;23:1583. 1992.
75. Roseborough GS. *J Cardiothorac Vasc Anesth.* 2004;18:375. 2004.
76. Schneider JR, et al. *J Vasc Surg.* 2002;35:1114. 2002.
77. Woodworth GF, et al. *Neurosurgery.* 2007;61:1170. 2007.
78. Chongruksut W, et al. *Cochrane Database Syst Rev.* 2014;6:CD000190. 2014.
79. Lam AM, et al. *Anesthesiology.* 1991;75(15). 1991.
80. Ackerstaff RG, van de Vlasakker CJ. *J Cardiothorac Vasc Anesth.* 1998;12:341. 1998.
81. AbuRahma AF, et al. *J Vasc Surg.* 2011;54:1502. 2011.
82. Thirumala PD, et al. *Neurol Res.* 2016;38:698. 2016.
83. Ackerstaff RG, et al. *Stroke.* 2000;31:1817. 2000.
84. Ogasawara K, et al. *Stroke.* 2008;39:3088. 2008.
85. Mueller M, et al. *Acta Neurol Scand.* 1998;97:110. 1998.
86. Abbott AL, et al. *Cerebrovasc Dis.* 2007;23:362. 2007.
87. Dunne VG, et al. *J Clin Neurosci.* 2001;8:140. 2001.
88. Spencer MP. *Stroke.* 1997;28:685. 1997.
89. Gaunte ME. *Ann R Coll Surg Engl.* 1998;80:377. 1998.
90. Calderon-Arnulphi M, et al. *J Neurosurg.* 2007;106:283. 2007.
91. Friedell ML, et al. *J Vasc Surg.* 2008;48:601. 2008.
92. Friedman WA, et al. *Neurosurgery.* 1991;29:83. 1991.
93. Mizoi K, Yoshimoto T. *Neurol Med Chir (Tokyo).* 1991;31:318. 1991.
94. Misoi K, Yoshimoto T. *Neurosurgery.* 1993;33:434. 1993.
95. Holland NR. *J Clin Neurophysiol.* 1998;15:439. 1998.
96. Schramm J, et al. *Neurol Res.* 1994;16:20. 1994.
97. Wiedemayer H, et al. *J Neurosurg.* 2002;96:255. 2002.
98. Manninen PH, et al. *Can J Anaesth.* 1994;41:92. 1994.
99. Manninen PH, et al. *Can J Anaesth.* 1990;37:S23. 1990.
100. Friedman WA, et al. *Neurosurgery.* 1987;20:678.
101. Little JR, et al. *Neurosurgery.* 1987;20:421. 1987.
102. Sasaki T, et al. *J Neurosurg.* 2007;107:60. 2007.
103. Hemmer LB, et al. *World Neurosurg.* 2014;81:99. 2014.
104. Thomas B, Guo D. *World Neurosurg.* 2017;103:829. 2017.
105. Meng L, et al. *Can J Anaesth.* 2017;64:517. 2017.
106. Stevanovic A, et al. *PLoS One.* 2016;11:e0156448. 2016.
107. West S, et al. *Epileptic Disord.* 2016;18:113. 2016.
108. Ryvlin P, et al. *Lancet Neurol.* 2014;13:1114.
109. Ramnarayan R, Mackenzie I. *Neurol India.* 2006;54:250. 2006.
110. Sindou MP. *Acta Neurochir (Wien).* 2005;147:1019. 2005.
111. Brock S, et al. *Stereotact Funct Neurosurg.* 2004;82:199. 2004.
112. Sindou M, et al. *Laryngoscope.* 1992;102:678. 1992.
113. Friedman WA, et al. *J Neurosurg.* 1985;62:552. 1985.
114. Thirumala PD, et al. *J Clin Neurophys.* 2011;28:56. 2011.
115. Khrais T, Sanna M. *J Laryngol Otol.* 2006;120:366. 2006.
116. Vivas EX, et al. *Neurosurgery.* 2018.
117. Sala F, et al. *Childs Nerv Syst.* 2015;31:1791. 2015.
118. McCallum JE, Bennett MH. *Surg Forum.* 1975;26:469. 1975.
119. Maccabee PJ, et al. *Electroencephalogr Clin Neurophysiol.* 1982;53:P32. 1982.
120. Luederes H, et al. *Spine.* 1982;7:110. 1982.
121. Raudzens PA. *Ann N Y Acad Sci.* 1982;388:308. 1982.
122. Grundy BL. In: Nodar RH, Barber C, eds. *Evoked potentials II.* Boston: Butterworth; 1984:624. 1984.
123. Deutsch H, et al. *J Neurosurg.* 2000;92(suppl 2):155. 2000.
124. Ben-David B, et al. *Spine.* 1987;12:536. 1987.
125. Szilagyi DE, et al. *Surgery.* 1978;83:38. 1978.
126. Edmonds HL, et al. *Spine.* 1989;14:683. 1989.
127. Boyd SG, et al. *J Neurol Neurosurg Psychiatry.* 1986;49:251. 1986.
128. Sloan TB, et al. *Curr Opin Anesthesiol.* 2008;21:560. 2008.
129. Padberg AM, et al. *Spine.* 1998;23:1392. 1998.
130. Schwartz DM, et al. *J Bone Joint Surg Am.* 2007;89:2440. 2007.
131. MacDonald DB, et al. *Spine.* 2003;28:194. 2003.
132. MacDonald DB, et al. *Clin Neurophysiol.* 2013;124:2291. 2013.
133. Elmore JR, et al. *J Vasc Surg.* 1991;14:131. 1991.
134. Reuter DG, et al. *J Thorac Cardiovasc Surg.* 1992;104:262. 1992.
135. Conrad MF, et al. *J Vasc Surg.* 2011;53:1195. 2011.
136. Weigang E, et al. *Ann Thorac Surg.* 2006;82:1679. 2006.
137. Etz CD, et al. *Ann Thorac Surg.* 2006;82:1670. 2006.
138. Skinner SA, Vodušek DB. *J Clin Neurophysiol.* 2014;31:313. 2014.
139. Raynor BL, et al. *Spine.* 2007;32:2673. 2007.
140. Shi YB, et al. *Spine.* 2003;28:595. 2003.
141. Isley MR, et al. *Neurodiagn J.* 2012;52:100. 2012.
142. Shin AY, et al. *J Am Acad Orthop Surg.* 2005;13:382. 2005.
143. Kline DG, et al. *J Neurosurg.* 1998;89(13). 1998.

144. Kim DH, et al. *J Neurosurg.* 2003;98:1005. 2003.
145. Cornelissen L, et al. *Elife.* 2015;23(4):e06513. 2015.
146. Levy WJ. *Anesthesiology.* 1984;60:291. 1984.
147. Levy WJ, et al. *Anesthesiology.* 2003;98:53. 2003.
148. Chabot RJ, et al. *Clin Electroencephalogr.* 1997;28:98. 1997.
149. Edmonds HL Jr, et al. *J Thorac Cardiovasc Surg.* 1992;103:555. 1992.
150. Miller G, et al. *Pediatr Neurol.* 1994;10:124. 1994.
151. Hirsch JC, et al. *Ann Thorac Surg.* 2012;94:1365. 2012.
152. Doblar DD. *Semin Cardiovasc Vasc Anesth.* 2004;8:127. 2004.
153. Rodriguez PA, et al. *Stroke.* 2010;41:2229. 2010.
154. Sakamoto T, et al. *J Cardiothorac Vasc Anesth.* 2004;18:293. 2004.
155. Kussman BD, et al. *Anesth Analg.* 2005;101:1294. 2005.
156. Murkin JM, et al. *Anesth Analg.* 2007;104:51. 2007.
157. Zheng F, et al. *Anesth Analg.* 2013;163:663. 2013.
158. Ono M, et al. *Br J Anesth.* 2012;109:391. 2012.
159. Colak Z, et al. *Eur J Cardiothorac Surg.* 2015;47:447. 2015.
160. Brady K, et al. *Stroke.* 2010;41:1951. 2010.
161. Gopinath SP, et al. *J Neurol Neurosurg Psychiatry.* 1994;57:717. 1994.
162. Fandino J, et al. *J Clin Neurosci.* 2000;7:226. 2000.
163. Cormio M, et al. *J Neurosurg.* 1999;90(9). 1999.
164. Hilkman DM, et al. *Curr Opin Anaesthesiol.* 2017;30:192. 2017.
165. Herman ST, et al. *J Clin Neurophysiol.* 2015;32:87. 2015.
166. Herman ST, et al. *J Clin Neurophysiol.* 2015;32:96. 2015.
167. Cremer OL, et al. *Crit Care Med.* 2005;33:2207. 2005.
168. Stiefel MF, et al. *J Neurosurg.* 2006;105:568.
169. Fortune JB, et al. *J Trauma.* 1995;39:1091. 1995.
170. Skippen P, et al. *Crit Care Med.* 1997;25:1402. 1997.
171. Imberti R, et al. *J Neurosurg.* 2002;96:97. 2002.
172. Coles JP, et al. *Crit Care Med.* 2002;30:1950. 2002.
173. van den Brink WA, et al. *Neurosurgery.* 2000;46:868. 2000.
174. Stiefel MF, et al. *J Neurosurg.* 2005;103:805. 2005.
175. Suarez JI, et al. *Crit Care Med.* 2002;30:1348. 2002.
176. Topcuoglu MA, et al. *Curr Treat Options Cardiovasc Med.* 2002;4:3731. 2002.
177. Jarus-Dziedzic K, et al. *Neurol Res.* 2002;24:5822. 2002.
178. Aaslid R. *Eur J Ultrasound.* 2002;16(3). 2002.
179. Mascia L, et al. *Intensive Care Med.* 2003;29:1088. 2003.
180. Sloan MA, et al. *Neurology.* 1989;39:1514. 1989.
181. Sekhar LN, et al. *Neurosurgery.* 1988;22:813. 1988.
182. Vespa PM, et al. *J Clin Neurophysiol.* 1999;16(1). 1999.
183. Bricolo A, et al. *Electroencephalogr Clin Neurophysiol.* 1978;45:211. 1978.
184. Gutling E, et al. *Neurology.* 1995;45:915. 1995.
185. Alexandre A, et al. *Acta Neurochir Suppl (Wien).* 1979;28:188. 1979.
186. Bergamasco B, et al. *Electroencephalogr Clin Neurophysiol.* 1968;24:374. 1968.
187. Winer JW, et al. *Neurosurgery.* 1991;29:739. 1991.
188. Koenig MA, Kaplan PW. *J Clin Neurophysiol.* 2015;32:472. 2015.
189. Facco E, et al. *Neurophysiol Clin.* 1993;23:237. 1993.
190. Pohlmann-Eden B, et al. *Intensive Care Med.* 1997;23:301. 1997.
191. Ruiz-Lopez MJ, et al. *Crit Care Med.* 1999;27:412. 1999.
192. Goodwin SR, et al. *Crit Care Med.* 1991;19:518. 1991.
193. Morgalla MH, et al. *Anaesthesist.* 2006;55:760. 2006.
194. Nuwer MR. *Neurosurg Clin North Am.* 1994;5:647. 1994.
195. Lew HL, et al. *J Head Trauma Rehabil.* 2006;21:350. 2006.
196. Carter BG, Butt W. *Crit Care Med.* 2001;29:178. 2001.
197. Carter BG, Butt W. *Intensive Care Med.* 2005;31:765. 2005.
198. Fischer C, Luaute J. *Neuropsychol Rehabil.* 2005;15:372. 2005.
199. Petty GW, et al. *Neurology.* 1990;40:300. 1990.
200. Rosen I, Hagerdal M. *Acta Anaesthesiol Scand.* 1976;20:32. 1976.
201. Akeju Oluwaseun, et al. *Clin Neurophysiol.* 2016;127:2414. 2016.
202. McGuire G, et al. *Br J Anaesth.* 2003;91:651. 2003.
203. La Marca S, et al. *Psychopharmacology (Berl).* 1995;120:426. 1995.
204. Sebel PS, et al. *Anesthesiology.* 1981;55:203. 1981.
205. Hyypponen E, et al. *Acta Anaesthesiol Scand.* 2008;52:289. 2008.
206. Maksimow A, et al. *Acta Anaesthesiol Scand.* 2007;51:22. 2007.
207. Kasuya Y, et al. *Anesth Analg.* 2009;109:2009. 1811.
208. Yamamura T, et al. *Anesth Analg.* 1981;60:283. 1981.
209. Clark DL, et al. *Anesthesiology.* 1973;39:261. 1973.
210. Artru AA, et al. *Anesth Analg.* 1997;85:587. 1997.
211. Komatsu H, et al. *Anesthesiology.* 1994;81:1535. 1994.
212. Jaaskelainen SK, et al. *Neurology.* 2003;61:1073. 2003.
213. Endo T, et al. *J Neurosurg Anesthesiol.* 2002;14:59. 2002.
214. Rampil IJ, et al. *Anesthesiology.* 1991;74:434. 1991.
215. Sharpe MD, et al. *Anesthesiology.* 2002;97:261. 2002.
216. Hoffman WE, Edelman G. *Anesth Analg.* 1995;81:811. 1995.
217. Banoub M, et al. *Anesthesiology.* 2003;99:716. 2003.
218. Peterson DO, et al. *Anesthesiology.* 1986;65:35. 1986.
219. McPherson RW, et al. *Anesthesiology.* 1985;62:626. 1985.
220. Pathak KS, et al. *Anesthesiology.* 1989;70:207. 1989.
221. Samra SK, et al. *Anesthesiology.* 1987;66:29. 1987.
222. Haghighi SS, et al. *J Neurosurg Anesthesiol.* 1996;8:148. 1996.
223. Bernard JM, et al. *Anesthesiology.* 1996;85:1013. 1996.
224. Boisseau N, et al. *Br J Anaesth.* 2002;88:785. 2002.
225. Vaugha DJ, et al. *Br J Anaesth.* 2001;86:59. 2001.
226. Manninen PH, et al. *Anesth Analg.* 1985;64:43. 1985.
227. Thornton C, et al. *Br J Anaesth.* 1983;55:479. 1983.
228. Matsushita S, et al. *J Clin Monit Comput.* 2015;29:621. 2015.
229. Chi OZ, Field C. *Anesthesiology.* 1986;65:328. 1986.
230. Soffin EM, et al. *J Clin Monit Comput.* 2017.
231. Uribe AA, et al. *Clin Neurophysiol.* 2017;128:2006. 2017.
232. Sebel PS, et al. *Br J Anaesth.* 1984;56:1403. 1984.
233. Liu EH, et al. *Br J Anaesth.* 2005;94:193. 2005.
234. Boisseau N, et al. *Br J Anaesth.* 2002;88:785. 2002.
235. Taniguchi M, et al. *Neurosurgery.* 1992;31:891. 1992.
236. Chassard D, et al. *Br J Anaesth.* 1989;62:522.
237. Purdie JA, Cullen PM. *Anaesthesia.* 1993;48:192. 1993.
238. Drummond JC, et al. *Anesthesiology.* 1985;63:249. 1985.
239. Shimoji K, et al. *Anesthesiology.* 1974;40:234. 1974.
240. Ganes T, Lundar T. *J Neurol Neurosurg Psychiatry.* 1983;46:509. 1983.
241. Sutton LN, et al. *J Neurosurg.* 1982;57:178. 1982.
242. Koht A, et al. *Anesth Analg.* 1988;67:435. 1988.
243. Sloan TB, et al. *Anesth Analg.* 1988;67:582. 1988.
244. Heneghan CPH, et al. *Br J Anaesth.* 1985;57:554. 1985.
245. Doring WH, Daub D. *Arch Otorhinolaryngol.* 1980;227:522. 1980.
246. Grundy BL, et al. *Anesthesiology.* 1979;538. 197951.
247. Pathak KS, et al. *Anesth Analg.* 1984;63:833. 1984.
248. Schubert A, et al. *Anesth Analg.* 1986;65:S136. 1986.
249. Grundy BL, Brown RH. *Electroencephalogr Clin Neurophysiol.* 1980;50:177. 1980.
250. Samra SK, et al. *Anesthesiology.* 1984;61:261. 1984.
251. Bala E, et al. *Anesthesiology.* 2008;109:417. 2008.
252. Mahmoud M, et al. *Anesthesiology.* 2010;112:1364. 2010.
253. Zentner J, et al. *Neurosurgery.* 1989;24:253. 1989.
254. Jellinek D, et al. *Neurosurgery.* 1991;29:551. 1991.
255. Taniguchi M, et al. *Neurosurgery.* 1993;33:407. 1993.
256. Ubags LH, et al. *J Neurosurg Anesthesiol.* 1997;9:228. 1997.
257. Kalkman CJ, et al. *Neurosurgery.* 1994;35:1066. 1994.
258. Sloan TB, Heyer EJ. *J Clin Neurophysiol.* 2002;19:430. 2002.
259. Zentner J, et al. *Spine.* 1997;22:1002. 1997.
260. Nathan N, et al. *Br J Anaesth.* 2003;91:493. 2003.
261. Ghaly RF, et al. *Neurol Res.* 2001;23:881. 2001.
262. Scheufler KM, Zentner J. *J Neurosurg.* 2002;96:571.
263. Pechstein U. et al. *Electroencephalogr Clin Neurophysiol.* 1998;108:175. 1998.
264. Pelosi L, et al. *Clin Neurophysiol.* 2001;112:1076. 2001.
265. Ubaga LH, et al. *Neurosurgery.* 1998;43:90. 1998.
266. Stockard JJ, Bickford RG. In: Gordon E, ed. *A Basis and Practice of Neuroanesthesia.* New York: Elsevier; 1981:3. 1981.
267. Kraaier V, et al. *Electroencephalogr Clin Neurophysiol.* 1988;70:377. 1988.
268. Clowes GHA, et al. *Ann Surg.* 1953;138:558. 1953.
269. Eng DY, et al. *Anesthesiology.* 1980;53:S92. 1980.
270. Kobrine AI, et al. *J Neurol Sci.* 1980;45:65. 1980.
271. Bunegin L, et al. *Anesthesiology.* 1981;55:A232. 1981.
272. Grundy BL, et al. *Anesthesiology.* 1981;54:249. 1981.
273. Russ W, et al. *Anesthesiology.* 1984;61:207. 1984.
274. Stockard JJ, et al. *Ann Neurol.* 1978;3:368. 1978.
275. Spetzler RF, et al. *J Neurosurg.* 1988;68:868. 1988.
276. Dubois M, et al. *Electroencephalogr Clin Neurophysiol.* 1981;52:157. 1981.
277. Nakagawa Y, et al. *Stroke.* 1984;25:275. 1984.
278. Grundy BL, et al. *Anesth Analg.* 1981;60:437. 1981.
279. Nagao S, et al. *J Surg Res.* 1978;25:530. 1978.

40 全身麻醉与镇静期间脑及中枢神经系统状态监测

EMERY N. BROWN，PATRICK L. PURDON，OLUWASEUN AKEJU，KEN SOLT

张细学 译 顾卫东 审校

要点

■ 麻醉科医师通常根据患者的体征和麻醉给药方案推断全身麻醉期间大脑及中枢神经系统的状态。

■ 心率和动脉血压的变化是监测全身麻醉患者麻醉状态的主要生理信号。

■ 全身麻醉诱导和苏醒期间神经系统体检可提供有关意识消失和意识恢复的信息。

■ 脑电图（electroencephalogram，EEG）相关指数可用于监测全身麻醉患者的无意识水平，常用的 EEG 相关指数包括双频指数（bispectral index，BIS）、患者安全指数（patient safety index，PSI）、Narcotrend 和熵（entropy）。

■ 实时分析未经处理的 EEG 信号及频谱图（密度谱阵）是监测全身麻醉患者无意识水平的有效方法。

■ 采用未经处理的脑电图和频谱图实时监测无意识水平是可能的，因为患者的脑电图振荡随麻醉药剂量、麻醉药类种（作用机制）和年龄的改变而改变。

■ 麻醉药物诱导的脑电振荡是镇静和无意识等觉醒状态改变的主要机制之一。因此，实时监测未经处理的脑电图和频谱图是科学实用且具有患者特异性的跟踪手术室内患者镇静及无意识状态的方法。

■ 标准化符号转移熵（normalized symbolic transfer entropy，NSTE）是一种对麻醉诱导的意识变化与额顶叶功能连接变化的相关性进行量化的方法。

■ 闭环麻醉给药系统（closed-loop anesthetic delivery，CLAD）有望成为一种能够精确控制全身麻醉、医学昏迷（medical coma）和镇静状态的方法。

■ 找寻可靠的和可量化的伤害性感受监测指标是目前的研究热点。

全身麻醉是一种由药物诱导的可逆状态，包括四种行为和生理状态：抗伤害性感受、意识消失、遗忘及无体动反应。此外，还需维持自主神经系统、心血管系统、呼吸系统和体温调节系统等生理系统的稳定[1-3]。全身麻醉期间持续监测患者的状态对于保障患者的安全和正确地实施麻醉监护至关重要。临床上，通常采用心电图、无创动脉压或动脉置管测压来监测全身麻醉患者的心血管系统状态。对于复杂病例，还需采用中心静脉导管监测中心静脉压，有时甚至需要放置肺动脉导管以监测心输出量、心内压力及肺循环功能。经食管超声心动图可间断提供心脏解剖及心功能方面的可视化信息。二氧化碳描记图可连续监测呼气末二氧化碳分压水平及呼吸频率。对于气管插管患者，可根据呼吸机显示的气道压力和容积描记图判断肺功能状态。脉搏氧饱和度仪和体温监测仪可分别测量动脉血红蛋白氧饱和度及体温。监测肌松或体动反应主要采用四个成串刺激仪，也可通过观察肌张力变化和有无体动而粗略地判断。

行为状态的监测比较困难。全身麻醉期间无法直接监测遗忘，只能通过意识消失的程度间接地进行判断。如果患者意识消失或者不但意识消失而且失去反应，则患者可能会发生遗忘。本章将讨论镇静或全身麻醉三个阶段（诱导、维持和苏醒）中意识消失和痛觉消失（更确切地说是抗伤害性感受）的监测方法。本章重点讨论体征、神经系统体检发现和脑电图（EEG）指标在全身麻醉状态监测中的应用。

全身麻醉诱导

自全身麻醉诱导开始就需要监测患者的意识水平。临床上一般通过单次静脉注射丙泊酚、巴比妥类、氯胺酮或者依托咪酯等催眠药来进行全身麻醉诱导，患者通常在 10～30 s 内意识消失。此间患者过渡到无意识状态，通过观察体征和监测 EEG 相关指数可判断患者的脑状态。

意识消失的体征

采用催眠药物进行全身麻醉诱导时（5～10 s 内单次静脉注射），可观察到多项体征变化。如果要求患者从 100 开始倒数，患者通常数不到 85～90。要求患者的眼睛盯住麻醉科医师的手指做视线追踪，可以很容易观察到意识消失的全过程[1]。做视线追踪时，要求患者跟随麻醉科医师的手指转动眼球。意识快消失时，眼球的侧向移动逐渐减少，并可出现眼球震颤和眨眼增加，最后眼球突然固定于中线位置。患者头眼反射和角膜反射消失，但瞳孔对光反射通常可保持完好。患者头眼反射消失时可出现呼吸暂停、肌肉松弛和失去反应等典型表现。

抬起患者眼睑，通过左右转动患者头部，可评估头眼反射。麻醉诱导前，对于无神经病损和反射弧完好的患者，其眼球的运动方向与头的运动方向相反。反射消失时，眼球固定于中线位置[4]。头眼反射的引出需要第 Ⅲ、Ⅳ、Ⅵ 和第 Ⅷ 对脑神经回路保持完整。第 Ⅲ、Ⅳ 对脑神经的运动核位于中脑，第 Ⅵ 对脑神经核位于脑桥。观察角膜反射的传统方法是将一小缕棉絮放于眼角处触碰角膜，另外也可采用更简易的方法——将无菌水滴于角膜上。无菌水法较棉絮法更安全，因其造成角膜擦伤的风险更小。无论采用哪种方法，如果角膜反射完好则双眼可同时眨眼，反射受损时只眨动一只眼，反射完全消失时双眼均不眨动。角膜反射的传入神经经视交叉到达第 Ⅴ 对脑神经的感觉核，其传出神经始于第 Ⅶ 对脑神经的运动核。与头眼反射和角膜反射相关的神经核团均紧邻中脑、脑桥、下丘脑和基底前脑附近的觉醒中枢[4]。

头眼反射消失标志着麻醉药已作用于控制眼球运动的运动神经核团。同样，角膜反射消失则提示控制眼球和脸部感觉与运动的核团受到抑制。头眼反射和

角膜反射消失的同时伴随着反应的消失，麻醉科医师可据此推断，意识的消失至少部分与麻醉药物作用于上述核团附近的觉醒中枢有关[1, 4-5]。麻醉诱导时单次注射催眠药物常可导致呼吸暂停，这可能是由于麻醉药物分别抑制了延髓背侧和腹侧呼吸组以及脑桥的呼吸中枢[6]。麻醉药物作用于初级运动区和脊髓之间的运动通路上的任何一个位点均可导致肌张力消失，脑干部位最可能的作用位点是脑桥和延髓网状核[2]。

全身麻醉诱导时，头眼反射和角膜反射消失、呼吸暂停及肌张力消失与意识消失同时发生，这是静脉注射的催眠药物作用于脑干所致。含麻醉药物的血液经基底动脉到达脑干。基底动脉分出大脑后动脉并入 Willis 环后部[5]。基底动脉在分出大脑后动脉前，走行于脑干背侧表面，并发出多根穿支动脉，将麻醉药携带至脑干内的核团，因而麻醉诱导时可以观察到上述生理效应。

意识消失的脑电图标志

脑电图相关指数是监测全身麻醉时意识消失的常用方法之一[7]。全身麻醉诱导开始后，这些指数逐渐从代表清醒状态的高值降至代表镇静和无意识状态的低值。

全身麻醉的维持：体征和伤害性感受-延髓-自主神经回路

尽管在麻醉监护领域已取得了诸多进展，但全身麻醉期间心率、动脉血压和体动等体征仍然是麻醉状态监测的最常用手段[8]。当全身麻醉深度不足以抑制手术（伤害性）刺激时，心率和动脉血压会随之剧升。伤害性刺激引起的心率和动脉血压变化可以用伤害性感受-延髓-自主神经（nociceptive-medullary-autonomic，NMA）回路来解释，该回路由脊髓网状束、脑干觉醒回路、交感和副交感传出神经通路共同构成（彩图 40.1）[1, 9]。理解 NMA 回路的工作原理很重要，因为它是麻醉科医师判断麻醉患者意识消失和抗伤害性感受水平的最常用通路。例如在手术室对 NMA 通路进行临床描述就很常见。

假设患者处于稳定的全身麻醉状态，此时手术医师为了更好地暴露术野，移动了手术拉钩，结果患者随即出现心率加快和动脉血压升高。如果排除患者有隐匿的血流动力学和呼吸系统的问题以及其他引起心率加快、动脉血压升高的常见情况，那么心率的加

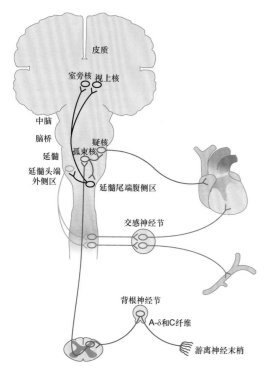

彩图 40.1　**伤害性感受－延髓－自主神经回路**。伤害性感受（疼痛）上行通路起自外周传入神经 C 纤维和 Aδ 纤维，它们在脊髓背角与投射神经元（projection neurons，PN）形成突触联系。投射神经元的神经纤维越过中线继续上行，在脑内与延髓孤束核（nucleus of the tractus solitarius，NTS）等多个核团形成突触联系。NTS 通过增强交感信号输出，介导对伤害性刺激的自主神经反应，交感信号经延髓头端腹外侧区（rostral ventral lateral medulla，RVLM）和延髓尾端腹外侧区（caudal ventral lateral medulla，CVLM）传向胸腰交感神经节，并最终传至周围血管和心脏。副交感冲动由疑核（nucleus ambiguous，NA）介导，经迷走神经传至心脏的窦房结。NTS 发出的神经纤维还投射至下丘脑的视上核（supraoptic nucleus，SON）和室旁核（periventricular nucleus，PVN）。NMA 回路解释了为何麻醉科医师能用心率加快和血压升高作为伤害性刺激增强和全身麻醉深度不足的标志（Redrawn from Brown EN，Lydic R，Schiff ND. General anesthesia，sleep，and coma. N Engl J Med. 2010；363：2638-2650. ）

快和血压的升高很可能是由于全身麻醉镇痛不足引起的。此外，通过同步监测肌松、氧饱和度和氧供，以及通过 EEG 相关指数监测无意识水平，麻醉科医师可判断出心率和血压升高的原因是镇痛不足，需要给予更多的镇痛药。

上行的伤害性感受（疼痛）通路起自 Aδ 和 C 纤维，它们将游离神经末梢感受到的外周伤害性刺激信息传递至脊髓（见图 40.1）[10]。在脊髓背角，这些神经纤维和投射神经元形成突触联系，投射神经元经脊

髓前外侧纤维束上行，在脑干的多个部位形成突触，包括延髓的孤束核[1, 9]。对伤害性刺激的自主神经反应始于孤束核，它发出的交感冲动自延髓头端腹外侧区和延髓尾端腹外侧区，经胸腰交感神经节投射至心脏和周围血管[1]。孤束核的副交感神经输出通过疑核介导迷走神经投射到心脏窦房结[1]。孤束核发出的神经纤维还投射至下丘脑的室旁核和视上核。因此，移动手术拉钩引起的伤害性刺激可通过 NMA 回路增加交感信号输出，并降低副交感信号输出，进而快速导致心率加快和动脉血压的升高。

NMA 回路解释了为什么心率加快和动脉血压升高可用作抗伤害性感受不足的快速诊断标志。心率加快和动脉血压升高时，如果意识消失水平的维持足够充分，则不一定能观察到 EEG 的变化。如果这种生理状态的急性变化并非其他原因（如出血、低氧血症、呼吸回路脱落或者肌松药不足等）所致，那么正确的处理措施应该是给予更多的镇痛药。

全身麻醉期间可迅速观察到患者 NMA 回路的活动变化[11]，因为该通路是"战或逃反应"的基本组成部分[12]。这一回路常被用作探测伤害性刺激引发自主神经反应、应激反应和唤醒反应的前哨指标。全身麻醉时体动反应已被肌松药抑制，故心率、血压的变化是 NMA 回路活动的主要标志。神经科医师也常采用捏全身皮肤、按压甲床和摩擦胸骨等疼痛刺激来测试 NMA 回路的反应，以评估意识受损的脑外伤患者的唤醒程度[4, 13-14]。

抗伤害性感受不足的表现还包括出汗、流泪、瞳孔扩大、肌张力恢复和体动反应等[8]。使用肌松药后常无法观察到肌张力变化和体动反应。因此，有研究将皮电反应作为一种潜在的监测抗伤害性感受的客观方法，但该方法未在临床上得到应用[15]。

全身麻醉维持：不同意识水平的脑电图相关指数

普遍认为 EEG 的变化和麻醉药物的用量在整体上具有相关性（图 40.2）[1, 7, 16-18]，因此未经处理的 EEG 和各种处理过的 EEG 可用于监测全身麻醉或镇静期间的无意识水平。目前，已有几种 EEG 相关指数监测系统在科研和临床实践中得到了应用。这些监测系统通过处理脑电图信号，实时或接近实时地提供一个或一组指数，以反映患者的意识水平。一般而言，这些指数的数值随意识水平的下降而降低，意识恢复时则数值升高。麻醉科医师可以利用这些指数和体征

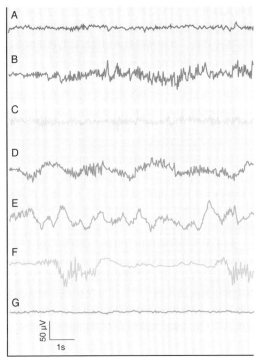

图 40.2　**丙泊酚的麻醉状态和脑电图特征。**（A）清醒睁眼时的脑电图模式。（B）反常兴奋状态。（C）β 波振荡（13 ～ 25 Hz）常见于镇静时的可唤醒期。（D）慢波振荡（0.1 ～ 1 Hz）、δ 波振荡（1 ～ 4 Hz）及 α 波振荡（8 ～ 12 Hz）常见于外科手术期意识消失时。（E）慢波振荡多见于丙泊酚诱导和右美托咪定深度镇静期（见图 40.8，D）。（F）爆发抑制，一种由麻醉药诱导的深度脑失活状态，常见于老年患者常规麻醉维持期间、麻醉诱导的昏迷及低体温时。（G）等电位脑电图常见于常规麻醉维持的短暂时间段、麻醉诱导的昏迷及深度低体温时

的变化判断患者的无意识水平，并在一定程度上了解抗伤害性感受的水平。下面的章节对目前临床实践和临床研究中常用的 EEG 相关指数进行了总结。

双频指数

　　双频指数（bispectral index，BIS）是一种经验性指数，作为一种监测全身麻醉和镇静患者麻醉状态的新方法[19-20]，由 Aspect Medical Systems［先后被 Covidien 公司（Boulder，Colorado）和 Medtronic（Minneapolis，Minnesota）兼并］于 1994 年推出。BIS 算法可接近实时地对 EEG 进行处理，并运算成介于 0 ～ 100 的数值，用以表示患者的麻醉状态（图 40.3）[21-22]。数值 100 对应完全清醒，0 对应等电位或平直 EEG 所代表的深昏迷或深度意识消失。BIS 算法拥有专利权，其实际运算过程不公开。已知 BIS 算法

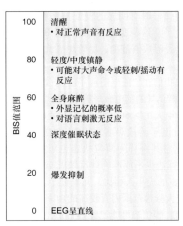

图 40.3　**麻醉深度和双频指数（BIS）。**上图为 BIS 值对应的行为学解释。EEG，脑电图（Redrawn from Kelley SD. Monitoring Consciousness：Using the Bispectral Index. 2nd ed. Boulder，CO：Covidien；2010.）

结合了三种 EEG 分析技术：频谱分析、双频谱分析和爆发抑制的时域分析[21-23]。频谱分析根据频率将 EEG 解析成为功率成分的时间函数[21]。双频谱分析测量的是频谱图中频率对的非线性耦合度[21]。BIS 算法通过测定频谱、双频谱特征及爆发抑制水平，采用预设的加权方式把这些特征转换成 BIS 指数。BIS 能矫正多种 EEG 伪迹，其监测仪可显示指数数值和未经处理的 EEG、频谱图及肌电活动。BIS 指数需要进行大量的运算，所以 BIS 值与对应的 EEG 之间有 20 ～ 30 s 的滞后[24]。BIS 值在 40 ～ 60 之间时，被认为麻醉达到了合适的深度（即意识消失）（见图 40.3）[22, 25]。BIS 通过四导联的前额集成电极采集 EEG。

　　自 1996 年通过美国食品与药品监督管理局（Food and Drug Administration，FDA）批准以来，BIS 监测仪已被广泛应用于临床研究和麻醉实践。BIS 值随镇静和无意识水平的改变而改变（见图 40.3）。对于大多数麻醉药而言，当患者进入较深的意识消失状态后，脑电图开始出现低频高幅振荡（见图 40.2）。但有三种麻醉药是例外，分别为氯胺酮、氧化亚氮和右美托咪定。在氯胺酮产生分离麻醉状态下主要出现的是高频振荡而非慢波振荡[26]。因此，氯胺酮麻醉患者意识消失时，BIS 值较高[27]。

　　氧化亚氮对 BIS 值的影响尚不明确。最近研究提示氧化亚氮增加高频 EEG 的波幅[28]并减小低频 EEG 的波幅[29]，但它对 BIS 值几乎无影响[22, 30]。然而，这些研究没有考虑到低振幅 γ 波振荡之后明显的短暂高振幅慢波振荡状态，低振幅 γ 波振荡已被认为是高剂量氧化亚氮（＞ 50%）的常见特征[31]。右

美托咪定镇静时有明显的慢波振荡和 β 波振荡功率的下降[32-36]。这些变化很可能使得 BIS 值降至典型的无意识状态时数值范围，尽管患者此时仍可被语言指令或者轻微摇晃唤醒。

正如我们在"脑电图随年龄的改变"一节中所讨论的，麻醉诱导的脑电振荡随年龄的增长而改变[26, 37]。BIS 在老年人（＞ 60 岁）麻醉深度的监测中表现不佳，因为该年龄段患者的 EEG 振荡振幅较低，BIS 算法可以将其解释为清醒状态也可解释为无意识状态。BIS 算法也不能准确地反映儿童的麻醉状态。与 18 ～ 59 岁的成年人相比，儿童处于合适麻醉状态时，通常在较大频带范围内有较高的功率[37-38]。因此，即使儿童的麻醉状态可能已经很合适，但 BIS 值却提示他们仍处于镇静状态而不是无意识状态。

术中知晓是指在全身麻醉后患者对术中事件存在外显记忆，BIS 监测被推荐可用于术中知晓的预防。B-Aware 试验研究了 BIS 监测在术中知晓预防中的作用[39]。研究将高危患者随机分成两组，一组维持 BIS 值在 40 ～ 60 之间，另一组则采用常规标准监护，结果发现 BIS 组的术中知晓发生率显著降低。

由于该研究的设计存在若干问题，其结果令人质疑，因而研究小组又开展了 B-Unaware 试验[40]。B-Unaware 试验是一项多中心研究，患者被随机分为 BIS 监测组和呼气末挥发性麻醉药浓度监测组，目的是比较两种方法对术中知晓的预防作用。呼气末麻醉药浓度监测组将吸入麻醉药年龄校正后的最低肺泡有效浓度（minimum alveolar concentration，MAC）维持在 0.7 ～ 1.3 之间（在"呼气末麻醉药浓度"一节讨论）。与 B-Aware 试验相同，BIS 监测组将 BIS 目标值维持在 40 ～ 60 之间。结果发现两组的术中知晓发生率并无显著差异。作者对这一结果的解释是，患者接受吸入麻醉时，BIS 监测对术中知晓的预防作用并不比呼气末麻醉药浓度监测更有效。该研究结果同样受到了若干质疑，其中质疑最多的是被试的选择以及该研究是否有足够的检验效能发现实际存在的差异[41-42]。

在后续的研究中，B-Unaware 试验的研究者又开展了第二项试验——"BIS 或吸入麻醉药减少外显记忆（BAG-RECALL）试验"，他们纳入更大样本量的高危患者，研究了 BIS 监测在预防术中知晓中是否优于呼气末挥发性麻醉药浓度监测[41]。在该研究中，作者发现在预防术中知晓时，BIS 指导的麻醉方案并不优于呼气末麻醉浓度指导的麻醉方案。由于 B-Unaware 和 BAG-RECALL 试验均采用挥发性麻醉药作为主要麻醉药物，因此其结论不适用于全凭静脉麻醉患者。

如果采用与麻醉药作用机制（指麻醉药通过作用于特定受体和神经回路改变意识水平的机制）直接相关而非间接相关的指标监测患者脑状态，有可能可以解决术中知晓的问题[1, 43-44]。与现有 EEG 相关指数不同的是，这些指标会随着患者的年龄和麻醉药的不同而不同（见"未经处理的 EEG 及频谱图"一节）。

患者安全指数

患者安全指数（patient safety index，PSI）与 BIS 指数一样——是一项拥有专利权的 EEG 算法，用于评估全身麻醉和镇静患者的麻醉状态。PSI 由 Physiometrix 公司研制开发（North Billerica, Massachusetts），最终由 Masimo 公司（Irvine, California）生产并销售，2000 年通过 FDA 批准。PSI 是纽约大学医学院脑研究实验室的 E. Roy John 历时多年的研究结果[45]。与 BIS 指数相同，PSI 值的范围也是 0 ～ 100（见图 40.4），但 PSI

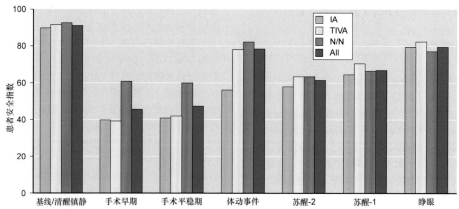

图 40.4　**麻醉深度与患者安全指数（PSI）**。柱状图显示 PSI 值对应的麻醉深度。IA，吸入麻醉药；N/N，氧化亚氮；TIVA，全凭静脉麻醉；All，全部（Redrawn from Drover D, Ortega HR. Patient state index. Best Pract Res Clin Anaesthesiol. 2006；20：121-128.）

维持患者意识消失的数值范围是 25～50[46]。

PSI 初始设计时采用的是由枕部和前额 EEG 电极组成的集成电极，通过监测前置化（anteriorization）现象判断麻醉状态的改变。前置化指的是意识消失时频谱功率从枕部向额部前移，而在意识恢复时则由额部向枕部后移[44, 47-49]。现在，PSI 用的是前额四导联 EEG 集成电极。除能显示 PSI 值外，监护仪还可实时显示头部左右两侧未经处理的 EEG 及其频谱图、肌电活动、伪迹指数及抑制率。抑制率是一个介于 0～100 的数值，用以衡量 EEG 中爆发抑制所占的时间比例。监护仪还允许使用者通过切换屏幕，显示未经处理的 EEG 记录、频谱图和各时间点的 PSI 值。

一项头对头的比较研究结果显示，PSI 和 BIS 监测患者的麻醉状态时，两者的读数显著相关[50-52]。PSI 监护仪在临床研究中的使用频率较低，临床应用也不及 BIS 广泛。我们的经验是，PSI 在监测氯胺酮、氧化亚氮、右美托咪定麻醉患者和小儿患者时，其给出的同样是模糊信息。

Narcotrend

Narcotrend 是一款基于 EEG 的监护仪，由 Monitor Technik（Bad Bramstedt，德国）生产，用于监测全身麻醉和镇静患者的麻醉状态[53]。Narcotrend 由德国汉诺威大学医学院研发，已通过美国 FDA 的批准用于患者监护。与 BIS 和 PSI 一样，Narcotrend 的算法也拥有专利权，它将 EEG 转化为字母 A～F，以表示患者不同的意识状态（表 40.1）[54]。A 代表患者完全清醒，F 代表爆发抑制增加直至进入等电位状态。新版本的 Narcotrend 监护仪设有 Narcotrend 指数，范围在 0～100 之间[51]。此外，Narcotrend 监护仪还可显示未经处理的 EEG 及其频谱图。有研究通过单独验证以及和 BIS 指数比较，研究了 Narcotrend 的可靠性，但研究结果不一[24, 55-56]。Narcotrend 的临床应用较 BIS 和 PSI 少。

熵

采用熵监测患者的麻醉状态是一种相对较新的方法。熵是一个在物理学、数学和信息论领域常用的概念，用于描述体系中无序、缺乏同步性或一致性的程度[57]。基于熵的分析已应用于脑电图，以建立监测麻醉深度的脑电图指标。熵监测仪由 Datex-Ohmeda 公司研发，该公司现已并入 GE Healthcare 公司（Little Chalfont，英国）。GE 公司的熵监测仪采用频域分析

表 40.1　麻醉状态、Narcotrend 分级和 Narcotrend 指数范围		
	Narcotrend 分级	Narcotrend 指数
清醒	A	95～100
	B0	90～94
镇静	B1	85～89
	B2	80～84
浅麻醉	C0	75～79
	C1	70～74
	C2	65～69
全身麻醉	D0	57～64
	D1	47～56
	D2	37～46
全身麻醉伴深度催眠	E0	27～36
	E1	20～26
	E2	13～19
全身麻醉伴爆发抑制增多	F0	5～12
	F1	1～4

上表为 Narcotrend 分级和 Narcotrend 指数对应的麻醉深度
（From Kreuer S，Wilhelm W. The Narcotrend monitor. Best Pract Res Clin Anaesthesiol. 2006；20；111-119.）

和爆发抑制测量麻醉患者 EEG 的熵。与前面几种算法不同的是，GE 公司熵的算法是公开的[58-59]。

患者进入到较深的麻醉状态时，一个明显的特征是其 EEG 模式会变得更加规律和有序（见图 40.2），因而可观察到 EEG 信号的熵明显下降。熵监测仪设有两个熵值，分别为反应熵（response entropy，RE）和状态熵（state entropy，SE），以助于解读 EEG 的分析结果（图 40.5）[60]。RE 反映较高频范围（0.8～47 Hz）内 EEG 功率的变化，而 SE 反映较低频范围（0.8～32 Hz）内 EEG 功率的变化[58]。有建议将 RE 和 SE 的相对变化用于区别真正的脑状态改变和肌电活动引起的熵值改变[58]。一般而言，肌电活动通常在 RE 监测的高频范围内。当患者进入深度意识消失时，RE 比 SE 下降得更快，这有助于鉴别意识消失和体动干扰。熵监测的结果与 BIS 的变化一致[61]。

与 BIS、PSI 和 Narcotrend 一样，熵值与麻醉状态具有相关性。与 BIS、PSI 相同，熵在监测氯胺酮、氧化亚氮麻醉时，读数为矛盾性的高值。监测右美托咪定镇静时，熵值可能会产生误导作用。给予右美托咪定后，深度镇静患者出现的高度有序慢波并不一定表示患者已进入意识消失状态。

呼气末麻醉药浓度

1965 年 Eger 及同事[62]首次提出无体动反应（指

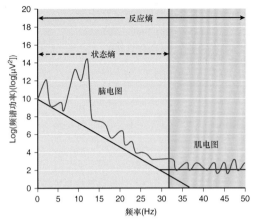

图 40.5　频谱熵的示意图。反应熵（RE）由 0 ～ 47 Hz 频段的功率计算所得。状态熵（SE）由 0 ～ 32 Hz 频段的功率计算所得。32 ～ 47 Hz 频段的功率被认为代表肌电图（EMG）干扰。RE 和 SE 的差异可以帮助麻醉科医师鉴别麻醉深度改变引起的脑电图（EEG）变化和干扰、体动所致的 EEG 变化（Redrawn from Bein B. Entropy. Best Pract Res Clin Anaesthesiol. 2006；20：101-109.）

对伤害性刺激无体动反应）时吸入麻醉药的 MAC 这一概念。5 年后，Eger 的团队又提出了 MAC-awake 的概念，即对语言指令无反应时的吸入麻醉药 MAC [63]。MAC 中位数（即 50% 患者无体动反应时所需的吸入麻醉药浓度）仍然是指导吸入麻醉药给药的金标准。目前，一些先进的麻醉机已可根据患者呼气末麻醉气体浓度计算年龄校正的 MAC 值。不同吸入全身麻醉药的 MAC 与 MAC-awake 之比相差较大 [64]，这提示 MAC 不能用于定义或预测麻醉患者的脑状态。动物实验也显示麻醉药诱导的 EEG 模式与体动之间并无明显相关性 [65]，而且吸入麻醉药抑制体动反应的作用主要是通过脊髓而非大脑 [66-67]。尽管如此，由于 MAC 的概念已被广泛接受，呼气末麻醉药浓度已成为一种监测吸入麻醉期间麻醉状态的方法。

如前所述，B-Unaware 试验证实，无论术中维持 BIS 值在 40 ～ 60 还是维持呼气末麻醉药浓度在 0.7 ～ 1.3 MAC，术中知晓的发生率并无差异 [40]。BAG-RECALL 试验同样将研究对象限定为术中知晓的高危患者，结果发现，BIS 监测组比呼气末麻醉药浓度监测组术中知晓发生率轻微升高但具有显著的统计学差异 [41]。

BIS、PSI、熵和 Narcotrend 都是基于 EEG 的脑活动监测方法，而呼气末麻醉药浓度则是将脑活动与肺内呼气末麻醉药浓度相关联，其工作假设为肺内的麻醉药物浓度与脑内的浓度是平衡的。此外，它还假

定，无论大脑的健康状态或生理状态如何（除了对年龄的校正），只要每例患者脑内药物浓度相同，则麻醉状态也相同。但麻醉药物导致患者意识消失的作用部位在脑部而非肺部，因此呼气末麻醉药浓度是一种间接的、不精确的麻醉状态监测方法。基于 EEG 的标准和肺-气体标准在监测全身麻醉期间麻醉状态时结果相似，只能说明基于 EEG 的监测方法在设计上存在缺陷而非呼气末麻醉药浓度更具准确性。呼气末麻醉药浓度只能间接反映麻醉状态，其在术中知晓预防方面取得的成功很可能是以一部分患者药物过量为代价取得的。呼气末麻醉药浓度的最大缺陷是不能用于全凭静脉麻醉患者。

其他监测意识水平的方法

以往的研究还涉及其他监测全身麻醉与镇静期意识水平的方法。基于 EEG 的监测方法还包括脑状态监测仪（cerebral state monitor）[68]、SNAP 指数 [69] 和 AEP 指数等 [70]，均在研究和临床实践中得到了一定的使用。

全身麻醉苏醒

EEG 相关指数与意识恢复

如前所述，全身麻醉期间维持麻醉状态的 EEG 相关指数有一个特定的数值范围（见图 40.3 至 40.5 及表 40.1）。当麻醉药减量或停用时，指数向清醒状态数值回升。数值越大，患者苏醒的可能性越大。因此，EEG 相关指数可监测全身麻醉苏醒期间麻醉状态的变化。尽管苏醒期间指数的数值逐渐增加，但没有一种指数在达到某一数值时患者肯定能清醒。EEG 相关指数和意识水平之间缺乏固定的对应关系，这是由于 EEG 指数的定义还不够精确，不同的麻醉状态可对应相似的数值。Friedman 及其同事与 Joiner 及其同事均发现神经惯性（neural inertia）可能在吸入麻醉中也起到一定作用 [71-72]。神经惯性是指麻醉诱导和苏醒时相同的脑内麻醉药浓度产生不同程度的行为状态。换言之，大脑的既往状态会影响可唤醒性。

体征与意识恢复

全身麻醉苏醒期间，可借助体征和神经系统体检判断患者的状态 [1]。许多体征的改变与脑干功能的

恢复有关（框 40.1）。因此在麻醉苏醒期通过将体征、神经系统体检发现与相应的脑干中枢相联系，麻醉科医师可把生理功能的恢复定位至特定的脑干部位。一旦神经肌肉阻滞被逆转，患者即可能不需要辅助通气。随着脑循环内的二氧化碳浓度升高，大多数患者可恢复自主呼吸。患者从全身麻醉中苏醒时，其呼吸模式逐渐从不规则的小潮气量通气转为规则的正常潮气量通气[1]。自主呼吸恢复是延髓和低位脑桥功能恢复的独特标志，因为这些部位存在着背侧和腹侧呼吸相关核团[6]。

　　在接下来的几分钟，伴随着自主呼吸的恢复，一系列其他临床表现逐渐出现（见框 40.1），如吞咽、作呕、流涎、流泪和皱眉等[1]。每种体征的出现代表特定的脑干中枢及与之相联系的感觉和运动传导通路

的功能已恢复。吞咽、作呕和咳嗽反映的是延髓的第 IX、X 对脑神经运动核以及气道、咽喉的感觉传入神经功能已恢复[10]。上述体征的出现是由于随着麻醉药的催眠和镇痛作用逐渐减弱，气管内导管开始成为一种伤害性刺激。流涎反映的是延髓的下泌涎核和脑桥的上泌涎核功能已恢复，两者都是副交感神经系统的一部分。这些神经核团发出的传出神经纤维分别走行于第 VII、IX 对脑神经内[9]。流泪也反映了上泌涎核功能的恢复。皱眉时需要使用表情肌，因而代表脑桥部位的第 VII 对脑神经运动核的功能已恢复[10]。上下肢肌张力的恢复是另一个重要的临床表现，它清晰地表明包括脊髓、网状脊髓束、基底神经节和初级运动束在内的诸多神经回路的功能已恢复[1]。此外，当气管内导管成为一种伤害性刺激，伴随着肌张力恢

框 40.1　全身麻醉苏醒阶段及昏迷恢复的状态

全身麻醉
稳定给予麻醉药
不可唤醒，无反应；闭眼，瞳孔有反应
无痛觉，运动不能
药物控制血压和心率
机械通气
EEG 模式为 δ 波、α 波活动到爆发抑制

苏醒第一阶段
停用麻醉药
外周肌松逆转（运动不能）
从呼吸暂停到不规则呼吸再到规律呼吸
EEG 的 α 波、β 波活动增加

苏醒第二阶段
心率、血压升高
自主神经反应恢复
对疼痛刺激有反应
流涎（第 VII 和 IX 对脑神经核）
流泪（第 VII 对脑神经核）
皱眉（第 V 和 VII 对脑神经核）
吞咽、作呕、咳嗽（第 IX、X 对脑神经核）
肌张力恢复（脊髓、网状脊髓束、基底神经节和初级运动束）
防御姿势
EEG 的 α 波、β 波活动进一步增加
可拔除气管导管

苏醒第三阶段
睁眼
对部分语言指令有反应
EEG 显示清醒模式
可拔除气管导管

脑干死亡
对呼吸暂停缺氧试验无呼吸反应
脑干反射完全消失
EEG 呈等电位

昏迷
双侧大脑半球结构损害，伴或不伴中脑被盖、延髓脑桥或两者损伤
单纯双侧中脑被盖中线、脑桥或两者损伤
不可唤醒，无反应
脑干功能完整，动脉血气分析正常
EEG 呈低波幅 δ 波活动，间歇爆发 θ 波和 α 波，可能有爆发抑制

植物状态
自发的睁眼-闭眼循环
皱眉和无目的运动
EEG 呈高波幅 δ 波和 θ 波
EEG 无睡眠特征
通常无需机械通气辅助

最小意识状态
有目的防卫动作，眼跟踪活动
不合逻辑的交流，赘语
遵从语言指令
睡眠-觉醒循环恢复
某些正常睡眠-觉醒结构的 EEG 特征恢复

EEG，脑电图
全身麻醉是药物诱导的可逆性昏迷。全身麻醉苏醒阶段的体征与特定脑干核团活动的改变有关。全身麻醉苏醒期和大脑损伤所致昏迷恢复期之间既有相似之处也存在不同。
（From Brown EN，Lydic R，Schiff ND. General anesthesia，sleep，and coma. N Engl J Med. 2010；363：2638-2650.）

复，患者常表现出以触碰气管导管为标志的防御性动作。

上述体征常在患者对语言指令有反应之前即已出现。拔除气管导管前，不必要求患者能遵从语言指令，只需气道反射充分恢复、运动功能恢复、自主呼吸能满足通气和氧合就可以拔除气管导管。处于植物状态的患者也可满足气管拔管的标准，植物状态是神经科医师和康复专业人员评估昏迷患者恢复程度所定义的一种脑状态（见框 40.1）[13-14, 73]。

角膜反射通常在头眼反射之前恢复[1]。角膜反射恢复标志着第 V 对脑神经感觉核和第 VII 对脑神经运动核的功能已恢复[4]。角膜反射的传入神经为第 V 对脑神经眼支，它投射至三叉神经（第 V 对脑神经）核。角膜反射的传出神经起自面神经（第 VII 对脑神经）核。角膜交叉反射的出现表明通路的双侧感觉和运动部分均已恢复。三叉神经核和第 VII 对脑神经的运动核位于脑桥。头眼反射恢复表明控制眼球运动的动眼神经（III）、滑车神经（IV）和外展神经（VI）功能已恢复[4]。第 III、IV 对脑神经核位于中脑，而第 VI 对脑神经核位于脑桥。头眼反射和角膜反射的恢复间接表明位于脑桥、中脑、下丘脑及基底前脑附近的觉醒中枢的功能已恢复[1]。即使在拔除气管导管后，头眼反射仍可能尚未恢复。患者离开手术室时，头眼反射通常仍未恢复，这表明脑干觉醒中枢尚处于持续镇静状态。接受大量麻醉性镇痛药的患者可出现针尖样瞳孔。全身麻醉患者深度意识消失时，仍可保持完好的瞳孔对光反射[4]。因此，全身麻醉期间瞳孔对光反射并不能反映意识水平的变化。

对语言指令做出正确反应是判断全身麻醉恢复程度和能否拔除气管导管的一个常用标准，这提示脑干、下丘脑和皮质之间以及皮质各区之间协调功能的恢复是苏醒的必要条件[1, 74-75]。对语言指令做出正确反应意味着患者能正确理解听觉信息，标志着位于脑桥的第 VIII 对脑神经核、脑桥至皮质的听觉通路及相应的传出通路的大部分功能已恢复。按照神经科医师检查昏迷患者恢复程度采用的标准（见框 40.1）[13-14, 73]，患者如不能遵从动作指令，则表明他或她仍处于最小意识状态（minimally conscious state）。麻醉苏醒期间，患者的体征和神经系统体检发现与特定的脑干中枢的活动变化有关。虽然认知功能的恢复伴随着高频 EEG 活动的增加，但意识完全恢复需要脑干-皮质、脑干-下丘脑、下丘脑皮质及皮质各区之间的联系完全恢复[44, 75-78]。目前临床上的监测手段还无法完全发现这些变化。

睁眼是全身麻醉患者苏醒期最后恢复的体征之一。能遵从语言指令、运动功能完全恢复的患者不一定能睁眼[1]。患者即使已恢复意识，也经常仍旧保持

闭眼状态。与之相反的是，在昏迷恢复期，处于植物状态的患者常保持睁眼状态（见框 40.1）。

全身麻醉和镇静苏醒期脑状态的监测策略

过去数年间，全身麻醉相关的神经科学研究取得了长足的进步，有数篇报道介绍了全身麻醉脑状态监测的新方法。

未经处理的 EEG 及频谱图

不同的麻醉药的作用受体不同[79]，其神经回路作用机制也各不相同[1, 43]，这些在受体和神经回路上的差异在未经处理的 EEG 或其频谱图上表现为不同的脑活动模式[26]。EEG 频谱就是将一段 EEG 信号解析为各个频率的功率分布[26]。功率的单位为分贝，计算方法是对已知频率的波幅的平方取以 10 为底的对数乘以 10[26]。由连续重叠的或非重叠的一段 EEG 数据运算所得的频谱称为频谱图[26]。三维的频谱图称为压缩谱阵（compressed spectral array）[80]，二维频谱图称为密度谱阵（density spectral array）[81]。

丙泊酚的 EEG 模式与其神经回路机制相关。在未经处理的 EEG 及频谱图上，可看出丙泊酚麻醉下的脑状态（图 40.2，彩图 40.6 及彩图 40.7A）。丙泊酚主要通过作用于脑和脊髓的 GABA_A 受体而起到抑制神经回路的作用[79, 82]。当丙泊酚使患者意识消失时，EEG 显示出特征性的 α 波振荡模式（8～12 Hz）及慢波（0.1～1 Hz）和 δ 波（1～4 Hz）振荡模式（见彩图 40.7A）[44, 49, 83-84]。丙泊酚或其他几种麻醉药麻醉期间出现的另一种现象是前置，表现为意识消失时，相对于其他脑区，前额部位 α 波和 β 波频段的功率增加（见彩图 40.6，C、D）[44, 47, 49]。

在无意识状态，前额部位 α 波振荡呈高度连续，而慢波和 γ 波振荡缺乏连续性[44, 49, 84]。在吸入麻醉的动物进入无意识状态时也可以观察到这种高度连续的 α 波振荡[85]。α 波振荡的连续性结构很有可能来源于丘脑与额叶皮质之间的强 α 波[86]。慢波是皮质间联系碎片化的标志，因为出现慢波振荡时，皮质神经元仅在由局部慢波振荡支配的有限时相内放电[84]。由于慢波的空间不连续性和放电的时相局限性，距离超过 1 cm 的脑区间神经联系显著受阻。慢 δ 波振荡相位对 α 波振荡波幅有很强的调制作用[44]。当 α 波振荡的最大波幅出现在慢波振荡的波峰时，患者

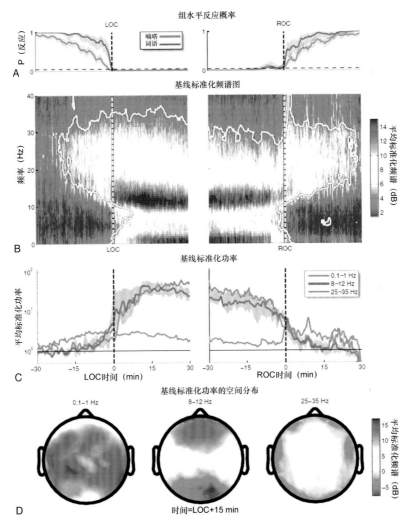

彩图 40.6　丙泊酚相关的意识消失和意识恢复的行为学和 EEG 变化。（A）组水平（10 例被试者）嘀嗒声或隐性刺激（蓝色，$P_{嘀嗒}$）和词语或显性刺激（红色，$P_{词语}$）的反应-概率曲线。（B）经前额电极（相当于 Fz 电极，用最近的邻拉普拉斯参数）基线标准化处理的组频谱图，不同被试者之间按意识消失（loss of consciousness，LOC）的时间排列。白线内的区域与基础功率有显著性差异（$P < 0.05$，符号检验），从慢波频段（0.1～1 Hz）到 γ 波频段（25～35 Hz）功率显著增加。（C）按 LOC 和意识恢复（recovery of consciousness，ROC）排列的慢波、α 波（8～12 Hz）和 γ 波频段的组水平率-时间曲线。（D）意识消失期间（LOC + 15 min）慢波、α 波和 γ 波组水平功率的空间分布。前额 α 波功率增加称为"前置"（anteriorization）。分析结果表明：LOC 之前和 ROC 之后，宽带谱 γ 波 / β 波功率随行为改变而改变，而 LOC 和 ROC 期间慢波和 α 功率发生了改变（From Purdon PL，Pierce ET，Mukamel EA，et al. Electroencephalogram signatures of loss and recovery of consciousness from propofol. Proc Natl Acad Sci U S A. 2013；110：E1142-E1151.）

完全失去意识[44]。相比之下，当 α 波振荡最大波幅出现在慢波振荡的波谷时，患者易于被唤醒[44]。随着意识的恢复，α 波和慢波振荡逐渐消失（见彩图 40.6，B）。理解 α 波和慢波振荡产生的原理有助于阐明丙泊酚导致意识消失的神经回路机制。丙泊酚导致意识消失的机制是通过超同步 α 波振荡阻碍丘脑和

前额皮质之间的交流，通过高度非同步的慢波振荡阻碍皮质内的交流[44, 84, 86-87]。

氯胺酮（见彩图 40.7，B）[27] 和右美托咪定（见彩图 40.8，A 和 B）[34] 的 EEG 模式比较独特，这与它们在脑和中枢神经系统内的作用机制有关[1, 3, 43]。氯胺酮主要通过结合 N- 甲基 -D- 天冬氨酸（N-methyl-

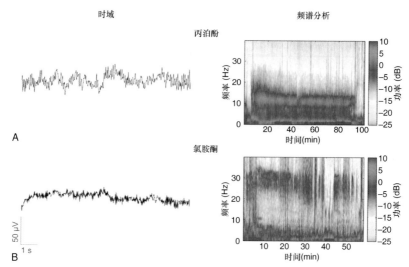

彩图 40.7　**常用麻醉药的时域和频谱脑电图（EEG）特征。**左侧为每种麻醉药 10 s 的 EEG 片段（未经处理）。右侧为每种麻醉药数分钟的 EEG 频谱图（密度谱阵）。（A）丙泊酚的 EEG 和频谱图显示特征性的 α 波振荡（8～12 Hz）和慢 -δ 波振荡（0.1～4 Hz）模式。（B）氯胺酮 EEG 和频谱图显示高频 β 波（20～24 Hz）和低频 γ 波（25～35 Hz）范围内的高频振荡

D-aspartate，NMDA）受体发挥作用[43, 88]。因此，给予小到中等剂量的氯胺酮时，其作用是阻止兴奋性谷氨酸信号的输入，并抑制中间神经元[89-90]。对锥体神经元的控制减弱可导致脑代谢增加和行为状态的改变。因此，给予小剂量氯胺酮时常可出现幻觉、分离状态、欣快感和躁动等。此时，边缘系统、皮质和丘脑等脑区之间虽仍有联系，但抑制性神经元对它们的规律性调控明显减少。因而，信息处理在时间和空间上缺乏协调性[1, 43]。麻醉诱导时，增加氯胺酮剂量可进一步阻断兴奋性谷氨酸能神经元上的 NMDA 受体，导致意识消失[91]。氯胺酮麻醉时，EEG 上常见的高频（20～30 Hz）振荡与脑内锥体神经元的活性增加有关（见彩图 40.7，B）[27, 92]。这种高频 EEG 活动解释了为何氯胺酮麻醉时 EEG 相关指数的数值较高。

右美托咪定主要通过作用于蓝斑核神经元突触前膜的 α₂ 肾上腺素能受体产生镇静作用[93-95]。右美托咪定的结合使这些神经元释放去甲肾上腺素减少[96-98]。失去去甲肾上腺素介导的对下丘脑视前区的抑制作用，导致视前区至中脑、脑桥、基底前脑和下丘脑的主要唤醒中枢的 GABA 能和甘丙肽能抑制性传入信号增强[99]。自视前区传入的抑制性信号增加被认为是非快速动眼（nonrapid eye movement，NREM）睡眠启动的一种成分[100-101]。这提示了为什么右美托咪定轻度镇静时 EEG 会显示间歇性纺锤形的 9～15 Hz 振荡爆发以及慢波模式，这种模式与 NREM 睡眠第二阶段的 EEG 非常相似（见彩图 40.8，A）。最近研究提

示，右美托咪定深度镇静也呈现轻度镇静时的纺锤波和慢 δ 波振荡联合模式（见彩图 40.8，A），同时 β 波振荡功率明显降低[32-33, 102]。右美托咪定深度镇静时也可显示类似 NREM 睡眠第三阶段的慢 δ 波振荡或慢波睡眠的 EEG 模式（见彩图 40.8，B）[26]。

七氟烷与其他吸入麻醉药一样，通过与脑和脊髓的多个作用靶点结合而产生生理和行为学效应，其作用包括与 GABA_A 受体结合，增强 GABA 能抑制作用，通过与 NMDA 受体结合阻断谷氨酸释放。七氟烷还可激活双孔钾通道和超极化激活的环核苷酸门控通道[79]。尽管这些作用靶点的重要性仍存在争议，但七氟烷和其他醚类麻醉药具有独特的 EEG 特征是明确的。吸入七氟烷达到全身麻醉剂量时，EEG 可显示类似于丙泊酚的强 α 波和慢波振荡以及强 θ 波（4～8 Hz）振荡（见彩图 40.8，C）。θ 波的出现形成了七氟烷麻醉时 EEG 功率在慢波和 α 波振荡之间均衡分布的独特模式。七氟烷与其他挥发性麻醉药的频谱图以 α 波和慢波振荡为主，提示 GABA_A 介导的抑制作用是这些麻醉药的主要作用机制。这一频谱模式进一步提示醚类吸入麻醉药产生无意识的主要机制与丙泊酚非常相似[44, 84, 86-87]。

氧化亚氮具有高度特异的脑电图动态特征。作者所在医院的常规操作是，在手术结束时将异氟烷换成氧化亚氮，以加速全身麻醉苏醒（彩图 40.9A）。使用高浓度氧化亚氮（> 50%）时，在高频 γ 波振荡前，会出现大的慢 δ 波振荡，持续 3～12 min（见彩图

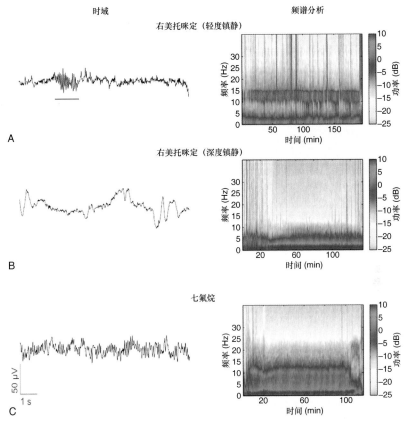

彩图 40.8　常用麻醉药的时–域特征和脑电图频谱特征。 左侧为每种麻醉药 10 s 的 EEG 片段（未经处理）。右侧为每种麻醉药数分钟的 EEG 频谱图（密度谱阵）。（A）轻度镇静时右美托咪定的 EEG 和频谱图显示纺锤波（9 ～ 15 Hz）振荡以及与 NREM 睡眠第二阶段 EEG 相似的慢波振荡（0.1 ～ 1 Hz）和 δ 波振荡（1 ～ 4 Hz）。在未经处理的 EEG 上呈明显的纺锤波（下方红线提示），纺锤波呈间隙性，密度小于丙泊酚的 α 波振荡。（B）右美托咪定深度镇静时，EEG 和频谱图可无纺锤波，而以慢波和 δ 波为主（类似于 NREM 睡眠第三阶段的慢波，称为"慢波睡眠"）。（C）七氟烷频谱图与丙泊酚频谱图类似，此外还增加了 4 ～ 8 Hz 的 θ 波振荡活动

40.9B）[26, 31, 103-104]。关于慢 δ 波振荡持续时间短暂的原因尚不清楚。氧化亚氮被认为通过阻断 NMDA 谷氨酸受体起作用[31, 79, 105-106]。慢 δ 波振荡可能反映了一种短暂的深度无意识状态，这种状态极有可能是通过抑制从臂旁核和桥脑内侧网状结构到中央丘脑和基底前脑的关键 NMDA 谷氨酸投射神经而介导的[31, 107]。

虽然各种麻醉药未经处理的 EEG 看上去很相似，但其频谱图却各有特征。这些特征与麻醉药作用于特定神经回路中特定受体引起的意识状态改变有关。全身麻醉和镇静时，采用频谱图和采用 EEG 相关指数监测脑功能有着本质上的差别。EEG 相关指数基于的假设是，不同的麻醉药可产生相同的麻醉深度，尽管其作用机制并不相同。丙泊酚（见彩图 40.7，A）和氯胺酮（见彩图 40.7，B）频谱图特征的不同解释了为

什么临床上患者已明确进入镇静状态而后者的指数数值却仍很高。同样，右美托咪定深度镇静时的慢波振荡解释了为何 EEG 相关指数已达到深度意识消失时的低值而患者仍可被唤醒（见彩图 40.8，B）。

脑电图随年龄的改变

全身麻醉患者的脑电图特征除了随麻醉药种类而改变外，还随年龄发生变化。彩图 40.10 所示为丙泊酚麻醉时不同年龄患者的频谱图。丙泊酚脑电图随年龄改变有三个主要的变化特征。首先，0 ～ 3 月龄的婴儿采用丙泊酚或其他 GABA 能药物（如七氟烷）为主要催眠药实施麻醉时，脑电图仅显示慢 δ 波振荡（见彩图 40.10，A 和 B）[108]。直到 4 月龄或更大的儿童，慢

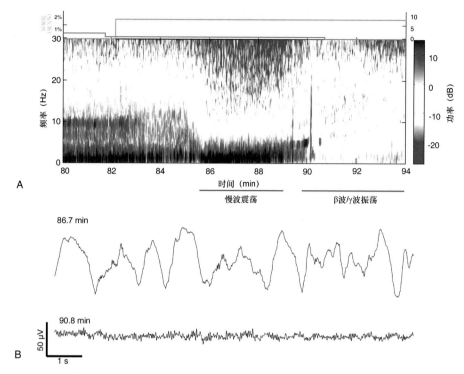

彩图 40.9　氧化亚氮诱导的慢 δ 波和 β 波 - γ 波振荡的频谱图。（A）为加快苏醒，把麻醉维持时的 3 L/min 的 0.5% 异氟烷和 58% 氧气混合气体，改为 7 L/min 的 75% 氧化亚氮和 24% 氧气的混合气体。83～85 min 之间，慢 δ 波、θ 波和 α 波振荡功率下降。从 86 min 开始，β 波和 θ 波段功率明显减小，而慢 δ 波振荡功率显著上升。至 90 min，慢 δ 波振荡功率明显下降，β 波 - γ 波振荡开始出现。（B）86.7 min 可记录到慢 δ 波振荡，90.8 min 可记录到 γ 波振荡。每段脑电图时长 10 s

δ 波和 α 波振荡才同时出现（见彩图 40.10C）[108]。大约 1 岁时，α 波振荡才变得相干并出现特异性的 α 波频率前置现象[37-38, 108-109]。相干性意味着振荡是高度同步的，而前置意味着振荡在额部电极占优势，在枕部电极却完全不存在。脑电图随年龄变化的潜在机制尚不清楚，但几乎可以肯定，它反映了儿童大脑环路的发育情况[37-38, 110]。计算机模型研究提示，丙泊酚由于增加对皮质网络的抑制，产生 α 波振荡[111]。当模型中加入丘脑皮质成分后，α 波振荡变得高度相干[86]。因此，在 6 月龄前，丙泊酚和七氟烷诱导的 α 波振荡的出现可以反映抑制功能的发育，特别是皮质回路的抑制[110]。后面出现的相干性 α 波振荡可以反映丘脑皮质连接的发育，丘脑皮质连接可促进相干性的 α 波振荡的出现[86, 112]。虽然图中没有标注出来，但频谱图中的总功率从 0 月开始随着年龄的增长而增加，到大约 6～8 岁时达到最大值，然后随着年龄的增长而下降[37-38]。

第二，α 波段是青年人（约 18～35 岁）的脑电特征，频率范围在 8～15 Hz 之间（见彩图 40.10F）。与青年人相比，＜18 岁的未成年人相应频段一般在更宽的频率范围内（10～20 Hz）下降（见彩图 40.10，D 和 E），且 α 波的功率较高（见彩图 40.10F）。与青年人相比，年龄大于 35 岁成年人对应的频段在较窄的频率范围内（6～10 Hz）下降（见彩图 40.10G），且 α 波段功率较低（见彩图 40.10F）。第三，α 波振荡在 55 岁以上的成年人可能减弱，在低频范围（6～10 Hz）几近消失（见彩图 40.10，G～I）。

慢 δ 波振荡与 α 波振荡具有相似的变化，即青年人的波段较宽，功率较高（见彩图 40.10，C～E）。随着年龄的增长，波段逐渐变窄，功率下降（见彩图 40.10，F～I）。事实上，56 岁患者和 81 岁患者的 α 波振荡和慢 δ 波振荡几乎很难观察到（见彩图 40.10）。

彩图 40.10F～G 显示，即便对于年龄相近的患者，个体间的功率也可能存在显著差异。如图所示，

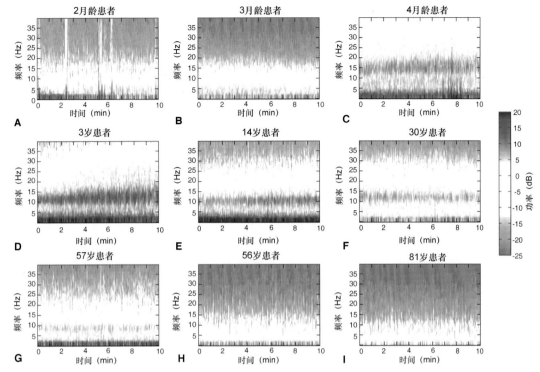

彩图 40.10　**丙泊酚随年龄变化的频谱图特征**。每幅子图是一段 10 min 的脑电图，采自丙泊酚麻醉的无意识患者。所有图的频谱功率标尺均相同。（A）2 月龄患者；（B）3 月龄患者；（C）4 月龄患者；（D）3 岁患者；（E）14 岁患者；（F）30 岁患者；（G）57 岁患者；（H）56 岁患者；（I）81 岁患者。小于 4 个月的儿童只可见慢 δ 波振荡。α 波振荡出现在 4 个月时。虽然 > 4 月的儿童和 18～55 岁的成年人在丙泊酚麻醉时均表现出慢 δ 波和 α 波振荡模式，但 α 波振荡的频率范围和功率均随年龄的改变而改变。老年患者的 α 波振荡往往有明显减少，甚至消失

57 岁患者的 α 波和慢 δ 波振荡模式（40.10G）与 30 岁的患者（见彩图 40.10F）类似，而 56 岁患者的 α 波和慢 δ 波振荡模式（见彩图 40.10H）与 81 岁患者相似（见彩图 40.10I）。我们推测这些由丙泊酚诱导的振荡动态变化差异反映了正常大脑衰老中个体间的差异[113]。七氟烷、异氟烷和地氟烷引起的年龄相关性脑电图改变与丙泊酚相似，因为这些药物均主要通过 GABA 能机制起作用。

监测麻醉状态的意义

上述结果提示，未经处理的 EEG 和频谱图可用于监测麻醉患者的脑状态（见图 40.6 至 40.10）。自 1937 年，未经处理的 EEG 波形已被建议用作监测"麻醉深度"的工具[16-17, 26, 114-115]。虽然频谱图易于实时计算并有多篇麻醉研究报道[80-81, 116]，但联合使用未经处理的 EEG 和 EEG 相关指数进行麻醉监测正在研发中。目前多数 EEG 脑功能监测仪均同时显示未经处理的 EEG 和频谱图[22,54,117]。麻省总医院麻醉学、危重症和疼痛医学部有一项培训项目，专门培训麻醉科医师通过阅读未经处理的 EEG 及频谱图，监测全身麻醉和镇静患者的脑状态（www.eegforanesthesia.iars.org）。华盛顿大学开发了另一项 EEG 教育项目（icetap.org）。高度结构化振荡是麻醉状态的必要条件。因此，全身麻醉和镇静时使用频谱图监测意识状态，有助于将临床和研究观察的脑电图记录结果与实验研究和基于生物物理学的建模研究直接整合，从而有助于理清麻醉作用的神经回路机制[86, 111, 118-119]。

标准化符号转移熵

越来越多的信息表明，全身麻醉时意识消失的主要标志或机制是皮质间连接的中断[74-75, 84, 91, 120-121]。意识的消失与额叶和顶叶失去功能连接有关[91, 120]。

一种名为标准化符号转移熵（normalized symbolic transfer entropy，NSTE）的相互信息技术可以利用额部和顶部的集成电极片测量这种功能失连接（彩图40.11）。NSTE 测得的顶叶到额叶的功能连接称为前馈（feedforward，FF）功能连接。从额叶到顶叶的功能连接称为后馈（feedback，FB）功能连接。

丙泊酚、七氟烷和氯胺酮诱导的意识消失与后馈功能失连接有关（见彩图40.11）[91, 120]。因此，NSTE 可通过评估功能连接的水平，监测全身麻醉患者的无意识水平。这三种麻醉药诱导的意识消失均存在后馈功能的失连接，提示 NSTE 不能区分它们的作用机制[120]。虽然如此，NSTE 仍可用于意识水平的监测。

丙泊酚和醚类吸入麻醉药导致后馈功能失连接的机制可能部分与前置有关（图40.6，D）。Vijayan 及其同事的研究模型[119]显示，前置可以通过前丘脑皮质连接和后丘脑皮质连接之间的电生理差异（如静息膜电位和离子电流）得到解释。如果顶叶回路的神经生理学特征与其邻近的枕叶回路相似，那么导致前

置的神经生理学改变同样也可能介导了后馈功能失连接。利用 Vijayan 模型研究全身麻醉意识消失过程中功能连接的变化，或许有助于从机制上解释前馈连接和后馈连接变化的差别。

目前，无法处理这些实时测量的相互作用的信息，所以在手术室没办法使用 NSTE[91]。此外，目前的 NSTE 需要使用由额部和顶部电极组成的集成电极，而现在大多数的脑功能监护仪只需使用额部集成电极。

闭环麻醉给药系统

早在 19 世纪 50 年代，已提出了用于全身麻醉和镇静维持的闭环麻醉给药系统（closed anesthetic delivery，CLAD），近来对这些研究进行了总结[122-123]。CLAD 系统的工作原理为，根据麻醉深度的 EEG 监测指标，定义术中麻醉维持所需的状态。术中进行 EEG 监测，并实时计算其监测指标的数值，计算机控制的麻醉给药系统根据 EEG 的目标值和实际计算值之间的

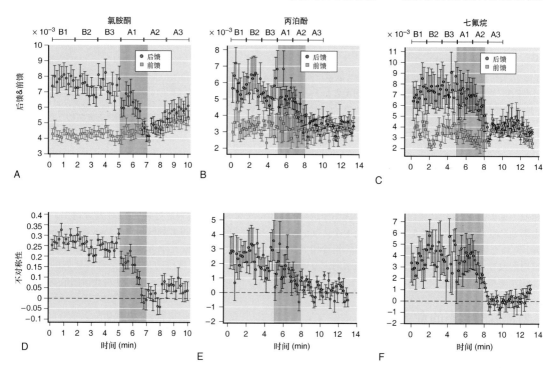

彩图 40.11　**标准化符号转移熵**。用标准化符号转移熵分析氯胺酮、丙泊酚和七氟烷诱导的意识消失。三种全麻药均可见前馈和后馈连接变化的不对称性。额-顶前馈连接（蓝色）/后馈连接（红色）（A～C）及其相应的不对称性（D～F），A 和 D 为氯胺酮、B 和 E 为丙泊酚、C 和 F 为七氟烷。绿色高亮部分为全身麻醉诱导期。B1 至 B3 为基础状态。A1 至 A3 为麻醉状态。氯胺酮组、丙泊酚组和七氟烷组分别纳入 30、9 和 9 例被试。意识消失时，三种全身麻醉药额-顶的后馈失连接程度均显著大于前馈失连接（Redrawn from Lee U，Ku S，Noh G，et al. Disruption of frontal-parietal communication by ketamine，propofol，and sevoflurane. Anesthesiology 2013；118：1264-1275.）

差异自动调整输注速度。虽然已有多种 EEG 指标用于指导 CLAD 系统输注麻醉药物，但应用最广泛的还是 BIS 值[25,124]。BIS 值计算和更新有 20～30 s 的滞后[24]。CLAD 系统达到所需的麻醉深度时可明显减少麻醉药的用量[25,125-127]。大多数 CLAD 系统设定的目标是维持无意识状态，但最新开发的控制系统研究了无意识和无伤害性感受状态的维持[128-129]。

最近，在啮齿类和人类模型上的模拟研究以及啮齿类实验研究的结果表明，高度可靠和精确的 CLAD 系统可以采用爆发抑制（见图 40.2，F）作为控制变量来维持医学昏迷[122-123]。Shanechi 及同事[130] 开发出一套以随机控制系统为框架、以爆发抑制概率为控制变量的 CLAD 系统，爆发抑制概率是指大脑被抑制的瞬时概率（彩图 40.12）[110]。与爆发抑制率相比，

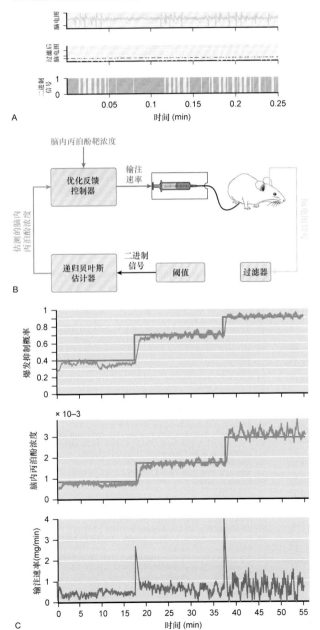

彩图 40.12　**通过控制爆发抑制维持医学昏迷的闭环麻醉给药系统的实验。**（A）大鼠脑电图（EEG）中的爆发抑制信号经过过滤和设定阈值后，转换成二进制数据（即爆发为 0，抑制为 1）。（B）通过指定爆发抑制概率来设定脑内丙泊酚的靶浓度。贝叶斯算法根据 EEG 估测脑内丙泊酚浓度。控制器通过比较丙泊酚估测浓度和靶浓度的差别，每秒调整一次输注速率，以维持设定的目标爆发抑制概率或相应的脑内丙泊酚靶浓度。（C）上方的图显示将目标爆发抑制概率（绿线）维持在 0.4，持续 20 min，而后改为 0.7，持续 20 min，最后改为 0.9，持续 15 min。估测的爆发抑制概率（紫线）与目标水平紧密贴合。中间的图显示相应的脑内丙泊酚靶浓度（绿线）与估测的丙泊酚浓度（紫线）紧密贴合。下方的图显示控制器如何即刻改变输注速率以维持爆发抑制目标水平。该研究验证了实时控制爆发抑制以及其他全身麻醉状态的可行性（Redrawn from Shanechi M，Chemali JJ，Liberman M，et al. A brain-machine interface for control of medically-induced coma. PLoS Comput Biol. 2013；9：e1003284.）

爆发抑制概率对爆发抑制的监测更可靠。CLAD 系统能精确跟踪爆发抑制的目标水平。假如这些结果在人体上可以成功重复，CLAD 系统就可为癫痫持续状态和颅内高压的患者提供一种自动和高效的维持数天医学昏迷的手段。

最近，数项临床研究证实了 CLAD 系统可用于单独控制无意识水平、无意识和抗伤害水平或无意识水平和容量状态的可行性[131-133]。所有这些研究都是在美国之外开展的，因为 FDA 尚未批准用于实施全身麻醉的 CLAD 系统。鉴于 CLAD 系统是目前研究的一大热点，相信在不久的将来，许多新发现和新方法将会陆续见诸报道。

抗伤害性感受监测

前文讨论的全身麻醉和镇静期脑状态的监测方法主要集中于无意识水平的监测。监测抗伤害性感受是一个非常重要且快速发展的研究领域。在前言中，我们修正了 Brown 及其同事[1]对全身麻醉的定义，用"抗伤害性感受"（antinociception）替代了"镇痛"（analgesia）[3]。这样做是为了精确区分痛觉感受和疼痛，前者是通过感觉神经系统传递潜在的损伤或有害刺激，后者是对痛觉信息的有意识处理。当患者在全身麻醉下失去知觉时，麻醉医护人员处理的是伤害性感受，而当患者在手术后清醒时，医护人员处理的是疼痛。因此，抗伤害性感受是麻醉药和镇痛药阻止神经系统中有关损伤或有害刺激的信息流的程度。

目前最常用的痛觉感受指标是体动以及心率、血压和呼吸频率等生理反应。这些生理标志的变化是 NMA 回路对中枢神经系统中伤害性感受信息传递产生反应的结果（见图 40.1）。一些研究采用多项生理指标监测伤害性感受，这些指标包括心率、心率变异度（0.15～0.4 Hz 频段的功率）、体积描记图的波幅、皮肤电导、皮肤电导波动以及上述指标的衍生指标[134-135]。此外，还可以通过红外光瞳孔测量仪观察瞳孔活动来监测伤害性感受[136]。现有的商业化设备已可通过监测生理指标追踪抗伤害性感受[137-140]。最近一项研究表明，同时监测无意识和抗伤害性感受，有助于更有根据地选用麻醉药物组合，以实施多模式麻醉策略[3]。这种新策略在手术中可以更好地控制伤害性感受，在术后可以更好地控制疼痛，并降低术后认知功能障碍和阿片类药物滥用的可能性。

参考文献

1. Brown EN, et al. *N Engl J Med.* 2010;363:2638–2650.
2. Cellular and molecular mechanisms of anesthesia. In: Evers AS, PG Barash, BF Cullen, RK Stoelting ed. *Clinical Anesthesia.* 3rd ed. Philadelphia: Lipponcott-Raven; 1997.
3. Brown EN, et al. *Anesth Analg.* 2018; 127: 1246-1258.
4. Posner J, et al. Oxford University Press; 2007.
5. Cote CJ, et al. *Anesthesiology.* 1981;55:703–705.
6. Feldman JL, Del Negro CA. *Nat Rev Neurosci.* 2006;7:232–242.
7. Palanca BJ, et al. *Curr Opin Anaesthesiol.* 2009;22:553–559.
8. Prys-Roberts C. *Br J Anaesth.* 1987;59:1341–1345.
9. Price DD. *Science.* 2000;288:1769–1772.
10. Purves D, et al. *Neuroscience.* 4th ed. Sunderland, MA: Sinauer Associates, Inc.; 2008.
11. Kertai MD, et al. *Anesth Analg.* 2012;114:533–546.
12. Pfaff D. Cambridge: Harvard University Press; 2005.
13. Giacino JT, et al. *Neurology.* 2002;58:349–353.
14. Giacino JT, et al. *Arch Phys Med Rehabil.* 2004;85:2020–2029.
15. Storm H. *Curr Opin Anaesthesiol.* 2008;21:796–804.
16. Bennett C, et al. *Anesth Analg.* 2009;109:539–550.
17. Gibbs FA, et al. *Arch Intern Med.* 1937;60:154–166.
18. Kiersey DK, et al. *Br J Anaesth.* 1951;23:141–152.
19. Kearse Jr LA, et al. *Anesthesiology.* 1994;81:1365–1370.
20. Glass PS, et al. *Anesthesiology.* 1997;86:836–847.
21. Rampil IJ. *Anesthesiology.* 1998;89:980–1002.
22. Kelley SD. *Monitoring Consciousness: Using the Bispectral Index.* 2nd ed. Boulder, CO: Covidien; 2010.
23. Bruhn J, et al. *J Clin Mon Comp.* 2000;16:593–596.
24. Pilge S, et al. *Anesthesiology.* 2006;104:488–494.
25. Struys MM, et al. *Anesthesiology.* 2001;95:6–17.
26. Purdon PL, et al. *Anesthesiology.* 2015;123:937–960.
27. Hayashi K, et al. *Br J Anaesth.* 2007;99:389–395.
28. Yamamura T, et al. *Anesth Analg.* 1981;60:283–288.
29. Foster BL, Liley DT. *Anesth Analg.* 2011;113:758–765.
30. Ozcan MS, et al. *J Neurosurg Anesthesiol.* 2010;22:309–315.
31. Pavone KJ, et al. *Clin Neurophysiol.* 2016;127:556–564.
32. Sleigh JW, et al. *Anesth Analg.* 2018;127:951–959.
33. Xi C, et al. *PLoS One.* 2018;13:e0199120.
34. Huupponen E, et al. *Acta Anaesthesiol Scand.* 2008;52:289–294.
35. Aksu R, et al. *Paediatr Anaesth.* 2011;21:373–378.
36. Mason KP, et al. *Paediatr Anaesth.* 2009;19:1175–1183.
37. Akeju O, et al. *Br J Anaesth.* 2015;115(suppl 1):i66–i76.
38. Lee JM, et al. *Anesthesiology.* 2017;127:293–306.
39. Myles PS, et al. *Lancet.* 2004;363:1757–1763.
40. Avidan MS, et al. *N Engl J Med.* 2008;358:1097–1108.
41. Avidan MS, et al. *N Engl J Med.* 2011;365:591–600.
42. Myles PS, et al. *N Engl J Med.* 2008;359:428–429; author reply 30-1.
43. Brown EN, et al. *Annu Rev Neurosci.* 2011;34:601–628.
44. Purdon PL, et al. *Proc Natl Acad Sci U S A.* 2013;110:E1142–E1151.
45. Prichep LS, et al. *Br J Anaesth.* 2004;92:393–399.
46. Drover D, Ortega HR. *Best Pract Res Clin Anaesthesiol.* 2006;20:121–128.
47. Tinker JH, et al. *Anesthesiology.* 1977;46:252–259.
48. Kochs E, et al. *Anesthesiology.* 1994;80:1026–1034.
49. Cimenser A, et al. *Proc Natl Acad Sci U S A.* 2011;108:8832–8837.
50. Chen X, et al. *Anesth Analg.* 2002;95:1669–1674, table of contents.
51. Soehle M, et al. *Br J Anaesth.* 2010;105:172–178.
52. Adesanya AO, et al. *J Crit Care.* 2009;24:322–328.
53. Schultz B, et al. *Anaesthesist.* 2003;52:1143–1148.
54. Kreuer S, Wilhelm W. *Best Pract Res Clin Anaesthesiol.* 2006;20:111–119.
55. Schneider G, et al. *Br J Anaesth.* 2003;91:329–335.
56. Schneider G, et al. *Anesthesiology.* 2004;101:1105–1111.
57. Bruhn J, et al. *Anesthesiology.* 2001;95:30–35.
58. Viertio-Oja H, et al. *Acta Anaesthesiol Scand.* 2004;48:154–161.
59. Jantti V, Alahuhta S. *Br J Anaesth.* 2004;93:150–151; author reply 1-2.
60. Bein B. *Best Pract Res Clin Anaesthesiol.* 2006;20:101–109.
61. Gruenewald M, et al. *Anaesthesia.* 2007;62:1224–1229.
62. Eger EI, et al. *Anesthesiology.* 1965;26:756–763.
63. Stoelting RK, et al. *Anesthesiology.* 1970;33:5–9.
64. Solt K, Forman SA. *Curr Opin Anaesthesiol.* 2007;20:300–306.
65. Rampil IJ, Laster MJ. *Anesthesiology.* 1992;77:920–925.
66. Antognini JF, Schwartz K. *Anesthesiology.* 1993;79:1244–1249.
67. Rampil IJ. *Anesthesiology.* 1994;80:606–610.

68. Anderson RE, Jakobsson JG. *Eur J Anaesthesiol*. 2006;23:208–212.
69. Schmidt GN, et al. *Anaesthesia*. 2005;60:228–234.
70. Kreuer S, et al. *Br J Anaesth*. 2003;91:336–340.
71. Friedman EB, et al. *PLoS One*. 2010;5:e11903.
72. Joiner WJ, et al. *PLoS Genet*. 2013;9:e1003605.
73. Hirschberg R, Giacino JT. *Neurol Clin*. 2011;29:773–786.
74. Alkire MT, et al. *Science*. 2008;322:876–880.
75. Hudetz AG. *Brain Connect*. 2012;2:291–302.
76. Langsjo JW, et al. *J Neurosci*. 2012;32:4935–4943.
77. Mhuircheartaigh RN, et al. *J Neurosci*. 2010;30:9095–9102.
78. Breshears JD, et al. *Proc Natl Acad Sci U S A*. 2010;107:21170–21175.
79. Hemmings Jr HC, et al. *Trends Pharmacol Sci*. 2005;26:503–510.
80. Bickford RG, et al. *Trans Am Neurol Assoc*. 1971;96:118–122.
81. Fleming RA, Smith NT. *Anesthesiology*. 1979;50:456–460.
82. Bai D, et al. *J Neurosci*. 1999;19:10635–10646.
83. Feshchenko VA, et al. *Neuropsychobiology*. 2004;50:257–266.
84. Lewis LD, et al. *Proc Natl Acad Sci U S A*. 2012;109:E3377–E3386.
85. Li D, et al. *Anesthesiology*. 2013;119:81–88.
86. Ching S, et al. *Proc Natl Acad Sci U S A*. 2010;107:22665–22670.
87. Soplata AE, et al. *PLoS Comput Biol*. 2017;13:e1005879.
88. Sinner B, Graf BM. *Handb Exp Pharmacol*. 2008:313–333.
89. Olney JW, Farber NB. *Arch Gen Psychiatry*. 1995;52:998–1007.
90. Seamans J. *Nat Chem Biol*. 2008;4:91–93.
91. Lee U, et al. *Anesthesiology*. 2013;118:1264–1275.
92. Tsuda N, et al. *Acta Anaesthesiol Scand*. 2007;51:472–481.
93. Correa-Sales C, et al. *Anesthesiology*. 1992;76:948–952.
94. Chiu TH, et al. *Eur J Pharmacol*. 1995;285:261–268.
95. Mizobe T, et al. *J Clin Invest*. 1996;98:1076–1080.
96. Jorm CM, Stamford JA. *Br J Anaesth*. 1993;71:447–449.
97. Nacif-Coelho C, et al. *Anesthesiology*. 1994;81:1527–1534.
98. Nelson LE, et al. *Anesthesiology*. 2003;98:428–436.
99. Saper CB, et al. *Nature*. 2005;437:1257–1263.
100. Sherin JE, et al. *J Neurosci*. 1998;18:4705–4721.
101. Morairty S, et al. *Neuroscience*. 2004;123:451–457.
102. Scheinin A, et al. *Anesthesiology*. 2018;129:22–36.
103. Avramov MN, et al. *Anesth Analg*. 1990;70:369–374.
104. Hagihira S, et al. *Anesth Analg*. 2012;115:572–577.
105. Mennerick S, et al. *J Neurosci*. 1998;18:9716–9726.
106. Jevtovic-Todorovic V, et al. *Nat Med*. 1998;4:460–463.
107. Boon JA, Milsom WK. *Resp Phys Neurobiol*. 2008;162:63–72.
108. Cornelissen L, et al. *Elife*. 2015;4:e06513.
109. Cornelissen L, et al. *Br J Anaesth*. 2018;120:1274–1286.
110. Purdon PL. In: Benasich AA, Ribary U, eds. *Emergent Brain Dynamics: Prebirth to Adolescence*. Cambridge, MA: MIT Press; 2018.
111. McCarthy MM, et al. *J Neurosci*. 2008;28:13488–13504.
112. Flores FJ, et al. *Proc Natl Acad Sci U S A*. 2017;114:E6660–E6668.
113. Brown EN, Purdon PL. *Curr Opin Anaesthesiol*. 2013;26:414–419.
114. Martin JT, et al. *Anesthesiology*. 1959;20:359–376.
115. Wildes TS, et al. *BMJ Open*. 2016;6:e011505.
116. Levy WJ. *Anesthesiology*. 1984;60:430–434.
117. Drover DR, et al. *J Clin Mon Comp*. 2011;25:175–181.
118. Ching S, et al. *Proc Natl Acad Sci U S A*. 2012;109:3095–3100.
119. Vijayan S, et al. *J Neurosci*. 2013;33:11070–11075.
120. Ku SW, et al. *PLoS One*. 2011;6:e25155.
121. Casali AG, et al. *Sci Transl Med*. 2013;5:198ra05.
122. Ching S, et al. *Anesthesiology*. 2013.
123. Liberman MY, et al. *J Neural Eng*. 2013;10:046004.
124. Mortier E, et al. *Anaesthesia*. 1998;53:749–754.
125. Agarwal J, et al. *Acta Anaesthesiol Scand*. 2009;53:390–397.
126. Puri GD, et al. *Anaesth Intensive Care*. 2007;35:357–362.
127. Hemmerling TM, et al. *Can J Anaesth*. 2010;57:725–735.
128. Liu N, et al. *Anesth Analg*. 2011;112:546–557.
129. Liu N, et al. *Anesthesiology*. 2012;116:286–295.
130. Shanechi M, et al. *PLoS Comp Bio*. 2013.
131. Dutta A, et al. *Anesth Analg*. 2018.
132. Joosten A, et al. *Anesth Analg*. 2018.
133. West N, et al. *Anesth Analg*. 2018;127:883–894.
134. Ben-Israel N, et al. *J Clin Mon CompJ*. 2013.
135. Ledowski T, et al. *Anaesthesia*. 2010;65:1001–1006.
136. Neice AE, et al. *Anesth Analg*. 2017;124:915–921.
137. The Dolosys Paintracker. (Accessed June 29, 2017, at http://www.dolosys.de/Products-EN.htm.)
138. ANI (Analgesia Nociception Index). (Accessed June 29, 2017, at https://www.mdoloris.com/en/technologies/ani-analgesia-nociception-index/.)
139. Storm H. Med-Storm, PainMonitorTM. 2016.
140. Huiku M, et al. *Surgical Plethysmographic Index (SPI) in Anesthesia Practice*; 2014.

41 呼吸监测

DAVID W. KACZKA，HOVIG V. CHITILIAN，MARCOS F. VIDAL MELO

俞莹 房小斌 译 张良成 李师阳 薛张纲 校

要 点	
	■ 术中呼吸监测是美国麻醉科医师学会（ASA）基本麻醉监测标准的基本要素之一。密切监测通气和氧合对安全实施麻醉必不可少。
	■ 全面理解呼吸监测的生理学和技术原理对于其临床恰当应用至关重要。
	■ 大部分临床使用的呼吸监测仪能提供全身和整个肺方面的信息，由此可以推断肺局部和组织层面的情况。
	■ 必须根据临床需要决定所采用的呼吸监测技术的创伤性程度。
	■ 脉搏氧饱和度仪是一种无创、可靠、简便且连续的监测动脉血氧饱和度的方法。
	■ 通气-血流比失调、分流和通气不足是围术期低氧血症的最常见原因。监测气体交换功能情况并观察其对各种临床干预的反应，有助于鉴别低氧血症的病因。
	■ 混合静脉血氧饱和度（mixed venous oxygen saturation，$S_{\bar{v}}O_2$）可监测氧供与氧耗之间的总体平衡状况。测量 $S_{\bar{v}}O_2$ 可提供有关气体交换、心输出量和全身氧耗量的信息。
	■ 近红外光谱分析系统临床上可用于监测局部组织的氧合情况，尤其是大脑。局部组织氧合监测在临床管理中的价值目前正在逐步确立。
	■ 二氧化碳描记图是围术期定量评估通气的主要方法。它除了能提供有关肺通气、肺血流和有氧代谢的生理信息外，其对确认气管内导管的位置和明确呼吸回路的完整性亦至关重要。
	■ 呼气末二氧化碳（carbon dioxide，CO_2）并非总能可靠地估测动脉血 CO_2 分压，尤其在通气和血流分布存在显著异质性的情况下。
	■ 监测通气过程中的压力、流量和容量对优化机械通气必不可少，还可用以发现呼吸系统的病理生理性机械力学异常（即气道阻力增加或肺顺应性降低）。
	■ 影像技术已成为呼吸监测的重要工具。肺部超声检查正越来越多地应用于急诊医学和围术期医学领域，可进行床旁快速评估诸如气胸、肺水肿、肺实变和胸腔积液等肺部异常情况。生物电阻抗层析成像术是另一种无创影像技术，可提供有关肺通气和肺复张的相关信息。
	■ 当前的呼吸监测方法主要是评估肺机械力学和总体气体交换过程。组织和亚细胞水平的呼吸监测仍是未来创新发展的理想目标之一。

呼吸监测概述

　　呼吸监测对每一例麻醉都不可或缺。国内和国际制定的麻醉监测标准均强制要求进行呼吸监测，并已广泛认可其对维护机体内环境稳态和患者安全的重要意义[1-2]。数十年来，呼吸监测技术的发展已大幅降低了麻醉相关的发病率和死亡率，并开创了安全麻醉的新纪元[3]。

　　呼吸是将氧气（O_2）从外部环境运送到机体细胞，以及将二氧化碳（CO_2）从人体细胞运送到外部环境。此概念涵盖了细胞呼吸的成分，此过程中，细胞通过在可控的氢与氧合成水的反应过程中形成的三磷酸腺苷而获得能量[4]。因此，最广义来看，呼吸监测是指对涉及外部环境与气体的利用和产出相关的亚细胞路径之间呼吸气体的交换过程进行持续性或间断性评估（图 41.1）[4]。

呼吸监测包括评估：①通过分支的气管/支气管树和肺泡输送的气体的流动和弥散；②肺泡与肺毛细血管血液之间的气体平衡；③来自不同的通气/血流比区域的气体汇总平衡后对呼出气、动脉血和混合静脉血的影响；④气体通过微循环在血液与组织之间的运送；⑤组织与线粒体之间的气体弥散；⑥氧气利用和二氧化碳生成的细胞呼吸过程。

生理性监测的进展提高了我们对麻醉过程中呼吸功能不同阶段的认识。本章概述了现有和新兴的呼吸监测技术。但尽管已经有了这些技术进步，现有的监测仪在为麻醉和危重症患者提供准确而全面的呼吸功能信息方面仍有欠缺。因此，有关呼吸监测的各个方面的研究仍有待广泛而深入地进行[5-6]。

美国麻醉科医师协会标准

"监测"一词常与电子设备相关联，但需要特别注意的是，现行的《美国麻醉科医师协会（American Society of Anesthesiologists, ASA）基本麻醉监测标准》的《标准 I》中指出：在实施全身麻醉、区域麻醉和监护麻醉时，具备资质的麻醉专业人员必须全程在场（框 41.1）。其优先级要高于对任何仪器设备的依赖（正如《标准 II》中所提示）。同时，该标准明确指出，麻醉实施者所拥有的专业知识和对监测结果的解读能力的重要性要远超过设备本身所提供的信息。麻醉专业领域安全性的提高主要依赖于高质量的培训和鼓励接受继续教育的氛围，而非单纯依靠新技术的使用[7]。《ASA 基本麻醉监测标准》所反映的是上世纪80 年代[3] 即已确立的麻醉监测原则，应得到全面而系统地贯彻。该标准也为根据临床需求选择额外的监测提供了基础。

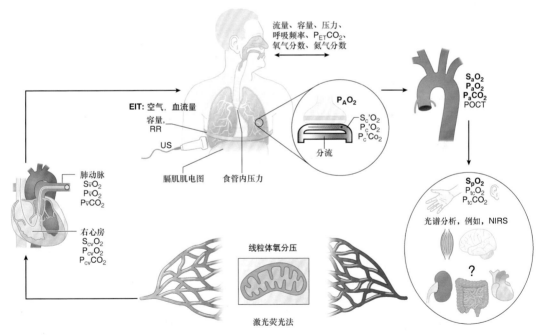

图 41.1　**呼吸过程及现有呼吸监测技术的测量部位。** 大部分测量的变量是在气道入口及体循环血液中测得的，这些变量可对呼吸功能组成成分中的肺力学和气体交换进行评估（粗体）。脉搏氧饱和度监测代表的是全身性氧合评估与局部组织氧合评估之间的过渡。目前尚缺乏常规而可靠的针对组织、细胞和亚细胞水平进行呼吸监测的临床手段。EIT，电阻抗断层扫描；NIRS，近红外光谱分析；P_aCO_2，动脉血二氧化碳分压；P_aO_2，动脉血氧分压；P_AO_2，肺泡氧分压；$P_c'CO_2$，末梢毛细血管二氧化碳分压；$P_c'O_2$，末梢毛细血管氧分压；$P_{cv}CO_2$，中心静脉二氧化碳分压；$P_{cv}O_2$，中心静脉氧分压；$P_{ET}CO_2$，呼气末二氧化碳分压；$P_{\bar{v}}O_2$，混合静脉血氧分压；$P_{\bar{v}}CO_2$，混合静脉血二氧化碳分压；POCT，即时检验；$P_{tc}CO_2$，经皮二氧化碳分压；$P_{tc}O_2$，经皮氧分压；RR，呼吸频率；S_aO_2，动脉血氧饱和度；$S_c'O_2$，毛细血管末端氧饱和度；$S_{cv}O_2$，中心静脉血氧饱和度；$S_{\bar{v}}O_2$，混合静脉血氧饱和度；S_pO_2，外周血氧饱和度；US，超声

体格检查

体格检查仍是围术期呼吸监测的基本组成部分，可为诊断和治疗提供必要的信息，也可发现患者病情变化需要临床干预的最初征象。尽管体格检查具有局限性，但其可常规用于诊查与患者管理相关的信息。

无论清醒还是麻醉状态下，呼吸监测均始于对患者的体格检查。对于择期手术病例，麻醉科医师可以有时间调查临床表现异常的原因；而在急诊情况下，仔细的体格检查可能是实施及时而准确的麻醉管理的唯一信息来源。当发现患者出现呼吸窘迫时，应立即寻找特定的病因。呼吸频率的评估是判断患者呼吸方式的一种方法。例如，脓毒症时，呼吸频率与疾病的严重程度显著相关[8]。影响呼吸的解剖体征包括（但并不仅限于）：胸壁和脊柱畸形、甲状腺肿、气管造口瘢痕和气管偏移。需要关注的影响呼吸的功能性元素包括吸气和呼气的方式［膈（腹）式呼吸 vs. 胸式呼吸］、吸气和呼气时间和困难程度、胸壁反常运动、辅助呼吸肌参与呼吸、中心性和周围性发绀、苍白、喘息、喘鸣、咳嗽咳痰、失声、肌强直以及杵状指等。检查颈静脉怒张体征可用于鉴别心血管源性的呼吸窘迫；注意，在严重呼吸困难时，该体征不能可靠反映中心静脉压水平。创伤患者应特别关注其呼吸痛，以及连枷胸、心脏压塞、血胸、气胸、肺挫伤和张力性气胸等可能。

麻醉期间的肺部听诊是物理诊断中的另一项基本技能。环境噪声、个人听力限制和听诊器的声学特性等都会影响麻醉科医师的临床判断。高质量的听诊器可有效鉴别正常和异常的独特呼吸音：水泡音、干啰音、喘鸣音、粗或细湿啰音、吸气性喘鸣音和胸膜摩擦音。明确了解每种呼吸音的声学机制是进行准确临床判断的基础[9-10]。

脉搏氧饱和度

生理基础

心肺系统的主要作用是在体内运送氧气和二氧化碳。氧供量可通过动脉氧含量与心输出量的乘积进行计算（参考第 13 章呼吸生理学和病理生理学）。动脉血氧含量［C_aO_2，每 100 ml 血液（Hb）中含有的 O_2 的毫升数，ml/100 ml］的计算公式如下：

$$C_aO_2 = (1.34 \times S_aO_2 \times Hb) + 0.0031 \times P_aO_2 \quad (41.1)$$

其中 1.34 ml/g 是 Hb 与 O_2 的结合能力常数（即 Hüfner 常数，理论值为 1.39 ml/g，但由于体内含有少量其他种类的 Hb，实验室实测值为 1.31 ～ 1.37 ml/g[11]）；S_aO_2 是动脉血中的 Hb 氧饱和度（饱和度百分数 /100）；Hb 是动脉血中 Hb 的浓度（g/dl）；0.0031 是氧气在血液中的溶解度（ml/100 ml/mmHg）；P_aO_2 是动脉血氧分压（mmHg）。从公式 41.1 中推导可知，S_aO_2 和 Hb 是动脉血氧含量的主要决定因素，因此它们也是组织氧供量的主要决定因素。

成人血液中含有五种形式的血红蛋白：氧合血红蛋白（O_2Hb）、脱氧血红蛋白（deO_2Hb）、碳氧血红蛋白（COHb）、高铁血红蛋白（MetHb）和硫化血红蛋白（SHb）。正常情况下，COHb、MetHb 和 SHb 的浓度很低（COHb 1% ～ 3%，MetHb 和 SHb 小于 1%）。功能性氧饱和度（S_aO_2）是指 O_2Hb 占 O_2Hb 和 deO_2Hb 总和的百分比，公式如下：

$$功能性\ S_aO_2 = \frac{[O_2Hb]}{[O_2Hb] + [deO_2Hb]} \times 100\% \quad (41.2)$$

O_2Hb 分数或分数饱和度的定义为 O_2Hb 含量占血红蛋白总量的百分比[12]：

$$S_aO_2\ 分数 = \frac{[O_2Hb]}{[O_2Hb] + [deO_2Hb] + [COHb] + [MetHb] + [SHb]} \times 100\% \quad (41.3)$$

S_aO_2 是 P_aO_2 的函数，O_2Hb 解离曲线可阐释两者之间的具体关系（图 41.2）。从氧离曲线不难发现二者之间并非线性关系，而这具有重要意义。首先，氧饱和度值高不能区分吸入氧浓度正常或是高氧；这就是临床上对新生儿或有氧中毒风险的患者限制吸入氧

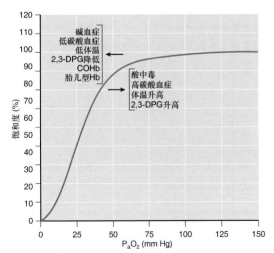

图 41.2　**氧合血红蛋白解离曲线**。氧合血红蛋白饱和度与氧的动脉血氧分压之间的关系是非线性的，并受不同因素的影响，如 pH、PCO_2 和温度。鉴于曲线的非线性特征，在较高的氧饱和度范围内难以确定氧分压。2,3-DPG，2,3- 二磷酸甘油酸；COHb，碳氧血红蛋白（Redrawn from Longnecker DE, Brown DL, Newman MF, Zapol WM, eds. Anesthesiology. 2nd ed. New York, NY: McGraw-Hill; 2012. ）

浓度的意义所在。其次，在曲线的平坦部分（约 P_aO_2 > 70 mmHg 时），P_aO_2 的大幅增加对血液中 O_2 含量的影响较小。此外，温度、pH、P_aCO_2 和红细胞 2,3- 二磷酸甘油酸浓度的变化可使曲线移位（左移或右移），以致在一定范围内不同的氧分压（PO_2）可呈现相同的 S_aO_2，这可能也与氧气依赖 PO_2 梯度从微循环弥散到组织的机制有关。

测量原理

血氧测量法

血氧测量法用于检测 Hb 的氧饱和度。此法利用 Beer-Lambert 定律（公式 41.4）：光透过溶液的量与溶液中的溶质浓度相关[13]。对于溶液中的每一种溶质，

$$I_{trans} = I_{in}\ e^{-DC\varepsilon} \quad (41.4)$$

其中 I_{trans} 是透射光的光强度，I_{in} 是入射光的强度，e 是自然对数的底，D 是光透射过溶液的距离，C 是溶质的浓度，ε 是溶质的消光系数。

溶液含单一溶质时，只要已知其他变量，通过测量透过溶液的光量即可计算出溶液中该单一溶质的浓度。溶液含多种溶质时，不同溶质浓度的计算需要测量与溶质数相同的不同波长光的吸收量。特定波长的光通过比色杯中的血液样本时，被吸收的量取决于血液中不同类型 Hb 的浓度。图 41.3A 表示的是五种 Hb 对可见光范围内不同波长光的吸收光谱。要测量血液样本中所有五种 Hb 的浓度，至少需测量五种不同波长光的吸收率。经典的测量方法是应用共氧分析仪（co-oximeter）。共氧分析仪采用血氧测定法原理测量血样中的 S_aO_2 以及其他种类 Hb 的浓度。

共氧测定法（co-oximetry）是测量 S_aO_2 的金标准，在脉搏氧饱和度测量值不准确或无法测量时也值得信赖。

脉搏氧饱和度仪

标准的脉搏氧饱和度仪旨在提供在体、无创、连续的功能性 S_aO_2 监测。基于脉搏氧饱和度仪估测的 S_aO_2 值以 S_pO_2 表示。关于脉搏氧饱和度仪的发展历史在其他文献中已有详细的回顾介绍[14]。

脉搏氧饱和度仪利用动脉血血流的搏动性，对动脉血的光吸收与其他组织的光吸收进行区分，从而提供 S_aO_2 的估测值。与体外动脉血样本氧饱和度测定相比，体内测定的挑战是如何区分动脉血吸收与被其他组织吸收的光。如图 41.4 所示，组织光吸收可分为随时间变化（搏动）部分，简称为 "AC"（来自 "交

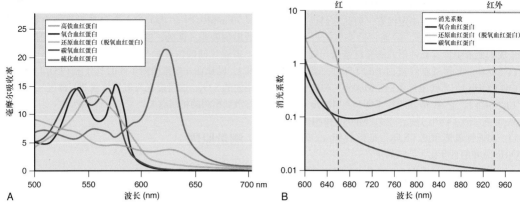

A

B

图 41.3 （A）在可见光波长范围内，五种血红蛋白的消光系数。（B）最常见的几种血红蛋白的消光系数，已被衍生用于脉搏氧饱和度仪的红外波长测定。该图中两条垂线表示在脉搏氧饱和度仪中所使用的红光和近红外光的特定波长。由图可见，在这两种不同波长下，氧合血红蛋白和还原血红蛋白（脱氧血红蛋白）的消光系数差异显著。同时值得注意的是，在 660 nm 波长处碳氧血红蛋白和高铁血红蛋白的消光系数分别与氧合血红蛋白和还原血红蛋白（脱氧血红蛋白）相似（［A］Redrawn from Zwart A，van Kampen EJ，Zijlstram WG. Results of routine determination of clinically significant hemoglobin derivatives by multicompartment analysis. Clin Chem. 1986；32：972-978.［B］Modified from Tremper KK，Barker SJ. Pulse oximetry. Anesthesiology. 1989；70：98-108.）

流"成分）和稳定的不随时间变化（非搏动）的部分，简称为"DC"（来自"直流"部分）。传统的脉搏氧饱和度仪需计算两种不同波长下 AC 和 DC 光吸收的比值（R）。所选择的两种波长的光能使 O_2Hb 与 deO_2Hb 的光吸收比率差异最大（图 41.3B）。最常用的光波长为 660 nm 和 940 nm。在 660 nm 处，deO_2Hb 的光吸收比 O_2Hb 大得多；而在 940 nm 处，O_2Hb 的光吸收比 deO_2Hb 大得多。

$$R = \frac{AC_{660}/DC_{660}}{AC_{940}/DC_{940}} \quad (41.5)$$

公式中 AC_{660}、AC_{940}、DC_{660} 和 DC_{940} 分别表示在波长 660 nm（译者注：此处应为 660 nm，原文为 640 nm）

和 940 nm 处相应的 AC 和 DC 的吸收部分。

基于每种脉搏氧饱和度仪内部的校准曲线获得的氧饱和度与该比率 R 相关（图 41.5）[13]。各制造商通过让志愿者呼吸低氧混合气体以使 S_aO_2 维持在 70% ～ 100% 之间，从而绘制出各自的校准曲线。FDA 推荐，在 SpO_2 介于 70% ～ 100% 之间的正常条件下，测量值（SpO_2）与参考值（S_aO_2）的均方根差在采用透照法的包裹式和钳夹式传感器时应≤ 3.0%；而采用光反射法的耳夹式传感器则应≤ 3.5%[14a]。大

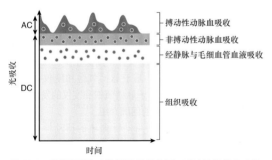

图 41.4　脉搏氧饱和度监测原理示意图。透过组织的光吸收分为搏动成分（AC）和非搏动成分（DC）。搏动性吸收主要来源于动脉血，非搏动性吸收主要来源于静脉血和其他组织（Redrawn from Severinghaus JW. Nomenclature of oxygen saturation. Adv Exp Med Biol. 1994；345：921-923）

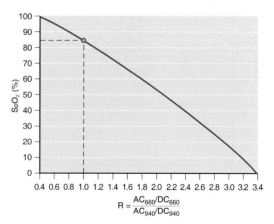

$$R = \frac{AC_{660}/DC_{660}}{AC_{940}/DC_{940}}$$

图 41.5　脉搏氧饱和度仪中显示氧饱和度与 R 值相关的典型校准曲线。这些曲线根据健康志愿者的数据绘制而成，并植入脉搏氧饱和度仪中。R，交流和直流光吸收率；SpO_2，外周血氧饱和度（Tremper KK and Barker SJ. Pulse Oximetry. Anesthesiology. 1989；70：90-108.）

部分制造商的文献报道的 S_pO_2 精确度均在此范围内，误差为 ±2%～3%[15]。依赖血液搏动性测量的 S_pO_2，在脉搏减弱或消失时，可能无法准确反映 S_aO_2。

脉搏氧饱和度仪探头由光发射器和光电探测器组成。透照式脉搏氧饱和度仪探头的光发射器和光电探测器通常分置在被测组织（通常为手指）的两侧。反射式脉搏氧饱和度仪探头的光发射器和光电探测器则安置在被测组织的同一侧，通常安放于前额。典型的脉搏氧饱和度仪使用两个发光二极管（light-emitting diodes，LEDs）发射两种不同波长的光。运行时，每个 LED 依次开启和关闭。光电探测器测量每个 LED 光源透射的光量。当两个 LED 均关闭时，光电探测器将测量环境光量，在整个测量周期获得的测量值需减去环境光量[16]。

自 1986 年麻醉监测标准首次颁布以来，脉搏氧饱和度监测已成为术中麻醉管理不可或缺的组成部分[3]。同年，ASA 将脉搏氧饱和度监测作为最低监测标准，随后，世界麻醉科医师学会联合会和世界卫生组织（World Health Organization，WHO）将脉搏氧饱和度监测认定为术中最基本的监测要求[17]。该监测项目也是 WHO 手术安全核查清单的组成部分[18]。

已经开发出的多达 12 个波长光的多波长脉搏监测仪，即带有额外波长光的脉搏氧饱和度仪，可连续、无创测量脉搏总血红蛋白浓度（S_pHb）[19]；并可以测量 MetHb 和 COHb 浓度[20-21]。手术室和重症监护治疗病房（intensive care unit，ICU）内测得的 S_pHb（脉搏总血红蛋白）数值与实验室测量的数值相比，其偏倚度和准确度均较为合理[22-24]。然而，目前仍缺乏 Hb 浓度介于 60～100 g/L 这一临床相关范围内患者的 S_pHb 测量数据[25]。S_pHb 监测的另一个局限性在于外周低灌注情况下，其测量信号可能缺失或不可靠[26]。迄今为止，无创 COHb 测量的精确性仍无法代替实验室测量[26-27]。尽管在低氧情况下的准确度得到了提高，但在 S_aO_2 低于 87% 时测得的 COHb 数值仍不可靠[28-29]。新型的基于脉搏氧饱和度监测原理的 MetHb 测量方法，即使在低氧情况其测量值仍较准确[30]。

美国卫生和公共服务部部长（the US Secretary of Health and Human Services）推荐广泛使用脉搏氧监测筛查新生儿严重先天性心脏病[31-32]。根据临床算法，当患儿右上肢或右下肢 S_pO_2 低于 95%、或二者差值超过 2% 时，对疑似病例的诊断灵敏度为 75%，对非疑似病例的灵敏度为 58%。将此法与常规的异常筛查和新生儿体格检查相结合，可识别出 92% 的严重先天性心脏疾病[33-34]。

光电容积描记图 脉搏氧饱和度仪除了测量氧饱和度外，还可用作光电容积描记仪。由于光的吸收量与光发射器和光电探测器之间的血液量成正比，因而血容量的变化可反映在脉搏氧饱和度仪监测记录的脉搏波形中（图 41.6）[35]。麻醉期间，容积描记图受由血管壁的膨胀性和血管内波动性压力变化所决定的搏动性血容量变化的影响[35]。在机械通气的患者中，脉搏氧饱和度仪的容量描记图波形的波幅变化（ΔPOP）可预测机械通气患者对容量治疗的反应性[36]。一个呼吸周期中容积描记图上最大波幅与最小波幅差值的百分数衍生出的一个参数（脉搏灌注变异指数 pleth variability index，PVI），已被整合入市售的脉搏氧饱和度仪中，用于定量分析 ΔPOP 和预测容量反应性[37-38]。多项研究证实，围术期及危重症患者的 PVI 是预测容量反应性的适当而可靠的指标[39-40]。与自主呼吸患者相比，PVI 对机械通气患者确实更为可靠，但当患者存在心律不齐时，其准确性可能会受到影响[39]。研究还显示，相较于 250 ml 液体，500 ml 液体冲击实验获得的 PVI 准确性更优[41]。基于 PVI 的目标导向液体管理已被证实可改善腹部大手术患者的预后[42]。

局限性及误差的来源

S_pO_2 是对循环中血红蛋白 S_aO_2 的估测值，因此，其不能提供有关组织氧合的信息。由于 S_pO_2 测量的是功能性、而非分数性的 S_aO_2，因此，当体内存在其他形式的异常 Hb 时，会显著影响其准确性。Hb 解离曲线的非线性特征使得在高 S_aO_2 的情况下，S_pO_2 无法侦测高氧血症；而在低氧饱和的情况下，如在高海拔地区，P_aO_2 的少量变化就会导致 S_pO_2 的大幅改变。实际上，体内 Hb 解离曲线的个体差异也很大[43]。因此，S_pO_2 的变化与 S_aO_2 变化并非一定具有良好的相关性[44-45]。测量结果表明，对个体化的 Hb 解离曲线知识的了解对于正确解读 S_aO_2 和 P_aO_2 结果很重要。更重要的是，脉搏氧饱和度监测不能提供有关通气或酸碱平衡状态的信息。

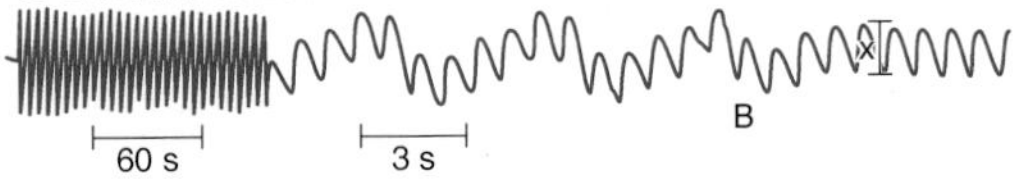

光电脉搏容积描记图

图 41.6 **光电脉搏容积描记图采用两种不同速度记录所显示的呼吸变化。** 在 B 时间点，通气停止，脉搏波的变异也消失。该图显示出胸腔内血容量变化对脉搏氧饱和度仪测量曲线的影响。随呼吸而变化的波形与患者对液体治疗的反应性相关（Redrawn from Dorlas JC，Nijboer JA. Photo-electric plethysmography as a monitoring device in anaesthesia. Application and interpretation. Br J Anaesth. 1985；57；524-530.）

许多情况会导致脉搏氧饱和度读数不准确（表 41.1）。这些情况包括：灌注降低、运动伪差、静脉搏动、低 S_aO_2、存在变异型 Hb、血管内存在染料和指甲油等。

尽管有许多专业委员会的推荐和指南建议，但并没有证据表明在患者转诊 ICU 期间及在降低患者死亡率方面，使用脉搏氧饱和度监测能改善患者的预后[45a, b]。有证据显示，脉搏氧饱和度监测能减少低氧血症发生率[45a]、缩短 ICU 留治时间和节省费用，并可警示临床尽早干预[45c]。

表 41.1 脉氧饱和度仪器的潜在干扰因素及其对测量结果的影响

错误原因	S_pO_2 相对于 S_aO_2 的变化
低血压	↓
贫血	↓
红细胞增多症	无显著影响
体动	↓
低 S_aO_2	不确定
高铁血红蛋白血症	↓ / ↑（S_pO_2 接近 85%）
碳氧血红蛋白血症	↑
氰化高铁血红蛋白血症	无显著影响
硫化血红蛋白	无显著影响
血红蛋白 F	无显著影响
血红蛋白 H	无显著影响
血红蛋白 K	↓
血红蛋白 S	无显著影响
亚甲蓝	↓
靛洋红	↓
吲哚菁绿	↓
异硫蓝	无显著影响 / ↓
荧光黄	无显著影响
指甲油	黑色、深蓝色、紫色 ↓
人造丙烯酸指甲	无显著影响
指甲花染料	红色——无显著影响 ↓
皮肤色素沉着	$S_aO_2 > 80\%$：无显著影响 $S_aO_2 < 80\%$：↑
黄疸	无显著影响
环境光	无显著影响
传感器接触	↓
IABP	↑

IABP，主动脉内球囊反搏；S_aO_2，动脉血氧饱和度；S_pO_2，外周血氧饱和度

脉搏氧饱和度仪的校准曲线是基于正常个体在 S_aO_2 最低达 70% 的实验条件下制作的曲线。因此，当 $S_aO_2 < 70\%$ 时，脉搏氧饱和度监测的准确性受到限制。此外，当测量值低于 90% 时，S_pO_2 的系统性误差将增加[46]。当 S_aO_2 低于 70% 时，随制造商的不同，S_pO_2 的测量结果也可能出现正向或负向偏倚[47]。制造商已开发出了当氧饱和度低至 60% 时仍有较高准确性的脉搏氧饱和度仪。初步数据表明，这些监测仪可能对发绀型先天性心脏病的新生儿有帮助[48]。

低灌注可导致作为脉搏氧饱和度仪基本信号的光吸收波形中搏动性成分的波幅降低，导致读数缺失或不准确。当收缩压 < 80 mmHg 时，可看到 S_pO_2 测量值显著误降[49]。运动伪差可使脉搏氧饱和度仪读数出现相当大的误差。制造商已开发出了先进的专有信号处理算法，可有效过滤因运动产生的干扰[50-51]。

临床上长期持续使用可能引起探头 LED 性能下降，导致 S_pO_2 测量值的误差超出制造商标定的范围。氧饱和度较低（即 < 90%）时，测量误差将更显著[15]。

存在静脉搏动时，脉搏氧饱和度仪可能探测到静脉血 O_2Hb 的饱和度，造成测量值低于动脉血 S_pO_2 实际值的假象。静脉搏动发生可能由于：粘贴式手指搏氧饱和度探头固定过紧、严重三尖瓣反流、探头放置于下垂部位（如头低脚高位时放置于前额），以及分布性休克时血管扩张可能导致的生理性动静脉分流等[18-19, 52]。

体内其他形式的 Hb 也会引起脉搏氧饱和度仪读数错误。如前所述，脉搏氧饱和度仪的运行基于以下假设：血液中仅有 O_2Hb 和 deO_2Hb 能吸收两种波长的光。正常情况下，这个假设是成立的，S_pO_2 测量值能准确反映 S_aO_2；但是，血液中其他种类的 Hb 或可吸收所使用波长光的其他物质达到有显著意义的浓度时，就会导致 S_pO_2 读数错误。如图 41.3 所示，COHb 和 MetHb 可吸收脉搏氧饱和度仪所用的一种或两种波长的光。相应地，这些类型 Hb 的存在将导致 S_pO_2 测量值错误。COHb 对 660 nm 波长光的吸收与 O_2Hb 相似，而对 940 nm 波长的光实际上不吸收，因此，一氧化碳中毒的患者 S_pO_2 会假性升高[53]。MetHb 对 660 nm 和 940 nm 波长的光均可大量吸收，所以，当血液中存在 MetHb 时，光吸收比率 R（公式 41.5）接近于一致（R = 1）。R 值为 1，表示 O_2Hb 和 deO_2Hb 浓度相同，对应的 S_pO_2 为 85%。因此，高铁血红蛋白血症患者，S_pO_2 均为 80% ～ 85%，而不受 S_aO_2 值的影响[54]。硫化血红蛋白（SHb）对接近红外光谱附近的红光（660 nm）的吸收量要大于 deO_2Hb 或 MetHb[52]，因此，严重的硫化血红蛋白血症患者的 S_pO_2 值接近 85%。尽管新一

代的共氧分析仪可以检测 SHb，但现有的大多数共氧分析仪仍无法检测。因此，对可疑硫化血红蛋白血症的患者，可能仍需进行实验室检测[52]。

S_aO_2 正常时，贫血对 S_pO_2 的影响很小[55]；但在低氧情况下，S_pO_2 可能会低估贫血患者的低氧血症[56]。在患有镰状细胞病[57]和存在胎儿型 Hb[58] 的成年患者中，脉搏氧饱和度仪的准确度仍较高。但镰状细胞病患者使用脉搏氧饱和度仪时仍需小心，因为该类患者血红素的代谢可能导致 COHb 升高[52]。一些研究还提示，在血管闭塞性危象（镰状细胞病并发的征象，又称为镰状细胞疼痛危象）时，S_pO_2 可能高估患者的 S_aO_2 水平[59-60]。另一点需要注意的是，镰状细胞病患者在氧含量正常的情况下，氧与 Hb 的亲和力正常；但缺氧时两者的亲和力降低。

另一个引起 S_pO_2 读数偏低的相对少见的原因是患者存在先天变异型 Hb。一些变异型 Hb，如 Hb Bassett、Hb Rothschild 和 Hb Canabiere 等，导致 Hb 与 O_2 的亲和力降低，而 S_pO_2 的变化能大致反映 S_aO_2 的改变[61]。其他形式的 Hb 变异，如 Hb Lansing、Hb Bonn、Hb Koln、Hb Cheverly 和 Hb Hammersmith 等，改变了 Hb 的吸收光谱（更接近于 HHb），导致在正常 S_aO_2 状态下 S_pO_2 的读数偏低[61]。

静脉注射染料会导致 S_pO_2 读数不准确。亚甲蓝对波长 668 nm 的光吸光值最大，与 HHb 极为接近，静脉注射亚甲蓝可导致 S_pO_2 一过性显著降低至 65%。靛洋红和吲哚菁绿也能假性降低 S_pO_2 的测量值，但降低程度较亚甲蓝小，因为二者不会大量吸收红光[62]。大剂量的异硫蓝会导致 S_pO_2 测量值长时间地降低[62]。

所有颜色的指甲油都会导致 S_pO_2 值降低，但黑色、紫色和深蓝色的影响最显著。即便如此，其误差通常仍在 2% 以内[63]。人造丙烯酸指甲是否降低 S_pO_2 的读数取决于脉搏氧饱和度仪的品牌，但通常不造成显著的临床影响[64]。在 S_aO_2 正常情况下，皮肤色素沉着对 S_pO_2 测量值没有影响[65]。但当 $S_aO_2 < 80\%$ 时，皮肤色素沉着的增加可使 S_pO_2 读数对 S_aO_2 的高估达 8%[47, 66]。

因溶血增加或肝脏疾病引起的严重高胆红素血症（血胆红素 ≥ 30 mg/dl）患者，由于 MetHb 和 COHb 假性升高，可能导致氧合血红蛋白分数（FO_2Hb）虚低，此时测量 S_pO_2 比测量 FO_2Hb 更准确[52]。尽管早期的病例报道和小型研究提示，周围环境光线可能会干扰 S_pO_2 读数的准确性[67-68]，但一项大型前瞻性研究发现，暴露于石英卤素灯、白炽灯、荧光灯、婴儿胆红素灯和红外线这五种光源对 S_pO_2 测量值的准确性并无显著影响[69]。来自于神经外科导航手术图像制

导定位系统的红外线脉冲可干扰脉搏氧饱和度仪的工作，导致其测量值偏低或 S_pO_2 波形探测中断[70]。不同的脉搏氧监测仪对此类干扰的敏感程度存在差异[71]。用一层铝箔纸包裹探头可以避免这类干扰[70-71]。脉搏血氧探头放置错误可导致光电探测器直接检测到 LED 光[70-71]。这种光分流导致 S_pO_2 测量值升至 85%[72]。

安装主动脉内球囊反搏循环支持的患者，S_pO_2 的准确性取决于所用脉搏氧饱和度仪的品牌和球囊反搏对循环支持的比率。主动脉内球囊反搏的支持比率越高，S_pO_2 的准确度通常越低[73]。使用连续流动式心室辅助装置的患者，由于没有脉冲式的血流，因而无法进行脉搏氧饱和度监测。在此情况下，建议可采用脑氧饱和度监测作为辅助手段[74]。

脉搏氧饱和度监测探头

脉搏氧饱和度仪探头一般安放在血管丰富的区域，如手指、鼻部、耳垂或前额等。探头可重复使用或一次性使用。与一次性粘贴式探头相比，可重复使用的钳夹式探头具有性价比较高、使用便捷、在特定波长信噪比低的情况下仍可适应于多种应用条件等优点。但是，一次性探头可更牢靠地安放（尤其当患者移动时），且除肢端外的其他多个监测位点也均可放置。尽管可以减少交叉感染是一次性探头所宣称的优势之一，但其证据有限；另外需要注意的是，脉搏氧饱和度探头仅仅是麻醉设备中需要考虑去污消毒的一小部分[75]。因此，不同类型的探头在不同的特定条件下的使用各有利弊。例如，在血管收缩的情况下，使用耳垂和前额探头比手指探头更可靠，因为已知耳垂和前额区域的动脉血管对循环中的儿茶酚胺反应较小。举一个例子，在需要使用血管活性药物升压的低血压患者，耳垂和前额探头提供的 S_pO_2 测量值可能比手指或脚趾更准确，因为这些区域血管对内源性或外源性儿茶酚胺的收缩反应可能性较小[76-77]。在低体温继发血管收缩时，前额探头也比手指探头可靠[78-79]。

新兴技术： 脉冲光谱学是一项采用数百种不同波长的光分析正常和异常血红蛋白的新技术。初期结果显示，在正常和低氧条件下，能准确测定 S_pO_2、COHb 和 MetHb[80]。

混合静脉血氧饱和度

生理学基础

混合静脉血氧饱和度（$S_{\bar{v}}O_2$）是肺动脉近端血

的氧饱和度。它是危重症患者通常需要监测的一个指标，其反映的是从全身回流入右心的血液的平均氧饱和度水平，由身体各部位的血流加权而成。因此，$S_{\bar{v}}O_2$ 是一种评估全身氧供（oxygen delivery，DO_2）和氧摄取（oxygen uptake，$\dot{V}_{O_2}$）之间平衡的指标，也是一项有用的复苏目标[81]。影响 $S_{\bar{v}}O_2$ 的因素可通过推导混合静脉血氧含量的公式阐明。

$\dot{V}_{O_2}$（ml/min）定义为：

$$\dot{V}_{O_2} = 10 \times \dot{Q}_T \times (C_aO_2 - C_{\bar{v}}O_2) \qquad (41.6)$$

其中 $\dot{Q}_T$ 为心输出量（L/min），$C_{\bar{v}}O_2$ 是混合静脉血氧含量（ml/100 ml）。

重排公式 41.6 求解 $C_{\bar{v}}O_2$ 得出：

$$C_{\bar{v}}O_2 = C_aO_2 - \dot{V}_{O_2}/\dot{Q}_T \qquad (41.7)$$

（物理）溶解氧仅占血液氧含量的很小一部分。通过拓展公式 41.1 中的氧含量定义并忽略溶解氧，公式 41.7 可改写为：

$$S_{\bar{v}}O_2 = S_aO_2 - \dot{V}_{O_2}/(1.34 \cdot Hb \cdot Q_T) \qquad (41.8)$$

$S_{\bar{v}}O_2$ 的正常范围为 65%～80%[82-83]，其值下降至接近 40% 时出现组织缺氧、无氧代谢和乳酸生成。利用经 pH、PCO_2 和温度校正的氧合血红蛋白（O_2Hb）解离曲线，可由 $S_{\bar{v}}O_2$ 推导出 $P_{\bar{v}}O_2$（图 41.2）。$P_{\bar{v}}O_2$ 正常值为 40 mmHg。

DO_2 的定义为：

$$DO_2 = Q_T \times C_aO_2 \qquad (41.9)$$

由公式 41.8 可见，$S_{\bar{v}}O_2$ 降低提示可能是由于低 S_aO_2、低 Hb 或低 $\dot{Q}_T$ 而继发的 DO_2 下降，或由于 $\dot{V}_{O_2}$ 升高而引起的。将氧摄取率（ERO_2）表达为 $S_{\bar{v}}O_2$ 的一个函数，可显示 $S_{\bar{v}}O_2$、DO_2 和 $\dot{V}_{O_2}$ 之间的关系。

$$ERO_2 = \dot{V}_{O_2}/DO_2 \qquad (41.10)$$

该公式可扩展为：

$$ERO_2 = 1 - C_{\bar{v}}O_2/C_aO_2 \qquad (41.11)$$

若假设溶于血浆中的氧相对于溶于动脉血或混合静脉血中的氧含量可忽略不计，则公式 41.11 可改写为：

$$ERO_2 = 1 - S_{\bar{v}}O_2/S_aO_2 \qquad (41.12)$$

在动脉血氧完全饱和时，公式 41.12 可进一步简化为：

$$ERO_2 = 1 - S_{\bar{v}}O_2 \qquad (41.13)$$

求解 $S_{\bar{v}}O_2$，得出：

$$S_{\bar{v}}O_2 = 1 - ERO_2 \qquad (41.14)$$

因此，因 ERO_2 升高造成的 $S_{\bar{v}}O_2$ 降低可由于 $\dot{V}_{O_2}$

升高或 DO_2 降低所致（图 41.7）。DO_2 降低可发生于失血性或低血容量性休克；$\dot{V}_{O_2}$ 升高可见于应激、疼痛、寒战、脓毒症以及甲状腺功能亢进（甲状腺毒症）等。反之，$S_{\bar{v}}O_2$ 升高或是提示氧供增加（S_aO_2、Hb 或 $\dot{Q}_T$ 升高），或是 $\dot{V}_{O_2}$ 降低（如低体温）。

对于 $S_{\bar{v}}O_2$ 变化的解读还需要一些更加精细的考量。当 PO_2 处于典型的静脉血水平时，由于 Hb 氧解离曲线的非线性特征，吸入氧分数（inspired fraction of O_2，FiO_2）的轻微增加即可引起 $S_{\bar{v}}O_2$ 的显著升高（图 41.2）。所以，当 $S_{\bar{v}}O_2$ 作为评估追踪心脏功能变化的指标时，对 $S_{\bar{v}}O_2$ 解读需将 FiO_2 的改变纳入考虑[84]。在脓毒性休克时，即使已存在组织低氧，但由于出现了氧摄取功能障碍，也可导致 $S_{\bar{v}}O_2$ 仍正常。

直接测量 $S_{\bar{v}}O_2$ 须置入肺动脉导管，这是一项产生一些并发症的临床操作。在多数临床情况下，从中心静脉导管抽取血液样本测定的氧饱和度即可满足需求。因此，中心静脉血氧饱和度通常可替代 $S_{\bar{v}}O_2$。从放置在上腔静脉的中心静脉导管中抽取血液的 $S_{cv}O_2$ 反映的是大脑和上肢的氧供失平衡。在正常生理情况下，$S_{cv}O_2$ 通常比 $S_{\bar{v}}O_2$ 低 2%～5%，主要是因为内脏和肾脏静脉血的氧含量较高所致[85]。然而，在血流动力学不稳定时，由于血液重分布至身体的上部，$S_{cv}O_2$ 与 $S_{\bar{v}}O_2$ 间的关系可能反转，二者之间的差值可能会显著增加[86-88]。虽然 $S_{cv}O_2$ 的趋势可能反映 $S_{\bar{v}}O_2$ 的变化，但二者不能互换使用[88-96]。

混合静脉血 CO_2 分压已用于计算动静脉血 CO_2 差值（$\Delta PCO_2 = P_{\bar{v}}CO_2 - P_aCO_2$）。根据 Fick 公式，当 CO_2 生成保持稳定时，ΔPCO_2 与心输出量成非线性的反向关系[97]。因此，ΔPCO_2 可作为心输出量是否足以清除组织中 CO_2 的指标。然而，由于种种限制，这一指标在临床上尚未得到广泛应用[97]。

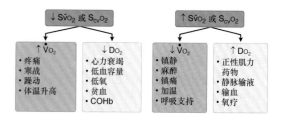

图 41.7　混合静脉血氧饱和度（$S_{\bar{v}}O_2$）是一个反映全身氧供平衡的指标。$\dot{V}_{O_2}$ 增加或 DO_2 减少会引起 $S_{\bar{v}}O_2$ 降低。相反，$\dot{V}_{O_2}$ 减少或 DO_2 增加会引起 $S_{\bar{v}}O_2$ 升高（Modified from Shepherd SJ, Pearse RM. Role of central and mixed venous oxygen saturation measurement in perioperative care. Anesthesiology. 2009；111：649-656.）

测量原理

静脉血氧饱和度可通过肺动脉导管远端（$S_{\bar{v}}O_2$）或中心静脉导管（$S_{cv}O_2$）间歇采血，通过共氧测定法测量。该法的测量值假性增高可发生于肺动脉导管尖端楔入肺小动脉、二尖瓣关闭不全或右向左分流等情况下[98]。采用特制的光纤导管发射红外光并探测由红细胞反射的光量，以分光光度法可连续监测静脉血氧饱和度[99-100]。特制的静脉血氧饱和度监测导管可通过肺动脉和中心静脉实施连续的氧饱和度监测，但缺点是价格昂贵。连续静脉血氧饱和度监测导管已渐呈现趋势性变化，但其报道的测量绝对值与共氧分析仪同时测量的数值并不完全一致[101-103]。

应用和说明

已发现，接受腹部或心脏大手术的患者，术中 $S_{\bar{v}}O_2$ 和 $S_{cv}O_2$ 降低与术后并发症的发生相关[104-108]。采用特定的 $S_{\bar{v}}O_2$ 或 $S_{cv}O_2$ 为目标值的预案干预措施，已明确对大手术和脓毒症患者可减少住院时间、降低器官功能障碍发生率和死亡率[109-111]。有报道提倡将基于 $S_{cv}O_2$ 的目标导向治疗策略用于脓毒症的治疗，且此方案的实施可以降低死亡率[112-113]。但基于几点原因，将 $S_{cv}O_2$ 作为治疗终点尚存争议：脓毒症患者因组织摄取氧障碍可导致 $S_{cv}O_2$ 升高[114]；$S_{cv}O_2$ 测量导管的使用会增加医疗费用[115]；而采用其他方法，如监测乳酸清除的方法等成本更低且结果相似[116]。此外，脓毒症患者不以 $S_{cv}O_2$ 作为治疗终点也可取得同样有效的结果[115]。有作者提议将 $S_{\bar{v}}O_2$ 与 $S_{cv}O_2$ 之间的差值作为心脏手术后并发症的标志之一[117]。

组织氧合

动脉和静脉血氧饱和度是评估全身氧供和氧耗的指标。尽管有所裨益，但它们反映的是全身情况，不能提供有关局部氧供需平衡以及器官或组织氧合的信息。不同器官之间或同一器官的不同区域之间的局部氧平衡均可存在差异[118]。目前无创评估微循环氧合状态的方法是利用反射光谱技术（reflectance spectroscopy），其采用的光可位于可见光谱（visible spectrum，VLS）或近红外光谱（near-infrared spectrum，NIRS）范围内。一项基于原卟啉 IX 三重态寿命（the protoporphyrin IX triplet state lifetime）的新技术的目的在于在体评估线粒体的氧张力，并展现出了新的临床

应用前景（图 41.1）[119]。

反射光谱法探头的光发射器和接收器呈直线排列（图 41.8）。将探头放置在组织表面时，光穿透组织的过程中受组织对光的反射、吸收和散射的影响。光的反射取决于光束的入射角和光的波长；而散射则取决于组织界面的数量和类型。如前所述，根据 Beer-Lambert 定律，组织对光的吸收与组织生色基团的浓度、各生色基团的消光系数以及光透过组织的路径长度有关[120]。人体内最主要的生色基团是血红蛋白。光的路径长度受反射和散射二者的影响，因而不能直接测量，必须依靠估算。大部分被检测到的光量子在两个检测器之间呈弧线传播（图 41.8）。光弧线穿透入组织的深度与光的波长及发射器与探测器之间的距离成正比[120-121]。

VLS 使用波长为 500～800 nm 的白色光，NIRS 使用的波长则为 700～1100 nm[122]。VLS 的穿透深度通常小于 NIRS，因此可用于深度小于 16 mm 的浅表组织测量，适用于测量皮下小体积的组织。NIRS 穿透深度可达数厘米，可以测量大体积的组织[123]。仪器所显示的是一定体积的组织的氧饱和度，包括动脉、毛细血管和静脉，而以静脉的权重最大[124]。

临床应用

VLS 的应用已经报道了很多种。研究表明，颊部微血管血氧饱和度与脓毒症患者的生存率相关[125]。VLS 已被用于监测整形重建术后皮瓣的存活情况[126]。在胃肠道和食管手术期间，通过 VLS 测定的胃肠道组织氧饱

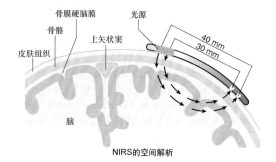

NIRS的空间解析

图 41.8　**近红外光谱用于测量脑氧饱和度**。此例将一反射式光电血氧仪放置于前额。光源发出近红外波长的光并进入深部组织。光被散射、反射和吸收后经弧形路径到达光接收器。光行进路径的深度是光发射器和接收器之间距离的函数。此法可测量发射器和接收器之间光通过的组织的氧饱和度，所测得的主要为静脉血加权值。NIRS，近红外光谱（Redrawn from Casati A，Spreafico E，Putzu M，et al. New technology for noninvasive brain monitoring：continuous cerebral oximetry. Minerva Anestesiol. 2006；72：605-625.）

和度降低已显示与术后吻合口的并发症相关[127-128]。内镜下 VLS 监测可鉴别结肠的正常区域与缺血区域[129]，并可能有助于肠系膜缺血的诊断[130]。此外，经胃管测量黏膜氧饱和度用于食管切除术后监测是有益的，并可用于探究缺血预处理的益处[131]。

最广泛使用的 NIRS 是脑氧饱和度仪[118]，其利用放置于前额的探头测量额叶皮质的氧合情况（rSO$_2$）。几种 NIRS 系统均有市售，不同的制造商可能采用不同的特殊技术。由于脑氧饱和度监测尚无金标准，因而难以比较各品牌仪器的准确性。此外，每种品牌的仪器各有一套自设的"正常"值。正因如此，建议在开始监测时即应获取每个患者的基础值[132]。典型的 rSO$_2$ 值范围为 51% ~ 82%，基础平均值为 66%[133]。建议将 rSO$_2$ 减少超过基础值的 20% ~ 25% 或绝对值低于 50% 作为启动干预治疗的阈值[134-135]。

脑氧饱和度监测技术现已开发用于心血管、腹部、胸部及骨外科等手术。在心脏外科方面，已发现 rSO$_2$ 降低与术后早期认知功能障碍、ICU 留治时间和住院时间延长相关[135-138]。测量的 rSO$_2$ 基础值与左心室辅助装置植入术后 30 天的死亡率相关[139]。冠状动脉旁路移植术的患者，以 rSO$_2$ 降低至基础值的 75% 为导向启动干预治疗可显著降低重要器官并发症的发病率和死亡率以及 ICU 留治时间[134]。

颈动脉内膜剥脱术中 rSO$_2$ 的降低与经颅多普勒测量[140-144]、脑电图波形[145-147] 及颈动脉残端压力的变化[144, 148-149] 等有良好的相关性，且均与脑缺血程度相一致。尽管也有一些研究提示 rSO$_2$ 下降至低于基础值的 20% 的患者也可很好地耐受，但仍缺乏明确的研究数据为颈动脉分流术设置 rSO$_2$ 的安全阈值[150-151]。NIRS 也已初步用于开放性胸腹部主动脉瘤修补手术中和术后 ICU 期间脊髓氧合情况的连续监测[152]。

腹部大手术的老年患者术中按预案处理 rSO$_2$ 降低，可减轻术后认知功能的下降，缩短住院时间[153]。单肺通气的胸科手术患者，术中 rSO$_2$ 低于 65% 的时间与术后早期认知功能障碍直接相关[154]。行肩部手术的患者沙滩椅位下 rSO$_2$ 的基础值较低，出现脑去氧饱和度的次数较多，但其临床意义尚不清楚[155-157]。

休克时，在全身灌注指标总体正常的情况下，仍可能存在局部组织灌注障碍。这种情况下采用 NIRS 监测局部组织的灌注是相当有前途的方法。将 NIRS 探头置于大鱼际肌隆起部位测得的值（thenar eminence oxygenation，S$_t$O$_2$）可用以鉴别健康志愿者和休克患者[158]。此外，S$_t$O$_2$ 能识别出严重创伤伴休克的患者中将进展为多器官功能障碍甚至死亡的患者[159-160]。

总之，现有的资料尚不足以保证能单纯基于 NIRS 的测量结果做出排他性的临床决策。目前仍缺乏充分的证据支持成年患者围术期 NIRS 监测可减少短期或轻度术后认知功能障碍，以及术后卒中、谵妄或死亡[161]。值得注意的是，2015 年的一项回顾性研究中，自认为是非裔美国人的患者的 rSO$_2$ 要低于自认为是白种人的患者，此发现归因于皮肤色素沉着导致光衰减[162]。需要更深入的研究以增进我们对 NIRS 技术的理解及其对临床决策的价值。

二氧化碳监测仪（capnometry）和二氧化碳描记图（capnography）

基本概念

呼出气中的 CO$_2$ 反映的是通气、肺血流和有氧代谢的基本生理过程。持续监测参数有助于麻醉科医师确定气管内导管（ETT）或喉罩（LMA）的位置是否正确以及呼吸回路的完整性。呼出气 CO$_2$ 主要反映有关通气的信息，也可估测心输出量是否适当。呼出气 CO$_2$ 与 PaCO$_2$ 相结合，利用 Bohr 方程可计算出生理性无效腔（physical dead space，V$_D$）与潮气量（tidal volume，V$_T$）的比值[163]：

$$\frac{V_D}{V_T} = \left(\frac{P_aCO_2 - P_ECO_2}{P_aCO_2} \right) \quad (41.15)$$

其中 P$_E$CO$_2$ 是混合的呼出气中的 CO$_2$ 分压，可通过检测收集于混合气袋中的呼出气或通过二氧化碳体积描记图计算得出。检测和定量分析 CO$_2$ 是麻醉和危重症医学中呼吸系统监测的重要组成部分。

在医学 CO$_2$ 分析的应用中相关术语的不一致和不可互换引起了相当多的混乱[163-165]。一般来说，二氧化碳监测仪（capnometry）是指在气道开口处测量并定量分析吸入气或呼出气中的 CO$_2$ 浓度。而二氧化碳描记图（capnography）不仅指 CO$_2$ 的测量方法，也包括以图形方式显示 CO$_2$ 与时间或容积的函数关系。二氧化碳测量仪（capnometer）仅仅是一种测量 CO$_2$ 浓度的仪器，可以以数值显示吸入或呼出气中的 CO$_2$ 浓度。而二氧化碳描记仪（capnograph）则是一种通常以时间函数形式记录和显示 CO$_2$ 浓度的仪器。二氧化碳描记图（capnogram）是指由二氧化碳描记仪生成的图像的图形显示。图 41.9 显示的是三个呼吸周期中 CO$_2$ 浓度随时间变化的典型图形。

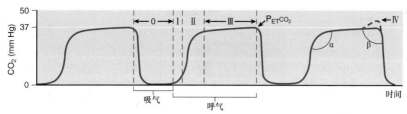

图 41.9　三个呼吸周期中二氧化碳描记图的时间变化曲线示意图。 此图呼气相可分为第 Ⅰ 相、第 Ⅱ 相、第 Ⅲ 相和第 Ⅳ 相。此图中吸气相为第 0 相。α 角为第 Ⅱ 相和第 Ⅲ 相之间的夹角，而 β 角则为第 Ⅲ 相与第 0 相下降支之间的夹角。第 Ⅳ 相（第三个呼吸周期中用虚线表示）表示一些患者在第 Ⅲ 相末观察到的上升波形。$P_{ET}CO_2$，呼气末二氧化碳分压（Courtesy Respironics，Inc.，Murraysville，PA，with permission.）

测量原理

有多种检测和定量分析呼吸气中 CO_2 浓度的方法，如质谱法、拉曼光谱法或气相色谱法[166-167]。临床上最常用的是非色散红外线吸收法[168]。此法使用光电探测器测量透过气体标本的红外线透射光强度[164]。气态 CO_2 能吸收波长以 4.26 μm 为中心的一个非常窄的带宽范围内光线。样品池中的 CO_2 能与其浓度成比例地减少此光谱范围内到达光探头部位红外线的强度。由于 CO_2 的吸收光谱与其他麻醉中常接触到的气体（如水和氧化亚氮[169]）的光谱部分重叠，因此常用红外滤光片和补偿算法以减少干扰并提高准确性[170]。

大多数二氧化碳测量仪依赖聚焦在转速约为 60 转／秒的斩波器圆盘上的红外线光源。这个位于红外线光源聚焦中心的斩波器可使光束交替通过①含有待分析气体的样品池和②不含 CO_2 的参照室。当斩波器圆盘旋转到非通光点时，光源被完全阻挡。光电探测器和相关电路会对这三种采集到的信号进行分析，估测出样品池中 CO_2 浓度的连续变化。另一个方法是通过固态技术估测 CO_2 的浓度，该方法使用的是分束器取代斩波器圆盘。分束器可用于测量 CO_2 吸收光谱内和 CO_2 吸收光谱以外波长的红外光能量。

二氧化碳测量仪有两类：旁流式（分流）和主流式（非分流）。旁流式测量仪临床上更常用。旁流式 CO_2 测量仪的 CO_2 传感器与待测气体管路间有一定的距离，仪器内内置一个泵或压缩机，可将气体吸入位于麻醉机控制台上的样品池中（图 41.10A）。典型的抽吸管道长度通常为 6 英尺，采样速率为 30 ~ 500 ml/min。对紧闭回路麻醉或新生儿和婴儿机械通气，需要考虑这一部分丢失的气体量。经采样测量过的气体可返回呼吸管路，或被导入废气排放系统，以免麻醉气体或废气污染环境。采样气体进入样品室前，需先通过各种过滤

器和集水杯[164]。旁流式二氧化碳测量仪有一定的传输时间延滞，其延迟时间与气体采样速度和分析室的冲洗速度相关（图 41.10B）。旁流式测量仪得到的二氧化碳描记图有一个上升时间，即测量仪对 CO_2 浓度突然变化能做出相应反应所需的时间[171]。按照惯例，此时间通常是指测量仪输出结果中从其最终测量值的 10% 升高到 70% 所需的时间[*, 171]。市售二氧化碳测量仪的上升时间通常为 10 ~ 400 ms，具体时间取决于斩波器圆盘的转速、气体抽吸速度、采样管和集水杯的容积以及红外过滤器和其他电子设备的动态反应时间。

主流式测量仪的样品分析室直接置于患者的呼吸回路中。因此，吸入和呼出气体将直接通过红外线照射区域（图 41.10C）。主流式测量仪的优点是没有时间延迟（图 41.10D），上升时间通常比旁流式测量仪短[171]。其缺点是可能增加通气无效腔，不过新近的固态电子部件的发展已使其不再是一个问题[172]。吸入或呼出气中水分的凝结会影响测量值，主流式测量仪的样品池常被加热至 40℃ 以最大限度地减少水蒸气的凝结及由此造成的测量结果偏差，但接近患者气道的感应器温度升高可能会增加患者面部烧伤的风险。

时间二氧化碳描记图

记录呼出气 CO_2 最简单且应用最广泛的方法是时间二氧化碳描记图（time capnogram）。时间二氧化碳描记图能显示吸气相和呼气相。图 41.9 显示的是涵盖三个呼吸周期的标准的时间二氧化碳描记图。呼气相可分为三个明显的部分：Ⅰ 相对应的是从中心气道或自采样点远端的设备管道中呼出的无效腔气，理论上不含有可检测到的 CO_2（即二氧化碳分压 PCO_2 为 0）；Ⅱ 相的 PCO_2 急剧上升至平台，表明是来自气道

---

* 上升时间也可规定为测量仪输出的最终数值从 10% 到 90% 所需的时间

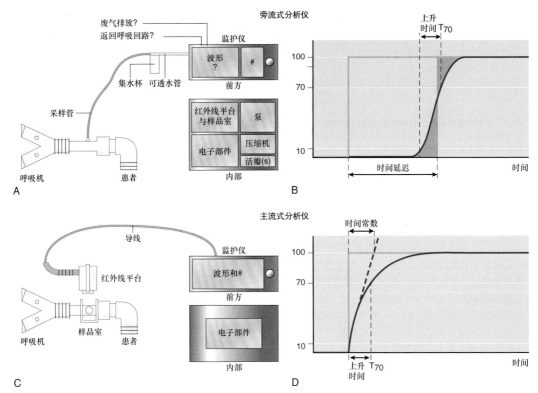

图 41.10　旁流式（A）与主流式（C）二氧化碳测量仪采样原理图以及两种测量法所对应的二氧化碳浓度梯度增加（浅蓝色实线）后的时间二氧化碳描记图（B 和 D 中的曲线部分）。上升时间（T_{70}）是指传感器的测量值由最终测量值的 10% 升高到 70% 所需的时间。旁流式测量仪描记图可出现时间延迟，延迟时间的长短取决于气体采样的速度和分析室的冲洗速度（Modified from Jaffe MB. Mainstream or sidestream capnography? Technical considerations. Wallingford，CT：Respironics Novametric，Inc；2002；and Brunner JX，Westenskow DR. How the rise time of carbon dioxide analysers influences the accuracy of carbon dioxide measurements. Br J Anaesth. 1988；61：628-638.）

与肺泡之间部分的呼出气样本；Ⅲ相是二氧化碳描记图的平台部分，对应于肺泡腔内的 PCO_2。对于相对均匀通气的肺，Ⅲ相在整个呼气期都大致平坦。但实际上由于各种机制的存在，造成Ⅲ相 CO_2 浓度随时间变化呈轻微向上的斜坡状。这些机制主要反映通气 / 血流比（$\dot{V}/\dot{Q}$）或肺泡 CO_2 分压（P_ACO_2）在全肺分布的异质性。通气和 $\dot{V}/\dot{Q}$ 比良好的肺泡区域，PCO_2 一般较低且时间常数较短，在呼气相能更早排空肺泡内的气体。通气量较少、$\dot{V}/\dot{Q}$ 失调的肺泡区域，PCO_2 水平较高，在呼气相肺排空更晚。伴随通气分布异质性增加的呼吸系统病变，如哮喘、慢性阻塞性肺疾病（COPD）或急性肺损伤[173]，可导致Ⅲ相的上升更陡峭。如使用呼气末正压（PEEP）或支气管扩张剂等干预措施，可提高通气分布的均匀性，使Ⅲ相波形变平坦。Ⅲ相有时会出现机械性干扰波形，如自主呼吸、心源性震颤或手术操作（图 41.11）等。紧随Ⅲ相出

现的波形急剧下降表明吸入的新鲜气体通过采样点并将剩余的 CO_2 洗出。一些作者将该相称为 0 相的开始[165, 174]，另一些作者称之为Ⅳ相[166]。偶尔在Ⅲ相的最末端可观察到 PCO_2 急剧上扬，不同的作者分别称为Ⅳ相或Ⅳ′相[175]。此上扬现象可能是由于 PCO_2 相对较低的肺单元出现闭合，使采样气体更大部分地来自于 PCO_2 较高的肺区[165]。对通气或灌注各种异常的进一步了解可通过涵盖多个呼吸周期的时间二氧化碳描记图的长时程观察获得（图 41.12）。

"呼气末" CO_2（$P_{ET}CO_2$）指的是整个呼气相终末阶段呼出 PCO_2 曲线的最终值。用以确定该数值的方法尚未被广泛认可，因使用的二氧化碳测量仪制造商的不同而异。如，$P_{ET}CO_2$ 可简单地定义为：①紧邻吸气前的 PCO_2 值；②单次呼吸周期内 PCO_2 的最大值；③在特定时间内数个呼吸周期中二氧化碳描记图的 PCO_2 平均值。如果在相对平坦且无变形的Ⅲ相测量

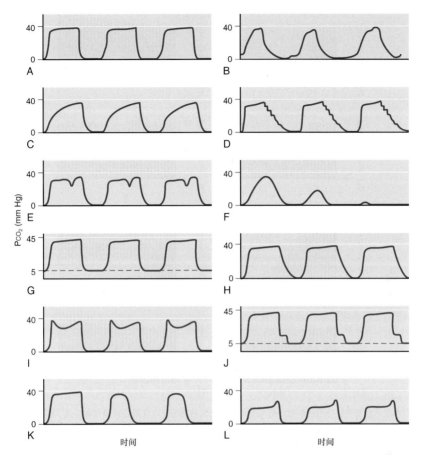

图 41.11　**正常或异常情况下时间二氧化碳描记图的代表性图形。**（A）正常机械控制通气；（B）自主呼吸下的正常二氧化碳描记图；（C）Ⅲ相上升坡度增加，可见于支气管痉挛（哮喘、慢性阻塞性肺疾病）和气管内导管 / 呼吸回路部分阻塞时；（D）呼气末心源性振荡，此时气流降至 0，心脏搏动造成不同肺区的气体排出以及呼出气和新鲜气流的往复运动；（E）Ⅲ相波形出现裂隙，提示机械通气过程中出现自主呼吸努力；（F）食管内置管；（G）CO_2 复吸入，可见于呼气阀故障和二氧化碳吸附系统耗竭，此时吸入 CO_2 持续大于 0；（H）吸气阀故障，导致下降支缓慢降低，呼吸回路吸气支中的 CO_2 被复吸入，直至吸气相（0 相）；（I）Ⅲ相出现双峰，提示来自于两个不同通气肺区的气体相继排出，可见于单肺移植的患者；（J）吸气阀故障；（K）控制性机械通气时Ⅲ相时程突然缩窄，提示气管内导管套囊突然破裂和漏气；（L）Ⅲ相出现双平台，提示旁流式采样管出现漏气。由于呼出气被环境大气稀释，导致Ⅲ相早期测量值异常偏低。Ⅲ相晚期的突然升高反映的是吸气开始后环路内的压力开始升高，造成采样管的漏气减少。PCO_2，二氧化碳分压（Modified from Hess D. Capnometry and capnography：technical aspects，physiologic aspects，and clinical applications. Respir Care. 1990；35：557-576；Roberts WA，Maniscalco WM，Cohen AR，et al. The use of capnography for recognition of esophageal intubation in the neonatal intensive care unit. Pediatr Pulmonol. 1995；19：262-268；and Eskaros SM，Papadakos PJ，Lachmann B. Respiratory monitoring. In：Miller RD，Eriksson LI，Fleisher LA，eds. Miller's Anesthesia. 7th ed. New York，NY：Churchill Livingstone；2010：1427.）

$P_{ET}CO_2$，其值与 P_aCO_2 相关性良好[170]。但是，如果Ⅲ相持续期出现中断或测定 CO_2 的气体混杂了室内空气或富氧气体（如自主呼吸中经鼻导管或面罩给氧），则其相关性可能就并非良好。能引起 $P_{ET}CO_2$ 升高或降低的潜在原因详见表 41.2。对于肺通气分布均匀的健康个体，P_aCO_2 与 $P_{ET}CO_2$ 的差值通常 < 5 mmHg，体现了肺泡和肺毛细血管血液之间的分布平衡。一些病理情况可破坏这种平衡，导致 P_aCO_2-$P_{ET}CO_2$ 的差值增大（框 41.2）。在某些情况下，尤其是在存在严重通气分布不均匀和 $\dot{V}/\dot{Q}$ 极低的肺单元时，$P_{ET}CO_2$ 可能大于 P_aCO_2。在稳定的情况下，$P_{ET}CO_2$ 通常反映的是 CO_2 产生量与肺泡通气之间的相对平衡。

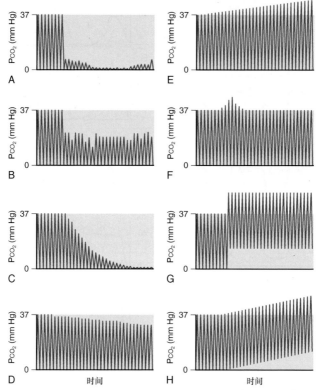

图 41.12　时间二氧化碳趋势图，通过观察数个呼吸周期并分析其趋势变化可发现各种通气和（或）灌注异常。（A）灾难性的通气中断引起的二氧化碳（CO_2）骤然下降；（B）呼吸回路漏气或部分阻塞；（C）肺灌注突然中断，可见于心搏骤停；（D）过度通气、代谢降低或肺灌注减少引起的 CO_2 逐步下降；（E）低通气、腹腔镜气腹、代谢增加或肺灌注增加引起的 CO_2 逐步上升；（F）CO_2 一过性升高，提示进入肺的 CO_2 突然增加，可见于松开止血带或推注碳酸氢钠时；（G）CO_2 基线与呼气末 CO_2 均升高，提示样品室被污染；（H）基线与呼气末 CO_2 同步升高，表示重复吸入。PCO_2：CO_2 分压（Modified from Swedlow DB. Capnometry and capnography：the anesthesia disaster early warning system. Semin Anesth. 1986；5：194-205.）

容量二氧化碳描记图

　　虽然时间二氧化碳描记图在临床上使用相对较直观，但其主要局限是没有关于呼吸流量或容量的信息[174]。容量二氧化碳描记图（volume capnogram）是以 CO_2 浓度或分压对应呼出的气体容量进行作图显示[166]。容量二氧化碳描记图上对吸气相没有显示。与时间二氧化碳描记图的时相相对应，容量二氧化碳描记图也分为三个相（Ⅰ、Ⅱ、Ⅲ），分别对应解剖无效腔、过渡期和肺泡的气体样本（彩图 41.13）。但是，与时间二氧化碳描记图相比，其具有几方面的优点。首先，可估计生理无效腔中解剖无效腔和肺泡生理无效腔的相对占比[175a, 176]。其次，对检测因 PEEP、肺血流或通气均匀性改变引起的无效腔量的细微变化较时间二氧化碳描记图更灵敏（图 41.14）。最后，将 P_{CO_2} 的数字积分作为呼出气容量的函数，可以确定一次呼吸过程呼出的 CO_2 总量，并可估算 $\dot{V}_{CO_2}$。

血气分析

生理基础

　　动脉血气分析主要用于评估氧合、通气和酸碱平衡状态。此部分将着重介绍如何应用动脉血气评估氧合和通气情况，有关酸碱平衡的讨论请参见"第48章围术期酸碱平衡"。

　　氧合状况主要体现在 P_aO_2，后者是肺泡氧分压（P_AO_2）和肺泡内 O_2 向肺毛细血管血液扩散的效率的函数。健康成年人在海平面呼吸室内空气时，P_aO_2 的范围为 80～100 mmHg。P_aO_2 正常值随年龄的增长

表 41.2　呼气末二氧化碳分压（$P_{ET}CO_2$）改变的原因	
$P_{ET}CO_2 \uparrow$	$P_{ET}CO_2 \downarrow$
CO_2 的产生与转运至肺 $\uparrow$	**CO_2 的产生与转运至肺 $\downarrow$**
代谢率增加	低体温
发热	肺灌注不足
脓毒症	心搏骤停
惊厥	肺栓塞
恶性高热	出血
甲状腺毒症	低血压
心输出量增加（如，心肺复苏期间）	
输注碳酸氢盐	
肺泡通气 $\downarrow$	**肺泡通气 $\uparrow$**
通气不足	过度通气
呼吸中枢抑制	
局部肌肉麻痹	
神经肌肉疾病	
高位脊髓麻醉	
COPD	
设备故障	**设备故障**
复吸入	呼吸机断开
二氧化碳吸收剂耗竭	食管内置管
呼吸机回路泄漏	气道完全阻塞
吸气 / 呼气活瓣故障	采样不良
	气管内导管套囊周围漏气

Modified from Hess D. Capnometry and capnography: technical aspects, physiologic aspects, and clinical applications. Respir Care. 1990; 35: 557-576.

框 41.2　动脉血–呼气末 CO_2 差值 [P (a-ET) CO_2] 增高的原因
通气血流–灌流的不均匀性增加，尤其是高 V/Q 区域
肺部低灌注
肺栓塞
心搏骤停
正压通气（尤其是复合 PEEP 时）
高频率低潮气量通气

PEEP：呼气末正压（Modified from Hess D. Capnometry and capnography: technical aspects, physiologic aspects, and clinical applications. Respir Care. 1990; 35: 557-576.)

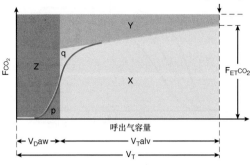

彩图 41.13　容量二氧化碳描记图是呼出气中 CO_2 分数（FCO_2）相对呼出气容量的作图。与时间二氧化碳描记图相似，它也分为三相：解剖无效腔（Ⅰ相，红色）、过渡期（Ⅱ相，蓝色）和肺泡（Ⅲ相，绿色）的气样。容量二氧化碳描记图可通过作一条垂线将总潮气量（V_T）区分为无效腔量（V_Daw）和有效肺泡潮气量（V_Talv），该垂线位于Ⅱ相内，能使图中两个三角形区域（p 区和 q 区）的面积大概相等。图中Ⅱ相的斜率还能定量测量肺泡通气的异质性（不均匀性）。图中水平线以下的区域（代表与动脉血平衡后的气体中的 FCO_2）明显可以分为三个不同的区域：X、Y 和 Z 区。X 区对应的是一次完整呼吸的潮气量中呼出的 CO_2 总容量。该数值可以用以计算 CO_2 产出量（$\dot{V}_{CO_2}$）；或者将呼出气 CO_2 容量除以呼出潮气量得到的值用于 Bohr 等式（等式 41.15）计算中所需要的混合呼出气 CO_2 分数或分压。Y 区代表的是肺泡无效腔造成的无效通气，Z 区代表的是解剖无效腔（V_Daw）造成的无效通气。Y 区 + Z 区代表的是生理无效腔。容量二氧化碳描记图也可以用 PCO_2 相对呼出气容量进行作图。$F_{ET}CO_2$，呼气末二氧化碳分数（Modified from Fletcher R，Jonson B，Cumming G，et al. The concept of deadspace with special reference to the single breath test for carbon dioxide. Br J Anaesth. 1981; 53: 77-88.)

和海拔的升高而降低。低氧血症的定义是指 P_aO_2 值 < 80 mmHg。低氧血症有如下五种生理原因：①通气不足；② $\dot{V}/\dot{Q}$ 比失调；③右向左分流；④弥散受限；⑤弥散–灌注失调。前三项是围术期低氧血症的主要原因。吸入气 PO_2 降低（例如，误关闭或部分关闭麻醉呼吸回路或处在高海拔地区）是低氧血症的另一个原因。

　　这些因素通过影响环境中的 O_2 向动脉血转运的不同阶段而造成低氧血症。吸入气 PO_2 降低或通气不足可导致 P_AO_2 降低。$\dot{V}/\dot{Q}$ 失调、右向左分流和肺泡弥散受限能影响 O_2 交换的效率。在诸如间质性肺疾病等引起的肺泡–毛细血管屏障增厚，以及因运动或高海拔

造成的低氧血症等情况下，弥散障碍发挥作用[177-178]。临床上，严重的 O_2 或 CO_2 弥散障碍鲜有发生。因此，本节的剩余部分将重点关注 $\dot{V}/\dot{Q}$ 失调和右向左分流。

　　$\dot{V}/\dot{Q}$ 失调是临床上低氧血症最常见的原因。正常肺的整体通气和血流并非均匀分布，肺部疾病、全身麻醉和机械通气可加重 $\dot{V}/\dot{Q}$ 失调。$\dot{V}/\dot{Q}$ 较低或为零的区域，毛细血管末端的 PO_2 较低；而 $\dot{V}/\dot{Q}$ 正常或增高的区域，毛细血管末端 PO_2 较高。但是，由于 O_2Hb 解离曲线存在平台现象（图 41.2），因而 $\dot{V}/\dot{Q}$ 正常和增高升高 O_2 含量和代偿低 $\dot{V}/\dot{Q}$ 区域低氧的能力有限（图 41.15）。最终，$\dot{V}/\dot{Q}$ 失调可导致低氧血症。

　　右向左分流量是指未经肺部气体交换而从肺动脉直接流入体循环动脉的血流量。其体现了 $\dot{V}/\dot{Q}$ 失调的极端情况：$\dot{V}/\dot{Q}$ 为零、毛细血管末端氧分压与混合静脉血气体分压相等。健康清醒的自主呼吸者，肺内分流量可忽略不计[179]，由支气管静脉和 Thebesian 静脉（心最小静脉）汇入动脉端循环的肺外分流量也很少

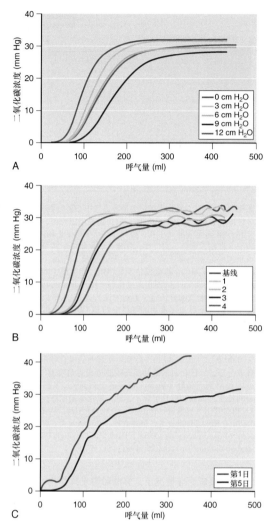

图 41.14 单次呼吸的容量二氧化碳描记图，包括各种通气或灌注异常的示意图。（A）正压通气中使用不同水平的 PEEP（0 cmH₂O、3 cmH₂O、6 cmH₂O、9 cmH₂O 和 12 cmH₂O）时，Ⅱ 相和Ⅲ 相曲线的相应变化；（B）肺灌注改变时Ⅱ 相和Ⅲ 相的改变（数值越大，肺血流量越小）；（C）急性支气管痉挛时，Ⅲ 相斜率急剧增大（第 1 日）。症状缓解后（第 5 日），Ⅲ 相斜率明显下降（Modified from Thompson JE, Jaffe MB. Capnographic waveforms in the mechanically ventilated patient. Respir Care. 2005；50：100-108.）

（< 1% 心输出量）[180]。全身麻醉期间的肺不张可产生右向左分流[181-182]。肺炎和急性肺损伤等病理情况也可引起右向左分流。分流对 PaO₂ 的影响取决于分流量、F₁O₂ 和心输出量（图 41.16）。重要的是，存在大量真性右向左分流时，通过提高 F₁O₂ 对 PaO₂ 的影响不大（图 41.16）。

计算流经分流区域的血流量（$\dot{Q}_S$）占总心输出量（$\dot{Q}_T$）的（百）分数的传统方法是基于肺的三室模型系统（图 41.17）[183]。该三室分别代表：①既有通气也有血流灌注的肺区域；②分流的肺区域（$\dot{V}/\dot{Q} = 0$）；③有通气而无血流灌注的无效腔室（$\dot{V}/\dot{Q} = $无穷大）。将质量平衡的概念应用于该模型，可得出分流分数（$\dot{Q}_S/\dot{Q}_T$）的表达式为：

$$\dot{Q}_S/\dot{Q}_T = \frac{(C_{C'}O_2 - C_aO_2)}{(C_{C'}O_2 - C_{\bar{V}}O_2)} \quad (41.16)$$

其中 $\dot{Q}_S$ 是分流的血流量，$C_{C'}O_2$ 为毛细血管末端的 O_2 含量。$C_{C'}O_2$ 可根据公式 41.1，假设毛细血管末端和肺泡内气体达到平衡加以计算。P_AO_2 按照理想肺泡气体公式计算：

$$P_AO_2 = F_1O_2 \cdot (P_{atm} - P_{H_2O}) - P_aCO_2/R \quad (41.17)$$

其中 F_1O_2 为吸入气氧浓度，P_{atm} 为大气压（通常认定海平面水平为 1 个大气压，760 mmHg），P_{H_2O} 指水蒸气的分压（37℃ 时为 47 mmHg）。R 为呼吸商，代表肺部 CO_2 清除量与 O_2 摄取量的比值（R = $\dot{V}_{CO_2}/\dot{V}_{O_2}$），在正常饮食和代谢情况下，其值等于 0.8。

三室模型是真实肺的简化模型，因此，当 F_1O_2 小于 100% 时，根据公式 41.16 计算的 $\dot{Q}_S/\dot{Q}_T$ 值体现了所有可产生低氧血症因素的联合作用，主要影响因素为右向左分流量和 $\dot{V}/\dot{Q}$ 失调。这种情况下的 $\dot{Q}_S/\dot{Q}_T$ 被称为静脉血掺杂。当 F_1O_2 为 100% 时，不同肺区 $\dot{V}/\dot{Q}$ 的不均一性对 O_2 交换的影响被消除，公式 41.16 仅反映右向左分流的部分[184]。给予纯氧（即 F_1O_2 为 1.0）可引起 $\dot{V}/\dot{Q}$ 极低区域肺的吸收性肺不张，从而导致真性右向左分流量增加[184]。

如果假设毛细血管末端的氧饱和度为 100% 且血 O_2 含量主要由血红蛋白饱和度决定，则分流分数公式可简化为

$$\dot{Q}_S/\dot{Q}_T = \frac{(1 - S_aO_2)}{(1 - S_{\bar{V}}O_2)} \quad (41.18)$$

其中 S_aO_2 为动脉血氧饱和度，$S_{\bar{V}}O_2$ 为混合静脉血氧饱和度。

其他氧合指标：计算分流分数是判断氧交换障碍的基本措施。但是，测量 $S_{\bar{V}}O_2$ 需要放置肺动脉导管。现今已有创伤更小的衡量氧合指标的方法。理想的监测指标应能反映氧合效率，随肺功能的变化而改变，肺外因素（如 F_1O_2）变化时仍保持恒定，而且能为诊断和判断预后提供有价值的临床信息[185]。虽然 P_aO_2 无疑可以反映动脉血的氧合情况，但因其可随 F_1O_2 的变化而变化，且其与血液氧含量之间呈非线性关系[185]，因此，其定量反映 O_2 交换障碍的信息有限。现已开发出多

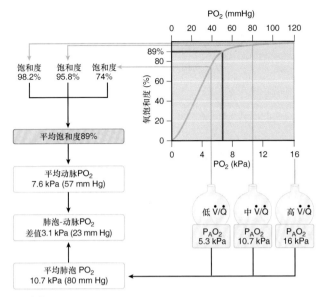

图 41.15 **不同的通气血流比（$\dot{V}/\dot{Q}$）区域对动脉血氧分压（P_aO_2）的影响。** 根据氧合血红蛋白解离曲线的波形，低 V/Q 肺区区域降低 PaO₂ 的作用呈非线性，影响要大于正常或高 $\dot{V}/\dot{Q}$ 肺区区域增加 PaO₂ 的作用。当假设肺内各区域血流量相同时，图中各 $\dot{V}/\dot{Q}$ 区域的平均肺泡氧分压（P_AO_2）为 10.7 kPa（80 mmHg）。但根据氧合血红蛋白解离曲线，动脉血的平均动脉血氧饱和度为 89%，对应的平均 P_aO_2 仅为 7.6 kPa（57 mmHg）。PO₂，氧分压（Modified from Lumb AB. Nunn's Applied Respiratory Physiology. 6th ed. Philadelphia：Elsevier/Butterworth Heinemann；2005.）

种基于 P_aO_2 对应 F_IO_2 或 P_AO_2 的指标：肺泡-动脉 O_2 分压梯度（alveolar-arterial partial pressure gradient of O_2，[A-a]PO_2）、呼吸指数（[A-a]PO_2/P_AO_2）、动脉-肺泡氧分压比（P_aO_2/P_AO_2）以及动脉-吸入 O_2 分压比（P_aO_2/F_IO_2）[185]。

基于 P_aO_2 的指标的优点在于计算简单，而且仅需采集动脉血。但这些指标存在的一个严重局限性在于，它们随 F_IO_2、P_aCO_2、Hb 和氧耗量（O_2 consumption，$\dot{V}_{O_2}$）的变化而变化[186-187]。所以，即使肺交换功能没有任何变化，基于 P_aO_2 的指标也随着上述变量的变化而发生改变。基于 P_aO_2 指标的另一局限性是无法解释因 F_IO_2 的变化而引起的 $\dot{V}/\dot{Q}$ 比的变化。此外，应用依赖肺泡气公式获得 P_AO_2 的指标，包括 $P_ACO_2 = P_aCO_2$，在病理条件下可能不能反映真实情况。

早期开发用于评价氧合情况的指标为抽取外周动脉血计算（A-a）PO_2[188]。（A-a）PO_2 有助于鉴别由 $\dot{V}/\dot{Q}$ 失调、分流或弥散受限导致的低氧血症与由通气不足和低 F_IO_2 导致的低氧血症。因为在由于低 F_IO_2 和通气不足引起的低氧血症情况下，（A-a）PO_2 保持不变。但由于 $\dot{V}/\dot{Q}$ 失调、分流或弥散障碍引起的低氧血症，则（A-a）PO_2 升高。

（A-a）O_2 梯度差的计算

$$(A\text{-}a)\,PO_2 = P_AO_2 - P_aO_2 \qquad (41.19)$$

年轻成人呼吸空气时（A-a）PO_2 正常值< 10 mmHg，随着年龄的增长和吸氧而增大。（A-a）PO_2 随年龄变化可由下式计算[189]

$$(A\text{-}a)\,PO_2 = 0.21 \cdot (\text{年龄} + 2.5) \qquad (41.20)$$

F_IO_2 的变化可引起（A-a）PO_2 的显著改变，无论患者是否存在肺部疾病，让患者吸氧均可使（A-a）PO_2 升高[186]。与（A-a）PO_2 类似，呼吸指数 [（A-a）PO_2/P_AO_2] 和 P_aO_2/P_AO_2 二者都对 F_IO_2 敏感，特别是 $\dot{V}/\dot{Q}$ 严重失调，如急性呼吸窘迫综合征（acute respiratory distress syndrome，ARDS）时影响更为明显，而在不存在真性分流或低 $\dot{V}/\dot{Q}$ 区域极小时（如健康肺或者肺栓塞患者）影响较小[190]。

与其他基于氧分压的指标不同的是，P_aO_2/F_IO_2 的计算不需要使用 P_AO_2 及其相关的假设条件。因此，该指标更稳定，尤其是在与 ARDS 关联的场景下，如 $F_IO_2 > 0.5$、$P_aO_2 < 100$ mmHg 等[186-187]。P_aO_2/F_IO_2 是 ARDS 诊断标准的一部分，并与这类患者的预后相关[191]。当无法反复进行动脉采样时，采用 SpO_2/F_IO_2（也称为 SF，氧合分数）可能有帮助。成人和儿童呼吸衰竭的患者在 S_pO_2 介于 80%～97% 时，SF 与

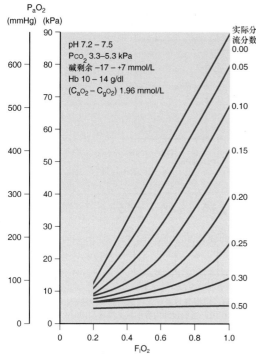

图 41.16　在大气压, pH 值、二氧化碳分压（PCO$_2$）、碱剩余、血红蛋白（Hb）浓度和动脉-混合静脉血氧含量差（C$_a$O$_2$ − C$_g$O$_2$）均正常的前提下，不同分流分数时动脉血氧分压（P$_a$O$_2$）与吸入氧分数（F$_I$O$_2$）之间的关系。此图相当于 Lawler 和 Nunn 制作的所谓"等分流图（isoshunt diagram）"（From Welsby PD, Earis JE. Some high pitched thoughts on chest examination. Postgrad Med J. 2001；77：617-620.）

P$_a$O$_2$/F$_I$O$_2$ 的相关性良好[192-193]。

P$_a$O$_2$/F$_I$O$_2$ 比值不能特征性地反映一些与呼吸衰竭的严重程度相关的因素，如呼吸机参数的设置或呼吸系统力学的改变等[194-196]。P$_a$O$_2$/F$_I$O$_2$ 比值的另一个缺点在于其受 PEEP 或平均气道压的影响，因为 PEEP 或平均气道压的增加可导致肺复张并改善氧合。因此提出了氧合指数（oxygenation index，OI）这一更稳健的指标作为 P$_a$O$_2$/F$_I$O$_2$ 的替代[197]：

$$OI = 100\% \times \frac{F_IO_2\overline{P}_{ao}}{P_aO_2} \qquad (41.21)$$

公式中，$\overline{P}_{ao}$ 表示平均气道压。OI 已用于判断小儿急性低氧性呼吸衰竭的预后[198]、成人 ARDS 死亡率的预测因子[196, 199]以及振荡通气期间加强肺复张的指标[200]。最近还提出了另一个 OI 的替代指标："氧合饱和度指数"（oxygenation saturation index，OSI）：

$$OSI = 100\% \times \frac{F_IO_2\overline{P}_{ao}}{S_pO_2} \qquad (41.22)$$

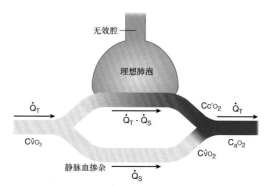

图 41.17　气体交换的三室模型。肺被分为三个功能单元：肺泡无效腔、"理想"肺泡和静脉血掺杂（分流）。注意，该模型并未区分真性分流或真性无效腔和由 V̇/Q̇ 失调引起的分流与无效腔。C$_a$O$_2$：动脉氧含量；C$_c$' O$_2$：终末肺毛细血管氧含量；C$_v̄$O$_2$：混合静脉氧含量；Q̄$_S$：分流的血流量；Q̇$_T$：总血流量（From Lumb AB. Nunn's Applied Respiratory Physiology. 6th ed. Philadelphia：Elsevier/Butterworth Heinemann；2005.）

与利用脉搏氧饱和度的 S$_p$O$_2$/F$_I$O$_2$（SF）比值类似，OSI 采用脉搏氧饱和度测量法避免了有创动脉血气采样分析。在诊断 ARDS 的当日计算 OSI，其与 OI 相关性良好，并且与死亡率增加和无机械通气天数的减少相关[194]。

与 P$_a$O$_2$ 不同，即使存在严重 V̇/Q̇ 失调，P$_a$CO$_2$ 也可保持在正常范围内，原因是 P$_a$CO$_2$ 曲线没有平台现象，因此可以采用代偿性过度通气降低 P$_a$CO$_2$[201]。P$_a$CO$_2$ 有赖于 CO$_2$ 清除量（CO$_2$ elimination，V̇$_{CO_2}$）和肺泡通气量（alveolar ventilation，V̇$_A$），表示为：

$$P_aCO_2 = k \times (\dot{V}_{CO_2}/\dot{V}_A) \qquad (41.23)$$

公式中的换算因子 k 等于 0.863。

稳态条件下（恒定的 V̇$_{CO_2}$），P$_a$CO$_2$ 的变化与肺泡通气量成反比。传统测量无效通气的方法是假设动脉 CO$_2$ 分压和肺泡 CO$_2$ 分压相等（即 P$_A$CO$_2$ = P$_a$CO$_2$），并利用 Bohr 方程（公式 41.15）计算无效腔量占潮气量的分数（V$_D$/V$_T$）。这种方式确定的无效腔分数包括肺泡无效腔（即无血流灌注的肺泡）和解剖无效腔，以及高 V̇/Q̇ 的肺区。与关于分流的讨论类似，无效腔分数不仅包括真性解剖无效腔，也包括无效通气的区域（图 41.17）。

测量原理

P$_a$O$_2$ 是通过 Clark 电极进行测量的。该电极由一个阴极（可为铂或金）和一个浸泡在电解槽中的阳极组成，电极被一可渗透 O$_2$ 的薄膜包裹。测量时将电极插入血样中，O_2 透过薄膜扩散并在阴极被还原，产生电流。该电流与血样中的 PO_2 成正比[202]。PCO_2 电极测量的是碳酸氢盐溶液与血样进行平衡产生的 pH 值变化[203]。

温度的影响

CO_2 和 O_2 在血液中的溶解度受温度的影响。温度较低时，气体的溶解度增加，气体分压降低。血气分析仪测量的是温度 37℃时的气体分压。取自低体温患者的血液被血气分析仪加热到 37℃后，CO_2 和 O_2 会从血液中析出，导致测得的 $PaCO_2$ 和 PaO_2 高于患者体内的实际分压值。血气分析仪可通过内部的算法，根据患者的实际体温对报告的测量值进行校正[204]。因此，温度效应对血气分析影响关系最大的是涉及低体温患者的处理，如低温心肺转流术（hypothermic cardiopulmonary bypass，HCPB）或深低温停循环（deep hypothermic circulatory arrest，DHCA）期间。

已有两种策略处理这些低温情况下的动脉气体分压：α-稳态和 pH-稳态。在 α-稳态处理中，血气分析仪将样品加热至 37℃后得到的血气测量值主要用于酸碱平衡和气体交换的管理；α-稳态管理的优点是能保留大脑自主调节作用和维持蛋白质功能[205]。pH-稳态处理则是将测量值按患者的实际体温校正，然后再用于酸碱平衡和气体交换的管理。此时由于患者存在低体温，因而 PaO_2 和 $PaCO_2$ 在患者实际体温下的数值要低于在血气分析仪 37℃时所得的值，而 pH 则较高。临床上通常将 CO_2 加入氧合器，以维持经温度校正后的 $PaCO_2$ 和 pH 达到正常体温下的数值。pH-稳态处理理论上有利于增加脑血管的舒张作用，使头部降温更均匀[206]。

有关上述两种处理策略对预后影响的研究得到的结果并不一致[207-214]。总体上，临床研究证据支持在 HCPB 或 DHCA 的小儿心脏外科手术中应用 pH-稳态处理策略[209, 213, 215]。成年 HCPB 术推荐采用 α-稳态处理[216]。有研究提示，在涉及成年患者 DHCA 的手术中，采用 pH-稳态处理有助于提高降温的速率和匀速性，而在复温过程中则推荐采用 α-稳态处理策略[217]。

局限性与误差原因

正确处理动脉血气样本是减少误差的重要措施。导致误差的两个常见原因是采样后分析样本延迟以及采样注射器中存在气泡[218]。在室温甚至 4℃下延迟 20 min 进行血样分析即可能导致 PaO_2 下降[218]。PaO_2 的下降与粒细胞的代谢活性相关，将血样品放置在冰上可

避免 PaO_2 下降。采样注射器中含有气泡会导致 PaO_2 测量值趋近气泡中的 PO_2，并导致 $PaCO_2$ 下降[218]。

肺流量、容量和压力监测

人体呼吸系统作为气体交换器官，依靠对流和扩散摄取 O_2 和清除 CO_2。将空气运输到肺泡及从肺泡将气体运输到肺外的过程都需要一个压力梯度的建立，由此引起呼吸系统弹性成分的体积、气道中的气流和组织运动的速度等的改变，以及空气和组织的加速。肺是由复杂的气道分支网络和黏弹性组织两个部分组成的，在自主呼吸或机械通气过程中，会引起气流速度和流动方式的巨大变化。气流（gas flow，$\dot{V}$）在肺部的进出肺需要压力（pressure，P）来克服由气道树、肺实质组织和胸壁产生的阻抗性阻力（P_R）、弹性回缩力（P_E）以及有时也存在的惯性力（P_I）：

$$P = P_R + P_E + P_I \qquad (41.24)$$

依据 P 所代表的是相对于大气压的气道压（跨呼吸压）、相对于胸膜腔压的气道压（跨肺压）还是单纯的胸膜腔压的不同，公式 41.24 可用以分别描述整个呼吸系统、肺本身或胸壁的机械力学特性[219-221]。

动态呼吸力学

与公式 41.24 类似，在呼吸或通气过程中呼吸系统的机械力学特性可以通过一个包含有阻力（resistive，R）、弹性（elastic，E）和惯性（inertial，I）特性的简单运动公式描述[219, 222]：

$$P = R\dot{V} + EV + I\ddot{V} + P_0 \qquad (41.25)$$

公式中 V 为容量，$\ddot{V}$ 表示容量加速度（即流量的一阶导数或容量的二阶导数），P_0 为呼气末膨胀压力。根据 P 分别指代跨呼吸系统压、跨肺压或胸膜腔内压的不同，公式 41.25 中的系数 R、E 和 I 可分别表示总呼吸系统（respiratory system，rs）、肺本身（lung，L）或胸壁（chest wall，cw）的机械力学特性[221]。呼吸系统的阻力（R_{rs}）一般认为是伴随气流流经气道树产生的黏滞和湍流，以及肺实质和胸壁组织的形状改变所造成的。因此，气道阻力可以反映气道的口径[223]。若气流变化不大，根据公式 41.25 的第一项，一般认为阻抗性压力损耗与流速呈线性相关。如果像在运动或做用力肺活量动作那样气流速度更大的情况下，则阻抗性压力损耗与流速呈非线性关系，此时通过下列公式可更准确地加以描述[224]：

$$P_R = K_1 \dot{V} + K_2 \dot{V}^2 \qquad (41.26)$$

其中 K_1 和 K_2 是根据经验确定的常数。其他的能量损失源自肺泡表面膜内的张力[225]、胸膜腔内以及肺实质和胸壁的各种组织的摩擦力[220]，还包括气道壁和肺组织中可收缩成分构成的交叉环路[226-227]。此类能量损失称为"组织阻力"[228-229]。若假设根据公式 41.25 认定这些组织阻力消耗的能量与流速成正比，就会发现其与呼吸频率成反比[226, 230]，此现象通常与组织的黏弹性成分有关[220]。成年患者以正常频率呼吸时，肺组织阻力约占声门下肺总阻力的 60%[231]。在带有吸气末停顿的容量控制型通气过程中，气道阻力可以通过气道峰压力（P_{peak}）和气道平台压力（P_{plat}）之差（即阻抗性压力损耗 P_R）除以吸气末停顿前的吸气量（$\dot{V}_I$）而迅速获得：

$$R = \frac{P_{peak} - P_{plat}}{\dot{V}_I} = \frac{P_R}{\dot{V}_I} \qquad (41.27)$$

因此，对于特定的气流速度，P_R 的改变可能反映气道口径的变化，此情况可发生于术中哮喘发作（图 41.18 的中间图片）以及气管内导管或呼吸回路阻塞等。

弹性压力主要来自肺和胸壁的正常解剖结构发生变形时出现的弹性回缩、膈肌和肋间肌的收缩或某些外力（如呼吸机）的作用[232]。弹性阻力的定义是指特定的容量变化所导致的膨胀压力（跨呼吸系统、跨肺或胸膜内）的改变。动态弹性阻力指自主呼吸或机械通气过程中，每单位容量的改变时弹性（即非阻抗性的）膨胀压力的变化[†]。呼吸系统的总弹性阻力（E_{rs}）是肺（E_L）和胸壁（E_{cw}）的弹性阻力之和：

$$E_{rs} = E_L + E_{cw} \qquad (41.28)$$

临床上弹性阻力通常以它的倒数，即顺应性（即每单位压力改变所致的容量变化）来表示。这就使公式 41.28 可以以另一个等式表达（等式 41.29），它反映了呼吸系统总顺应性（C_{RS}）、肺顺应性（C_L）和胸壁顺应性（C_{cw}）之间的关系：

$$\frac{1}{C_{rs}} = \frac{1}{C_L} + \frac{1}{C_{cw}} \qquad (41.29)$$

增加呼吸系统总弹性或肺弹性（或对应地减少呼吸系统的总顺应性或肺顺应性）的因素包括肺实变、肺水肿、气胸、肺不张、间质性肺疾病、肺叶切除、肺过度膨胀，以及支气管内插管等。肺气肿一般会增加肺顺应性。降低胸壁顺应性的因素是腹胀、腹腔间隔综合征、胸壁水肿、胸廓畸形、肌张力升高以及广泛的胸腹部瘢痕（例如烧伤）；肌肉松弛剂和连枷胸可降低 C_{cw}。

V_T 的大小与功能性肺容量相关，在某些情况下可能采用 P_E 对 V 的线性相关公式（公式 41.24 和公式 41.25）不再能准确描述肺和（或）胸壁的压力-容量（pressure-volume，PV）关系。这种情况下，更准确的描述方式可能是弹性压力与体积呈二元次方的关系[232a, 232b]：

$$P_E = E_1 V + E_2 V^2 \qquad (41.30)$$

其中 E_1 和 E_2 分别表示所谓弹性压力的容量非依赖成分和容量依赖性成分，当 E_2 可以忽略不计时，P_E 可以转化为 $E_1 V$（公式 41.23）。使用公式 41.30 的一个优点是，它可以方便地确定容量依赖性弹性压力占 P_E 的百分比[232c]。

$$\%E_2 = \frac{E_2 V_T}{E_1 + E_2 V_T} \times 100\% \qquad (41.31)$$

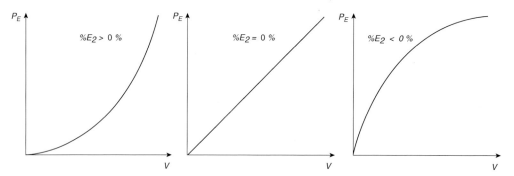

图 41.18　呼吸系统弹性压力（P_E）随容量（V）变化的示例图及相应的容量依赖性弹性阻力（%E_2）百分比（Modified from D'Antini D, Huhle R, Herrmann J, et al. Respiratory system mechanics during low versus high positive end-expiratory pressure in open abdominal surgery：a substudy of PROVHILO randomized controlled trial. Anesth Analg. 2018；126：143-149. ）

[†] 某些命名方法中错误地将动态弹性阻力定义为气道峰值压力除以潮气量。然而，这样的动态弹性阻力的定义中包括了阻抗性压力和弹性压力两部分，因此不是一个纯粹描述弹性过程的指标

由于指数 %E_2 可量化 P_E 与 V 之间线性关系的偏差度，它可以提供机械呼吸过程中有关每个潮气量所产生的肺复张或过度膨胀的程度的定量信息[232d]。例如，%E_2 为正值（图 41.18A）表明存在凸形曲线的 P_E-V 关系，当 %E_2 大于 30% 时可能存在肺过度膨胀[232c]。反之，%E_2 为负值（图 41.18C）提示为凹形曲线的 P_E-V 关系，可能在呼吸过程中出现了吸气相肺复张[232e]。

在容量控制通气中吸气流量恒定的特殊情况下，吸气压力－时间曲线的曲率变化也可以用来推断吸气相的肺复张和过度膨胀情况。Raneiri 及其同事[232f] 以一个简单的幂函数来描述此种关系

$$P = at^b + c \qquad (41.32)$$

与公式 41.24 相似，公式中的 P 可以是跨呼吸压力或者是跨肺压力，t 是时间。常数 a、b、和 c 可以用各种非线性回归技术从呼吸压力曲线进行估算[232g]。指数 b 称为"压力指数（stress index）"，其估算值描绘了呼吸压力－时间曲线的凸度（b < 1.0）、凹度（b > 1.0）或线性（b ~ 1.0）特征（图 41.19）。与 %E_2 相似，b 也有助于在一定程度上深入了解吸气相肺复张（b < 1.0）和肺过度膨胀（b > 1.0）对吸气压力的影响分量，或者何时这些过程可以大致平衡（b ~ 1.0）。然而，如上所述，压力指数仅在容量控制通气恒定吸气流量时可用，这不同于指数 %E_2，后者也可用于其他通气模式[232h]。此外，某些临床情况下，如气腹、腹腔间隔综合征或胸腔积液，可能会使对压力指数的解读变得模糊[232i, j, k]。

与公式 41.27 估算 R_{rs} 相似，在容量控制型通气的气流速度为零时（即在吸气末停顿时，阻抗性压力为零），呼吸系统弹性阻力（E_{rs}）的线性近似值很容易确定，即以 P_{plat} 与 PEEP 的差值（即弹性压力 P_E）除以 V_T：

$$E_{rs} = \frac{P_{plat} - PEEP}{V_T} = \frac{P_E}{V_T} \qquad (41.33)$$

由于公式 41.33 中的 E_{rs} 值是在流速为 0 时获得的，因此通常称为"静态弹性阻力"。对于正常机械通气的肺，与其相对应的静态 C_{rs} 介于 50 ~ 100 ml/cmH$_2$O。在肺或胸壁弹性阻力会发生改变的手术，如气胸下开胸手术、腹腔充气下腹腔镜手术等，在特定潮气量下可观察到 P_E 的改变（图 41.20 右图）。与静态 E_{rs} 相反，动态 E_{rs} 是在流速非零的情况下采用多元线性回归技术进行估算的（见后文）。由于气流黏弹性[222] 和气体再分布[233] 的影响，动态 E_{rs} 要高于静态 E_{rs}。采用肺复张策略可增加肺的充气容量或功能性容量，使得静态 E_{rs} 和动态 E_{rs} 二者均降低。然而，对于应力僵化的肺组织，由于肺实质中细胞外基质的胶原纤维随着应力的增加而逐渐增生重建，E_{rs} 也可增加[233a]。僵硬胶原纤维的增生导致其成为肺内承重组织的主要成分；相对地，在低水平的组织应力作用时，肺内承重组织以更具延展性的弹性蛋白纤维为主要成分[233b]。这种特性可允许进行 PEEP 滴定，以达到吸气相肺复张与避免肺实质过度膨胀之间的最佳平衡——即选择的 PEEP 能达到 E_{rs} 最小或 C_{rs} 最大的目的[232b, c, 233c-f]。

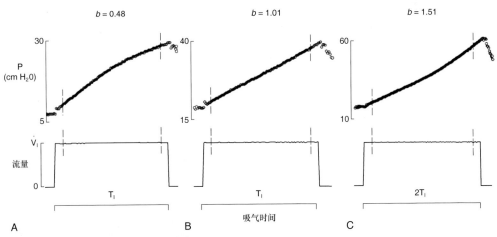

图 41.19　假设可以以幂律公式 P = at^b + c 描述压力－时间（P-t）曲线，在恒定的吸气流量 V$_I$ 水平下持续 T$_I$ 和 2T$_I$ 时间内的压力指数的概念性示例。（A）b < 1.0，形成凸形 P-t 曲线，提示潮气量内肺复张占优势；（B）b ≈ 1.0，P-t 曲线呈直线，提示肺复张或过度膨胀程度最低；（C）b > 1.0，P-t 曲线呈凹形，提示肺实质过度膨胀占优势（Modified from Ranieri VM, Zhang H, Mascia L, et al. Pressure-time curve predicts minimally injurious ventilatory strategy in an isolated rat lung model. Anesthesiology. 2000；93：1320-1328.）

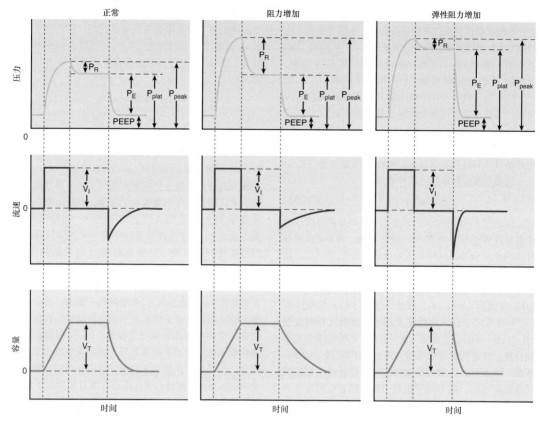

图 41.20 恒定流速容量切换型通气伴吸气末停顿时的气道压力、流速与容量。吸气峰压（P_{peak}）和平台压（P_{plat}）可分成：阻抗性阻力压力（P_R）、弹性压力（P_E）和呼气末正压（PEEP）。每一病例机械通气所使用的峰值流速（$\dot{V}_I$）与潮气量（V_T）相同。左图为健康患者的波形，其中 P_R 成分所占的比例很小，弹性压力占了吸气峰压的大部分。呼气流速在下一次吸气开始之前已降至零点，表明吸-呼比（I:E）合适，不存在排空延迟的肺区域。肺容量作为流量的积分，也在下一次呼吸开始之前降至零点。中图为气道阻力增加患者的波形。由于 P_R 成分的明显增加，使 P_{peak} 明显增加；P_{plat} 与健康患者相同，表明弹性压力没有改变。阻力增加使排空延迟，可观察到呼气相流速和容量曲线恢复至零点的时间延长，有些病例甚至无法恢复到零点，因此需要改变 I:E 以避免余气体潴留与自发性 PEEP。右图代表 P_E 增加的患者的波形，可见于腹腔镜气腹或气胸状态下。呼吸系统弹性阻力增加引起相应的 P_{plat} 增加，呼气相肺排空增快

这种滴定 PEEP 的方法临床用于 ARDS 患者的作用尚未完全明确[233e, 233g]。

　　最后，惯性压力与中心气道内气柱加速的动能以及肺组织的运动方式相关[234]。惯性压力通常以一个集总的"惯性"参数与容积加速度的乘积表示（公式41.25）。惯性通常不是表观气道压力或呼吸功的主要影响因素，除非出现气流突然变化的情况，如可发生在吸气相的阶梯状断面时或不同模式的高频通气中[235, 235a, b]。

　　如果通气波形中没有出现呼吸末停顿，则公式41.27 和 41.33 不能用于估测 R_{rs} 和 E_{rs}。这是因为单靠肉眼目测无法轻易地区分阻抗性压力和弹性压力。例如，在压力控制通气（PCV）时，气道开口在吸气相

暴露在一个恒定的充气压力之下（图 41.21），这时气道的流量和 V_T 不是由呼吸机确定的，而是取决于气道与肺泡之间的压力梯度。因此，估算 R_{rs} 和 E_{rs} 更稳妥的方法是根据所采集的流量和压力数据，将公式41.25 计算所得的系数进行多元线性回归[236-238]。含有这种数字化处理方法的呼吸力学监测仪已有市售，并几乎可用于分析所有的呼吸波形。另外，基于线性回归分析的力学性能估算并不仅限于伴有吸气末停顿的容量切换或时间切换的机械通气波形。R_{rs} 和 E_{rs} 还可以在吸气相和呼气相分别进行计算，某些患者由于存在气道的动态压缩或萎陷，二者的值可不相等[239-240]。

　　根据气道开放正压动态估计呼吸系统总 R_{rs} 和 E_{rs} 的方法只有在患者胸壁松弛、采用控制性机械通气时

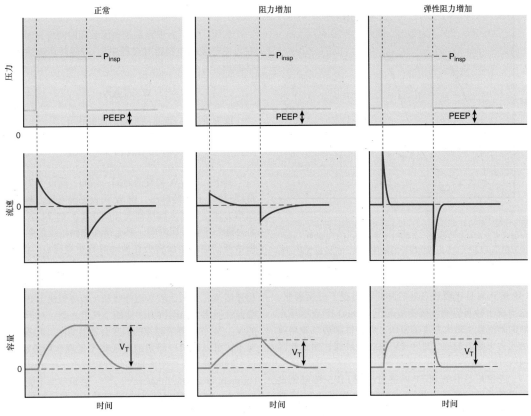

图 41.21　与图 41.18 相同的患者压力控制型通气时的气道压力、流速与容量波形。在这种通气模式下，呼吸机在吸气相提供固定的压力，而不考虑阻力和顺应性。一旦上述参数发生改变，则气道流速和潮气量就会随之改变。左图为正常患者的波形。中图为气道阻塞患者的波形。注意，与容量控制型通气相比，曲线上未出现峰压-平台压差；与正常患者相比，该类患者的 V_T 较小、呼气相流速回至零点的时间延长。右图为弹性阻力增加患者的波形，在腹腔镜气腹或气胸中多见。注意，与肺硬度增加相一致的是，该患者的 V_T 减少，回至零点的时间缩短。PEEP，呼气末正压；P_{insp}，吸气压力；V_T，潮气量

才有效。使用神经肌肉阻滞剂的全身麻醉必然符合这种情况，但是，自主呼吸和呼吸机辅助通气的情况下就要复杂得多了。这种情况下，采用下文介绍的食管测压法估算跨肺压可以阐述胸壁的力学特性。

静态呼吸力学

　　如前所述，呼吸系统弹性阻力（或顺应性）在气流为零时最易测定，因为在这种情况下测得的肺膨胀压力仅与弹性过程相关。然而，通过绘制对应于跨肺或跨呼吸系统总膨胀压的累积吸气或呼气肺容量图，可获得更全面的呼吸系统弹性阻力特性信息。通过非常

缓慢地充气和放气（阻抗性压力可忽略不计）[241]，或定期阻断气流[242]，可绘制出准静态压力-容量（PV）曲线。例如，现将肺充气扩张至指定的容积（通常为肺总量），然后在被动放气过程中让气流中断 1～2 s，即可绘制 PV 曲线的呼气支图形。

　　肺或总呼吸系统的准静态 PV 曲线是固有的、非线性的（图 41.22）；也就是说，顺应性，即曲线上局部的斜率（dP/dV），可随肺容量的变化而改变。根据经验，PV 曲线通常采用单指数函数[243]或 S 形函数[244]描述。在 S 型函数曲线上通常有两个清晰的分界点，其中较高的点称为上拐点（upper inflection point，UIP），较低的点称为下拐点（lower inflection point，LIP）[‡]。

―――――――――
[‡] 拐点正式的数学定义是凹曲线（即，二阶导数）上的点从正到负或从负到正的变化标记

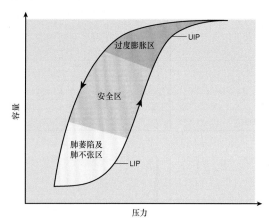

图 41.22　肺或呼吸系统压力-容量曲线的图解，显示了呼气支和吸气支之间的迟滞现象。在呼气支上标注出了上拐点（UIP）和下拐点（LIP）。为达到肺保护的最佳效果，机械通气时的肺区应处于安全区范围内

UIP 被认为是代表该点处的肺开始出现了过度膨胀，这出现于肺实质刚性应变情况下[220]；LIP 表示该点处的肺泡发生最大程度的复张。保护性肺通气策略就是要力求患者的通气处于 PV 曲线上最线性相关的区域内进行。

应使用足够的 PEEP 以避免出现 LIP，即避免发生周期性的肺复张和萎陷，同时联合使用低 V_T 可避免出现 UIP 和肺过度膨胀[242]。此外，PV 曲线可出现迟滞现象，即特定压力下的肺容量取决于膨胀压力的方向（即要么吸气或呼气）。肺或整个呼吸系统 PV 曲线出现迟滞现象的原因纷繁复杂，包括表面活性物质的生物物理特性[245]、时间依赖性肺复张或肺萎陷[246]，以及各种结缔组织的接触摩擦[247]。

依据准静态 PV 曲线进行呼吸管理时有许多问题应引起注意。首先，PV 曲线是在气流量为零或接近零时绘制的，它不能反映自主呼吸或机械通气下动态过程中肺或总呼吸系统的力学特性。事实上，同一个患者的动态 PV 关系可能存在很大差异。其次，PV 曲线的 UIP 和 LIP 并不总是很明显。最后，肺或总呼吸系统的 PV 曲线反映的是众多肺单位整体的平均静态特性，不同肺区都有其独特的 PV 曲线。

呼吸功和机械功率

呼吸功（work of breathing，W）指肺和（或）胸壁扩张或回缩达到特定的容量时所需要的能量。呼吸功最简单的表达式为膨胀压力与所产生的容积变化的乘积：

$$W = PV \tag{41.34}$$

然而，当压力和容量作为函数随时间变化时（如在自主呼吸或控制通气过程中），呼吸功可表达为累计的积[248]

$$W = \int P dV \tag{41.35}$$

或等于压力-流量乘积对时间的积分[249]

$$W = \int_{t=0}^{T} P(t) \dot{V}(t) dt \tag{41.36}$$

其中，T 是 W 持续的时间。例如，假设 T 为吸气持续时间，P 为跨肺压，则 W 代表克服阻抗力和弹性回缩力使空气进入肺所需要作的功（图 41.23）。假如 T 为整个呼吸周期时间，那么最初在肺组织的弹性回缩中所储存的能量将会在被动呼气中被释放。此时，PV 环的面积所代表的只是单纯克服气道和组织的阻抗性损耗（即能量损耗）所作的功。总之，仅在吸气相评估 W，是因为吸气时呼吸肌（或呼吸机）必须克服弹性回缩力和阻抗力才能使空气进入肺。对于特定的 V_T，W 作为呼吸频率的函数会发生变化，大多数情况下，可以以某一特定的呼吸频率实现作功最小化。这一呼吸频率被称为能量优化呼吸频率（energetically optimum breathing frequency）[249]，在该频率下能量消耗最小。呼吸功相对应时间的导数称为瞬时机械功率（instantaneous mechanical power，P）：

$$P = \frac{dW}{dt} \tag{41.37}$$

依据公式 41.31，P 可以简单地表达为对应时间的压力流量乘积：

$$P(t) = P(t) \dot{V}(t) \tag{41.38}$$

机械功率作为能量消耗速率的一个指标，可用于评估发生呼吸机诱发肺损伤的风险[249a]，特别是在通气过程中跨肺压发生变化时[249b]。此外，如果通气过程中压力与流量的关系可以用较为简单的数学表达式描述（如公式 41.25 至公式 41.27），那么机械功率同样可以用简单的解析式表达[249c, d]。

呼吸压力监测

任何定量评估呼吸力学的基础都是压力测量。这些压力包括麻醉机的吸气端或呼气端、ETT 的近端、气管内或食管内的压力。如公式 41.24 所述，压力的测量有助于推断气体通过气道树以及扩张肺实质组织和胸壁的力量。麻醉科医师或重症监护医师最熟悉且

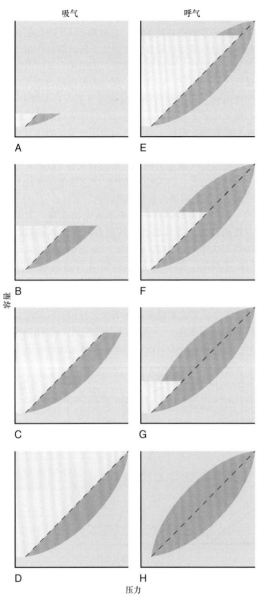

吸气　　　　　　　　　　呼气

A　　　　　　　　　　E

容量

B　　　　　　　　　　F

C　　　　　　　　　　G

D　　　　　　　　　　H

压力

图 41.23　单次呼吸过程中容量随跨肺压或跨呼吸系统压力变化的示意图。（A）～（D）为吸气相示意图，（E）～（H）为呼气相示意图。灰色区域表示为抵抗组织弹性回缩力所作的呼吸功，阴影部分区域（橘色区域）表示为抵抗气道和组织阻力所作的呼吸功。吸气末存储在弹性组织中的能量在呼气相被完全释放。但阻力性能量在吸气相和呼气相均会被释放

方便获得的压力是控制性机械通气时的气道压。理想情况下，此压力应在气管内或气道开口处测量，这样可排除任何其他气道设备或呼吸回路可能造成的失真。然而，由于实际原因，这里的"气道压力"并不

是气道开口或气管内的实际压力，而是在麻醉机或呼吸机中所传导的压力，反映的是呼吸回路和面罩或ETT 所产生的阻力和顺应性，以及整个呼吸系统的机械性能。尽管现在许多呼吸机使用计算机程序来提供一些呼吸回路气流和压力损耗的补偿[250]，但此法往往依赖于理想化的线性模型，不能真实地反映复杂的呼吸过程，如气体湍流、多变的气体压缩或管壁的黏弹性[251-252]等。因此，在使用呼吸机测量的气道压力和容量进行生理学推论时必须谨慎。

气道压力常被不恰当地用来替代肺膨胀压力。跨呼吸系统压指的是跨肺和胸壁的压力下降，正压通气中常用气道压和大气压之差计算。许多可导致跨呼吸系统压增加的因素并不会引起肺过度扩张，如肥胖、气腹或过度的头低脚高位都可能增高气道开放压力，但不一定意味着出现肺实质的过度膨胀。

相反，跨肺压仅指经肺的膨胀压力。确定跨肺压不仅需要测量气道开口压，而且需要估计胸膜腔内的压力。食管内测量的压力与胸膜腔内的压力相对接近，因此食管球囊导管可以相对无创地测得胸膜腔内压力值[253, 253a]。这种导管通常长 100 cm，远端带有包绕着薄壁气囊的侧孔（图 41.24）。该导管可通过口或鼻孔置入，放置在食管中远端三分之一处。将该导管通过一个三通阀与压力换能器相连，向气囊内注入少量空气，但仍需保持套囊松弛、不产生额外的弹性回缩压力而影响测量。由于局部胸膜腔压力受重力的影响而改变，食管测压导管的球囊需要数厘米长，以便提供肺周边区域压力的平均估算值。食管测压法估算胸膜腔的压力有几个限制，包括仰卧位患者纵隔对气囊的压迫、导管移位以及测量过程中心脏活动的干扰等[254-255]。尽管如此，其用于危重患者或某些特殊临床情况，如肥胖、腹腔高压（腹腔镜手术初始或持续地充气）、极端头低脚高位等，对于调整适当水平的 PEEP 还是很有价值的[256, 256a]。通过跨呼吸系统压可以得到气道峰压和平台压这些临床常用指标。因此，它们反映的不只是肺的压力特性，而是面向整个呼吸系统。目前建议将平台压设置在 26～30 cmH$_2$O以内以最大程度地减少肺泡过度膨胀风险[257]。然而，这些建议的应用需根据适当的临床情况，因为相同的平台压力可能对应着差异明显的跨肺压力，因此肺损伤的风险程度也会非常不同，这取决于压力在肺和胸壁成分之间的分配[257a, b]。

最近的研究表明，"驱动压"，即经呼吸系统顺应性标准化的 V_T（$\Delta P = V_T/C_{rs}$），可能是对 ARDS进行死亡风险分层需要考虑的最重要的通气参数之一[257c, d]，其与手术患者术后肺部并发症的相关性也

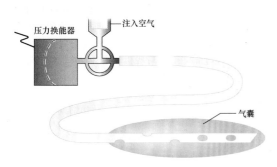

图 41.24　**食管球囊导管示意图**。导管近端与压力换能器相连，通过三通装置向气囊内注入空气（Modified from Bates JHT. Lung Mechanics: an Inverse Modeling Approach. Cambridge: Cambridge University Press; 2009: 220.）

得到了证实[258-259]。实践中，驱动压可通过计算 P_{plat} 与 PEEP 的差获得[257c]。

自发性 PEEP（Auto-PEEP）或内源性 PEEP（ntrinsic-PEEP）是指呼气末肺泡内存在的正压，通常可见于：机械通气的 COPD 患者，患者存在动态的气道压缩和呼出气流受限；以及相当一部分的 ARDS、脓毒症和

呼吸肌无力的患者[260]。自发性 PEEP 可明显促进呼吸和循环系统损伤的发生。自发性 PEEP 的形成通常是气道阻力增加和肺弹性回缩力下降的联合作用（即呼吸系统的呼气时间常数增加）的结果。其他因素包括呼气时间缩短、V_T 增加、呼气的外部阻力增大以及呼气时吸气肌持续活动。机械通气患者自发性 PEEP 的测定可于呼气末阻断气道，此时可观察到气道压力在阻断期间会有所上升，直至出现一个平台（<4 s）（图 41.25）。因此，自发性 PEEP 可被定义为阻断末期与阻断前气道压力的差。动态自发性 PEEP 采用其他的评估方法。自发性 PEEP 的动态测量以及自主呼吸患者的测定可使用食管球囊评估[260-261]。

任何压力的测量均须使用压力换能器。大多力换能器为压差传感器，其包含两个输入通道，换能器产生的输出电流与这两个通道间的压差成正比（图 41.26A）。这种换能器必须具有高共模抑制比（common mode rejection ratio，CMRR），即当两个输入端暴露于相同的压力条件下时，换能器输出接近为零。许多压力波形都是以大气压进行相对转换的，即两个输入端中的一个与环境空气相通（图 41.26B）；另一些则是以压力计进行校正的。临床上使用的压力换

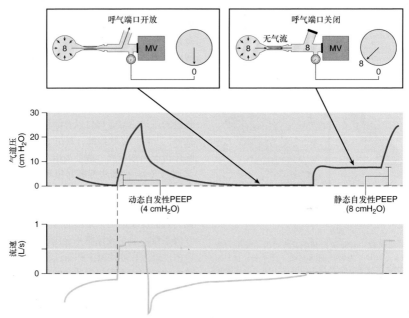

图 41.25　**内源性呼气末正压（自发性 PEEP）的概念**。图中所示为控制性机械通气时的气道压力和流量波形。动态自发性 PEEP 可以以吸气开始、气流速度为零时的气道压力估算。静态自发性 PEEP 可以以呼气末阻断气道，呼气相延长后测得的气道压力估算（Modified from Blanch L，Bernabé F，Lucangelo U. Measurement of air trapping, intrinsic positive end-expiratory pressure, and dynamic hyperinflation in mechanically ventilated patients. Respir Care. 2005; 50: 110-123; and Moon RE, Camporesi EM. Respiratory monitoring. In: Miller RD, Fleisher LA, Johns RA, eds. Miller's Anesthesia. 6th ed. New York, NY: Churchill Livingstone; 2005: 1255, 1295.）

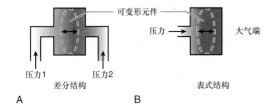

图 41.26 压力换能器，分为差分结构（A）和表式结构（B）
（Modified from Bates JHT. Lung Mechanics：An Inverse Modeling Approach. Cambridge：Cambridge University Press；2009：220.）

能器多为价格相对低廉的压阻式传感器[222]。这些换能器依赖压力感受膜片，当存在压力差时，压力感受膜片发生变形，导致电阻改变。这种电阻的变化可被标准惠斯通电桥回路所感测，产生适于放大和过滤的电压信号。总之，压阻式传感器具有足够的频率反应以满足大多数呼吸系统的应用要求[262-263]。然而，如果传感器与测压部位之间连接的管道过长、顺应性过大时，则这种频率反应很容易出现衰减[264]。

呼吸流量监测

理想情况下，任何流量的测量都应该能显示进入和离开患者肺部气体的确切速率。实现该目标最简单的方法是将流量测量装置尽可能地安置在靠近患者的部位，如放置在呼吸回路 Y 型接头与 ETT 或 LMA 近端之间。然而，由于实际原因，大部分呼吸机和麻醉机都是在靠近控制台的部位进行流量监测的。由于气体的可压缩性、呼吸回路管壁的扩张性和气体湿度的改变，此处测量的流量数据与靠近患者处测量值可能有明显差异。

流量监测在临床的一个重要用途是检测呼气末的非零流量。这种非零流量的出现意味着在肺泡与上呼吸道之间存在压力差，呼气末肺内气体未能完全排空，即存在着自发性 PEEP（PVolFl-7）。结果是呼气末肺容量大于无自发性 PEEP 者，患者存在动态肺过度膨胀和静脉回流减少的风险。增加呼气时间、减少 V_T 或降低呼吸频率可以消除该隐患。

在通气过程中，可以通过呼吸机输送或吸入潮气量的时间依赖性改变，或活塞、汽缸或风箱的位移波形，来推断气道流量[265-267]。但最好使用专为此任务设计的流量换能器进行流量监测。最常用的方法是测量通过流体电阻元件的压力差（ΔP）。理想状态下，ΔP 与通过该装置的流量呈线性相关。此原理是最古老且应用最广泛流量计——呼吸速度描记器的理论基础。呼吸速度描记器虽然可以准确测量气体流速，但

对温度、湿度和气体组成的变化非常敏感[268]，需要经常使用各种电子或软件技术进行校准以确保测量的准确性[269-270]。除上述敏感性外，清洗和消毒困难也限制了这类器件在临床上的常规使用。孔板流量计的优点是内径相对较大，可减少水汽的凝结和分泌物阻塞的风险。这类设备可以使用注塑成形技术，价格低廉，因而许多孔板流量计还被设计为一次性使用的，从而使它们在临床呼吸监测中的应用越来越普及[271]。

大多数麻醉机采用热丝风速计（hot wire anemometers）进行呼吸流量监测[272]。热丝风速计的测量依赖于随温度变化的载流导线电阻的变化。气流经过导线时，引起相应的温度下降，导线的导电率改变，可被适当的电子回路感测[273]。由于一条导线无法感测气流的方向，所以呼吸回路中常使用两个不同的风速计：一个用于吸气端，另一个用于呼气端。另外，若要通过单个电子回路感测双向气流，则必须将两根热丝串联[274]，根据首先被冷却的热丝位置确定气流方向。总之，与呼吸速度描记器或孔板流量计相比，热丝风速计的动态反应性更佳[275]，是 HFV 中理想的流量监测方法[235a, 276]。然而，考虑到气体密度或湿度的变化，这些设备也必须进行校准[276a]。

呼吸容量监测

与流量监测类似，理想的容量测量应该能准确反映进出患者体内的气体量。然而，由于大多数麻醉机和呼吸机都是通过对流量信号进行电子或数字整合的方式确定气体容量的[222]，因而吸入或呼出 V_T 的监测也同样受到与流量监测相似的限制。由于信号整合可能导致气体容量的估计错误，因而必须努力确保任何来自流量换能器的漂移或偏差已被降低到最小程度。这可通过定期（如在呼气末）对换能器进行校零来实现。虽然电子或数字高通滤器可以实时去除漂移和偏差，但瞬时反应时间往往较长[276b, c]。

最后，除了本节中所描述的病理生理和监测应用外，监测呼吸系统压力、容量和流量已应用在新生儿复苏的监测、培训和教育中[277]。

体积描记法监测

呼吸感应体积描记法（respiratory inductance plethysmography，RIP）是一种无创呼吸功能监测技术，可量化反映胸廓和腹腔横截面积的改变。该方法可用于评估 V_T、呼吸频率、高频振荡通气（high frequency oscillatory ventilation, HFOV）效果、气管支气管吸痰过程中肺容量的变化及胸廓运动的同步性[278]。RIP 测量的原理是电流通过导线线圈所产生的磁场方向与线圈电流方向垂直（Faraday 定律），线圈所包绕的面积的变化可在线圈内产生与线圈面积变化成正比的反向感应电流（Lenz 定律）。使用两条含有导体的松紧带：一条通常围绕在患者胸部，放置于剑突以上 3 cm 的位置；另一条围绕在患者腹部。胸部和腹部横截面积的变化可使每条松紧带产生独立的信号，这两个信号的加和经过与一个已知容量的气体校准后，可得出肺容量的改变。

RIP 的使用具有不需要面罩、LMA 或 ETT 的优势，已用于儿科监测 V_T 和呼吸频率[279-281]。此技术有助于建立患者个体化的 PV 曲线，也可用于指导肺保护性通气，用于优化肺复张、维持小气道开放，以及减少肺过度膨胀（见"静态呼吸力学"部分）。在睡眠研究中也已经有一些 RIP 的应用。

术中在需要准确监测 V_T 而又不可能采用麻醉机进行监测时，也可使用 RIP 监测，包括共用气道（例如，喉气管手术[282]、软质和硬质气管镜检查[283]）或未行气管内插管（例如，监护麻醉和无创压力支持通气）的患者中。

该技术的缺点包括需要放置测量带而不能用于胸部和腹部外科手术。此外，该装置需要校准的特点使其易受呼吸模式变化的影响[284]。

呼吸频率监测：窒息监测

呼吸暂停和呼吸过缓是术中及术后麻醉恢复期常见的危及生命的事件。早产儿、病态肥胖、高龄、阻塞性睡眠呼吸暂停以及中枢神经系统抑制药物等都与呼吸暂停或呼吸过缓的发生有关[285-286]。因此，已开发出许多不同的方法来检测此类事件[287-288]。呼吸暂停主要有两种类型：中枢性和阻塞性。中枢性呼吸暂停是指由于中枢神经系统呼吸驱动障碍而发生的呼吸暂停。阻塞性呼吸暂停则是上呼吸道阻塞的结果。目前的监测主要是通过评估呼吸三个过程中的至少一项，从而检测是否发生了呼吸暂停[288]：胸壁扩张、气流和气体交换。

胸壁扩张常用的检测方法如下：

1. 胸部电阻抗（阻抗呼吸描记法）的变化。该法的原理是呼吸时空气进出肺，胸部的血流量也同时发生变化，造成胸壁电导率的变化。因为空气是不良的电导体，而血液是良好的电导体。在两个胸部电极间使用高频低电流，测量相应的胸部电压变化，并持续

计算其电阻抗的变化。一些市售监护仪使用常规心电图导线实施该技术，也已用于新生儿窒息的家庭监测。

2. 感应体积描记法（如前所述）。

3. 胸腹部光纤电阻应变计（将一压力垫沿婴儿的胸廓放置，腹部放置气动传感器）。

4. 呼吸肌肌电信号，此法因信噪比较低而不常用。

基于胸壁扩张运动的呼吸监测技术的一个重要缺点是当患者存在体动时结果不准确。因此，阻塞性呼吸暂停可能会被误判为呼吸正常[289]。

气流法的原理是直接测量气道中与气流变化相关的各种不同变量：

1. 呼吸回路的压力梯度。此法利用 Poiseuille 原理（$\Delta P = k \times V$）和压差传感器检测气流量。

2. 口鼻处呼吸气体的温度。

3. 快速反应湿度计，测量呼出气的湿度变化。

基于气体交换的测量技术的关键点是检测呼出气 CO_2，该法已常规用于手术室内气管内插管的患者。未行气管插管的患者可使用特殊设计的套管，将 DO_2 和呼吸气体采样相结合，便于呼出 CO_2 监测。二氧化碳描记图可以在氧饱和度降低之前早期发现呼吸抑制，特别是在辅助给氧的时候[290, 290a]。最常用的检测技术为主流式或旁流式红外传感器。即使是在麻醉后恢复室拔管后行高流量吸氧的患者，使用这种技术测量的呼吸频率也较经胸电阻抗成像技术更准确[291]。使用鼻导管可能无法准确测量张口呼吸患者的呼气末 CO_2，如肥胖和阻塞性睡眠呼吸暂停的患者。此时，使用带有口腔引导装置的鼻吸氧导管可提高测量的准确性[292]。模拟研究表明，在上消化道内镜检查中，使用带 CO_2 取样管的咬合器或带口腔引导装置的鼻导管可以准确监测呼吸频率。$P_{ET}CO_2$ 测量的准确性取决于所使用的设备、氧气流量、经口呼吸强度和每分通气量[293]。

脉搏氧饱和度监测不能作为监测窒息或呼吸过缓的首要手段，因为对于氧合良好的患者，O_2 去饱和在窒息的晚期才会发生。但是，脉搏氧饱和度监测与通气监测相结合，可进一步提高监护的安全性。如一项研究使用脉搏氧饱和度与无创二氧化碳描记图连续监测 178 名接受自控镇痛的患者，以监测到的脉搏血氧去饱和为依据，12% 的患者发生了呼吸抑制，这与此前的研究结果一致[285]；呼吸过缓（呼吸频率 < 10 次 / 分）的发生率达 41%，远远高于先前报道的 1% ～ 2%[294-296]。

呼吸频率监测对于婴儿窒息监测至关重要。经胸电阻抗联合脉搏氧饱和度应用于家庭新生儿窒息监测可最大程度地发现真性新生儿窒息发作[297]。因为当

经胸电阻抗由于运动干扰而反应不佳时，脉搏氧饱和度可以提供额外的监测信息。已经证实，通气监测，如二氧化碳描记图联合脉搏氧饱和度监测，可最大程度地提高肺泡通气不足的检出率[298]。使用二氧化碳描记图监测有利于早期发现吸氧患者肺泡通气不足时的动脉血去氧饱和状态。

窒息监测期间可发生假阳性和假阴性报警。最危险的情况是窒息发生时，监测仪将干扰信号误认为存在呼吸而不激活报警。这些干扰因素包括振动、心脏搏动、患者体动和其他仪器设备的电磁干扰。阻抗呼吸描记图易受心血管因素的干扰，压垫易受患者的体动干扰。更常见（但危险性较低）的问题是患者未发生窒息时监测仪报警。常见的原因包括灵敏度设置不合适、电极片功能失常和患者体动。感知加速度信号的运动传感器已用于接受 HFOV 治疗的新生儿，结果发现，监测局部气流的往复运动有利于早期识别HFOV 患者的通气障碍，最终避免低氧的发生[299]。该研究发现，约半数患者低氧血症的发生除了与通气功能缓慢下降有关外，还另有其他原因[299]。

目前"麻醉患者安全基金会关于术后监测有临床显著意义的药物诱发的呼吸抑制的基本监测策略（Anesthesia Patient Safety Foundation for Essential Monitoring Strategies to Detect Clinically Significant Drug-Induced Respiratory Depression in the Postoperative Period）"（http://www.apsf.org/initiatives.php）的推荐意见是：包括阿片类药引起的呼吸障碍在内，应考虑所有的患者均接受持续氧合和通气状态的电子监测，而非仅限于存在术后呼吸功能障碍风险的患者。因为选择性进行监测可能会漏诊那些没有相关风险因素的患者所出现的呼吸抑制。这些建议强调，在等待更新的技术出现之前维持现状是不可接受的，通过间断"抽查"氧合（脉搏氧饱和度）和通气（护理评估）状态的方式进行监护难以可靠地发现渐进式发展的有临床意义的药物诱发呼吸抑制。然而，连续的电子监测不应取代传统的间断性护理评估和保持警惕性。所有患者应采用脉搏氧饱和度仪持续监测氧合情况。当必须为患者供氧以维持氧饱和度时，建议使用二氧化碳描记图或其他方法监测通气与气流。该建议也呼吁要根据患者的生理差异设置报警阈值，以免因报警值不当或过于敏感（过多假报警）而导致未能及时识别渐进性低通气的早期征象。

意外死亡与三种类型的呼吸抑制有关[300-302]：①过度通气代偿的呼吸窘迫（如脓毒症、肺栓塞或充血性心力衰竭）：由于存在代谢性酸中毒和代偿性过度通气，患者最初表现为 S_pO_2 稳定和 P_aCO_2 下降。呼吸频率增加是这种模式的典型表现。最终，当酸中毒恶化到难以用通气反应进行代偿时，出现氧饱和度先逐渐下降，继而急剧降低；②进行性单向低通气或 CO_2 麻痹：常因阿片类药物或其他镇静药物的过量使用而出现，最初表现为每分通气量下降，导致 $PaCO_2$（和 $P_{ET}CO_2$）升高，而 S_pO_2 仍常保持在 90% 以上；③前哨性气流/氧饱和度降低伴随着动脉血氧饱和度陡然下降：可见于阻塞性睡眠呼吸暂停患者，这类患者依赖觉醒状态维持氧合。睡眠导致呼吸暂停期间出现急剧的低氧血症，患者存在心搏骤停的风险。

呼吸监测的影像学

影像学作为一种监测技术，能深入观察和了解健康人和患者的肺部结构、功能和炎症反应[303-305]。然而，射线暴露和设备笨重限制了其床旁使用。技术的进步已开始给临床带来了更紧凑而精巧的新设备。这可能预示着呼吸功能监测的一个重要转变，即床旁影像学监测的应用将越来越广泛。床旁监测的优点是辐射暴露较少、无创及能提供更详细的生理信息。

胸部 X 线摄影

胸部 X 线摄影在手术室、术后麻醉监护病房和ICU 内是评估胸内情况的传统影像学方法。因此，麻醉科医师应熟悉重要肺部病变的基本放射学表现，如肺间质浸润、肺过度膨胀、气胸、胸腔积液和肺实变。胸部 X 线摄影与计算机断层扫描（computed tomography，CT）一样，其物理基础是 X 射线到达探测器（如胶片）的量依赖于组织的吸收量，而后者与组织密度线性相关。辐射暴露限制了影像学检查的频度。而且，技术瓶颈也会限制图像的质量，包括图像采集期间患者的体动造成的分辨率下降，以及胶片/探测器与 X 线光源的距离和胶片盒在后部的位置等造成的图像失真。

超声检查

肺部超声检查在成人和儿童的围术期医学、危重症医学和急诊医学的应用不断增加[306-309]。严格而系统性的方法已证明，肺部超声波检查技术对肺部重要临床信息的获取水平与CT相当[309]。其还具有实用、低成本以及无放射污染或无其他明显的生物学副作用等优点。现在许多与肺部超声相关的优秀研究结果已经发表，读者可参考此类文献进一步学习[308-309]。

肺部超声检查已成功地应用于评估气胸、间质综合征（即心源性和渗透性肺水肿）、肺实变和胸腔积液。现有的多种功能性超声探头可根据各自的特点用于特定部位的检查。例如，高频（10～12 MHz）线阵探头可用于详细检查胸膜和表浅组织病变，如气胸。此类探头的缺点是尺寸较大，肋骨可干扰其探测较大范围的肺组织；而且高频探头则对深部结构的评估受限。频率较低（1～5 MHz）的探头可提高深部组织的穿透性，常被用于评估膈上结构（肺、胸膜腔）。为优化单个探头对肺部的可视化效果，通常选择频率为5～7 MHz、小尺寸、尖头的探头，以便在肋间隙获得观察肺实质的声窗。尽管曲线探头和相控阵探头也能满足上述要求[308]，但5 MHz的微凸阵探头最受青睐[306-307]。

检查患者时，应采用有条理的方法以确保能综合评估患者肺部的结构和功能。最近提出将 I-AIM 框架（指征 Idication、信息采集 Aquisition、解读 Interprecation、医疗决策 Medical decision-Making）用于床边肺部超声检查[308]。完整的检查包括双侧肺的

前部、侧部和后部的评估。尽管不同的检查方案存在差异，急诊情况下，对于仰卧位患者，每侧胸部至少应评估六个区域：（以第三肋间隙为分界线的）两个前部区域、两个侧部区域和两个后部区域。在常规评估中，8 区和 12 区方案最常用[308, 310-311]。由于空气、组织和骨（肋骨）的声阻抗差异显著，胸部超声检查主要是基于各种组织的特征性伪影，而非仅依赖于可视化的组织结构[312]。超声检查时建议获取1～2次呼吸的视频图像，这样有助于在肺活动过程中观察肺的结构和功能。在检查开始时，首先应优化仪器的设置[308]。通常，最先扫查和识别高回声伴明显超声声影的肋骨（图 41.27A），肋骨下方约 0.5～1.0 cm 的肋间处可见胸膜线。典型的胸膜线为明亮而微弯曲的弧线。这些是必须熟练确认的主要结构，因为许多与麻醉科医师有关的病变常可影响其超声表现形式。另外一个超声影像的关键点是肺滑动征，在正常的肺，肺滑动征代表呼吸过程中脏胸膜相对壁胸膜的运动，这是值得重视的超声下所见。胸膜滑动的幅度在靠近隔肌的部位要大于靠近肺尖部。

胸膜下呈规则等距的高回声水平线伪影称为 A 线

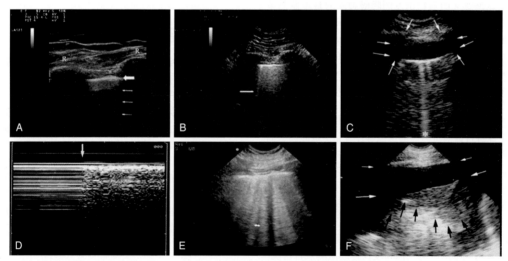

图 41.27（A）典型的胸部超声影像，显示相邻的肋骨（R）及后方声影。白色的回声显示的胸膜线位于肋骨下方约 0.5 cm 处（粗箭头）。胸膜线下等距平行线为 A 线伪影（细箭头）。（B）B 线或彗星尾伪影（细箭头）为从胸膜线延伸至屏幕边缘的高回声伪影，A 线消失。孤立的 B 线是正常肺的常见表现。（C）胸腔积液：在后外侧区域获取的图像显示壁胸膜（上水平箭头）、肋骨影（垂直箭头）和脏胸膜（下水平箭头所示的线），以及下方的肺。在壁胸膜和脏胸膜之间的暗色无回声区代表胸腔积液。源自肺而非胸膜线的 B 线伪影（星号）意味着通气区域的存在。（D）M 型肺超声图像中的"肺点"用于诊断气胸。可观察到吸气相与代表无肺部运动（气胸）的平行线图案向代表正常肺组织的颗粒状图案（箭头）的突然转化。（E）间质性综合征超声影像为间距 7 mm 或更小的 B 线。注意，与图（B）相比，B 线的数量增多。同时可见胸膜线（箭头）和肋影。（F）肺实变合并胸腔积液。如图（C）所示，后外侧区域获取的图像上可见壁胸膜（上水平箭头）、脏胸膜和肺（下水平箭头），胸膜和肺之间可见无回声的胸腔积液。肺组织密度比（C）中有气体屏障（垂直箭头）的肺组织密度大，提示常见于危重症患者的胸膜液伴肺泡液（[A，B，D，E] From Turner JP，Dankoff J. Thoracic ultrasound. Emerg Med Clin North Am. 2012；30；451-473，ix.[C，F] From Lichtenstein DA. BLUE-protocol and FALLS-protocol：two applications of lung ultrasound in the critically ill. Chest. 2015；147［6］；1659-1670. doi：10.1378/chest.14-1313.）

（图 41.27A）。始于胸膜线的离散激光样纵向高回声伪影为 B 线（以前被描述为"彗尾"），它一直延伸到屏幕的底部且亮度不衰减，与肺滑动征同步运动，并使 A 线消失（图 41.27B 和 C）。正常肺可见孤立的 B 线，肺部发生病变时，B 线数量增加。通过对这些伪影的识别可以判定病理情况[306-308, 311]。大多数的肺部急性病变涉及肺的表面，这就是为什么肺部超声检查能够发现这些病变的原因。气胸的超声扫描表现为肺滑动征、B 线和肺搏动征消失和出现肺点（lung points）。

胸膜积液的特征通常表现为壁胸膜与脏胸膜之间出现一个无回声区（图 41.27C 和 F），以及在积液内部肺的呼吸运动（"正弦征"）。积液内存在回声物质的声影提示积液为渗出液或血液，但部分渗出液和大部分漏出液是无回声的。M 型超声可见代表探头下非活动性结构的平行线。超声检查发现肺点可以诊断气胸，其具体超声图像表现为呼吸过程中某一特定的身体部位从缺乏肺滑动征或移动的 B 线（即无肺实质的气体）向可见肺滑动征、B 线或代表肺组织的变异的 A 线的周期性转换（图 41.27D）[307, 314]。床旁超声检测出气胸的敏感性与 CT 扫描相似[306-307]。

间质综合征的特征表现是出现多条 B 线。阳性区域的定义是两根肋骨之间的纵切面内可见三条或以上的 B 线（图 41.27E）[307]。肺实变的超声特征是胸膜下出现低回声或组织样质地的回声区域（图 41.27F）。肺实变的原因包括感染、肺栓塞、肺癌和转移性肿瘤、压缩性肺不张、阻塞性肺不张和肺挫伤。其他有助于确定肺实变原因的超声征象还包括肺实变深部边缘的回声影性质、远场边缘出现彗星尾伪影、出现支气管充气征或支气管液体影以及实变组织内的血管回声影像。随着肺部超声的临床研究和临床经验的增长，已具备条件提出在紧急情况下评估严重呼吸困难的流程（图 41.28）。BLUE 方案就是一种旨在快速诊断急性呼吸衰竭患者的步进式超声诊断流程，其准确率达 90.5%[309, 313, 315]。

电阻抗层析成像术

电阻抗层析成像术（electrical impedance tomography, EIT）是一种无创、无辐射的模拟成像技术，可用于床旁评估区域肺功能。该方法已可临床应用，其空间分辨率虽然较低，但瞬时分辨率较高，因而可用于实

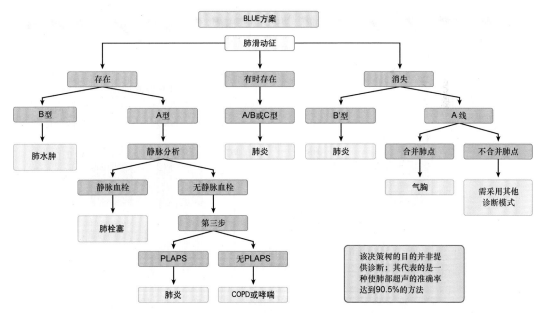

图 41.28 根据不同类型呼吸衰竭的特定超声形态制定的 BLUE 方案流程图。其使用了三种肺超声征象进行选择：前部肺滑动征、肺前部两肋骨间出现多条 B 线、后侧和（或）后外侧肺泡和（或）胸膜综合征（PLAPS）。将上述超声影像特征与静脉分析结果相结合，诊断呼吸衰竭的准确性可达 90.5%。COPD，慢性阻塞性肺疾病（Redrawn from Lichtenstein DA, Mezière GA. Relevance of lung ultrasound in the diagnosis of acute respiratory failure：the BLUE protocol. Chest. 2008；134：117-125；Milner QJ, Mathews GR. An assessment of the accuracy of pulse oximeters. Anaesthesia. 2012；67：396-401；and Pologe JA. Pulse oximetry：technical aspects of machine design. Int Anesthesiol Clin. 1987；25：137-153.）

时评估区域性肺通气状态[235a, 305, 316]。由于可以估测区域肺容量并可用于优化机械通气设置，因而其在 ICU 和手术室的使用已备受关注[305]。

EIT 的基础是电阻抗，这个物理变量反映的是当向某个物体施加一定的电压后，电流通过该物体时所受的阻力[317]。生物组织的阻抗取决于组织的构成。高浓度的电解质、细胞外的含水量、大细胞，以及存在于血液和肌肉中的大量细胞间的缝隙连接均可以降低阻抗。空气、脂肪和骨骼电阻抗高。组织构成的病理变化可影响组织阻抗，包括血管外肺水（EVLW）（如肺水肿）、胸腔内血量、体腔内的液体（胸腔积液、心包积液、支气管和肺泡内液体）、异物（胸腔引流管）和肺纤维化（如 ARDS 后病变或原发性疾病）。呼吸周期中，胸内生物电阻抗的变化主要受通气和灌注的影响。

EIT 依靠围绕目标胸部区域的一系列的电极（通常为 16 ～ 32 个）进行检测。所选择的具体位置根据临床需要而定，如要进行标准肺评估，则通常选择第五肋间。电阻抗的相关信息以功能性 EIT 成像或能定量反映所研究的胸部区域横截面上肺容量或肺灌注变化的 EIT 波形来显示。通常图像上以代表电阻抗相对变化的像素点来呈现，即所谓的功能性 EIT，因为气体对应的是高阻抗，液体和组织是低阻抗，而图像代表的是局部肺通气状态。绝对 EIT（absolute EIT，a-EIT）图像则是一种能反映实际电阻抗值的模式。通过低阻抗（如血胸、胸腔积液、肺不张和肺水肿）与高阻抗（如气胸和肺气肿）的比较，可以直接评估肺部情况[318]。EIT 已能成功地与包括 CT 在内的其他标准监测方法相比较[319]。

由于这种技术可以直接地实时评估局部区域的病变情况，目前已可应用于一些需要监测区域肺功能的临床情况[316, 319]。这些应用包括：判断诱导和气管内插管对儿童呼气相肺水平和区域通气的效果（彩图 41.29）[320]；围术期监测自主呼吸、控制呼吸以及 HFOV[234a, 278, 323] 时的气体分布；腹腔镜手术中判定 PEEP 对肺区域通气的影响[324]；床旁监测肺复张的程度；PEEP 的滴定以及 ADRS 患者[325] 和肥胖患者[326] 肺萎陷与肺过度膨胀的评估等。EIT 还可以用于气胸的实时监测[327]。近来的进展使得 EIT 具有监测肺区域性灌注的潜能[319, 328]，这对床旁评估自主呼吸和机械通气患者的 V/Q 比可能很有价值。

床旁检测

床旁检测（point-of-care testing，POCT）是指在靠近患者床旁进行的实验室检测。POCT 技术包括便携式分析仪和使用微量血液样本，这意味着可以在手术室和 ICU 进行快速而精准的测量。由于可以迅速有效地发现患者病情恶化并指导治疗，因而 POCT 可改善患者的预后。呼吸功能监测是 POCT 的一个重要组成部分，测量内容包括动脉血气分析（P_aO_2、P_aCO_2、pH 值）、Hb 和乳酸。

POCT 血气分析的准确性和精密性均达到可接受的水平[329-331]。例如，三台血气分析仪测动脉血气和 Hb 的变异系数约为 3% ～ 6%[330-331]。P_aO_2 和 pH 在大范围内变化时的检测准确性均较高[329-331]，而 P_aCO_2 在某些设备上存有一定程度的偏倚[331]。

测定 Hb 可以使用基于电传导的方法，此法测量的是

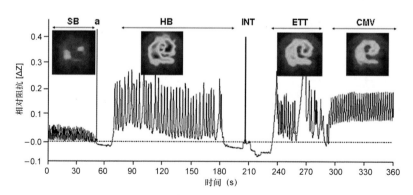

彩图 41.29　儿童麻醉诱导期五个关键阶段的相对阻抗信号图。（a）自主呼吸（SB）阶段，随着肌松作用的增强，出现微弱的阻抗信号。有效的手控通气（HB）产生高强度的信号，在气管内插管（INT）操作时该信号减为零。图中还显示了气管内插管后经气管内导管（ETT）进行手控通气以及采用常规机械通气（CMV）后的局部阻抗分布（From Humphreys S，Pham TM，Stocker C，Schibler A. The effect of induction of anesthesia and intubation on end-expiratory lung level and regional ventilation distribution in cardiac children. Paediatr Anaesth. 2011；21；887-893.）

血细胞比容，由公式 [Hb（g/dl）＝血细胞比容 ×0.34] 计算出 Hb 浓度值；也可以使用光学法，例如，使用叠氮高铁血红蛋白反应，或使用分光光度法测定吸光度[332]。基于电传导的 Hb 测定值较标准系统检测的值偏低，Hb 在 8.5 ～ 14.2 g/dl 之间时，偏倚至少为 − 1.2 g/dl，有显著临床意义。当 Hb 值低于 8.5 g/dl 时具有进一步低估 Hb 的趋势[330-331]。不同设备之间的测量协定（agreement）多变，以及吸入 O_2 分数不同所造成的偏差仍然是目前限制无创测量 Hb 的主要问题[331, 333-334]。

血液采样的部位可影响 POCT 的结果。对于针刺手指和耳垂获得的毛细血管血液样本，光学法与实验室自动 Hb 分析仪之间的相关性良好，偏倚不明显。其中指尖样本较耳垂样本更接近于实验室测量值[22]。消化道出血患者的毛细血管血液样本（针刺中指或无名指采血，使用第四滴液进行分析）中，21% 患者的偏倚较大（＞ 1 g/dl），4% 的偏倚非常大（＞ 2 g/dl）[335]。研究证明，危重症患者毛细血管血液样本与标准测量的一致性很差，对于肢体凹陷性水肿的患者更是如此[336]。POCT 为假性低氧血症 [亦称为 "伪低氧血症"（spurious hypoxemia）或 "白细胞盗窃"（leukocyte larceny）] 的患者提供了动脉血气分析的参考。假性低氧血症是动脉血气分析不准确的已知原因之一，这是由于动脉血气样本中白细胞计数明显增高，氧耗量增加，从而使 P_aO_2 下降。动脉采血后未及时送检或采样不正确均可增加测量误差。假性低氧血症不仅可发生于白细胞增多症患者，也可发生于血小板增多症伴红细胞增多症的患者。

POCT 的发展过程中仍需解决一些相关限制问题，包括成本、准确性、数据管理和改善预后的证据等方面的问题。与大家的期望相反的是，一些具备 POCT 设备的学术中心并没有增加其检测量[337]。各个医疗机构在决定配置 POCT 设备前，应考虑各机构自身的特点。例如，对于中心实验室检测的送检时间可以很短的医疗机构而言，POCT 血气分析在节省检测时间和成本效益方面的优势非常有限。

特殊情况下的呼吸功能监测

随着生命支持方法的不断改进，作为气体交换和呼吸力学评估基础的生理模式已发生了显著改变。例如，高频通气（HFV）使 V_T 显著减少，呼吸频率大幅增加。硬质气管镜检查或喉部手术时，麻醉科医师须与外科医师共享气道，导致间歇性监测信息如气体流速、容量、压力和呼气末气体浓度等方面的信息间断缺失。此时，根据体检结果（如视诊与听诊）进行临床评估就变得极其重要。特殊情况下呼吸功能监测的具体注意事项将在下文详述。

高频通气

HFV 模式中 V_T 比解剖无效腔量要小，呼吸频率为正常的 10 ～ 50 倍，瞬时气体流速很高。HFV 的含义广泛，包括多种模式，如高频喷射通气（high-frequency jet ventilation，HFJV）和高频冲击通气（high-frequency percussive ventilation，HFPV），二者都允许被动呼气；还有高频震荡通气（HFOV），其呼气动作是由机器主动驱动的。HFV 的气体交换机制复杂，包括对流运输、湍流、摆动呼吸、速度剖面畸变和不对称、Taylor 分散、分子扩散、侧支通气及心源性振荡混合[338-340]。此种通气模式与传统通气方法清除 CO_2（$\dot{V}_{CO_2}$）的原理截然不同[341]。例如，传统的通气期间：

$$\dot{V}_{CO_2} \propto f（V_T − V_D）\qquad（41.39）$$

其中 f 为呼吸频率，V_D 为无效腔量。而 HFOV 期间[342, 342a]，

$$\dot{V}_{CO_2} \propto f \frac{V_T^2}{V_D}\qquad（41.40）$$

采用 HFOV 用于救治传统机械通气失败的呼吸窘迫新生儿很常见[343-345]。尽管从生理机制上来讲，采用较高的平均气道压和低 V_T 有助于使肺泡复张并避免肺过度膨胀是很有道理的[346-350]，但近期的临床研究结果限制了其用于成人 ARDS 患者[345a, b]。

大多数高频振荡器都使用活塞驱动气流主动进出气道，呼吸频率为 3 ～ 20 Hz[351-352]。但一些振荡器和大多数的高频喷射呼吸机使用的是电磁阀[353-355]。HFOV 时，新鲜气和 CO_2 可以被流经 ETT 近端的连续的温热湿化的偏流所清除，而平均气道压则通过一个控制偏流和呼出气排放的可调压力阀来调节。这些器件可以是压力或时间方式切换的，平均气道压和震荡压的幅度可以在控制台上展示给临床医师。然而，当在以 HFV 的频率进行通气时，有相当一部分的振荡压力是由于呼吸回路中气柱的惯性运动和患者的气道阻力所产生的，因此不能以此振荡压力代替肺的膨胀压。

临床上气道流量和压力监测中得到的有用生理信息在 HFV 中的使用会受到一定限制。传统机械通气时，气道压力和流量与呼吸系统的基本力学参数，如气道阻力和组织顺应性相关。但 HFV 时，气道压力和流量反映的是中央气道气体复杂的阻力和惯性特征。许多研究者为了评估 HFV 期间的呼吸力学参数，

采取了将HFV暂时切换为传统机械通气的方式来测量阻力和顺应性的基本数据[356]，或者甚至使用间断低频振荡测量的方式以获得气道和组织的特性参数[357]。压力传递指数（pressure transmission index）的定义是指在气管内直接测得的压力与在呼吸回路近端测得的压力（即振荡器测得的压力振幅）之比，其值与组织弹性密切相关[357-358]。

无论采用何种HFV，呼吸力学功能评估都是重要的监测组成部分。大多数高频呼吸机并没有确切地控制许多重要的生理参数，如平均气道压力和V_T[358a, b]。因此，很难评估呼吸回路近端的压力和患者所接受的V_T之间的关系。实际上，这种关系是高度非线性的[343]，它依赖于频率、气体组成和惯性，以及患者呼吸系统的整体力学特性[235, 276]。HFV期间，由于V_T在清除CO_2中扮演着重要角色（公式41.40），因此，准确测量气道流量对于临床试验的发展和标准化来说是非常重要的[359]。热线风速仪与其他测量仪器相比，可以最准确地估计HFOV期间气道流量和所提供的V_T[235, 276]。

HFV中充分的气体交换至关重要。一旦呼吸机设置有任何改变，30 min内应做一次动脉血气分析，稳定情况下每天应至少做两次动脉血气分析[346]。通常使用脉搏氧饱和度监测连续评估氧合状态，相对而言，CO_2清除的监测更具有技术挑战性。在HFV设备中整合入各种形式的二氧化碳描记术的尝试[360-363]已获得了不同程度的成功。HFV期间$P_{ET}CO_2$和P_aCO_2之间的关系是否差强人意，取决于呼出气体的采样部位[362-363]。$P_{ET}CO_2$和P_aCO_2差异的原因通常是许多旁流式CO_2测定仪的测量反应时间较久所致[171]。在气道开口处进行气体采样可使测得的PCO_2低于实际肺泡CO_2水平[361]。气管内导管最远端采样的测量值最接近肺泡PCO_2[364]，但临床可行性较差。经皮PCO_2监测评估HFV期间CO_2的清除具有相当大的发展前途[365]。

目前尚无明确的证据证实HFOV可改善成年ARDS患者的预后[345a, b]，这可能是由于振荡通气的频率、振幅和平均气道压力对非均匀性损伤的肺所造成的影响不同所致[342, 348]，且与目前对个体患者的气体分布、容量复张和V/Q比等现象亦了解甚少有关。最近的研究显示，使用多个同步频率通气可能会提高气体交换效率、降低肺实质张力分布的异质性，并可在较低的平均气道压下维持肺的复张[235a, 365a]。尽管我们对在急性呼吸衰竭患者中使用HFOV的理解存在着很大分歧，但这种通气模式仍可作为临床肺保护通气策略的一部分而加以应用，尤其是对严重低氧血症的患者[290a]。未来的临床研究将会为HFOV的治疗和技术发展提供指引[347]，从而为其在危重症患者中的合理应用提供科学基础。

喷射通气

喷射通气常用于外科医师要求麻醉科医师不要占用气道的手术[366]。吸气时，高压通过特制的导管或硬质气管镜将O_2或空氧混合气体送入气道。喷射的气体连同周围环境中卷吸入的空气使肺扩张。呼气时，肺内气体靠胸肺的弹性回缩排出体外。整个系统是开放的，因此存在呼吸气体的明显外泄[354]。

脉搏氧饱和度仪可用于监测喷射通气时的氧合。喷射通气，特别是HFJV时，由于无法直接测量呼出气体的成分和容量，如何确定是否存在通气以及通气是否有效等更具有挑战性。动脉采血测量P_aCO_2虽然准确，但属于间断的有创监测。通过一个专用的通道，可以从气管内导管或硬质气管镜的远端采集气体样本。HFJV期间，由于V_T小于无效腔量，因而定量二氧化碳描记图不能准确地反映P_aCO_2[367]。间断暂停HFJV或将呼吸频率减低至10次/分或以下可以解决上述问题，所测得的$P_{ET}CO_2$能够准确反映P_aCO_2，同时能够间断进行通气监测[363, 368-370]。经皮PCO_2（$P_{tc}CO_2$）是一种无创的持续测量方法。$P_{tc}CO_2$虽然不如二氧化碳描记图准确，但有助于监测P_aCO_2的变化趋势[370]。由于缺少V_T与持续$P_{ET}CO_2$监测的方法，因而术中HFJV期间进行标准的呼吸机意外脱开监测。RIP通过监测环绕于患者胸部的束带的电感应信号的变化来监测呼吸，现已证明，其可以可靠地判断HFJV是否正常运行，并可发展成为一种监测HFJV中呼吸机是否脱开或是否存在有效胸部运动的监测方法[282]。

患者的转运

危重症患者经常需要在院内进行转运。将成人或儿童患者从一个具备先进监测设备之处转移到另一个远距离的位置常会遇到困难，从简单的仪器失灵到出现严重的灾难性后果等都可能发生[371-373]。安全转运患者往往需要复杂的监测和许多仪器设备，特别是需要使用一些诸如体外膜肺氧合器（extracorporeal membrane oxygenator，ECMO）和心室辅助设备等时。由于缺乏标准化的监测技术和不良事件定义，各研究所报道的转运相关不良事件的发生率差异很大。以往的研究表明，转运相关呼吸窘迫和气体交换功能恶化事件的发生率很高[372-374]。

理论上，转运中的呼吸监测应与转运前在手术室或 ICU 中一样。实际操作时，在整个院内转运过程中至少应监测临床体征（如肤色、胸廓运动、听诊、气管分泌物）、脉搏氧饱和度和呼吸频率。若使用转运呼吸机，则必须有气道压力等数据显示，数字或图形显示均可。转运中的人为因素是重点，专业转运团队使用标准化程序进行转运的前、中、后管理，可减少不良事件的发生[375-377]，这对于高危患者而言尤其重要[376]。任何转运过程中都必须备齐建立和维持安全气道与血流动力学稳定的设备和药物。转运前准备阶段应确保氧气供应充足，低压报警运作正常。与手控呼吸相比，转运呼吸机可以提供更好的氧合，减少 pH 和 PCO_2 的波动[374, 378]。转运阶段可能需要数个专业人员在麻醉科主治医师的协调和监督下进行具体操作。

自动化数据系统

许多医疗机构中，电子化麻醉记录系统已成为临床常规。这些系统所提供的数据来自于医疗设备、临床信息管理系统和实验室数据。这些大量的数字化实时数据可能为临床引入一种尚存在于概念化阶段的新的监测方法。事实上，虽然决策支持研究已经进行了许多年，但由于在手术室和 ICU 中不稳定患者的紧急救治一向是医务人员的巨大挑战，其临床决策支持研究一直进展甚微[379-381]。计算机化的监测有望改善临床监测[379, 382]。但这种监测方法往往存在一些明显不适合人类使用特点的要求，如需要长时间监测图形化的显示结果，或需要对低概率事件进行反应等，这些都限制了其临床应用。人类准确而连续分析大量数据的能力有限。因此，计算机算法最好应能在大量的生理性数据中识别出那些细微而有临床意义的趋势性变化。这些工具应具备对相关测量数据的情景化能力以提高准确性，并降低假阴性和假阳性率。自动化监测不仅取决于能否及时测量数据，还取决于之前的相关信息。报警限值不应为固定的某一阈值，而是要能根据所获得的信息进行动态适应性变化。按照临床既定原则建立的算法有可能在时间序列数据中探测到超过人类识别能力的细微改变[383-384]。这种自动化系统可以最大限度地减少监测失误，增强实时反应能力，因而提高实施长时间麻醉的绩效。部分呼吸功能监测工具在成人和儿童中的使用已进行了评估[379, 385-387]。用于研究的数据库也已建立[381]。自动数据系统的另一个潜在优势是可以建立闭环系统，如目前整合于市售的机械通气呼吸机中的调节装置[386, 388]。

虽然目前这些方法尚未用于临床，但它们有望作为一种可靠的监测算法而日益得到广泛应用和验证。这样的自动系统将患者的安全性又提高了一个水平。一旦发现潜在的危险事件，如连续低 S_aO_2 或连续几个呼吸未能监测到 $P_{ET}CO_2$，系统能够自动发出声音报警、屏幕警报，或自动跳出一个页面来指导麻醉科医师进行处理[389]。另一些情况下，例如在数分钟内持续出现氧合功能改变，系统会向直接与患者接触的麻醉实施者发出相关改进措施的建议，以便快速实施治疗、评估是否为伪波干扰和（或）需要呼叫帮助[389]。

其他监测变量

氮气洗出法与呼气末肺容量

人们对氮气洗出法在成人[390-391]和儿童[392]患者中应用的兴趣再次升温。有些市售用于危重症患者的机械通气呼吸机中已整合有该方法。人们感兴趣的主要参数是有望优化机械通气患者肺膨胀治疗，且有助于评估诸如 PEEP 的调节等通气治疗措施效果的参数——呼气末肺容量[391]。氮气洗出法在实施时，需步进式改变吸入气氧浓度（通常从室内空气逐步上升至 $100\%O_2$；现有的系统采用氮气洗出 / 洗入法，FiO_2 变化梯度为 $10\% \sim 20\%$），之后根据质量平衡公式计算肺容量。此法测量 ARDS 患者呼气末肺容量的准确性和可重复性均良好，变异系数小于 4%[391]。30 例因临床原因需行 CT 检查的 30 例患者的数据显示，使用改良的氮气洗出 / 洗入法技术测量的呼气末肺容量与 CT 结果有很好的相关性（$r^2 = 0.89$），偏倚为 94 ml±143 ml（15±18%；$P = 0.001$），在生产商提供的精确度范围之内[390]。此外，氮气洗出术还可用于测量肺通气的不均匀性[392]。

经皮测量氧和二氧化碳分压

气体交换是一个动态的、有时瞬息万变的过程。传统的直接检测法为动脉血气分析，虽然它仍是 PaO_2、P_aCO_2 和 pH 监测的金标准，但它只能提供上述过程中某一时间点的数据。循环血气的迅速评估有助于尽快启动所需治疗和调整通气治疗方案。当前临床需要的是一种能连续无创监测 P_aO_2 和 P_aCO_2 的方法。

经皮测量氧分压（$P_{tc}O_2$）和经皮测量二氧化碳分压（$P_{tc}CO_2$）的目的是无创性监测动脉 O_2 和 CO_2 值，或至少是能无创评估这两个变量的变化趋势。这些指标有助于新生儿和婴儿的危重症治疗[393]，并可用于伤口愈合和高压氧治疗等领域。经皮监测的优势是在无法进行呼出气体采样时仍可使用，如 HFOV、窒息试验和无创通气等情况下。经皮监测的基础是 O_2 和 CO_2 能透过皮肤弥散。由于皮肤不能让气体完全渗透，因而采用加温的方法有助于气体弥散。温度升高（通常为 42～45℃）可改变皮肤角质层结构，使气体弥散量增加、真皮充血、Hb 解离曲线右移，从而使皮肤表面的 O_2 和 CO_2 分压增加。这个过程最终导致局部血流的动脉化。$P_{tc}O_2$ 和 $P_{tc}CO_2$ 的影响因素不仅包括动脉气体分压，还包括皮肤氧耗量、CO_2 生成量和局部血流量。因此，$P_{tc}O_2$ 通常比 P_aO_2 低，而 $P_{tc}CO_2$ 通常比 P_aCO_2 高。

O_2 传感器是电化学极谱 Clark 型电极，其化学反应速率与电信号有关，而电信号与 O_2 浓度成正比。CO_2 测量采用的是 pH 电极（Stow-Severinghaus 电极）传感器，pH 的变化与 PCO_2 变化的对数成正比。CO_2 监测仪使用温度校正系数通过 $P_{tc}CO_2$ 估算 P_aCO_2。一些设备可以根据动脉血气结果进行体内校准。婴儿表层皮肤菲薄，有利于经皮测量。反之，成年人皮肤较厚，相对有一层气体弥散屏障，不利于经皮测量。若 $P_{tc}CO_2$ 监测仪经皮电极温度过低，可产生系统偏倚。但对于非常早产的婴儿，电极温度控制在 40℃ 或 41℃ 可以降低患儿烧伤的风险，此时的偏倚修正值为 12%～15%[394]。

$P_{tc}CO_2$ 主要应用于 ICU 新生儿[293]。即使是极低体重的新生儿，$P_{tc}CO_2$ 与 P_aCO_2 的平均差异为 3.0 mmHg（95% 置信区间为 0.2～6.0 mmHg；$P < 0.05$）[395]。此外，$P_{tc}CO_2$ 可用于连续评估呼吸衰竭患者机械通气的效果。这种情况下，对于 1～16 岁的儿童，$P_{tc}CO_2$ 较 $P_{ET}CO_2$ 能更精准地反映 P_aCO_2。1～3.4 岁儿童的 $P_{tc}CO_2 - P_{ET}CO_2$ 差值为 2.3 mmHg±1.3 mmHg，4～16 岁儿童的差值为 2.6 mmHg±2.0 mmHg[393]。对于相同年龄段的儿童，$P_{ET}CO_2 - P_aCO_2$ 的差值较大（分别为 6.8 mmHg±5.1 mmHg 与 6.4 mmHg±6.3 mmHg）。$P_{tc}CO_2$ 与 $P_{ET}CO_2$ 监测呼吸功能正常的患者同样准确。婴幼儿先天性心脏病心脏手术围术期与 P_aCO_2 相关的数值，$P_{tc}CO_2$ 的准确度和精确度要优于 $P_{ET}CO_2$，但接受大量血管活性药物和低心输出量状态的患者除外。

已证明，成人患者采用 $P_{tc}CO_2$ 替代 P_aCO_2 的准确度和精确度均较低。但在某些特定的情况下，$P_{tc}CO_2$ 是适用的。腹腔镜手术长时间气腹时，采用 $P_{tc}CO_2$ 估测 P_aCO_2，甚至是其变化趋势[397] 的准确度可能都要优于 $P_{ET}CO_2$[396]。对于门诊深度镇静下行宫腔镜检查的健康患者，耳垂 $P_{tc}CO_2$ 与放置于患者鼻部的旁流式

$P_{ET}CO_2$ 监测相比，能更准确地反映 P_aCO_2，偏倚也更低（1.7 mmHg vs. － 7.0 mmHg），且与 P_aCO_2 的差值更小（3.2 mmHg±2.6 mmHg vs. 8.0 mmHg±6.0 mmHg）[398]。$P_{tc}CO_2$ 监测发现 P_aCO_2 超过 50 mmHg 的灵敏度也高于 $P_{ET}CO_2$（66.7% vs. 33.3%；$P < 0.01$）[398]。$P_{tc}CO_2$ 亦有助于指导非体外循环冠状动脉旁路移植术后患者的脱机[399]。因急性呼吸衰竭入住急诊科的成年患者，P_aCO_2 与 $P_{tc}CO_2$ 的协定差值仅为 0.1 mmHg，协定界限为 － 6.0 mmHg 至 6.2 mmHg。无创机械通气患者中二者的差异可能过大，达到难以接受的程度[400]。在进行无创机械通气的 ICU 患者中，$P_{tc}CO_2$ 与 P_aCO_2 的相关性比 P_aCO_2 与 $P_{ET}CO_2$ 好，偏倚更小，但差异仍很大（平均 $P_{tc}CO_2 - P_aCO_2 = 2.2$ mmHg±5.7 mmHg）[401]。$P_{tc}CO_2$ 监测不能代替 $P_{ET}CO_2$ 监测，后者仍是手术室内确认气管内插管后气管导管位置和触发管路断开报警的标准监测程序。

无论正常婴儿或极低体重新生儿，$P_{tc}O_2$ 与 P_aO_2 的一致性都较好，平均 $P_{tc}O_2 - P_aO_2$ 差值为 2.3 mmHg（－1.5～6.8 mmHg），在目前的新生儿 ICU 中的应用也是可接受的。$P_{tc}O_2$ 在新生儿中的另一个重要用途是可发现脉搏氧饱和度监测无法检测出的高氧血症。$P_{tc}O_2$ 在成年患者中的使用主要集中在伤口管理、外周血管疾病和高压氧治疗上。虽然将 $P_{tc}O_2$ 用于成年患者诸如指导复苏治疗[402] 等方面的尝试似乎很有前景，但其用于指导非体外循环冠状动脉外科手术中的变异度仍非常高[403]。$P_{tc}O_2$ 对低流量状态依赖性的特点使其可以与动脉血气分析相结合，用于评估皮肤血流量是否充足，并由此推断血流动力学是否稳定[404-405]。

总之，经皮测量用于连续监测新生儿和婴儿气体交换方面具有优势，但其在围术期的广泛应用仍受到许多限制，如皮肤血流量差、需要经常校准、反应时间慢以及长时间使用可能有皮肤灼伤的风险。

肺水

肺水肿是肺损伤的标志。肺水肿的产生原因包括肺内和肺外因素引起的肺毛细血管静水压增高（心源性）、肺泡毛细血管膜通透性增加（非心源性）和肺淋巴引流减少。因此，定量监测血管外肺水（extravascular lung water，EVLW）可协助诊断和治疗上述病理情况，包括早期发现、鉴别诊断、液体治疗、利尿剂的使用和机械通气[406]。评估患者肺水肿的方法有成像技术（如胸部 X 线片、超声和 CT）、热稀释法、生物阻抗法、生物电抗法和电介质遥感法。

成像技术

临床上最常用的方法为床边胸部 X 线片，其可以半定量评估 EVLW、分布范围以及可能的病因分析。胸部 X 线片的主要局限性是它的准确度较差，原因是：①在胸水量达到 30% 前，胸部 X 线片上不可见[407]；②气体腔隙中任何放射线可透过的组织（如肺泡出血、脓液和支气管肺泡癌）均可产生与肺水肿近似的放射线图像；③技术问题，包括旋转、吸气、正压通气、患者体位及曝光不足或曝光过度，均可使其敏感度和特异度下降；④胸部 X 线片读片医师的读片能力存在极大的个体差异[408-409]。CT 是另一种能定量分析 EVLW 的影像学技术。动物实验发现，CT 密度测定法可以检测出低至 50% 的 EVLW 增加[162]。以 CT 检查为基础的研究证明，只有当 EVLW 增加至接近200% ～ 300% 时，才会出现明显继发于肺水肿的低氧血症[163]。便携性差和高辐射暴露的缺点限制了 CT 用于连续术中监测。正电子发射断层扫描[165]和 MRI[166]也可用于评估肺水，但不适用于围术期的常规监测。如前所述，超声与 EIT 也是评估肺水的方法。

指示剂稀释法

该法测量 EVLW 预期要优于血氧合检测和胸部 X线检查。该方法的原理是经中心静脉注射 1 ～ 2 种示踪剂，然后在动脉血中动态监测示踪剂的浓度。早期的技术依靠的是双指示剂稀释法。在跨肺热稀释技术测量 EVLW 的临床设备发展起来之后，床边监测变得十分方便，此法再度获得关注[410]。中心静脉输注生理盐水作为单一的指示剂，通过外周动脉获得的温度曲线计算 EVLW 和其他血流动力学参数（如心输出量）[411]。此法有良好的可重复性，与实验室称重相关性佳，是有用的临床和实验研究工具。EVLW 是严重脓毒症[412]与 ARDS 患者[413-414]死亡率的预测因子。此法是早期发现肺水肿[415-416]（包括肺动脉内膜切除术后再灌注水肿[417]、肺移植后再灌注水肿[418]）的诊断工具，可用于食管手术中评估机械通气的效果[419]，还可指导 ARDS[420]和蛛网膜下腔出血患者[421]的液体治疗，评估心脏手术中激素类药物的效果[422]。在研究沙丁胺醇治疗 ARDS（β 受体激动剂肺损伤试验）[423]和肺切除术肺水肿[424]的临床试验中，EVLW 是判断预后的主要结果变量。

这项技术的局限性源于相当多的、有时相互矛盾的假设[411, 425]。测量的假设前提包括热指示剂能到达所有的肺区，且各区域能达到平衡；在指示剂注射位点与温度测量位点之间的中央循环容量可描绘为少量

各自充分混合的腔室，每个腔室的温度都随时间呈单指数衰减。实验证据表明，上述测量假设并不适用于所有情况，重要因素之一是一旦发生肺损伤，肺灌注的区域性分布将发生改变[411, 426-427]。这些变化可明显影响测量结果[425]。实际上，肺灌注再分布对测量值产生的影响比 β 受体激动剂肺损伤试验所观察到的实验组和对照组之间的差异更大[423, 426]。上述结果与肺损伤类型对 EVLW 测量准确性的影响[428-430]，以及跨肺热稀释技术与 CT 定性分析 EVLW 之间的低相关性一致[431-432]。因此，并不能理所当然地认为跨肺热稀释技术可以可靠地测定 EVLW 的变化趋势[433]，其解读需要考虑到局部灌注可能同时发生变化。最后，实施该技术需要放置动脉和中心静脉导管，因此增加了创伤性。

参考文献

1. American Society of Anesthesiologists. *Standards for Basic Anesthetic Monitoring*; 2011.
2. International Task Force on Anaesthesia Safety. *World Federation of Societies of Anaesthesiologists: International Standards for a Safe Practice of Anaesthesia*; 2010.
3. Eichhorn JH, et al. *JAMA*. 1986;256:1017.
4. Botham KM, Mayes PA. Biologic oxidation, Harper's illustrated biochemistry. In: Murray RK, Rodwell VW, Bender D, Botham KM, Weil PA, Kennelly PJ, eds. *eBook Collection (EBSCOhost)*. 28th ed. McGraw-Hill Medical; 2009:98.
5. Severinghaus JW. *J Clin Monit Comput*. 2011;25:155.
6. Severinghaus JW. *Anesthesiology*. 2009;110:721.
7. Campbell S, et al. *Paediatr Anaesth*. 2011;21:815.
8. Kenzaka T, et al. *Intern Med*. 2012;51:871.
9. Welsby PD, Earis JE. *Postgrad Med J*. 2001;77:617.
10. Epstein O, et al. The respiratory system, Clinical examination. In: Anonymous. 4th ed. Elsevier Health Sciences; 2008.
11. Thomas C, Lumb AB. *Contin Educ Anaesth Crit Care Pain*. 2012;12:251.
12. Severinghaus JW. *Adv Exp Med Biol*. 1994;345:921.
13. Tremper KK, Barker SJ. *Anesthesiology*. 1989;70:98.
14. Severinghaus JW, Honda Y. *Int Anesthesiol Clin*. 1987;25:205.
4a. Pulse Oximeters https://www.fda.gov/RegulatoryInformation/Guidances/ucm341718.htm.
15. Milner QJ, Mathews GR. *Anaesthesia*. 2012;67:396.
16. Pologe JA. *Int Anesthesiol Clin*. 1987;25:137.
17. Merry AF, et al. *Can J Anaesth*. 2010;57:1027.
18. Haynes AB, et al. *N Engl J Med*. 2009;360:491.
19. Macknet MR, et al. *Anesth Analg*. 2010;111:1424.
20. Barker SJ, et al. *Anesthesiology*. 2006;105:892.
21. Roth D, et al. *Ann Emerg Med*. 2011;58:74.
22. Lamhaut L, et al. *Anesthesiology*. 2011;115:548.
23. Frasca D, et al. *Crit Care Med*. 2011;39:2277.
24. Berkow L, et al. *Anesth Analg*. 2011;113:1396.
25. Morey TE, et al. *Anesth Analg*. 2011;113:1289.
26. Shamir MY, et al. *Anesth Analg*. 2012;114:972.
27. Maisel WH, Lewis RJ. *Ann Emerg Med*. 2010;56:389.
28. Caboot JB, et al. *Pediatr Pulmonol*. 2012;47:808.
29. Feiner JR, et al. *Anesth Analg*. 2013;117:847.
30. Feiner JR, Bickler PE. *Anesth Analg*. 2010;111:1160.
31. Mahle WT, et al. *Circulation*. 2009;120:447.
32. Mahle WT, et al. *Pediatrics*. 2012;129:190.
33. Ewer AK, et al. *Lancet*. 2011;378:785.
34. Thangaratinam S, et al. *Lancet*. 2012;379:2459.
35. Dorlas JC, Nijboer JA. *Br J Anaesth*. 1985;57:524.
36. Cannesson M, et al. *Anesthesiology*. 2007;106:1105.
37. Cannesson M, et al. *Anesth Analg*. 2008;106:1189.
38. Cannesson M, et al. *Anesth Analg*. 2008;106:1195.
39. Yin JY, Ho KM. *Anaesthesia*. 2012;67:777.

40. Wu CY, et al. *Eur J Anaesthesiol.* 2016;33:645.
41. Sandroni C, et al. *Intensive Care Med.* 2012;38:1429.
42. Forget P, et al. *Anesth Analg.* 2010;111:910.
43. Gothgen IH, et al. *Scand J Clin Lab Invest Suppl.* 1990;203:87.
44. Perkins GD, et al. *Crit Care.* 2003;7:R67.
45. Van de Louw A, et al. *Intensive Care Med.* 2001;27:1606.
45a. Pedersen T, et al. *Cochrane Database Syst Rev.* 2014;(3):CD002013.
45b. Moller JT, et al. *Anesthesiology.* 1993;78(3):445.
45c. Ochroch EA, et al. *Anesth Analg.* 2006;102(3):868.
46. Mannheimer PD. *Anesth Analg.* 2007;105:S10.
47. Feiner JR, et al. *Anesth Analg.* 2007;105:S18.
48. Cox P. *Anesthesiology.* 2007;107:A1540.
49. Hinkelbein J, et al. *Resuscitation.* 2005;64:315.
50. Barker SJ. *Anesth Analg.* 2002;95:967.
51. Shah N, et al. *J Clin Anesth.* 2012;24:385.
52. Chan ED, et al. *Respir Med.* 2013;107:789.
53. Hampson NB. *Chest.* 1998;114:1036.
54. Eisenkraft JB. *Anesthesiology.* 1988;68:279.
55. Jay GD, et al. *Ann Emerg Med.* 1994;24:32.
56. Severinghaus JW, Koh SO. *J Clin Monit.* 1990;6:85.
57. Ortiz FO, et al. *Am J Respir Crit Care Med.* 1999;159:447.
58. Rajadurai VS, et al. *J Paediatr Child Health.* 1992;28:43.
59. Ahmed S, et al. *Eur J Haematol.* 2005;309:74.
60. Comber JT, Lopez BL. *Am J Emerg Med.* 1996;14:16.
61. Verhovsek M, et al. *Am J Hematol.* 2010;85:882.
62. Scheller MS, et al. *Anesthesiology.* 1986;65:550.
63. Hinkelbein J, et al. *Resuscitation.* 2007;72:82.
64. Hinkelbein J, et al. *Resuscitation.* 2007;74:75.
65. Adler JN, et al. *Acad Emerg Med.* 1998;5:965.
66. Bickler PE, et al. *Anesthesiology.* 2005;102:715.
67. Amar D, et al. *J Clin Monit.* 1989;5:135.
68. Trivedi NS, et al. *J Clin Anesth.* 1997;9:179.
69. Fluck RR Jr, et al. *Respir Care.* 2003;48:677.
70. van Oostrom JH, et al. *Can J Anaesth.* 2005;52:379.
71. Mathes AM, et al. *Anesth Analg.* 2008;107:541.
72. Kelleher JF, Ruff RH. *Anesthesiology.* 1989;71:787.
73. Zoremba N, et al. *Acta Anaesthesiol Scand.* 2011;55:322.
74. Oleyar M, et al. *J Cardiothorac Vasc Anesth.* 2010;24:820.
75. Mabadeje O, et al. *J Hosp Infect.* 2010;76:93.
76. Evans ML, Geddes LA. *Med Instrum.* 1988;22:29.
77. Sinex JE. *Am J Emerg Med.* 1999;17:59.
78. Berkenbosch JW, Tobias JD. *Respir Care.* 2006;51:726.
79. MacLeod DB, et al. *Anaesthesia.* 2005;60:65.
80. Kulcke A, et al. *Anesth Analg.* 2016;122:1856.
81. Smit M, al ety. *J Cardiothorac Vasc Anesth.* 2016;30:379.
82. Jenstrup M, et al. *Acta Anaesthesiol Scand Suppl.* 1995;107:29.
83. Harms MP, et al. *Exp Physiol.* 2003;88:611.
84. Ho KM, et al. *Shock.* 2008;29:3.
85. Dahn MS, et al. *Intensive Care Med.* 1988;14:373.
86. Martin C, et al. *Intensive Care Med.* 1992;18:101.
87. Varpula M, et al. *Intensive Care Med.* 2006;32:1336.
88. Ho KM, et al. *J Cardiothorac Vasc Anesth.* 2010;24:434.
89. Reinhart K, et al. *Chest.* 1989;95:1216.
90. Chawla LS, et al. *Chest.* 2004;126:1891.
91. Dueck MH, et al. *Anesthesiology.* 2005;103:249.
92. Lorentzen AG, et al. *J Cardiothorac Vasc Anesth.* 2008;22:853.
93. Grissom CK, et al. *Crit Care Med.* 2009;37:2720.
94. Kopterides P, et al. *Shock.* 2009;31:561.
95. Dahmani S, et al. *Eur J Anaesthesiol.* 2010;27:714.
96. Lequeux PY, et al. *Eur J Anaesthesiol.* 2010;27:295.
97. Lamia B, et al. *Minerva Anestesiol.* 2006;72:597.
98. Suter PM, et al. *Crit Care Med.* 1975;3:175.
99. Pond CG, et al. *J Cardiothorac Vasc Anesth.* 1992;6:280.
100. Maddirala S, Khan A. *Crit Care Clin.* 2010;26:323.
101. Scuderi PE, et al. *Anesthesiology.* 1994;81:245.
102. Baulig W, et al. *J Clin Monit Comput.* 2008;22:183.
103. Baulig W, et al. *Eur J Anaesthesiol.* 2010;27:720.
104. Schmidt CR, et al. *Crit Care Med.* 1984;12:523.
105. Routsi C, et al. *Anesth Analg.* 1993;77:1104.
106. Polonen P, et al. *Acta Anaesthesiol Scand.* 1997;41:810.
107. Pearse R, et al. *Crit Care.* 2005;9:R694.
108. Collaborative Study Group on Perioperative Scvo2 Monitoring. *Crit Care.* 2006;10:R158.
109. Polonen P, et al. *Anesth Analg.* 2000;90:1052.
110. Rivers E, et al. *N Engl J Med.* 2001;345:1368.
111. Donati A, et al. *Chest.* 2007;132:1817.
112. Dellinger RP, et al. *Crit Care Med.* 2008;36:296.
113. Otero RM, et al. *Chest.* 2006;130:1579.
114. Bellomo R, et al. *Crit Care.* 2008;12:130.
115. Peake SL, et al. *Resuscitation.* 2009;80:811.
116. Jones AE, et al. *JAMA.* 2010;303:739.
117. Suehiro K, et al. *J Cardiothorac Vasc Anesth.* 2014;28:528.
118. Bickler P, et al. *Anesth Analg.* 2017;124:72.
119. Ubbink R, et al. *J Clin Monit Comput.* 2017;31:1143.
120. Wahr JA, et al. *J Cardiothorac Vasc Anesth.* 1996;10:406.
121. Cui W, et al. *Opt Lett.* 1991;16:1632.
122. Schober P, Schwarte LA. *J Clin Monit Comput.* 2012;26:255.
123. Jobsis FF. *Science.* 1977;198:1264.
124. Watzman HM, et al. *Anesthesiology.* 2000;93:947.
125. Sakr Y, et al. *Eur J Anaesthesiol.* 2010;27:388.
126. Holzle F, et al. *Int J Oral Maxillofac Surg.* 2010;39:21.
127. Karliczek A, et al. *Colorectal Dis.* 2010;12:1018.
128. Pham TH, et al. *Ann Thorac Surg.* 2011;91:380.
129. Friedland S, et al. *Gastrointest Endosc.* 2003;57:492.
130. Friedland S, et al. *Gastrointest Endosc.* 2007;65:294.
131. Bludau M, et al. *Ann Thorac Surg.* 2010;90:1121.
132. Highton D, et al. *Curr Opin Anaesthesiol.* 2010;23:576.
133. Chan MJ, et al. *J Cardiothorac Vasc Anesth.* 2017;31:1155.
134. Murkin JM, et al. *Anesth Analg.* 2007;104:51.
135. Slater JP, et al. *Ann Thorac Surg.* 2009;87:36. discussion 44.
136. Yao FS, et al. *J Cardiothorac Vasc Anesth.* 2004;18:552.
137. Fischer GW, et al. *J Thorac Cardiovasc Surg.* 2011;141:815.
138. de Tournay-Jette E, et al. *J Cardiothorac Vasc Anesth.* 2011;25:95.
139. Ghosal S, et al. *J Cardiothorac Vasc Anesth.* 2018;32:1185.
140. Kirkpatrick PJ, et al. *J Neurosurg.* 1998;89:389.
141. Grubhofer G, et al. *Anesth Analg.* 2000;91:1339.
142. Vets P, et al. *Acta Anaesthesiol Belg.* 2004;55:215.
143. Al-Rawi PG, Kirkpatrick PJ. *Stroke.* 2006;37:2720.
144. Moritz S, et al. *Anesthesiology.* 2007;107:563.
145. de Letter JA, et al. *Neurol Res.* 1998;20(suppl 1):S23.
146. Hirofumi O, et al. *J Clin Neurosci.* 2003;10:79.
147. Rigamonti A, et al. *J Clin Anesth.* 2005;17:426.
148. Yamamoto K, et al. *Int Angiol.* 2007;26:262.
149. Jonsson M, et al. *Eur J Vasc Endovasc Surg.* 2017;53:783.
150. Samra SK, et al. *Anesthesiology.* 2000;93:964.
151. Mille T, et al. *Eur J Vasc Endovasc Surg.* 2004;27:646.
152. Boezeman RP, et al. *Ann Thorac Surg.* 2015;99:1267.
153. Casati A, et al. *Anesth Analg.* 2005;101:740.
154. Tang L, et al. *Br J Anaesth.* 2012;108:623.
155. Murphy GS, et al. *Anesth Analg.* 2010;111:496.
156. Moerman AT, et al. *Eur J Anaesthesiol.* 2012;29:82.
157. Tange K, et al. *Minerva Anestesiol.* 2010;76:485.
158. Crookes BA, et al. *J Trauma.* 2005;58:806. discussion 813.
159. Cohn SM, et al. *J Trauma.* 2007;62:44. discussion 54.
160. Ikossi DG, et al. *J Trauma.* 2006;61:780. discussion 788.
161. Yu Y, et al. *Cochrane Database Syst Rev.* 2018;1:CD010947.
162. Sun X, et al. *Br J Anaesth.* 2015;114:276.
163. Bohr C. *Skandinavisches Archiv Für Physiologie.* 1891;2:236.
164. Mogue LR, Rantala B. *J Clin Monit.* 1988;4:115.
165. Bhavani-Shankar K, et al. *J Clin Monit.* 1995;11:175.
166. Gravenstein JS, et al. *Capnography in Clinical Practice.* Boston: Butterworth; 1989.
167. Gravenstein JS, et al. *Gas Monitoring in Clinical Practice.* Boston: Butterworth-Heinemann; 1995.
168. Jaffe MB. *Anesth Analg.* 2008;107:890.
169. Raemer DB, Calalang I. *J Clin Monit.* 1991;7:195.
170. Hess D. *Respir Care.* 1990;35:557.
171. Brunner JX, Westenskow DR. *Br J Anaesth.* 1988;61:628.
172. Jaffe MB. *Mainstream or Sidestream Capnography? Technical Considerations.* Wallingford, Conn: Respironics Novametric; 2002.
173. Kaczka DW, et al. *J Appl Physiol.* 2011;110:1473.
174. Bhavani-Shankar K, Philip JH. *Anesth Analg.* 2000;91:973.
175. Moon RE, Camporesi EM. Respiratory monitoring. In: Miller RD, ed. *Miller's Anesthesia.* 6th ed. New York: Churchill Livingstone; 2005:1255–1295.
175a. Mondoñedo JR, et al. *ASME J of Medical Diagnostics.* 2018;1(031003):031003–031010.
176. Fletcher R, et al. *Br J Anaesth.* 1981;53:77.
177. McKenzie DC. *Br J Sports Med.* 2012;46:381.
178. Grocott MP, et al. *N Engl J Med.* 2009;360:140.
179. Wagner PD, et al. *J Clin Invest.* 1974;54:54.
180. Ravin MB, et al. *J Appl Physiol.* 1965;20:1148.
181. Brismar B, et al. *Anesthesiology.* 1985;62:422.
182. Rothen HU, et al. *Br J Anaesth.* 1998;81:681.
183. Riley RL, Cournand A. *J Appl Physiol.* 1949;1:825.
184. Whiteley JP, et al. *Br J Anaesth.* 2002;88:771.

185. Gould MK, et al. *Crit Care Med.* 1997;25:6.
186. McCahon RA, et al. *Br J Anaesth.* 2008;101:358.
187. Kathirgamanathan A, et al. *Br J Anaesth.* 2009;103:291.
188. Lilienthal JL Jr, Riley RL. *Am J Physiol.* 1946;147:199.
189. Mellemgaard K. *Acta Physiol Scand.* 1966;67:10.
190. Gowda MS, Klocke RA. *Crit Care Med.* 1997;25:41.
191. Definition Task Force ARDS, Ranieri VM, et al. *JAMA.* 2012;307:2526.
192. Rice TW, et al. *Chest.* 2007;132:410.
193. Khemani RG, et al. *Crit Care Med.* 2012;40:1309.
194. DesPrez K, et al. *Chest.* 2017;152:1151–1158.
195. Villar J, et al. *BMJ Open.* 2015;5. e006812,2014-006812.
196. Balzer F, et al. *BMC Anesthesiol.* 2016;16:108. 016-0272-4.
197. Ortiz RM, et al. *Pediatr Clin North Am.* 1987;34:39–46.
198. Trachsel D, et al. *Am J Respir Crit Care Med.* 2005;172:206–211.
199. Gajic O, et al. *Crit Care.* 2007;11:R53.
200. Kaczka DW, et al. *Anesthesiology.* 2015;123:1394.
201. Christiansen J, et al. *J Physiol.* 1914;48:244.
202. Severinghaus JW, Astrup PB. *J Clin Monit.* 1986;2:125.
203. Severinghaus JW. *Anesthesiology.* 2002;97:253.
204. Andritsch RF, et al. *Anesthesiology.* 1981;55:311.
205. Kern FH, Greeley WJ. *J Cardiothorac Vasc Anesth.* 1995;9:215.
206. Burrows FA. *J Cardiothorac Vasc Anesth.* 1995;9:219.
207. Patel RL, et al. *J Thorac Cardiovasc Surg.* 1996;111:1267.
208. Engelhardt W, et al. *Acta Anaesthesiol Scand.* 1996;40:457.
209. du Plessis AJ, et al. *J Thorac Cardiovasc Surg.* 1997;114:991. discussion 1000.
210. Bellinger DC, et al. *J Thorac Cardiovasc Surg.* 2001;121:374.
211. Kiziltan HT, et al. *Anesth Analg.* 2003;96:644.
212. Piccioni MA, et al. *Artif Organs.* 2004;28:347.
213. Sakamoto T, et al. *J Thorac Cardiovasc Surg.* 2004;127:12.
214. Hoover LR, et al. *Anesth Analg.* 2009;108:1389.
215. Nagy ZL, et al. *Circulation.* 2003;108:577.
216. Murkin JM, et al. *J Thorac Cardiovasc Surg.* 1995;110:349.
217. Svyatets M, et al. *J Cardiothorac Vasc Anesth.* 2010;24:644.
218. Biswas CK, et al. *Br Med J (Clin Res Ed).* 1982;284:923.
219. Kaczka DW, et al. Computational analyses of airway flow and lung tissue dynamics, image-based computational modeling of the human circulatory and pulmonary systems: methods and applications. In: Chandran KB, Udaykumar HS, Reinhardt JM, eds. *Image-based computational modeling of the human circulatory and pulmonary systems: Methods and applications.* 1st ed. New York: Springer; 2011:375,402; 10.
220. Kaczka DW, Smallwood JL. *Respir Physiol Neurobiol.* 2012;183:75.
221. Warner DO. *J Clin Monit Comput.* 2000;16:417.
222. Bates JHT. *Lung Mechanics: An Inverse Modeling Approach.* Cambridge: Cambridge University Press; 2009:220.
223. Pedley TJ, et al. *Respir Physiol.* 1970;9:387.
224. Rohrer F. *Pfluegers Arch Gesamte Physiol Menschen Tiere.* 1915;162:225.
225. Mora R, et al. *Am J Physiol Lung Cell Mol Physiol.* 2000;279:L342.
226. Fredberg JJ, Stamenovic D. *J Appl Physiol.* 1989;67:2408.
227. Fredberg JJ, et al. *Am J Respir Crit Care Med.* 1997;156:1752.
228. McIlroy MB, et al. *J Appl Physiol.* 1955;7:485.
229. Bachofen H. *J Appl Physiol.* 1968;24:296.
230. Hantos Z, et al. *J Appl Physiol.* 1992;72:168.
231. Kaczka DW, et al. *J Appl Physiol.* 1997;82:1531.
232. Hoppin FG Jr, Hildebrandt J. Mechanical properties of the lung. In: West JB, ed. *Bioengineering Aspects of the Lung.* New York: Marcel Dekker; 1977:83–162.
232a. Kano S, et al. *J Appl Physiol (1985).* 1994;77:1185.
232b. Amini R, et al. *IEEE Trans Biomed Eng.* 2017;64:681.
232c. Carvalho AR, et al. *Intensive Care Med.* 2008;34:2291.
232d. Carvalho AR, et al. *Anesth Analg.* 2013;116:677.
232e. D'Antini D, et al. *Anesth Analg.* 2018;126:143.
232f. Ranieri VM, et al. *Anesthesiology.* 2000;93:1320.
232g. Motulsky H, Christopoulos A. *Fitting Models to Biological Data using Linear and Nonlinear Regression. A Practical Guide to Curve Fitting.* New York: Oxford University Press; 2004:351.
232h. Huhle R, et al. *Anesth Analg.* 2018;126:725.
232i. Formenti F, et al. *Intensive Care Med.* 2011;37:561.
232j. Chiumello D, Gattinoni L. *Intensive Care Med.* 2011;37:561.
232k. Henzler D, et al. *Anesth Analg.* 2007;105(1072). table of contents.
233. Otis AB, et al. *J Appl Physiol.* 1956;8:427.
233a. Kaczka DW, et al. *Ann Biomed Eng.* 2011;39:1112.
233b. Suki B, Bates JHT. *J Appl Physiol (1985).* 2011;110:1111.
233c. Carvalho AR. *Crit Care.* 2007;11:R86.

233d. Dellacà RL. *Intensive Care Medicine.* 2011;37:1021.
233e. Zannin E, et al. *Crit Care.* 2012;16:R217.
233f. Writing Group for the Alveolar Recruitment for Acute Respiratory Distress Syndrome, Trial I, Cavalcanti AB, et al. *JAMA.* 2017;318:1335.
233g. Fumagalli J, et al. *Crit Care Med.* 2017;45(8):1374.
234. Mead J. *J Appl Physiol.* 1956;9:208.
235. Hager DN, et al. *Crit Care Med.* 2007;35:1522.
235a. Kaczka DW, et al. *Anesthesiology.* 2015;123:1394.
235b. Amini R, Kaczka DW. *Ann Biomed Eng.* 2013;41:2699.
236. Kaczka DW, et al. *Ann Biomed Eng.* 1995;23:135.
237. Peslin R, et al. *Eur Respir J.* 1992;5:871.
238. Ruiz-Ferron F, et al. *Intensive Care Med.* 2001;27:1487.
239. Kaczka DW, et al. *J Appl Physiol.* 2001;90:1833.
240. Kaczka DW, et al. *J Appl Physiol.* 2011;39:1112.
241. Downie JM, et al. *Am J Respir Crit Care Med.* 2004;169:957.
242. Lu Q, Rouby JJ. *Critical Care.* 2000;4:91.
243. Salazar E, Knowles JH. *J Appl Physiol.* 1964;19:97.
244. Venegas JG, et al. *J Appl Physiol.* 1998;84:389.
245. Mead J, et al. *J Appl Physiol.* 1957;10:191.
246. Bates JH, Irvin CG. *J Appl Physiol.* 2002;93:705.
247. Hildebrandt J. *J Appl Physiol.* 1970;28:365.
248. Otis AB, et al. *J Appl Physiol.* 1950;2:592.
249. Bates JHT, Milic-Emili J. *Ann Biomed Eng.* 1993;21:489.
249a. Moraes L, et al. *Front Physiol.* 2018;9:318.
249b. Cressoni M, et al. *Anesthesiology.* 2016;124:1100.
249c. Gattinoni L, et al. *Intensive Care Med.* 2016;42:1567.
249d. Santos RS, et al. *Anesthesiology.* 2018;128:1193.
250. Masselli GM, et al. *Conf Proc IEEE Eng Med Biol Soc.* 2006;1:5603.
251. Jensen A, Lutchen KR, Kaczka DW. Estimation of respiratory dynamic mechanical properties during clinically used mechanical ventilation. In: *Proceedings of the first joint BMES/EMBS Conference.* Vol 1. Atlanta: IEEE; 1999:337.
252. Lancaster CT, Boyle PM, Kaczka DW. Delivered tidal volume from the Fabius GS depends upon breathing circuit configuration despite compliance compensation. In *Proceedings of the American Society of Anesthesiologists 2005 Annual Meeting,* Atlanta, 2005, abstract A863.
253. Loring SH, et al. *J Appl Physiol.* 2010;108:512.
253a. Akoumianaki E, et al. *Am J Respir Crit Care Med.* 2014;189:520.
254. Schuessler TF, et al. *Ann Biomed Eng.* 1998;26:260.
255. Hager DN, Brower RG. *Crit Care Med.* 2006;34:1544.
256. Talmor D, et al. *N Engl J Med.* 2008;359:2095.
256a. Eichler L, et al. *Obes Surg.* 2018;28:122.
257. Schultz MJ, et al. *Anesthesiology.* 2007;106:1226.
257a. Mauri T, et al. *Intensive Care Med.* 2016;42:1360.
257b. Yoshida T, et al. *Am J Respir Crit Care Med.* 2018;197(1018).
257c. Amato MB, et al. *N Engl J Med.* 2015;372:747.
257d. Bugedo G, et al. *Crit Care.* 2017;21:199.
258. Ladha K, et al. *BMJ.* 2015;351:h3646.
259. Neto AS, et al. *Lancet Respir Med.* 2016;4:272.
260. Ligeza F, Goyal A. *Minerva Anestesiol.* 2012;78:201.
261. Brochard L. *Intensive Care Med.* 2002;28:1552.
262. McCall CB, et al. *J Appl Physiol.* 1957;10:215.
263. Lutchen KR, et al. *J Appl Physiol.* 1993;75:2549.
264. Jackson AC, Vinegar A. *J Appl Physiol.* 1979;47:462.
265. Schuessler TF, Bates JHT. *IEEE Trans Biomed Eng.* 1995;42:860.
266. Schuessler TF, Bates JHT, Maksym GN. Estimating tracheal flow in small animals: Engineering in Medicine and Biology Society, 1993. In: *Proceedings of the 15th Annual International Conference of the IEEE.* 1993:560–561.
267. Simon BA, Mitzner W. *IEEE Trans Biomed Eng.* 1991;38:214.
268. Sullivan WJ, et al. *Respir Care.* 1984;29:736.
269. Yeh MP, et al. *J Appl Physiol.* 1982;53:280.
270. Renzi PE, et al. *J Appl Physiol.* 1990;68:382.
271. Jaffe MB. *IEEE Eng Med Biol Mag.* 2010;29:44.
272. Plakk P, et al. *Med Biol Eng Comput.* 1998;36(17).
273. Ligeza P. *Rev Sci Instrum.* 2008;79(096105).
274. Al-Salaymeh A, et al. *Med Eng Phys.* 2004;26:623.
275. Ligeza P. *Rev Sci Instrum.* 2007;78(075104).
276. Hager DN, et al. *Crit Care Med.* 2006;34:751.
276a. Mondonedo JR, et al. *J Clin Monit Comput.* 2017;31:1263.
276b. Farre R, et al. *Medical & Biological Engineering & Computing.* 1991;29:18.
276c. Jandre FC, et al. *Respir Physiol Neurobiol.* 2005;148:309–314.
277. Schmolzer GM, et al. *Arch Dis Child Fetal Neonatal Ed.* 2010;95: F295.

278. Wolf GK, Arnold JH. *Crit Care Med.* 2005;33:S163.
279. Stick SM, et al. *Pediatr Pulmonol.* 1992;14:187.
280. van Vonderen JJ, et al. *Arch Dis Child Fetal Neonatal Ed.* 2015; 100:F514.
281. Khemani RG, et al. *Am J Respir Crit Care Med.* 2016;193:198.
282. Atkins JH, et al. *Anesth Analg.* 2010;111:1168.
283. Greenstein YY, et al. *J Bronchology Interv Pulmonol.* 2017;24:206.
284. Mandel JE, Atkins JH. *Anesth Analg.* 2016;122:126.
285. Overdyk FJ, et al. *Anesth Analg.* 2007;105:412.
286. Walther-Larsen S, Rasmussen LS. *Acta Anaesthesiol Scand.* 2006;50:888.
287. Folke M, et al. *Med Biol Eng Comput.* 2003;41:377.
288. Al-Khalidi FQ, et al. *Pediatr Pulmonol.* 2011;46:523.
289. Wiklund L, et al. *J Clin Anesth.* 1994;6:182.
290. Lam T, et al. *Anesth Analg.* 2017;125:2019.
290a. Meade MO, et al. *Am J Respir Crit Care Med.* 2017;196:727.
291. Gaucher A, et al. *Br J Anaesth.* 2012;108:316.
292. Kasuya Y, et al. *Anesthesiology.* 2009;111:609.
293. Chang KC, et al. *J Clin Monit Comput.* 2016;30:169.
294. Cashman JN, Dolin SJ. *Br J Anaesth.* 2004;93(212).
295. Walder B, et al. *Acta Anaesthesiol Scand.* 2001;45:795.
296. Shapiro A, et al. *J Clin Anesth.* 2005;17:537.
297. Nassi N, et al. *Arch Dis Child.* 2008;93:126.
298. Lightdale JR, et al. *Pediatrics.* 2006;117:e1170.
299. Waisman D, et al. *Intensive Care Med.* 2011;37:1174.
300. Curry J, Lynn L. *APSF Newsletter.* 2011;26:32.
301. Gupta K, Edwards D. *APSF Newsletter.* 2018;32:70–72.
302. Gupta K, et al. *Curr Opin Anaesthesiol.* 2018;31:110.
303. Simon BA, et al. *J Appl Physiol.* 2012;113:647.
304. Harris RS, Schuster DP. *J Appl Physiol.* 2007;102:448.
305. Bodenstein M, et al. *Crit Care Med.* 2009;37:713.
306. Turner JP, Dankoff J. *Emerg Med Clin North Am.* 2012;30:451.
307. Volpicelli G, et al. *Intensive Care Med.* 2012;38:577.
308. Kruisselbrink R, et al. *Anesthesiology.* 2017;127:568.
309. Lichtenstein DA. *Chest.* 2015;147:1659.
310. Lichtenstein DA, et al. *Intensive Care Med.* 2004;30:276.
311. Lichtenstein D, et al. *Anesthesiology.* 2004;100:9.
312. Lichtenstein DA. *Crit Care Med.* 2007;35:S250.
313. Lichtenstein D. *Minerva Anestesiol.* 2009;75:313.
314. Lichtenstein D, et al. *Intensive Care Med.* 2000;26:1434.
315. Lichtenstein DA, Meziere GA. *Chest.* 2008;134:117.
316. Adler A, et al. *Physiol Meas.* 2012;33:679.
317. Costa EL, et al. *Curr Opin Crit Care.* 2009;15:18.
318. Hahn G, et al. *Physiol Meas.* 2006;27:S187.
319. Frerichs I, et al. *Thorax.* 2017;72:83.
320. Humphreys S, et al. *Paediatr Anaesth.* 2011;21:887.
321. Victorino JA, et al. *Am J Respir Crit Care Med.* 2004;169:791.
322. Radke OC, et al. *Anesthesiology.* 2012;116:1227.
323. Frerichs I, et al. *J Crit Care.* 2012;27:172.
324. Karsten J, et al. *Acta Anaesthesiol Scand.* 2011;55:878.
325. Costa EL, et al. *Intensive Care Med.* 2009;35:1132.
326. Nestler C, et al. *Br J Anaesth.* 2017;119:1194.
327. Costa EL, et al. *Crit Care Med.* 2008;36:1230.
328. Borges JB, et al. *J Appl Physiol.* 2012;112:225.
329. Kok J, et al. *Pathology.* 2015;47:405.
330. Leino A, Kurvinen K. *Clin Chem Lab Med.* 2011;49:1187.
331. Luukkonen AA, et al. *Clin Chem Lab Med.* 2016;54:585.
332. Hopfer SM, et al. *Ann Clin Lab Sci.* 2004;34:75.
333. Gayat E, et al. *Anesth Analg.* 2017;124:1820.
334. Allardet-Servent J, et al. *PLoS One.* 2017;12:e0169593.
335. Van de Louw A, et al. *Intensive Care Med.* 2007;33:355.
336. Seguin P, et al. *J Crit Care.* 2011;26:423.
337. Wax DB, Reich DL. *Anesth Analg.* 2007;105:1711.
338. Chang HK. *J Appl Physiol.* 1984;56:553.
339. Pillow JJ. *Crit Care Med.* 2005;33:S135.
340. Fredberg JJ. *J Appl Physiol.* 1980;49:232.
341. Hurst JM, et al. *Ann Surg.* 1990;211:486.
342. Venegas JG, et al. *J Appl Physiol.* 1986;60:1025.
342a. Herrmann J, et al. *J Appl Physiol (1985).* 2016;121:1306.
343. Pillow JJ. *Eur Respir J.* 2012;40:291.
344. Courtney SE, et al. *N Engl J Med.* 2002;347:643.
345. Johnson AH, et al. *N Engl J Med.* 2002;347:633.
345a. Ferguson ND, et al. *N Engl J Med.* 2013;368:795.
345b. Young D, et al. *N Engl J Med.* 2013;368:806.
346. Fessler HE, Brower RG. *Crit Care Med.* 2005;33:S223.
347. Fessler HE, et al. *Crit Care Med.* 2007;35:1649.
348. Krishman JA, Brower RG. *Chest.* 2000;118:795.
349. Ali S, Ferguson ND. *Crit Care Clin.* 2011;27:487.
350. Ip T, Mehta S. *Curr Opin Crit Care.* 2012;18:70.
351. Custer JW, et al. *Pediatr Crit Care Med.* 2011;12:e176.
352. Pillow JJ, et al. *Am J Respir Crit Care Med.* 2001;164:1019.
353. Kaczka DW, Lutchen KR. *Ann Biomed Eng.* 2004;32:596.
354. Biro P. *Anesth Clin.* 2010;28:397.
355. Hess DR, et al. *Respir Care Clin North Am.* 2001;7:577.
356. Kalenga M, et al. *J Appl Physiol.* 1998;84:1174.
357. Pillow JJ, et al. *Pediatr Crit Care Med.* 2004;5:172.
358. Pillow JJ, et al. *Pediatr Res.* 2002;52:538.
358a. Harcourt ER, et al. *Pediatr Crit Care Med.* 2014.
358b. Tingay DG, et al. *Neonatology.* 2015;108:220.
359. Hager DN. *Curr Opin Anaesthesiol.* 2012;25:17.
360. Lucangelo U, et al. Capnography and adjuncts of mechanical ventilation. In: Gravenstein JS, et al., ed. *Capnography.* 2nd ed. Cambridge: Cambridge University Press; 2011:169–181.
361. Kil HK, et al. *Yonsei Med J.* 2002;43:20.
362. Kugelman A, et al. *Pediatr Pulmonol.* 2012;47:876.
363. Frietsch T, et al. *Acta Anaesthesiol Scand.* 2000;44:391.
364. Nishimura M, et al. *Chest.* 1992;101:1681.
365. Biro P, et al. *Anesth Analg.* 1998;87:180.
365a. Herrmann J, et al. *J Appl Physiol (1985).* 2018;124:653.
365b. Mehta PP, et al. *Am J Gastroenterol.* 2016;111:395.
366. Evans KL, et al. *J Laryngol Otol.* 1994;108:23.
367. Miodownik S, et al. *Crit Care Med.* 1984;12:718.
368. Algora-Weber A, et al. *Crit Care Med.* 1986;14:895.
369. Sehati S, et al. *Br J Anaesth.* 1989;63:47S.
370. Simon M, et al. *Acta Anaesthesiol Scand.* 2003;47:861.
371. Wallen E, et al. *Crit Care Med.* 1995;23:1588.
372. Waydhas C, et al. *Intensive Care Med.* 1995;21:784.
373. Bercault N, et al. *Crit Care Med.* 2005;33:2471.
374. Nakamura T, et al. *Chest.* 2003;123:159.
375. Kue R, et al. *Am J Crit Care.* 2011;20:153.
376. Prodhan P, et al. *Pediatr Crit Care Med.* 2010;11:227.
377. Szem JW, et al. *Crit Care Med.* 1995;23:1660.
378. Tobias JD, et al. *Pediatr Emerg Care.* 1996;12:249.
379. Ansermino JM, et al. *Anesth Analg.* 2009;108:873.
380. Lee J, et al. *Conf Proc IEEE Eng Med Biol Soc.* 2011;2011:8315.
381. Saeed M, et al. *Crit Care Med.* 2011;39:952.
382. Imhoff M, Kuhls S. *Anesth Analg.* 2006;102:1525.
383. Melek WW, et al. *IEEE Trans Biomed Eng.* 2005;52:639.
384. Simons DJ, Rensink RA. *Trends Cogn Sci.* 2005;9:16.
385. Dosani M, et al. *Br J Anaesth.* 2009;102:686.
386. Schadler D, et al. *Am J Respir Crit Care Med.* 2012;185:637.
387. Blount M, et al. *IEEE Eng Med Biol Mag.* 2010;29:110.
388. Chatburn RL, Mireles-Cabodevila E. *Respir Care.* 2011;56:85.
389. Epstein RH, Dexter F. *Anesth Analg.* 2012;115:929.
390. Chiumello D, et al. *Crit Care.* 2008;12:R150.
391. Dellamonica J, et al. *Crit Care.* 2011;15:R294.
392. Pillow JJ, et al. *Pediatr Pulmonol.* 2006;41:105.
393. Tobias JD. *Paediatr Anaesth.* 2009;19:434.
394. Sorensen LC, et al. *Scand J Clin Lab Invest.* 2011;71:548.
395. Sandberg KL, et al. *Acta Paediatr.* 2011;100:676.
396. Xue Q, et al. *Anesth Analg.* 2011;111:417.
397. Klopfenstein CE, et al. *Acta Anaesthesiol Scand.* 2008;52:700.
398. De Oliveira GS Jr, et al. *Br J Anaesth.* 2010;104:774.
399. Chakravarthy M, et al. *J Cardiothorac Vasc Anesth.* 2010;24:451.
400. Kelly AM, Klim S. *Respir Med.* 2011;105:226.
401. Spelten O, et al. *J Clin Monit Comput.* 2017;31:153.
402. Yu M, et al. *Shock.* 2007;27:615.
403. Chakravarthy M, et al. *J Clin Monit Comput.* 2009;23:363.
404. He HW, et al. *Shock.* 2012;37:152.
405. Yu M, et al. *Shock.* 2006;26:450.
406. Michard F. *J Clin Monit Comput.* 2018.
407. Pistolesi M, Giuntini C. *Radiol Clin North Am.* 1978;16:551.
408. Rubenfeld GD, et al. *Chest.* 1999;116:1347.
409. Meade MO, et al. *Am J Respir Crit Care Med.* 2000;161:85.
410. Sakka SG, et al. *Intensive Care Med.* 2000;26:180.
411. Isakow W, Schuster DP. *Am J Physiol Lung Cell Mol Physiol.* 2006;291:L1118.
412. Martin GS, et al. *Crit Care.* 2005;9:R74.
413. Kuzkov VV, et al. *Crit Care Med.* 2006;34:1647.
414. Phillips CR, et al. *Crit Care Med.* 2008;36:69.
415. Fernandez-Mondejar E, et al. *J Trauma.* 2005;59:1420. discussion 1424.
416. Assaad S, et al. *J Cardiothorac Vasc Anesth.* 2017;31:1471.
417. Stephan F, et al. *Crit Care Med.* 2017;45:e409–e417.

418. Pottecher J, et al. *Transplantation.* 2017;101:112.
419. Michelet P, et al. *Anesthesiology.* 2006;105:911.
420. Mitchell JP, et al. *Am Rev Respir Dis.* 1992;145:990.
421. Mutoh T, et al. *Stroke.* 2009;40:2368.
422. von Spiegel T, et al. *Anesthesiology.* 2002;96:827.
423. Perkins GD, et al. *Am J Respir Crit Care Med.* 2006;173:281.
424. Licker M, et al. *Chest.* 2008;133:845.
425. Effros RM, et al. *Am J Physiol Lung Cell Mol Physiol.* 2008;294:L1023.
426. Easley RB, et al. *Anesthesiology.* 2009;111:1065.
427. de Prost N, et al. *J Appl Physiol.* 2011;111:1249.
428. Roch A, et al. *Crit Care Med.* 2004;32:811.
429. Carlile PV, Gray BA. *J Appl Physiol.* 1984;57:680.
430. Kuntscher MV, et al. *J Burn Care Rehabil.* 2003;24:142.
431. Saugel B, et al. *Scand J Trauma Resusc Emerg Med.* 2011;19:31.
432. Saugel B, et al. *J Clin Monit Comput.* 2018.
433. Rossi P, et al. *Crit Care Med.* 2006;34:1437.

42 肾脏病理生理学及围术期肾缺血和肾毒性损伤的治疗

KATHLEEN D. LIU，DANIEL H. BURKHARDT III，RUPERT M. PEARSE

徐楚帆 孙宇 译 江来 姜虹 范晓华 审校

要 点

- 围术期急性肾损伤（acute kidney injury，AKI）（旧称急性肾功能衰竭）根据定义标准的不同，发病率的统计具有差异性。
- 发生 AKI 需要透析治疗的虽然并不常见，但是具有极高的发病率和死亡率。
- AKI 的发病机制较为复杂，通常涉及多种因素，包括缺血/再灌注损伤、炎症反应以及毒素作用。
- 在围术期对肾血流动力学或肾小管功能进行反复直接评估的可行性差；因此，通过血清肌酐水平变化趋势等进行间接性评估是目前最为实用的围术期肾功能评估工具。
- 术中尿的生成取决于多种因素，不是术后肾功能障碍风险的有效评估指标。但术中尿量较少的患者在术后可能会出现肾功能障碍，因此术中应仔细监测患者的尿量。
- 肾损伤的早期生化标志物将很快成为快速提供临床信息的新型检测项目。
- 血清肌酐与尿蛋白是术前风险评估的一部分，能提供重要和有用的信息。
- 术中低血压、血容量不足是 AKI 的重要危险因素。
- 在液体管理方面，合理使用平衡盐溶液可能降低 AKI 发生风险；容量超负荷是预示 AKI 患者预后不良的一个危险因素，并可能影响包括血清肌酐在内的传统肾功能标志物的浓度。
- 肾替代疗法可能适用于严重的 AKI：目前的数据尚不支持使用一种方法替代另一种方法。

引言与急性肾损伤定义

急性肾损伤（acute kidney injury，AKI）（旧称急性肾功能衰竭）的特点是肾小球滤过率（glomerular filtration rate，GFR）快速下降和含氮排泄产物［血尿素氮（blood urea nitrogen，BUN）和肌酐］的积聚。根据用于 AKI 的定义标准的不同，在所有住院患者中其发病率大约为 5%～25%，在病情较为严重的重症监护治疗病房（intensive care unit，ICU）患者中的发病率则更高（另请参见第 17 章）。AKI 也是接受重大手术患者的一种严重的围术期并发症[1-4]。由于 AKI 的发病率因使用的定义不同而不同，其死亡率在轻度 AKI 患者中为 10%～35%，而在 ICU 病房中 AKI 导致的死亡率则为 50%～80%。不过，透析支持治疗降低了 AKI 的死亡率。相比之下，二战期间少尿型 AKI 的死亡率为 91%，在朝鲜战争期间因采用透析治疗其死亡率下降至 53%[5]。心脏或大血管手术后 1%～7% 的患者会出现需行透析治疗的 AKI，且这种情况具有很高的并发症发病率和死亡率[6-9]。

围术期肾功能衰竭一直以来都被定义为需要术后透析治疗的肾损伤状态。但有关这一概念的观点在过去几年内已有所变化。首先，由于对于发病前肾功能正常的患者和发病前即为晚期慢性肾病的患者来说，需要术后透析治疗的指征明显不同，而且由于透析治疗没有统一的标准，对于单一地根据是否进行透析治疗来定义 AKI 一直存在争议。其次，由于 AKI 采用的是非标准化的定义，因此难以对各项研究进行比较，例如一篇纳入 28 项研究的综述中[10]，其中的各项研究对围术期 AKI 定义标准互不相同。再次，专注于血清肌酐的微小变化以及尿量的变化，并以此作为 AKI 的定义标准，目前已获得了广泛的采纳。最后一点是认识到肾功能的微小变化与患者死亡风险增高直接相关[11]。

因此，近年来共识标准已被用于定义围术期和其他医学背景下的急性肾损伤。第一个被提出的共识标准为由急性透析质量倡议组制定的 RIFLE（R 风险，I 损伤，F 衰竭，L 丢失，E 终末期）肾病标准（表42.1）[12]。这些标准随后由急性肾损伤网络组织进行了两次修订[13]，并被纳入最近出版的《改善全球肾病预后（kidney disease：improving global outcomes，KDIGO）中急性肾损伤指导原则》中[14]。从表 42.1 所列的具体信息可见，这些标准的主要组成部分强调了肌酐水平相对于基线值的相对和绝对变化，以及多种急性肾损伤严重程度的定义。因此，较为轻微的急性肾损伤（如 KDIGO 的 1 期疾病）会比 3 期疾病更常见，并且其死亡率也较低。这些标准还提议了基于尿量的急性肾损伤定义。总体而言，尽管有研究表明基于尿量定义的 AKI 与重症监护环境中的不良结局相关，并且比基于肌酐定义的 AKI 更为常见[15]，但尿量标准尚未得到很好的验证。目前，对于病态肥胖患者尿量没有明确的校正方法；此外，未留置导尿管时尿量计量亦是问题[16]。显然，基于尿量标准诊断的AKI 较基于肌酐标准诊断的 AKI 发生率较高。在一项含 4000 例行非心脏大手术的研究，当纳入尿量标准

时，AKI 的发生率由 8% 升高至 64%[17]，不同阶段 AKI 的死亡风险均有增加，但当研究将尿量纳入 AKI 诊断标准时，死亡率相关性却有所下降。最后，值得注意的是，少尿 [< 0.5 ml/（kg·h）] 作为基于肌酐诊断 AKI 的预测因子，其重要性在围术期环境中不如在其他临床环境中确切[18-19]。近来，一项大规模单中心观察性研究发现，在腹部大手术期间尿量少于 0.3 ml/（kg·h）与围术期 AKI 风险增加有关（具体为 48 h 内血清肌酐升高 0.3 mg/dl 或至少 7 天增加基础水平的 50%）[20]；而尿量在 0.3 ~ 0.5 ml/（kg·h）范围与基于肌酐的 AKI 无相关性。

术中识别 AKI 的挑战包括大量血容量丢失和液体转移等，可能导致血清肌酐稀释。和术后或重症监护环境下不同，肾功能需要在相对稳定的情况下定期评估，术中肾功能监测可能处于短暂的不稳定期，受大量的血液丢失、大量的液体转移、剧烈的血流动力学波动，甚至肾动脉血流直接中断等因素的影响。因此，在某种意义上，麻醉从业人员可能是维护肾功能的首要监护者，他们能识别和处理可能导致或加剧 AKI 的因素。例如，氨基糖苷类药物和碘化造影剂的毒性作用可以因血管内血容量不足而加剧。

由于医疗人口的老龄化，以及更多重症患者接受高风险手术的概率增加，围术期患者发生 AKI 的风险也相应地增加了，因此麻醉医师的作用变得越发关键。事实上，近来的一项关于择期重大手术后透析治疗的研究提示，需要透析治疗的 AKI 的发生率从1995 年的 0.2% 增加到了 2009 年的 0.6%，其中大部分增长发生于血管和心脏手术后[21]。尽管缺血可能

表 42.1　RIFLE、AKIN 和 KDOQI 的急性肾损伤（AKI）共识标准比较

RIFLE		AKIN		KDIGO		尿量 *
类别	SCr	分级	SCr	分级	SCr	
风险	SCr 增高至 > 基线水平的 1.5 倍	1	SCr 增高 ≥ 0.3 mg/dl 或至 ≥ 基线水平的 1.5 ~ 2 倍	1	SCr 在 48 h 内增高 ≥ 0.3 mg/dl 或过去 7 天内有已知或可能出现的 SCr 增高至 ≥ 基线水平的 1.5 ~ 2 倍	尿量 < 0.5 mg/（kg·h）并持续 > 6 h
损伤	SCr 增高至 > 2 倍基线水平	2	SCr 增高至 > 2 ~ 3 倍基线水平	2	SCr 增高至 > 2 ~ 3 倍基线水平	尿量 < 0.5 mg/（kg·h）并持续 > 12 h
衰竭	SCr 增高至 > 3 倍基线水平，或增高 ≥ 0.5 mg/dl 至绝对值 ≥ 4 mg/dl	3	SCr 增高至 > 3 倍基线水平，或增高 ≥ 0.5 mg/dl 至绝对值 ≥ 4 mg/dl，或需要接受肾替代治疗	3	SCr 增高至 > 3 倍基线水平，或增高至绝对值 ≥ 4 mg/dl，或需要接受肾替代治疗；在儿科患者中，eGFR < 35 ml/（min·1.73 m²）	尿量 < 0.3 mg/（kg·h）并持续 > 12 h，或无尿 > 12 h
丧失	需接受肾替代治疗 > 4 周					
终末期	需接受肾替代治疗 > 3 个月					

* 在所有三种共识标准中通用
AKIN，急性肾损伤网络组织；eGFR，估计的肾小球滤过率；KDIGO，改善全球肾病预后组织；RIFLE，风险、损伤、衰竭、丧失、终末期；SCr，血清肌酐。
在定义 AKI 损伤时，三个共识标准采用了相同的尿量标准，但所用的肌酐标准则稍有不同

是围术期 AKI 的主要原因[22-23]，但尚未成功制订出相应的肾保护措施。此外，围术期 AKI 的其他病理生理诱发因素还包括：造影剂相关性肾病、色素（例如血红蛋白、肌红蛋白）肾病、胆固醇栓塞性肾病（如动脉粥样硬化性肾病）、氨基糖苷毒性肾病以及脓毒症。动物研究证明用合理的肾脏保护干预措施治疗这些单纯的肾病是有效的，但是复制在人类身上却往往没有效果。对单纯性肾病的特异性治疗方法非选择性地应用于混合性肾病患者（在不同的患者中有不同的表达），显然是无效的。术后 AKI 并不是一种单一因素导致的疾病，很可能是几种单因素肾病的组合，对于特定患者和手术，每种导致肾病的因素具有不同的重要性（图 42.1）。

缺血性急性肾损伤的病理生理过程

总体来说，AKI 的病因可分为肾前性、肾性和肾后性因素。在围术期状态下，由于血容量不足或由于相关的慢性肾前性生理状况恶化，例如因容量过多而加重的充血性心力衰竭，患者的肾前性 AKI 风险可能会增加。而术中麻醉药品的血管舒张作用、负性变力 / 变时作用可诱发低血压，可能成为肾前性因素。根据不同的手术特性，患者还可因输尿管、膀胱或尿道梗阻而导致肾后性 AKI 风险增加。不过，围术期 AKI 的主要原因还是急性肾小管坏死（acute tubular necrosis，ATN）。由于针对潜在病因的治疗对于 AKI 的逆转和肾功能的恢复具有关键性作用，因此确定 AKI 的病因具有同样重要的意义。

急性肾小管坏死的两个主要机制为缺血-再灌注损伤和肾毒性作用。术后发生 AKI 常见的三种主要损害原因为：灌注不足、炎症和动脉粥样硬化栓塞。在某些患者中出现的其他肾损害因素包括：横纹肌溶解和特定药物的相关作用。有些特定类别的药物可能通过其血流动力学作用而引起肾灌注不足［特别是

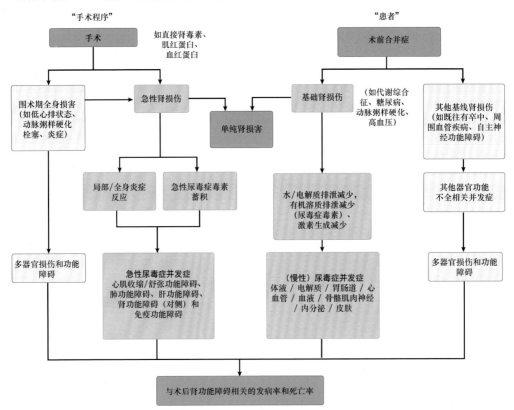

图 42.1 引发围术期急性肾损伤（AKI）和术后发病率和死亡率风险的手术相关操作与患者因素。值得注意的是，尽管急性肾损伤本身可引起该发病率和死亡率风险，但这种相关性在很大程度上受其他可导致相同损伤的严重疾病的影响，如脓毒症，这类疾病本身可产生损伤，并且是不良预后的主要根源（Modified from Stafford-Smith M，Patel U，Phillips-Bute B，et al. Acute kidney injury and chronic kidney disease after cardiac surgery. Adv Chronic Kid Dis. 2008；15：157-177. Used with permission. ）

血管紧张素转化酶（angiotensin-converting enzyme, ACE）抑制剂 1、血管紧张素受体阻滞剂（angiotensin-receptor blockers, ARB）和非甾体抗炎药（nonsteroidal antiinflammatory drugs, NSAID）], 从而导致急性肾小管坏死。

与休克或严重脱水相关的缺血性肾功能衰竭（如肾前性肾功能衰竭之前），早期通常会先经历正常肾功能的适应性代偿阶段，随后再出现肾前性氮质血症，此时，肾脏最大限度地发挥能动性，通过对溶质和水最大程度的保留来维持内环境平衡，但同时也导致了含氮终产物的潴留（图 42.2）。对社区获得性 AKI 的研究发现肾前性氮质血症的发生率可达 70%[24]。相比之下，一项对医院获得性 AKI 的经典研究显示，尽管血液灌注不足占 AKI 病例的 42%，但这些病例中只有 41% 的血液灌注不足由血管内容量不足所引起[25]。

尽管肾前性氮质血症是病情严重的征兆，且通常

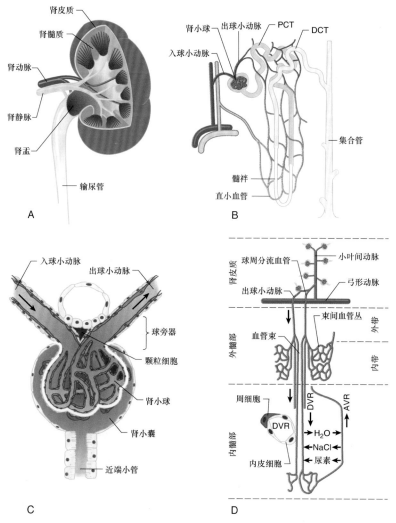

图 42.2 （A）肾的内部结构，包括血管系统、皮质部和髓质部以及尿路结构。（B）肾的功能单位是肾单位。（C）肾小球是血浆滤过的部位；进入肾小球的血浆约有 20% 将通过特殊的毛细血管壁进入肾小囊，并进入肾小管经处理后生成尿液。（D）肾的血管解剖结构具有高度的组织性，髓质微循环是逆流交换产生机制的一部分[42]。AVR，直小血管升支；DCT，远曲小管；DVR，直小血管降支；NaCl，氯化钠；PCT，近曲小管（A，From http://www.nida.nih.gov/consequences/kidney/. Accessed February 17, 2008. B, From http://cnx.org/content/m44809/1.8/. Accessed February 24, 2014. C, From http://www.cixip.com/index.php/page/content/id/422/. Accessed June 26, 2014. D, From Pallone TL, Zhang Z, Rhinehart K. Physiology of the renal medullary microcirculation. Am J Physiol Renal Physiol. 2003; 284: F253-F266. Used with permission.）

伴随有少尿症状 [< 0.5 ml/ (kg · h)],但它是可逆的。在某个关键时刻,当病情超出了维持肾灌注的代偿机制时,缺血可导致不可逆的肾细胞坏死或急性肾小管坏死[26]。这代表了缺血性急性肾损伤的基本形式。其他形式的急性肾小管坏死是由毒素引起的,包括药物(例如氨基糖苷类、顺铂)、色素(例如血红蛋白、肌红蛋白)和碘造影剂。由于损害呈突发性,这些类型的急性肾小管坏死不会出现肾前性氮质血症伴少尿这样的典型模式。重要的是,大多数围术期 AKI 病例是由多种肾损害因素导致的结果,而非因某一单纯病因而引起(图 42.3)。因此,出现肾前性氮质血症的患者很可能还存在其他更严重的导致急性肾小管坏死加重的危险因素。

当输送至肾的血流中断时间超过 30 ～ 60 min 时,可出现急性肾小管坏死和不可逆性肾细胞损害。对于一般成年人,肾脏的血流量为 1000 ～ 1250 ml/min,或为 3 ～ 5 ml/ (min · g) 肾组织,这远远超出了提供肾脏自身氧需求量所需的血流量。肾皮质内血流可能分配不均匀[27]。大部分肾小球位于肾皮质内,而肾皮质依赖氧化代谢获取能量,所以缺血性缺氧会损伤肾皮质结构,尤其是近端小管直段。当缺血情况持续发生时,葡萄糖和底物的供应将继续减少,糖原被消耗,使得在很大程度上依赖糖酵解来获取能量的肾髓质更易受到不良影响。早期的细胞变化是可逆的,如细胞器肿胀,尤其是线粒体肿胀。当缺血加重时,三

磷酸腺苷的缺乏可干扰钠泵机制,使水和钠聚积在肾小管上皮细胞的内质网中,细胞开始肿胀。肾小管损伤通常发生于肾缺血后的 25 min 内,这时近端小管细胞刷状缘的微绒毛开始发生改变;在随后的 1 h 内,这些微绒毛坍塌至肾小管腔内,且细胞膜水疱突出至近端小管的直段;数小时后,肾小管内压升高,肾小管内液体被动反流;24 h 内,远端肾小管管腔内出现管型。

肾脏对低灌注的反应:肾脏灌注的自动调节和分布

患者术中低血压和(或)低血容量引起的灌注不足是 AKI 的常见诱因。心输出量中用以灌注肾的部分取决于肾血管阻力与全身血管阻力之比[26]。通常情况下,肾灌注不足通过三个主要的调节机制来维持肾功能的正常水平:①入球小动脉扩张提高心输出量增加了肾脏灌注在心输出量中的比例;②出球小动脉阻力增加提高了滤过分数同时维持了 GFR;③通过激素和神经调节增加血管内容量,间接提高心输出量来改善肾灌注。

肾分泌血管舒张因子前列腺素以对抗全身性血管收缩激素如血管紧张素 II 的作用。在心输出量较低的状态下,整体血压通过系统性血管升压药的作用来维持,肾血流量不会降低,这是因为血管升压药的作用

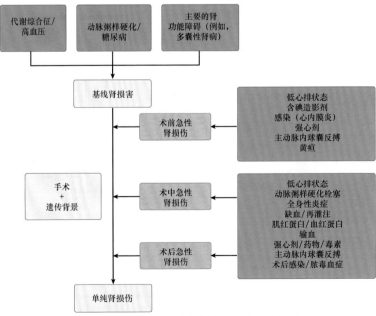

图 42.3　预示可出现术后肾损伤的围术期临床风险因素

在肾内被减弱了。对血管紧张素 Ⅱ 特异性抑制剂的研究表明，出球小动脉阻力主要由血管紧张素 Ⅱ 作用产生[28]。在低浓度水平下，去甲肾上腺素对出球小动脉具有血管收缩作用，说明肾上腺素能系统对于维护肾代偿反应可能同样具有重要的作用[29]。

心输出量的减少会伴有血管升压素的释放和交感神经系统、肾素-血管紧张素-醛固酮系统活性的增强。这些维持肾血流量的调节机制能够保留盐和水。一项研究报道了对一般基础状态健康的患者出现出血情况的正常反应，该报道表明在平均灌注压从 80 mmHg 降至 60 mmHg 时，肾血流量减少了 30%[30]。已知在心肺转流术开始时会出现的变化包括肾灌注减少较全身灌注减少的程度大，肾血流自动调节功能丧失，以及出现对肾有害的应激激素和炎症反应[31-32]。这些结果或许可解释心肺转流术持续时间是心脏术后肾损害情况的独立预测因素。

急性肾损伤检测

血清和尿液作为肾功能标志物的实验室检查

血清和尿液的肾功能标志物在第 17 章进行讨论。需要强调的是，复查血清肌酐（相对变化或绝对变化）是目前最常用的 AKI 识别方法。几乎所有目前可用的检测工具均具有一个固定的局限性，就是 AKI 的发病与其诊断之间存在难以避免的时间延迟。AKI 和急性心肌梗死（acute myocardial infarction，AMI）治疗之间一个显著的区别在于，常规临床工作中 AKI 在组织受到威胁时，缺乏早期生物学标志物来指导快速诊断和干预。因此，大量研究聚焦于检测 AKI 早期生物学标志物和 GFR 的实时测定。

急性肾损伤的新型（早期）生物学标志物

急性肾损伤治疗方面的进展受限，使得研究者们对于新型的早期生物标志物产生了极大的兴趣[33-36]。虽然通过一些新方法尝试找到一种比肌酐更好的过滤标志物（例如胱抑素 C），但大部分标志物还是与 AKI 早期的三大病变有关：①肾小管细胞受损；②肾小管细胞功能障碍；③肾脏的适应性应激反应。研究者们希望这些生物学标志物能够及时识别、诊断 AKI（例如鉴别肾前性氮质血症和急性肾小管坏死）和预后评估。本章介绍了一些较为具有应用前景的生物学标志物（框 42.1）。

新型基于滤过功能的肾功能障碍标志物

在大部分基于滤过功能的肾功能障碍新型标志物中，最具优势的是胱抑素 C。它是半胱氨酸蛋白酶抑制剂"超级家族"中的一员，由所有有核细胞恒速生成。胱抑素 C 的临床应用时间已超过 15 年，并且可被快速测定。与肌酐类似，在肾损害情况下，胱抑素 C 会积聚在循环血液内，并可用作测定肾小球滤过功能的标志物。血清胱抑素 C 在理论上要优于肌酐，尤其是作为轻度慢性肾病及其后遗症的指标[38]。研究者们提出了几种 GFR 估算公式，这些公式有些以单独的胱抑素 C 为基础，有些以胱抑素 C 和肌酐为基础[39-40]。尽管这些公式广泛应用于临床实验研究，但目前并未被普遍应用于临床实践。

尽管一些小型研究显示胱抑素 C 在检测心脏手术后的 AKI 方面要优于血清肌酐[41]，但其敏感性却并未呈一致性。事实上，近来的一项针对心脏术后 AKI 的大型多中心前瞻性观察性研究提示，血清胱抑素 C 在检测 AKI 方面的敏感性较低而非较高。该

框 42.1　急性肾损伤的早期生物标志物 *
以滤过为基础的肾功能障碍标志物
胱抑素 C
β - 微量蛋白
β2- 微球蛋白
反映肾小管细胞损伤的生物标志物
（肾小管性酶尿）
α - 谷胱甘肽 S- 转移酶
π - 谷胱甘肽 S- 转移酶
β -N- 乙酰基 - β -d- 氨基葡萄糖苷酶
γ - 谷氨酰转肽酶
碱性磷酸酶
钠氢交换体异构体 3
反映肾小管细胞功能障碍的生物标志物
（肾小管性蛋白尿）
α1- 微球蛋白
β2- 微球蛋白
白蛋白
视黄醇结合蛋白
免疫球蛋白 G
转铁蛋白
血浆铜蓝蛋白
Lambda 轻链 kappa 轻链
反映肾小管细胞应激反应的生物标志物
中性粒细胞明胶酶相关脂质运载蛋白
尿白介素 -18
肾损伤分子 -1
肝脂肪酸结合蛋白
胰岛素样生长因子结合蛋白 7
金属蛋白酶 2 组织抑制剂

研究由分析 AKI 的生物标志物终点的转化研究联合会（Translational Research Investigating Biomarker Endpoints in Acute Kidney Injury，TRIBE-AKI）所执行，其前瞻性地纳入了 1200 多例接受心脏手术的成年患者，并快速推进了新型生物学标志物这一领域的研究。值得注意的是，通过胱抑素 C 和肌酐检测 AKI 的患者相对于通过单独肌酐检测 AKI 的患者其透析次数更多、死亡风险更高[42]。某些疾病如恶性肿瘤、人类免疫缺陷病毒感染或皮质类固醇或甲状腺激素治疗等，可在肾功能不发生变化情况下导致血清胱抑素 C 水平升高。其他新的滤过标志物包括 β 痕迹蛋白和 β_2- 微球蛋白；这些标志物相比于肌酐为基础的 eGFR 来说，在普通人群中可作为死亡率的新型标志物[42]。然而这些标志物在评估 GFR 时实用性是否超过肌酐和胱抑素 C 尚不明确。

反映肾小管细胞损伤的生物标志物（肾小管酶尿）

肾小管细胞含有在肾内甚至肾小管部位具有高度位置特异性的酶。在细胞应激情况下，这些酶被释放入尿液内，使其成为肾功能障碍时令人关注的潜在标志物。这些标志物包括谷胱甘肽 S- 转移酶（glutathione s-transferase，GST）的 α 和 π 异构体，它们分别是来自近端和远端肾小管细胞的细胞溶质酶，还有 N- 乙酰基 -β-D- 氨基葡萄糖苷酶是一种近端小管溶酶体酶。值得注意的是，尽管肾小管酶的尿液排泄量增高可说明肾小管细胞受损，但它也可反映肾小管细胞更新加快或其他一些代谢紊乱，因此使用这些标志物应谨慎。

反映肾小管细胞功能障碍（肾小管蛋白尿）的生物标志物

当小蛋白被肾小球过滤后，通常会在近端小管内通过结合和内吞再摄取由巨链介导的转运系统将这些物质送回体内。所谓的肾小管蛋白尿是由于这一过程的功能受损和小蛋白逃逸到尿液中造成的。通常以这种方式摄取的内源性低分子量蛋白质包括 β_2- 和 α_1- 微球蛋白、视黄醇结合蛋白、溶菌酶、核糖核酸酶、IgG、转铁蛋白、铜蓝蛋白以及 λ 和 κ 轻链。这些物质在尿液中的出现预示着 AKI 引起的近端肾单位功能异常。然而，赖氨酸及其类似物（例如 ε -氨基己酸、氨甲环酸）可引起低分子量蛋白质再摄取明显但可逆的抑制[43]，这种抑制是短暂的，明显是由于阻断了肾结合位点而引起的良性变化[44-45]。

反映肾小管细胞应激反应的生物标志物

评价肾脏应激反应的标志物包括中性粒细胞明胶酶相关脂质运载蛋白（neutrophil gelatinase-associated lipocalin，NGAL）、肾损伤分子 -1（kidney injury molecule-1，KIM-1）、肝脂肪酸结合蛋白和白细胞介素 -18（interleukin-18，IL-18）。所有这些标志物在近来的文献中都已得到广泛且详细的评估[33-36]。AKI 时，G1 细胞周期停滞的两个标志物已被上调：胰岛素样生长因子结合蛋白 7（insulin-like growth factor-binding protein 7，IGFBP-7）和金属蛋白酶组织抑制剂 -2（tissue inhibitor ofmetalloproteinases-2，TIMP-2）[46]。一项结合了对 IGFBP-7 和 TIMP-2 水平的检测已获得美国食品药品管理局（Food and Drug Administration，FDA）的批准，作为识别 AKI 高风险患者的生物标志物。

NGAL 蛋白在铁清除过程中发挥着重要作用。肾缺血后早期对基因的全转录组的探究证实了 NGAL 是一种由缺血的肾小管细胞生成的蛋白质[47]。在动物模型中给予外源性 NGAL 可缓解肾脏损伤[48]。研究者们对于 NGAL 作为 AKI 的生物标志物极其关注，一项接受心脏手术的儿科患者中的研究进一步证实，血浆和尿液 NGAL 可在血清肌酐升高之前用于预测 AKI 的发生[49]（图 42.4）。尽管 NGAL 水平升高预示着不良结局[50-51]，但对于成人围术期研究的文献资料并未一致地显示 NGAL 可在血清肌酐升高之前用于预测 AKI。

KIM-1 是一种在正常情况下低水平表达的跨膜蛋

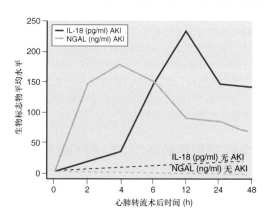

图 42.4 55 例心脏手术患者进行心肺转流术（CPB）后早期生物学标志物尿白细胞介素（IL）-18 和中性粒细胞明胶酶相关脂质运载蛋白（NGAL）的变化图形，包括符合以及不符合术后 48 ~ 72 h 期间急性肾损伤诊断标准的情况（定义为血清肌酐浓度升高峰值大于基线水平的 150%）（From Parikh CR, Mishra J，Thiessen-Philbrook H，et al. Urinary IL-18 is an early predictive biomarker of acute kidney injury after cardiac surgery. Kidney Int. 2006；70：199-203. Used with permission.）

白质，在发生缺血性或肾毒性 AKI 时，其在近端小管细胞内的含量显著上调[52]。由预测安全性检测协会执行的研究中，即通过与 FDA 密切合作的学术–产业合作关系以开发新的肾损伤生物标志物应用于临床前环境（尤其是作为药物毒性的标志物）的研究显示，在多个临床前模型中，KIM-1 优于很多传统的肾损伤标志物[53]。近来，已经开发出血清 KIM-1 检测方法，尿液 KIM-1 水平与急慢性肾脏疾病均相关[54]。

最后，在 AKI 模型中显示有细胞周期停滞现象。最近一项多中心研究显示，两种可诱导细胞周期停滞的蛋白 IGFBP-7 和 TIMP-2，可在重症患者中用于预测 KDIGO 2 期和 3 期的 AKI。在一个验证队列中，这两种生物标志物在预测随后的 AKI 方面具有显著的 ROC 曲线下面积（0.80）[55]。研究者对使用这些生物标志物预测围术期 AKI 风险分层抱有极大的兴趣[56-57]，在临床试验中纳入 IGFBP-7 和 TIMP-2 水平升高的患者（通常表达这两种生物标志物）[58]。

肾功能和风险分层的术前评估

手术损伤程度越大，持续时间越久，以及急性和慢性风险因素越多，发生围术期肾损害的可能性越大，对高危患者在术前进行肾功能评估就显得更加必要[58-61]。急性肾损伤的常见风险因素包括血容量不足、使用氨基糖苷类药物、使用放射检查造影剂、使用 NSAID、脓毒性休克和色素尿。在血流动力学异常（容量不足、使用 NSAID 等）情况下，ACE 抑制剂和 ARB 都可导致术中低血压，并加重 AKI。既往存在肾功能不全的患者显然会增加 AKI 的风险，应通过测量血清肌酐和尿液分析（以评估蛋白尿／微量蛋白尿）在围术期评估这类患者。美国有超过 10% 的人群患有慢性肾病。慢性肾病的常见风险因素包括老龄、糖尿病和高血压。了解患者基因组成具有潜在的价值，但还需要进一步的充分探索，以发现其所具有的重要意义。例如，已知一些影响炎症和血管收缩的基因多态性显示与心脏术后 AKI 具有很强的相关性[62]，包括 IL-6572C 和血管紧张素原 842C 多态性。在未来，此类基因多态性的识别或许可以提高围术期 AKI 风险分层。

大型多中心流行病学研究已明确了与中心动脉顺应性指标异常之间的联系，例如术前单纯收缩期高血压（> 160 mmHg）以及脉压增宽的高血压（> 40 mmHg）[63-64]，与术后 AKI 和透析间的关系，尤其是在接受心脏手术的患者中。脉压是反映大动脉硬化以及压力在大动脉内传导及反射速度影响的一个指数。在收缩末期而非舒张早期提前返回的动脉波（由于在较硬血管内传导速度加快）会增加收缩压（即后负荷）而降低舒张压（即灌注压）。灌注压与围术期肾功能障碍风险可能是通过预先存在的血管系统对低血压的代偿能力而联系在一起，因为它决定了血流量。那些由于中心动脉顺应性异常而易出现低血流量的患者（如脉压增宽的患者），可能需要比正常血压患者更高的血压来维持充足血流并降低肾损害风险。

在某些特定手术类型（例如心脏手术）中，用于术中风险预测的工具已经发展成熟。这些风险预测工具对于识别 AKI 低风险人群较为敏感，但对于识别更高风险患者则不够敏感。这可能说明对于敏感患者，围术期影响因素在 AKI 的发病机制中发挥主要作用。此外，这类风险预测工具中许多是专门用于需透析治疗的 AKI，而这部分患者所占比例较少。

围术期急性肾损伤的机制和治疗

如第 17 章所述，麻醉和手术主要通过改变肾小球滤过率和尿量影响肾功能，可归因于麻醉和手术对血压和心输出量的影响。血压的波动对肾血流量和肾小球滤过功能具有重大影响[19, 31, 65]。因此，下面对几种麻醉方法和特定的围术期情况进行简要讨论。

区域麻醉

区域麻醉药物和肾脏存在复杂的相互作用关系，根据患者心血管、肾脏、体液和电解质的基础状况而有所不同[66]。通常情况下，硬膜外麻醉和脊髓麻醉可降低全身及肾血管交感神经张力[67]。脊髓节段 T_4 到 L_1 参与肾血管的交感神经支配，由来自腹腔神经丛和肾丛的交感神经纤维介导[67-68]。第 4 胸椎水平以上的自主神经阻滞同样可阻断心脏的加速交感神经作用。如果椎管内阻滞降低了动脉血压和心输出量，那么肾血流量将下降，同时与肾小球滤过下降和尿量降低相一致。

尽管存在争议，但研究显示术中椎管内阻滞和术后硬膜外镇痛可降低急性 AKI 的发生率。Rodgers 及其同事对 107 项术中椎管内阻滞的随机临床试验进行系统回顾，发现术后死亡率降低了 30%[69]。该死亡率的降低与深静脉血栓形成、肺栓塞、输血、肺炎、呼吸抑制以及肾功能衰竭等的发生率降低有关，不过由于肾功能衰竭病例数很少，使得肾功能衰竭估计值的置信区间非常宽。Moraca 及其同事进行了一项 meta 分析，并报道了胸段硬膜外麻醉与改善手术预后之间的相关性，部分原因是与围术期感染、肠梗阻、出血以及 AKI 等发病率的降低有关[70]。其他研究分析了心脏手术硬膜外麻醉的影响，结果提示尽管置信区间较宽，但在减少肾功能衰竭方面具有益处[71]。遗憾的是，最近发表的一项有关心脏手术时硬膜外麻醉的 meta 分析中，肾功能衰竭没有被作为判断预后的指标[72-73]。最后，关于术后镇痛方面，一项着重于研究腹主动脉手术的 Cochrane meta 分析结果表明，术后硬膜外镇痛的效果更好并且降低了围术期心肌梗死和肺部并发症的发生率，但对 AKI 和术后死亡率没有影响[74]。

吸入性麻醉药的作用

从历史角度来看，较早期挥发性吸入麻醉药包括甲氧氟烷和恩氟烷（临床上不再使用）使用时间过长时，可产生大量的无机氟化物[74-77]，可导致多尿型肾功能不全。然而，尽管七氟烷会产生大量的氟化物和化合物 A（实验模型中可导致肾脏损伤的代谢物），但没有报道显示七氟烷与 AKI 相关[76]。这可能与七氟烷引起的氟化物浓度升高持续时间较短和代谢部位不同有关（甲氧氟烷的肾内代谢量是七氟烷的 4 倍）。

静脉麻醉药的作用

丙泊酚和右美托咪定可能具有一定的抗炎作用从而起到肾保护的效果。丙泊酚可增加骨形态发生蛋白 -7（bone morphogenetic protein-7，BMP-7）的生成，而 BMP-7 可在脓毒症诱发的 AKI 期间抑制肿瘤坏死因子（tumor necrosis factor- α，TNF- α）诱导的炎症级联反应[78]，以及降低缺血再灌注损伤[79-80]和单侧输尿管梗阻损伤[81]。同样的，除了改变肾血流量和水钠处理，α_2- 肾上腺素能受体激动剂如右美托咪定在脓毒症和缺血再灌注时可刺激 BMP-7 的产生[81-84]。研究者对于右美托咪定的应用抱有极大兴趣，尤其是在心脏手术中。近来一项 meta 分析表明右美托咪定的使用可降低术后 AKI 的发生［优势比（odds ratio，OR）：0.65；95% 置信区间（confidence interval，CI）：0.45 ～ 0.92；$P = 0.02$］[85]。

特别的围术期影响因素和肾功能

有一些手术干预可影响肾血流量，从而影响肾

功能。肾动脉以上的主动脉交叉阻断对肾小球滤过具有明显的影响，而肾下动脉交叉阻断再开放也可通过心肌功能、交感神经活性、神经和激素活性（如肾素和血管紧张素的产生）、血管内容量以及全身血管阻力的变化对肾小球滤过和尿液形成产生显著的间接影响[86]。在标准的心肺转流术（CPB）中，可大概预计心肾关系，当肾血流量降低至心脏总泵出血流量的12% ～ 13% 时，可通过流速和灌注压预测肾功能。然而，只有平均压与尿量具有相关性[31, 87]。

主动脉冠状动脉旁路手术后的 AKI 一直是一种严重的并发症，它与多器官功能障碍、医疗资源消耗增加、高昂的医疗费用以及死亡率的增加相关。每年美国约有 350 000 例患者接受冠状动脉旁路移植术（coronary artery bypass graft，CABG）。一项针对心脏术后 AKI 的多中心观察性研究显示，5% 的参与者出现了 AKI（需要急性透析或血清肌酐水平上升至基线水平的两倍）[88]。心脏手术围术期 AKI 的发生机制具有多因素性。发生 AKI 患者的主要高危因素包括年龄大于 75 岁、糖尿病病史、高血压、脉压、心室功能不全、心肌梗死、肾脏疾病、围术期用药（例如抑肽酶、羟乙基淀粉）和手术相关因素（如术中使用多种正性肌力药物、置入主动脉内球囊反搏和心肺转流术时间延长）[63, 89-92]。

心肺转流术对术后急性肾损伤的影响仍然存在争议。KDIGO 在其完整的 AKI 指南中对关于非体外循环和体外循环冠状动脉重建术患者的术后 AKI 文献进行了回顾，并最终建议"不单独为了降低围术期 AKI 或肾替代治疗（renal replacement therapy，RRT）需求而选择非体外循环 CABG"[14]。然而，患有慢性肾脏疾病的患者 CPB 后发生 AKI 的风险最高，因此常被排除在对非体外循环 CABG 和体外循环 CABG 进行比较的随机临床试验之外。例如，在一项随机的体外循环 / 非体外循环冠状动脉旁路术（randomized on/off bypass，ROOBY）试验中，2303 例患者被随机分配至非体外循环 CABG 组和体外循环 CABG 组，大约 7.5% 的患者术前血清肌酐水平 ≥ 1.5 mg/dl[93]。

一项来自胸外科协会数据库的 742 909 例非急诊独立的 CABG 病例（包括 158 561 例非体外循环病例）的大型观察性研究显示，对于患有慢性肾脏疾病的患者，非体外循环 CABG 具有益处[94]。研究者们采用了倾向性方法来调节患者水平和试验中心水平的不平衡性。主要终点为死亡或透析。在评估 GFR（estimated GFR，eGFR）较低的患者中，对于 eGFR 为 30 ～ 59 ml/（min·1.73 m²）的患者，主要终点的风险差（即在每 100 例接受心肺转流术的患者中具有不良结果的患者

数减去接受非体外循环 CABG 的患者中具有不良结果的患者数）为 0.66（95% CI：0.45～0.87）；而对于 eGFR 为 15～29 ml/（ml·1.73 m²）的患者则为 3.66（95%CI：2.14～5.18）。两组的终点均具有相同的趋势。该结果虽然强调了慢性肾脏疾病作为一个心脏术后 AKI 风险因子的重要性，但是总体队列中只有稍低于 1% 的患者在心脏手术后接受了透析治疗，eGFR 为 30～59 ml/（ml·1.73 m²）的患者有 2% 需要透析治疗，eGFR 为 15～29 ml/（ml·1.73 m²）的患者中有 12.5% 需要透析治疗。同一组中，体外循环对比非体外循环 CABG 的透析单项风险差分别为 0.47（95% CI：0.31～0.62）和 2.79（95% CI：1.37～4.20）（图 42.5）。类似的是，一项纳入 2932 例患者的冠状动脉临床试验，其子研究跟踪接受体外循环或非体外循环 CABG 术后的患者，结果表明术前慢性肾脏疾病［定义为 eGFR < 60 ml/（min·1.73 m²）］和 AKI（定义为 30 天内血清肌酐比随机分组前基线升高 50%）具有相关性。在慢性肾脏疾病患者中，19.2% 的接受非体外循环 CABG 术治疗患者出现 AKI，而接受体外循环 CABG 术治疗患者中 30.2% 出现 AKI。但是两组在持续性肾功能障碍（定义为 eGFR 减少≥20% 达到 1 年）方面不存在显著差异（非体外循环：体外循环＝17.1%：15.3%，P = 0.23）。然而，将发生 AKI 患者与未发生 AKI 患者进行比较（忽略治疗方法分组），AKI 与持续性肾功能障碍风险升高独立相关，校正 OR 值为 3.37（95%CI：2.65～4.28，P < 0.01）[95]。这项研究强调了在慢性肾脏疾病中，AKI 只是慢性肾脏疾病进展的众多风险因素中的一个。

如何在 CABG 术中预防 AKI 引起研究者的极大兴趣，并且研究了多种药理学的干预方法。如前所述，AKI 预防的主要难点之一就是术前和术中多种因素对 AKI 发生风险的影响，因此很难判断哪些人是 AKI 的高危人群。新近的干预方法如远端缺血预处理、心房利钠肽、非诺多泮受到关注，但缺乏充足的循证依据，因此未能得到广泛认可[96-97]。

AKI 预防的术中管理：血气、酸碱平衡和血细胞比容

动脉血氧分压（partial arterial pressure of oxygen，PaO_2）值低于 40 mmHg 的严重动脉血氧不足与肾血流量降低以及肾血管收缩具有相关性[98-99]。在 CPB 期间，氧供需失衡情况加重，且髓质极度缺氧，实验模型中发现这些影响会在撤销循环支持后仍长期存在[100]。

缺血对肾影响的研究大部分是在 CPB 下进行的。当晶体和胶体溶液用于体外循环预充液时，CPB 的开启将导致氧输送能力急剧下降约 30%。动物研究认为在 CPB 期间进行中度血液稀释（血细胞比容 20%～30%），通过降低血液黏滞度和提高局部血流量来达到肾保护的目的[101]。然而，尽管临床普遍接受心肺转流术中血细胞比容低于 20% 的情况（极端血液稀释），但过低的血细胞比容会引发不良结果，包括 AKI[102-104]。美国胸外科医师学会和美国心血管麻醉医师协会指南建议在心肺转流术期间的输血指征应降低，输血指征为 6 g/dl 是合理的；除非是那些具有终末器官缺血风险的患者，在这些患者中采用较高的输血指征较为合理[105]。最近，欧洲心胸外科协会和欧洲心胸麻醉协会提出的综合性指南中建议，在 CPB 期间将目标血细胞比容控制在 21%～24% 比较合适[106]。

解决方案可能并非输血这么简单，因为输血本身就与 AKI 具有相关性。在一项系统性综述中，Karkouti 发现有 22 项研究分析了输血和心脏手术后 AKI 的关系[107]。在这 22 项研究中，有 18 项发现了输血和 AKI 之间具有独立的相关性。在 14 项研究中

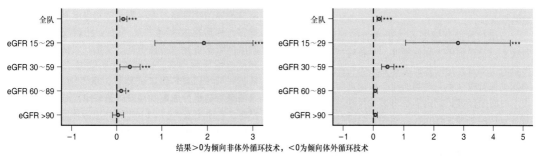

图 42.5　通过基线估计的肾小球滤过率（eGFR）评价的体外循环 vs. 非体外循环冠状动脉旁路移植术（CABG）相关不良结果。对于死亡率（左图）和肾替代治疗（RRT）（右图）这两方面，非体外循环 CABG 技术在较低 eGFR 患者中表现出益处。*P < 0.05，**P < 0.01，***P < 0.001（Redrawn from Chawla LS，Zhao Y，Lough FC, et al. Off-pump versus on-pump coronary artery bypass grafting outcomes stratified by preoperative renal function. J Am Soc Nephrol. 2012；23：1389-1397.）

对围术期贫血和 AKI 的相关性进行了进一步分析，其中有 9 项研究发现围术期贫血与 AKI 之间具有独立的关联性。针对输血相关性 AKI 所提出的机制包括 CPB 期间炎症和氧化应激反应的加重。

研究者对血液储存时间与 AKI 发生风险的关系亦颇感兴趣。保存期较长的血液可能会导致血液循环中游离血红蛋白和铁离子水平升高，因此有研究者关注于"储存损伤"对 AKI 发生的影响。然而，目前并没有数据支持在围术期使用新鲜血液可以降低 AKI 风险[108-110]。

围术期血压和液体管理

围术期血压控制目标及其对 AKI 的影响一直是研究的热点。几项大型观察性队列研究提示即使是短暂性低血压也与术后 AKI 发生有关[111-115]。一项前瞻性随机试验对个性化血压管理策略（即收缩压控制于 10% 基线水平以内）和标准化血压管理策略（即控制收缩压低于 80 mmHg 或 40% 基线水平）进行了比较，发现 7 天内发生全身炎症反应和至少一个器官功能障碍者（主要研究终点）显著减少。但这项中等样本量的临床试验认为个性化血压管理策略并不能显著降低术后 AKI 发生[116]。因此，围术期血压控制目标，尤其是对于慢性肾脏疾病患者，需要考虑术前血压水平。

血管内容量不足通常发生于接受手术的禁食患者，是 AKI 的一个风险因素。例如，糖尿病患者同时合并血管内容量不足可使 AKI 的发生率增加 100 倍[117]。术前评估容量状态最实用的方法是采集患者术前病史和进行体格检查，并评估动脉血压随着病情变化和动力学改变所发生的变化。例如，清醒患者通常不会出现显著的直立（体位）性低血压，除非存在自主性低血压或血管内血容量不足。在麻醉期间，类似脱水状态下的患者在进行正压通气时可出现奇脉变化。尽管如此，应用血管内监测技术降低围术期 AKI 风险是研究的热点。

应用何种监测器需取决于患者的功能性心脏储备状态以及预估手术损伤程度。尽管维持充足的心输出量对于维持充足的肾脏流量是必不可少的，但其并不能确保肾脏获得充足的血流。应用血管内容量监测技术时必须仔细识别出那些可影响反映特定患者前负荷有效性的各种生理状况。例如，为评估前负荷监测中心静脉压时，需先假定左右心室功能、肺血管阻力以及二尖瓣、肺动脉瓣和三尖瓣功能正常。同样，要监测肺动脉压或肺毛细血管楔压也需假定左心室顺应性、二尖瓣功能以及气道压力正常。

由于左心房压力过低是肾血管收缩的一个强有力刺激因素，所以直接测量左心房压有助于了解肾压力-血流关系。尽管动脉血压随着心输出量的下降而降低，但是当左心房压下降（如失血性休克）时，相对于左心房压升高情况（如心源性休克），肾血流量的下降幅度更大[118]。左心房压力感受器通过释放心房钠尿肽（atrial natriuretic peptide, ANP）调节肾血管收缩，ANP 是一种由心房在血管内容量增加情况下分泌的一种激素[119]。ANP 作用于动静脉系统、双侧肾上腺以及肾，以减少血管内容量和降低血压[120]。在肾内，该激素可通过扩张入球小动脉和收缩出球小动脉来提高肾小球毛细血管内压力。ANP 可通过松弛平滑肌和降低交感神经的血管刺激性来降低血压，并且可抑制肾素和醛固酮的分泌，导致肾血管舒张、尿钠排泄以及多尿。

尽管左心房压和肾血管收缩之间存在直接相关性，血管内容量状态静态监测指标正逐渐被超声心动图和血管内容量状态动态监测指标所取代。术中监测血管内容量最直接的方法之一是通过经食管超声心动图直接评估左心室舒张末期面积。然而，采用有创设备进行监测，如肺动脉导管、有创动脉导管以及经食管超声心动图，尚未被证明可降低 AKI 的发生率。

"引导下的液体最优化"近来引起了广泛的兴趣，它超越了传统的可靠性较差的液体管理指南（例如中心静脉压）[121-122]。液体最优化的原则是通过获得最大的每搏输出量来最大限度提高组织的氧输送。血管内液体管理通常由生理学反应来指导动态测量；建议的测量方法包括收缩压变化、脉压变化、持续心输出量监测和经食管多普勒超声指导下的补液[123]。有些评估液体反应的措施可能适用于重症患者，但不适用于围术期患者（例如被动抬腿试验）。

由于通过采用限制性液体管理策略，急性呼吸窘迫综合征危重患者的预后得到了改善[124]，围术期限制液体的使用引起了关注。但是，一篇容纳了 7 项关于腹部手术的随机临床试验的 meta 分析结果显示，限制性液体治疗策略并无优势；然而也没有证据表明有损害，包括发生 AKI[125]。也有一些研究认为，过度的液体限制可导致不良事件的发生，包括吻合口破裂和脓毒症风险增高，因此需要明确避免[126]。然而，最近一项 RELIEF 临床试验将 3000 例接受腹部大手术的患者随机分成限制性液体策略组或开放性液体策略组，在术中及术后 24 h 进行相应液体管理，限制性液体管理策略的设计旨在维持液体净平衡[127]。研究发现 1 年内两组的主要观察指标无残疾生存率没有显著区别，但是，限制性液体管理策略与 AKI 发生率（8.6%：5.0%，$P < 0.01$）和手术部位感染（16.5%：13.6%，调整前 $P = 0.02$）增高有关，尽管经多重比

较调整后两组手术部位感染率无明显区别。因此，目前的液体管理策略应该避免显著的液体正平衡，但是同时也需要警惕液体复苏不足。

研究者对于使用平衡盐溶液代替高氯溶液预防 AKI 抱有浓厚的研究兴趣，其原因是在动物模型中发现高氯溶液可以降低肾灌注[128]。随后，一项高氯溶液与平衡盐溶液的对照研究发现平衡盐溶液使用过程中 2 期和 3 期 AKI 发生率有所下降[129]。同样，一项对接受腹部大手术患者进行的倾向配对研究表明，接受平衡盐溶液治疗的患者术后并发症发生率更低，包括术后透析[130]。然而，随后的一项临床研究（SPLIT 试验）表明，使用 Plasma-Lyte 148 的 ICU 患者中 AKI 发生率并没有下降[131]。值得注意的是，72% 的试验人群是在手术后注册的、49% 是在心脏手术后注册的。近来，单中心临床研究 SALT-ED 和 SMART 试验，分别对在急诊室和重症监护治疗病房的患者随机使用平衡盐溶液和生理盐水进行隔月交替治疗[132-133]。这两项研究均表明 30 天内主要不良肾脏事件、死亡终点事件、透析以及肌酐倍增的发生率呈现显著下降。在 SMART 试验中，约 20% 的研究对象是在术后接受治疗的；尽管没有证据显示疗效和 ICU 类型之间存在联系，但这项研究缺乏亚组间差异证据。

最后，上述溶液对于具有高钾血症倾向的患者是否安全呢？由于平衡盐溶液包含生理量的钾离子，因此对于肾功能降低的患者输注平衡盐溶液存在可能导致高钾血症的担忧。但是，在 2 项对接受肾移植手术的终末期肾病患者进行术中液体选择的随机临床试验中，高钾血症的发生率没有升高[134]。在另外一项比较生理盐水和醋酸盐缓冲液的研究中，静脉输注补液中位量为 2625 ml［四分位距（IQR）2000 ~ 3001 ml][135]，而在另外一项比较生理盐水与乳酸盐林格溶液的研究中，平均输液量分别为 6.1 L±1.2 L 和 5.6 L±1.4 L[136]。因此，在合理剂量内，平衡盐溶液对于大多数患者是安全的并且与 AKI 发生风险下降有关。

血管内容量过多和腹腔间隔室综合征

腹腔间隔室综合征的概念最早是在 1985 年提出的，从那时起，该综合征便逐步被认为是血管内容量过多导致肾功能障碍的常见因素[137-139]。显而易见，血管内容量过多和气道高压机械通气是导致腹腔间隔室综合征的重要因素。腹腔间隔室综合征是指腹腔内压力持续增高超过 20 mmHg，从而导致器官功能障碍；而腹腔高压通常是指腹腔内压力 ≥ 12 mmHg，但无器官功能障碍。腹腔内压的增高会降低腹部灌注压（即

平均动脉压−腹腔内压），从而导致由肾灌注减少引起的肾前性肾功能不全状态。

腹腔内压可通过置入一个 Foley 导管和用于动脉压监测的压力导管进行测定[140]。在灌输远端钳闭 Foley 导管，并向膀胱内注入 25 ml 生理盐水；压力传感器在腋中线处归零，将液体注入膀胱后约 30 ~ 60 s 在呼气末膀胱逼尿肌放松时进行压力测定。值得注意的是，在肥胖成年人中，腹腔内压可能会长期高达 12 mmHg，但这种情况不会导致终末器官功能障碍[141]。及时发现腹腔间隔室综合征并结合临床病情进行减压治疗是至关重要的。

肾毒性物质和急性肾损伤

最近，关于碘化造影剂对 AKI 的影响存在较大的争议，大量观察性研究表明碘化造影剂与 AKI 发病风险无关[142-143]。然而，碘化造影剂可导致肾血管强烈收缩，并使易感患者发生显著的 AKI。因此，如何使用药物预防造影剂相关的 AKI 引起了研究者的重视。临床试验表明使用非诺多泮、N-乙酰半胱氨酸和碳酸氢钠进行药物干预并不能降低造影剂相关 AKI 发生率[144-145]。容量不足和同时暴露于其他肾毒性物质是 AKI 关键的、可预防的风险因素。

其他围术期常见的肾毒性物质还包括氨基糖苷类药物和 NSAID。此外，抗生素肾毒性也越来越引起人们的关注。特别是，古霉素和哌拉西林−他唑巴坦联合使用与 AKI 发病率增高相关[146]。在情况允许时，应避免肾毒性药物联合使用，以利于 AKI 的预防[147]。

肾脏替代治疗

尽管提供了最佳的支持治疗，但 AKI 仍持续进展，此时需要进行 RRT。传统肾脏透析治疗的指征包括酸毒症、电解质紊乱（尤其是高钾血症）、摄入、容量超负荷和尿毒症。对于危重症患者和术后患者，何时开始透析也是研究的热点之一。一项单中心研究表明心脏手术后在 AKI 进展至 2 期［即血清肌酐从基础水平发生倍增或尿量 < 0.5 ml/（kg·h），持续 12 h］即启动透析治疗相较于等进展至 AKI 3 期［即出现以下任意指标：血清肌酐升高至基础水平的 3 倍，血清肌酐 ≥ 4 mg/dl 伴急性升高 ≥ 0.5 mg/dl，或尿量 < 0.3 ml/（kg·h），持续 24 h］才启动透析治疗具有明显的益处[148]。早期 RRT 与死亡率下降（39.3%：54.7%，P = 0.03）相关，且伴随着 90 天内肾功能恢

复率升高（53.6%：38.7%，$P = 0.02$）。值得注意的是，在延迟组中 90% 患者接受了 RRT 治疗，透析开始时间的中位数差仅为 21 h，上述效应差异明显，对其解释需要谨慎分析。例如，该研究结论与 2 项在危重症患者进行的大样本随机临床试验结论明显矛盾，后者研究结果提示对于大多数患者延迟透析是安全的[149-150]。在这些临床试验中，患者被随机分为达到 AKI 3 期诊断标准时接受透析治疗，以及电解质/代谢指标达到预定标准或 AKI 持续超过预定时间时即启动透析治疗。在两个治疗组间，患者死亡率没有显著性差异；此外，在延迟治疗组中有很大部分的患者获得康复，并且无需透析治疗（在 IDEAL-ICU 试验中占 29%）。对于危重症患者延迟透析是否安全，更多的临床试验正在开展中[151]。

透析模式的选择对患者预后的影响也引起研究者的兴趣。目前，在 ICU 中可开展的透析治疗方式共有 4 种。腹膜透析需要在腹腔内放置导管；这通常是在腹腔镜的引导下完成的，但在需要时亦可在床边置入。含葡萄糖的液体作为腹膜透析液。因此感染是腹膜透析的一个重要风险（例如腹膜炎）。此外，该方式不能用于近期接受过腹腔内手术的患者，所以一般而言，腹膜透析在围术期的作用相当有限，除外术期已经用于维持终末期肾病的患者。血液透析，通常可分为间歇性血液透析（intermittent hemodialysis, IHD）、长期间歇性肾替代治疗（prolonged intermittent RRT, PIRRT）/缓慢低效率透析（slow low efficiency dialysis, SLED），以及持续肾替代治疗（continuous renal replacement therapies, CRRT）。顾名思义，IHD 为每次进行血液透析 3～4 h，每周 3～6 d。而 PIRRT/SLED 透析时长每天 6～12 h，频率每周 3～6 d；目前没有专门用于 PIRRT/SLED 的仪器，因此其透析过程往往是不同的。CRRT 则是持续每天 24 h 的连续性血液透析。

关于透析模式和临床结局的研究，认为透析中低血压可能延长 AKI 和延迟肾脏恢复。但是，没有随机临床试验表明持续 RRT 在减少死亡率和肾功能恢复方面具有优势[152]。同时，临床试验也分析了透析剂量和透析膜对透析效果的影响。这些研究阐明了可以测量和提供的最小透析剂量[153-154]，也证明了现代的透析膜均具有相对生物相容性，且不同透析膜之间没有优劣之分。

为保持环路通畅，常常需要抗凝措施。目前，最常用的两种抗凝方法分别为小剂量肝素（100～500 u/h）和枸橼酸盐局部抗凝。两种情况，均将抗凝剂注入预滤器，以最大程度降低全身效应。尽管肝素抗凝的目的是不影响全身凝血参数（例如部分凝血活酶时间），但出血风险仍轻微升高[155-156]。枸橼酸盐局部抗凝的主要目的是降低透析过滤器中的离子钙浓度，因为钙是凝血级联反应中必需的辅助因子。因此，在预滤器内注入枸橼酸盐，并在血液进入体内前维持较低的离子钙浓度。在美国，常规使用枸橼酸盐抗凝的问题之一是缺乏经食品和药物管理局批准用于 RRT 的枸橼酸盐溶液；所以每个中心通常都制定了自己的使用和监测方案。也就是说，枸橼酸盐局部抗凝通常被推荐优于其他形式的抗凝[14, 155-156]。

有时，在手术室中也需要使用 RRT，通常是在长时间输血的情况下（例如肝移植）。因此，肾内科医师和麻醉科医师之间需要密切配合。

总结

对于 AKI 患者或有发生 AKI 风险的患者，围术期管理仍将是一个挑战。造成围术期 AKI 的异质性因素众多，导致损害的主要机制是缺血和毒性作用。近期对于急性肾损伤领域的研究很可能会促进肾功能监测领域的快速发展。目前，血清肌酐与尿量监测仍是大多数肾功能监测策略的主要手段。围术期 AKI 的最佳支持治疗包括对中-高风险手术的患者根据其血清肌酐和蛋白尿/白蛋白尿进行术前风险分层评估，避免低血压和低血容量，以及合理使用肾毒性药物。对于严重 AKI，可能需要肾替代治疗的支持。目前，启动透析治疗的时机存在争议，但是早期开始透析似乎与危重患者预后的改善无关。

致谢

编辑、出版者以及作者 Kathleen D. Liu 博士、Daniel H. Burkhardt Ⅲ 博士以及 Rupert M. Pearse 博士向 Mark Stafford-Smith 博士和 Andrew Shaw 博士在上一版工作中对本章节所做出的贡献致以感谢。其为新版中该章节的编写奠定了基础。

参考文献

1. Thakar CV. *Adv Chronic Kidney Dis.* 2013;20(67).
2. Chaudery H, et al. *Anesth Analg.* 2018. https://doi.org/10.1213/ANE.0000000000003923.
3. O'Connor ME, et al. *Br J Surg.* 2017;104:868.
4. Zarbock A, et al. *Anesth Analg.* 2018;127:1236.
5. Smith Jr LH, et al. *Am J Med.* 1955;18:187.
6. Gaffney AM, Sladen RN. *Curr Opin Anaesthesiol.* 2015;28:50.
7. Hoste EAJ, Vandenberghe W. *Best Pract Res Clin Anaesthesiol.* 2017;31:299.

8. Fuhrman DY, Kellum JA. *Curr Opin Anaesthesiol.* 2017;30:60.
9. Hobson C, et al. *J Vasc Surg.* 2018;68:916.
10. Novis BK, et al. *Anesth Analg.* 1994;78(143).
11. Chertow GM, et al. *Am J Med.* 1998;104:343.
12. Bellomo R, et al. *Crit Care.* 2004;8:R204.
13. Mehta RL, et al. *Crit Care.* 2007;11:R31.
14. Group KDIGO KAKIW. *Kidney Int Suppl.* 2012;2(1).
15. Kellum JA, et al. *J Am Soc Nephrol.* 2015;26:2231.
16. Palevsky PM, et al. *Am J Kidney Dis.* 2013;61:649.
17. Quan S, et al. *Nephrol Dial Transplant.* 2016;31:2049.
18. Alpert RA, et al. *Surgery.* 1984;95:707.
19. Knos GB, et al. *J Clin Anesth.* 1989;1:181.
20. Mizota T, et al. *Br J Anaesth.* 2017;119:1127–1134.
21. Siddiqui NF, et al. *CMAJ.* 2012;184(1237).
22. Myers BD, Moran SM. *N Engl J Med.* 1986;314:97.
23. Myers BD, et al. *J Clin Invest.* 1984;73:329.
24. Kaufman J, et al. *Am J Kidney Dis.* 1991;17:191.
25. Hou SH, et al. *Am J Med.* 1983;74:243.
26. Badr KF, Ichikawa I. *N Engl J Med.* 1988;319:623.
27. Barger A, Herd J. In: Orlaff J, Berliner R, eds. *Handbook of Physiology.* Baltimore, MD: Williams and Wilkins; 1973.
28. Packer M, et al. *Circulation.* 1986;74:766.
29. Edwards RM. *Am J Physiol.* 1983;244:F526.
30. Stone AM, Stahl WM. *Ann Surg.* 1970;172:825.
31. Andersson LG, et al. *Eur J Cardiothorac Surg.* 1994;8:597.
32. Laffey JG, et al. *Anesthesiology.* 2002;97:215.
33. Mcmahon G, Waikar S. *Am J Kidney Dis.* 2013;61:165.
34. Parikh CR, Mansour SG. *J Am Soc Nephrol.* 2017;28:1677.
35. Waikar SS, Bonventre JV. *Nephron Clin Pract.* 2008;109:c192.
36. Chen L-X,C, Koyner JL. *Crit Care Clin.* 2015;31:633–648.
37. Shlipak MG, et al. *Am J Kidney Dis.* 2013;62:595–603.
38. Inker LA, et al. *N Engl J Med.* 2012;367:20.
39. Stevens LA, et al. *Am J Kidney Dis.* 2008;51:395.
40. Zhu J, et al. *Clin Chim Acta.* 2006;374:116.
41. Spahillari A, et al. *Am J Kidney Dis.* 2012;60:922.
42. Foster MC, et al. *Am J Kidney Dis.* 2013;62:42.
43. Mogensen CE. Solling. *Scand J Clin Lab Invest.* 1977;37:477.
44. Smith MS. *Anesthesiology.* 1999;90:928.
45. Stafford-Smith M. *Am J Kidney Dis.* 2011;57:960; author reply, p1.
46. Kashani K, et al. *Crit Care.* 2013;17:R25.
47. Mishra J, et al. *J Am Soc Nephrol.* 2003;14:2534.
48. Mishra J, et al. *J Am Soc Nephrol.* 2004;15:3073.
49. Mishra J, et al. *Lancet.* 2005;365:1231.
50. Haase-Fielitz A, et al. *Ann Clin Biochem.* 2014;51:335.
51. Haase M, et al. *J Am Coll Cardiol.* 2011;57:1752.
52. Ichimura T, et al. *Am J Physiol Renal Physiol.* 2004;286:F552.
53. Vaidya VS, et al. *Nat Biotechnol.* 2010;28:478.
54. Sabbisetti VS, et al. *J Am Soc Nephrol.* 2014;25(2177).
55. Bihorac A, et al. *Am J Respir Crit Care Med.* 2014;189:932.
56. Gunnerson KJ, et al. *J Trauma Acute Care Surg.* 2016;80:243.
57. Meersch M, et al. *PLoS One.* 2014;9:e93460. 3968141.
58. Meersch M, et al. *Intensive Care Med.* 2017;43:1151.
59. Wang Y, Bellomo R. *Nat Rev Nephrol.* 2017;13:697.
60. Wilson T, et al. *Nephrol Dial Transplant.* 2016;31:231.
61. Hobson C, et al. *Crit Care Clin.* 2017;33(379).
62. Stafford-Smith M, et al. *Am J Kidney Dis.* 2005;45:519.
63. Aronson S, et al. *Circulation.* 2007;115:733.
64. Chertow GM, et al. *Circulation.* 1997;95:878.
65. Everett GB, et al. *Anesth Analg.* 1973;52:470.
66. Mark JB, Steele SM. *Int Anesthesiol Clin.* 1989;27:31.
67. Kennedy Jr WF, et al. *Anesthesiology.* 1969;31:414.
68. Kennedy Jr WF, et al. *Acta Anaesthesiol Scand Suppl.* 1969;37:163.
69. Rodgers A, et al. *BMJ.* 2000;321:1493.
70. Moraca RJ, et al. *Ann Surg.* 2003;238:663.
71. Bignami E, et al. *J Cardiothorac Vasc Anesth.* 2010;24:586.
72. Landoni G, et al. *Br J Anaesth.* 2015;115:25.
73. Svircevic V, et al. *Cochrane Database Syst Rev.* 2013;6:CD006715.
74. Guay J, Kopp S. *Cochrane Database Syst Rev.* 2016;1:CD005059.
75. Cousins MJ, Mazze RI. *JAMA.* 1973;225:1611.
76. Mazze RI. *Anesthesiology.* 2006;105:843.
77. Mazze RI, et al. *Anesthesiology.* 1977;46:265.
78. Hsing CH, et al. *Nephrol Dial Transplant.* 2011;26:1162.
79. Yuzbasioglu MF, et al. *Renal Fail.* 2010;32(578).
80. Sanchez-Conde P, et al. *Anesth Analg.* 2008;106:371; table of contents.
81. Dikmen B, et al. *J Anesth.* 2010;24:73.
82. Hsing CH, et al. *Am J Physiol Renal Physiol.* 2012;303:F1443.
83. Sugita S, et al. *Nippon Med Sch.* 2013;80:131.
84. Gu J, et al. *Crit Care.* 2011;15:R153.
85. Liu Y, et al. *BMC Anesthesiol.* 2018;18(7).
86. Gamulin Z, et al. *Anesthesiology.* 1984;61:394.
87. Szabo G, et al. *Injury.* 1977;9(146).
88. Parikh CR, et al. *J Am Soc Nephrol.* 2011;22(1748):3171945.
89. Rioux JP, et al. *Crit Care Med.* 2009;37:1293.
90. Myburgh JA, et al. *N Engl J Med.* 2012;367:1901.
91. Rosner MH, Okusa MD. *Clin J Am Soc Nephrol.* 2006;1(19).
92. Mangano DT, et al. *N Engl J Med.* 2006;354:353.
93. Shroyer AL, et al. *N Engl J Med.* 2009;361:1827.
94. Chawla LS, et al. *J Am Soc Nephrol.* 2012;23:1389.
95. Garg AX, et al. *JAMA.* 2014;311:2191.
96. Deferrari G, et al. *Nephrol Dial Transplant.* 2018;33:813.
97. Romagnoli S, et al. *Curr Opin Anaesthesiol.* 2017;30:92.
98. Kilburn KH, Dowell AR. *Arch Intern Med.* 1971;127:754.
99. Pelletier CL, Shepherd JT. *Am J Physiol.* 1975;228:331.
100. Stafford-Smith M, et al. *Am J Kidney Dis.* 2005;45:519.
101. Utley JR, et al. *Ann Thorac Surg.* 1981;31:121.
102. Karkouti K, et al. *J Thorac Cardiovasc Surg.* 2005;129:391.
103. Swaminathan M, et al. *Ann Thorac Surg.* 2003;76(784):92; discussion.
104. Mehta RH, et al. *Ann Thorac Surg.* 2013;96:133.
105. Ferraris VA, et al. *Ann Thorac Surg.* 2011;91:944.
106. Pagano D, et al. *Eur J Cardiothorac Surg.* 2018;53(79).
107. Karkouti K. *Br J Anaesth.* 2012;109(suppl 1):i29.
108. Hovaguimian F, Myles PS. *Anesthesiology.* 2016;125:46.
109. Curley GF. *Crit Care Med.* 2014;42:2611.
110. Mazer CD, et al. *N Engl J Med.* 2017;377:2133.
111. Walsh M, et al. *Anesthesiology.* 2013;119(507).
112. Sun LY, et al. *Anesthesiology.* 2015;123:515.
113. Salmasi V, et al. *Anesthesiology.* 2017;126:47.
114. Hallqvist L, et al. *Eur J Anaesthesiol.* 2018;35:273.
115. Vernooij LM, et al. *Br J Anaesth.* 2018;120:1080.
116. Futier E, et al. *JAMA.* 2017;318(1346).
117. Shusterman N, et al. *Am J Med.* 1987;83:65.
118. Gorfinkel HJ, et al. *Am J Physiol.* 1972;222:1260.
119. Kahl FR, et al. *Am J Physiol.* 1974;226:240.
120. Cogan MG. *Annu Rev Physiol.* 1990;52:699.
121. Bednarczyk JM, et al. *Crit Care Med.* 2017;45(1538).
122. Vincent JL, et al. *Crit Care.* 2015;19(224).
123. Busse L, et al. *Adv Chronic Kidney Dis.* 2013;20:21.
124. Wiedemann HP, et al. *N Engl J Med.* 2006;354:2564.
125. Boland MR, et al. *World J Surg.* 2013;37:1193.
126. Futier E, et al. *Arch Surg.* 2010;145:1193.
127. Myles PS, et al. *N Engl J Med.* 2018;378:2263.
128. Wilcox CS. *J Clin Invest.* 1983;71(726).
129. Yunos NM, et al. *Crit Care.* 2010;14:226.
130. Shaw AD, et al. *Ann Surg.* 2012;255:821.
131. Young P, et al. *JAMA.* 2015;314:1701.
132. Self WH, et al. *N Engl J Med.* 2018;378:819.
133. Semler MW, et al. *N Engl J Med.* 2018;378:829.
134. Wan S, et al. *Cochrane Database Syst Rev.* 2016;CD010741.
135. Potura E, et al. *Anesth Analg.* 2015;120(123).
136. O'Malley CM, et al. *Anesth Analg.* 2005;100(1518); table of contents.
137. Mohmand H, Goldfarb S. *J Am Soc Nephrol.* 2011;22:615.
138. Carr JA. *J Am Coll Surg.* 2013;216:135.
139. Rogers WK, Garcia L. *Chest.* 2018;153:238.
140. Malbrain ML, et al. *Intensive Care Med.* 2006;32:1722.
141. Lambert D, et al. *Obes Surg.* 2005;15:1225.
142. Wilhelm-Leen E, et al. *J Am Soc Nephrol.* 2017;28:653.
143. Luk L, et al. *Adv Chronic Kidney Dis.* 2017;24:169.
144. Weisbord SD, et al. *Clin J Am Soc Nephrol.* 2013;8:1618.
145. Weisbord SD, et al. *N Engl J Med.* 2018;378:603.
146. Luther MK, et al. *Crit Care Med.* 2018;46(12).
147. Goldstein SL, et al. *Kidney Int.* 2016;90:212.
148. Zarbock A, et al. *JAMA.* 2016;315:2190.
149. Gaudry S, et al. *N Engl J Med.* 2016;375:122.
150. Barbar SD, et al. *N Engl J Med.* 2018;379:1431.
151. Wald R, et al. *Kidney Int.* 2015;88:897.
152. Nash DM, et al. *J Crit Care.* 2017;41:138.
153. Palevsky PM, et al. *N Engl J Med.* 2008;359(7).
154. Bellomo R, et al. *N Engl J Med.* 2009;361:1627.
155. Oudemans-van Straaten HM. *Semin Thromb Hemost.* 2015;41:91.
156. Brandenburger T, et al. *Best Pract Res Clin Anaesthesiol.* 2017;31:387.

43 神经肌肉监测

CASPER CLAUDIUS，THOMAS FUCHS-BUDER
黄丽娜 译 李金宝 李士通 审校

要 点

- 有良好的循证医学证据表明，临床医师必须始终通过客观监测来量化评估神经肌肉阻滞的程度。
- 应将神经肌肉阻滞调节至能确保足最佳手术条件的程度。在大多数手术中，对四个成串（train-of-four，TOF）刺激有一个或两个反应即已足够。为了避免不自主的膈肌运动，需要更深程度的神经肌肉阻滞［即对强直后计数（post-tetanic count，PTC）有 1～5 个反应］。
- 若无客观的神经肌肉监测，就不能保证术后神经肌肉功能的充分恢复。
- 客观的神经肌肉监测对术中神经肌肉阻滞的管理及其在术后监护中的肌松拮抗都至关重要。若无适当监测，则不应在重症监护病房（ICU）使用肌肉松弛药。
- 通过临床评估神经肌肉功能的恢复情况来排除临床上有意义的残余神经肌肉阻滞是不可能的。
- 术后神经肌肉阻滞残余导致化学感受器对缺氧的敏感性降低，咽部和食管上段肌肉功能受损，维持上气道开放的能力受损，发生低氧性事件及术后肺部并发症的风险增加。
- 对 TOF 刺激、强直刺激和双短强直刺激的反应无明显衰减时，并不能排除显著的残余阻滞。
- 为了排除有临床意义的残余神经肌肉阻滞，采用机械式或肌电图测定的 TOF 比值必须超过 0.9，而采用肌加速度图测定的 TOF 比值必须超过 1.0。
- 在观察到对 TOF 刺激至少有 2～4 个反应之前，不应开始使用胆碱酯酶抑制剂拮抗神经肌肉阻滞。
- 选择性肌肉松弛药螯合剂舒更葡糖（sugammadex）可以在应用罗库溴铵和维库溴铵后的任何阻滞深度拮抗其神经肌肉阻滞作用。
- 如果在手术结束时未能客观地记录到肌松的充分恢复（TOF ≥ 0.9～1.0），则应拮抗神经肌肉阻滞。

在过去的几十年里，我们对残余神经肌肉阻滞的病理生理影响的了解已进一步加深。目前普遍认为，即使是很小程度的残余神经肌肉阻滞［如四个成串（TOF）刺激比值为 0.7～0.9］，在临床上也可能是有害的[1-4]。因此，神经肌肉阻滞恢复充分的标准已经被修订了多次。现在要求拇内收肌 TOF 比值为 0.9 或更高，以排除相关的残余神经肌肉阻滞（即肌麻痹）。使用临床标准并不能排除有临床意义的残余神经肌肉阻滞，并且它可持续至术后[5-6]。客观地监测神经肌肉阻滞程度结合药物逆转可以降低残余神经肌肉阻滞的发生率。当使用神经肌肉阻滞剂（neuromuscular blocking agents，NMBA）时，应将其作为标准的围术期监测的一部分[7,13]。

在清醒患者中，可以通过测定随意肌的强度来评估肌力，但在麻醉中及麻醉恢复期这是不可能的。在历史上，麻醉科医师曾应用临床测试来直接评估肌力和间接地评估神经肌肉功能（方法包括测定肌张力；通过感受麻醉呼吸皮囊来间接测定肺顺应性、潮气量及吸力）。所有上述测试均受神经肌肉阻滞程度以外因素的影响。因此，不应将其用于评估神经肌肉阻滞的恢复。在任何时候需要了解关于神经肌肉功能状态的精确信息时，都必须评估肌肉对神经刺激的反应。这其中也考虑到了肌肉松弛药的个体反应和敏感性存在着相当大的个体差异。

本章回顾了神经肌肉监测的基本原则以及有效使用神经刺激仪进行外周神经刺激的要求。本章还描述了在去极化（Ⅰ相和Ⅱ相）及非去极化神经肌肉阻滞期间对神经刺激的反应，提供了有关神经肌肉阻滞水平的信息，并讨论了残余肌麻痹的后果。最后，本章讨论了有或无记录设备可用时，评估诱发神经肌肉反应的方法。

外周神经刺激的原则

神经肌肉监测被用于评估神经肌肉阻滞剂的效果，评估刺激相应运动神经后的肌肉反应。最常被评估的神经-肌肉单位是尺神经和拇内收肌。肌肉反应既可以用外周神经刺激仪进行定性评估，也可以采用客观监测仪进行定量评估。使用外周神经刺激仪时，观察者从触觉或视觉上评估肌肉反应；而使用监测仪时，肌肉反应能被客观地测量并显示在屏幕上。无论使用哪种方法进行神经肌肉监测，临床医师都应该熟悉以下术语：超强刺激（supramaximal stimulation）、校准、阻抗和安全界限。

超强刺激

单根肌纤维对刺激的反应遵循全或无模式。相反，整个肌肉的反应（收缩力）取决于激活的肌肉纤维数量。如果以足够的强度刺激神经，则神经所支配的所有肌纤维都会发生反应，从而触发最大反应。给予神经肌肉阻滞剂后，肌肉反应的下降与被阻断的肌纤维数目成正比。在恒定的刺激强度下，肌肉反应的下降幅度反映了神经肌肉阻滞的程度。

鉴于上述原理，在整个监测期间的刺激强度都必须是真正最大的。因此，所应用的电刺激强度通常比最大反应所需的强度大 15% ～ 20%。正因为如此，所使用的刺激强度被称为是超强刺激。这可以补偿术中皮肤阻力的可能变化，并确保整个手术过程中持续的最大刺激。

然而，超强电刺激可引起疼痛。疼痛在麻醉期间并不是一个问题，但在恢复期，患者可能已足够清醒并能感知神经刺激的不适。因此，一些研究人员主张在恢复期应用亚强电流进行刺激。尽管有些研究表明术后用亚强电流刺激测试神经肌肉功能是可靠

的[14-15]，然而，在如此低电流下监测的准确性仍是不可接受的[15]。

校准

用于客观监测神经肌肉功能的设备应该在使用 NMBA 之前进行校准。校准时可调整设备的增益，以确保观察到的对超强刺激的响应处于该设备的测量窗口内，并尽可能接近"100%的对照反应"。校准程序因使用的设备类型而异，但多数常用 1.0 Hz 单次肌颤搐刺激（单刺激）来完成。当采用单刺激监测神经肌肉阻滞的起效和恢复时，校准尤为重要。

一般认为在 TOF 模式的神经刺激中，校准并不那么重要，因为所有的四个反应都被同等放大，因此，TOF 比值很少受到校准的影响。然而，在对神经刺激反应很弱或很强的患者中，TOF 刺激的一个或多个反应可能处于记录窗口之外，这时显示的 TOF 反应可能不准确。有些设备在校准过程中可同时确定超强刺激的阈值。

阻抗

在整个过程中确保恒定最大刺激的另一种行之有效的新方法是控制皮肤的阻抗（电阻）。事实上，只要皮肤的电阻低于一定的阈值，神经肌肉监测设备都可以以操作者选定的相同的电流（即 60 mA）刺激神经。对于 60 mA 的最大电流，皮肤的最大电阻应等于或小于 5 kΩ。如果皮肤电阻高于此值，则监护仪无法用所选的电流刺激患者。最近，推出了能在屏幕上显示皮肤阻抗水平的神经刺激仪（如法国马赛 iDMed 公司的 TofScan）。使用该设备时，在整个过程中不再需要通过确定超强刺激来确保神经刺激是有效且持续超过最大强度的。

安全界限

神经肌肉传输有相当大的安全界限。只有当神经肌肉终板上 70% ～ 80% 的乙酰胆碱受体被非去极化 NMBDs 占据时，神经肌肉阻滞作用才能显现出来。而要达到完全阻滞，必须占据 90% ～ 95% 的受体。因此，目前可用的设备和应用的刺激模式仅能监测到 70% ～ 95% 的受体结合率这一范围。这一点必须牢记，尤其是在神经肌肉阻滞恢复期。在神经肌肉终板上 70% 的乙酰胆碱受体仍被占据的情况下，神经肌肉

监测即无法探测被占据的受体比例。

外周神经刺激的模式

神经-肌肉功能是通过评估肌肉对外周运动神经超强刺激的反应来监测的。从理论上讲，可以使用两种类型的刺激：电刺激和磁刺激。电神经刺激是目前临床上最常用的方法，本章将对其进行详细描述。理论上，与磁神经刺激相比电刺激有以下优点[2, 16]：疼痛轻，不需要与身体接触。但其所需设备庞大，不能用于 TOF 刺激，也很难达到超强刺激。因此，未能将磁神经刺激用于临床麻醉。

基本考虑

刺激电极

电脉冲通过表面电极或针状电极从刺激仪传递到神经。通常是使用一次性预凝胶银或氯化银表面电极。导电区域应该很小，直径为 7 ~ 11 mm（图 43.1），否则到达下方神经的电流可能不足[17]。理想情况下，在使用电极之前应适当清洁皮肤，最好用研磨剂擦拭。在少数情况下，当用表面电极无法获得选定的电流时可以使用针电极。虽然市面上可以买到特殊涂层的针电极，但通常普通的注射用钢针就足够了。应使用无菌技术，并将针放置在皮下，以避免直接损伤下方的神经。

神经刺激的部位和不同的肌肉反应

原则上，可以刺激任何表浅位置的外周运动神

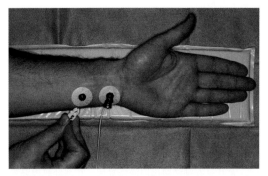

图 43.1 刺激电极在左前臂的尺神经上的正确位置，且电极的接触面积适当

经，并测量相应肌肉的反应。选择神经肌肉监测的部位取决于几个因素：术中操作部位容易接近，允许进行定量监测，能避免直接的肌肉刺激。直接肌肉刺激的特点是出现微弱的收缩，即使在深度神经肌肉阻滞情况下也不出现衰减。当将刺激电极直接置于要评估的肌肉上时，出现直接刺激的风险就会增加。为防止直接的肌肉刺激，神经-肌肉单元的选择应使神经刺激的位置和随后评估肌颤搐反应的位置在地形上（解剖上）是不同的。

在临床麻醉中，尺神经是刺激部位的金标准，但有时也会使用正中神经、胫后神经、腓总神经和面神经。刺激尺神经时，最好将电极置于手腕掌侧（图43.1）。应将远端电极放置在腕横纹与尺侧腕屈肌肌腱桡侧交叉处近端 1 cm 处。最好将远端电极放置在使两个电极中心点之间的距离为 3 ~ 6 cm 的位置（图43.1）。通过这种电极放置方式，电刺激通常只会引起手指屈曲和拇指内收。如果在肘部的尺骨沟上放置一个电极，由于尺侧腕屈肌的刺激，拇指内收通常是明显的。当使用后一种电极放置方式（有时在儿童是首选）时，应该将负极放在手腕上以确保最大反应。当两个电极在手腕掌侧很接近时，电极的极性不那么重要。然而，将负极放置在远端，通常会引起最大的神经肌肉反应[18]。当面神经的颞支受到刺激时，应该将负极放在神经上，正极应该放在额头上的其他位置。当刺激胫后神经时，应将电极放置在靠近内踝的位置，距离与上述相同，将负极放置在远端。

神经肌肉单元

临床上有数种神经肌肉单元（nerve-muscle unit）可供选用，最常使用的是尺神经-拇内收肌。

尺神经-拇内收肌 在手臂外展且手心朝上时，术中很容易监测到该神经-肌肉单元。刺激反应可以通过触觉、视觉或客观方法进行评估。该方法对直接肌肉刺激的风险最低，因为它通过刺激沿手臂正中下行的尺神经评估位于手外侧的拇内收肌的肌肉反应，从而确保了刺激神经和被评估肌肉的位置分离。

胫后神经-短屈肌 该神经-肌肉单元可以用于无法进行手部监测的临床情况。刺激胫后神经后，短屈肌收缩产生大脚趾屈曲。短屈肌的神经肌肉阻滞特点（起效和恢复）与拇内收肌几乎一致。

面神经-眼轮匝肌和面神经-皱眉肌 当手臂被塞进手术敷料下时，通常唯一可以使用的监测部位是

头部。有两块面肌可以作为监测部位——眼轮匝肌和皱眉肌。前者包绕于眶周，它通过面神经颧支的刺激导致眼睑闭合。后者通过面神经颞支刺激将眉毛内侧端向下拉，出现皱眉反应。然而，由于面神经直接靠近固有肌肉，因此出现直接刺激肌肉的风险很大。因此，必须确保评估的是正确的刺激反应，而非邻刺激电极附近其他肌肉的直接刺激反应。面神经的刺激可以用较低电流来完成，通常 25～30 mA 就足够了。这两块肌肉的刺激在技术上是困难的，在临床实践中效果往往不令人满意。

因为不同的肌群对 NMBAs 的敏感性不同，因而由一块肌肉得到的测定结果并不能自动外推到其他肌肉。然而，大多数关于 NMBAs 推荐剂量的基础研究是基于对尺神经刺激的测量数据。膈肌是所有肌肉中对去极化和非去极化神经肌肉阻滞剂抵抗最强的肌肉之一[19]。一般来说，在相同的阻滞程度下，膈肌所需的肌肉松弛药剂量是拇内收肌的 1.4～2.0 倍（图 43.2）[20]。同样有临床意义的是，膈肌的起效时间通常比拇内收肌短，而且膈肌的肌松恢复速度比其他外周肌迅速（图 43.3）[21]。其他呼吸肌、喉肌和皱眉肌的耐药性均不及膈肌[22-24]。最敏感的肌肉是腹肌、眼轮匝肌、四肢外周肌、颏舌骨肌、咬肌和上呼吸道肌肉[1, 25-27]。从临床角度看，皱眉肌对面神经刺激的反

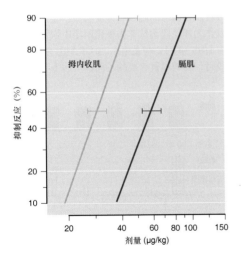

图 43.2　泮库溴铵在两块肌肉中的平均累积剂量-反应曲线显示，对于相同程度的神经肌肉阻滞，膈肌需要的泮库溴铵大约是拇内收肌的 2 倍。横坐标为剂量（对数刻度），纵坐标为对四个成串刺激（TOF）神经刺激的第一个刺激的肌肉反应抑制（概率刻度）。在力-移位传感器上测定拇内收肌的收缩力；通过肌电图测定膈肌的反应（From Donati F，Antzaka C，Bevan DR. Potency of pancuronium at the diaphragm and the adductor pollicis muscle in humans. Anesthesiology. 1986；65〔1〕：1-5.）

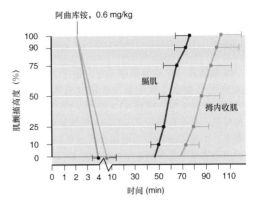

图 43.3　10 例麻醉患者应用阿曲库铵（0.6 mg/kg）后膈肌（蓝点）和拇内收肌（黄点）肌颤搐高度的变化（平均 ±SD）。（From Pansard J-L，Chauvin M，Lebrault C，et al. Effect of an intubating dose of succinylcholine and atracurium on the diaphragm and the adductor pollicis muscle in humans. Anesthesiology. 1987；67〔3〕：326-330.）

应能反映喉内收肌和腹肌的神经肌肉阻滞程度，优于拇内收肌对尺神经刺激的反应[24, 28]。另外，上呼吸道肌肉似乎比外周肌肉更敏感[25-26]。尽管一些使用加速度肌电图（acceleromyography，AMG）的研究表明，手（拇内收肌）和腿（踇短屈肌）对 TOF 神经刺激的反应略有不同，但这些差异的临床意义可能十分有限[29-30]。当比较不同的刺激部位时，对侧肢体之间可能存在很大差异（例如，手臂与手臂间的差异可达 ±20%）[31-32]。

尽管并不清楚这些差异的确切原因，但可能的解释是乙酰胆碱受体的密度、乙酰胆碱的释放、乙酰胆碱酯酶的活性、肌纤维组成、神经支配比率（神经肌肉接头的数量）、血流量和肌肉温度等均可能存在差异。

神经刺激模式

评价神经肌肉功能最常用的模式有 TOF 刺激、双短强直刺激（double-burst stimulation，DBS）和强直后计数（posttetanic count，PTC）刺激。单刺激和强直刺激主要作为复合刺激模式（即 TOF、DBS 或 PTC）的组成部分。

单刺激（single-twitch stimulation）

背景　单刺激是最早也是最简单的刺激方式。第一台专门用于监测神经肌肉阻滞的设备"圣托马斯医

院神经刺激仪"，只能诱发一次颤搐[33]。其后的几十年中，它一直是唯一在术中评估神经肌肉阻滞的既定刺激模式。

刺激模式 在单刺激模式中，给予外周运动神经的单次电刺激，频率从 1.0 Hz（每秒 1 个）到 0.1 Hz（每 10 s 1 个）（图 43.4），并评估随后出现的肌肉反应。对单刺激的反应有赖于所施加的单个刺激的频率。如果发放的频率增加到大于 0.15 Hz，则诱发反应会逐渐降低并稳定在一个较低水平。使用 1 Hz 单刺激得到的结果不能与使用如 0.1 Hz 单刺激得到的结果进行比较[34]。最终，普遍推荐的刺激频率是 0.1 Hz。

临床应用 为了评估单刺激后神经肌肉阻滞的程度，必须与使用 NMBA 之前记录的参考值进行比较。因此，在没有适当监测设备的情况下，该刺激模式不能提供关于阻滞程度的足够信息。在临床实践中，单刺激作为一种独立的电刺激模式的价值有限，主要作为 PTC 刺激的一个组成部分；而 0.1 Hz 的单刺激，有时用于专门评价神经肌肉阻滞起效时间的科学试验中。此外，它还是唯一可以与监测设备联合使用，以评估琥珀酰胆碱的去极化神经肌肉阻滞作用的刺激模式。

四个成串（TOF）刺激

背景 TOF 刺激模式由 ALI 等在 20 世纪 70 年代初引入[35-36]。他们的目标是开发一种能通过简单的神经刺激仪而不需要其他监测设备就能在神经肌肉阻滞的全程中提供临床可靠信息的工具。

刺激模式 TOF 刺激由间隔 0.5 s（2 Hz，图 43.5）的四个超强刺激组成。该串刺激中的每个单个刺激都使肌肉收缩。该方法评价肌肉松弛的基础是 TOF 后可辨别的反应的数量（即 TOF 计数），或是成串反应的"衰减"，即第四个反应的幅度除以第一个反应的幅度（即 TOF 比值）。如果没有事先给予肌肉松弛药，所有四个反应通常都是相同的，即 TOF 比值为 1.0。在部分非去极化阻滞中，TOF 比值减小（衰减），并且与阻滞的程度成反比。在部分去极化阻滞中，TOF 反应不出现衰减，TOF 比值保持为 1.0，与去极化神经肌肉阻滞的程度无关。注射琥珀酰胆碱后 TOF 反应的衰减意味着 II 相阻滞的发生（稍后在"去极化神经肌肉阻滞"部分讨论）。

连续使用时，每组（串）四个刺激之间应间隔至少 10 s，以避免测量时出现衰减。

应用 TOF 刺激仍是最常用的刺激方式。TOF 刺激的优势在非去极化神经肌肉阻滞中最为明显。因为即使缺乏术前基础值，也可以从 TOF 反应中直接读取阻滞程度。通过使用简单的外周神经刺激仪，可以在相同的刺激模式下获得有关起效、手术肌肉松弛和神经肌肉恢复的临床相关信息；TOF 计数可以可靠地评估神经肌肉阻滞的起效和中度阻滞。此外，TOF 比值可以作为神经肌肉从非去极化阻滞中恢复的衡量标准。与 DBS 和 PTC 刺激相比，TOF 刺激有一些优势：疼痛较轻，且与强直性刺激不同，一般不会影响随后

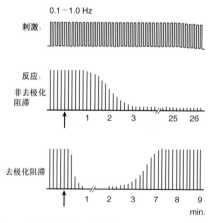

图 43.4 电刺激模式以及在注射非去极化（Non-dep.）和去极化（Dep.）神经肌肉阻滞剂（箭头）后对单刺激（频率为 0.1 ~ 1.0 Hz）诱发的肌肉反应。需要注意的是，除了时间因素的差异外，这两种类型的阻滞在诱发反应的强度上没有差异

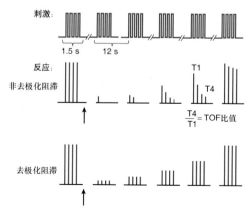

图 43.5 电刺激模式及在注射非去极化（Non-dep.）和去极化（Dep.）神经肌肉阻滞剂（箭头）之前和之后对四个成串刺激（TOF）诱发的肌肉反应

对神经肌肉阻滞程度的监测。但 TOF 刺激模式也有很大的局限性。首先，TOF 比值的主观评估往往高估了神经肌肉的恢复，因为只有当 TOF 比值小于 0.4 时，对衰减的视觉和触觉评估才是准确的。换句话说，在 TOF 比值为 0.4 ～ 0.9 时，无论在视觉上还是在触觉上都无法检测到衰减。因此，需要客观的监测设备来进一步量化神经肌肉的恢复，并可靠地排除残余肌肉松弛作用。其次，TOF 刺激不允许临床医师量化神经肌肉阻滞的强度和深度（即对 TOF 无反应）。最后，TOF 刺激无法监测去极化 I 相阻滞。

双短强直刺激（double-burst stimulation, DBS）

背景　DBS 是由 Viby-Mogensen 等于 1989 年开发的，目的是改善对非去极化神经肌肉阻滞后恢复的触觉或视觉评估。

刺激模式　DBS 由两个 50 Hz 强直刺激的短脉冲组成，间隔 750 ms。脉冲中每个方波刺激的持续时间为 0.2 ms（图 43.6）。每个脉冲中的刺激数量可以不同：在 DBS$_{3,3}$ 模式中，两个脉冲中的每一个都有三个刺激；而在 DBS$_{3,2}$ 模式中，第一个脉冲有三个刺激，第二个脉冲只由两个刺激组成[37-39]。每个脉冲引起的不同肌颤搐混在一起，感觉就像一个单一的肌肉收缩。因此，对 DBS 的反应是两次短促的肌肉收缩，且与第一次相比，第二次收缩的衰减是评估的基础。在未使用肌肉松弛剂的肌肉中，两次肌肉收缩的强度相等。在部分肌肉松弛的肌肉中，第二次反应比第一次反应弱，相当于典型的 TOF 衰减（图 43.6）。进行机械测量时，TOF 比值与 DBS$_{3,3}$ 比值密切相关。与 DBS$_{3,3}$ 相比，特别是在 TOF 比值较高时，DBS$_{3,2}$ 模式对衰减的触觉检测略有改善。

临床应用　DBS 是为改善在临床条件下（恢复期和术后即刻）残留的非去极化阻滞（触觉或视觉）的检测而开发的[38]。事实上，与 TOF 相比，对 DBS 反应的触觉评估在检测衰减方面更准确。然而，DBS 仍然不足以可靠地排除 TOF 比值为 0.6 ～ 0.9 时的残余肌肉松弛[39-41]。因此，DBS 不能取代客观监测。

强直刺激

背景　强直刺激是 Tassonyi 于 1975 提出的一种评估残余神经肌肉阻滞的替代方法[42]。

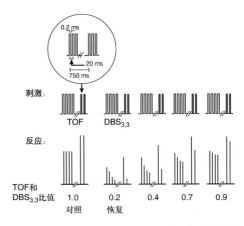

图 43.6　电刺激模式以及在注射肌肉松弛药之前（对照）和从非去极化神经肌肉阻滞恢复期对 TOF 神经刺激和双短强直刺激（即两阵强直脉冲串中各有 3 个脉冲，DBS$_{3,3}$）的诱发肌肉反应。TOF 比值是 TOF 的第四个刺激反应的幅度除以第一个刺激反应的幅度。DBS$_{3,3}$ 比值是对 DBS$_{3,3}$ 第二串反应的幅度除以第一串反应的幅度（有关详细说明，请参阅正文）

刺激模式　强直刺激由高频电刺激（如 50 ～ 100 Hz）组成。尽管一些研究人员主张用持续 1 s 的 100 Hz，甚至 200 Hz 的电刺激，但临床实践中最常用的模式是持续 5 s 的 50 Hz 刺激。在正常的神经肌肉传递中，观察者可检测到一个强烈而持续的肌肉收缩，并在强直刺激后出现衰减。这是评估非去极化阻滞的基础。在去极化阻滞期间，肌肉对持续 5 s 的 50 Hz 强直刺激的反应是持续一致的。相反，在注射琥珀酰胆碱后的Ⅱ相阻滞期间，强直刺激后的反应不是持续的（即发生衰减，图 43.7）。

对强直刺激的反应衰减通常被认为是突触前事件。传统的解释是，在强直刺激开始时，大量乙酰胆碱从突触前神经末梢的储存囊泡中被迅速释放出来。当这些储存耗尽时，乙酰胆碱的释放速率下降，直到乙酰胆碱的动员和合成达到平衡。尽管达到了平衡，肌肉对强直刺激的反应仍然保持不变（如果神经肌肉传导正常），因为释放的乙酰胆碱比引起反应所需的量大很多倍。然而，当非去极化神经肌肉阻滞剂降低突触后膜的"安全界限"[43]（即游离胆碱能受体的数量）时，典型的表现是肌颤搐高度降低并伴随衰减，尤其是在反复刺激期间。除了这种突触后阻滞，非去极化神经肌肉阻滞剂还可以阻断突触前神经元乙酰胆碱受体亚型，从而导致神经末梢内乙酰胆碱动员受损[44]。这种效应在很大程度上导致强直（和 TOF）刺激的衰减反应。虽然衰减的程度主要取决于神经肌肉阻滞的程度，但也与刺激的频率（Hz）、刺激的时长（s）和

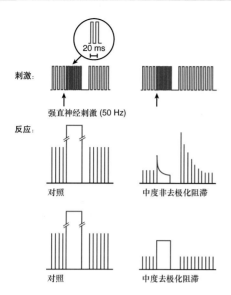

图 43.7　刺激模式和对 5 s 的强直（50 Hz）神经刺激（Te）和强直后刺激（1.0 Hz，箭头）的诱发肌肉反应。在注射神经肌肉阻滞剂之前以及在中度非去极化和去极化阻滞（non-dep）期间施加刺激。注意在非去极化阻滞期间，对强直刺激的反应出现衰减和强直后传递易化。在去极化阻滞期间，强直反应维持不变，且不出现强直后易化现象。

使用的强直刺激的频率有关。除非这些参数保持不变，否则不同研究中使用强直刺激得到的结果不能直接互相比较。

　　临床应用　传统上，强直刺激是用来评价残余肌肉松弛的。强直刺激检测残余肌松的灵敏度约为 70%，特异度仅为 50% 左右。特别是当使用挥发性麻醉药维持麻醉时，即使神经肌肉得到充分恢复，甚至事先没有使用非去极化 NMBA，也可以观察到明显衰减。因此，这项检测对评估神经肌肉恢复的价值有限。此外，强直刺激的疼痛非常剧烈，这限制了其在未麻醉患者中的应用。在神经肌肉恢复后期，强直刺激会导致被刺激肌肉出现持续的神经肌肉阻滞拮抗作用。这样，测试部位的反应将不再能代表全身其他肌群的反应[45]。由于上述原因，除了作为 DBS 和 PTC 刺激的一个组成部分外，强直刺激几乎没有或极少在日常临床麻醉中应用。

强直后计数（post-tetanic count，PTC）刺激

　　背景　PTC 刺激是由 Viby-Mogensen 开发的，以便对 TOF 刺激无反应的深度非去极化神经肌肉阻滞进行触觉或视觉评估[46]。

　　刺激模式　PTC 是一种复合刺激模式，由强直刺激（50 Hz，5s）和强直刺激结束 3 s 后开始的 10 ～ 15 次 1 Hz 单刺激（即 PTC 肌颤搐）组成[46]。其原理是基于一种被称为"强直后易化"的现象：强制刺激能引起运动终板部位乙酰胆碱的短暂过度释放，从而改变了该部位乙酰胆碱与 NMBA 的比值，使乙酰胆碱的作用占优势。即使在强直刺激之前没有明显的抽搐反应，在强直刺激后也可能会出现短暂、明显的肌肉收缩（图 43.7）。评估 PTC 的基础是可分辨的强直后肌颤搐计数。

　　对 PTC 刺激的反应主要取决于神经肌肉阻滞的程度，还取决于强直刺激的频率和持续时间、从强直刺激结束到第一次强直后刺激之间的时间间隔、单刺激频率，以及可能在强直刺激之前进行单刺激的持续时间。使用 PTC 时，这些变量应保持恒定。由于 PTC 刺激与被监测手掌的实际神经肌肉阻滞程度之间存在干扰，因此，强直刺激的频率最好不应超过每 6 min 一次[46]。

　　临床应用和限制　中等水平的神经肌肉阻滞（即 TOF 计数在 1 和 4 之间）不足以可靠地预防膈肌和（或）喉肌在刺激后出现反应。这两组肌肉对非去极化 NMBA 的作用相当不敏感。因此，在临床情况下，需要更深度的神经肌肉阻滞，以避免手术中因气管刺激或突然的膈肌运动引起的任何体动或呛咳。只有 PTC 刺激才能评估这种程度的神经肌肉阻滞。在极深度阻滞期间，对强直或强直后刺激均无反应（图 43.8）。随着极深度神经肌肉的消退，出现强直后肌颤搐的第一个反应，随后强直后肌颤搐逐渐恢复，直到 TOF 刺激的第一个反应再次出现。如果临床上需要深度阻滞，PTC 应为 3 或更低。当 PTC 为 6 ～ 10 时，TOF 刺激的第一个反应的恢复通常是非常迅速的（图 43.9）[46-50]。由于强直刺激的频率不应超过每 6 min 一次，因此这种刺激模式不能持续应用。

设备

　　虽然市面上有很多神经刺激仪，但并不是所有的刺激仪都能满足临床使用的基本要求。该种刺激仪应能产生单相矩形波，脉冲长度不应超过 0.2 ～ 0.3 ms。超过 0.5 ms 的脉冲可能直接刺激肌肉或引起反复放电。恒流刺激比恒压刺激更可取，因为电流是神经刺激的

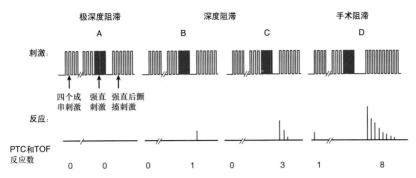

图 43.8 电刺激的模式以及在四种不同水平的非去极化神经肌肉阻滞中对四个成串（TOF）刺激、持续 5 s 的 50 Hz 强直神经刺激（Te）和 1.0 Hz 强直后颤搐刺激（PTS）诱发的肌肉反应。在外周肌肉的阻滞极深时（A），对任何形式的刺激均无反应。阻滞相对较浅时（B 和 C），对 TOF 刺激仍无反应，但存在强直后传递易化。在手术阻滞（D）期间，出现对 TOF 的第一个反应，且强直后易化进一步增强。强直后计数（post-tetanic count, PTC）（见正文）在深度阻滞时（B）为 1，在阻滞较浅时（C）为 3，在手术（或中度）阻滞时（D）为 8。

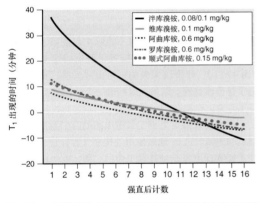

图 43.9 不同神经肌肉阻滞剂引起的强直后计数与四个成串刺激中第一个反应（T_1）开始出现的时间之间的关系（参见本书后彩图，From El-Orbany MI，Joseph JN，Salem MR. The relationship of post-tetanic count and train-of-four responses during recovery from intense cisatracurium-induced neuromuscular block. Anesth Analg. 2003；97［1］：80-84.）

决定因素。此外，出于安全考虑，神经刺激仪必须由可充电电池供电并能检测电池，且能产生 60 ～ 70 mA 但不超过 80 mA 的电流。一些市面上可以买到的刺激仪仅能提供 25 ～ 50 mA 的电流，并且只有当皮肤电阻在 0 ～ 2.5 kΩ 时才能提供恒定电流。这是一个局限，因为皮肤电阻，特别是当皮肤温度较低时，可以增加到大约 5 kΩ。皮肤较高电阻会导致传递给神经的电流降至最大值以下，并导致对刺激的反应减弱。理想情况下，神经刺激仪必须有内置的报警系统或电流水平显示，当设定的电流无法传送到神经时即报警。或者应该在屏幕上显示阻抗。必须标明电极的极性，且应能提供以下模式的刺激：TOF（包括单串和间隔

10 ～ 20 s 的重复 TOF 刺激）和 PTC。一些新型神经刺激仪根据神经肌肉阻滞的程度在 TOF 和 PTC 之间自动切换。如果神经刺激仪不能客观测量对 TOF 刺激的反应，则应该至少有一种 DBS 模式可用，最好是 DBS$_{3, 2}$。

外周神经刺激仪

外周神经刺激仪只能刺激目标神经，随后的肌肉则要依靠触觉或视觉进行主观评估。当应用 TOF 刺激和 TOF 计数进行评估时，外周神经刺激仪可以提供有关神经肌肉阻滞的起效或是否需要额外剂量的肌肉松弛剂等临床有用的信息。此外，还可以指导临床医师使用拮抗剂的时机和剂量。在判断神经肌肉的恢复是否充分时，这些设备存在临床局限性。依靠外周神经刺激仪排除残余肌松是不可靠的，简单的神经刺激仪只能起提示作用，不应用做排除残余肌肉松弛的诊断工具。

客观监测仪

客观监测仪能客观地测定诱发的反应并显示在屏幕上。

临床上用于客观监测神经肌肉功能的几种方法是：诱发的肌肉机械反应（肌机械图）、诱发的肌电反应（肌电图）、肌肉反应的加速度（肌加速度图）、缚于肌肉上的压电薄膜传感器的诱发电反应（肌压电图）、测量上臂肌肉收缩后血压袖带的压力变化（袖带压力图）、测量手部收缩后球囊的压力变化（肌收

缩图）以及测量肌肉收缩引起的低频声音（肌声图）。下文将分别予以介绍。为了得到诱发反应记录的更多信息，请参阅"神经肌肉阻滞剂药效学研究中的优化临床研究实践指南"[17]。目前唯一可用的客观监测仪是基于 AMG、EMG、CPM 和 KMG 的。已有建议使用计算机辅助的神经肌肉阻滞剂给药和"闭环控制"系统，但目前尚没有商用系统[51-52]。

肌机械图

肌机械图（mechanomyography，MMG）测量刺激相应神经后肌肉的等长收缩。传感器将等长收缩力转换成电信号。为了能准确而可重复地测量，需要的肌肉收缩是等长收缩。在临床麻醉中，通过对拇指施加 200 ～ 300 g（前负荷）的静息张力后测量拇指的收缩力最容易实施。当刺激尺神经时，拇指（拇内收肌）作用于力-位移传感器（图 43.10）。然后，该收缩力被转换成电信号，并被放大、显示和记录下来。手臂和手应牢固固定，并应注意防止传感器超负荷。此外，换能器与拇指应保持正确的位置（即应始终沿换能器的方向对拇指施加张力）。需谨记，对神经刺激的反应取决于施加单刺激的频率以及达到稳定对照反应的时间，后者可能影响随后的阻滞起效和持续时间的判断[17]。通常，在刺激开始的最初 8 ～ 12 min 内对超强刺激的反应通常会逐渐增大（阶梯现象）。因此，临床研究中在反应稳定 8 ～ 12 min 前或给予一个 2 s 或 5 s 的 50 Hz 强直刺激前，不能记录对照值（注射肌肉松弛药前）[53]。即使如此，用琥珀酰胆碱后颤搐反应也常常能恢复到对照值的 110% ～ 150%。一般认为这种反应的增大是肌肉收缩反应的变化造成的。这种反应增大通常在 15 ～ 25 min 内消失。

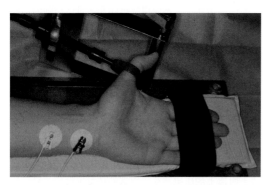

图 43.10　机械肌力图装置。 使用放置在拇指近端指节的力传感器（TD-100；Bieter，Odense，Denmark）测量对神经刺激的反应

虽然对诱发机械反应有多种机械记录方法，但不是所有的方法都能满足这些标准。肌机械图被公认为是神经肌肉监测的金标准[17]。

尽管如此，市场上仍没有基于这种方法的神经肌肉监测仪可用于日常临床工作中。这类监测仪一般仅供研究用。

肌电图

肌电图（electromyography，EMG）是最早用于神经肌肉阻滞定量监测的技术。诱发的 EMG 记录了刺激外周神经后引起的复合动作电位。多年来复合动作电位只能是通过前置放大器和存储示波器检测到的电活动。现代化的神经肌肉传递分析仪能对肌电反应进行在线电子分析和图形显示。

诱发的肌电反应最常从尺神经或正中神经支配的肌肉得到。刺激电极的放置与测定肌力时相同。诱发的 EMG 最常从大鱼际或小鱼际突起或第一掌背侧骨间肌获得，宜将活性电极置于肌肉的运动点上方（图 43.11）。分析仪采集的信号由放大器、整流器和电子整合器处理。结果以对照值的百分比或 TOF 比值显示。

有作者介绍了用于记录肌电图的两个新部位——喉肌和膈肌[54-55]。通过使用连接在气管导管上的一次性无创喉部电极并将其置于声门之间，就可能监测神经肌肉阻滞剂对喉肌的作用。然而迄今为止，这种方法主要应用在观察喉肌起效时间的临床研究中。在椎旁体表膈肌肌电图中，将记录电极置于 T12/L1 或 L1/L2 的脊柱右侧体表，用于监测右侧膈肌对颈部经皮刺激右侧膈神经反应的 EMG[54-57]。同体表喉 EMG 的情况一样，体表膈肌 EMG 主要用于临床研究。

诱发的电反应和机械反应代表了不同的生理变化。诱发 EMG 记录的是一块或更多肌肉的电活性变

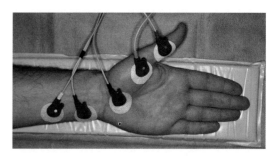

图 43.11　肌电图装置（NMT 电子传感器，Datex-Ohmeda，Helsinki，Finland），用于记录拇内收肌的复合动作电位

化，而诱发 MMG 所记录的是与兴奋−收缩耦联以及肌肉收缩都相关的变化。因此，用这些方法得到的结果可能不同[57-58]。虽然诱发的 EMG 反应一般与诱发的机械反应的相关性很好[38]，但也可能出现显著差异，特别是对琥珀酰胆碱的反应以及非去极化阻滞恢复期的 TOF 比值变化[38, 57, 59]。

理论上，记录诱发的 EMG 反应较记录诱发的机械反应有几个优势。用于测定诱发的 EMG 反应的设备更容易设置，而 EMG 反应只反映影响神经肌肉传递的因素，并且可以在无法记录机械力的肌肉上得到肌电反应。然而，诱发的 EMG 也有一些难点。虽然在大多数患者可能得到高质量的记录，但是结果并不总是可靠的。首先，电极放置不当可导致复合 EMG 信号不全。如果神经肌肉传递分析仪不能观察复合 EMG 的实际波形，则很难确定电极的最佳位置。结果不可靠的另一个原因可能是拇指上给前负荷的手的固定可能比想象中得更重要，因为改变所监测肌肉的电极位置可影响 EM 反应，而且有时会直接刺激肌肉。如果直接刺激靠近刺激电极的肌肉，即使神经肌肉传递完全阻滞，记录电极也可获得一个电信号。另一个难点是 EMG 反应常常不能恢复到对照值水平。这种情况是否是由于技术问题、手部固定不当或温度变化所致尚不清楚（图 43.12）。最后，诱发的 EM 反应对电干扰（如电热疗法引起的）高度敏感。

目前，据我们所知，临床上可用的基于肌电图的监护仪只有几种，但更多的设备正在开发中。

肌加速度图

肌加速度图（acceleromyography，AMG）是专门为临床使用而开发的，并已得到了广泛应用。AMG 技术基于的是牛顿第二定律：力＝质量 × 加速度。它测量的是所刺激肌肉的等张加速度[60]。如果质量恒定，则加速度与力的大小成正比。于是，在神经被刺激后，不仅可以测定所诱发的力，还可以测定拇指的加速度。

AMG 使用的是双面都有电极的压电陶瓷片。电极受力产生的电压与电极的加速度成比例。因此，当将加速度仪固定于拇指并刺激尺神经时，只要拇指运动，就会产生电信号（图 43.13）。该信号可以在专门设计的分析器中分析[61]或在记录系统上显示。

无论是在手术室还是在 ICU，AMG 都是一种简单的分析神经肌肉功能的方法。虽然该方法测得的 TOF 比值与力−位移传感器或 EMG 测得的 TOF 比值有很好的相关性[60, 62-63]，但用 AMG 测得的比值并不能

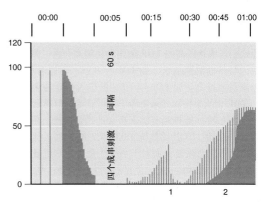

图 43.12　采用 Relaxograph（Datex-Ohmeda，Helsinki，Finland）监测仪记录的诱发肌电图的打印结果。开始给予 0.1 Hz 单刺激，并静脉注射维库溴铵（70 μg/kg）用于气管插管。约 5 min 后，刺激模式改为间隔 60 s 的 TOF 刺激。在肌颤搐高度（TOF 反应中的第一个肌颤搐）约为对照值的 30% 时（标记 1），静脉给予维库溴铵 1 mg。在标记 2 时，静脉注射格隆溴铵 2 mg 后，注射新斯的明 1 mg。该打印结果还显示出了肌电反应不能恢复到对照值水平的常见问题（Courtesy Datex-Ohmeda，Helsinki，Finland）

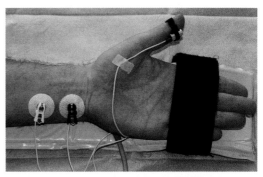

图 43.13　无前负荷的肌加速度仪（TOF Watch，Biometer，Odense，Denmark）的安装。用置于拇指掌侧远端的小型压电加速度传感器测定对神经刺激的反应

直接与其他两种方法测得的结果进行比较[63-69]。已发现，采用最初所建议的方法，在拇指能自由运动的情况下测量 AMG 时[60]，则 AMG 与 MMG 之间在颤搐高度（T1）和 TOF 值上的一致性存在较大局限性，两者在阻滞的起效和恢复时程方面也有较大差异。而且，AMG 的 TOF 比值基础对照值始终高于用力−位移传感器测得的值。与此一致，一些研究已提示用 AMG 时术后神经肌肉完全恢复的 TOF 比值应定为 1.0，而不是用 MMG 或 EMG 在拇内收肌测得的 0.9[6, 68, 70-72]。与 MMG 和 EMG 不同的是，在使用神经肌肉阻滞剂前

用 AMG 测得的 TOF 对照值大多为 1.1 ~ 1.2，一些患者更可高达 1.4。基础对照值较高，可能提示用以排除残余箭毒化所需的 TOF 值同样也要高一些。举例来说，与基础对照值低（如 TOF = 0.95）的患者相比，基础对照值高（如 TOF = 1.2）的患者预计需要较高的 TOF 比值来排除残余阻滞。一般认为，TOF 比值至少应为 0.90 才能排除有临床意义的残余肌松。用之前的例子来说，TOF 比值为 1.08（1.2 的 90%）代表第一个患者完全恢复；而对于另一个患者，TOF 比值为 0.86（0.95 的 80%）就已经足够。为了克服这些问题，有研究者建议在恢复期实际的 TOF 比值要参考 TOF 比值的基础对照值（标准化）[67, 72-76]。目前市场上没有可用的监测仪可将 TOF 比值自动进行"标准化"。直观地说，用 AMG 排除残余阻滞时，TOF 比值的目标值至少应为 1.0，以排除残余阻滞作用 [67-68, 72, 74]。

AMG 与 MMG 之间差别大的一个原因可能与该方法既往所推崇的一个"优点"有关，即只要拇指能自由运动，就可以将手部的固定标准降低 [60]。在临床实践中，常常不可能保证术中拇指能自由运动且手的位置不变。因此，诱发的反应可能会有相当大的差异。已有人提出了一些解决办法，即给拇指施加一个有弹性负荷即可改善精确度，且不影响用 AMG 和 MMG 得到的结果的一致性（图 43.14）[67-68]。几项研究表明，使用 AMG 进行客观监测能减少甚至几乎消除了术后残余神经肌肉阻滞的问题 [67, 77-81]。

当在手术中无法监测拇指时，一些临床医师更愿意监测眼轮匝肌或皱眉肌的 AMG 反应 [28]。但用这两个部位 AMG 的神经肌肉监测，不但对于肌松程度的评估有很大的不确定性，而且还有直接刺激肌肉的高风险，故不推荐用于常规监测，仅提供外周肌肉阻滞程度的粗略估计 [82-83]。

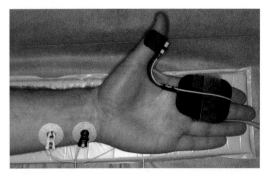

图 43.14　有前负荷的肌加速度仪（有手适配器的 TOF Watch，Biometer，Odense，Denmark）的安置。将压电加速度传感器置于手部适配器中。伸展的凸出部分能确保拇指不会接触到手掌

AMG 是首批广泛使用的商用监测仪之一，因此已成为临床上定性监测的标准。如今，AMG 设备既可以作为便携式监护仪使用，也可以集成到麻醉监护仪中。

最近推出了带有三维压电换能器的 AMG 监测仪，它可以感知所有方向拇指的运动 [83a, 83b]，而不仅仅是在一个平面上。这可能进一步提高 AMG 技术的可靠性。这种新的方法已经在两个小型研究中与 TOF-Watch（一维 AMG）进行了比较。虽然这两项研究都显示两种方法之间存在一定程度的不一致性，但作者均认为该三维监测技术可能可以用于临床。该方法的一个优势可能是其开发出了一种利用监测仪中集成的内部检查程序以确保包括压电元器件在内的所有部件都功能正常的方法。最新的监测仪还能显示阻抗，并自动计算修正的标准化 TOF 比值。希望新一代 AMG 监测仪能变得更加人性化且更可靠。

肌压电图

压电监测技术是基于以下原理：可弯曲的压电膜（如缚在拇指上的）在对神经刺激后发生了伸或曲反应，并产生了与伸或曲的力量成比例的电压 [84-85]。

对这些监测仪的功能进行评价的研究很少 [84-86]。有限的数据不仅表明用肌压电图（kinemyography，KMG）、AMG 和 MMG 得到的结果之间的相关性很好，而且显示这些方法之间的一致性有很大限制。因此，虽然 KMG 可能是一个有价值的临床手段，但用这个方法在同一患者得到的数值可能与用 MMG 或 AMG 得到的数值不同。市场上基于此原理的设备至少有一种：NMT MechanoSensor（Detax-Ohmeda，赫尔辛基，芬兰），具备两种尺寸（成人和儿童）。

袖带压力法

袖带压力法（cuff pressure modality，CPM）监测由于肌肉收缩引起的袖带压力变化。集成在血压袖带中的电极刺激肱骨水平的臂丛神经，随后上臂肌肉的整体收缩会在血压袖带中产生压力变化，并在监测仪上进行分析和显示。然而，目前仅有有限的数据可用，还需要进一步的临床研究来证明此种新监测模式的可靠性和可重复性。一种基于此技术的监测仪已上市：TOF-Cuff NMT 监视器（RGB 医疗设备，马德里，西班牙）。

肌收缩图

肌收缩图（compressomyography，CMG）测量手持球囊中的压力变化。在刺激尺神经之后，手部肌肉的收缩力被传递到固定在患者手中的球囊上。尽管研究该设备的唯一论文取得了令人鼓舞的结果[49]，但这项技术还没有得到进一步的开发，也没有商业化。

肌声图

肌声图（phonomyography，PMG）是用特殊的扩音器记录神经刺激后肌肉收缩的固有低频声音。已有一研究小组评价了将其用于临床和研究的前景。该小组报道，诱发的声反应与用更传统的记录方法（如MMG、EMG 和 AMG）之间有良好的相关性[31, 87-92]。无论如何，PMG 的一个潜在优势是，该方法不仅可以应用于拇内收肌，还可以应用于临床中其他感兴趣的肌肉，如膈肌、喉和眼肌等。此外，其应用的方便性也很有吸引力。然而，基于 PMG 的监测仪目前还没有商业化。

评价记录的诱发反应

在临床日常工作中，通常采用 TOF 刺激和 PTC 刺激所记录的反应解释如何评价临床麻醉期间神经肌肉阻滞的程度。

非去极化神经肌肉阻滞

注射气管内插管剂量的非去极化神经肌肉阻滞剂后，TOF 记录可显示神经肌肉阻滞的四个阶段或水平的变化：极深度阻滞、深度阻滞、中度或手术阻滞和恢复（图 43.15）。

极深度神经肌肉阻滞

注射一个插管剂量的非去极化肌松药后 3～6 min 内发生极深度神经肌肉阻滞，这依赖于所给的药物及其剂量。这个阶段也称为"无反应期"，因为此时对任何模式的神经刺激均无反应发生。这个阶段的时间长度各异，也主要依赖于肌松药的作用持续时间及剂量。患者对药物的敏感性也影响无反应期的持续时间。极深度阻滞不能用胆碱酯酶抑制剂（如新斯的明）来拮抗，而只有大剂量舒更葡糖（16 mg/kg）能拮抗罗库溴铵或维库溴铵引起的极深度阻滞[93-94]。

深度神经肌肉阻滞

极深度阻滞后是深度阻滞期，其特征是对 TOF 刺激无反应，但出现强直后颤搐（即 PTC ≥ 1，与图 43.8 比较）。在腹腔镜腹部手术中，为了避免膈肌运动，从而保证手术的静止性和改善术野条件，建议采用与 PTC ≤ 3 相对应的深度神经肌肉阻滞[49]。虽然预计深度神经肌肉阻滞的持续时间很困难，但 PTC 刺激与对 TOF 刺激的第一个反应再出现的时间之间通常存在相关性（图 43.9）。用新斯的明尝试逆转深度神经肌肉阻滞通常是不可能的。然而，罗库溴铵或维库溴铵引起的深度神经肌肉阻滞可以在数分钟内被

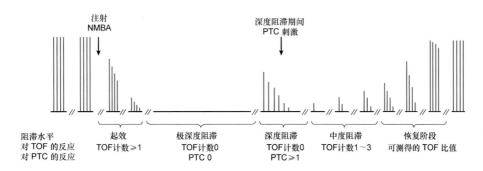

图 43.15 应用正常插管剂量的非去极化神经肌肉阻滞剂（NMBA）后用强直后计数（PTC）和四个成串（TOF）刺激对阻滞水平进行分类。在极深度阻滞时，对 TOF 或 PTC 刺激均无反应。在深度阻滞时，对 PTC 有反应，对 TOF 刺激无反应。极深度阻滞和深度阻滞共同构成"对 TOF 刺激无反应期"。对 TOF 刺激反应的再现预示着中度阻滞的开始。最后，当对 TOF 刺激的所有四个反应都出现且可以测定 TOF 比值时，恢复期就开始了（From Fuchs-Buder T，Claudius C，Skovgaard LT, et al. Good clinical research practice in pharmacodynamic studies of neuromuscular blocking agents Ⅱ：The Stockholm revision. Acta Anaesthesiol Scand. 2007；51[7]：789-808.）

4 mg/kg 舒更葡糖完全拮抗[95-97]。

中度神经肌肉阻滞

当出现对 TOF 刺激的第一个反应时，意味着进入中度神经肌肉阻滞。这个阶段的特点为对 TOF 刺激的四个反应逐渐恢复，而且神经肌肉阻滞的程度与对 TOF 刺激的反应数存在很好的相关性。只能看到一个反应时，神经肌肉阻滞的程度（颤搐张力抑制）为 90% ～ 95%。当第四个反应再出现时，神经肌肉阻滞通常为 60% ～ 85%[98-99]。在 TOF 模式中存在一个或两个反应的肌松程度通常已经足够，并能满足大多数手术操作的要求，但在浅麻醉期间患者可能会体动、呛咳或咳嗽。因此，当必须防止出现突发体动或需保持手术的静止时，可能需要较深的阻滞（或较深的麻醉水平）。

极深度或深度阻滞时通常不应试图用新斯的明来拮抗。即使存在一定程度的肌松恢复，无论采用多大剂量的新斯的明拮抗，也常常是不合适的[100]。而且，给予大剂量肌松药后，如果只存在一个 TOF 反应，要用新斯的明来逆转至临床正常状态通常是不可能的。一般而言，在观察到至少 2 ～ 4 个 TOF 反应之前都不能开始用新斯的明来拮抗。即使达到拮抗标准后再进行拮抗，患者的充分恢复也需要时间。如果没有客观的监测方法，也不能保证恢复完全[101-103]。

小剂量舒更葡糖（2 mg/kg）可以在数分钟内拮抗罗库溴铵和维库溴铵引起的中度阻滞[104-106]。然而，有日本学者报道，用 2 mg/kg 舒更葡糖拮抗后有再发神经肌肉阻滞的风险[107]，但他们没有监测再发神经肌肉阻滞的程度，无法区分此种再发阻滞究竟是因为监测不当，还是舒更葡糖的剂量过小引起的。虽然舒更葡糖对神经肌肉阻滞的拮抗看似很快且可预期，但强制性使用神经肌肉监测可以判断合适的剂量。仍必须使用客观监测，直到 TOF 比值恢复至 0.9 ～ 1.0。

神经肌肉阻滞的恢复

TOF 中的第四个反应出现预示恢复阶段的开始。在神经肌肉恢复期间，实际的 TOF 比值与临床观察指标之间的相关性相当好，但 TOF 比值与残余阻滞的临床体征和症状之间的相关性在不同患者之间的差异极大[81, 100]。当 TOF 比值为 0.4 或更小时，患者一般不能抬头或举手。潮气量可能正常，但肺活量和吸气力下降。TOF 比值为 0.6 时，大多数患者能抬头 3 s、睁大眼睛及伸舌，但是肺活量和吸气力仍是下降的。TOF 比值为 0.7 ～ 0.75 时，患者可正常地充分咳嗽及抬

头至少 5 s，但握力可能仍只有对照的 60% 左右[108]。当 TOF 比值为 0.8 及更大时，肺活量和吸气力均正常[36, 109-111]。然而，患者仍可能存在复视、视物模糊及面部肌肉无力[81, 108]（表 43.1）。

采用 MMG 或 EMG 记录的 TOF 比值必须超过 0.90，而用 AMG 记录的则必须超过 1.0，才能排除有临床意义的残余神经肌肉阻滞[1, 3, 38, 67-68, 70, 112-116]。中等程度的神经肌肉阻滞可使颈动脉体对缺氧的化学敏感性降低，并使机体对动脉低氧饱和度降低的通气反射丧失[3, 112, 114, 116]。而且，残余阻滞（TOF < 0.90）使咽肌及食管上段肌肉功能障碍，最常见的是引起胃内容物反流和误吸[1]。Eikermann 等[4]的研究表明，部分神经肌肉阻滞即使没有达到引起呼吸困难或低氧饱和度的程度，也可使上呼吸道吸气容量减小，并可诱发部分吸气性气道塌陷[4]。而长效肌松药泮库溴铵引起的残余阻滞（TOF < 0.70）是发生术后肺部并发症的重要危险因素（表 43.2 和图 43.16）[113]。术中进行神经肌肉监测能降低残余神经肌肉阻滞的风险，并使麻醉后监护室中发生低氧事件或气道梗阻的患者减少[80]。即使在未镇静或无意识障碍的志愿者中，TOF 比值为 0.9 或更低也可能损害维持呼吸道通畅的能力[77, 108, 117]。即使很小程度的残余阻滞，也会造成患者不适，产生诸如全身无力和视物模糊的症状[81]。总之，神经肌肉功能的充分恢复需要 MMG 或 EMG 的 TOF 比值恢复到至少 0.90，而 AMG 的 TOF 比值恢复到至少 1.0（或标准化为 0.90）[74]。如无客观的神经肌肉监测，则不

表 43.1　清醒患者使用米库氯铵后引起的神经肌肉阻滞后残余肌松的临床症状和体征

TOF 比值	体征和症状
0.70 ～ 0.75	复视及视觉障碍
	手握力降低
	不能维持切牙的咬合对齐
	"压舌实验"阴性
	无辅助不能坐起
	重度面肌无力
	讲话非常费力
	全身无力及疲倦
0.85 ～ 0.90	复视及视觉障碍
	全身疲劳

From Kopman AF，Yee PS，Neuman GG. Relationship of the train-of-four fade ratio to clinical signs and symptoms of residual paralysis in awake volunteers. Anesthesiology. 1997；86（4）：765-761.

表 43.2　术后第一次记录的 TOF 比值与术后肺部并发症（POPC）之间的关系

	泮库溴铵（n = 226）			阿曲库铵或维库溴铵（n = 450）		
		有 POPC 的患者			有 POPC 的患者	
	病例数	n	%	病例数	n	%
TOF ≥ 0.70	167	8	4.8	426	23	5.4
TOF < 0.70	59	10	16.9*	24	1	4.2

*$P < 0.02$，与同组中 TOF 比值≥ 0.70 的患者相比较
结果来自于一项关于术后肺部并发症（postoperative pulmonary complication，POPC）的前瞻性、随机、盲法研究，共纳入 691 例接受腹部、妇产科或矫形外科手术的成年患者，肌肉松弛剂使用泮库溴铵、阿曲库铵或维库溴铵[82]。46 例有 POPC 的患者中有 4 例（泮库溴铵组中 1 例及阿曲库铵和维库溴铵组 3 例）未能得到 TOF 比值的数据。因为给予中效肌肉松弛剂的两组患者之间无显著差异，所以将两组数据合并

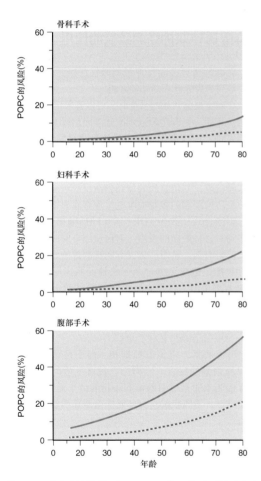

图 43.16　在麻醉持续时间小于 200 min 的骨科、妇科和腹部大手术中，不同年龄组术后肺部并发症（POPC）的预计发生率。实线代表注射泮库溴铵后残余神经肌肉阻滞（TOF < 0.70）的患者；虚线代表注射泮库溴铵后 TOF 为 0.70 或更高的患者，以及注射阿曲库铵和维库溴铵后、与麻醉结束时的 TOF 比值无关的所有患者[113]

能保证达到这一水平 [78-79, 81, 118-121]。

去极化神经肌肉阻滞（Ⅰ相和Ⅱ相阻滞）

衰减和强直后易化是评估临床上应用的所有刺激模式（即 TOF、DBS 和 PTC 刺激）的基础。重要的一点是，在去极化神经肌肉Ⅰ相阻滞过程中，既不会出现衰减，也不会出现强直后易化。因此，常用的刺激模式无法用于评估去极化神经肌肉阻滞。在 TOF 刺激后，所有四个反应都会同等程度降低，不会出现衰减，所有四个反应也会同时消失。因此，无论去极化神经肌肉阻滞的程度如何，TOF 比值始终保持为 1，而 TOF 计数则不是 4，就是 0。

血浆胆碱酯酶活性正常的患者使用中等剂量的琥珀酰胆碱（0.5 ～ 1.5 mg/kg）可经历一个典型的去极化神经肌肉阻滞过程（Ⅰ相阻滞，即对 TOF 或强直刺激的反应既不出现衰减，也不出现传导的强直后易化）。所有四个反应都会同等程度减低（TOF 比值为 1 或 0）。相反，对于经遗传学确诊的血浆胆碱酯酶活性异常的一些患者，相同剂量的琥珀酰胆碱则出现一个非去极化样阻滞过程，其特点是对 TOF 和强直刺激的反应出现衰减，且存在强直后易化（图 43.17）。此中类型的阻滞被称为Ⅱ相阻滞（双相、混合性或去敏化阻滞）。另外，遗传学上正常的患者反复单次用药或长时间输注琥珀酰胆碱后，有时也可发生Ⅱ相阻滞。因此，在临床上，TOF 刺激可用来区分去极化的Ⅰ相阻滞和Ⅱ相阻滞。血浆胆碱酯酶活性正常的患者能在数分钟内从神经肌肉阻滞中恢复，表现为四个幅度相同的弱反应（TOF 比值为 1.0），且反应能很快变强（TOF 比值仍为 1.0）。相反，血浆胆碱酯酶活性异常和随后出现Ⅱ相阻滞的患者则不能很快恢复。TOF 计数最先为 1，然后缓慢增加到两三个，最后为四个。继而与非去极化阻滞相似，在恢复期出现 TOF 衰减（TOF 比值 < 1.0）。

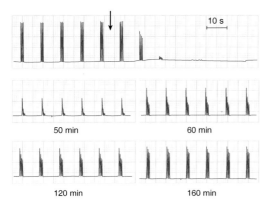

图 43.17　给一名遗传学上确定血浆胆碱酯酶活性异常的患者注射 1 mg/kg 琥珀酰胆碱（箭头）后对尺神经 TOF 刺激机械反应的典型记录。如作用时间延长及刺激反应出现明显的衰减，表明患者存在 Ⅱ 相阻滞

　　从治疗的观点来看，正常患者的 Ⅱ 相阻滞必须与胆碱酯酶活性异常患者的 Ⅱ 相阻滞相鉴别。对于健康患者的 Ⅱ 相阻滞，可在停用琥珀酰胆碱数分钟后通过给予胆碱酯酶抑制剂来拮抗。然而在胆碱酯酶遗传型异常的患者，静脉注射乙酰胆碱酯酶抑制剂（如新斯的明）的作用不可预知，因为它能抑制乙酰胆碱酯酶和血浆胆碱酯酶。例如，新斯的明可使阻滞程度显著增强，或短暂地改善神经肌肉传递，然后增强阻滞或部分逆转阻滞。这些均依赖于琥珀酰胆碱用药后新斯的明的给药时机和剂量。因此，除非已知胆碱酯酶遗传型是正常的，用胆碱酯酶抑制剂拮抗 Ⅱ 相阻滞都必须极其谨慎。即使神经肌肉功能迅速得到改善，也要至少继续监测患者 1 h。

神经刺激仪在日常临床实践中的应用

　　不论何时给予患者神经肌肉阻滞剂，用记录设备客观监测诱发的反应是评价神经肌肉阻滞的最佳方法[121a]。然而，依靠触觉或肉眼观察评价仍是临床神经肌肉监测的最常用方法，尤其在无法得到记录设备或记录设备不可靠时。下面将叙述在有或没有记录设备（客观监测）时如何应用神经刺激仪。

麻醉诱导和使用神经肌肉阻滞剂之前的准备工作

　　首先，为了使刺激可靠，需仔细清洁皮肤，而

正确放置和固定电极也是至关重要的。当将尺神经用于神经刺激时，应该利用神经与动脉伴行的特点，将电极放在脉搏之上。这样放置电极能得到最好的反应（图 43.1）。其次，应尽一切努力防止中心低体温，并及时发现肢体低温。中心低体温和拇内收肌局部表面低体温均可降低肌肉颤搐张力和 TOF 比值[122-124]。外周低体温可影响神经传导，降低乙酰胆碱的释放速率和肌肉收缩力，增加皮肤阻抗，减少流向肌肉的血流量，从而降低肌肉松弛药从神经肌肉接头的清除率。这些因素可能是寒冷的四肢和对侧温暖的肢体之间肌肉反应偶尔有明显差异的原因[125]。

麻醉诱导期神经刺激仪的使用

　　在麻醉诱导前应将神经刺激仪连接到患者身上，但要等到患者无意识后才能开机。

　　在确定超强刺激的强度时，可以先采用 1 Hz 的单刺激。然而，在确定超强刺激强度之后以及在注射肌松药之前，应校准记录设备（使用客观监测时），以确保反应在测定窗内，并且把对 1 Hz 刺激的反应设为100%。目前，所有市售的设备都有自动校准模式。如果未经校准，则记录到的神经刺激反应可能与所有水平神经肌肉阻滞的视觉或触觉反应存在显著差异。因此，刺激模式应改为 TOF（或 0.1 Hz 抽搐刺激）。在观察到对这种刺激的反应（对照反应）时，再注射神经肌肉阻滞剂。然而，集成有阻抗测量的设备不需要进行校准，但应至少记录一次神经肌肉阻滞剂使用前的 TOF 刺激，以便在肌松恢复期对 TOF 比值进行标准化。虽然通常是在 TOF 刺激反应消失即可进行气管内插管，但根据使用的肌肉松弛药的不同，延迟30 ～ 90 s 插管条件往往会更好。

　　可能的话，应该选择拇指（而不是小指）评估对神经刺激的反应。当拇指已没有反应时，对肌肉的直接刺激通常可引起第五小指的微小运动。最后，必须牢记，不同肌群对神经肌肉阻滞剂的敏感性是不同的。

术中神经刺激仪的使用

　　如果使用琥珀酰胆碱行气管内插管，在对神经刺激的反应重新出现或患者表现出神经肌肉功能恢复的其他迹象之前，不应再使用肌肉松弛药。如果患者血浆胆碱酯酶活性正常，肌肉对 TOF 神经刺激的反应通常在 4 ～ 8 min 内会重新出现。

当使用非去极化神经肌肉药进行气管内插管时，通常会出现较长时间的极深度阻滞阶段。在对 TOF 和单刺激无反应的这段时间内，可以用 PTC 来评估对 TOF 刺激反应恢复所需的时间（图 43.9 和图 43.18）。

对于大多数需要肌肉松弛的外科手术来说，只要患者麻醉充分，就没有必要进行深度或极深度阻滞。如果使用非去极化松弛药，对 TOF 刺激有一到两个反应的适度水平的神经肌肉阻滞就足够了。然而，由于呼吸肌（包括膈肌）对神经肌肉阻滞剂的耐受性比外周肌肉更强，患者可能会在这个中度阻滞水平出现呼吸、打嗝甚至咳嗽。此外，特别是在腹腔镜手术中，膈肌张力可能会妨碍手术。为了确保膈肌麻痹，外周肌肉的神经肌肉阻滞必须足够深至拇指的 PTC 为 1 ～ 3。

维持深度或极深度神经肌肉阻滞的缺点是在这些阻滞水平上，肌肉完全瘫痪，患者无法通过有意识或无意识的运动来发出信号。另一个缺点是深度或极深度阻滞不容易被新斯的明逆转。只有舒更葡糖才能逆转深度或极深度神经肌肉阻滞（如果是由罗库溴铵或维库溴铵引起的）。

神经肌肉阻滞逆转过程中神经刺激仪的使用

拮抗非去极化神经肌肉阻滞最常见的是使用胆碱酯酶抑制剂，如新斯的明；或者当神经肌肉阻滞使用罗库溴铵或维库溴铵时，可使用选择性肌肉松弛药螯合剂舒更葡糖。

在对 TOF 刺激的所有四个反应均出现之前，不应开始使用新斯的明拮抗肌肉松弛作用。拮抗不会加速神经肌肉阻滞的逆转，尤其在对外周神经刺激无反应时给予新斯的明可能会发生恢复延迟。此外，即使是对斯的明（如 5 mg/70 kg），达到 TOF 比值 0.90 的中位数时间是 15 ～ 20 min，在使用中效神经肌肉阻滞剂（如罗库溴铵）后，95% 的患者大约需要 90 ～ 120 min 才能使 TOF 比值达到 0.90 [126]。相反，肌肉松弛完全恢复后给予大剂量新斯的明可能会产生"矛盾阻滞"（或称"反常阻滞"）的效果，患者的 TOF 比值反而出现下降 [127-131]。

当使用罗库溴铵或维库溴铵时，可用选择性肌肉松弛药螯合剂舒更葡糖来逆转 [104-105]。舒更葡糖通过高亲和力包裹罗库溴铵和维库溴铵，从而拮抗神经肌肉阻滞效应。根据阻滞程度的不同，推荐三种不同剂量的舒更葡糖。在极深度阻滞时（对 PTC 刺激无反应）使用大剂量舒更葡糖（16 mg/kg）[93-94]，在深度阻滞（对 PTC 至少有一次反应）时给予中剂量舒更葡糖（4 mg/kg）[95-97]，在中度阻滞（对 TOF 刺激两次或两次以上）时给予小剂量舒更葡糖（2 mg/kg）[104-106]。在大多数患者中，所有水平的神经肌肉阻滞均可在 2 ～ 5 min 内逆转。然而，需要进行神经肌肉监测，以指导使用适当的剂量。即使常规使用舒更葡糖 [107, 132]，也只有通过客观监测才能排除残余神经肌肉阻滞（TOF 比值为 0.9 ～ 1.0）。

在神经肌肉功能恢复期间，当可以感知到对 TOF 刺激的所有四个反应时，也可以尝试估计 TOF 比值。然而，人为（触觉）评估对 TOF 刺激的反应（图 43.19）并不能足够敏感以排除残余肌肉松弛 [37, 72, 118, 133]。使

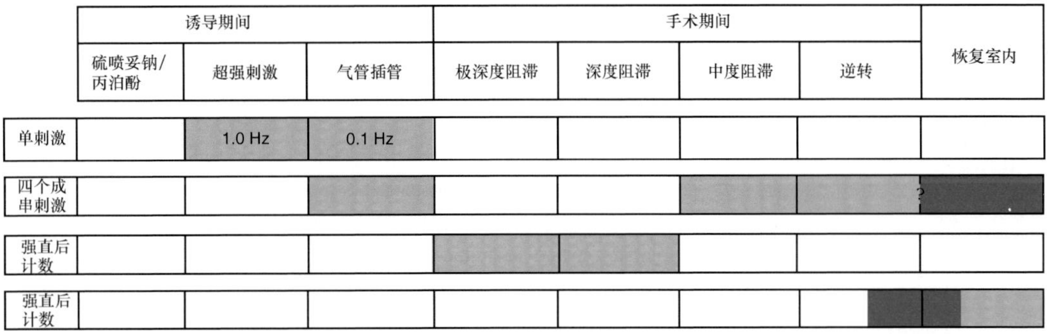

	诱导期间			手术期间				恢复室内
	硫喷妥钠/丙泊酚	超强刺激	气管插管	极深度阻滞	深度阻滞	中度阻滞	逆转	
单刺激		1.0 Hz	0.1 Hz					
四个成串刺激								?
强直后计数								
强直后计数								

图 43.18　该图显示了临床麻醉过程中何时可以使用不同模式的电神经刺激。深色区域表示使用适当；浅色区域表示使用的有效性较低。神经刺激模式为四个成串刺激（TOF）、强直后计数（PTC）、双短强直刺激（DBS）；问号（?）表明 TOF 在恢复室中的作用有限，除非采用肌机械图、肌电图或肌加速度图测定

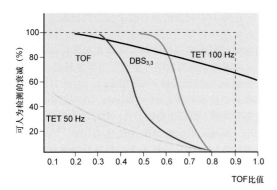

图 43.19 触觉感知的对四个成串（TOF）、双短强直刺激（DBS$_{3,3}$）、50 Hz 和 100 Hz 强直刺激（TET 50 和 TET 100）的反应衰减与机械力学测定的实际 TOF 比值之间的关系。纵轴表示在已知 TOF 比值时可感知到衰减的比率[37, 39, 72]。结果显示，采用上述任何方法来排除残余神经肌肉阻滞都是不可能的（有关详细说明，请参阅正文）

用 DBS$_{3,3}$ 可获得更高的灵敏度，但即使在 DBS$_{3,3}$ 反应中不能人为感受到衰减，也不排除临床上仍存在显著的残余肌肉松弛（即 TOF 比值为 0.6～0.9）[41, 72]。此外，即使 TOF 比值恢复到 0.9～1.0[77, 81]，一些患者也可能发生残余肌肉松弛。因此，人为评估对神经刺激的反应必须结合可靠的临床残余神经肌肉阻滞的体征及症状（框 43.1）。

框 43.1　术后神经肌肉恢复的临床测试
不可靠
■ 持续睁眼
■ 伸舌
■ 能将手臂举到对侧肩部
■ 潮气量正常
■ 肺活量正常或接近正常
■ 最大吸气压 < 40～50 cm H$_2$O
较可靠，但仍不能排除残余神经肌肉阻滞
■ 持续抬头 5 s
■ 持续抬腿 5 s
■ 持续握手 5 s
■ 持续"压舌试验"正常
■ 最大吸气压

使用外周神经刺激仪的时机

在临床实践中，只有使用客观的神经肌肉监测方法，才能确切地排除显著的残余阻滞[78-79]。因此，基于循证医学的证据，临床医师应当总是用客观地监测，并对神经肌肉的恢复程度进行定量评估[7-13]。只有通过客观监测明确 TOF 比值为 0.90～1.0，才能降低临床上显著肌肉松弛残余的风险。

然而，在许多科室，临床医师无法获得测定阻滞程度的设备[134]。这时该如何评估并尽可能排除具有临床意义的术后阻滞呢？第一，不要使用长效神经肌肉阻滞剂。第二，术中应评估对 TOF 神经刺激的触觉反应。第三，如果可能的话，应该避免肌颤搐被完全抑制。应对神经肌肉阻滞进行管理，以保持始终有一个或两个触觉 TOF 反应。第四，手术结束时必须拮抗阻滞。如果使用了罗库溴铵或维库溴铵，最好使用舒更葡糖。当使用新斯的明时，那么对 TOF 刺激至少出现 2～4 个反应之前，不应开始拮抗。第五，在恢复期间，DBS 反应的触觉评估优于 TOF 刺激的触觉评估，因为人为评估 DBS 的衰减比 TOF 反应更容易。第六，临床医师应该认识到，TOF 和 DBS 反应不存在触觉衰减并不能排除显著的残余阻滞。第七，必须将可靠的临床残余阻滞的体征和症状（框 43.1）与对神经刺激的反应联系起来考虑。图 43.20 显示了如何在有或没有客观监测的情况下将残余阻滞的风险降至最低[135]。

鉴于术后神经肌肉恢复的临床测试和神经刺激反应的触觉评估的使用存在不确定性，所有使用神经肌肉阻滞剂的患者都应使用客观监测仪进行监测。只要神经肌肉传递分析仪使用得当，则这种仪器是基于 EMG、MMG、AMG、CPM、CMG、还是 PMG，都并不重要。

致谢

编辑、出版商和 Casper Claudius 博士要感谢 Jorgen Viby-Mogensen 博士在这本书的前一版中为这一章所做的贡献。它是本章的基础。

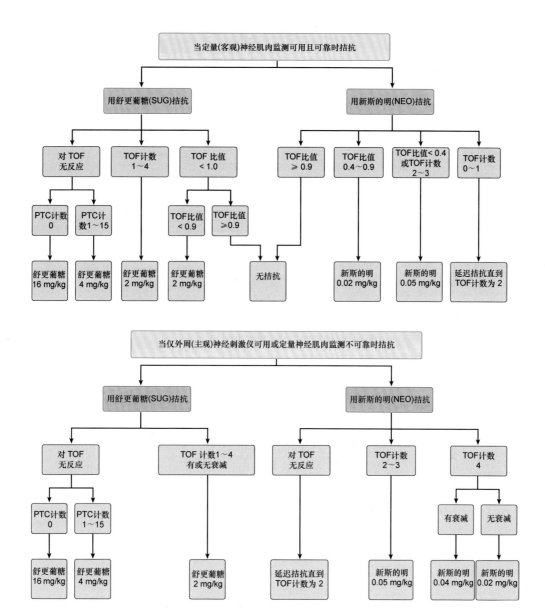

图 43.20　根据神经刺激仪（定量或外周）测定的阻滞程度，应用新斯的明（NEO）或舒更葡糖（SUG）减少残余神经肌肉阻滞发生率的建议。请注意，只有当定量测量的 TOF 比值为 0.90 ～ 1.00 时，才能确切降低有临床意义的残余阻滞的风险（Modified from Kopman AF，Eikermann M. Antagonism of non-depolarising neuromuscular block：current practice. Anaesthesia. 2009；64［Suppl 1］：22-30.）

参考文献

1. Eriksson LI, et al. *Anesthesiology.* 1997;87(5):1035.
2. Moerer O, et al. *Eur J Anaesthesiol.* 2002;19(12):883.
3. Eriksson LI, et al. *Anesthesiology.* 1993;78(4):693.
4. Eikermann M, et al. *Am J Respir Crit Care Med.* 2007;175(1):9.
5. Viby-Mogensen J, et al. *Anesthesiology.* 1979;50:539.
6. Debaene B, et al. *Anesthesiology.* 2003;98:1042.
7. Viby-Mogensen J. *Br J Anaesth.* 2000;84:301.
8. Eriksson LI. *Anesthesiology.* 2003;98(5):1037.
9. Viby-Mogensen J, Claudius C. *Anesth Analg.* 2010;111(1):1.
10. Miller RD, Ward TA. *Anesth Analg.* 2010;111(1):3.
11. Donati F. *Anesth Analg.* 2010;111(1):6.
12. Kopman AF. *Anesth Analg.* 2010;111(1):9.
13. Futter M, Gin T. *Anesth Analg.* 2010;111(1):11.
14. Brull SJ, et al. *Anesthesiology.* 1990;72(4):629.
15. Brull SJ, et al. *Can J Anaesth.* 1991;38(2):164.
16. Iwasaki H, et al. *Anaesthesia.* 1994;49(9):814.
17. Fuchs-Buder T, et al. *Acta Anaesthesiol Scand.* 2007;51(7):789.
18. Brull SJ, Silverman DG. *Anesthesiology.* 1995;83(4):702.
19. Smith CE, et al. *Anesth Analg.* 1988;67(7):625.
20. Donati F, et al. *Anesthesiology.* 1986;65(1):1.
21. Pansard JL, et al. *Anesthesiology.* 1987;67(3):326.
22. Donati F, et al. *Anesthesiology.* 1990;73(5):870.
23. Rimaniol JM, et al. *Anesth Analg.* 1996;83(4):808.
24. Plaud B, et al. *Anesthesiology.* 2001;95(1):96.
25. Pavlin EG, et al. *Anesthesiology.* 1989;70(3):381.
26. Isono S, et al. *Anesthesiology.* 1991;75(6):980.
27. Dhonneur G, et al. *Br J Anaesth.* 2007;99(3):376.
28. Kirov K, et al. *Br J Anaesth.* 2007;98(5):611.
29. Kern SE, et al. *J Clin Anesth.* 1997;9(5):383.
30. Saitoh Y, et al. *Eur J Anaesthesiol.* 1998;15(6):649.
31. Michaud G, et al. *Anesth Analg.* 2005;100(3):718; table of contents.
32. Claudius C, et al. *Br J Anaesth.* 2010;105(3):310.
33. Christie Th, Churchill-Davidson HC. *Lancet.* 1958;21:776.
34. Curran MJ, et al. *Br J Anaesth.* 1987;59(8):989.
35. Ali HH, et al. *Anesthesiology.* 1970;42(11):967.
36. Ali HH, et al. *Br J Anaesth.* 1971;43(5):478.
37. Viby-Mogensen J, et al. *Anesthesiology.* 1985;63(4):440.
38. Engbaek J, et al. *Anesthesiology.* 1989;71(3):391.
39. Drenck NE, et al. *Anesthesiology.* 1989;70(4):578.
40. Saddler JM, et al. *Anesthesiology.* 1990;73(3):401.
41. Fruergaard K, et al. *Acta Anaesthesiol Scand.* 1998;42(10):1168.
42. Tassonyi E. *Anaesthesist.* 1975;24:374.
43. Paton WD, Waud DR. *J Physiol.* 1967;191(1):59.
44. Jonsson M, et al. *Anesthesiology.* 2006;105(3):521.
45. Saitoh Y, et al. *Br J Anaesth.* 1994;73(3):416.
46. Viby-Mogensen J, et al. *Anesthesiology.* 1981;55(4):458.
47. Bonsu AK, et al. *Br J Anaesth.* 1987;59(9):1089.
48. Muchhal KK, et al. *Anesthesiology.* 1987;66(6):846.
49. Fernando PU, et al. *Acta Anaesthesiol Scand.* 1987;31(7):593.
50. Schultz P, et al. *Acta Anaesthesiol Scand.* 2001;45(5):612.
51. Eleveld DJ, et al. *Anesth Analg.* 2005;101(3):758; table of contents.
52. Gilhuly TJ, et al. *Anesth Analg.* 2008;107(5):1609.
53. Lee GC, et al. *Anesthesiology.* 1997;86(1):48.
54. Hemmerling TM, et al. *Anesth Analg.* 2000;90(2):494.
55. Hemmerling TM, et al. *Anesth Analg.* 2001;92(1):106.
56. Hemmerling TM, et al. *Can J Anaesth.* 2001;48(4):356.
57. Engbaek J, et al. *Acta Anaesthesiol Scand.* 1993;37(8):788.
58. Kopman AF. *Anesthesiology.* 1985;63(2):208.
59. Kopman AF, et al. *Anesthesiology.* 2002;96(3):583.
60. Viby-Mogensen J, et al. *Acta Anaesthesiol Scand.* 1988;32(1):45.
61. Jensen E, et al. *Acta Anaesthesiol Scand.* 1988;32(1):49.
62. Werner MU, et al. *Acta Anaesthesiol Scand.* 1988;32(5):395.
63. May O, et al. *Acta Anaesthesiol Scand.* 1988;32(3):239.
64. McCluskey A, et al. *Anaesthesia.* 1997;52(4):345.
65. Kirkegaard-Nielsen H, et al. *J Clin Monit Comput.* 1998;14(1):19.
66. Eikermann M, et al. *Acta Anaesthesiol Scand.* 2004;48(3):365.
67. Claudius C. Viby-Mogensen J: *Anesthesiology.* 2008;108(6):1117.
68. Claudius C, et al. *Anesthesiology.* 2009;110(6):1261.
69. Claudius C, et al. *Acta Anaesthesiol Scand.* 2009;53(4):449.
70. Eikermann M, et al. *Anesthesiology.* 2003;98(6):1333.
71. Capron F, et al. *Anesthesiology.* 2004;100(5):1119.
72. Capron F, et al. *Anesth Analg.* 2006;102(5):1578.
73. Kopman AF. *Acta Anaesthesiol Scand.* 2005;49(10):1575.
74. Suzuki T, et al. *Br J Anaesth.* 2006;96(1):44.
75. Heier T, et al. *Anesthesiology.* 2010;113(4):825.
76. Heier T, et al. *Br J Anaesth.* 2012;108(3):444.
77. Eikermann M, et al. *Anesth Analg.* 2006;102(3):937.
78. Gätke MR, et al. *Acta Anaesthesiol Scand.* 2002;46(2):207.
79. Mortensen CR, et al. *Acta Anaesthesiol Scand.* 1995;39(6):797.
80. Murphy GS, et al. *Anesthesiology.* 2008;109(3):389.
81. Murphy GS, et al. *Anesthesiology.* 2011;115(5):946.
82. Gätke MR, et al. *Acta Anaesthesiol Scand.* 2002;46(9):1124.
83. Larsen PB, et al. *Acta Anaesthesiol Scand.* 2002;46(9):1131.
83a. Colegrave N, et al. *Anaesth Crit Care Pain Med.* 2016;35(3):223.
83b. Murphy GS, et al. *Anesthesiology.* 2018;29(5):880.
84. Kern SE, et al. *Anesth Analg.* 1994;78(5):978.
85. Pelgrims K, Vanacker B. *Acta Anaesthesiol Belg.* 2001;52(3):297.
86. Dahaba AA, et al. *Anesth Analg.* 2002;94(3):591; table of contents.
87. Barry DT. *Arch Phys Med Rehabil.* 1991;72(8):573.
88. Dascalu A, et al. *Br J Anaesth.* 1999;83(3):405.
89. Hemmerling TM, et al. *Br J Anaesth.* 2002;88(3):389.
90. Hemmerling TM, et al. *Anesthesiology.* 2003;98(2):359.
91. Michaud G, et al. *Can J Anaesth.* 2005;52(8):795.
92. Trager G, et al. *Can J Anaesth.* 2006;53(2):130.
93. de Boer HD, et al. *Anesthesiology.* 2007;107(2):239.
94. Pühringer FK, et al. *Anesthesiology.* 2008;109(2):188.
95. Groudine SB, et al. *Anesth Analg.* 2007;104(3):555.
96. Sparr HJ, et al. *Anesthesiology.* 2007;106(5):935.
97. Duvaldestin P, et al. *Anesth Analg.* 2010;110(1):74.
98. O'Hara DA, et al. *Br J Anaesth.* 1986;58(11):1300.
99. Gibson FM, et al. *Acta Anaesthesiol Scand.* 1987;31(7):655–657.
100. Engbaek J, et al. *Anesthesiology.* 1990;72(5):803.
101. Kirkegaard H, et al. *Anesthesiology.* 2002;96(1):45.
102. Kopman AF, et al. *Anesth Analg.* 2004;98(1):102; table of contents.
103. Tajaate N, et al. *Eur J Anaesthesiol.* 2018;35:184.
104. Sorgenfrei IF, et al. *Anesthesiology.* 2006;104(4):667.
105. Suy K, et al. *Anesthesiology.* 2007;106(2):283.
106. Pühringer FK, et al. *Br J Anaesth.* 2010;105(5):610.
107. Kotake Y, Ochiai R, Suzuki T, et al. *Anesth Analg.* 2013;117:345.
108. Kopman AF, et al. *Anesthesiology.* 1997;86(4):765.
109. Ali HH, et al. *I. Br J Anaesth.* 1971;43(5):473.
110. Ali HH, et al. *Br J Anaesth.* 1975;47(5):570.
111. Brand JB, et al. *Anesthesiology.* 1977;56(1):55.
112. Eriksson LI, et al. *Acta Anaesthesiol Scand.* 1992;36(7):710.
113. Berg H, et al. *Acta Anaesthesiol Scand.* 1997;41(9):1095.
114. Wyon N, et al. *Anesthesiology.* 1998;89(6):1471.
115. Sundman E, et al. *Anesthesiology.* 2000;92(4):977.
116. Jonsson M, et al. *Acta Anaesthesiol Scand.* 2002;46(5):488.
117. Herbstreit F, et al. *Anesthesiology.* 2009;110(6):1253.
118. Kopman AF, et al. *Anesthesiology.* 1996;85(6):1253.
119. Naguib M, et al. *Br J Anaesth.* 2007;98(3):302.
120. Shorten GD, et al. *Can J Anaesth.* 1995;42(8):711.
121. Viby-Mogensen J, et al. *Br J Anaesth.* 2007;99(2):297; author reply 297.
121a. https://www.ncbi.nlm.nih.gov/pubmed/29200077.
122. Eriksson LI, et al. *Acta Anaesthesiol Scand.* 1991;35(3):247.
123. Heier T, et al. *Anesthesiology.* 1990;72(5):807.
124. Heier T, Caldwell JE. *Anesthesiology.* 2006;104(5):1070.
125. Thornberry EA, Mazumdar B. *Anaesthesia.* 1988;43(6):447.
126. Brull SJ, Kopman AF. *Anesthesiology.* 2017;126:173.
127. Payne JP, et al. *Br J Anaesth.* 1980;52(1):69.
128. Eikermann M, et al. *Anesthesiology.* 2007;107(4):621.
129. Eikermann M, et al. *Br J Anaesth.* 2008;101(3):344.
130. Caldwell JE. *J Crit Care.* 2009;24(1):21.
131. Herbstreit F, et al. *Anesthesiology.* 2010;113(6):1280.
132. Le Corre F, et al. *Can J Anaesth.* 2011;58(10):944.
133. Pedersen T, et al. *Anesthesiology.* 1990;73(5):835.
134. Naguib M, et al. *Anesth Analg.* 2010;111(1):110.
135. Kopman AF, Eikermann M. *Anaesthesia.* 2009;64(suppl 1):22.

44 成人气道管理

CARLOS A. ARTIME, CARIN A. HAGBERG

王勇 唐志航 李泳兴 魏晓 译 马武华 田国刚 审校

<table>
<tr><td>要　点</td><td>

- 气道管理是指通过维持气道通畅以及保证患者充分的通气和氧合，以减轻麻醉导致的呼吸系统不良反应。这是麻醉科医师一项最基本的职责，也是麻醉的基石。
- 成功的气道管理需要丰富的知识和技能，尤其是对气道管理困难的预测、制订气道管理计划的能力，以及应用一系列现有的气道工具实施这个计划的技巧。
- 美国麻醉医师协会（ASA）《困难气道管理实践指南》(*Practice Guidelines for Management of the Difficult Airway*) 及《困难气道处理流程》(Difficult Airway Algorithm，DAA) 可为气道的评估及困难气道的准备提供指导，可指引麻醉科医师在面对已知或潜在的困难气道时做出临床决策。Vortex 等感知辅助手法有助于在紧急情况下实施气道管理。
- 详细了解气道的解剖对于麻醉实施者来说是必不可少的。
- 进行全面的气道评估并熟悉困难气道的预测因素可使麻醉科医师在面对潜在的困难气道时提高警惕并制订合适的应对方案。
- 窒息氧合可延长呼吸暂停的时间，而不降低血氧饱和度，已被越来越多地应用于困难及常规气道管理中。
- 为了便于气道管理，麻醉科医师常采取某些麻醉技术如全麻诱导或对气道局部麻醉来减轻气道工具对患者造成的不适感，抑制气道反射及血流动力学反应。
- 在过去的三十年中，气道管理工具中最重要的进展就是喉罩（laryngeal mask airway，LMA）的出现。
- 气管插管可建立一个确切的气道，最大限度地防止胃内容物的反流误吸，并且允许在更高的气道压下（大于面罩或声门上通气道）进行正压通气。
- 清醒保留自主呼吸、在患者配合下经软镜插管是处理困难气道的金标准。
- 有创气道是在试图建立无创气道失败时的急救措施。麻醉科医师应该熟练掌握经气管喷射通气及环甲膜切开术。
- 拔管是气道管理中可能发生严重并发症的重要节点。必须预先制订拔管的计划并且计划应该包括重新插管的策略，以防止患者拔管后不能维持足够的通气。

</td></tr>
</table>

引言

　　全麻会影响呼吸系统的各个方面，包括影响呼吸道通畅，丧失气道保护性反射及通气不足或窒息。因此，麻醉科医师最基本的职责之一便是建立通畅的气道并保障患者足够的通气和氧合。气道管理便是指建立并保障气道通畅，这是麻醉实践的基石。传统上，通过面罩及气管插管通气是气道管理的基础，而在过去的 30 年中，喉罩的出现已成为气道工具最重要的进展。

　　气道管理困难可造成潜在严重的并发症，如未能保证气道通畅，可在几分钟内造成缺氧性脑损伤，甚至死亡。ASA 结案诉讼（Closed Claim）项目的数据表明，随着气道紧急情况的发生，患者死亡或脑损伤的发生率可增加 15 倍[1]。尽管在过去的 30 年中，气道并发症相关的诉讼比例在降低，但是气道并发症仍然是诉讼项目中第二常见的原因[2]。2011 年，英国皇家麻醉科医师学院和困难气道学会（Difficult Airway Society，DAS）报告了第四次国家审计项目（4th

National Audit Project，NAP4）的结果。该项目为期一年，旨在调查麻醉过程中主要气道并发症的发生率。NAP4 报道了 133 例围术期气道相关的严重并发症，其中 16 例死亡，死亡率为 1/180 000。考虑到调查的局限，死亡率可能高达 1/50 000[3]。NAP4 研究中最常见的气道问题是维持气道通畅时失败、延误或困难，以及胃内容物误吸和拔管相关的并发症。最常见的原因是对气道的评估不佳、计划不完善以及个人和（或）机构对困难气道管理的准备不足[4]。

上述研究强调成功的气道管理的重要性。成功的气道管理需要丰富的知识和技能，特别是预测困难气道和制订气道管理计划的能力，以及应用一系列现有的工具执行该计划的能力[5]。提高这些技能需要所有麻醉科医师不懈的努力。与所有手工技能相同，不断实践可以提高这种能力，降低可能的并发症。目前新的气道工具不断被应用于临床领域，每种工具都有其独特的优势，在某种特定的临床情况下可能有益。麻醉科医师应在日常工作中熟悉这些新工具，但应避免在困难气道处理时尝试新技术。

困难气道处理流程

ASA 流程

1993 年，ASA 颁布了第一版《困难气道管理实践指南》(*Practice Guidelines for Management of the Difficult Airway*)，目的是"方便困难气道的管理并降低可能的不良后果"[6]。2013 年更新了最近的版本，把困难气道定义为"受过常规培训的麻醉科医师遇到面罩通气困难，或气管插管困难，或两者兼有的临床状况"，并为气道的评估及困难气道的准备提供指导，其中包含的"困难气道处理流程"旨在指导麻醉科医师在面对已知或潜在困难气道时做出临床决策（图 44.1）[7]。ASA 的困难气道处理流程首先考虑相对临床优势和四个基本气道管理选择的可行性：①清醒插管 *vs* 全身麻醉诱导后插管；②初次插管时选择无创技术 *vs* 初次插管时选择有创技术（即外科手术或经皮气道建立技术）；③初次插管时采用视频喉镜（video-assisted laryngoscopy，VAL）辅助插管；④保留自主呼吸 *vs* 不保留自主呼吸。

ASA 的困难气道处理流程不像高级心脏生命支持（advanced cardiac life support，ACLS）流程那样有一个线性决策树。将该流程视为三个独立的场景，可以更好地理解和记忆：①预测为困难气道（清醒插管）；②有足够氧供或通气的困难插管（"非紧急"气道）；③没有足够氧供或通气的困难插管［"无法插管，无法通气"（cannot intubate，cannot oxygenate，CICO）场

景或"紧急"气道］。

其他困难气道处理流程

除了 ASA，还有几个国家的麻醉学会发布了自己的困难气道管理指南，包括英国的困难气道学会（Difficult Airway Society，DAS）[8]、加拿大气道管理组织（Canadian Airway Focus Group，CAFG）[9-10]、法国麻醉和重症监护学会（Society of Anesthesia and Intensive Care，SFAR）[11]、德国麻醉学和重症监护医学学会（German Society of Anesthesiology and Intensive Care Medicine，DGAI）[12]、意大利麻醉和重症监护学会（Italian Society for Anesthesia and Intensive Care，SIAARTI）[13]和日本麻醉科医师协会（Japanese Society of Anesthesiologists）[14]。所有这些都包括建议对困难气道进行预测，并建议将清醒气管插管作为一种管理策略（DAS 指南除外），且流程适用于有足够氧供或 CICO 场景的未预见困难插管。共同要素包括在有足够通气的困难插管情况下唤醒患者，在面罩通气困难时使用 LMA 进行抢救，在 CICO 情况下使用颈前急救技术（front of neck access，FONA）。这些流程的主要区别在于具体细节，如建议尝试插管的次数，建议用于困难插管的替代工具以及流程的结构[15]。

人为因素和认知辅助

人们日益关注"人为因素"对困难气道管理的影响，即人的行为、能力、缺点、偏见以及个人和团队的表现。NAP4 等研究表明，超过 40% 的气道相关并发症的病例是由这些人为因素导致[3]。使用气道管理检查清单、术前团队交流和认知辅助工具都是应对人为因素挑战的策略[16]。

由澳大利亚墨尔本的专业麻醉科医师 Nicholas Chrimes 博士设计的 Vortex 方法就是这样一种认知辅助手段，旨在帮助未预见困难气道的管理[17]。Vortex 模型不依赖于基于决策树的复杂流程，而是利用漏斗或涡流形状的视觉辅助工具（图 44.2），通过三种基本的非手术气道管理技术［面罩通气、声门上气道（SGA）和气管插管］帮助气道管理人员。如果对这三种非手术方式中的每一种进行"最佳尝试"之后仍未实现肺泡氧输送，则应"沿涡流向下移动"，采用紧急手术气道。由于这种流程方法更具概念性，且足够简单，因此在紧急气道的紧张情况下更易于选择和使用。

功能性气道解剖

充分掌握气道解剖知识是麻醉科医师的必备基

1. 评估气道管理存在困难的可能性及临床影响：
   - 患者不合作或不同意
   - 面罩通气困难
   - 声门上设备置入困难
   - 喉镜暴露困难
   - 插管困难
   - 外科气道建立困难

2. 困难气道处理过程中积极保证氧供。

3. 考虑相对优势和可行的气道处理方法：
   - 清醒插管 vs 全麻诱导后插管
   - 初次插管时选择无创技术 vs 初次插管时选择有创技术
   - 初次插管时采用视频喉镜辅助插管
   - 保留自主呼吸 vs 不保留自主呼吸

4. 制订首选和替代方案：

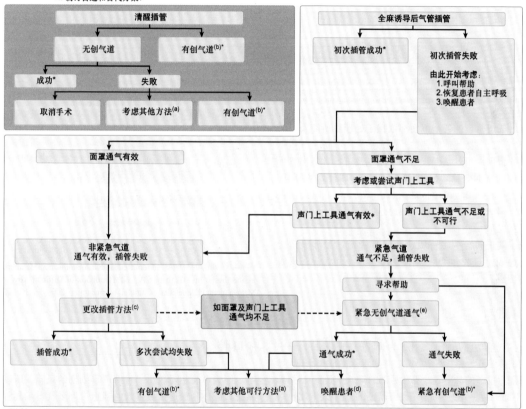

*用呼气CO_2监测确认通气、气管插管、声门上通气工具位置。

a. 其他方法包括（但不局限于）：在面罩或声门上通气工具麻醉（如喉罩、插管型喉罩和喉管）局部浸润麻醉或区域神经阻滞麻醉等方法下手术。实施这些方法通常意味着面罩通气正常。因此，一旦出现紧急气道，这些方法的使用价值有限。

b. 有创措施包括外科或经皮气道、喷射通气及逆行气管插管。

c. 其他无创困难气管插管方法包括（但不限于）：视频喉镜、更换不同的喉镜片、声门上通气工具（如喉罩或插管型喉罩）作为插管通道（用或不用纤维支气管镜引导插管）、纤维支气管镜引导下气管插管、插管导芯或交换管、光棒、经口或鼻盲探气管插管等。

d. 重新考虑清醒气管插管或取消手术。

e. 采用声门上通气工具实施紧急无创气道。

图 44.1 ASA "困难气道处理流程"（From Apfelbaum JL, Hagberg CA, Caplan RA, et al. Practice guidelines for management of the difficult airway: an updated report by the American Society of Anesthesiologists Task Force on Management of the Difficult Airway. Anesthesiology. 2013; 118: 251-270.）

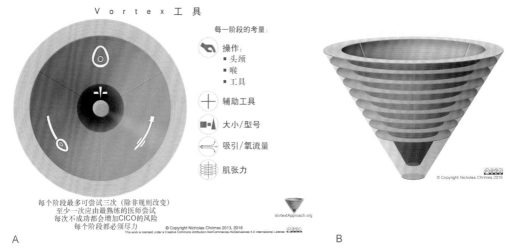

图 44.2 （A）Vortex 工具（B）Vortex 横向三维结构，展示的是漏斗概念（From Chrimes N. The Vortex：a universal 'high-acuity implementation tool' for emergency airway management. Br J Anaesth. 2016；117：i20-i27. ）

础。气道管理的各个方面都依赖于处理中所涉及的解剖知识，包括气道的评估、清醒插管的准备及气道工具的合理应用。掌握正常的解剖以及可导致气道管理困难的解剖变异知识，有助于气道管理计划的制订。由于一些关键的解剖结构在气道处理时可能无法辨别，因此麻醉科医师必须熟悉这些不同解剖结构间的相互关系。

气道可分为上呼吸道和下呼吸道。上呼吸道包括鼻腔、口腔和咽喉。下呼吸道由各级气管支气管树构成。

鼻腔

气道功能开始于鼻孔，为鼻腔的外部开口。鼻中隔把鼻腔分为左右两个鼻腔，其为两鼻腔的内侧壁。鼻中隔由前部的鼻中隔软骨和后部的筛骨（上面）、梨骨（下面）两块骨头构成。鼻中隔偏曲在成年人中比较常见[18]。因此，在气道工具通过鼻腔前要确定哪个鼻腔更容易置入。鼻腔的外侧壁由三块鼻甲骨组成，把鼻腔分为三个螺旋的通道（图 44.3）。位于下鼻甲和鼻腔底部之间的下鼻道是气道工具置入的首选通道[19]。如置入的位置不正确，可造成鼻甲撕裂[20-21]。鼻腔的顶部是筛板，为筛骨的一部分。这个脆弱的骨性组织如骨折，可造成鼻腔与颅内腔连通，从而致使脑脊液外漏。因为鼻腔黏膜富含毛细血管，所以在气道工具置入前通常需要局部使用血管收缩剂，以避免发生鼻出血。鼻腔后部开口为鼻后孔，在此进入鼻咽腔。

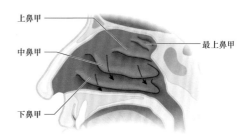

图 44.3　鼻腔的外侧壁（From Redden RJ. Anatomic considerations in anesthesia. In：Hagberg CA，ed. Handbook of Difficult Airway Management. Philadelphia：Churchill Livingstone；2000，p. 3，Fig. 1.2. ）

口腔

因为鼻腔相对较小，且有严重创伤的风险，所以常把口腔作为气道工具置入的通道。许多气道工具置入过程需要适度的张口度。张口时首先旋转颞下颌关节（temporomandibular joint，TMJ），继之在颞下颌关节内滑动下颌骨髁状突（也称前突或半脱位）[22]。

口腔通往口咽腔，底部为舌，顶部为软腭和硬腭。口腔顶部前 2/3 为硬腭，由部分上颌骨和腭骨构成。后 1/3 为软腭，为一纤维肌性皱襞附于硬腭后。

舌由多块肌肉支配，其中对麻醉科医师而言，与临床最相关的是连接舌与下颌的颏舌肌。托下颌的方法是利用移动双侧颞下颌关节达到下颌和舌体前移，从而缓解因舌根后坠导致的气道梗阻[22]。

在舌下部，下颌舌骨肌把口底分为位于上方的舌下间隙与下方的颏下间隙两部分。在这些间隙形成的蜂窝组织炎或血肿可引起舌体向后上方移位，从而导致相关的气道梗阻[23]。

咽

咽部是从颅底延伸到环状软骨水平的肌性管腔，与喉和食管一起连接鼻腔和口腔。口咽筋膜组成咽后壁，与咽后间隙分隔。胃管与气管导管位置不当可导致筋膜撕裂形成咽后切割伤[24-25]。清醒患者的咽部肌肉能维持气道开放。麻醉期间，咽部肌张力的消失是造成上呼吸道梗阻的主要原因之一[26-27]。托下颌的办法提高了咽部肌肉的纵向应力，抵消了咽部塌陷的趋向性[28]。

咽部可分为鼻咽部、口咽部和下咽（图 44.4）。贴着鼻咽上后壁的是腺样体，可引起慢性鼻梗阻。若增大，可引起气道工具通过困难。鼻咽部止于软腭，此部位称为咽腭区，是清醒患者与麻醉患者均常见的气道梗阻部位[26]。口咽部起于软腭，向下延伸到会厌水平。外侧壁包括腭舌弓皱襞与腭咽弓皱襞，也分别被称为前、后咽扁桃体。这些皱襞（包括腭扁桃体）肿大会引起呼吸道梗阻（图 44.5）。舌根位于口咽前部，由舌会厌皱襞连接会厌，形成成对空腔，称为咽峡（虽然它们常常被当作单个咽峡）。下咽始于会厌水平，止于环状软骨水平，与食管相延续。喉部膨出于下咽，

在喉口两侧各形成一个梨状隐窝（图 44.6）。

喉

喉部是由软骨、肌肉和韧带组成的结构，是气管的入口且有许多功能，其中包括发声和气道保护。咽的软骨支架由 9 块不同的软骨组成：甲状软骨、环状软骨、成对的杓状软骨、小角软骨、楔状软骨和会厌软骨。它们由韧带、膜和滑液关节连结，通过甲状舌骨韧带和膜与舌骨相连（图 44.7）。

甲状软骨是喉软骨中最大的一个，支撑着喉部的大部分软组织。位于颈前部的甲状软骨上切迹与喉结标志明显，可作为经皮穿刺气道技术和喉部神经阻滞的重要体表标志。平第六颈椎的环状软骨居于喉的最下方，前面经环甲膜与甲状软骨相连，是呼吸道唯一完整的软骨环。杓状软骨与环状软骨后部相连，后部附着声带。

从咽来看，在直接喉镜下，喉起自于会厌，会厌

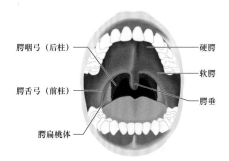

图 44.5 口腔与口咽 (From Redden RJ. Anatomic considerations in anesthesia. In：Hagberg CA，ed. Handbook of Difficult Airway Management. Philadelphia：Churchill Livingstone；2000，p. 8，Fig. 1.7.)

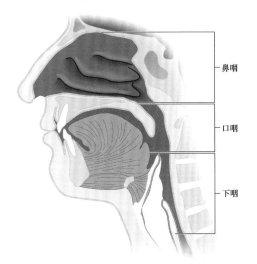

图 44.4 头颈部矢状面显示咽部分区 (From Redden RJ. Anatomic considerations in anesthesia. In：Hagberg CA，ed. Handbook of Difficult Airway Management. Philadelphia：Churchill Livingstone；2000，p. 7，Fig. 1.6.)

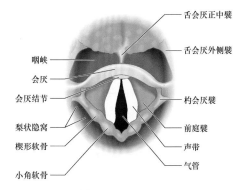

图 44.6 从咽下所见喉部 (From Redden RJ. Anatomic considerations in anesthesia. In：Hagberg CA，ed. Handbook of Difficult Airway Management. Philadelphia：Churchill Livingstone；2000，p. 8，Fig. 1.8.)

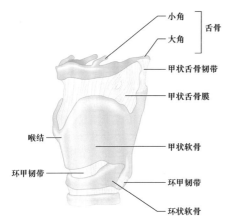

图 44.7 喉软骨及其连结（From Redden RJ. Anatomic considerations in anesthesia. In：Hagberg CA，ed. Handbook of Difficult Airway Management. Philadelphia：Churchill Livingstone；2000，p. 10, Fig. 1.9.）

软骨瓣作为喉部入口的近端界限。它在吞咽时有封闭喉口从而避免食物进入喉的作用，但这个功能对于预防误吸并非不可或缺[29]。会厌前面通过舌骨会厌韧带与舌骨上界相连。喉口由两侧杓状会厌襞、后侧的小角软骨和杓间切迹包绕（图 44.6）。

上经喉口下缘、下通环状软骨下缘的腔隙是喉腔。室襞（又称为前庭襞或假声带）是喉腔位置最高的结构。下方是声带，其后方附着杓状软骨，前方附着甲状软骨，共同组成前连合。声带之间的腔隙称为声门。喉腔声门以上部位称为前庭，声门以下称为声门下腔。

气管与支气管

气管起自环状软骨水平，延伸到第五胸椎水平的隆突。成人气管长度为 10 ～ 15 cm。它由 16 ～ 20 个 C 形的软骨环构成。气管软骨后方的缺口由结缔组织和气管平滑肌形成气管后壁。在隆突部位，气管分为右主支气管与左主支气管。在成人中，右主支气管与气管的夹角比左主支气管的夹角小，所以异物与气管导管更容易滑入右主支气管腔[30]。

气道评估

虽然麻醉科医师总是会做好应对困难气道的准备，但是更为理想的是能提前预见困难气道。通过做一些体格检查或了解患者的具体病情有助于预见面罩

通气困难，声门上工具置入困难，喉镜置入、气管插管困难或外科气道处理困难。目前没有单一的检查可以 100% 地准确判断困难气道。但是进行气道的全面评估与熟悉困难气道的预测因素能使麻醉科医师警惕困难气道的潜在可能并做好适当的计划。

传统指标

气道评估应尽可能从相关的病史开始[7]。最能预见困难插管的因素之一是以往有困难插管史[31]。但是，过去插管容易并不能排除困难插管和困难通气的可能性。在每个病例中，访视患者时应该记录自上一次麻醉（如果患者有过麻醉史的话）以来患者的体重、症状和病理变化，并尝试获得之前的麻醉记录，因为它们有可能提供气道管理相关的有用信息。病理情况的出现提示困难气道的风险性增加，这应在病史中详细描述。系统的重点回顾可以使麻醉科医师对其他预见困难气道的潜在因素提高警觉，如打鼾史预示着可能存在面罩通气困难[32-33]。

气道的检查评估应尽可能在术前完成，并评估是否有任何与困难气道相关的体征[7]。具体的评估体征详见框 44.1。

面部与颈部的直视评估应着重看是否有体征提示可能存在潜在的困难气道。这包括明显的面部畸形、面部或颈部肿瘤、面部烧伤、甲状腺肿大、粗短颈及下颌退缩。络腮胡因易导致面罩漏气，也与面罩通气困难相关。颈托与颈牵引均会妨碍面罩通气与直接喉镜置入。颈围大于 43 cm（17 英寸）与困难气管插管有相关性[34]。Brodsky 指出实际上颈围比体重指数（BMI）对困难气道更有预见性[35]。

可指导患者尽量张大口，以评估患者的张口度及口咽解剖。在张口最大时测量上切牙到下切牙的距离。如上下切牙间距小于 3 cm（或两横指），提示可能插管困难[7]。同样有研究发现应该把标准定义为小于 4 或 4.5 cm[36]。对口咽进行全面的检查可帮助确定是否有导致困难插管的病理性情况，如赘生物、高拱腭或巨舌。1983 年，Mallampati 等描述了一个以舌体大小为基本临床体征来预测困难气管插管分级的方法[37]。Mallampati

框 44.1　气道的体格检查内容
■ 面部与颈部视诊
■ 张口度评估
■ 口咽解剖情况与齿列评估
■ 颈部活动度的评估（患者摆嗅花位的完成情况）
■ 下颌下间隙的评估
■ 患者颞下颌关节向前活动的情况（做下颌前伸运动测试）

分级在让患者直立坐位、头保持中立、张口、舌尽量外伸及不发声的情况下，通过观察腭弓、悬雍垂及软腭的暴露情况分为 I 到 III 级[38]。Mallampati 分级高提示患者舌体相对于口咽腔过大，因而口咽暴露不好，困难插管的概率也就越大。Samsoon 和 Young 提出了改良 Mallampati 分级[39]，分为四级，是目前麻醉最常用的气道评估方法，定义如下（图 44.8）：

- I 级：可见腭弓、悬雍垂和软腭。
- II 级：可见部分悬雍垂和软腭。
- III 级：可见软腭。
- IV 级：仅可见硬腭。

作为一种单独的方法，改良 Mallampati 分级在预测困难插管的准确性上存在不足，但是联合其他预测方法，则有临床意义[40]。一些研究发现让患者头尽量后伸后评估 Mallampati 分级，可提高其应用价值[38, 41]。当检查口咽间隙可见会厌时，可定义为 Mallampati 分级 0 级，常提示喉镜暴露容易[42-43]。当然，即使 Mallampati 分级为 0 级，但是会厌塌陷，也可能发生气道管理困难[44-45]。

评估完患者的口咽解剖后，应检查患者的牙齿情况[7]。相对过长的上牙可影响直接喉镜的操作。牙齿情况不好或缺齿可增加牙齿损伤的风险，同样存在牙齿脱落造成误吸的风险。十分松动的牙齿应该在喉镜检查前拔除。如有牙齿装饰，比如贴瓷、牙齿帽、牙冠及补牙的情况，特别容易在气道管理中损伤。无牙可能提示气管插管容易，但可能存在潜在的面罩通气困难[46]。

直接喉镜插管的理想位置是颈椎屈曲和寰枕伸展，通常指的是嗅花位[47]（请参阅直接喉镜"准备和定位"）。气道检查应包括评估此患者能否做到嗅花位。寰枕关节伸颈受限与喉镜暴露下插管困难相关[48]。头颈部的活动度也可以通过测量颏胸距离，即颈部完全伸

展和闭嘴时下颌骨下缘到胸骨上切迹的距离进行评估，距离小于 12.5 cm 则与困难插管相关[49]。颈椎活动度可以通过测量额头射线从颈部完全屈曲到充分伸展形成的角度进行评估。小于 80° 为可预测的困难插管[50]。

在直接喉镜插管过程中，舌头需移动到下颌下间隙。在小下颌，因为下颌下间隙空间减小，导致声门难以充分暴露。这种情况经常被称为喉头过高。甲颏距离，即从颏下缘到甲状软骨切迹的距离小于 6.5 cm（三横指），提示下颌空间减少，可预测为插管困难[36, 49]。同时也应评估下颌空间的顺应性。下颌空间缺乏顺应性或者有肿块时评估结果也不准确[7]。

检测下颌前突程度在困难气道评估中具有预测价值，故应包含在气道评估中。下切牙无法盖过上切牙可能预示喉镜暴露困难[51]。另一个相似的评估方法是由 Khan 等所描述的上唇咬合试验（upper lip bite test，ULBT），在预测喉镜暴露困难上已证实具有比 Mallampati 分级更高的个体特异性和更小的误差性。下切牙咬上唇试验失败者预示着喉镜暴露更加困难[52-53]。

虽然单一的气道检查局限于低灵敏度和低阳性预测值，但结合多种评估方法可提高预测准确性。当综合评估甲颏距离、颏胸距离以及上下切牙间距时，Mallampati 评分有了更高的预测价值[49]。联合应用多种危险因素的模型，如 Wilson 风险总分（体重、头颈活动度、下颌活动度、颏退缩和龅牙）和 El-Ganzouri 风险指数（张口度、甲颏距离、Mallampati 分级、颈部活动度、下颌前突、体重和插管困难史）旨在试图提高困难气道评估预测值[50, 54]。另一方面，最近一项大数据库研究采用 7 个独立的危险因素对气道危险指数进行分析，发现它并不能提高对困难气管插管的预测[55]。Langeron 等开发了一种计算机辅助模型，使用复杂的相互作用的几个因素（BMI、张口度、甲颏距离、Mallampati 分级和颏退缩程度）进行简单的统计，可以比其他模型更准确地预测困难插管[56]。

新模式

由于传统指标对气道评估的灵敏度和特异度较差，因此出现了很多正在研究的评估气道的新模式。在小型研究中，使用床旁超声检查来预测喉镜暴露困难和困难插管给困难气道的预测带来曙光，但是总体的价值尚未确定[57]。头颈部计算机断层扫描可用于创建三维虚拟内镜图像。这些图像可用于已预见困难气道的管理，尤其适用于气道解剖复杂的患者[58]。早期的面部图像分析研究也显示了这种技术可能用于预测困难气道[59]。

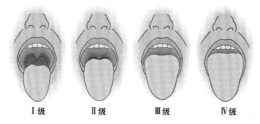

图 44.8 Samsoon 和 Young 提出的改良 Mallampati 分级，根据可见的结构分为：I 级：可见软腭、咽喉、悬雍垂、腭弓；II 级：可见软腭、悬雍垂；III 级：可见软腭，部分悬雍垂；IV 级：看不到软腭（From Mallampati SR. Recognition of the difficult airway. In：Benumof JL, ed. Airway Management Principles and Practice. St Louis：Mosby；1996，p. 132.）

气道管理的生理学概念

预充氧

麻醉诱导时，患者处于仰卧位，在呼吸肌麻痹的状态和麻醉药物直接作用下，通气不足或呼吸暂停并复合功能残气量（functional residual capacity，FRC）减少时，可迅速发展为低氧血症。预充氧是一个给氧去氮的过程，它能延长从呼吸暂停到出现低氧血症的时间，因此也为临床麻醉医师建立立气道和恢复有效通气提供了更充裕的时间。对于麻醉诱导后不能进行面罩通气或面罩通气困难者，以及预期插管困难者或者功能残气量较小的患者（如肥胖患者或孕妇），充分的预充氧是必不可少的[60]。由于气道管理可能会发生不可预见的困难，所以建议全麻诱导前常规给予预充氧[61]。

预充氧通常是通过面罩连接到麻醉机或 Mapleson 回路。为了保证充分给氧，需给予 100% 纯氧，且必须使用密闭的面罩吸氧并且保持足够高的流速，以防止回吸（10 ～ 12 L/min）。呼气末氧浓度大于 90% 可以最大化延长窒息时间。在最大预充量下，血红蛋白氧饱和度低于 80% 的时间，从健康、非肥胖成年人的 9 min 到儿童或肥胖成人的 3 min 或更少不等[62]。

完成预充氧有两种主要方法：第一种方法是潮气量通气法，通过面罩通气 3 min 保证肺内气体交换率达 95% 以上[60]。第二种方法是使用肺活量呼吸来快速达到充分预充氧：连续做 4 次超过 30 s 的深呼吸不一定比潮气量通气法更有效，但可能在某些临床情况下是可以接受的。连续做 8 次超过 60 s 的深呼吸已被证明更为有效[60]。

经鼻加湿高氧流量通气氧合技术（transnasal humidified rapid-insufflation ventilatory exchange，THRIVE）以 60 L/min 的速度持续 3 min，已被证明与通过面罩进行的潮气量预充氧一样有效（请参阅窒息氧合）[63]。头高位进行通气对于所有肥胖和非肥胖患者都可以提高预充氧的质量[64-65]。预充氧时使用无创正压通气也可延长呼吸窒息时间[66-67]。

窒息氧合

窒息氧合是一种生理现象，在呼吸暂停期间由于肺泡氧气吸收和二氧化碳排放比例不同造成的肺泡内负压，使口咽或鼻咽中的氧气扩散到肺泡中。如果气道通畅，氧气通过鼻和（或）口腔进入，进而氧合，

使呼吸暂停时间延长到标准面罩预充氧水平之上[68]。

可以通过鼻导管（通过鼻导管传递高流速氧气 NODESAT）[69]，或通过鼻腔或口腔将导管插入咽腔（咽部给氧）[70]，以最高 15 L/min 的速度输送氧气。研究表明，这些技术可有效地延缓病态肥胖患者[71-72]和紧急气管插管过程[73-74]中的氧合血红蛋白的去饱和情况。

经鼻加湿高氧流量通气氧合技术涉及氧气加温和加湿的管理。与先前描述的技术相比，氧气流速更高，最高可达 70 L/min。这些更高的氧流量进一步延长了呼吸暂停时间，并可提高二氧化碳的清除，防止可能出现的严重呼吸性酸中毒。在 25 例有可能快速去饱和的困难气道患者中，使用经鼻加湿高氧流量通气氧合技术可使呼吸暂停时间的中位数达到 14 min，范围为 5 ～ 65 min，二氧化碳的平均上升速度仅为每分钟 1.1 mmHg[63]。

胃内容物误吸入肺

1946，Mendelson 首次报道了孕妇麻醉后由于酸性胃内容物误吸导致吸入性肺炎[75]。这个通常被称为 Mendelson 综合征的麻醉潜在的致命性并发症得到了麻醉界的强烈关注。胃内容物误吸入肺的预防主要是通过坚持执行术前禁食指南、使用术前用药以及选择特殊的麻醉诱导方式，以降低吸入性肺炎的发生风险，此内容将在本章后面讨论。

传统认为，术前应该告知需要镇静、局麻或者全麻的择期手术患者晚上 12 点后禁饮禁食，确保空腹，以减少反流误吸的风险。有证据显示，术前 2 ～ 4 h 饮用透明液体可减少胃液量以及升高其 pH。1999 年由 ASA 出版的《减少肺部误吸——术前禁食及用药临床指南》（Practice Guidelines for Preoperative Fasting and the Use of Pharmacologic Agents to Reduce the Risk of Pulmponary Aspiration）中放宽了传统术前禁食策略，将需要麻醉的择期手术禁饮水规定提前至术前 2 h。2017 年更新的指南建议术前 4 h 禁饮母乳及术前 6 h 禁食固体食物、婴儿辅食及非人乳奶类[76]。煎炸及高脂肪食品可能需要更长的禁食时间（比如 8 h 以上）[76]。虽然 ASA 指南没有特别提到口香糖、硬糖及吸烟，但是关于这点，欧洲麻醉学会出版的指南并不建议麻醉诱导前因患者刚食用上述食品而推迟进行麻醉诱导[77]。

ASA 指南没有推荐针对吸入性肺炎预防性常规用药[76]，但是预防性使用这类药物可能对有影响呼吸的危险因素的患者有益，如饱胃、胃食管反流、食管裂孔疝、留置胃管、病态肥胖、糖尿病胃轻瘫患者

及孕妇[78-79]。预防性给药的目的有两个方面：减少胃内容物及升高胃液 pH。常用的药物有非颗粒性抗酸药（如柠檬酸钠）、促胃肠动力剂（如甲氧氯普胺）及 H_2 受体阻滞剂。上述药物可单独使用或联合使用[80]。

气道反射和气管插管的生理反应

喉部最重要的功能之一是保护气道。这种作用主要由声门闭合反射提供。该反射从声门及声门下黏膜感受器触发，引起声带强烈内收[81]。这种反射过度的不良表现则称为喉痉挛，是气道管理中潜在并发症之一。喉痉挛通常是由于浅麻醉下（Guedel 分级第二期）气道内操作或对声带刺激（如血液或呕吐物）引起舌咽神经或迷走神经反射产生，但其他刺激也可引起喉痉挛突然发生，移除刺激物后仍会持续一段时间。喉痉挛的处理措施包括移除气道内刺激物，加深麻醉，使用短效肌肉松弛药，如琥珀酰胆碱[82]。纯氧下持续正压通气通常被认为是喉痉挛的处理方法，其产生的压力可能使杓状会厌襞彼此靠近，可能实际上是作为一个机械刺激促进喉痉挛的发生[83-84]。双侧按压下颌骨髁突及乳突之间的喉痉挛切迹，产生一个强烈、疼痛的刺激，可以有效治疗喉痉挛，可能的作用是唤醒患者半意识状态，或者激活自主神经通路从而终止喉痉挛[82]。

气管支气管树同样可以传递反射，以保护肺远离有害物质。异物刺激低位气道，激活迷走神经反射调节，引起支气管平滑肌收缩，导致支气管痉挛。未进行处理的支气管痉挛会因为气道阻力急剧升高而无法通气。处理方法包括使用丙泊酚或吸入麻醉药加深麻醉，使用吸入性 β_2 受体激动剂或抗胆碱能药对症处理。有研究报道静脉注射利多卡因可缓解某些支气管痉挛，但证据不支持利多卡因来治疗支气管痉挛[85]。

气管内插管，与使用喉镜或其他气管设备一样，对于气道来说均为强烈的伤害性刺激，通过刺激迷走神经及舌咽传入神经引起自主神经反射。成年人或青少年会出现高血压或心动过速，婴儿或儿童则可能出现心动过缓。高血压及心动过速一般持续时间较短，然而对有严重心脏疾病的患者会带来不良后果。气道管理因激活中枢神经系统，导致脑电活动、脑代谢率和脑血流量的增加，因此可能导致颅顺应性降低患者的颅脑压增加[85]。

气道管理麻醉

为了方便气管插管，需要实施麻醉，让患者舒适接受插管，减弱气道反射，减少气道工具所致的血流动力学反应。最常用的做法是在麻醉诱导后建立气道。还有一种清醒插管可供选择，即对气道进行局麻和（或）镇静下建立气道（包括气管插管），有临床需要时同样可以达到气道管理的目标。在紧急情况下患者表现为反应迟钝或昏迷时，如急性呼吸或心搏骤停，此时插管可能不需要使用麻醉药物。

全麻诱导后的气道管理

若麻醉科医师认为安全，那么气管插管通常都是在全麻诱导后进行。麻醉诱导时需要用到几种药物诱导，每种药物对气道管理都有各自的作用。决定使用何种诱导方式需要仔细考虑当时特殊的临床情况。

复合肌肉松弛药的标准静脉诱导

最常用的全麻诱导方式是标准的静脉诱导，在使用快速起效的静脉麻醉药后给予肌肉松弛药。使用肌肉松弛药后达到肌肉松弛状态，可方便喉镜暴露，以改善插管条件，防止插管后喉部反射性关闭及呛咳[22, 86]。

丙泊酚是最常使用的静脉诱导麻醉药，其他包括依托咪酯、氯胺酮、硫喷妥钠及咪达唑仑。药物的使用取决于各种因素，包括患者血流动力学情况、合并症、过敏药物以及药物代谢动力学、副作用、医师偏好及药物的有无[87]。当使用肌肉松弛药时，麻醉药物的选择是否影响插管条件尚无定论。研究比较了丙泊酚、依托咪酯及硫喷妥钠与肌肉松弛药的联合使用，不同麻醉药物对插管条件的影响无明显区别[88-89]。另一方面，一项研究显示在使用顺式阿曲库铵时，与较小剂量丙泊酚相比，较大剂量丙泊酚可改善插管条件[90]。

多年来，静脉诱导麻醉中最常用的肌肉松弛药是琥珀酰胆碱[87]，然而，非去极化肌肉松弛药的使用越来越受欢迎。这是因为琥珀酰胆碱会导致心动过缓、肌痛、高钾血症、颅内压增高及胃内压增高等[91]。琥珀酰胆碱作为临床上唯一使用的去极化肌肉松弛药，有快速起效及作用时间短的优点，如需利用这些特性，则琥珀酰胆碱依然是最常用的肌肉松弛药。最明显的就是琥珀酰胆碱还常被用于可疑困难气道时。理论上，因作用时间短，对于预给氧患者发生严重低氧血症之前允许自主呼吸恢复，虽然证据提示这种情况可能并不会像预见的那样发生[92]。

在常规静脉麻醉诱导中，非去极化肌肉松弛药是较常用的肌肉松弛药物[91]。在目前临床操作中，常用的非去极化肌肉松弛药有罗库溴铵、维库溴铵和顺式阿曲库铵。值得注意的是它们的副作用相对少，而且具有良好的安全性。非去极化肌肉松弛药主要的缺陷是作用持续时间显著延长。一旦使用，必须在数分钟内建立可通气的气道，以防止致死性的低氧血症发生。舒更葡糖（sugammadex）是罗库溴铵特异性拮抗剂，具有快速拮抗深度肌肉松弛作用的能力，与使用琥珀酰胆碱恢复自主呼吸的时间也具有可比性（见第28 章）[93]。

美国传统教学提倡在能建立面罩通气后才可使用肌肉松弛药。如果面罩通气无法维持足够通气，在低氧血症发生前，已经预给氧患者稍后能恢复自主呼吸或者清醒[94]。现在，越来越多文献质疑这种操作方法。其中一些研究提出面罩通气不会因为使用肌肉松弛药而导致通气困难[95-96]。恰恰相反，事实上肌肉松弛药更利于面罩通气[97]。传统教学的问题在于这种操作理论上的优势，即如果面罩通气失败就唤醒患者，其实很少使用[98]。如果机械地保留这种所谓优势，可能会导致在麻醉诱导中麻醉药物使用剂量不足，比不采取这种方式导致面罩通气困难的情况发生可能性更大[98]。推迟使用肌肉松弛药有可能会在自主呼吸恢复（使用顺式阿曲库铵）或使用拮抗剂（使用罗库溴铵及舒更葡糖）之前引起低氧血症。

作者的观点是，不推荐对评估为易进行面罩通气和（或）气管插管的患者推迟使用肌肉松弛药。对于评估为面罩通气困难和插管困难的患者，应该考虑清醒插管或者进行吸入麻醉诱导，而这种情况下肌肉松弛药的使用最好是在建立通气之后。

麻醉快速诱导与气管插管

快速序贯诱导与气管插管［在麻醉相关文献简称快速序贯诱导（rapid sequence induction，RSI）］是常用于有胃液反流及胃内容物误吸高发风险的常规静脉麻醉诱导方法。在充分给予氧后，施加环状软骨按压，诱导剂量的麻醉药物注入后快速给予 1 ~ 1.5 mg/kg 琥珀酰胆碱，在不使用正压通气的情况下行气管插管。目的是快速达到最佳插管条件，以减少意识消失到气道插入气管导管的时间。环状软骨按压是由 Sellick 首先提出的，在环状软骨处施加压力以闭合食管上段，从而可以防止胃内容物反流到咽部[99]。当患者清醒时环状软骨按压压力建议为 10 牛顿（N），当意识消失后可增加至 30 N。这些数值是以对麻醉诱导的患者食管测压与尸体研究而得到的压力安全数值[100]。快速诱导与气管插管应用广泛，对于饱胃（如禁饮禁食指南没有观察到）与肠梗阻患者处理标准一样[101-102]。快速诱导与气管插管曾经被推荐用于第二产程的孕妇[103]，但是这种处理方法已被提出质疑[104-105]。如对比一般

情况更容易发生胃液误吸风险的病例，也可考虑使用快速诱导与气管插管，包括控制不佳的胃食管反流病、留有鼻饲管、病态肥胖及糖尿病胃轻瘫。当预测为面罩通气困难而无气管插管困难，如无齿或络腮胡患者，除非有可靠的气道检查，快速诱导与气管插管技术也十分实用。

自 1970 年首次提出快速诱导与气管插管方法起，不断有其他改进方法提出[106]。当琥珀酰胆碱被禁用或希望规避其不良反应时，快速诱导与插管可以使用非去极化肌肉松弛药完成（罗库溴铵 1.0 ~ 1.2 mg/kg 或维库溴铵 0.3 mg/kg）。上述剂量可在少于 90 s 内提供足够的插管肌松条件[107-108]。这些药物的主要不足在于肌松阻滞时间延长。然而，舒更葡糖的应用可以使非去极化肌肉松弛药的使用增多（参见第 27、28 章）。虽然传统快速诱导与气管插管要求使用预先计算好剂量的硫喷妥钠，但是丙泊酚、依托咪酯或氯胺酮的使用也十分常见。比起输注预定的固定药物剂量，一些人提倡使用滴定麻醉药物至患者意识丧失[101]。

环状软骨按压的应用是快速诱导与气管插管最具争议的方面[101]。反对观点认为环状软骨按压降低了下段食管括约肌张力，从而增加了反流的潜在风险[109]，而且 MRI 研究显示，事实上，环状软骨按压并没有按压食管，而是使食管向外侧移位[110]。环状软骨按压同样可导致喉镜视野变差，变相延长插管时间以及增加肺误吸的风险，也可导致会厌下气道的闭合，进一步引起气管插管或面罩通气困难[111]。另一方面，支持者提出适当的环状软骨按压可以有效地减少误吸风险，而报道的问题是由于不正确的按压方法引起的。一篇关于 MRI 的研究提出环状软骨按压与食管的位置是不相干的，因为有效的环状软骨按压是闭塞下咽部[112]。总的来说，应用环状软骨按压风险相对低，因而鼓励用于快速诱导与气管插管，除非因按压导致会厌难以看见。若出现这种情况，松开环状软骨按压即可。

改良快速序贯诱导与气管插管这个名词经常被使用，但目前尚没有标准的定义。一项美国麻醉住院医师与主治医师的调查显示，该名称最常用于涉及面罩通气配合环状软骨按压时[113]。改良快速序贯诱导与气管插管的适应证包括紧急情况下有快速发展的低血氧症风险患者（如肥胖、妊娠、危重病患者或儿童患者）。在此期间不能完成预给氧或者因为使用标准剂量的非去极化肌肉松弛药，需要更长时间才能插管。虽然就胃胀气而言，正压通气下环状软骨按压的效果尚未明确，轻柔的正压通气（压力小于 20 cmH$_2$O）配合环状软骨按压可能适用于这些临床情况[114]。

吸入麻醉诱导

另一种全麻诱导的方式是吸入挥发性麻醉药诱导。这种技术常用于小儿麻醉，无痛且无须打针。对于成人来说，吸入麻醉药诱导适用于静脉通道难以建立或这种技术更适合使用的情况。吸入麻醉药诱导的优点是保留自主呼吸，可逐渐改变麻醉深度，以及相关呼吸和循环影响[22]。吸入麻醉药诱导同样已经被用于快速诱导与气管插管，在意识消失后给予快速起效肌肉松弛药[115]（参见第 27 章）。

七氟烷是目前吸入诱导中最常用的挥发性麻醉药，因为它无刺激性，血或气溶解度低，麻醉诱导平稳，辅助或不辅助肌肉松弛药或阿片类药物均可提供气道管理合适的条件[116]。七氟烷诱导麻醉有两个主要技术，一个是潮气量诱导，指示患者通过面罩正常呼吸；另一个是肺活量诱导，指示患者呼出残气量，然后通过面罩完成一个肺活量呼吸。高浓度七氟烷（8%）被用于肺活量诱导。潮气量诱导可起始于低浓度，然后增加浓度。一氧化氮可以通过第二气体效应用于任何一种方式加速诱导[117]。这两种方式均有效，都可用于放置喉罩或气管插管[116]。使用七氟烷单一诱导时，要达到满意的插管条件，需要深度麻醉，会增加副作用的风险，如低血压。丙泊酚[118]、快速起效阿片类药物[119-120]、肌肉松弛药[121]以及氯胺酮[122]的使用显示可以提高插管条件以及允许更低浓度的七氟烷。

氟烷仍然常用于发展中国家，同样可以用于吸入麻醉诱导[123]。氟烷的主要缺点是高血或气分布系数，导致诱导时间相对较长。它还可以引起心脏节律异常、心肌抑制和氟烷导致的肝炎。因为这些副作用，氟烷不能达到深度麻醉，经常需要使用肌肉松弛药、阿片类药物或者两者合用[116]。地氟烷引起呼吸道刺激症状的特点限制了将其用于麻醉诱导，虽然有文献报道过与阿片类药物同时使用用于麻醉诱导[124-125]。

不使用神经肌肉阻滞剂的静脉诱导

不使用神经肌肉阻滞剂（简称肌肉松弛药）的全身麻醉静脉诱导常用于喉罩置入，但这种方法也可以达到满意的气管插管条件。当禁忌使用琥珀酰胆碱，或者不希望非去极化肌肉松弛药恢复时间过长且无法逆转其效果（如舒更葡糖无法提供）时可采取该方法进行诱导。在常用的麻醉药中，丙泊酚是不需要合用肌肉松弛药的最合适的静脉诱导药，因为它具有抑制气道反应和产生呼吸暂停的独特作用[126-127]。然而，当单独使用丙泊酚时，往往需要较大剂量，伴随而来的是低血压的风险明显增加。当配合使用快速起效的

阿片类药物（如阿芬太尼和瑞芬太尼）或者镁剂时，可改善插管条件并减少丙泊酚的使用剂量[128-129]。瑞芬太尼比等效剂量的阿芬太尼效果更好[128]。丙泊酚 2 mg/kg 联合瑞芬太尼 4 ～ 5 μg/kg 静脉诱导可有效提供最佳的插管条件[130]。配合按压环状软骨并避免面罩加压通气，该诱导方法可应用于快速序贯诱导与气管插管[131]。

该诱导方法的不足包括潜在的更频繁的困难插管发生率[132]，显著的血流动力学波动如心动过缓、低血压，以及喉部损伤概率增加[86, 133]。该方法还存在阿片类药引起的肌肉僵硬进而导致面罩通气困难的风险。虽然这种风险通常归因于胸壁僵硬，但在插管患者和气管切开患者的研究中发现，胸壁僵硬导致肺顺应性下降不足以解释使用大剂量阿片类药物后无法使用面罩通气的现象[134-135]。阿片类药物诱导过程中对声带检查发现，声带关闭是阿片类药物诱导麻醉后通气困难的主要原因[136-137]。小剂量的肌肉松弛药或利多卡因表面麻醉［喉气管表面麻醉（LTA）］可以有效松弛声带，从而顺利进行面罩通气和（或）气管内插管[136]。

清醒（非麻醉）患者的气道管理

就像 ASA 和 DAA 所提到的，当制订气道管理方案时，在全麻诱导前后建立有效气道是气道管理应考虑的基本原则之一[7]。清醒气道管理的优势包括：能够保留咽部肌张力和上呼吸道通畅，保留自主呼吸，能快速进行神经系统功能检查，以及气道保护性反射存在，避免发生误吸[138]。总的来说，当已预见面罩通气困难和插管困难时，患者清醒保留自主呼吸是气道管理最安全的方法[7]。清醒气道管理的其他适应证包括：胃内容物误吸风险高的患者，面部或气道损伤的患者，血流动力学剧烈波动的患者，以及颈椎病理性不稳定的患者[139]。

这些适应证的特点决定了清醒气道管理的最佳选择是气管内插管，但是已有清醒状态下置入 LMA 进行支气管镜诊断检查的报道。虽然有很多其他成功的插管方法，包括使用视频喉镜（VAL）[140]、光导探条[141]、光棒[142]、插管型喉罩[143]以及逆行插管法（RI）[144]，但最实用的清醒气管插管方法是软镜插管（flexible scope intubation，FSI）[138]。

在大多数情况下，气道表面局部麻醉是清醒气道管理的主要麻醉方法[138]。利多卡因起效快、治疗指数高、应用浓度范围广，是清醒气道管理最常用的局部麻醉药[145-146]。苯佐卡因和西他卡因（一种局部外用喷雾局麻药，含有苯佐卡因、丁卡因和氨苯丁酯，

Cetylite Industries，Pennsauken，NJ）可产生完善的气道表面麻醉作用，但因为具有喷洒 1 ～ 2 s 即可出现高铁血红蛋白血症的风险，故限制了其临床应用[147]。可卡因具有收缩鼻黏膜的作用，主要用于清醒经鼻气管插管时表面麻醉[148]。将 4% 利多卡因与 1% 去氧肾上腺素以 3∶1 容积比例进行混合，得到含 3% 利多卡因与 0.25% 去氧肾上腺素混合液，可产生类似于可卡因的麻醉及血管收缩作用，可替代可卡因[149]。

　　气道表面麻醉要求主要麻醉舌根（该处的压力感受器是咽反射即呕吐反射的传入部分）、口咽部、下咽部以及整个喉部，而不需要麻醉口腔部。如果准备经鼻气管插管，还应该对鼻腔进行表面麻醉。在气道表面麻醉之前，应配合使用抗胆碱药以抑制腺体分泌，另外还可以提高局麻药的表面麻醉效果并利于喉镜暴露视野。在达到同等抑制腺体分泌作用上，格隆溴铵（胃长宁）抑制迷走神经的作用比阿托品轻，而且不通过血脑屏障，故格隆溴铵通常作为首选，并应尽早使用，使其发挥最大作用。

　　直接使用可卡因、含肾上腺素的 4% 利多卡因或者 3% 利多卡因与 0.25% 去氧肾上腺素混合液，通过棉签或者棉纱布，可对鼻腔进行表面麻醉。口咽部麻醉可以通过直接使用局麻药或者通过使用雾化器或喷雾器来实现。而喉部麻醉可采用雾化吸入局麻药或者"边进边喷"（spray-as-you-go，SAYGO）的方法，包括通过吸引口、插管软镜（flexible intubation scope，FIS）或者光导探条的工作通道，随着逐渐进入气管而间断注入局麻药。

　　使用一种或者联合使用几种上述表面麻醉方法即可取得较为完善的气道表面麻醉效果。如果需要补充麻醉，可考虑各种神经阻滞方法。最常用的三种方法是舌咽神经阻滞、喉上神经阻滞以及经喉神经阻滞。

　　舌咽神经支配舌后 1/3、会厌谷、会厌前表面以及咽侧壁和后壁的感觉，也是咽反射的传入通路。为阻滞该神经，可将舌头压在正中位，形成一沟槽（舌-齿龈沟）。将 25 G 脊麻针穿刺到前扁桃体底部，即舌根外侧方，进针深度约 0.5 cm（图 44.9）。回抽无血液和气体后，注射 2 ml 2% 利多卡因，用同样的方法阻滞对侧神经[138]。舌咽神经阻滞也可以无创进行，使用 4% 利多卡因浸泡的棉签按压相应部位 5 min 即可。

　　喉上神经是迷走神经的分支，支配下咽和喉上部的感觉传导，包括声门上会厌和杓状会厌皱襞的感觉传导。有三种阻滞入路法（图 44.10）。使用 25 G 脊麻针从舌骨大角前或者甲状软骨前进针，穿入甲状舌骨韧带，深度为 1 ～ 2 cm，到达韧带时可有阻力感。回

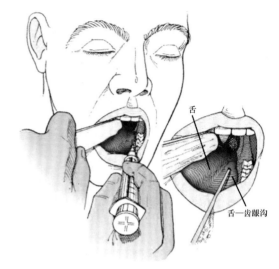

图 44.9　左侧舌咽神经阻滞（Reprinted from Artime CA，Sanchez A. Preparation of the patient for awake intubation. In：Hagberg CA，Artime CA，Aziz M，eds. Hagberg and Benumof's Airway Management. 4th ed. Philadelphia：Elsevier；2018. From Difficult airway teaching aids，Irvine，University of California，Department of Anesthesia.）

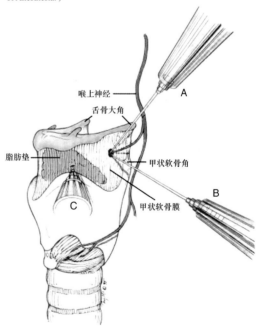

图 44.10　喉上神经阻滞。A. 舌骨大角前进针点；B. 甲状软骨角前进针点；C. 甲状软骨上切迹进针点（Reprinted from Artime CA，Sanchez A. Preparation of the patient for awake intubation. In：Hagberg CA，Artime CA，Aziz M，eds. Hagberg and Benumof's Airway Management. 4th ed. Philadelphia：Elsevier；2018. From Difficult airway teaching aids，Irvine，University of California，Department of Anesthesia.）

抽无血液和气体后，注射 2% 利多卡因 1.5 ～ 2 ml，用同样的方法阻滞对侧神经[146]。喉上神经阻滞的第三种方法即甲状软骨上切迹入路法，对于肥胖患者尤其适用。这类患者的舌骨和甲状软骨上角难以触摸到，而且容易引起不适。从甲状软骨上切迹旁开 2 cm，向头后侧进针 1 ～ 1.5 cm，注射 2% 利多卡因 2 ml，同样的方法阻滞对侧神经[150]。

经喉（或经气管）神经阻滞可麻醉气管以及声带。该方法尤其适用于插管前需要进行神经检查的病例，可使患者更耐受气管导管。定位好环甲膜，将 20 ～ 22 G 针头与 5 ml 注射器连接，朝向后、足端穿刺，回抽有气体后，快速注射 2% 或 4% 利多卡因 4 ml，可激发患者咳嗽，麻醉声带及气管。为尽量降低创伤的风险，可预先在穿刺针外套一导管，穿刺针进入气管后拔出针芯，将局麻药经导管注入气管内（图 44.11）[146]。

只要局麻药不超过最大使用剂量，以上神经阻滞方法可以有不同的组合。利多卡因用于气道表面麻醉的最大剂量尚无统一意见，不同文献推荐其总剂量为 4 ～ 9 mg/kg[146, 151-152]。注意观察局麻药毒性反应

的症状和体征非常重要，包括耳鸣、口周发麻、金属味、头晕、眩晕及嗜睡等。严重的利多卡因过量可引起高血压、心动过速、癫痫发作以及心血管循环严重抑制[153]。

根据临床情况，采用静脉镇静有利于清醒患者的气道管理，并产生抗焦虑、遗忘和镇痛作用。可单独或联合使用苯二氮䓬类药物、阿片类药物、静脉催眠药、α₂ 受体激动剂和抗精神病药。常用的镇静药物见表 44.1。应采用滴定法谨慎使用镇静药物。若镇静过度，患者不能配合，会使清醒插管变得更加困难。应该始终保留自主呼吸，尤其对于严重气道阻塞的患者更要谨慎对待，因为清醒状态下保留肌紧张有利于维持气道通畅。对于胃内容物反流误吸风险高的患者应避免过度镇静。因为清醒患者自我保护反射存在，一旦发生反流，可避免误吸[80]。

面罩通气

面罩通气是一个简单、无创的气道管理技术，可

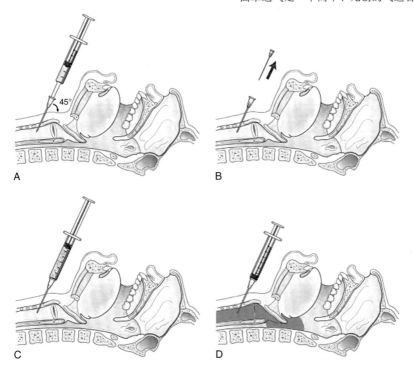

图 44.11　经喉神经阻滞，血管导管技术（头颈部矢状位视图）。A. 血管导管（即留置针针尖朝向足端插入环甲膜，进行抽吸试验，以确认针尖位于气管腔内。B. 从导管内拔出针芯。C. 将含有局麻药的注射器与导管连接，再次行抽吸试验，以确保导管前端位于气管腔内。D. 注射局麻药，激发患者咳嗽，局麻药可呈雾状播散（图中蓝色阴影区）（Reprinted from Artime CA，Sanchez A. Preparation of the patient for awake intubation. In：Hagberg CA，Artime CA，Aziz M，eds. Hagberg and Benumof's Airway Management. 4th ed. Philadelphia：Elsevier；2018. From Difficult airway teaching aids，Irvine，University of California，Department of Anesthesia.）

表 44.1　用于清醒插管的镇静药物

药物	类别	镇静剂量	注意事项
咪达唑仑	苯二氮䓬类	1～2 mg 静脉用,必要时重复（0.025～0.1 mg/kg）	经常与芬太尼联合应用
芬太尼	阿片类	25～200 μg 静脉用（0.5～2 μg/kg）	通常与其他药物联合应用（如咪达唑仑和丙泊酚）
阿芬太尼	阿片类	500～1500 μg 静脉用（10～30 μg/kg）	起效快,维持时间较芬太尼短
瑞芬太尼	阿片类	单次 0.5 μg/kg 静脉用,随后 0.1 μg/（kg·min）持续输注	随后可在 5 min 内按 0.025～0.05 μg/（kg·min）滴定输注达到足够镇静
丙泊酚	催眠类	0.25 mg/kg 静脉用间段推注或随后 25～75 μg/（kg·min）滴定起效	同样可与瑞芬太尼联合应用（可减少两种药的用量）
氯胺酮	催眠类	0.2～0.8 mg/kg 静脉用	使用前给予抗胆碱能药 可给予咪达唑仑以减轻不良的心理影响
右美托咪定	α₂ 激动剂	单次 1 μg/kg 静脉用大于 10 min,随后按照 0.3～0.7 μg/（kg·h）输注	老年及心脏功能不全患者减量

作为短时间麻醉的主要通气方式，或者是建立更确切气道前的过渡。面罩吸氧是"给氧去氮"的常用方式，也用于吸入麻醉诱导，可为自主呼吸的患者或者麻醉状态下无自主呼吸需应用正压通气（PPV）患者提供氧气和吸入性麻醉药。面罩通气不仅用于气管插管前的通气和给氧，也是困难气管插管情况下的有效的急救技术。基于以上原因，面罩通气是 ASA 和 DAA 困难气道处理方案的重要组成部分，也是麻醉科医师必须掌握的一项基本技能[7]。

当反流的风险增加、防误吸保护性反射缺失时，面罩加压通气是相对禁忌证。对于面部严重创伤的患者，或者需要避免搬动头颈部的患者（比如不稳定性颈椎骨折的患者），行面罩通气时要谨慎。

麻醉面罩的设计需要在口鼻周围形成密闭结构，以实施正压通气（PPV）和吸入麻醉气体。而氧气面罩仅用于补充氧气吸入，两者不能混淆使用。早期的麻醉面罩由黑色橡胶制成，可重复使用。目前临床上已几乎被一次性的透明塑料面罩所取代。这种面罩可减少患者的恐惧感，而且有利于观察患者有无口唇发绀，并利于口腔吸痰护理。面罩有各种样式和尺寸，但都包括基本的元素——主体、密闭性结构及连接器。密闭性结构使面罩与患者面部紧密接触，透明的塑料面罩包括一个柔软可塑形的、高容量低压的空气囊腔，可舒适地扣压在口鼻面部，同时最大限度地减少压力性缺血的发生。某些型号面罩的囊腔口有一活瓣，可灵活改变囊腔内气体容量。连接器是直径为 22 mm 的标准适配接口，可与标准的麻醉回路接头或者手动呼吸囊接头相连接，而儿童用面罩连接器的直径通常是 15 mm，与相应的呼吸回路接头相匹配。

面罩通气的两个关键因素为：①维持面罩与患者面部的密闭性；②上呼吸道通畅[22]。通常用左手握面罩，用拇指和示指围成一 C 形把持在面罩连接处，中指和无名指握住下颌骨分支，小指置于下颌角（图 44.12）。拇指和示指给予向下的压力，以维持面罩密闭性，其余三指维持下颌骨（下巴）向上移位以帮助气道开放。右手解放出来用来人工通气。确保用力于下颌骨而非软组织上非常重要，因为用力于下颌空间可能造成气道梗阻及困难面罩通气。很多面罩的体部装有挂钩，以便用于固定维持密闭性。

由于不能维持密闭性和（或）不能保持上气道开放，单手技术可能无效，特别对于肥胖和无牙患者。在这种情况下，双手托面罩技术更有效。双手托面罩

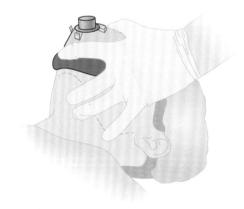

图 44.12　标准单手托面罩法。小指的位置在下颌角处（From Matioc AA. The adult ergonomic face mask：historical and theoretical perspectives. J Clin Anesth. 2009；21：300-304.）

技术需要一个助手或应用麻醉机压力控制通气（PCV）提供正压通气。与人工通气相比，压力控制通气气道峰压较低，可降低吸气流速，同时为胃胀气患者提供了额外的安全措施[154]。双手托面罩的一种方法是左手同单手托面罩，右手放在另一侧相同的位置。一种更有效的方法是用示指和中指上提下巴，用拇指把持面罩。一项调查麻醉后患者的研究显示这种通气方法可以提高上呼吸道通畅度。与传统单手托颌通气相比，这种通气方法在压力控制通气时有更大的潮气量[155]。另外能在困难情况下提高面罩密闭性的方法包括无牙患者带上义齿及使用胶布包裹面部胡须。

一旦患者面部与面罩密封贴合，可使用自主呼吸或正压通气进行通气。有效的面罩通气需要依靠观察胸部起伏、呼出潮气量、脉搏血氧饱和度及二氧化碳波形来确定。肺部正常的患者开放气道控制通气期间，达到足够潮气量时的气道压应小于 20 cmH$_2$O，需要避免气道压过高以防止胃液误吸[156]。若正压通气不能达到正常呼吸压力值，则需要评估气道通畅与肺部顺应性。

由于全麻导致的肌张力减弱，仰卧位患者在重力影响下口腔组织向后坠而阻塞上呼吸道。上呼吸道阻塞常发生于软腭平面（腭咽）、会厌及舌[22, 26]。为了让气道尽可能开放，面罩通气时将寰枕关节尽可能伸展与下颌骨向前移位（托颌法）。这些都在面罩通气技术中提到过[157]。颈椎屈曲和头部伸展（如将患者置于嗅花位）可以提高咽部的开放性[158]。若嗅花位及托下颌法均不能缓解气道阻塞，则口咽或鼻咽通气道可能有助于气道开放。

口咽通气道是最常用的辅助工具。口咽通气道顺着舌体的弧度，将舌体推至远离后咽部的位置（图 44.13）。因口咽通气道在舌根处加压，并可能接触到会厌，若喉部或咽部反射没有充分消除，则会引起突然咳嗽、干呕或喉痉挛。因此口咽通气道不适合用于未进行气道表面麻醉的清醒患者。通过测量从患者口角至下颌角或耳垂的距离确定口咽通气道尺寸。尺寸不合适的口咽通气道可加剧气道阻塞，因此选择适当尺寸十分重要。置入方法是将口咽通气道曲面向后插入，然后旋转180°。另外，也可使用压舌板将舌体移向前的同时口咽通气道曲面向前置入。置入口咽通气道的并发症包括舌神经麻痹及牙齿受损[159-160]。鼻咽通气道置入到位后刺激性低于口咽通气道，因此鼻咽通气道更适用于清醒患者（图 44.14）。鼻咽通气道插入前需要充分润滑，插入时其斜面应对着鼻中隔。为了防止鼻出血，使用鼻咽通气道时不可用暴力。

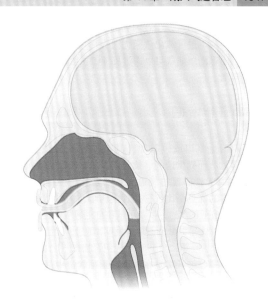

图 44.13　口咽通气道正确放置位置。口咽通气道顺着舌体的弧度，将舌体及会厌推至远离咽部后壁，以及提供气体流通的路径（Modified from Dorsch JA，Dorsch SE. Understanding Anesthesia Equipment. 4th ed. Baltimore：Williams & Wilkins；1999.）

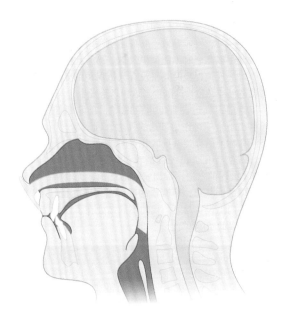

图 44.14　鼻咽通气道正确放置位置。气道经过鼻，刚好终止于会厌上（Modified from Dorsch JA，Dorsch SE. Understanding Anesthesia Equipment. 4th ed. Baltimore：Williams & Wilkins；1999.）

困难面罩通气发生在因为面罩密封性不足、过度漏气和（或）进气或出气阻力过大而使用面罩时无法通气。困难面罩通气可以通过框 44.2 中的术前气道评估来预测。

声门上气道

声门上气道或声门外气道设备指的是通过盲插至咽部，从而提供通气、给氧以及输送麻醉气体途径而不需要气管插管的气道工具的总称。声门上气道（SGAs）的优点是比气管插管损伤小，同时比面罩能建立更加有效的气道，以及可以在自主通气或正压通气时使用。1983 年，Archie Brain 发明声门上气道（SGAs）中的一种——喉罩，在 1988 年应用至临床[161]。自从那时起，喉罩已被证实是在常规或困难气道中最重要的发展之一，以及在 ASA、DAA 困难气道流程中关键组成部分。目前在麻醉操作中，不同设计的声门上气道设备使用广泛，可作为主要气道管理工具、急救气道工具以及引导气管插管的通路。

声门上气道工具独特的作用包括放置简单快速、血流动力学更稳定、减少麻醉药物使用、不需要肌肉松弛药以及避免部分气管插管风险（如牙齿及气道结构损伤、咽喉痛、呛咳和支气管痉挛）[162-163]。而主要的缺点是和气管插管相比，声门上气道工具相对小的密封压力，可能导致当气道压更高时通气无效，以及当发生喉痉挛时不能保护气道。第一代声门上气道对于胃液反流误吸时几乎没有气道保护的效果，新型的设备已经结合设计减少了这种风险发生。

声门上气道设备应用范围广。在诊断性手术或外科小手术中可作为首选的气道管理工具[164]。目前仍没有标准的分类系统区分不同设计的声门上气道工具，即使有几个已经被推荐过。这一章使用 Donald Miller 描述的术语：喉周密封通气道，无套囊、自动预成型的通气道，带套囊的喉部密封通气道[165]。第二代声门上设备与第一代的不同之处在于设计特点有减少误吸的功能[166]。

框 44.2　困难面罩通气预测

- 阻塞性睡眠呼吸暂停综合征或打鼾史
- 年龄大于 55 岁
- 男性
- BMI 大于 30 kg/m²
- Mallampati 分级为 Ⅲ 或 Ⅳ 级
- 络腮胡
- 无牙

喉罩气道

经典喉罩

喉罩（LMA 北美，圣地亚哥，加州）是使用最广泛、研究较深入的声门上气道设备，它是喉周密封工具的原型。经典喉罩的原始版本（cLMA）是由一个硅树脂做的椭圆形通气罩，与置于下咽部的可充气式套囊组成，形成围绕声门周围组织的密封圈（图 44.15）。通气导管连接通气罩从口部出来，有一个 15 mm 的标准接头与麻醉机环路或与呼吸囊连接。密封圈包绕喉部入口，在自主呼吸与最大压力在 20 cmH₂O 的正压通气下，允许氧气及吸入性麻醉药输送。经典型喉罩可以重复使用达 40 次，以及有 1 号（新生儿）～ 6 号（成人，> 100 kg）不同型号可供选用。

LMA Classic Excel 是一种改进版本，具有进行气管插管的设计特点，包括会厌抬起条、大口径的通气导管和可拆卸的接头。LMA Unique 是 cLMA 一次性使用版本，它是由聚氯乙烯（PVC）或硅树脂制成，由于其较低的价格和维修成本，并注重规避对重复使用医疗器械已知的交叉感染、感染传播风险而得到普及。LMA Flexible 有重复使用和单次使用两种规格，有一个可弯曲、抗扭结的通气导管，因此在头颈手术

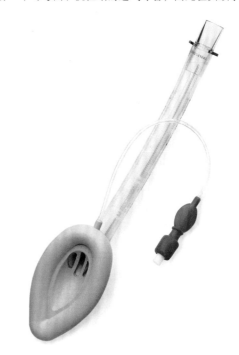

图 44.15　经典型喉罩（Image provided courtesy LMA North America，San Diego，CA.）

中可将通气管道弯曲放置于远离手术的区域。

　　放置喉罩时为了达到更好的效果，喉罩制造商建议尽可能放置相对大号的喉罩，5 号喉罩用于普通成年男性、4 号喉罩用于普通成年女性更能获得较好的密闭性[167]。使用过小的喉罩时为了获得密闭性导致套囊过度充气，这使患者易于发生口咽喉相关并发症和神经的损伤[168]。喉罩型号选择过小也被证明与喉罩放置失败有相关性[169]。然而，较大号的喉罩与咽喉痛的高发率相关，因此，计划插入喉罩维持自主呼吸时，小一号的喉罩可能更合适[170]。

　　喉罩制造商对喉罩置入指南总结在图 44.16。可以使用丙泊酚或七氟烷达到喉罩插入的足够麻醉深度[171]，也可联合短效的阿片类药物如芬太尼、阿芬太尼和瑞芬太尼帮助喉罩的放置和减少咳嗽、恶心、喉痉挛的发生率[172-173]。在喉罩插入之前，应抽空套囊气体，用水性润滑剂润滑喉罩的后侧。喉罩一旦置入到位（图 44.16），用最低有效气体量将套囊充气，套囊目标压力达到 40 ～ 60 cmH$_2$O[167]。为了使喉罩准确地放置，在套囊充气之前不应将喉罩固定或与麻醉管道连接。通过适当的正压通气，检测二氧化碳波形、听诊以及将吸气压力限定在 18 ～ 20 cmH$_2$O 是否听到漏气来确定喉罩的合适位置。一旦确认喉罩位置合适，置入一卷纱块作为牙垫，用胶带将喉罩固定好。喉罩制造商描述了推荐喉罩插入技术的几个改进方法，其中包括拇指插入方法[174-175]。如果术中使用了 N$_2$O，

应定期监测套囊压力。由于 N$_2$O 弥散进入套囊，套囊压力可能超过推荐的 60 cmH$_2$O 临界值。

　　放置喉罩后即刻出现的通气困难可能是会厌向下折叠所致。Dr. Brain 所介绍的上-下方法可能会解决这个问题，即在套囊不抽气下将喉罩退出 2 ～ 4 cm 后再重新插入。头部的后仰和喉罩的重新放置也可能改善无效通气。如果这些措施不能解决这个问题，就可能需要更换不同型号的喉罩。麻醉深度不足引起的喉痉挛和支气管痉挛几乎不可能使用喉罩通气；给予局部麻醉药、吸入或静脉麻醉药有助于解决这个问题。虽然直接喉镜不是必需的，但它能有助于将喉罩置入到合适的位置。

　　使用喉罩所致的严重并发症相对罕见。更常见的是发生口、咽、喉的较小损伤，表现为喉咙干燥或疼痛[176]。喉咙疼痛的发生率为 10% ～ 20%[163, 177]，与套囊压力过高和喉罩型号过大有关[170, 178]。也曾报道过更加严重的口咽喉损伤案例，如悬雍垂的损伤和咽部的坏死[179-180]。也有对舌咽神经、舌下神经和喉返神经的损伤报道。这些可以在数周或者数月内自行恢复[168]。这些并发症的诱发因素包括高套囊压力（经常由于使用 N$_2$O），使用过小型号的喉罩和非仰卧位[168]。

LMA ProSeal（PLMA）

　　LMA ProSeal（PLMA，LMA 北美，圣地亚哥，

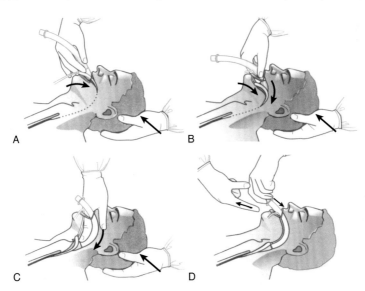

图 44.16　喉罩（LMA）的置入。**A.** 中指张开口腔，示指向上将气囊顶端贴于硬腭。**B.** 向后压 LMA 使其平滑置入，用另一手伸展头部。**C.** 继续置入 LMA 直至遇到明确的阻力。**D.** 移开示指前用另一手固定 LMA 以防止移位，随后移开示指并充气（Courtesy LMA North America, San Diego, CA.）

加州）是一款可重复使用的第二代声门上气道工具，包含一个后置的套囊。这可改善喉部周围的密闭性和容许压力高达 30 cmH$_2$O 的正压通气。PLMA 集成了一条胃引流管。胃引流管可容许口胃管的通过以及将胃反流内容物引流远离气道，有效地隔离呼吸道和胃肠道[181]。附加的装置包括一个一体的牙垫和较软的套囊。

　　置入 PLMA 的方法与 cLMA 相似，但需要更深的麻醉深度[181-182]。使用合适的插管器有助于 PLMA 的置入。与 cLMA 一样，套囊压力不应超过 60 cmH$_2$O。一旦置入喉罩，通过正压通气来完成喉罩合适位置的评估。在合理的吸气峰压下能获得足够的潮气量，气道压超过 20 cmH$_2$O 才会出现漏气，二氧化碳波形显示正常[22]。另外一个证实喉罩位置合适以及气道与胃肠道分隔的检查就是在引流管口处涂一层水溶性凝胶（< 5 mm）。正压通气和按压胸骨上窝会导致凝胶小幅度的上下运动。胃管易于通过胃引流管也证明喉罩位置合适。

LMA Supreme（SLMA）

　　SLMA 是一款在 PLMA 设计基础上单次使用的第二代声门上气道工具。与 PLMA 相似，SLMA 具有一个改进的允许更高气道峰压的套囊，一个容许胃管通过的引流管和一体的牙垫（图 44.17）。一个固定柄可对 SLMA 合适型号的选择提供视觉上的引导（柄需高于上嘴唇 1～2.5 cm），用胶布将固定柄与双侧脸颊固定时，可提供一个向内的力，使喉罩更加密闭地置于喉周。

　　虽然未被临床证实，但证据提示第二代声门上气

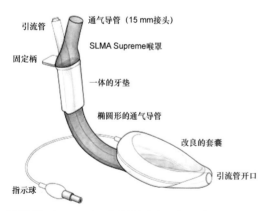

图 44.17　SLMA 具有一个改良的套囊设计、一条可以允许胃管通过的引流管和一个一体的牙垫（From Verghese C, Mena G, Ferson DZ, Brain AIJ. Laryngeal mask airway. In：Hagberg CA, ed. Benumof and Hagberg's Airway Management. 3rd ed. Philadelphia：Saunders；2013.）

道工具如 PLMA 和 SLMA 能减少胃内容物误吸的风险。这种特性与良好的气道密闭性及允许较高的气道峰压使得声门上工具应用于多种 cLMA 可能不适合的情况，如非仰卧位（如侧位或俯卧位）[183]、腹腔镜手术（如胆囊切除术或妇科手术）[184-185]和肥胖患者[186]。也有将 SLMA 成功地常规用于禁食、非肥胖患者的剖宫产手术的报道[187]。

新一代喉罩

　　LMA Protector 是一种全硅树脂制成的第二代声门上气道工具。LMA Protector 具有内置的套囊监测技术，能持续监测套囊内压力，可根据温度、N$_2$O 以及气道活动来改变指示带的颜色，提醒操作者应注意套囊压力的变化，从而使操作者将套囊压力维持在 40～60 cmH$_2$O。LMA Protector 的设计允许出现胃内容物反流时将胃反流内容物引流远离气道，并可进行胃内容物负压吸引。其粗大的管径允许标准大小的气管导管通过（详见通过声门上气道工具进行气管插管）。LMA Gastro 是一种一次性硅树脂制成的第二代声门上气道工具，设计用于上消化道内镜手术，可在保护气道的同时为内镜提供通道。

其他喉罩密封型通气道

　　在过去的 15 年里，许多制造商生产出各种声门上气道工具，包含 cLMA 基础喉部周围密封设计的工具。因为术语 LMA 是受保护的商标，这些工具指的是喉罩。每一种工具有其独特的特点。这些特点使每种工具都有其特殊的优势。虽然本章无法对每一种市售喉罩进行详尽描述，但某些独特的特点还是值得提及。

　　一些喉罩的设计特点解决了可导致口咽喉并发症及神经麻痹的套囊高压力问题，并且改善了工具位置的放置。AES 公司（Black Diamond，WA）生产的系列喉罩具有一个套囊监测阀（cuff pilot valve，CPV），可对套囊压力进行持续地监测。Air-Q SP（Cookgas LLC，St. Louis，MO；distributed by Mercury Medical，Clearwater，FL）具有一个可自动加压的套囊，在使用正压通气时也能给套囊加压。这样不需要充气管和消除套囊过度通气的可能性。在呼气时，将喉罩套囊放气至呼气末正压（positive end-expiratory pressure，PEEP）水平，在麻醉过程中减少黏膜总压力，因此潜在降低了套囊压力相关的并发症发生率。

预先定型的无套囊解剖性密封通气道

预先定型的无套囊解剖性密封通气道是没有套囊的，此类产品通过解剖性预先定型的设计提供气道的密闭。它们的优点包括插入和放置简单，不需要给套囊充气。SLIPA 喉罩（Curveair，London，UK）是第一代根据解剖结构预塑型的无套囊通气道，含有一个能收集反流液体的空腔，可以预防反流误吸。其他无套囊产品，如 i-gel（Intersurgical Inc.，Wokingham，Berkshire，UK）和 Baska 喉罩（Strathfield，NSW，Australia）也包含在此类别中。

带套囊咽通气道

带套囊咽通气道是一种带有咽部套囊的通气道。该套囊可以在舌根水平进行密封而通气。根据是否具有食管密封套囊，可以将其再分类[165]。在声门上通气道中只有咽部套囊的产品包括喉周通气道（CobraPLA；Engineered Medical Systems，Indianapolis，IN）和 Tulip 通气道（Marshall Medical，Bath，UK）。本章不详细介绍以上两种工具。以下介绍的工具全都具有食管密封套囊。

食管–气管联合导管（esophageal-tracheal combitube，ETC）（Covidien，Mansfield，MA）是一种具有咽部、食管密封套囊和双管腔独特设计的声门上通气道。最初设计 ETC 主要是用于紧急插管，尽管其偶尔用作全身麻醉时首选的通气道和救援气道工具，但是大多数情况下用于院前急救[188-189]。将 ETC 弯曲向上盲插入口腔，向下推送直至环形标记线（位于牙齿之间）。近端口咽套囊和远端食管–气管套囊都要充气。ETC 插入食管发生的概率超过 90%、插入食管后应经过较长、蓝色的 #1（食管）管腔进行通气[190]。蓝色管腔的远端是封闭的。两个套囊之间有八个小孔提供氧合和通气。当将 ETC 插入气管时，应经较短、白色的 #2（气管）管腔通气，其远端是开放的。当将 ETC 插入食管时，胃管可通过气管管腔进入并排空胃。与喉罩或气管插管相比，ETC 用作首选的通气道时发生并发症的风险更高，包括声音嘶哑、吞咽困难和出血[191]，其使用受到限制。因为 ETC 的口咽套囊含有乳胶成分，因而不适用于对乳胶过敏的人。

Rüsch EasyTube（Teleflex Medical，Research Triangle Park，NC）是一种与 ETC 相似的双管腔声门上通气道。主要的区别是前者无乳胶成分，且近端管腔刚好止于口咽球囊下。近端管腔可允许交换管或纤支镜通过。其插入技巧和风险与 ETC 相似。一项对比研究显示 EasyTube 的插入时间更短[192]。

King LT 喉管系列声门上通气道（King Systems Corporation，Noblesville，IN）在设计上与 ETC 和 EasyTube 相类似，在咽部与食管套囊之间有通气孔口。King LT 和 LT-D（分别是可重复使用和一次性使用）是一种单管腔的声门上通气道，远侧尖端呈锥形，使其容易插入食管。管腔的远端部分（食管端）是闭塞的。另一方面，King LTS 和一次性的 King LTS-D 有第二条通道连接开放的远端，可以吸引胃内容物。尽管无 King LT 喉管置入气管内的报道，但如果出现这种情况，那么应退出喉管并重新置入。

气管内插管

气管内插管是气道管理的金标准。其建立了确切的气道，可最大程度地防止胃内容物的误吸。与面罩或声门上通气道相比，可在更高的气道压下进行正压通气。气管内插管通常是在直接喉镜辅助下进行。但是当遇到常规直接喉镜暴露困难时，已有多种可供选择的插管工具和技术去解决这些问题。

对于全身麻醉下行择期手术的禁食患者来说，声门上气道通常是合适的。尽管新一代声门上气道在某种程度上适应证更广了，但是某些临床情况中更倾向于气管内插管。气管内插管的绝对适应证包括饱胃患者及有误吸胃分泌物或血液风险的患者、危重患者、严重肺功能异常的患者（如肺顺应性差、气道阻力高和氧合受损）、需要肺隔离的患者、声门上气道妨碍外科手术入路的耳鼻喉科手术患者以及可能需术后通气支持的患者和放置声门上气道失败的患者。气管内插管的其他适应证还包括需要使用肌肉松弛药物的外科手术，患者体位妨碍快速气管内插管（如俯卧位或远离麻醉科医师），可预见的困难气道和长时间手术[22]。

气管内导管

目前标准的气管内导管（ETT）是一次性使用的带套囊的塑料管。其目的是经鼻或口插入，将导管的末端放置在气管中段，提供通畅的气道进行肺通气。各种不同类型的 ETT 可供在不同特殊的情况下使用。但是，不同类型的 ETT 均有一些共同的特点，包括导管近端与不同呼吸回路装置相连接的 15 mm 转接器；高容低压的套囊；末端呈斜面，以便通过声带和导管远端有侧孔（称为 Murphy 眼）。当导管末端被软组织或分泌物阻塞时，Murphy 眼可提供另一个通气口。

大多数患者行气管内插管时常规使用带气囊的

气管内导管，无气囊的气管内导管用于新生儿和婴幼儿。充气的高容低压气囊作用于气管壁产生气密性，从而避免肺误吸以及保证潮气量有充分的肺交换而不是逸入上呼吸道[22]。带有单向阀的指示球囊可向气囊充气和评估气囊内压力。气囊应充气到正压吸气时无漏气的最小容量，气囊内压力应小于 25 cmH$_2$O[193]。气囊内压力过大会导致气管黏膜损伤，喉返神经麻痹引起的声带功能障碍和咽喉痛。推荐使用测压计监测气囊内压力。当复合 N$_2$O 进行麻醉时，手术全程应定时测量气囊内压力。N$_2$O 会弥散入气囊内，造成压力升高至潜在的危险水平。

ETT 型号的大小通常按照导管内直径来描述。导管内直径和外直径的关系会因不同制造商和设计而不同。气管内导管大小的选择取决于插管的原因、患者相关因素如性别和呼吸道的病理情况。较小的 ETT 会导致气道阻力升高和呼吸做功增加，内直径较小的导管会妨碍治疗性的纤维支气管镜检查。较大的 ETT 更有可能与喉部或气管黏膜损伤相关，且全身麻醉后咽喉痛的发生率更高。相对于呼吸衰竭患者需要较长时间保留气管内导管，仅仅为了全身麻醉时通常会使用较小号的 ETT。女性会选用 7 mm 导管，男性会选用 7.5 或 8 mm 导管。

目前已有各种专门的气管导管供特殊的临床情境中使用。预成型导管如经鼻或经口 Ring-Adair-Elwin（RAE）导管，其特有的塑形有利于导管贴近颜面部，不会对手术造成干扰。加强型导管有嵌入的钢圈，当导管被成角弯曲时，钢圈可以最大程度地避免导管打褶。显微喉导管的内直径较小，长度较长，适用于喉部手术或特殊应用，如经传统喉罩气管内插管。VivaSight 导管（Ambu, Inc., Ballerup, Denmark）的尖端安装有摄像头，可用于插管过程中及手术中全程确认（监测）导管位置。其他专用的导管包括防激光导管和可行单侧肺通气的单腔或双腔导管。

气管导管引导器

气管导管引导器是一种用于辅助引导导管通过声门的细长工具。引导器非常有助于在喉镜暴露过程中不能看到声门时进行盲探插管。

1973 年，Venn 发明了最初的 ETT 引导器。该工具被称为 Eschmann 引导器或弹性树胶探条[194]。Eschmann 引导器有足够的长度，通过声门后可将 ETT 沿着远端送进气管内。同时，该探条的末端向前成角弯曲（coudé tip），有助于调整探条沿着会厌下面靠近声门口，即使无法看见声门结构也同样有效。目前市面上已推出了许多不同型号和特性的引导器。某些引导器是中空结构，一旦有需要，可通过内腔进行通气。

当只能看见部分喉结构，如仅是会厌的顶端时，使用带有 coudé tip 的引导器非常有帮助。通过感受 coudé tip 向前滑过气管环的咔嚓声和其远端到达细支气管受到阻力表明探条的位置正确。然后，将 ETT 套入引导器，并向前推送进入气管内适当的位置[195]。

经口和经鼻气管内插管

气管内插管有经口或经鼻两种路径，插管途径应在选择气道管理技术之前做出选择。经鼻插管通常适用在无法经口插管（如张口严重受限）或经口插管妨碍手术入路时。另外，当经鼻插管时，某些插管技术如盲探插管、清醒插管和软镜插管会显得更容易。

当经鼻插管非必要时，经口插管的一些优点往往会受到青睐。经口插管创伤少，出血风险低，常常可选择较大号的 ETT，可为气道管理技术提供更多选择。主要的缺点是牙齿损伤和清醒插管时刺激咽反射。要抑制咽反射，往往需要完善的气道表面麻醉，这也会导致患者不舒适。相反，经鼻插管时避免了咽反射，清醒患者往往更容易耐受。但是，经鼻插管需要考虑有鼻出血、鼻甲损伤和鼻咽黏膜下假道的风险[138]。上颌骨或颅底骨折是经鼻插管的相对禁忌证。

直接喉镜检查

气管内插管最常使用的技术是直接喉镜暴露技术，在喉镜辅助下可直接看见声门。ETT 在直视下通过声门进入气管内。

准备和体位

直接喉镜暴露技术的准备包括合适的患者体位，充分的预充氧和确保工具齐备（喉镜、气管导管、管芯、充气囊的空注射器、吸引器及面罩通气必备的工具包括氧气源）并且正常使用。一位熟练的助手需在旁帮助实施喉外按压和拔除管芯以及其他工作。进行充分的准备是至关重要的。对于任何气管插管来说，第一次插管的条件应该是最优的。

想要直接喉镜暴露良好，必须获得从口到咽喉部的直线视野。1944 年 Bannister 和 Macbeth 提出了利用经典模型介绍了获得直线视野的解剖结构关系，其中包括三条解剖轴线成线——口轴线、咽轴线和喉轴线[196]。摆放患者至嗅花位可使三条轴线近似重合。颈椎屈曲时咽轴和喉轴线成直线，在寰枕关节充分伸展时可将口轴线接近重合咽轴线和喉轴线（图 44.18）。这个模型的准确性已经受到质疑[197]。目前已提出多种其他模型来解释嗅花位在解剖学上的优点[198-199]。尽管只是解释性模型，但是已有文献证据支持嗅花位是直接喉镜检查的最佳体位[47, 200]。

合适的嗅花位需要在头下垫方枕，使头抬高 7～9 cm，以获得颈椎近乎 35° 屈曲。短颈的患者将头部抬升的高度可能略低[47, 201]。肥胖患者往往需要抬高肩部和上背部，以获得满意的颈椎前屈。这可以使用特殊的装置如 Troop Elevation Pillow（Mercury Medical，Clearwater，FL）或折叠的方巾做成斜坡位来达到效果。确定外耳道和胸骨切迹水平对齐对于评估肥胖或非肥胖患者头部抬升最佳的高度有帮助[202]。充分的颈椎前屈也有利于寰枕关节最大限度的伸展。这样可以提供满意的口轴线和咽轴线的重合（喉部视野的决定因素）和增加张口度[203]。

技术

喉镜是一种手持式的工具，由喉镜片和带有光源的手柄组成。喉镜是钢制的，大部分是可重复使用的，但是市场上也有塑料制造的一次性喉镜。弯镜片和直镜片是两种基本类型的喉镜片。两者衍生出多种不同类型的喉镜片。Macintosh 和 Miller 分别是最常使用的弯镜片和直镜片。这两种喉镜片都是左手握持，并且左边都有凸缘，以便于将舌头向侧面推开。每一种喉镜片都有自身的优缺点和使用技巧。

喉镜检查技术包括张口，置入喉镜片，喉镜片末端的定位，使用向上提的力量暴露声门，以及通过声带插入气管导管。剪刀式手法是最有效的张口方法。右手拇指在右下磨牙位置向尾端推开，同时示指或无名指在右上磨牙的位置朝相反方向推开（图 44.19）。

选择使用 Macintosh 或 Miller 镜片是由多因素决定的。然而，个人喜好和经验是首要考虑的因素。一般来说，Macintosh 镜片最常用于成人，但是直镜片通

头部和颈部的位置以及头部和颈部上呼吸道的轴线

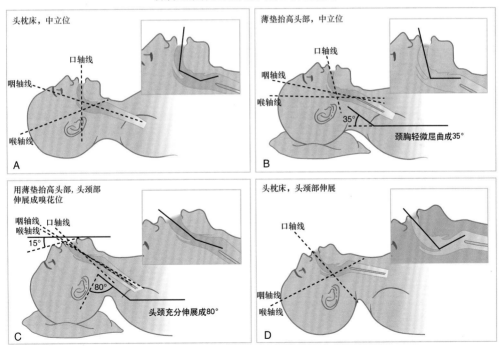

图 44.18　示意图展示了口轴线（OA）、咽轴线（PA）和喉轴线（LA）在四个不同头部位置的对齐情况。每个头部位置都标记出了一个放大的上呼吸道（口腔、咽和喉），并以粗线条描绘了这三个轴线在上呼吸道内的连续性：（A）头部处于中立位时，LA、PA 和 OA 三轴明显未对齐；（B）将头部头枕在一个大垫子上，这个垫子使颈椎前屈 LA 与 PA 对齐；（C）头部头枕在垫子上，使颈椎前屈，同时充分伸展头颈部，使三个轴对齐（嗅花位）；（D）头颈部伸展但没有同时用垫子抬高头，导致 PA 和 LA 不能与 OA 对齐（From Baker PA，Timmermann A. Laryngoscopic tracheal intubation. In：Hagberg CA，Artime CA，Aziz M，eds. Hagberg and Benumof's Airway Management. 4th ed. Philadelphia：Elsevier；2018.）

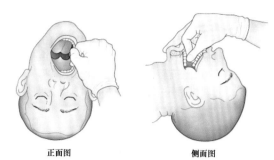

正面图　　　　　　　　　　　侧面图

图 44.19　张口的剪刀式手法。右手拇指向尾端按住右下磨牙，同时右手示指或无名指向头端按住右上磨牙（From Baker PA，Timmermann A. Laryngoscopic tracheal intubation. In：Hagberg CA，Artime CA，Aziz M，eds. Hagberg and Benumof's Airway Management. 4th ed. Philadelphia：Elsevier；2018. ）

常用于小儿[204]。弯镜片由于有较大的凸缘，提供了较充裕的空间，以方便导管通过口咽部，并且被认为较少导致牙齿损伤[205]。直镜片较适用于甲颏距离短或切牙突出的患者。会厌长而塌陷的患者使用直镜片可以获得更好的声门视野。当一种镜片不能提供满意

的声门视野时，另一种可能会更有效。对于大多数成年人来说，3 号 Macintosh 镜片或 2 号 Miller 镜片通常是合适的。对体型较大或甲颏距离较长的患者，选择较大号的镜片可能更合适。

Macintosh 镜片从右口角插入，镜片凸缘将舌头推向左侧。当喉镜已插入口腔内时，使用右手确保上嘴唇不在喉镜和上切牙之间被挤压。将镜片沿着舌根前进直至看到会厌；将镜片尖端再往前送到会厌谷。暴露声门结构时，使用向上以 45° 和远离喉镜检查者的力量通过拉紧舌骨会厌韧带间接挑起会厌（图 44.20）。切忌镜片挑起的时候以喉镜为杠杆在上切牙上向后旋而损伤牙齿，并导致声门视野暴露不佳。正确的用力是使用前三角肌和肱三头肌的力量，并非靠手腕的桡侧屈曲的力量。显露声门后，右手以执笔状持气管导管对准声门插入气管内。送管时将气管导管前端塑形成角是有帮助的，可用可塑管芯将气管导管末端 4 ~ 5 cm 塑形成约 60° 的曲棍球棍状，或者在使用直接喉镜前几分钟将气管导管尖端插入 15 mm 的导管接头塑成圆形，以强化气管导管前端的自然弯曲度。

Henderson[22] 报道了直接喉镜片用舌旁技术进行

传统弯喉镜片喉镜检查

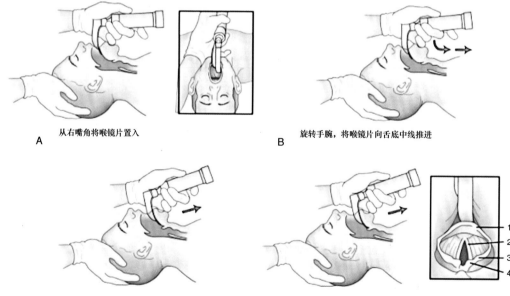

A　从右嘴角将喉镜片置入　　　　　　　　　　　　B　旋转手腕，将喉镜向舌底中线推进

C　靠近舌底部将镜片向前上方 45° 挑起　　　　　　D　进入会厌谷，继续将喉镜片向前上方 45° 挑起

图 44.20　Macintosh 弯喉镜片喉镜检查技术。A. 将喉镜从右侧嘴角置入口内并将舌体挡在其左缘；B. 旋转手腕，将喉镜向舌底中线推进所以喉镜柄变得更加垂直（箭头所示）；C. 将镜片前端放置在会厌谷，将喉镜 45° 挑起（箭头所示）；D. 继续将喉镜柄持续 45° 挑起，以便暴露喉部结构。可以识别会厌（1）、声带（2）、楔状结节（3）和小角结节（4）（From Baker PA，Timmermann A. Laryngoscopic tracheal intubation. In：Hagberg CA，Artime CA，Aziz M，eds. Hagberg and Benumof's Airway Management. 4th ed. Philadelphia：Elsevier；2018. ）

插管。这种方法可最大限度地控制舌头，并可避免喉镜碰触上切牙。将喉镜从舌侧面插入，并沿着舌与扁桃体之间的舌旁沟推进。运用对喉镜柄持续轻柔向上提升的力量有利于保持舌头偏向一侧并减少对上切牙的碰触。当插入喉镜后，可以看到会厌并将喉镜前端从会厌的下方通过。直喉镜前端放置的最佳位置为会厌后方中线处，接近声带前联合处[22]（图 44.21）。通过这个位置可以达到对会厌良好的控制并有利于气管插管的通过。对镜柄的用力方向和使用 Macintosh 喉镜片时是一样的。

使用喉外部的操作可以改善喉部视野，向后、向上、向右压迫甲状软骨（BURP 手法）是最为常用的。最优喉部外操作（optimal external laryngeal manipulation，OELM）是指喉镜操作者使用其手指导位置，助手推压喉部而实现的（图 44.22）。

直接喉镜插管困难主要是由于声门暴露不良所致。术前气道评估时可以根据框 44.3 列出的要点来预测喉镜暴露困难情况。Cormack 和 Lehane 于 1984 年开发了用来描述喉镜暴露视野的分级[206]。这个分级范围从 Ⅰ 级至 Ⅳ 级，开始为 Ⅰ 级能够完全暴露会厌和声门（视野最好），最终为 Ⅳ 级无法暴露会厌与喉部（视野最差）（图 44.23）。Yentis 提出根据 Cormak-Lehane 评分系统而修改的五种不同等级分类方案。他提出 Ⅱ 级分成 Ⅱ A（可看见部分声门）和 Ⅱ B（可见杓状软骨或声门后部）[207]。Ⅰ 或 Ⅱ A 级插管容易，Ⅱ B 和 Ⅲ 级插管失败发生率则明显较高。对于喉镜暴

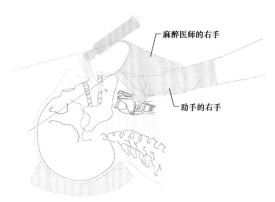

图 44.22　最优喉部外操作（OELM）喉镜操作者的指导位置。助手用手向喉部施加压力，以得到最佳的声门暴露视野。喉镜操作者持镜柄的左手可以忽略（From Henderson J. Airway management. In：Miller RJ, ed. Anesthesia. 7th ed. Philadelphia：Churchill Livingstone；2009. ）

框 44.3　困难喉镜检查的预测
■ 上门齿过长
■ 过度咬合
■ 下颌退缩
■ 口小
■ Mallampati 分级 Ⅲ 或 Ⅳ 级
■ 高腭弓
■ 甲颏距离短
■ 颈粗短
■ 颈椎活动受限

Modified from Apfelbaum JL, Hagberg CA, Caplan RA, et al. Practice guidelines for management of the difficult airway：an updated report by the American Society of Anesthesiologists Task Force on Management of the Difficult Airway. Anesthesiology. 2013；118：251-270.

露 Ⅳ 级就需要用其他方法进行插管。喉镜暴露视野评级的另一种方法为声门开放百分比量表（percentage of glottic opening，POGO）。它是由在喉镜检查时在前联合至杓状软骨切迹能看到的声带百分比确定的。这个量表已被证明比 Cormack-Lehane 评分系统有更高的可靠性。而且在直接和间接喉镜检查中可能更具有研究价值[208]。

当喉部暴露不充分时，喉镜检查者应确定患者是否处于最佳位置，给予患者最佳喉外按压（OELM），喉镜是否插入太深，是否要考虑更换更大的喉镜或替换另一种型号的镜片。当气管导管不能在直视下送入气管时，可以有以下选择：①尝试盲探送入气管导管，这可能有喉损伤、出血和气道梗阻风险；②使用气管导管引导器；③根据 ASA 困难气道处理流程，选用其他插管方法。

当声门暴露充分时，气管导管应从右口角插入，在声门处与喉镜片长轴成角度向声门推进，而不是沿

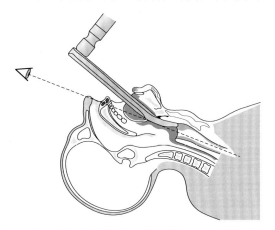

图 44.21　米勒（直）喉镜片舌旁喉镜检查技术，喉镜片在舌头的右侧。将头部向左旋转，并将喉镜的后跟（柄）向右移使视线经过磨牙上方到达声门。要点在于应将镜片顶端放置于会厌下，并应用 45°向上提升的力量来暴露声门（From Baker PA, Timmermann A. Laryngoscopic tracheal intubation. In：Hagberg CA, Artime CA, Aziz M, eds. Hagberg and Benumof's Airway Management. 4th ed. Philadelphia：Elsevier；2018. ）

来自Cormack和Lehane　　　来自Williams Carli和Cormack

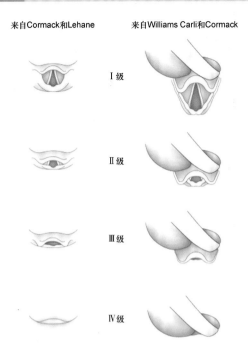

图 44.23　Cormak-Lehane 分级是喉镜暴露分级系统。Ⅰ级能完全暴露声门，Ⅱ级只能看到声门口的后壁，Ⅲ级仅能看到会厌，Ⅳ级看不到会厌或喉部（Modified from Cormack RS，Lehane J. Difficult tracheal intubation in obstetrics. Anaesthesia. 1984；39：1105；and Williams KN，Carli F，Cormack RS. Unexpected difficult laryngoscopy：a prospective survey in routine general surgery. Br J Anaesth. 1991；66：38.）

镜片长轴的中线平行插入。这样可以确保声门暴露良好，将气管导管尖端通过声门口向前推进直到套囊通过声带大约 2 cm。如果使用了管芯，当气管导管尖端进入声门处并固定住后，应拔除管芯。这种技术有助于减少硬质管芯对气管黏膜的损伤。

经鼻插管技术

　　经鼻插管前应选择通畅度更好的鼻孔。这个选择可以通过分别阻断两个鼻孔让患者吸气进行。患者通常会感觉到其中一个鼻孔吸气更加通畅。为了减少出血风险，应给予鼻黏膜血管收缩剂（如可卡因、去氧肾上腺素或羟甲唑啉）。应润滑经鼻气管导管，插入导管时使导管斜口背对鼻中隔，以减少对鼻甲的损伤。当气管导管通过鼻道时应向头端牵引，以确保气管导管沿鼻底即经下鼻甲下方出鼻后孔。

　　一旦气管导管进入口咽部（通常 14 ~ 16 cm 深），即用直接喉镜暴露喉部，重新调整头部位置或使用 Magill 插管钳引导将其插入声门（图 44.24）。应注意

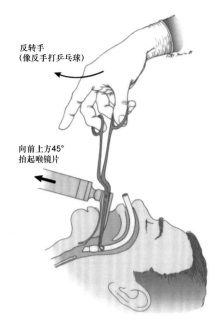

图 44.24　Magill 插管钳引导经鼻气管插管入喉头（From Berry JM，Harvey S. Laryngoscopic orotracheal and nasotracheal intubation. In：Hagberg CA，ed. Benumof and Hagberg's Airway Management. 3rd ed. Philadelphia：Saunders；2013，p. 357.）

的是，要夹持套囊近端以防止套囊损伤。经鼻插管的其他技术包括经鼻盲探插管、视频喉镜和软镜插管。

导管位置确认

　　一旦气管导管到位，将喉镜从口中移除。将气管导管套囊适当充气，用手固定好导管位置后行人工通气。立即确认气管内导管的位置是必要的。检查食管或支气管内插管是避免麻醉相关发病率和死亡率的重要方法。气管导管的位置可以通过胸廓起伏、可见气管导管壁白雾样变化、两侧胸壁呼吸音对称、上腹部未闻及呼吸音、呼出潮气量够大以及人工通气时呼吸囊顺应性好来进行确认[209]。气管插管最重要的客观指标为至少出现三次二氧化碳波形。尽管气管导管位置正确，但严重支气管痉挛、设备故障、心搏骤停或血流动力学紊乱会导致无二氧化碳波形出现。如果仍怀疑，可使用纤维支气管镜检查，虽然不常用，却能非常可靠地确认导管位置。

　　低氧血症、气道压增加、非对称性胸扩张和左侧肺部呼吸音消失一般都表明是进入了支气管内。气胸也可能会出现这种情况。如果临床症状不明显，可通过纤维支气管镜检查或者胸部 X 线进行检查。

气管导管的固定

一旦气管导管的深度确定,那么就应该将气管导管固定在合适的位置以防止移动、导管误入单侧主支气管或脱出。最常用的方法是将气管导管固定于面部的皮肤上。因为上颌骨的皮肤很少移动,通常是首选。当不能使用胶布时,如对胶布严重过敏,面部有广泛烧伤或大疱性表皮松解,可用外科面罩绑扎在头的后部来固定气管导管。对于口内或面部的手术,还可用丝线固定于牙齿或者将气管导管缝合于面颊的皮肤。

间接喉镜检查

传统直接喉镜检查需要足够的张口度,颈部弯曲,寰枕关节伸展,以达到口和咽在一条直线上。在某些情况下,这样的位置是不可能达到的或者属于禁忌。其他情况是由于气道解剖的变异性(如过多的软组织、门齿突出或喉头过高)。尽管有最佳的位置及技术,但是仍不能使用直接喉镜技术完成插管。间接喉镜检查需通过使用光导设备的帮助,如光纤束、视频、反光镜、棱镜或透镜来间接地看到声门。用于间接喉镜检查的各种不同设备均可得到,包括各种光导可视插管软镜、各种视频喉镜和插管型可视探条等。对于已知或可预测困难气道,这些是必需的工具。由于不需要直接看到声门,因此头部的位置没有做任何改变时,咽喉的视野也可以看得清楚。这些技术可以用于清醒患者的表面麻醉[22]。

软镜插管

纤维支气管镜是应用最广泛。最通用的间接插管设备。自从1967年光导纤维(包括纤维支气管镜)第一次用于气道管理以来,已经成为清醒和麻醉患者非常重要的插管工具。在许多临床情况下,与直接喉镜或其他插管工具相比,软镜插管为气道管理提供了极佳的技术。对于清醒合作、有自主呼吸的患者,软镜插管被认为是管理困难气道的金标准[195]。

标准的纤维支气管镜(图44.25)是由成千上万个直径 8 ～ 10 μm 的柔软玻璃纤维组成。此种纤维可以沿着它们的长度传导反射光,光源从外部传至纤支镜的终端。将看到的反射物体的光沿着纤维支气管镜传回到视野近端的目镜或视屏上。最近几年,现代化的插管软镜已经取代了纤维支气管镜,软镜插管使用视频芯片和发光二极管技术(light-emitting diode,LED)代替纤维光学技术。

软镜插管的适应证基本上包含气管插管的任何情况,然而,在以下临床情况中可能选择软镜插管技术[195]:

- 已知或者已经预测到的困难气道(如不能插管或不能通气)。
- 希望保持颈部不动时(如不稳定的颈部骨折、严重的颈部狭窄、椎动脉供血不足和小脑扁桃体下疝畸形)。
- 牙齿损伤危险增加时(如牙齿不齐和牙齿松动)。
- 张口受限(如颞颌关节疾病、上下颌骨固定和严重的面部烧伤)。

软镜插管没有特别的禁忌证,然而,在某些临床情况下,用软镜插管不太可能成功。严重的气道出血使解剖标志模糊,血液污染了软镜插管的尖端,导致要看到喉部极其困难,气道的堵塞和严重狭窄导致软镜不能通过气道,也使软镜插管难以成功。

与直接喉镜相比,软镜的优点有[195]:

- 插管前可提供更全面的气道检查。
- 证实气管导管的位置,避免食管或支气管内插管。
- 不需要三轴成一直线。因此,软镜插管是所有技术中对颈椎活动影响最小的。
- 清醒患者的耐受良好,导致的心动过速或高血压较少。
- 对气道和牙齿的潜在损伤较小。
- 各种体位均可操作。

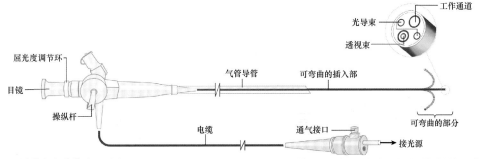

图 44.25　纤维支气管镜(FOB)(From Henderson J. Airway management. In：Miller RJ, ed. Anesthesia. 7th ed. Philadelphia：Churchill Livingstone；2009.)

软镜插管可在清醒和麻醉状态下完成。清醒软镜插管的适应证一般是面罩通气预计有困难的情况，插管后需要进行神经系统检查时，或全麻诱导可导致严重的循环或呼吸不良后果时。在全麻下完成软镜插管的主要缺点是咽喉部肌肉松弛，从而导致上呼吸道塌陷和纤维支气管镜在喉部检查困难[195]。

操作前，麻醉科医师或者助手必须确认软镜、光源和显示器是在正常工作状态，所有配件已经完全备好使用。这些准备工作包括：如果使用纤维支气管镜则需调焦，如果使用视频则需确认恰当的方位，润滑纤维支气管镜远端 1/3，镜头末端涂抹防雾剂，连接吸引管或氧气到吸引口。使用气管导管前应将其放置在温水中，以使之软化，更易进入气管和使气道损伤最小化。

尽管紧急软镜插管在侧卧位或俯卧位也有描述，但是通常是在仰卧位或坐位（如沙滩椅位）完成插管[210]。当在仰卧位完成软镜插管时，麻醉科医师站在患者的头端。这种位置具有的优势是，通过软镜的喉部视野与直接喉镜视野方向一致，且患者和医师均处于最佳的位置，可完成面罩通气或其他气道操作，可根据需要选用。当患者在坐位或者沙滩椅位时进行软镜插管，操作者应站在患者的一侧面对患者。这也是完成清醒软镜插管时的体位，在可提高通气质量的同时患者也更舒适。另外，坐位可使气道解剖更清楚，可防止对肥胖患者、阻塞性呼吸暂停综合征或前外侧气道阻塞患者造成气道塌陷[211]。

除非有禁忌证，软镜插管前应用止涎药干燥气道，如静脉注射格隆溴铵 0.2 ～ 0.4 mg。经口腔和鼻腔均可使用软镜插管。权衡利与弊，临床医师应该决定哪种方式最适合。然而，不论选择哪种途径，软镜插管的两个基本步骤如下[195]。

1. 间接喉镜和内镜检查，使用软镜看到声门，使软镜经过声带进入气管。

2. 使气管导管沿着软镜进入气管内合适的位置，然后退出软镜。

当经口腔进行软镜插管时，使软镜在舌根周围如何得到满意的喉部视野是最主要的挑战之一。软镜易于偏离中线。通常来说，在舌和上颚之间很少或者没有空间来让软镜通过。可采用一些工具或技术来解决上述问题。可以采用特制的插管型经口通气道，既可避免咬坏软镜，又可防止舌下坠阻塞咽腔，还可引导软镜处于中立位进入喉部。目前有多种插管型经口通气道可供选择，每种设计均不同，包括 Ovassapian、Berman 和 Williams 通气道。这些通气道的不足会使舌根部有压力，可能会引起清醒患者呕吐。对于清醒和全麻状态下的患者，如果不使用插管型口腔通气

管，轻轻向前牵拉舌头有助于防止舌后坠。通过使用 4 英寸 ×4 英寸的纱块或镊子可以很容易达到这个目的。注意不要损伤牙齿底部的舌体。如前所述，喉罩和插管型喉罩也可用于引导经口腔的软镜插管。与经口腔方式相比，经鼻软镜插管更容易看到喉部结构。因为经鼻可使软镜处于中线位。当软镜进入口咽部时，软镜的尖端通常直接对准声门。

一旦软镜成功位于咽喉部，软镜尾端轻微向前弯曲通常可以看到会厌和声带。将软镜对准声带的前连合，再后屈进入气管。通过观察气管环可容易确认气管。将软镜向远端前行到隆突上，沿着软镜送入气管导管。在此过程中可通过软镜继续看到气管，并证实软镜和气管导管没有意外地脱出到口咽或者进入食管。当气管导管到达声门入口时常遇到阻力，尤其是经口气管插管时。这种阻力常是由于气管导管的斜面抵到了右边的杓状软骨[212]。轻微回撤气管导管和逆时针旋转 90°，使导管斜面旋向后，通常可以解决这个问题。对于经鼻气管插管，顺时针旋转 90°，使斜面向前，可防止气管导管的尖端抵到会厌。或者可以使用带有圆角尖端并指向远端管腔中心的 Parker 软尖端气管导管（Parker Medical，Englewood，CO）。在使用纤维支气管镜时，这种气管导管显示有很高的首次插管成功率[213]。

成功置入 ETT 后，在退出纤维支气管镜的同时确定合适的插管深度（隆突上 2 ～ 3 cm）。在极少数情况下，纤维支气管镜插入 Murphy 眼而非远端管腔或纤维支气管镜未能充分润滑会导致退出气管导管困难。在这种情况下强行退出气管导管可能会损坏纤维支气管镜，因此纤维支气管镜和气管导管应一并退出并重新进行插管。

间接硬镜

第一种用于插管的间接喉镜是基于标准直接喉镜改良的，其使用镜子或棱柱镜形成一个与水平面成角的影像来更好地暴露喉部。现代喉镜是在直接喉镜的设计上使用光学透镜形成声门的折射影像，包括 Viewmax（Rüsch，Duluth，GA）和 Tru View EVO2（Truphatek，Netanya，Israel）。

Airtraq SP（Prodol Meditec S.A.，Guecho，Spain）是一种一次性的可携带的仿生角度的光学喉镜。它可以让人在口、咽和喉轴线不在一条直线时仍然可以看到放大的声门。它有一条凹槽放置气管导管并且引导其指向声带。它既可用于已知的困难气道，也可用于清醒插管等各种情况。与直接喉镜相比，尤其是新手使用时，用 Airtraq 插管有着更快的速度以及更低的误

入食管的发生率[214]。它有两种成人型号、两种儿童型号以及特殊的经鼻插管和双腔管插管型号。Airtraq Avant 是一种更新的产品。它有可重复使用的光学部件和一次性的镜片。

光导光学管芯

光导光学管芯（光芯）是一种硬质或者半硬质的纤维光学组件。它用不锈钢保护套将光学和光线传输部件包在管腔里，外部则可以穿过气管导管。有充分的证据显示光芯适用于颈部活动受限[215]、张口度小[216]、气道解剖结构异常[217]或已知的困难喉镜暴露患者。

Bonfils（Karl Storz Endoscopy, Tuttlingen, Germany）纤维光导镜是一种 40 cm 长的硬镜。它的前尖端塑形为 40°[218]。人们既能裸眼通过目镜观看使用，也能将其连接视频设备后使用。它有一条可用于吸引、喷滴局麻药或给氧的通道[219]（氧流量应限制在 3 L/min 以防气压伤。）[220]。Shikani 光芯（Clarus Medical, Minneapolis, MN）是一种与 Bonfils 纤维光导镜相似的工具，但是 Shikani 光芯带有一个铸造手柄。Levitan FPS 光芯（Clarus Medical, Minneapolis, MN）是短版的 Shikani 光芯。它既可与直接喉镜联合使用，也可以单独使用[211]。Clarus 视频系统（Clarus Medical, Minneapolis, MN）有一个液晶（LCD）屏幕，是 Shikani 光导镜的新版本。

这些光芯都可以单独使用或者和直接喉镜、视频喉镜联合使用[222]。气管插管通过这些光芯，在直视下经正中线或右侧舌道送入口腔直到越过舌部。在间接视野下，通过目镜或视频看到光芯的前端通过声带后，将气管导管顺着光芯送入气管内。当这些操作都不是和直接喉镜或视频喉镜联合使用时，操作者的左手需通过轻柔地抓住患者的下颌并将其往前移动来抬起患者的下巴。这个手法有助于暴露更多的口咽腔以及抬起会厌。光芯可用于清醒插管或透照技术（见光芯章节）[218, 223]。

SensaScope（Acutronic, Hirzel, Switzerland）是一种使用了视频芯片技术的新混合硬镜。它是 S 形的，有一个 3 cm 长的可调控的尖端[224]。通过连接屏幕给予视野影像。SensaScope 设计用于和直接喉镜的联合使用，并成功地用于可预见的困难气道清醒插管的患者[225]。Video RIFL（AI Medical Devices, Williamston, MI）是一种类似的设备。它有一个硬的手柄和可塑、可控的尖端。这种设备通过和手柄相连接的 LCD 屏幕显示影像。

视频喉镜

就如软支气管镜一样，视频芯片技术因其有更高

的图像质量，更加耐用，更低的维护成本，因此在间接硬镜领域已开始大规模地取代纤维光学技术。在过去的 15 年里，视频喉镜彻底变革了气道的管理。它们可能不仅在困难气道甚至在普通气道的管理都将成为标配的使用工具。实际上在现在 ASA 的"困难气道流程"里已经将视频喉镜列为插管的备选用具，并且应该将其用于已知或可预见的困难气道处理[7]。视频喉镜也被列入了困难气道车内推荐工具名单[7]。

在普通气道和可预见的困难气道处理时，视频喉镜与直接喉镜相比，前者能更好地暴露声门[7, 226]。尽管声门暴露得更好并不一定会带来更高的插管成功率（尤其在处理普通气道时），但研究发现视频喉镜在可预见的困难气道中有着更高的插管成功率[227-228]。视频喉镜同时也适用于未预见的困难气道。据报告，在用直接喉镜插管失败后，用视频喉镜插管作为急救措施的插管成功率为 94% 和 99%[229-230]。这些工具也被成功地用于清醒插管[231-232]。

我们介绍了很多有各自不同的设计和特点的视频喉镜。通常来说，视频喉镜可以分为三大类：①基于 Macintosh 镜片的设计；②有大角度或远端成角的镜片；③有气管插管引导槽的[233]。虽然没有哪一种设计是优于其他的，但在某些临床实际情况中，有的工具会较其他工具更适用。各种不同的视频喉镜特点包括可控角度和屏幕大小的区别。很多视频喉镜都兼具可重复使用和一次性使用的类型。

基于 Macintosh 镜片设计的视频喉镜包括 C-MAC 喉镜（KarlStorz, Tuttlingen, Germany）、McGrath MAC 喉镜（Aircraft Medical, Edinburgh, UK）和 GlideScope（Verathon, Bothell, WA）。这些喉镜都可以用于直接喉镜和视频喉镜，尤其适用于教授直接喉镜的用法。对于 C-MAC 喉镜的研究是最为广泛的。与其他视频喉镜相比，它的插管时间更短，操作更简易[234-235]。而造成这种结果的原因可能是操作者对于 Macintosh 喉镜类型的熟悉性更高（图 44.26）。使用 C-MAC 喉镜和使用有 Macintosh 镜片的直接喉镜的技术一样，视频喉镜尖端可以直接用来提起会厌[236]。与其他视频喉镜相反，大多数在使用 C-MAC 喉镜插管时不需要用到管芯[237-238]，用经口型 RAE 气管导管会有助于气管插管[239]。

有远端成角或大弧度的镜片使得视野更大，在不用变动颈椎角度时也可提供较好的喉镜暴露。因此，这些喉镜都更适用于颈椎固定、小下颌或张口受限的患者[233]。GlideScope Titanium LoPro 喉镜（Verathon, Bothell, WA）是这些子类喉镜原型的升级版。它有一个成 60° 的镜片、一个防雾装置和一个 6.4 英寸

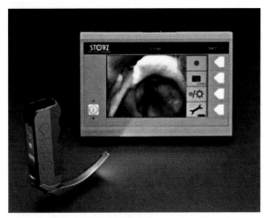

图 44.26 Storz C-MAC 视频喉镜（From Aziz M，Brambrink A. Video-assisted laryngoscopy. In：Hagberg CA，Artime CA，Aziz M，eds. Hagberg and Benumof's Airway Management. 4th ed. Philadelphia：Elsevier；2018.）

的 LCD 屏幕。它分别有可重复使用和一次性使用两种类型（图 44.27）。McGrath5（Aircraft Medical，Edinburgh，UK）系列喉镜与此相似，它有一个远端成角镜片。最大的不同是更加便携和可拆卸手柄，可用于张口受限或头颈活动受限的患者。X-Blade 是一种用于 McGrath MAC 系统的高角度镜片，而 D-Blade（Karl Storz，Tuttlingen，Germany）是一种用于 C-MAC 系统的高弧度视频喉镜片。这些喉镜通常都从口腔正中放入，无须像放入直接喉镜时需要将舌从右往左拨开。因为镜片角度较大，一般需要气管导管芯。可弯曲成 60°～90° 的韧性导丝，有关节的管芯，和 GlideRite 管芯（一种成 90° 的硬管芯，设计为

GlideScope 专用）都可用于这些视频喉镜[240-241]。视频喉镜和带管芯的气管导管应在直视下进入口腔以防损伤口咽[242]。

有些带高弧度镜片的视频喉镜自带导管引导槽，在插管时就不需要管芯了，就像 Airtraq。King Vision（King Systems，Noblesville，IN）和 Pentax 气管镜（AWS；Pentax Medical，distributed by Ambu Inc.，Glen Burnie，MD）也属于这个类目。这种类型的视频喉镜被成功用于颈椎制动和清醒插管的患者[243-244]。VividTrac（Vivid Medical，Palo Alto，CA）是一种新的一次性使用的带有导管引导槽的视频喉镜。它带有一个 USB 接口，可与任一屏幕相连接。

光导管芯

光导管芯是利用透光技术进行"盲"探插管。文献中已将其描述成一种可以代替或者辅助直接喉镜的插管技术，尤其是在可预见的困难气道时。当有血液或者大量分泌物影响窥视气道结构时，光导管芯可能会非常有助于气管插管。然而，由于插入光导管芯是一项"盲"插技术，因此应禁用于某些临床情况如气道赘生物或气道外伤。因为增厚的软组织会导致透光性变差，光导管芯插管技术应用在病态肥胖的患者身上时效果会受影响[245]。

用光导管芯实施插管时，ETT 要预先套入管芯。操作者用左手轻柔地抓住下颌骨并向前提起下颌，这样有助于绕过舌置入管芯。操作者可使用磨牙后路置入管芯。置入管芯后，操作者应保持管芯在正中位置并沿舌面推送管芯。患者的颈中线环状软骨水平出现边界清晰的光圈（近似五角硬币大小）即表明管芯

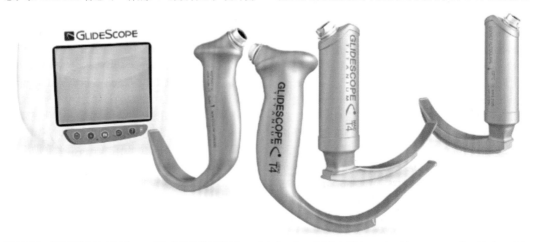

图 44.27 带钛喉镜片的 GlideScope AVL 视频喉镜系统（From Aziz M，Brambrink A. Video-assisted laryngoscopy. In：Hagberg CA，Artime CA，Aziz M，eds. Hagberg and Benumof's Airway Management. 4th ed. Philadelphia：Elsevier；2018.）

到达气管内正确的位置（图 44.28）。然后，可以顺着管芯推送 ETT 进入合适的位置[245]。

逆行插管术

逆行插管术（retrograde intubation，RI）是一种非常成熟的经口或经鼻插管技术，即由细小、弹性的导丝引导 ETT 插入气管内。导丝预先经皮穿过环甲膜放入气管内，然后逆行经咽喉部在口或鼻处游出。尽管硬膜外导管可以用作导丝，但是经典的还是钢质导丝。该项技术已有几种改良的方法，每一种方法都有优缺点，可以成功地使用在清醒、镇静、意识模糊或窒息的可预见性或非预见性困难气道的患者[246]。适应证包括直接喉镜检查失败；血液、分泌物或解剖结构异常妨碍直视声带，以及困难插管如颈椎不稳、强直性脊柱炎、颌面部创伤或牙关紧闭的患者中。在缺乏 FIS 的发展中国家，RI 也是一种替代 FIS 的技术[246]。

ASA 的"困难气道流程"把 RI 描述为当插管失败，但可以面罩通气时一种可供选择的非紧急困难插管的技术。困难气道管理的便携式插管箱中应包括行 RI 的设备。RI 需要花费数分钟时间，禁用在"不能插管，不能通气"的紧急情况[246]。其他相对禁忌证包括解剖异常（如恶性肿瘤或甲状腺肿）妨碍穿刺环甲膜，环甲膜水平的气管狭窄，凝血功能障碍和局部感染。

逆行插管的理想体位是颈部伸展的仰卧位。此体位可以容易触及环状软骨和周围结构。若不能摆放该体位，患者坐位或颈部处于中立位置也可以实施 RI。如果难以确定解剖标志，可以使用超声引导。穿刺前应将颈前皮肤消毒并注意采用无菌技术。经喉穿刺的位置可以在环状软骨之上或下面。环甲膜（环状软骨上面）具有相对少血管的优点，但是在此处穿刺仅可允许 ETT 末端进入声带下 1 cm。穿刺位置在环

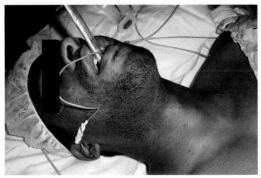

图 44.28　当光导管芯的前端在声门口时，可在颈部前方和甲状软骨的正下方看到边界清楚的光圈

状软骨下的环气管韧带处可允许 ETT 呈直线轨迹进入气管内，并且有足够长的 ETT 在声带下方；但是这个位置穿刺更容易出血[246]。

经典的 RI 技术是使用 Tuohy 针在环甲膜处穿刺和硬膜外导管用作导丝。IV 套管和钢质导丝更常用于 RI 技术。导丝的直径应细小到能通过 IV 套管，长度至少比选用的 ETT 长 2 倍。通常使用直径 0.038 英寸（可通过 18 G 的静脉套管）和长度为 110 cm 的导丝。市场上已有包含所有必须工具的逆行插管包。与实施 RI 时和硬膜外导管相比，使用 J 形尖端的钢质导丝有以下优点：J 形尖端减少气道损伤；导丝更少成圈盘旋或从口或鼻腔更容易抽出导丝；完成 RI 的时间更短[246]。

当将患者摆放好体位后，操作者将非优势手的拇指和中指放在环状软骨两侧固定气管。示指用来确定环甲膜的中线和环状软骨的上缘。18 G 留置针连接装有半量生理盐水的注射器成 90°，针斜面朝头端在环甲膜处穿刺，注射器回抽到气泡后确定穿刺针在气管内。将穿刺针的插入角度稍压低后拔出内针。此时应重新确认套管在气管内，接上另一支抽吸好局麻药的注射器，注入 2% ～ 4% 利多卡因 2 ～ 4 ml。经气管内麻醉可以为清醒或镇静的患者以及实施 RI 过程中提供一定的舒适性，或者可以降低全麻状态下患者交感神经刺激和喉痉挛的发生率。

然后，将导丝经留置针内推送直至从口或鼻出来。如果需要的话，直接喉镜可以用来辅助导丝由口腔出来。在颈部皮肤处，使用止血钳夹住导丝可防止其移位。尽管 ETT 可直接套入导丝推送进气管内，但是锥形引导导管（如 Arndt 气管交换导管）对降低导丝和 ETT 内径之间的差异有帮助，其差异越大，越容易使 ETT 抵住环状软骨或声带，而不能顺利地滑进气管内。引导导管套进经口或鼻逸出的一段导丝，推送其直至抵到环甲膜。然后拔出导丝，将 ETT 通过引导导管推送进气管内（图 44.29）。潜在的并发症包括出血（通常比较低）、皮下气肿、纵隔气肿、气胸和气管后壁或食管损伤[246]。

双腔气管导管和支气管封堵器

在临床某些情况下需要进行单侧肺通气，包括确保肺与感染物或血液相隔离，为手术操作获得充分的暴露空间（如视频辅助胸腔镜检查），以及在主支气管手术、创伤或瘘管手术中控制气体分布。双腔气管导管（double-lumen tube，DLT）和支气管封堵器是允许进行单侧肺通气的两种气道工具（见第 53 章）。

DLTs 有支气管腔和气管腔。根据支气管腔偏向

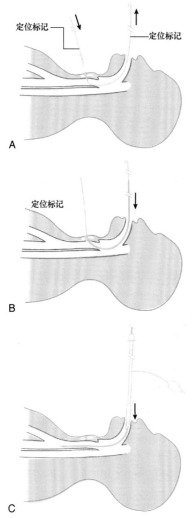

图 44.29　逆行插管的导引技术。A. 经环甲膜放置 18 G 留置针后，将 J 形尖端的导丝朝头端置入，直至其从口或鼻取出。B. 引导导管穿过导丝，直至其抵达喉部穿刺入口。然后从上面将导丝抽出。C. 引导导管向前进 2～3 cm 后，将气管内导管推送进入气管内（Courtesy Cook Critical Care, Bloomington, IN.）

左或向右被称为左侧或右侧 DLT。为了避免阻塞右肺上叶支气管，通常选用左侧 DLT。DLT 的插管方法与标准气管导管类似。但是由于大小和硬度的不同，放置 DLT 往往会比较困难。视频喉镜可以有助于放置 DLT [247]。将 DLT 置入气管后，应使用插管软镜（FIS）确定支气管端开口的位置。支气管的蓝色套囊应在相应的主支气管内并调整到刚好在隆突下。直视下给支气管蓝色球囊充气，进一步帮助确定合适的位置。值得注意的是，要确保支气管套囊不能骑

跨在隆突之上。VivaSight DL（Ambu Inc., Ballerup, Denmark）是一种一次性使用的左侧 DLT，在气管管腔的顶端有一个内置摄像头，可以在不使用 FIS 的情况下精确定位 DLT。当将 DLT 置入位置合适，通过给支气管套囊充气和夹闭 DLT 气管或支气管腔的连接管就可以实施肺隔离了。

支气管封堵器实质上是空心、尖端带有球囊的套管。将该导管插入支气管内来隔离和萎陷同侧肺。在某些临床情况下，如患者困难气道、气管腔偏小或术后需要机械通气，需要实施肺隔离但是又不能使用 DLT 时，选用内置支气管封堵器的改良型单腔管［如 Univent 导管（Fuji Systems, Tokyo, Japan）］或标准的气管导管联合支气管封堵器都是合适的。

联合技术

通过声门上通气道辅助气管内插管

1997 年，Archie Brain 博士首次描述了插管型喉罩（ILMA），也被称为 Fastrach 喉罩（LMA North America, San Diego, CA）。随后，插管型喉罩在美国短时间内就被批准上市。ILMA 被设计为气管插管提供通道，并可在多次气管插管期间进行通气。其硬质的手柄和通气管能使操作者快速、准确地定位罩囊。会厌提升栅栏可以在导管进入罩体时抬起会厌。除了经典重复使用的喉罩类型外，现在还有一次性插管喉罩可供使用。专门设计用在经 ILMA 插管的重复使用或一次性气管导管有助于防止盲探插管引起的损伤。这种导管是直式钢圈加强型导管，并有柔软的末端设计可以预防喉部组织损伤。

置入 ILMA 的技术与经典喉罩有许多方面的差别，学习曲线有明显差异。该技术推荐头部呈中立位（头部下垫支持物不用头部伸展）。ILMA 的手柄是用来旋转通气罩进入咽腔。置入喉罩后可以给氧、通气和麻醉。如果遇到通气有阻力，则需要调整 ILMA 的位置。Chandy 方法包含两种独立分开的手法：①矢状面水平旋转 ILMA，直至球囊通气的阻力降到最小；②当气管导管刚好通过前端开口前，轻提 ILMA 离开咽部后壁（图 44.30）。确定气管内插管后，应尽早将传统重复使用的 ILMA 移除，因为其硬质的构造会压迫毗邻组织呈高压状态。尽管经 ILMA 盲探插管的技术已有很高的成功率，但是其辅助使插管软镜（FIS）直视下插管可获得较高的首次插管成功率。

其他声门上通气道也可以用来辅助气管内插管。即使经典的喉罩并非设计用于气管内插管，如果联合使用插管软镜，其可以成为有效的引导管道。因为其

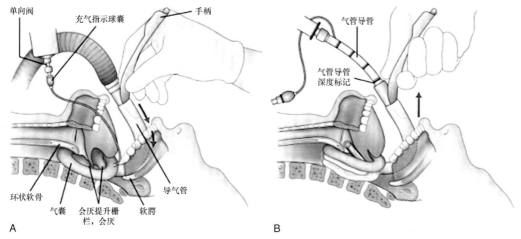

A　　　　　　　　　　　　　　　　　　　　B

图 44.30　Chandy 方法包括两个步骤。A. 第一步对建立最佳的通气很重要。在矢状面水平使用喉罩手柄微微旋转插管型喉罩，直至获得进囊通气的阻力最小。B. 第二步在盲探插管前实施。上提手柄（非后翘），将喉罩稍微离开咽后壁，有助于将 ETT 顺利推送进气管内（From Lindsay HA，Cook TM，Russo SG，Hagberg CA. Supraglottic airway techniques：laryngeal mask airways. In：Hagberg CA，Artime CA，Aziz M，eds. Hagberg and Benumof's Airway Management. 4th ed. Philadelphia：Elsevier；2018.）

通气道较为狭长，应选择使用小号气管导管。此外，通过使用插管软镜联合 Aintree 插管导引管（Cook Critical Care，Bloomington，IN）可以将经典喉罩置换为气管导管。Aintree 插管导引管是一种中空的气道交换管并与标准的插管型 FIS 适配（图 44.31）。大多数新型声门上通气道拥有足够空间的通气道，可允许标准型号的气管内导管进行气管内插管。

联合直接喉镜技术

　　直接喉镜（DL）通过推开咽组织扩大口腔的可用空间，同时提起会厌，更容易操纵 FIS 通过会厌下方指向声门口。这可能对病态肥胖的患者或气道污染（如血液、分泌物或呕吐物）的患者尤其有用[248]。

　　在使用 DL 期间遇到 Cormack-Lehane Ⅲ 级的患者时，将 ETT 导引器的尖端插入会厌下方，并通过探条通过气管环时产生的咔嗒声确认气管位置。

　　当 DL 联合使用光芯时，可在直视下引导光芯前端进入会厌下方。操作者抓紧 ETT 或可视管芯，通过目镜或监视器看见声门口，将气管导管顺着光芯通过声带送入气管内[248]。

联合视频喉镜技术

　　正如探条被证明是 DL 非常重要的辅助对象一样，为了提高气管插管的成功率并可能会提供其他优势，探条可以与视频喉镜（VAL）结合使用。在一项具有呕吐功能的呼吸道模拟试验中，与 DL 相比，探条联合 Pentax-AWS 和 McGrath MAC 可提高气管插管的成功率

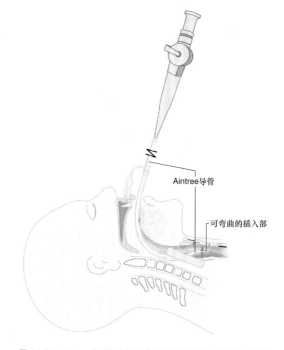

图 44.31　Aintree 插管型导管套入可弯曲的插入部经喉罩置入（From Henderson J. Airway management. In：Miller RJ，ed. Anesthesia. 7th ed. Philadelphia：Churchill Livingstone；2009.）

并减少插管时间[249]。探条联合使用 VAL 可获得足够的视野，促进 ETT 插入气管，但会遇到插管困难[250]。

　　光芯亦可与 VAL 联合使用。研究表明在有困难插

管史的患者中联合使用 C-MAC VL 和 Bonfils 插管喉镜比单独使用其中一种设备具有更好的声门图像[251]。

在某些情况下合并使用 VAL 和 FSI 可能是有益的。合并重度张口受限和（或）不稳定颈椎外伤可能会阻止使用 DL 来协助 FSI。在这种情况下使用 VAL 可查看声门开口，更好地引导 FIS 进入气管。VAL 还可以诊断出 FIS 进入声门困难的 ETT[248]。

联合逆行插管技术

为了提高逆行插管的成功率，可联合使用 DL 或 FIS。DL 可作为改善逆行引导插管成功率的辅助工具。在经典的逆行插管技术中，通过环甲膜置入导丝后，导丝的 J 形尖端指向头端，直到可以从口腔或鼻孔中取出。如果需要经口气管插管，DL 可以帮助临床医师打开口咽看见导丝，所以可以在导丝进入鼻腔之前更轻松地从口腔取出。另外，随后引导导管通过导丝顺行推送至环甲膜进入点，DL 可以用来提起会厌和咽部组织，以便于 ETT 通过声门[248]。

此外，FIS 可以协助逆行插管。从口腔或鼻孔中取出导丝后，将导丝从远端到近端穿过 FIS 的操作通道。然后将 FIS 穿过导丝进入声门，直至遇见环甲膜产生阻力为止。此时可以释放内部固定导丝的止血钳，并取下导丝。然后向前推进 FIS 直至看见隆突，同时 ETT 进入气管。通过这种方式，纤维支气管镜（FOB）降低了 ETT 移位的可能性，并且在整个过程中都可以看到气道。通过逆行放置的导丝顺行通过 FOB 以下有几个优点：

- 导丝的外径和光纤吸引口的内径形成紧密配合，使 FOB 不损伤解剖结构径直通过声门。
- FIS 充当大型的顺行引导导管，便于 ETT 通过。
- 将 ETT 放置可视化。
- FIS 可以自由地前进至隆突（通过穿刺部位），从而消除了声带和穿刺部位之间的距离问题。

紧急颈前通道

紧急颈前通道（front of neck access，FONA）是指在无法插管、无法氧合（CICO）的情况下尝试建立无创性气道失败后的急救技术。在一些困难气道的案例如喉肿瘤并发严重气道梗阻的患者，尝试建立无创气道似乎不可能时，这些技术也可作为首选的建立气道方法。FONA 的途径包括经气管喷射通气（transtracheal jet ventilation，TTJV）、环甲膜切开术和气管切开术。然而，气管切开术通常是由外科医师操作，但是麻醉科医师应该熟悉 TTJV 技术和环甲膜切

开术。因为临床中不可避免地会遇到必须建立有创气道的时候。在紧急情况下可不是熟悉新技术的时候。

经气管喷射通气

在不能插管、不能通气（CICV）的情况下，当许多传统的通气方法失败时，经皮穿刺 TTJV 是一种相对快速、有效但有创的给氧和通气方法。ASA 困难气道流程已把 TTJV 作为一种急救有创技术应用在无法常规通气或插管的患者[7]。TTJV 被广泛认为是一种能提供足够、暂时的氧合和通气，并且较外科气道所需要培训时间更短和并发症少的救命技术，也是困难气道流程里建立气道的最后一项技术[252]。尽管如此，TTJV 毕竟是一项有创技术，主要用于紧急气道，偶尔用在特定的喉部手术中。

TTJV 时吸气相是压力驱动氧气通过刺入环甲膜的导管来实施。呼气相是肺和胸廓弹性回缩的一种被动过程。预留充足的被动呼气时间是避免气体蓄积造成气压伤不可或缺的。呼气是经过声门和依赖通畅的上呼吸道。这也是避免气压伤和发生气胸的必备条件。气体逸出声门口可以产生气泡，这有助于放置 ETT。实际上，多个病例报道已证实在无法看见声门或看见少许声门的病例上，通过实施 TTJV 后开放的声门和气泡引导下成功插管。

TTJV 不能应用在环状软骨或喉头受到直接损伤，以及上呼吸道完全阻塞的患者。TTJV 的其他相对禁忌证包括凝血功能障碍、阻塞性肺疾病及放置导管可能有困难的解剖畸形。

通常使用 12～16 G 防打褶的导管进行 TTJV。钢圈加强型 6 Fr 导管（Cook Critical Care，Bloomington，IN）是一种为 TTJV 专门设计的防打褶导管，其聚四氯乙烯涂层有助于穿过环甲膜进入气管内。穿刺时除了穿刺针的斜面朝向尾部之外，放置导管的方法与 RI 类似。在实施喷射通气之前，必须通过负压吸引到空气来确定导管在气管内。

喷射通气最小的驱动压力是 15 psi。美国医院里的中心管道氧气压力接近 55 psi。市场上出售的喷射呼吸机通常会含有压力调节器来降低管道压力，以顺利进行喷射通气，并且避免高驱动压可能导致的气压伤。在手术室的大部分情况下，直接连接供氧管道就能获得喷射通气所需的压力。在可能需要 TTJV，但是又不具备足够驱动压力的手术室外的地方，实施 TTJV 往往有困难[252]。

TTJV 主要的并发症是高氧气压引起的气压伤以及其导致的气胸。为了避免这种并发症，确保有气体

逸出的通道和充足的被动呼气时间是不可或缺的。通气时应该使用能满足氧合与通气的最低压力。其他与 TTJV 相关的并发症包括皮下或纵隔气肿、出血、误吸以及气管或食管后壁穿孔[252]。

Ventrain 是一种一次性手动操作的氧气吹入装置，与通过小口径经皮导管的 TTJV 相比，它可降低气压伤的风险[253]。它通过采用伯努利原理提供呼气通气帮助，这意味着产生负压并利于气体排出，因此甚至可用于上呼吸道梗阻[254]。它通过流量可控的高压氧驱动，如壁挂式流量计或带有流量调节器的氧气瓶。

环甲膜切开术

当无创的方法失败或临床计划将其作为保护气道的首选计划时，环甲膜切开术是一项能提供开放气道途径的有创技术[255]。其已被列入 ASA 的困难气道流程中作为在其他急救措施已失败或不可行后的一项紧急有创技术。所有的急救气道车都应有环甲膜切开的工具并随时可以使用。环甲膜切开并非是一种永久性的气道，切开后应制订计划拔除环甲膜穿刺的导管或改为气管切开术[255]。

环甲膜切开术禁用于 6 岁以下的儿童（见第 77 章），因为此时环状软骨是气管最狭窄的部位，且甲状腺峡部通常可达环甲膜水平。然而，环甲膜穿刺行 TTJV 适用于这些小儿。环甲膜切开术的其他禁忌证包括喉头-骨折、喉赘生物、声门下狭窄、凝血功能障碍和颈部解剖结构扭曲或无法识别。

实施环甲膜切开最常使用的两项技术是经皮扩张环甲膜切开术和外科性环甲膜切开术。对于麻醉科医师而言，较偏爱经皮穿刺技术，因为相比外科切开其更简单，且在其他操作上熟悉使用了 Seldinger 技术（如中心静脉置管）。但是最近外科环甲膜切开术因具有更快的速度和更高的可靠性被作为首选[8]。

尽管环甲膜切开术有很多种外科性方法，但困难气道协会指南将手术刀-探条作为困难气道管理的首选技术。框 44.4 和图 44.32 概述了该过程。所有麻醉医师均被推荐学会该项技术，并接受定期培训以避免技能下降[8]。

市场上在售的有许多使用经皮扩张环甲膜切开的工具。这项技术的原理是经导丝置入扩张器后再经扩张器插入导气管。使患者颈部后仰伸展和确定环甲沟。如果体表标志难以辨别，可以使用超声引导。在环甲膜的皮肤上做一个 1 ~ 1.5 cm 的横切口，随后使

框 44.4 外科性环甲膜切开术

工具

- 10 号手术刀
- 弯头（斜角）探条
- 内径 6 mm 带套囊气管导管

步骤

1. 如果您用右手，请站在患者的左侧（如果是左手则相反）。
2. 用左手固定喉部。
3. 用左手示指确认环甲膜。如果无法确认环甲膜，在中线做 8 ~ 10 cm 的垂直切口。双手指钝性分离组织，用左手确认并固定喉部。
4. 右手持手术刀，刀刃朝向自己，横向刺入切开皮肤和环甲膜。
5. 保持手术刀垂直于皮肤旋转 90°，使刀刃尖端朝向尾侧（足侧）。
6. 转换左手持手术刀。
7. 左手持手术刀，保持垂直于皮肤（不倾斜），轻柔地拉向自己（横向）。
8. 右手持探条。
9. 持探条从右侧进入气管，在远离手术刀的一侧滑动探条弯头进入气管。
10. 旋转探条进入气管，并轻柔地向前推进 10 ~ 15 cm。
11. 移除手术刀。
12. 左手固定气管并撑开皮肤。
13. 润滑 6 mm 带套囊气管导管穿过探条。
14. 向前旋转导管通过探条，避免过度推进和支气管插管。
15. 移除探条。
16. 给套囊充气，并用二氧化碳波形确认通气。

Modified from Frerk C, Mitchell VS, McNarry AF, et al. Difficult Airway Society 2015 guidelines for management of unanticipated difficult intubation in adults. Br J Anaesth. 2015; 115（6）: 827-848.

用 18 G 导管针连接装有液体的注射器。在持续回抽下朝尾部呈 45° 穿刺。因为环甲动脉和环甲膜靠近声门裂，环甲膜穿刺或切开时应选择在环甲膜的下 1/3 部位且朝后进针（图 44.33）[255]。当回抽有空气，则确定穿过了环甲膜，将导管顺着穿刺针送入到气管内。最后是拔除穿刺针，原位保留导管。向尾端置入导丝的深度为 2 ~ 3 cm，再拔除导管，同时将套有气管套管的弯扩张器沿着导丝旋转插入气管内。此时应保持控制导丝，使得扩张器和气管套管一同穿过环甲膜。同时移除扩张器和导丝并原位保留套管。给套囊充气后可以尝试通气。通过呼气末二氧化碳波形确定合适的位置后固定好气管套管[255]。

环甲膜切开术的并发症包括出血、气管后壁或食管损伤、声带损伤、甲状腺撕裂和套管置入假道。将气管套管置入皮下组织可以导致皮下或纵隔气肿。环甲膜切开引起的晚期并发症包括吞咽功能障碍、感染、声音改变和气管狭窄。其中气管狭窄在成人的发生率接近 2% ~ 8%。如果之前存在气管损伤或者合并感染，其发生率更高。

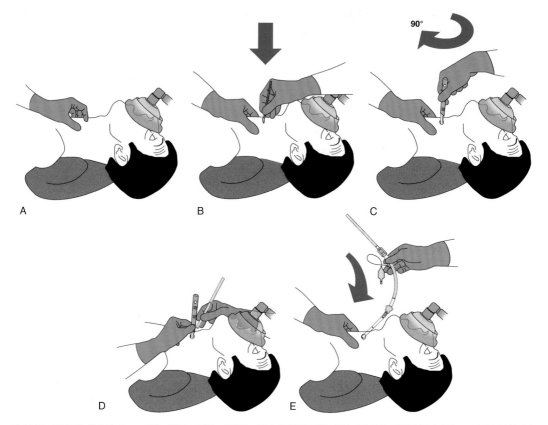

图 44.32　手术刀-探条技术——"刺，扭转，探条，管路"。（A）识别环甲膜。（B）穿过环甲膜进行横向刺切口。（C）旋转手术刀，使刀刃尖端朝向尾侧。（D）将手术刀拉向自己以打开切口，沿手术刀将探条弯头滑入气管。（E）将气管导管推入气管（From Frerk C，Mitchell VS，McNarry AF，et al. Difficult Airway Society 2015 guidelines for management of unanticipated difficult intubation in adults. Br J Anaesth. 2015；115（6）：827-848.）

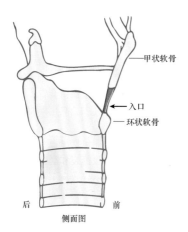

图 44.33　喉和气管的矢状面解剖。经皮环甲膜切开术的入口是在环甲膜的下 1/3（Courtesy Cook Critical Care；Bloomington，IN.）

气管拔管

　　拔管过程是气道管理的一个重要环节。虽然诱导及插管期间所引起的问题已经得到相当大的重视，但是气管拔管时发生并发症的风险可能会更高[256]。ASA 未公开的索赔案例数据分析显示：尽管由于 ASA 困难气道管理临床实践指南被广泛采用后，插管期间引起死亡和脑损伤的索赔案例数量逐渐下降，但是拔管和麻醉复苏期间导致损伤的索赔数量并没有减少[1]。鉴于以上情况和缺乏公认的气管拔管管理的策略，困难气道协会（DAS）在 2012 年制定了关于"论述拔管和复苏期间出现的问题"和"倡导有策略、阶梯式的拔管"的一系列指南[257]。

　　拔管期间可以引发很多并发症（框 44.5）。尽管有些并发症较轻微而且无长期的后遗症，但是有些并发症会导致拔管失败。造成拔管失败的原因有氧合

框 44.5　气管拔管相关的并发症
■ 喉痉挛和支气管痉挛 ■ 上呼吸道梗阻 ■ 通气不足 ■ 血流动力学改变（高血压或心动过速） ■ 咳嗽和肌肉牵拉，导致手术伤口裂开 ■ 喉水肿或呼吸道水肿 ■ 负压性肺水肿 ■ 声带反常运动 ■ 杓状软骨脱位 ■ 误吸

失败、通气失败、肺分泌物残留或呼吸道不通畅[84]。如果呼吸道不能快速重建，将导致严重的并发症甚至死亡。因此，麻醉科医师在拔管前，需要先对拔管风险进行分级，并制订详细的拔管计划。根据 DAS 的临床指南，将考虑以下三方面进行拔管风险分级：①诱导时气道是否正常和容易开放；②气道管理是否因手术变化、外伤或非手术因素变得困难；③患者是否存在拔管失败的一般风险因素[257]。

气管拔管的一般注意事项

无论是常规拔管还是困难拔管，都应该预先制订好拔管计划，包括拔管后不能维持呼吸道通畅时实施重新插管的计划[7]。选择在清醒下拔管还是恢复意识前深镇静下拔管，应权衡每一项技术的风险和利益。由于咽肌肌张力和气道反射恢复，清醒患者更容易保持气道通畅。深镇静下拔管能防止患者咳嗽和不利的血流动力学变化，但是需承担上呼吸道梗阻和肺通气不足的风险。还有其他的拔管技术，如 Bailey 策略，指的是当患者在深麻醉状态下将 ETT 更换为 SGA[258]。浅麻醉状态（Ⅱ期）期间拔管会增加喉痉挛和其他气道并发症发生的风险，应该避免在此状态下拔管。

拔管的常规准备有：确保神经肌肉阻滞完全被逆转或恢复，血流动力学稳定，体温正常，充分的镇痛。患者应进行预充氧，吸入氧浓度（FiO_2）为 100%，在合适的情况下可考虑实施肺泡复张手法。患者处于深麻醉时，应吸引咽部（必要时吸引气管内）分泌物，移除咽部填塞物和放置牙垫[22]。清醒拔管时必须放置牙垫，以防止患者苏醒期咬管。咬管会导致气道阻塞和发生负压性肺水肿。口咽通气道不推荐作为牙垫使用，因为口咽通气道会造成牙齿损坏，不如在磨牙之间塞入多层卷纱布[259]。

拔管后胀气会增加肺误吸的风险，并可阻碍肺通气。使用面罩高压通气的患者，拔管前应从口腔插入胃管进行抽吸。

拔管的标准体位是嗅花位，主要的优势是嗅花位是气道管理的最佳体位。拔管时头高位能使病态肥胖患者、有肺通气不足和呼吸道梗阻风险的患者获益。对于有肺误吸高风险的患者，优先采用侧卧位[22]。

套囊放气前使用正压通气，有助于去除积蓄在导管套囊上的分泌物。拔管前必须检查指示球囊，确保套囊放气是否完全。带有充气的套囊拔管会造成声带损伤和杓状软骨脱位。

困难气道的拔管和重新插管

很多手术和麻醉因素可以增加拔管的风险，最相关的因素已总结列在框 44.6。尽管有多种技术可以用来处理困难气道的拔管，如 Bailey 策略和输注瑞芬太尼[257]，但是最常使用的是气管交换管（airway exchange catheter，AEC）。这也被 ASA 专家组推荐使用在困难气道管理中。拔管前将空心引导管通过 ETT 并保留在原位，直到排除了重新插管的可能。AEC 还有维持氧合和连接二氧化碳分析仪监测呼吸的功能。清醒的患者可以完全耐受较小号的交换管（11 Fr）。置入交换管期间可以呼吸、谈话和咳嗽。使用时，应用胶带固定好交换管以防止意外移位，同时做好标签，将其与外形相似的饲管相区分。如果有必要的话，可用直接喉镜轻柔地牵拉舌头和口咽部软组织，有助于经 AEC 重新插管。

重要困难气道信息的存档与告知

如前所述，插管困难的最可预测的因素之一是先前插管困难史，因此，记录和传播危险气道信息至关重要，随后通过这种方式使关注气道困难患者的临床

框 44.6　拔管高风险的相关因素
气道风险因素 ■ 已知的困难气道 ■ 呼吸道情况恶化（出血、水肿和创伤） ■ 气道通路受限 ■ 肥胖或阻塞性睡眠呼吸暂停 ■ 误吸风险 **全身风险因素** ■ 心血管疾病 ■ 呼吸系统疾病 ■ 神经肌肉疾病 ■ 代谢紊乱 ■ 特殊手术要求

Modified from Popat M, Mitchell V, Dravid R, et al. Difficult Airway Society guidelines for the management of tracheal extubation. Anaesthesia. 2012; 67; 318-340.

医师能够警惕相关病史并获得必要的信息，以便安全地管理患者的气道。ASA《困难气道管理实践指南》建议临床医师记录气道管理的困难，并将遇到的困难告知患者或负责人[7]。考虑到通知系统，建议采用以下方式：例如，给患者的书面报告或信件，病历中的书面报告，与患者的外科医师或主要看护者进行沟通，通知手腕带或等效的识别设备和（或）病历标志。

　　1992 年，创建了 MedicAlert 基金会国家困难气道 / 插管注册表，对危险气道信息的文档编制和传播进行了标准化。到 2010 年，注册表中已纳入 11 000 多名患者[260]。患有困难气道的患者应直接登记到 MedicAlert 网站。

小结

　　气道管理是安全麻醉实践的核心。麻醉科医师必须具备气道解剖学、生理学和药理学的基础知识，并且能够熟练使用各种气道工具。虽然大多数气道管理比较简单，但是困难气道的管理对麻醉科医师来说依然是一项息息相关和最具挑战性的工作。对困难的预见性和前瞻性以及制订气道管理计划是至关重要的。许多气道问题可以靠相对简单的工具和技术来解决。但是成功地运用相关的工具和技术仍需要经验和准确的临床判断。目前可能改善患者预后的新式气道工具层出不穷，麻醉科医师必须在提高临床技能的同时兼顾学习新技术，以预防困难气道的发生。对于所有气道管理的参与者来说，未来的能力培训有望包含气道技术的临床能力评估训练。麻醉科医师的专业技能来源于临床针对性的实践和致力于终身学习的精神。

参考文献

1. Peterson GN, et al. *Anesthesiology*. 103:33, 2005.
2. Metzner J, et al. *Best Pract Res Clin Anaesthesiol*. 2011;25:263.
3. Cook TM, et al. *Br J Anaesth*. 2011;106(5):617.
4. Cook TM, MacDougall-Davis SR. *Br J Anaesth*. 2012;109(suppl 1):i68.
5. Behringer EC. *Anesthesiol Clin North America*. 20:813, 2002.
6. *Anesthesiology*. 1993;78:597.
7. Apfelbaum JL, et al. *Anesthesiology*. 2013;118:251.
8. Frerk C, et al. *Br J Anaesth*. 2015;115(6):827.
9. Law JA, et al. *Can J Anaesth*. 2013;60(11):1119.
10. Law JA, et al. *Can J Anaesth*. 2013;60(11):1089.
11. Langeron O, *Anesthesiology Annales francaises d'anesthesie et de reanimation*. 2008;27(1):41.
12. Piepho T, et al. *Anaesthesist*. 2015;64(suppl 1):27.
13. Petrini F, et al. *Minerva anestesiologica*. 2005;71(11):617.
14. Japanese Society of Anesthesiologists. *J Anesth*. 2014;28(4):482.
15. Artime CA, et al. Airway algorithms and guidelines. In: Berkow LC, et al, eds. *Cases in Emergency Airway Management*. Cambridge, UK, 2015; Cambridge University Press; 10–18.
16. Kovacs G, et al. Human factors in airway management. In: Kovacs G, Law JA, eds. *Airway Management in Emergencies: aimeairway.ca*. 2018.
17. Chrimes N. *Br J Anaesth*. 2016;117(suppl 1):i20.
18. Reitzen SD, et al. *Ear Nose Throat J*. 2011;90:112.
19. Ahmed-Nusrath A, et al. *Br J Anaesth*. 2008;100:269.
20. Cavusoglu T, et al. *J Craniofac Surg*. 2009;20:566.
21. Zwank M. *Am J Emerg Med*. 2009;27:513.
22. Henderson J. Airway management. In: Miller RD, ed. *Miller's Anesthesia*. 7th ed. Philadelphia: Churchill Livingstone; 2010:1573.
23. Srirompotong S. Art-Smart T. *Eur Arch Otorhinolaryngol*. 2003;260:401.
24. Krebs MJ, Sakai T. *J Clin Anesth*. 2008;20:218.
25. Hirshoren N, et al. *J Trauma*. 2009;67:891.
26. Hillman DR, et al. *Br J Anaesth*. 2003;91:31.
27. Kuna ST. *Respir Physiol*. 2000;119:155.
28. Reber A, et al. *Anesthesiology*. 1999;90:1617.
29. Leder SB, et al. *Ann Otol Rhinol Laryngol*. 2010;119:795.
30. Coleman L, et al. Functional anatomy of the airway. In: Hagberg CA, ed. *Benumof's Airway Management: Principles and Practice*. 2nd ed. Philadelphia: Mosby; 2012:3.
31. Lundstrom LH, et al. *Anaesthesia*. 2009;64:1081.
32. Kheterpal S, et al. *Anesthesiology*. 2006;105:885.
33. Yildiz TS, et al. *J Anesth*. 2005;19:7.
34. Gonzalez H, et al. *Anesth Analg*. 2008;106:1132.
35. Brodsky JB, et al. *Anesth Analg*. 2002;94:732.
36. Shiga T, et al. *Anesthesiology*. 2005;103:429.
37. Mallampati SR. *Can Anaesth Soc J*. 1983;30:316.
38. Mashour GA, et al. *Anesthesiology*. 2008;107:1919.
39. Samsoon GL, Young JR. *Anaesthesia*. 1987;42:487.
40. Lundstrom LH, et al. *Br J Anaesth*. 2011;107:659.
41. Mashour GA, Sandberg WS. *Anesth Analg*. 2006;103:1256.
42. Hegde HV, et al. *Eur J Anaesthesiol*. 2012;29:338.
43. Ezri T, et al. *Anesth Analg*. 2001;93:1073.
44. Fang B, Norris J. *Anesth Analg*. 2004;98:870.
45. Grover VK, et al. *Anesth Analg*. 2003;96:911.
46. Racine SX, et al. *Anesthesiology*. 2010;112:1190.
47. El-Orbany M, et al. *Anesth Analg*. 2011;113:103.
48. Karkouti K, Rose DK, et al. *Can J Anaesth*. 2000;47(8):730.
49. Iohom G, et al. *Eur J Anaesthesiol*. 2003;20:31.
50. Wilson ME, et al. *Br J Anaesth*. 1988;61:211.
51. Calder I, et al. *Anaesthesia*. 1995;50:756.
52. Khan ZH, et al. *Anesth Analg*. 2003;96:595.
53. Eberhart LH, et al. *Anesth Analg*. 2005;101:284.
54. el-Ganzouri AR, et al. *Anesth Analg*. 1996;82:1197.
55. Norskov AK, et al. *Br J Anaesth*. 2016;116(5):680.
56. Langeron O, et al. *Anesthesiology*. 2017;127:1223.
57. Kristensen MS, Teoh WH. Ultrasonography in Airway Management. In: Hagberg CA, et al. eds. *Hagberg and Benumof's Airway Management*. 4th ed. Philadelphia: Elsevier; 2018:74–91.
58. Ahmad I, et al. *J Clin Anesth*. 2015;27(6):508.
59. Cuendet GL, et al. *IEEE Trans Biomed Eng*. 2016;63(2):328.
60. Tanoubi I, et al. *Can J Anaesth*. 2009;56:449.
61. Benumof JL. *Anesthesiology*. 1999;91:603.
62. Dixon BJ, et al. *Anesthesiology*. 2005;102:1110.
63. Patel A, Nouraei SA. *Anaesthesia*. 2015;70(3):323.
64. Dixon BJ, et al. *Anesthesiology*. 2005;102(6):1110; discussion 1115A.
65. Ramkumar V, et al. *J Anesth*. 2011;25:189.
66. Futier E, et al. *Anesthesiology*. 2011;114:1354.
67. Herriger A, et al. *Anaesthesia*. 2004;59:243.
68. Levitan RM. Preoxygenation. In: Hagberg CA, Artime CA, Aziz MF, eds. *Hagberg and Benumof's Airway Management*. 4th ed. Philadelphia, PA: Elsevier; 2018:249–264.
69. Levitan RM. NO DESAT! (Nasal oxygen during efforts securing a tube). *Emergency Physicians Monthly*. 2010.
70. Teller LE, et al. *Anesthesiology*. 1988;69(6):980.
71. Baraka AS, et al. *Anaesthesia*. 2007;62(8):769.
72. Ramachandran SK, et al. *J Clin Anesth*. 2010;22(3):164.
73. Binks MJ, et al. *Am J Emerg Med*. 2017;35(10):1542.
74. Pavlov I, et al. *Am J Emerg Med*. 2017;35(8):1184.
75. Mendelson CL. *Am J Obstet Gynecol*. 1946;52:191.
76. *Anesthesiology*. 2017;126(3):376.
77. Smith I, et al. *Eur J Anaesthesiol*. 2011;28:556.
78. Mahajan V, et al. *J Clin Anesth*. 2015;27(5):396.
79. Paranjothy S, et al. *Cochrane Database Syst Rev*. 2014;(2):CD004943.
80. Artime CA, Sanchez A. Preparation of the patient for awake intubation. In: Hagberg CA, et al. eds. *Hagberg and Benumof's Airway Management*. 4th ed. Philadelphia, PA: Elsevier; 2018:216–234.
81. Kim YH, et al. *Yonsei Med J*. 2009;50:380.
82. Al-alami AA, et al. *Curr Opin Anaesthesiol*. 2009;22:388.
83. Silva DA, Sanders I. *Ann Otol Rhinol Laryngol*. 1992;101(11):893.
84. Cooper RM. Extubation and Reintubation of the Difficult Airway. In: Hagberg CA, et al. eds. *Hagberg and Benumof's Airway Management*. 4th ed. Philadelphia, PA: Elsevier; 2018:844–867.

85. Dorsey DP, Joffe AM. Physiologic and Pathophysiologic Responses to Intubation. In: Hagberg CA, et al. eds. *Hagberg and Benumof's Airway Management*. 4th ed. Philadelphia, PA: Elsevier; 2018:163–177.
86. Combes X, et al. *Br J Anaesth*. 2007;99:276.
87. Gal TJ. Airway management. In: Miller RD, ed. *Miller's Anesthesia*. ed 6. Philadelphia: Churchill Livingstone; 2005:1617.
88. El-Orbany MI, et al. *Br J Anaesth*. 2005;95:710.
89. El-Orbany MI, et al. *J Clin Anesth*. 2003;15:9.
90. Lieutaud T, et al. *Can J Anaesth*. 2003;50:121.
91. Naguib M, et al. *Anesth Analg*. 2010;111:110.
92. Heier T, et al. *Anesthesiology*. 2001;94:754.
93. Lee C, et al. *Anesthesiology*. 2009;110:1020.
94. Broomhead RH, et al. *Br J Anaesth*. 2010;104:313.
95. Goodwin MW, et al. *Anaesthesia*. 2003;58:60.
96. Ikeda A, et al. *Anesthesiology*. 2012;117:487.
97. Warters RD, et al. *Anaesthesia*. 2011;66:163.
98. Calder I, Yentis SM. *Anaesthesia*. 2008;63:113.
99. Sellick BA. *Lancet*. 1961;2:404.
100. Vanner RG, Asai T. *Anaesthesia*. 1999;54:1.
101. El-Orbany M, Connolly LA. *Anesth Analg*. 2010;110:1318.
102. Koerber JP, et al. *Anaesthesia*. 2009;64:54.
103. Rosen MA. *Anesthesiology*. 1999;91:1159.
104. de Souza DG, et al. *Anesth Analg*. 2010;110:1503.
105. Paech MJ. *Anaesth Intensive Care*. 2010;38:989.
106. Stept WJ, Safar P. *Anesth Analg*. 1970;49:633.
107. Deepika K, et al. *J Clin Anesth*. 1992;4:106.
108. Williamson RM, et al. *Acta Anaesthesiol Scand*. 2011;55:694.
109. Thorn K, et al. *Anesth Analg*. 2005;100:1200.
110. Smith KJ, et al. *Anesthesiology*. 2003;99:60.
111. Palmer JH, Ball DR. *Anaesthesia*. 2000;55:263.
112. Rice MJ, et al. *Anesth Analg*. 2009;109:1546.
113. Ehrenfeld JM, et al. *Anesth Analg*. 2012;115:95.
114. Clements P, et al. *Br J Hosp Med (Lond)*. 2009;70:424.
115. El-Orbany MI, et al. *J Clin Anesth*. 2002;14:115.
116. Wappler F, et al. *Eur J Anaesthesiol*. 2003;20:548.
117. Lee SY, et al. *Br J Anaesth*. 2012;110:81.
118. Kim SH, et al. *Anaesth Intensive Care*. 2011;39:899.
119. Kim JY, et al. *Acta Anaesthesiol Scand*. 2008;52:106.
120. Wei LX, et al. *Acta Academiae Medicinae Sinicae*. 2008;30:723.
121. Hung CT, et al. *Chang Gung Med J*. 2005;28:174.
122. Kim KS, et al. *J Anesth*. 2011;25:195.
123. Mahboobi N, et al. *East Mediterr Health J*. 2012;18:159.
124. Kong CF, et al. *Br J Anaesth*. 2000;85:364.
125. Lee J, Jung CW. *Korean J Anesthesiol*. 2011;60:12.
126. Erhan E, et al. *Can J Anaesth*. 2003;50:108.
127. Gore MS, Harnagale KD. *J Anaesthesiol Clin Pharmacol*. 2011;27:27.
128. Erhan E, et al. *Eur J Anaesthesiol*. 2003;20:37.
129. Aissaoui Y, et al. *Eur J Anaesthesiol*. 2012;29:391.
130. Bouvet L, et al. *Anaesthesia*. 2009;64:719.
131. Politis GD, Tobias JD. *Paediatr Anaesth*. 2007;17:285.
132. Lundstrom LH, et al. *Br J Anaesth*. 2009;103:283.
133. Mencke T, et al. *Anesthesiology*. 2003;98:1049.
134. Abrams JT, et al. *Anesth Analg*. 1996;83:629.
135. Scamman FL. *Anesth Analg*. 1983;62:332.
136. Bennett JA, et al. *Anesthesiology*. 1997;87:1070.
137. Kohno T, Ikoma M. *Masui*. 2008;57:1213.
138. Benumof JL. *Anesthesiology*. 1991;75:1087.
139. Thomas JL. *Anaesthesia*. 1969;24:28.
140. Rosenstock CV, et al. *Anesthesiology*. 2012;116:1210.
141. Xue FS, et al. *Eur J Anaesthesiol*. 2012;29:209; author reply 210–211.
142. Xue FS, et al. *Chin Med J (Engl)*. 2009;122:408.
143. Sarma J. *J Clin Anesth*. 2007;19:322.
144. Raval C, et al. *Saudi J Anaesth*. 2010;4:38.
145. Bekhit MH. Lidocaine for neural blockade. In: Sinatra RS, et al. eds. *The Essence of Analgesia and Analgesics*. New York: Cambridge University Press; 2011:279.
146. Simmons ST, Schleich AR. *Reg Anesth Pain Med*. 2002;27:180.
147. Novaro GM, et al. *J Am Soc Echocardiogr*. 2003;16:170.
148. Cara DM, et al. *Anaesthesia*. 2003;58:777.
149. Gross JB, et al. *Anesth Analg*. 1984;63:915.
150. Walsh ME, Shorten GD. *Yale J Biol Med*. 1998;71:537.
151. British Thoracic Society Bronchoscopy Guidelines Committee: a Subcommittee of Standards of Care Committee of British Thoracic Society. *Thorax*. 2001;56(suppl 1):i1.
152. Williams KA, et al. *Br J Anaesth*. 2005;95:549.
153. Reed AP. *Chest*. 1992;101:244.
154. von Goedecke A, et al. *Anesth Analg*. 2004;98:260.
155. Joffe AM, et al. *Anesthesiology*. 2010;113:873.
156. Weiler N, et al. *Prehosp Disaster Med*. 1995;10:101.
157. Safar P, et al. *J Appl Physiol*. 1959;14:760.
158. Isono S, et al. *Anesthesiology*. 2005;103:489.
159. Kok PH, et al. *Singapore Med J*. 2001;42:322.
160. Wang KC, et al. *Acta Anaesthesiol Taiwan*. 2006;44:119.
161. Brain AI. *Br J Anaesth*. 1983;55:801.
162. Brimacombe J. *Can J Anaesth*. 1995;42:1017.
163. Yu SH, Beirne OR. *J Oral Maxillofac Surg*. 2010;68:2359.
164. Lindsay HA, et al. Supraglottic Airway Techniques: Laryngeal Mask Airways. In: Hagberg CA, et al. eds. *Hagberg and Benumof's Airway Management*. 4th ed. Philadelphia, PA: Elsevier; 2018:328–348.
165. Miller DM. *Anesth Analg*. 2004;99:1553.
166. Vaida S, et al. Supraglottic Airway Techniques: Nonlaryngeal Mask Airways. In: Hagberg CA, et al. eds. *Hagberg and Benumof's Airway Management*. 4th ed. Philadelphia, PA: Elsevier; 2018:349–370.
167. Asai T, Brimacombe J. *Anaesthesia*. 2000;55:1179.
168. Brimacombe J, et al. *Br J Anaesth*. 2005;95:420.
169. Vannucci A, et al. *Anesth Analg*. 2018;126(6):1959.
170. Grady DM, et al. *Anaesthesia*. 2001;94:760.
171. Siddik-Sayyid SM, et al. *Anesth Analg*. 2005;100:1204.
172. Hui JK, et al. *Can J Anaesth*. 2002;49:508.
173. Bouvet L, et al. *Can J Anaesth*. 2010;57:222.
174. Jaffe RA, Brock-Utne JG. *J Clin Anesth*. 2002;14:462.
175. Nakayama S, et al. *Paediatr Anaesth*. 2002;12:416.
176. Weber S. *Anesthesiol Clin North America*. 2002;20:503.
177. Dingley J, et al. *Anaesthesia*. 1994;49:251.
178. Burgard G, et al. *J Clin Anesth*. 1996;8:198.
179. Brimacombe J, Costa e Silva L. *Eur J Anaesthesiol*. 2003;20:502.
180. Emmett SR, et al. *Br J Anaesth*. 2012;109:468.
181. Cook TM, et al. *Can J Anaesth*. 2005;52:739.
182. Handa-Tsutsui F, Kodaka M. *J Clin Anesth*. 2005;17:344.
183. Sharma V, et al. *Br J Anaesth*. 2010;105:228.
184. Abdi W, et al. *Acta Anaesthesiol Scand*. 2010;54:141.
185. Maltby JR, et al. *Can J Anaesth*. 2002;49:857.
186. Abdi W, et al. *Obes Surg*. 2009;19:1624.
187. Yao T, et al. *Zhonghua Yi Xue Za Zhi*. 2010;90:2048.
188. Gaitini LA, et al. *Anesthesiology*. 2001;94:79.
189. Mort TC. *Anesth Analg*. 2006;103:1264.
190. Ochs M, et al. *Prehosp Emerg Care*. 2000;4:333.
191. Oczenski W, et al. *Anaesthesia*. 1999;54:1161.
192. Gaitini LA, et al. *Anesthesiology*. 2011;23:475.
193. Sultan P, et al. *J Perioper Pract*. 2011;21:379.
194. Sparrow KA, et al. Intubating Introducers and Lighted and Optical Stylets. In: Hagberg CA, et al. eds. *Hagberg and Benumof's Airway Management*. 4th ed. Philadelphia, PA: Elsevier; 2018:402–416.
195. Artime C. Flexible Fiberoptic Intubation. In: Hagberg CA, et al. eds. *The Difficult Airway: A Practical Guide*. Oxford: Oxford University Press; 2013:97–108.
196. Bannister FB, Macbeth RG. *Lancet*. 1944;2:651.
197. Adnet F, et al. *Anesthesiology*. 2001;94:83.
198. Chou HC, Wu TL. *Acta Anaesthesiol Scand*. 2001;45:261.
199. Greenland KB, et al. *Br J Anaesth*. 2010;105:683.
200. Isono S. *Anesthesiology*. 2001;95:825.
201. Park SH, et al. *J Anesth*. 2010;24:526.
202. Greenland KB, et al. *Br J Anaesth*. 2010;104:268.
203. Takenaka I, et al. *Can J Anaesth*. 2007;54:129.
204. Jain RR, Cameron SD. Airway Management in Pediatric Patients. In: Hagberg CA, et al. eds. *Hagberg and Benumof's Airway Management*. 4th ed. Philadelphia, PA: Elsevier; 2018:608–639.
205. Baker PA, Timmermann A. Laryngoscopic Tracheal Intubation. In: Hagberg CA, et al. eds. *Hagberg and Benumof's Airway Management*. 4th ed. Philadelphia, PA: Elsevier; 2018:371–390.
206. Cormack RS. *Lehane J: Anaesthesia*. 1984;39:1105.
207. Yentis SM, Lee DJ. *Anaesthesia*. 1998;53:1041.
208. Ochroch EA, et al. *Can J Anaesth*. 1999;46:987.
209. Straker T, Urdaneta F. Confirmation of Tracheal Intubation. In: Hagberg CA, et al. eds. *Hagberg and Benumof's Airway Management*. 4th ed. Philadelphia, PA: Elsevier; 2018:540.
210. Hung MH, et al. *Anesth Analg*. 2008;107:1704.
211. Cattano D, Cavallone L. *Anesthesiology News*. 2011;37:17.
212. Asai T, Shingu K. *Br J Anaesth*. 2004;92:870.
213. Kristensen MS. *Anesthesiology*. 2003;98:354.
214. Lu Y, et al. *Anaesthesia*. 2011;66:1160.
215. Rudolph C, et al. *Anaesthesia*. 2005;60:668.
216. Shollik NA, et al. *Case Rep Anesthesiol*. 2012;2012:297.
217. Mazeres JE, et al. *Eur J Anaesthesiol*. 2011;28:646.
218. Abramson SI, et al. *Anesth Analg*. 2008;106:1215.

219. Xue FS, et al. *J Clin Anesth.* 2009;21:154.
220. Sorbello M, et al. *Anesth Analg.* 2009;108:386.
221. Aziz M, Metz S. *Anaesthesia.* 2011;66:579.
222. Van Zundert AA, Pieters BM. *Br J Anaesth.* 2012;108:327.
223. Xue FS, et al. *Eur J Anaesthesiol.* 2009;26:261.
224. Biro P, et al. *Br J Anaesth.* 2006;97:255.
225. Greif R, et al. *Anaesthesia.* 2010;65:525.
226. Kaplan MB, et al. *J Clin Anesth.* 2006;18:357.
227. Aziz MF, et al. *Anesthesiology.* 2012;116:629.
228. Jungbauer A, et al. *Br J Anaesth.* 2009;102:546.
229. Asai T, et al. *Anesthesiology.* 2009;110:898.
230. Aziz MF, et al. *Anesthesiology.* 2011;114:34.
231. Moore AR, et al. *Anaesthesia.* 2012;67:232.
232. Xue FS, et al. *Anesthesiology.* 2013;118:462.
233. Aziz M, Brambrink A. Video-Assisted Laryngoscopy. In: Hagberg CA, et al. eds. *Hagberg and Benumof's Airway Management.* 4th ed. Philadelphia, PA: Elsevier; 2018:417–427.
234. McElwain J, et al. *Anaesthesia.* 2010;65:483.
235. Ng I, et al. *Br J Anaesth.* 2012;109:439.
236. Cavus E, et al. *Anesth Analg.* 2010;110:473.
237. Maassen R, et al. *Anesth Analg.* 2009;109:1560.
238. van Zundert A, et al. *Anesth Analg.* 2009;109:825.
239. Meininger D, et al. *Anaesthesist.* 2010;59:806.
240. Jones PM, et al. *Can J Anaesth.* 2011;58:256.
241. Cattano D, et al. *Intern Emerg Med.* 2012;7:59.
242. Dupanovic M. *J Clin Anesth.* 2010;22:152.
243. Komasawa N, et al. *J Anesth.* 2011;25:898.
244. Komasawa N, et al. *Masui.* 2011;60:84.
245. Ferrario L. Intubation stylets. In: Hagberg CA, et al. eds. *The Difficult Airway: A Practical Guide.* Oxford: Oxford University Press; 2013:83.
246. Normand KC, Aucoin AP. Retrograde intubation. In: Hagberg CA, et al. eds. *The Difficult Airway: A Practical Guide.* Oxford: Oxford University Press; 2013:109.
247. Hsu HT, et al. *Anaesthesia.* 2012;67:411.
248. Pinsky JR, Hagberg CA. Combination Techniques. In: Hagberg CA, et al. eds. *The Difficult Airway: A Practical Guide.* Oxford: Oxford University Press; 2013:143–154.
249. Ohchi F, et al. *Am J Emerg Med.* 2017;35(4):584.
250. Budde AO, Pott LM. *J Clin Anesth.* 2008;20(7):560.
251. Pieters BM, et al. *Anesth Analg.* 2018;126(3):988.
252. Normand KC. Percutaneous transtracheal jet ventilation. In: Hagberg CA, et al. eds. *The Difficult Airway: A Practical Guide.* Oxford: Oxford University Press; 2013:117.
253. Hamaekers AE, et al. *Br J Anaesth.* 2012;108(6):1017.
254. Fearnley RA, et al. *J Clin Anesth.* 2016;33:233.
255. Normand KC. Cricothyrotomy. In: Hagberg CA, et al. eds. *The Difficult Airway: A Practical Guide.* Oxford: Oxford University Press; 2013:125.
256. Asai T, et al. *Br J Anaesth.* 1998;80:767.
257. Popat M, et al. *Anaesthesia.* 2012;67:318.
258. Nair I, Bailey PM. *Anaesthesia.* 1995;50:174.
259. Falzon D, et al. *Anaesthesia.* 2012;67:919; author reply 921.
260. Foley L, et al. Dissemination of Critical Airway Information. In: Hagberg CA, et al. eds. *Hagberg and Benumof's Airway Management.* 4th ed. Philadelphia, PA: Elsevier; 2018:905–910.

45 椎管内麻醉

RICHARD BRULL，ALAN J. R. MACFARLANE，VINCENT W. S. CHAN
毛仲炫　林育南　译　刘敬臣　审校

要 点	
	■ 随着年龄的增长，脊髓末端从婴儿时期的 L_3 水平上升至成人的 L_1 下缘水平。
	■ 神经阻滞的快慢取决于神经纤维髓鞘的粗细、表面积以及与局麻药直接接触的程度。
	■ 外周（$T_1 \sim L_2$）和心脏（$T_1 \sim T_4$）交感神经纤维阻滞是引起椎管内麻醉相关的动脉血压下降（心输出量和全身血管阻力下降）的原因。
	■ 脑脊液容量和局麻药比重比是影响脊髓麻醉扩散（如阻滞平面）最重要的因素。
	■ 使用小口径的脊髓麻醉穿刺针可降低硬膜穿破后头痛的发生率。
	■ 椎管内麻醉相关的严重神经并发症非常罕见，但是老年和并存脊髓病变患者的风险增加。
	■ 使用低分子量肝素和强效血小板抑制剂可增加椎管内麻醉后硬膜外血肿形成的风险。
	■ 硬膜外血丁补治疗硬膜穿破后头痛的有效率超过90%。
	■ 局麻药的全身毒性反应是由于局麻药意外注入硬膜外腔静脉所致。
	■ 椎管内麻醉，尤其作为单独使用的麻醉方法时，可以减少患者围术期的并发症和死亡率。

原理

脊髓麻醉、硬膜外麻醉和骶管麻醉根据局麻药剂量、浓度和容量的不同可产生交感神经、感觉神经或运动神经的单一或联合阻滞。尽管神经的阻滞存在以上相似之处，但脊髓麻醉、硬膜外麻醉和骶管麻醉在技术、生理学和药理学上仍有明显的区别。脊髓麻醉只需要几乎无全身药理作用的小剂量（即容量）药物即可产生快速（< 5 min）、充分、可恢复性的痛觉阻滞。相反，硬膜外麻醉和骶管麻醉需注入大剂量局麻药，起效也更为缓慢（> 20 min）。大剂量局麻药可引起具有药理学活性的全身血药浓度的变化，这可能与椎管内麻醉原因尚不明确的副作用和并发症有关。脊髓和硬膜外联合麻醉的应用缩小这些差异，也增加了临床管理的灵活性。

应用

椎管内麻醉临床应用范围广泛，包括外科和妇产科手术、急性术后疼痛管理和慢性疼痛治疗。单次脊髓麻醉或硬膜外麻醉最常应用于下腹部、骨盆内器官（如前列腺）和下肢的手术以及剖宫产术。可通过硬膜外导管持续注射低浓度的局麻药和阿片类药物用于产科分娩镇痛和大手术（如胸部、腹部和相对较少应用的下肢）的术后镇痛。有证据表明硬膜外镇痛能减少行胸腹部大手术高危患者的肺部并发症而降低此类患者的死亡率，从而推动了其在21世纪初的临床应用[1]。骶管麻醉则多应用于小儿手术的麻醉、镇痛及成人慢性疼痛的治疗。留置脊髓麻醉导管可应用于癌性疼痛和非癌性疼痛的长期治疗（数月至数年）。

历史

August Bier 于1898年应用可卡因完成了人类第一例脊髓麻醉[2]。随后，Braun、Sise、Gordh、Foldes 和 McNall、Dhunér 和 Sternberg、Emblem 先后成功地应用普鲁卡因（1905年）、丁卡因（1935年）、利多卡因

（1949 年）、氯普鲁卡因（1952 年）、甲哌卡因（1961年）和布比卡因（1966 年）等局麻药施行脊髓麻醉。20 世纪 80 年代，罗哌卡因和左旋布比卡因被用于脊髓麻醉。1901 年，Racoviceanu-Pitesti 首次报道了鞘内注射吗啡。同年，Cathleen 首次描述了骶管麻醉。1921 年，Pagés 首次报道了人类腰段硬膜外麻醉。20世纪 30 年代，Dogliotti 描述了阻力消失法。1941 年，Hingson 报道了将连续骶管麻醉应用于产科。1947 年，Curbelo 报道了将腰段硬膜外置管应用于外科手术[3]。1979 年，Behar 首次报道将硬膜外注射吗啡镇痛。

尽管椎管内麻醉在过去一个世纪得到广泛应用，但是在应用过程中出现的一些事件也导致了其发展过程中的重大挫折：1954 年"Woolley 和 Roe 诉讼案件"详细描述了脊髓麻醉后发生的瘫痪[4]，20 世纪 80 年代早期报道了应用氯普鲁卡因脊髓麻醉后出现的持续神经功能缺损症状和粘连性蛛网膜炎，20 世纪 90 年代早期报道了应用利多卡因脊髓麻醉后出现的马尾综合征[5]。最近，新型强效抗凝药（如低分子量肝素，low-molecular-weight heparin，LMWH）和抗血小板药物（如氯吡格雷）的使用可增加严重硬膜外血肿形成的风险已引起关注[6]。

解剖

脊髓近端与脑干相连，末端以终丝（纤维的延伸部分）和马尾（神经的延伸部分）终止于脊髓圆锥。由于骨性椎管与中枢神经系统的生长速度不同，随着年龄的增长，脊髓末端从婴儿时期的 L_3 水平上升至成人的 L_1 下缘水平。

在骨性脊柱内由内到外包绕脊髓的三层膜分别为：软脊膜、蛛网膜和硬膜（图 45.1）。脑脊液（cerebrospinal fluid，CSF）位于软脊膜和蛛网膜之间的腔隙。这一腔隙称为蛛网膜下腔（即鞘内）。软脊膜是一层紧密覆盖于脊髓和脑实质表面的富含血管的膜。脑室的脉络膜每天大约产生 500 ml 脑脊液，在 T_{11} ～ T_{12} 以下的蛛网膜下腔内含 30 ～ 80 ml 脑脊液。蛛网膜是一层很薄的非血管膜，是药物进出脑脊液的主要屏障，占药物转移阻力的 90%[7]。Liu、McDonald[8] 和 Bernards[9] 强调，蛛网膜起主要屏障作用的证据是脑脊液位于蛛网膜下腔而不是硬膜下腔。位于最外层的是硬膜。

硬膜周围存在一个硬膜外腔。硬膜外腔从枕骨大孔延伸至骶裂孔，包绕于硬膜前方、侧方和后方。硬膜外腔前方是后纵韧带，侧方被椎间孔和椎弓根围绕，后方是黄韧带。硬膜外腔的内容物有神经根、脂

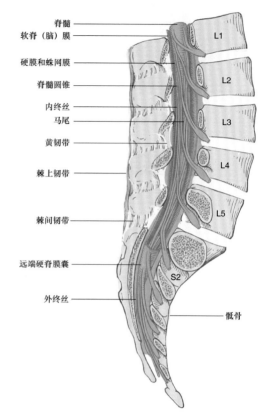

图 45.1 脊髓解剖。注意脊髓末端（如脊髓圆锥）终止于 L_1 ～ L_2 水平，硬脊膜囊终止于 S_2 水平

脊髓
软脊（脑）膜
硬膜和蛛网膜
脊髓圆锥
内终丝
马尾
黄韧带
棘上韧带
棘间韧带
远端硬脊膜囊
外终丝
L1
L2
L3
L4
L5
S2
骶骨

肪、蜂窝组织、淋巴管和包含完整的 Batson 静脉丛在内的血管。

硬膜外腔后方是黄韧带，也是从枕骨大孔延伸至骶裂孔。虽然黄韧带被描述为一条韧带，但实际上由左、右两条黄韧带组成，在后正中连接成锐角而腹侧是开放的（图 45.2）[10-11]。自颅骨至骶骨，甚至在同一椎间隙，黄韧带并非均匀一致的，韧带的厚度、至硬膜的距离和皮肤至硬膜的距离随所处椎管的节段而改变。腰段椎管呈三角形且最宽，胸段椎管呈圆形且最窄。两条黄韧带在中线是否连接融合是可变的，甚至同一患者在不同的椎体水平可能同时出现黄韧带融合和不融合两种情况[10]。紧贴黄韧带后方的是椎板、棘突或者棘间韧带。棘上韧带从枕骨外粗隆延伸至尾骨，连接各椎体的棘突（图 45.2）。

脊柱由 7 个颈椎、12 个胸椎、5 个腰椎和 1 个骶椎组成。椎骨后部由椎弓、棘突、椎弓根和椎板组成，前部为椎体。椎骨前部由纤维软骨连接，其中央圆盘为髓核，椎骨后部由椎骨关节突（面）连接。胸

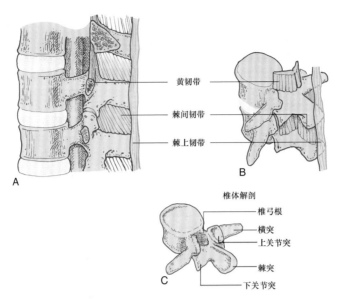

图 45.2　椎体解剖。A. 矢状图。B. 腰椎骨斜位图，显示黄韧带在椎间隙尾端和中线增厚。C.单个腰椎骨斜位图

椎棘突向尾侧成角，而腰椎棘突则与中线垂直。这一重要区别提示我们在胸段和腰段椎间隙穿刺时应采用不同的角度进针。

骶管内含硬脊膜囊末端。该末端通常终止于 S_2 水平，但也存在变异。儿童硬脊膜囊的终点更低。除了硬脊膜囊外，骶管内还有静脉丛。该静脉丛属于椎管内无瓣膜静脉丛的一部分。除椎间孔和硬脊膜囊外，成人骶管容积为 10 ～ 27 ml。骶管容积变异大可能是导致骶管麻醉阻滞平面差异的原因（图 45.3）[12]。

血液供应

脊髓的血液供应来源于一条脊髓前动脉（来自椎动脉）、两条脊髓后动脉（来自小脑后动脉）和脊髓节段性动脉（来自肋间动脉和腰动脉）[13]。脊髓节段性动脉从每个椎间孔进入椎管后发出营养神经根和髓质的分支，其中最大的分支称为根最大动脉（Adamkiewicz 动脉）。该动脉从左侧 T_7 ～ L_4 之间进入，营养低位胸段和高位腰段脊髓区域。脊髓前动脉营养脊髓前 2/3 的区域，脊髓后动脉营养脊髓后 1/3 的区域。由于脊髓前部的滋养血管较脊髓后部的少，因此脊髓前部和深部（灰质）最容易发生缺血（导致前角运动神经元损伤，或者称为脊髓前动脉综合征）。脊髓中胸段（T_3 ～ T_9）节段性滋养血管较少，也易发生缺血。脊髓静脉的分布与脊髓动脉相似。纵行的三条脊髓前静脉、三条脊髓后静脉与前、后根静脉相交通，最后汇入位于硬膜外腔中间和外侧的椎静脉丛。除骶管至 L_5 ～ S_1 段外，硬膜外腔的后腔无静脉丛。

解剖变异

神经根

脊髓神经根的大小和结构并非一致。Hogan 和 Toth[14-15] 已经证实不同个体之间神经根的大小存在相当大的变异。这些变异有助于解释相同的技术应用于相似的患者却产生不同的阻滞效果。另一方面，解剖关系可能影响神经阻滞。一般说来，后根（感觉）比前根（运动）粗大，但是后根常容易阻滞。后根由各部分束支组成，能提供更大的局麻药作用的表面积。这可能是导致较粗大的感觉神经比较细小的运动神经更容易被阻滞的原因[8]。

脑脊液

不同患者腰骶段的脑脊液压力恒定，约为 15 cmH$_2$O，但脑脊液容量不同，部分原因可能与体质和体重的差异有关[16]。据估计，80% 感觉和运动阻滞的最高平面与消退的差异是由于脑脊液容量不同所致。然而，除了体重外［体重指数（BMI）较高者脑脊液较少］，脑脊液容量与临床上其他可测量的形态指标并不相关[17]。

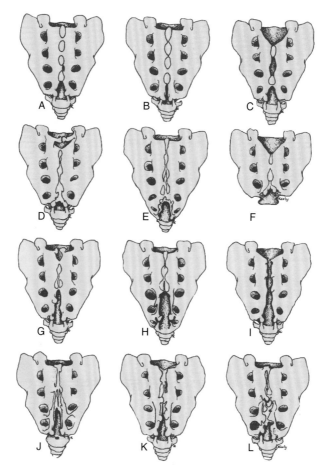

图 45.3 骶骨和骶裂孔的解剖学变异。A. 正常。B. 纵向裂缝样骶裂孔。C. 第二中线裂孔。D. 横裂孔。E. 无骶角的大裂孔。F. 无尾骨的横裂孔，两个突出的角及角侧"假裂孔"。G-I. 大的中线缺损与骶裂孔连接。J-L. 增大的纵向裂孔，每个上方有一个"假裂孔"（From Willis RJ. Caudal epidural block. In：Cousins MN，Bridenbaugh PO，eds. Neural blockade in clinical anesthesia and management of pain. 2nd ed. Philadelphia：JB Lippincott；1988：365.）

（详见影响阻滞平面的因素）。

硬膜外腔

Hogan[10]采用冰冻低温切片技术研究尸体切片发现，硬膜外腔在很大程度上呈节段性，而不同于以前通过间接解剖分析推断硬膜外腔是一个均匀的腔隙。Hogan[18]的另一项尸体研究表明，将溶液注入硬膜外腔组织后，扩散并非均匀。他据此推断这是临床上硬膜外腔药物扩散不可预测的主要原因。硬膜外腔这种非均匀性与年龄差异有关。有证据表明，硬膜外腔的脂肪组织随年龄增长而减少[19]。这可能是硬膜外麻醉所需局麻药剂量随年龄而改变的关键因素（见第 65 章）。

作用机制

局麻药与神经组织结合后阻断神经传导，从而产生神经阻滞作用。就脊髓麻醉和硬膜外麻醉而言，药物结合的靶部位是脊髓（表面和深部）以及位于蛛网膜下腔及硬膜外腔内的脊神经根。脊神经根和后根的神经节是最重要的作用部位。与被硬膜（硬膜鞘）包绕的硬膜外腔的神经相比，蛛网膜下腔内的神经更容易被小剂量局麻药接触和阻滞。神经阻滞的快慢取决于神经纤维髓鞘的粗细、表面积以及与局麻药直接接触的程度。解剖研究发现，S_1 和 L_5 的后根最粗，故在硬膜外麻醉时最难阻滞[15]。较小神经的膜表面积与轴索单位体积的比率较高，因此对局麻药更为敏感。

例如，小的神经节前交感纤维（B 纤维，1～3 μm，最小的有髓鞘纤维）对局麻药最敏感。在感觉纤维中，传导温度觉的 C 纤维（0.3～1 μm，无髓鞘）比传导针刺觉 A-δ 纤维（1～4 μm，有髓鞘）更容易或更早被阻滞。传导触觉的 A-β 纤维（5～12 μm，有髓鞘）在感觉神经中最后被阻滞。与所有感觉纤维相比，更大的 A-α 运动纤维（12～20 μm，有髓鞘）最后被阻滞。阻滞作用消退（恢复）的顺序则相反：运动功能最先恢复，随后触觉和针刺觉依次恢复，温度觉最后恢复[20]。局麻药作用相对敏感性或易感性的另一表现是由于不同的感觉形态，观察到的阻滞平面存在差异（最高或最朝向头侧的阻滞水平），称之为差异感觉阻滞。例如，温度觉的阻滞平面（大约也是交感阻滞平面）最高，平均高于针刺觉的阻滞平面 1～2 节段，而针刺觉的阻滞平面则高于触觉的阻滞平面 1～2 节段[21]。

药物摄取

在脊髓麻醉中，将局麻药直接注入蛛网膜下腔。药物透过软脊膜和 Virchow-Robin 腔（蛛网膜下腔扩大部分，伴有血管从软脊膜进入脊髓）扩散到深部的后根神经节[22]。此外，部分蛛网膜下腔的药物透过蛛网膜和硬膜进入硬膜外腔[23]，部分药物则被软脊膜和硬膜的血管吸收[24]。

药物的渗透和摄取直接与药物总量、脑脊液药物浓度、接触面积、脂肪含量（脊髓和有髓鞘神经脂肪含量高）和局部组织血供成正比，但与神经根的大小成反比。对于脊髓麻醉（通常在 L_2～L_4 水平）患者，蛛网膜下腔注射部位脑脊液中的局麻药浓度最高。

硬膜外麻醉的药物摄取更为复杂。一部分局麻药从硬膜外腔透过硬膜和蛛网膜进入脑脊液产生神经阻滞作用，而另一部分局麻药通过血管吸收进入毛细血管和全身循环，还有部分局麻药被硬膜外腔脂肪摄取。向硬膜外腔注射局麻药后，脑脊液中局麻药的生物利用度很低（＜20%）。

药物分布

扩散是脑脊液中的局麻药从高浓度区域（如注药的部位）向其他低药物浓度的脊髓节段分布的主要机制[25]。小剂量局麻药注射后向头端扩散（通常在 10～20 min 内）程度与脑脊液的循环时间有关。颅内动脉搏动产生的纵向振动是脑脊液整体流动的原因。这种整体流动可促进局麻药在注射 1 h 内从腰段蛛网膜下腔向头侧的基底池扩散。

硬膜外腔的局麻药分布更为复杂，可能与以下一个、几个或者所有机制有关：①通过硬膜进入蛛网膜下腔；②在硬膜外腔内向头侧和尾侧纵向扩散；③在硬膜外腔内沿周围扩散；④通过椎间孔漏出硬膜外腔；⑤与硬膜外腔脂肪结合；⑥被硬膜外腔血管吸收。在硬膜外腔注射大剂量（如容积）局麻药后，可能通过整体流动沿纵向扩散。可能促进局麻药在硬膜外腔分布的因素有：硬膜外腔口径小（在胸段硬膜外扩散快），硬膜外腔顺应性增加，硬膜外腔脂肪含量减少，从椎间孔漏出局麻药少（如老年人和椎管狭窄），以及硬膜外腔压力增加（如妊娠）[26]。药物首先从高浓度区域向低浓度区域扩散。扩散的方向随椎体水平面改变，即腰段硬膜外注药后主要向头侧扩散，高位胸段硬膜外注药后主要向尾侧扩散，而低位胸段硬膜外注药后主要向头侧扩散[26]。

药物清除

神经阻滞的消退是由于局麻药被非神经组织摄取（血管吸收最为重要）导致脑脊液中局麻药浓度下降所致。神经阻滞的消退时间与脑脊液容积呈负相关[27]。药物由软脊膜血管吸收或通过反向扩散由硬膜外血管吸收，最终进入全身循环。脑脊液中没有药物代谢，清除率取决于局麻药的分布。扩散范围广将导致药物暴露于更大的血管吸收面积，因而作用持续时间缩短。脂溶性局麻药（如布比卡因）与硬膜外腔脂肪结合形成一个贮存库，可以减慢血管吸收。

生理学效应

安全实施脊髓麻醉、硬膜外麻醉和骶管麻醉需要了解它们的生理学效应。椎管内麻醉阻滞交感神经和躯体（感觉和运动）神经系统，同时伴随一些代偿性反射和相应的副交感神经激活[28]。除了局麻药的血药水平可达到足够自行产生全身效应的浓度外，硬膜外麻醉的其他生理效应与脊髓麻醉相似。

心血管系统

椎管内麻醉对血压的影响在某种程度上与静脉联合应用 $α_1$ 和 β 肾上腺素能受体阻滞剂对心输出量的影响相似：即每搏输出量和心率下降（见第 14 章）。这种影响主要通过阻滞外周（T_1～L_2）与心脏

（T$_1$～T$_4$）交感神经纤维和抑制肾上腺髓质分泌而产生。在感觉神经阻滞可比范围内，硬膜外麻醉引起的血压下降比脊髓麻醉更缓和，幅度更小。然而，当应用丁卡因（10 mg）实施的脊髓麻醉与应用利多卡因（1.5% 溶液 20～25 ml）实施的硬膜外麻醉相比较时，硬膜外麻醉的动脉血压下降幅度大于脊髓麻醉（约10%）[29]。最重要的是，任何麻醉技术引起动脉血压下降的程度都受多种因素的影响，包括患者的年龄和血容量状态。

每搏输出量

交感神经阻滞通常降低每搏输出量。静脉和动脉扩张分别降低前负荷（静脉回流）和后负荷（外周血管阻力）。由于大量血液贮存在静脉系统（大约75%的血容量），小静脉的平滑肌数量有限，而动脉平滑肌仍然保留相当程度的自主神经张力，故静脉扩张效应起主要作用。脊髓麻醉起效时，心输出量维持不变或轻微下降。然而，有研究发现心输出量的改变表现为以早期短暂增加、随后减少为特征的双相反应[30]。早期的心输出量增加是由于外周血管阻力下降比静脉回流减少明显所致，尤其见于合并高血压和外周血管阻力基础水平高的老年患者（见第 65 章）。

椎管内麻醉后血管扩张对心输出量的影响程度取决于患者基础交感神经张力（如老年人的交感神经张力较高，相对应的血流动力学变化较大）和交感神经阻滞的范围（如阻滞平面）。脊髓麻醉时交感神经阻滞平面通常高于感觉阻滞平面 2～6 节段，而硬膜外麻醉时则与感觉阻滞平面相同[31]。在血容量正常的健康患者，只要心输出量维持正常，即使交感神经几乎全部被阻滞，外周血管阻力只下降 15%～18%。在合并心脏病的老年患者，脊髓麻醉后外周血管阻力几乎降低25%，而心输出量仅下降 10%[32]。确定自主神经系统活性的基础水平（如低频血压变异性和近红外光谱分析法）已被用于预测老年患者发生低血压的风险[30]。

心率

在高位椎管内麻醉时，心率可能下降，这是来自 T$_1$～T$_4$ 的心脏交感神经被阻滞的结果。

广泛的外周交感神经（T$_5$～L$_2$）阻滞时，静脉血淤积于下肢、腹部和骨盆内脏，心率也可能下降。尽管低血压刺激阻滞平面以上的压力感受器引起代偿性交感神经反应（血管收缩和心率增加），但是由于静脉回流和右心房充盈减少导致位于右心房和大静脉内的变时性牵拉感受器发放冲动减少，从而引起副交感

神经活动（迷走神经张力）明显增强[31]。以上两种作用相反的反应通常都受到抑制，因此，心率改变很小（或轻度下降）。然而，当阻滞平面达到 T$_1$ 水平时，由于无法对抗副交感神经活动，心脏交感神经的阻滞和静脉回流的明显减少可导致严重心动过缓，甚至心搏骤停。但是这种情况较罕见，心搏骤停可能更多地发生于年轻、健康和神志清醒的患者[33]。Bezold-Jarisch 反射是指当左心室舒张末期容量减少时，可刺激机械感受器引起心动过缓，是造成脊髓麻醉后严重心动过缓和循环衰竭的可能原因，在低血容量患者中尤为明显[34]。

冠状动脉血流

高血压和血压正常的患者在脊髓麻醉平面达 T$_4$ 水平时，其冠状动脉血流［从 153 ml/（100 g·min）到74 ml/（100 g·min）］与平均动脉压（从 119 mmHg到 62 mmHg）平行下降，心肌氧摄取率没有改变（75% 到 72%）。心肌氧摄取率不变是因为心脏做功（表现为心肌的氧利用）与平均动脉压和冠状动脉血流［从 16 ml/（100 g·min）到 7.5 ml/（100 g·min）］平行下降的缘故[35]。高位胸段阻滞对合并缺血性心脏病患者是有益的，其原因可能是通过减少心肌耗氧量和左心室后负荷而改善整体和局部的心肌功能，并逆转缺血性改变[36]。动物冠状动脉闭塞的实验表明，脊髓麻醉在无明显的舒张冠状动脉效应的基础下[37]可改善心肌梗死面积和缺血诱发的心律失常。这些证据支持 Stanley 等的研究结果[38]，但对于存在血流相关缺血风险的器官，还没有提出个体化的适应证。

治疗

尽管有了人和动物的数据（见相关部分），但椎管内麻醉后动脉血压下降至什么水平可以接受而不引起器官（如脑、肝、肠）灌注明显减少，这个临床问题仍有待解决。一旦动脉血压下降至需要处理的水平时，α 及 β 肾上腺素能受体激动剂麻黄碱比纯 α 肾上腺素能受体激动剂（见第 14 章）更适合治疗椎管内麻醉引起的非心源性循环系统并发症，除非患者有特定和明确的血压要求[39]。麻醉前静脉给予晶体液可以减轻椎管内麻醉后血压下降的程度。这一观点不一定正确。通常认为，麻醉前输注 250～2000 ml 液体可暂时增加前负荷和心输出量，但并不能持续增加动脉血压或预防低血压[8]。预防低血压的有效方法包括通过连续脊髓麻醉导管重复给予小剂量局麻药[40]、小剂量单侧脊髓麻醉和选择性小剂量脊髓麻醉。

中枢神经系统

脊髓麻醉引起的低血压可降低老年患者和高血压患者的脑血流量。Minville 等的研究发现，老年患者使用布比卡因脊髓麻醉引起低血压时，大脑中动脉血流速度明显而短暂下降，脑血管阻力增加，提示脑灌注减少[41]。这些患者手术后认知功能并没有发生改变。脑血流量和流速下降是大脑血管系统变化的结果，在老年患者中变化尤甚。老年人脑血管自动调节机制是否受损仍然存在争论（见第 65 章）。

Kety 等的研究[42]证实，使用普鲁卡因进行脊髓麻醉，当麻醉平面达到中胸段水平时，即使是原发性高血压患者，其平均动脉压下降 26%（从 155 mmHg 到 115 mmHg），同时伴随脑血流量减少 12%［从 52 ml/（100 g·min）到 46 ml/（100 g·min）］。有研究表明，在血压正常和高血压的患者，有意将脊髓麻醉的阻滞平面升至 T_4 时，血压正常患者的脑血流量没有改变［从 45 ml/（100 g·min）到 46 ml/（100 g·min）］，而未经治疗的高血压患者，其脑血流量下降了 19%［从 46.5 ml/（100 g·min）到 37.5 ml/（100 g·min）］[43]。

呼吸系统

健康患者甚至老年患者在椎管内麻醉时，肺参数的变化对临床影响很少[44]。造成肺活量降低的原因是与用力呼吸有关的腹肌麻痹所导致的补呼气量降低，而非膈肌功能下降造成[45]。椎管内麻醉时肋间肌和腹肌被阻滞，可通过膈肌和其他功能未发生改变的辅助呼吸肌（如胸锁乳突肌和斜角肌）来充分代偿，尤其是用力吸气和呼气时更为明显[46]。尽管如此，肋间肌和腹肌的麻痹很常见，因此，椎管内麻醉应慎用于严重呼吸疾病患者。脊髓麻醉相关的呼吸停止通常与膈肌或呼吸功能不全无关，而与脑干呼吸中枢低灌注有关。支持这一观点的证据是，经过药物和液体治疗复苏，心输出量和血压一旦恢复，患者呼吸停止通常就很快消失。

妊娠

对于施行剖宫产术的年轻健康孕妇，使用布比卡因、罗哌卡因或者左布比卡因的脊髓麻醉对肺功能的影响很小［用力肺活量（forced vital capacity，FVC）下降 3% ~ 6%，呼气流量峰值（peak expiratory flow rate，PEFR）下降 6% ~ 13%］，而且与最高感觉阻滞平面无关[47]。然而，与正常体重孕妇相比，对超重孕妇应用重比重布比卡因脊髓麻醉后肺活量下降更多

（超重孕妇下降 24%，而正常孕妇下降 11%），恢复更慢（见第 62 章）[48]。

肥胖（见第 58 章）

与全身麻醉相比，脊髓麻醉对肺参数影响较少[49]。与正常体重患者相比，脊髓麻醉对超重患者的肺功能影响较大[48]。肺活量的下降程度与 BMI 成正比（BMI 30 ~ 40 kg/m² 时，肺活量降低 19%；BMI > 40 kg/m² 时，肺活量降低 33%）[50]。然而，对于行剖腹探查术的肥胖患者，与非肠道给予阿片类药物相比，胸段硬膜外麻醉（thoracic epidural anesthesia，TEA）能减轻肺活量下降的程度，并加快恢复[49]。

胃肠道

椎管内麻醉阻滞 T_6 ~ L_1 范围时可使胃肠道内脏交感神经支配发生紊乱，导致内脏收缩和蠕动增强。20% 的患者发生的恶心和呕吐与椎管内麻醉有关，主要与相应的副交感神经（迷走神经）兴奋引起的胃肠蠕动增强有关[51]。阿托品能有效治疗高平面（T_5）脊髓麻醉引起的恶心[52]。

胸段硬膜外麻醉（thoracic epidural anesthesia，TEA）时，小肠的灌注与血压有直接的依赖作用[53]。当平均动脉压改变轻微时，TEA 可以改善食管切除术后患者吻合口黏膜血流。但当动脉血压下降约 50% 时，TEA 将减少吻合口的局部灌注。在结直肠手术中，TEA 减少吻合口血流，但可改善胃和横结肠的血流[54]。目前已发现，应用升压药（如去甲肾上腺素）纠正全身性低血压可逆转结肠的低灌注。TEA 还可降低急诊剖腹手术、食管手术[55]及其他胃肠手术[56]吻合口瘘的发生率。

脊髓麻醉时，肝血流和平均动脉压相应下降[57]。对年轻和老年患者实施腰段硬膜外麻醉时，尽管给予胶体扩充容量负荷，仍然导致肝灌注下降。然而，腹部大手术后，TEA 可使肝灌注增加，尽管只是轻度增加（< 10%）[57]。

肾

尽管椎管内麻醉时可预见肾血流的降低，但这些在生理上并不重要[58-59]。泌尿生殖系统的一个临床重要问题是，椎管内麻醉经常引起尿潴留，延长门诊患者的出院时间。住院患者需要留置膀胱导尿管（见并发症：尿潴留）。然而，这一观点受到质疑，如在行髋关节置换手术的患者中，脊髓麻醉或硬膜外麻醉后

留置尿管的频率并不比全身麻醉和应用阿片类镇痛药之后的高。在任何情况下，脊髓麻醉时应避免静脉给予大量晶体液。

对于短时间脊髓麻醉或硬膜外麻醉下实施低风险手术的患者，在离院前应尽量排空膀胱[60]。

适应证

椎管内麻醉最基本的适应证是：可以在对患者不产生有害结果的麻醉平面下完成外科操作。麻醉或镇痛平面要求最为重要，因为高阻滞平面的生理效应可能难以维持。

椎管内麻醉

当考虑椎管内麻醉时，最重要的是手术特点及其持续时间、患者合并疾病、穿刺的难易度（如体位和脊柱疾病）以及给患者带来的益处和风险等。脊髓麻醉最常用于已知持续时间的手术，包括下肢、会阴、骨盆或者下腹部等部位的手术。最近，被称为外科主要麻醉方法的脊髓麻醉已被推广应用于腰椎手术[61]和上腹部手术（如腹腔镜下胆囊切除术）[62]。当患者希望保留意识或者合并严重呼吸疾病或困难气道导致全身麻醉风险增加时，脊髓麻醉可能有益。硬膜外麻醉也常应用于下肢、会阴、骨盆或下腹部手术。由于可以通过导管间断或连续给予局麻药，手术的麻醉时间不必限定，而单次脊髓麻醉时间是受限的。与单次脊髓麻醉或者连续硬膜外麻醉相比，连续脊髓麻醉不常用。但当硬膜外导管置入困难[63]或严重心脏病患者需要稳定的血流动力学时，连续脊髓麻醉可能特别有用。连续脊髓麻醉通过逐渐增加剂量更加有利于维持血流动力学的稳定。

椎管内镇痛

将亚麻醉剂量的局麻药（包括添加剂，见后述）注入椎管内可提供强效、长时间的镇痛，因而有很广的适应证，包括术中疼痛、急性手术后疼痛[64]和严重慢性癌性疼痛。单独鞘内和（或）硬膜外应用阿片类药物或与局麻药联合应用可有效缓解疼痛[65-66, 66a]，是分娩镇痛[67-68]、髋[69]或膝关节置换术后[70]、剖宫产手术[71]、胸廓切开术[72]甚至心脏手术[73-74]等主要的镇痛方法。硬膜外镇痛的一些最重要的益处已在合并严重呼吸病的腹部手术患者中得以体现[75]。

除镇痛外，椎管内镇痛可能还有其他益处，这些将在后面的内容提及。

禁忌证

绝对禁忌证

椎管内麻醉的绝对禁忌证很少。最重要的一些禁忌证包括患者拒绝、局部感染和对计划使用的任何药物过敏。穿刺时因患者不能保持静止不动而导致神经容易受损伤的危险情况[76]。颅内压增高在理论上容易形成脑疝[77]，也被列入绝对禁忌证。

相对禁忌证

椎管内麻醉的相对禁忌证应当权衡利弊。相对禁忌证可按系统列出。

神经系统

脊髓病变或外周神经病变　理论上在并存神经病变的情况下实施椎管内麻醉或镇痛可加重损伤程度（所谓的双卡现象）。尽管一些研究表明可以安全使用，但尚无确切的定论[76, 78-80]。无神经病变的慢性腰背痛不是椎管内麻醉的禁忌证。椎管内麻醉与背痛症状加重的相关性研究未见报道。

椎管狭窄　椎管狭窄患者椎管内麻醉后神经系统并发症的风险可能增加[81]，但是手术因素和脊髓病变本身的自然过程是否增加椎管内麻醉的风险仍未明了。对此类患者进行椎管内麻醉时，使用小剂量局麻药在理论上可能减少风险。

脊柱手术　有脊柱手术史的患者椎管内麻醉后神经系统并发症的风险增加[81-82]。然而，其风险取决于术后解剖、瘢痕组织、粘连、植入的金属和（或）骨移植物。此类患者可能发生如下情况：穿刺针和（或）硬膜外导管难以或无法进入或置入蛛网膜下腔或硬膜外腔。此外，还可出现无法预测脑脊液或硬膜外腔局麻药的扩散范围，阻滞效果不完善。

多发性硬化　多发性硬化（multiple sclerosis，MS）患者对局麻药更敏感，表现为运动和感觉阻滞时间延长。然而，椎管内麻醉与 MS 症状加重的相关性尚未有证据证实[83-84]。由于脱髓鞘纤维更容易发生局麻药对其的毒性作用，给此类患者实施脊髓麻醉时，可慎重地使用小剂量、低浓度局麻药，或是考虑硬膜外麻醉。

脊柱裂　脊柱裂包括一系列先天性脊髓畸形。取决于脊柱神经管缺陷的程度。脊柱裂患者可能存在脊髓栓系和无黄韧带，因此，穿刺针损伤脊髓的可能性增加。在既往行开放性椎管闭合不全修复手术的患者中，脑脊液和硬膜外腔（如果存在）的局麻药扩散可能存在高度变异。虽然椎管内麻醉已成功应用于孤立性隐性脊柱裂患者，但不建议用于严重神经管缺损患者如脊髓纵裂和脊髓栓系。

权衡利弊后，如果考虑给神经管缺损患者实施椎管内麻醉，应首先仔细评估临床和影像学资料，记录神经系统情况，同时记录风险和益处的讨论情况。

心血管系统（见第 54 章）

主动脉狭窄或心输出量受限　脊髓麻醉后全身血管阻力下降的速度和程度的不可预测性可能使很多麻醉科医师在依赖前负荷的患者中避免实施脊髓麻醉，以期预防发生冠状动脉灌注减少的风险。这种担心更多的是基于理论上的风险和慎重，而不是基于证据。临床实践要求，应根据每一位主动脉狭窄患者的严重程度、左心室功能和手术的紧迫性等个体化情况考虑椎管内麻醉[85]。在椎管内麻醉中留置导管，无论是硬膜外腔导管还是蛛网膜下腔导管，均允许重复给予小剂量局麻药，可更好地控制血流动力学变化，这也许是合理的选择。

低血容量　在前负荷依赖的低血容量患者，椎管内麻醉后其血管扩张的效应可能表现为低血压加重。

血液系统

预防血栓　在美国，椎管内血肿导致瘫痪的灾难性事件与应用低分子量肝素（LMWH）有关（US. FDA public health advisory：reports of epidural or spinal hematomas with the concurrent use of low molecular weight heparin and spinal/epidural anesthesia or spinal puncture. U. S. Department of Health and Human Resources，1997）。2004 年，美国区域麻醉和疼痛医学会（ASRA）首先出版了实践指南，指导对接受抗血栓或溶栓治疗的患者实施椎管内麻醉。现在 ASRA 第 4 版实践指南列出了大量新的强效口服抗凝剂。对日益增多、接受抗凝治疗的患者实施椎管内麻醉的麻醉科医师来说充满挑战，ASRA 实践指南是非常有用的资料[6]。ASRA 指南摘要[1]见表 45.1。

遗传性凝血障碍　常见的出血体质患者实施椎管内麻醉的安全性尚不明确。当麻醉前Ⅷ因子、血管性血友病因子和瑞斯托霉素辅因子活性均大于 0.5 IU/ml，或血小板大于 $50×10^9$/L 时，血友病、血管性血友病和特发性血小板减少性紫癜患者实施椎管内麻醉后很少发生出血并发症[86]。然而，仍未能确定孕妇和一般人群实施椎管内麻醉所需最低的、安全的凝血因子水平和血小板计数[86]。

感染

基于动物数据、实验和人类个案报道的理论提示，在全身感染情况下，椎管内麻醉可引起医源性椎管内感染[87-89]。一些麻醉科医师认为对发热患者应避免椎管内麻醉。椎管内麻醉后，并存的全身感染与脑膜炎或硬膜外脓肿之间是否存在明确的因果关系，从未得到证实。事实上，腰椎穿刺是排查不明发热原因的关键之一。然而，全身感染患者的腰椎穿刺增加椎管内感染的风险尚未有明确证据[90]。严重的血管扩张是严重菌血症或脓毒性休克患者避免椎管内麻醉的充足理由，并且对于未治疗的全身感染患者，理论上椎管内麻醉操作可导致鞘内或硬膜外腔细菌定植的风险，从而进一步支持采用其他麻醉方式。然而，已证实有全身感染的患者，一旦已开始使用抗生素治疗并有效，则可安全实施椎管内麻醉[90]。

脊髓麻醉

影响麻醉平面的因素

各种手术所需的皮肤节段阻滞水平详见表 45.2。麻醉科医师必须牢记腹腔内器官脊髓神经支配的节段［如腹膜（T_4）、膀胱（T_{10}）和子宫（T_{10}）］，并在这些器官手术时提供高于相对应的皮肤切口的节段神经阻滞。

药物、患者和操作等因素均可影响局麻药在蛛网膜下腔的分布，其中一些因素与临床相关性较大[25, 91]。其中的大部分因素不能被麻醉科医师所控制，因此造成不同患者之间的阻滞平面存在显著差异（表 45.3）。

药物因素

局麻药溶液可调整的因素包括剂量、容量、浓度、温度和比重比。其中，比重比和剂量是最重要的。

比重比　比重比是一种局麻药溶液密度与脑脊液密度之比。密度是指在特定温度下，单位体积下溶液

表 45.1　ASRA 接受血栓预防治疗患者椎管内麻醉的循证指南

药物	椎管内穿刺或置管			拔除导管		注释
	穿刺前需停药时间	穿刺后恢复用药时间	留置导管	拔管前需停药时间	拔管后恢复用药时间	
抗血小板药物						
阿司匹林	对以上操作均安全					
非甾体抗炎药	对以上操作均安全，但需注意同时使用的、并可能影响凝血功能的其他药物					
氯吡格雷	5 ～ 7 d		氯吡格雷或替氯地平恢复用药后，导管应留置 1 ～ 2 d			
替氯地平	10 d	立即			立即	
普拉格雷	7 ～ 10 d	如果给予负荷剂量：6 h	避免留置导管		如果给予负荷剂量：6 h	
替格瑞洛	5 ～ 7 d					
双嘧达莫	24 h	6 h	避免留置导管		6 h	
GP Ⅱ b/ Ⅲ a 受体拮抗剂：阿昔单抗、依替巴肽和替罗非班	血小板功能未恢复至正常之前应避免穿刺	一般情况下，手术后 4 周之内禁止使用				
普通肝素						
静脉输注	4 ～ 6 h，并确认凝血功能正常	1 h	安全	4 ～ 6 h，并确认凝血功能正常	1 h	如果用药 > 4 d，穿刺或拔除导管前应检查血小板计数
皮下输注						
小剂量预防	4 ～ 6 h，或确认凝血功能正常	1 h	安全	4 ～ 6 h，并确认凝血功能正常	1 h	5000 U SC bid 或 tid
大剂量预防	12 h，并确认凝血功能正常		安全性尚未明确			7500 ～ 10 000 U SC bid 或 ≤ 20 000 U/d
治疗	24 h，并确认凝血功能正常		避免留置导管			> 10 000 U SC/ 每次剂量或 > 20 000 U/d
低分子量肝素						
每日一次预防剂量	12 h	12 h	安全	12 h	4 h	如果用药 > 4 d，穿刺或拔除导管前应检查血小板计数
每日二次预防剂量			避免留置导管			
治疗剂量	24 h	24 ～ 72 h	避免留置导管			
口服抗凝药						
香豆素类	理想是 5 d，并且 INR < 1.5	不用延迟	每日监测 INR 和检查感觉或运动功能	INR < 1.5	不用延迟	
阿哌沙班	72 h	6 h		避免留置导管	6 h	如果非预期地留置导管，参考 ASRA 指南
利伐沙班		6 h				

缩写：bid =一日两次，tid =一日三次，d =天，h =小时，SC =皮下，U =单位。Reg Anes Pain Med 2018；43：263-309.

的质量（g/ml）。不同物质之间的密度可通过比重进行比较。比重是一种溶液与水的密度之比。因为密度与温度成反比，所以局麻药的比重比通常在 37℃下测定。脑脊液的密度为 1.000 59 g/L[92]。等比重定义为局麻药的密度与脑脊液密度相同，而重比重指局麻药密度高于脑脊液密度，轻比重指局麻药密度低于脑脊液密度。重比重溶液扩散的可预测性更好[93]，不同患者之间的差异较小[94]。要使局麻药的比重高于脑脊液，它的密度必须大于脑脊液密度，即比重比大于 1.0000 或者密度大于 1.000 59。反之亦然，局麻药轻比

<table>
<tr><td colspan="2">表 45.2　常见手术操作所需的皮肤节段阻滞水平</td></tr>
<tr><td>**手术类型**</td><td>**皮肤节段阻滞水平**</td></tr>
<tr><td>上腹部手术</td><td>T_4</td></tr>
<tr><td>剖宫产</td><td>T_4</td></tr>
<tr><td>经尿道前列腺切除术</td><td>T_{10}</td></tr>
<tr><td>髋关节手术</td><td>T_{10}</td></tr>
<tr><td>足和膝关节手术</td><td>L_2</td></tr>
</table>

重液的比重比应小于 1.0000 或者密度小于 1.000 59。可将葡萄糖和灭菌盐水分别加至局麻药溶液中，使之成为重比重溶液或者轻比重溶液。比重比的临床重要性在于影响局麻药通过重力作用扩散分布的能力。重比重溶液将首先向椎管卧侧扩散，而轻比重溶液向非卧侧扩散。等比重溶液不易受到重力影响[95]。麻醉科医师可利用这一原理改变患者体位，如侧卧位患者注射重比重局麻药溶液时，麻醉效应主要在卧侧；相反，注射轻比重局麻药溶液时，麻醉效应主要在非卧侧。完全理解脊柱的弯曲特点有助于预测平卧位患者局麻药的扩散。如果在坐位下，于 $L_3 \sim L_4$ 或者 $L_4 \sim L_5$ 间隙注射重比重局麻药溶液。患者转为平卧位后，局麻药溶液随重力从腰椎前凸向胸椎后凸扩散，导致麻醉平面比注射等比重或轻比重局麻药溶液时的平面高[91]。小剂量的重比重局麻药溶液可完成鞍区阻滞或单侧脊髓麻醉。脑脊液和局麻药的密度可随温度而改变。例如，0.5% 布比卡因在 24℃ 时为等比重溶液，在 37℃ 时则为轻比重溶液。在室温下，少量局麻药注射到鞘内后，其温度与脑脊液温度可迅速达到平衡。然而，温度上升可降低溶液密度。由于局麻药溶液在其温度升至体温时比重更小，因此，注药后保持坐位数分钟的患者其阻滞平面更高[96]。

剂量、容量和浓度　尽管剂量、容量和浓度存在不可分割的联系（容量 × 浓度＝剂量），但是与容量或浓度相比，等比重和轻比重局麻药溶液的扩散（和阻滞平面）更多地取决于剂量[97-98]。重比重局麻药溶液主要受比重比的影响。

如果其他所有因素一致，局麻药的选择不影响其扩散。除了阿片类药物外，其他添加的药物也不影响局麻药的扩散。然而，阿片类药物似乎促进局麻药扩散[91, 99]，可能是在扩散两端的药效增强所致，此部位在局麻药单独阻滞时仅达到亚临床麻醉效应[100-101]。

患者因素

影响阻滞平面的患者特征包括身高、体重、年龄、性别、妊娠、脊柱的解剖形态和脑脊液的特性（容积和成分）。在"正常身高"范围内的成人中，患者身高并不影响脊髓麻醉平面，因为成人的身高主要受下肢长骨的影响而不是椎管。已有文献报道椎管的长度和局麻药扩散之间的相关性[102]。在极高或极矮时，应考虑调整局麻药剂量。

脑脊液容量是明显影响最高阻滞平面、感觉及运动阻滞消退的重要因素[17]。腰骶段脑脊液的压力相对恒定，约为 $15\ cmH_2O$，但容量因人而异，部分原因为体质和体重不同[16]。小样本的研究发现，患者的阻滞平面与脑脊液容量变化间接相关[17]。然而，除了体重外，脑脊液与临床上可测量的形态指标并不相关[17]。理论上，肥胖患者腹部脂肪增加，且硬膜外脂肪也可能增加，因此，脑脊液容量也可能减少，从而促进局麻药的扩散，导致阻滞平面上升。实际上肥胖患者应用以扩散更广为特征的轻比重局麻药溶液的结果也证实了这一观点[103-104]，但是在应用重比重局麻药溶液时未见此效应[103, 105]（见第 58 章）。

<table>
<tr><td colspan="4">表 45.3　影响局麻药分布和阻滞平面的因素</td></tr>
<tr><td></td><td>**很重要**</td><td>**一般重要**</td><td>**不重要**</td></tr>
<tr><td>药物因素</td><td>剂量
比重比</td><td>体积
浓度
注射液的温度
黏度</td><td>除了阿片类药物外的其他添加剂</td></tr>
<tr><td>患者因素</td><td>脑脊液容量
高龄
妊娠</td><td>体重
高度
脊柱解剖
腹内压</td><td>绝经
性别</td></tr>
<tr><td>操作因素</td><td>患者体位
脊髓麻醉后的硬膜外注射</td><td>注药的椎间隙水平（轻比重溶液比重比重溶液影响大）
药液的流动
针孔的方向
穿刺针的类型</td><td></td></tr>
</table>

Modified from Greene NM. Distribution of local anesthetic solutions within the subarachnoid space. Anesth Analg. 1985；64（7）：715-730.

不同个体之间和同一个体内的脑脊液密度随性别、绝经期状态和妊娠等而改变（见第 62 章）[92]。与男性比，女性脑脊液密度较低；与绝经后妇女比，绝经前妇女脑脊液密度较低；与未妊娠妇女比，孕妇脑脊液密度较低。虽然这些变化可能影响局麻药的相对比重比，但是在临床上引起的扩散差异可能并不重要。

高龄与阻滞平面升高有关（见第 65 章）[106-107]。老年患者脑脊液容量减少，比重增加。而且，老年人的神经根对局麻药更加敏感。

理论上，性别可通过一些机制影响阻滞平面。男性脑脊液密度高，因此降低局麻药溶液比重比可能会降低其向头侧扩散的程度。男性在侧卧位时肩部比臀部高，因而呈轻微头高位倾斜。与男性相比，女性在侧卧位则呈轻微头低位倾斜。尽管如此，与女性患者比，男性患者在侧卧位时麻药向头侧扩散程度较小的观点尚缺乏客观证据。

脊柱的变异可能对阻滞平面的影响很大。尽管脊柱侧凸可能使穿刺变得困难。但是如果患者转为平卧位，则对局麻药的扩散影响很小。然而，在脊柱后凸的患者，平卧位可影响重比重溶液的扩散。孕妇的腰椎前凸、脑脊液容量与密度的改变、双胎妊娠、腹内压增高（可能）和孕酮引起的神经元敏感性增加等多种因素都可促进局麻药的扩散。

操作因素

患者体位、穿刺针类型和方向、注药的椎间隙水平等每个操作相关因素均可影响阻滞平面。患者体位、比重比和局麻药剂量是决定阻滞平面的最重要因素。体位不影响等比重溶液的扩散[95]。局麻药鞘内注射 20 ～ 25 min 后将停止扩散，因此这一时期摆放患者体位最重要，尤其在开始数分钟内。然而，直到注药 2 h 后，患者体位的剧烈变动仍然能引起阻滞平面明显改变，可能是脑脊液整体流动所造成的[108-109]。虽然患者头高位倾斜 10° 能减少重比重溶液的扩散，并保持血流动力学稳定[110]，但是患者头低位倾斜不一定能增加重比重布比卡因的扩散[111]。已经证明，屈髋和头低足高位使得腰椎前凸变平，可促进重比重溶液向头侧扩散[112]。给予小剂量的重比重局麻药，并让患者保持坐位 30 min 以上，可获得只阻滞骶神经的"鞍区阻滞"。然而，给予大剂量重比重局麻药溶液时，即使患者保持坐位，阻滞仍可向头侧扩散，并可以延长作用时间[113]。相反，如果患者坐位时给予轻比重局麻药溶液，阻滞平面会更高（比同剂量重比重溶液高）[114]。

穿刺针的特殊类型和针孔的方向也可能影响阻滞平面。文献报道，注射轻比重溶液时，Whitacre 穿刺针的针孔向头侧能促进局麻药的扩散，但在相同条件下 Sprotte 穿刺针则不能促进局麻药的扩散[115-117]。穿刺针针孔的方向似乎不影响重比重溶液的扩散。当 Whitacre 穿刺针的针孔偏向一侧（应用重比重局麻药）时可产生更显著的单侧阻滞，而 Quincke 穿刺针则没有此效应[118]。

注药的椎间隙水平也影响阻滞平面。大多数研究表明，即使向头侧增加一个椎间隙水平，注射等比重布比卡因也可获得更高的阻滞平面[119-122]。注药的椎间隙水平似乎不影响重比重溶液的扩散[123-124]。研究表明，等比重和重比重溶液的注射速率和抽液加药注射法（重复抽吸和注射脑脊液）没有显著影响阻滞平面[91]。注射速率慢实际上促进了局麻药的扩散，并且可能更安全，因为用力注射可能导致注射器与穿刺针脱落。注射局麻药后咳嗽和用力等动作似乎并不影响阻滞平面。这与将药物注入脑脊液密闭柱的物理现象有关，诸如咳嗽或用力动作引起的压力变化可迅速传递到整个脑脊液柱[25]。脊髓麻醉后，硬膜外腔注射局麻药甚至生理盐水也能增加阻滞平面。这部分内容将在脊髓-硬膜外联合麻醉（combined spinal-epidural，CSE）部分单独讨论。

持续时间

脊髓麻醉的持续时间取决于如何定义这个变量，例如，手术的麻醉持续时间少于阻滞完全消退时间。此外，手术的麻醉持续时间取决于手术部位，因为低位腰段和骶段水平的麻醉持续时间比其他更向头侧的椎间隙水平的长，即更向头侧椎间隙水平麻醉的阻滞作用首先消退。麻醉持续时间主要受局麻药的剂量[97, 125]、特性（影响其在蛛网膜下腔的清除）和添加剂（如果应用）的影响，后两者将在后面章节阐述。重比重溶液的麻醉持续时间短于等比重溶液[125]。

药理学

鞘内局麻药的临床效应通过脑脊液内药物的摄取、分布和清除实现。这些过程反过来在某种程度上取决于局麻药溶液的 pKa、脂溶性和蛋白结合率。除按药物结构（如酰胺或酯）分类外，临床上常根据局麻药作用的持续时间分为三类：短效局麻药（普鲁卡因、氯普鲁卡因和阿替卡因）、中效局麻药（利多卡因、丙胺卡因和甲哌卡因）和长效局麻药（丁卡因、布比卡因、左布比卡因和罗哌卡因）。局麻药的选择和剂量取决于手术预期持续时间和手术特点（部位、门诊）。表 45.4 列出了一些脊髓麻醉常用局麻药相应的剂量、起效时间和作用持续时间[126-134]。

短效和中效局麻药

普鲁卡因　普鲁卡因是一种短效的酯类局麻药和最古老的脊髓麻醉药之一，最初于 20 世纪早期作为脊髓麻醉药代替丁卡因。普鲁卡因随后被利多卡因取代，但随着利多卡因和短暂神经症（transient neurologic symptom，TNS）受到关注，普鲁卡因作为一种作用快速的局麻药最近被重新应用。然而，由于失败率高于利多卡因，恶心更频繁且恢复缓慢[135]，因此，普鲁卡因并不常用。如果应用，常使用其重比重溶液，浓度为 10%，剂量为 50 ～ 200 mg。

氯普鲁卡因　氯普鲁卡因是一种超短效的酯类局麻药，于 20 世纪 50 年代开始应用。氯普鲁卡因最初的普及应用是由于它被假性胆碱酯酶快速代谢。在产科硬膜外镇痛中，氯普鲁卡因产生很小的全身或胎儿效应。然而，由于有报道神经损伤与过去曾用于制备该药的防腐剂有关，因此，氯普鲁卡因作为脊髓麻醉药受到质疑[136-139]（见并发症部分）。最近，在门诊手术的脊髓麻醉中应用氯普鲁卡因日趋增多（见第 72 章）。现代制备的氯普鲁卡因溶液不含防腐剂，小剂量（30 ～ 60 mg）注射即可产生可靠、短效的脊髓麻醉[126]，并且比普鲁卡因、利多卡因和布比卡因恢复快[140-144]。使用现代制备的氯普鲁卡因仍可能发生 TNS，尽管其发生率（0.6%）远低于利多卡因（14%）[145-147]。

阿替卡因　阿替卡因是一种相对新型的酰胺类局麻药，也含有一个酯键。酯键可被非特异性胆碱酯酶分解。阿替卡因自 1973 年安全地应用于牙神经阻滞以来，目前已被广泛应用。虽然没有广泛调查鞘内应用阿替卡因的情况，但有研究表明，添加或不添加葡萄糖的阿替卡因 50 ～ 80 mg 可以产生快速起效的脊髓麻醉，持续时间约 1 h，恢复比布比卡因快[148-149]。

利多卡因　利多卡因是一种亲水的蛋白结合率低的酰胺类局麻药。它起效快，为中效局麻药，剂量 50 ～ 100 mg 的利多卡因脊髓麻醉可用于 1.5 h 以内的短小手术。习惯上将利多卡因配制成 7.5% 葡萄糖、浓度为 5% 的溶液。此溶液与永久性神经损伤和 TNS 有关（见并发症部分）。尽管人们努力降低药物和葡萄糖的浓度[150-151]，但是鞘内应用利多卡因已经减少，至今仍未恢复。

丙胺卡因　丙胺卡因是一种以利多卡因结构为基础的酰胺类局麻药。1965 年开始应用于临床。它是中效局麻药，可用于门诊手术[152]。2% 重比重丙胺卡因 40 ～ 60 mg 可阻滞至 T_{10} 平面，持续时间为 100 ～ 130 min，而丙胺卡因 20 mg 联合芬太尼已成功应用于门诊膝关节镜手术[153]。丙胺卡因很少引起 TNS[152, 154-155]。大剂量（> 600 mg）丙胺卡因可导致高铁血红蛋白血症。用于脊髓麻醉的剂量应该是安全的，但是有报道高铁血红蛋白血症可发生在硬膜外注药之后[156]。

甲哌卡因　甲哌卡因是另一短效的酰胺类局麻药。1962 年首次应用于脊髓麻醉。最初被配制成重比重溶液。由于重比重甲哌卡因脊髓麻醉后 TNS 的发生率与利多卡因相似[147]，因此，目前已很少用于脊髓麻醉，尽管等比重甲哌卡因脊髓麻醉后 TNS 发生率较低[157-159]。

常用剂量为 30 ～ 80 mg，可使用或不使用添加剂（表 45.4）。甲哌卡因的作用持续时间稍长于利多卡因[160]。

长效局麻药

丁卡因　丁卡因是一种酯类局麻药，其代谢率是氯普鲁卡因的 1/10。它有 niphanoid 晶体（20 mg）和 1% 等比重溶液（2 ml，20 mg）两种规格的包装。使用 niphanoid 晶体时，先加入 2 ml 无防腐剂的灭菌盐水可配制成 1% 溶液。1% 丁卡因溶液加入 10% 葡萄糖即可配制成 0.5% 重比重溶液。5 mg 和 15 mg 可分别用于会阴和腹部手术。丁卡因溶液通常加入血管收缩剂，因为单独应用时其作用持续时间不恒定。虽然这些血管收缩剂可使阻滞时间延长至 5 h[161-164]，但是添加去氧肾上腺素与 TNS 的发生密切相关[165]。

布比卡因　布比卡因于 1963 年开始应用于临床，是一种蛋白结合率高的酰胺类局麻药。它的 pKa 较高，故起效慢。适用于持续时间 2.5 ～ 3 h 的手术（表 45.4）[166-167]。常用 0.25%、0.5%、0.75% 布比卡因等比重溶液和含 80 mg/ml 葡萄糖的 0.5%（在欧洲）以及 0.75% 布比卡因重比重溶液。在室温下，与脑脊液相比，布比卡因纯液实际上是轻微的低比重。应用小剂量其麻醉恢复时间与利多卡因相似[168-170]，因此小剂量布比卡因适用于门诊手术。最近一项系统评价的结论表明[171]，4 ～ 5 mg 的布比卡因重比重溶液单侧脊髓麻醉可满足短时间的膝关节镜手术。布比卡因很少与 TNS 的发生有关。

左布比卡因　左布比卡因是消旋布比卡因的单一左旋镜像体。与布比卡因相比，相似剂量的左布比卡

表 45.4 脊髓麻醉常用局麻药的剂量、阻滞平面、起效和持续时间

局麻药混合液	剂量（mg）到 T_{10}	剂量（mg）到 T_4	持续时间（min）纯液	持续时间（min）加肾上腺素（0.2 mg）	起效时间（min）
5% 利多卡因（加或不加葡萄糖）*	40～75	75～100	60～150[†]	20%～50%	3～5
1.5% 甲哌卡因（无葡萄糖）	30～45[‡]	60～80[§]	120～180[¶]	—	2～4
3% 氯普鲁卡因（加或不加葡萄糖）	30～40	40～60	40～90[¶]	N/R	2～4
0.5%～0.75% 布比卡因（无葡萄糖）	10～15	12～20	130～230[#]	20%～50%	4～8
0.5% 左布比卡因（无葡萄糖）	10～15	12～20	140～230[#]	—	4～8
0.5%～1% 罗哌卡因（加或不加葡萄糖）	12～18	18～25	80～210**	—	3～8

* 目前利多卡因不常用。
[†] 消退到 T_{12}。
[‡] 注意：此剂量下最高阻滞平面为 T_{12}，但并不是所有患者。
[§] 注意：此研究中剂量 60 mg 时平均最高阻滞平面为 T_3，不是 T_4。
[¶] 消退至 S_1。
[¶] 消退至 L_1。
[#] 消退至 L_2。
** 消退至 S_2。
N/R：不推荐。注意：持续时间取决于阻滞消退的测量，而不同研究之间的测量相差很大。

因起效和持续时间相似，但其药效似乎稍弱于布比卡因[129]。然而，大多数临床研究表明，使用相同剂量的左布比卡因和布比卡因脊髓麻醉时，两者的临床效果没有差异[129, 172-174]。与布比卡因相比，左布比卡因最主要的优点是心脏毒性小[175-176, 178]，而布比卡因用于脊髓麻醉时只是理论上的风险要大于实际的风险。

罗哌卡因 罗哌卡因于 1996 年开始应用临床，是另一种蛋白结合率高的酰胺类局麻药。罗哌卡因的结构与布比卡因相似，两者 pKa 相同（8.1），因此罗哌卡因起效慢，作用时间长。与布比卡因相比，罗哌卡因脊髓麻醉的优点是心脏毒性小，运动和感觉阻滞程度差异大，即运动阻滞轻。随后发现，罗哌卡因的效能只是布比卡因的 60%[179-181]。使用与布比卡因相同剂量的罗哌卡因脊髓麻醉时，运动阻滞稍微减轻，恢复更快[8, 182-184]。

脊髓麻醉添加剂

添加剂与局麻药联合或单独注入脑脊液均作用于脊髓和神经根，而产生直接镇痛作用或者延长感觉和运动阻滞的持续时间。因此，联合应用这些添加剂可减少局麻药的需要量，达到相同程度的镇痛效果，同时具有运动阻滞轻、恢复快的优点。

阿片类药物 脑脊液中阿片类药物的效应很复杂，包括直接激活脊髓背角阿片受体，以及经脑脊液转运后激活大脑阿片受体和血管吸收后产生的外周与中枢系统的效应。各部位的效应取决于阿片类药物的给药剂量和理化性质（尤其是脂溶性）。高脂溶性药物（如芬太尼和舒芬太尼）比亲水性阿片类药物起效快，作用持续时间短。除增加神经组织的吸收外，高脂溶性还可促进血管（全身效应）和脂肪组织对药物的快速吸收，故亲脂性阿片类药物在脑脊液中的扩散比亲水性阿片类药物（如吗啡）更为局限，说明药物在脑脊液吸收和消除越慢，扩散范围越广。因此，亲水性阿片类药物发生迟发性呼吸抑制的风险更大，虽然很罕见，却是鞘内注射阿片类药物最严重的并发症。神经组织和血管吸收的程度也影响鞘内应用阿片类药物的效能。如鞘内和静脉应用吗啡的效能之比为（200～300）：1。然而，以上两种途径给予芬太尼或者舒芬太尼的效能之比为（10～20）：1[185]。除了呼吸抑制，鞘内注射阿片类药物的其他不良反应包括恶心、呕吐、皮肤瘙痒和尿潴留。这些将在后面的并发症部分讨论。

亲水性阿片类药物 无防腐剂的吗啡是脊髓麻醉中应用得最广泛的亲水性阿片类药物。它起效慢，镇痛作用达 24 h[186]。剖宫产术的患者鞘内注射吗啡（100 μg）不但提供充分的镇痛，而且不良反应极少，但骨科大手术鞘内注射吗啡的最有效剂量尚不明确[187]。单独鞘内注射剂量高达 1000 μg 的吗啡可用于腹部大手术或开胸手术，这种给药方法日趋普遍，并且可作为一种以局麻药为基础的硬膜外镇痛的简单替代方法。阿片类药物的起效和最佳剂量尚不清楚。考虑到使用较高剂量时不良反应增加，因此建议使用最低有效剂量（300 μg）[66a]。总体而言，鞘内应用吗啡的益处在腹部手术的患者最为显著，尤其在最初 24 h 内[186, 188]。

二乙酰吗啡目前仅在英国应用。它是一种脂溶性的药物前体，透过硬脑膜的速度以及在脑脊液中清除的速度均比吗啡快。一旦进入脊髓背角内，二乙酰吗啡转化为吗啡和6-单乙酰吗啡。后两者均为 μ 受体激动剂，作用持续时间相对较长。在英国，剖宫产术患者的二乙酰吗啡的推荐剂量为 0.3 ～ 0.4 mg[189]，并广泛用于替代吗啡。

脊髓麻醉中应用氢吗啡酮的相关资料较少。氢吗啡酮通常通过硬膜外腔给药，将在后面内容讨论。有限的资料表明，鞘内注射氢吗啡酮 50 ～ 100 µg 产生的镇痛作用和不良反应与给予吗啡 100 ～ 200 µg 剂量相当。然而，氢吗啡酮没有经过完整的神经毒性检测，也没有显示出比吗啡有任何优势[190]。

哌替啶是一种中等脂溶性阿片类药物，但是它具有局麻药的一些特性，并作为鞘内药物（剂量范围为 0.5 ～ 1.8 mg/kg）单独应用于产科和普通外科[191-192]。小剂量哌替啶可与局麻药联合应用。与安慰剂相比，哌替啶 10 mg 和 20 mg 均可改善剖宫产术后患者的镇痛效果[193]，尽管不良反应更常见于剂量较大者。由于有其他阿片类药物可以选用，加上其神经毒性尚未明了，因此，哌替啶并不常用。

脂溶性阿片类药物 芬太尼和舒芬太尼常用于产科的分娩镇痛和剖宫产术，这些将在别处讨论。在分娩早期给予舒芬太尼 2 ～ 10 µg 和芬太尼 25 µg 均可产生相同的镇痛作用[194-197]。在经尿道前列腺切除术中，与小剂量布比卡因联合应用时，舒芬太尼 5 µg 比芬太尼 25 µg 产生更强的镇痛作用[198]。芬太尼起效迅速（10 ～ 20 min），持续时间相对较短（4 ～ 6 h），常用于门诊手术（剂量为 10 ～ 30 µg）。在布比卡因中加入芬太尼，虽然可以减少局麻药的剂量和延长镇痛时间[199]，但可能增加不良反应和延迟出院时间[171]。

血管收缩剂 将血管收缩剂（如肾上腺素和去氧肾上腺素）加入局麻药中可延长感觉和运动阻滞时间。作用机制为 α_1 受体介导的血管收缩使局麻药吸收减少。肾上腺素可能也通过 α_2 受体效应增强镇痛作用。传统观点认为，肾上腺素 0.1 ～ 0.6 mg 可延长丁卡因脊髓麻醉的持续时间，但不能延长布比卡因或者利多卡因脊髓麻醉的持续时间[22]。这一观点实属推测，因为局麻药的舒张血管作用不同，利多卡因和布比卡因可引起血管扩张，而丁卡因不引起血管扩张。然而，有研究测量了低位胸段皮肤节段中两节段的减退和所在腰骶段脊髓支配的手术操作部位疼痛的出现，结果提示加入肾上腺素可以延长利多卡因脊髓麻醉的持续时间[200-201]。与此相似，加入肾上腺素后布比卡因脊髓麻醉的持续时间可能延长。但由于布比

卡因作用时间长，故一般不加肾上腺素。值得关注的是，强烈的血管收缩作用可能危及脊髓的血液供应。然而，尚未有人类的证据支持这一理论。在动物研究中[164, 202-204]，鞘内注射肾上腺素（0.2 mg）或者去氧肾上腺素（5 mg）并没有减少脊髓血流。去氧肾上腺素 2 ～ 5 mg 可延长利多卡因和丁卡因脊髓麻醉的持续时间，与肾上腺素延长程度相似[201, 205]，但去氧肾上腺素不能延长布比卡因脊髓麻醉的持续时间[206-207]。Concepcion 等[208]分别将肾上腺素（0.2 mg 和 0.3 mg）和去氧肾上腺素（1 mg 和 2 mg）加入丁卡因进行比较，发现两者对丁卡因脊髓麻醉持续时间的影响无差异。Caldwell 等[163]使用了更大剂量血管收缩剂（肾上腺素 0.5 mg 和去氧肾上腺素 5 mg）进行研究，发现去氧肾上腺素比肾上腺素更能明显延长丁卡因脊髓麻醉的作用时间。但因去氧肾上腺素与 TNS 发生有关，因此，去氧肾上腺素加入局麻药的普遍性已经下降[165, 209]。

α_2- 受体激动剂 可乐定、右美托咪定和肾上腺素均可作用于脊髓背角的节前和节后 α_2 受体。激活突触前受体可减少神经递质的释放，而突触后受体的激活可引起超极化和减少脉冲传导[210]。在剂量 15 ～ 225 µg 范围内，可乐定可延长感觉和运动阻滞时间约 1 h 并改善镇痛作用，并且减少 40% 的吗啡用量[211-215]。与吗啡相比，可乐定似乎较少引起尿潴留，但是和静脉给予可乐定一样，鞘内注药也可以引起低血压。一项系统评价指出，与鞘内注射可乐定相关的低血压与剂量无关，心动过缓的风险并不增加[216]。鞘内应用可乐定时可产生镇静作用，高峰在 1 ～ 2 h 内，持续时间达 8 h[210]。右美托咪定对 α_2 受体的选择性大约是可乐定的 10 倍[217]。仅仅 3 µg 的右美托咪定就能延长运动和感觉阻滞时间，而且血流动力学保持稳定[218-219]。

其他药物 鞘内给予新斯的明 10 ～ 50 µg 可产生镇痛作用[220-221]。现已证明，鞘内应用新斯的明可以延长运动与感觉阻滞，减少术后镇痛药的需要量。新斯的明抑制乙酰胆碱的分解，增加乙酰胆碱浓度，而乙酰胆碱具有镇痛作用。新斯的明还可刺激脊髓释放一氧化氮。然而，它会引起恶心、呕吐和心动过缓。大剂量应用时还会引起下肢无力[222-223]。因此，新斯的明并未广泛应用[224]。咪达唑仑是一种 γ-氨基丁酸受体激动剂，鞘内给予 1 ～ 2 mg 同样可延长感觉与运动阻滞时间，减少术后镇痛剂的需要量，并且无 α_2 受体激动剂或者阿片类药物的不良反应。早期的研究更多关注咪达唑仑对脊髓的毒性作用，但是最近

的研究证实是安全的[225]。氯胺酮、腺苷、曲马朵、镁和非甾体抗炎药也可通过鞘内途径给药，但仍有待进一步研究来证实这些药物是否具有安全性和临床价值。

脊髓麻醉技术

脊髓麻醉技术划分为一系列的步骤（即4P步骤）：准备（preparation）、体位（position）、体表投影（projection）和穿刺（puncture）。

准备　在实施操作前应履行知情同意步骤，并详细记录已经讨论的风险（见并发症部分，后面讨论）。实施脊髓麻醉时，复苏设备一定要随时可用。患者应有足够的静脉通路，并监测脉搏氧饱和度、无创血压和心电图。目前，脊髓麻醉穿刺包较为常用，它包括中央有孔的灭菌单、棉球拭子和方纱、注射器、穿刺针、过滤器、脊髓麻醉穿刺针、无菌溶液以及用于皮肤浸润麻醉的局麻药。当用于脊髓麻醉的局麻药可供选择时，阻滞持续时间应与手术操作和患者相应的参数相匹配（表45.4）。

脊髓麻醉针最重要的特点是针尖的形状和针的直径。针尖的形状分成两类：一类是切断硬膜的，另一类为圆锥形的铅笔尖样针尖。Pitkin 和 Quincke-Babcock 穿刺针属于前者，Whitacre 和 Sprotte 穿刺针属于后者（图45.4）。Whitacre 穿刺针的侧孔较小。如果选择连续脊髓麻醉技术，选择 Tuohy 针或者其他薄壁针可便于置入导管。使用直径小的穿刺针可以降低硬膜穿破后头痛的发生率，22 G 穿刺针的发生率为40%，而 29 G 穿刺针的发生率则小于 2%。然而，使

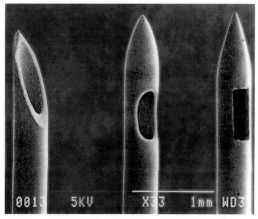

图 45.4　脊髓麻醉针针尖设计的扫描电子显微照片：Quincke（左）、Sprotte（中）和 Whitacre（右）（Modified from Puolakka R, Andersson LC, Rosenberg PH. Microscopic analysis of three different spinal needle tips after experimental subarachnoid puncture. Reg Anesth Pain Med. 2000；25；163-169.）

用直径大的穿刺针可以改善穿刺针置入时的触感。虽然 29 G 穿刺针使硬膜穿破后头痛的发生率低，但其失败率却增加[226-227]。铅笔尖样穿刺针可提供更好的进入不同解剖层次时的触感，但是最重要的是它们可降低硬膜穿破后头痛的发生率。25 G、26 G 和 27 G 铅笔尖样穿刺针可能是最好的选择。导引穿刺针特别有助于引导直径更小的脊髓麻醉穿刺针。目前脊髓麻醉穿刺包配有专门带旋锁的穿刺针和注射器。这种设计可防止鞘内注射时出现意外脱落，但是仍然要确认被吸入"专用"连接注射器内的药物剂量（图45.4）。

无菌技术是最关键的环节。引起脊髓麻醉后细菌性脑膜炎最常见的生物体是来自寄生在口腔的链球菌，因此，强调戴口罩的目的应作为无菌操作的组成部分。操作前必须清洗手和前臂，并且不能佩戴首饰。一些溶液可用于消毒患者的背部，如氯己定、乙醇（单独应用或联合应用）或者碘溶液。氯己定和乙醇联合应用被认为是最有效的[229-231]。因为氯己定具有神经毒性作用，因此，如果选择氯己定消毒，应等待消毒溶液完全干燥后再行皮肤穿刺尤为重要。

最近 ASA 出版了预防、诊断和治疗椎管内技术相关的感染并发症的实践共识。共识强调椎管内技术相关的并发症以及 ASRA[229] 预防感染的建议。识别感染风险高的患者（如已知菌血症和免疫受损）很重要，并考虑其他选择，如对菌血症患者在操作前使用抗生素，确保包括口罩在内的完全无菌，并使用消毒液，如氯己定、无菌封闭敷料和细菌过滤器。应尽量减少导管的断开和重新连接。导管在原位留置使用的时间不得超过临床所需的时间。应每天对患者进行感染迹象评估。如果怀疑有感染迹象，应立即进行调查并进行适当治疗。

体位　（见第34章）患者的体位主要有三种：侧卧位、坐位和俯卧位。每种体位都因各种特殊情况而有其优点。某种特定体位的优点尚未明确。在产科患者中，已有一些小样本研究表明，与侧卧位相比，坐位虽然起效时间相对较慢，但操作者完成穿刺过程更快[232]（见第62章）。目前的共识指南要求，不应该在患者麻醉或深度镇静的情况下常规进行椎管内麻醉[76]。全身麻醉或深度镇静可以掩盖穿刺针靠近神经组织时患者对疼痛和感觉异常的认知反应。

患者侧卧位有利于使用镇静药（如果需要），比坐位更少依赖训练有素的助手，患者更舒适。让患者的后背与手术台边缘平行并离麻醉科医师最近，大腿屈向腹部，颈部弯曲，使前额与膝盖尽可能靠近，从而最大限度地"打开"椎间隙。在摆体位过程中助手

的作用极为关键。助手应鼓励并帮助患者达到理想的侧卧位。由于臀部和肩膀的大小比例不同，女性的脊柱可能向头侧倾斜，而男性则相反。患者体位的摆放应最有利于低比重、等比重或重比重药液向支配手术区域的神经扩散。

患者坐位时脊柱中线的位置相对比较容易确认，特别对于肥胖或脊柱侧凸导致脊柱解剖中线难以定位者，坐位尤为适用。超声也可以用来识别解剖中线（见随后讨论）。采用坐位时，在患者的足下垫一小凳，膝上置一软枕，或者使用特制的坐台。助手维持患者于垂直位，同时使其头、臂屈曲于枕头上，肩部放松，嘱患者向后"顶出"腰部，使腰椎椎间隙展开。采用这一体位的患者切忌过度镇静。坐位时低血压也更常见。

俯卧位较少使用，但当手术操作需要维持此体位时可以选择俯卧位（通常是改良的"折刀"位）。这类情况包括直肠、会阴或腰椎手术。采用这一体位时，麻醉科医师可能要抽吸才能见脑脊液，因为采用这一体位时脑脊液的压力减小。

体表投影和穿刺　正中入路法有赖于患者和助手减少腰椎前凸的能力，从而允许穿刺针于相邻棘突之间进入蛛网膜下腔，通常在 $L_2 \sim L_3$、$L_3 \sim L_4$ 或 $L_4 \sim L_5$ 间隙进行穿刺。脊髓终止于 $L_1 \sim L_2$ 水平，所以应该避免在此水平以上行穿刺。嵴间线即两髂嵴间的连线，传统上对应 L_4 椎体或 $L_4 \sim L_5$ 间隙水平，但

是这个定位标志的可靠性在最近的超声研究中遭到质疑[233]。选定合适的椎间隙后，打好局麻皮丘，将引导器以轻微斜向头侧 $10° \sim 15°$ 的角度通过皮肤、皮下组织和棘上韧带，穿透棘间韧带。触诊的手指抓紧引导器并将其稳定好，另一手以类似投飞镖的姿势持脊髓麻醉针，以小指为支架靠着患者的背部，以防患者活动而导致穿刺针的穿入较预期深。使穿刺针斜口与硬膜纤维纵向平行，缓慢进针，以增强对组织面的手感并防止针偏向神经根，直到出现穿刺针穿过黄韧带和硬膜时产生的特征性阻力改变时停止进针。穿破硬膜时，通常会有轻微的"嘭"的感觉。此时，抽出针芯，脑脊液应该从针头接口流出。针的内径越小，脑脊液流出的时间越久，特别是采用非坐位穿刺的患者。若脑脊液未流出，以 $90°$ 为单位旋转穿刺针，直至脑脊液流出。若旋转任一 1/4 圆周都没有脑脊液流出，则将穿刺针进入几毫米，再次检查各个 1/4 圆周方向有无脑脊液流出。若仍然没有脑脊液而且进针的深度与患者（皮肤到蛛网膜的距离）情况相符，则应拔出穿刺针和引导器重新穿刺。穿刺针偏离中线是无脑脊液流出的常见原因（图 45.5）。

脑脊液顺利流出后，麻醉科医师的非利手（如右利手的左手）手背靠紧患者后背并固定穿刺针，另一只手将含有治疗剂量麻醉药的注射器与穿刺针相连。若脑脊液抽吸回流顺畅，则以约 0.2 ml/s 的速度注射

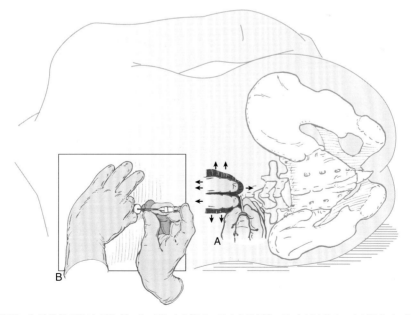

图 45.5　腰椎穿刺。A. 触诊的手指以"侧-侧、头-尾"方向滑动，以确定椎间隙；B. 穿刺过程中，穿刺针应以三脚架的方式稳定于手中，类似手投飞镖的姿势

麻醉药。注射完毕后，抽出 0.2 ml 脑脊液并再次注入蛛网膜下腔，以确认穿刺针的位置并清除针内残留的局麻药。

　　旁正中穿刺法利用了比较宽大的"蛛网膜下腔目标"，穿刺针稍微偏离中线也可以进入（图 45.6）。旁正中穿刺法尤其适用于棘间韧带有钙化的患者。应用旁正中穿刺法最常见的错误是进针点距中线太远，导致穿刺针被椎板阻挡。在应用旁正中穿刺法时，在穿刺间隙的相应棘突下方和旁开各 1 cm 处做局麻皮丘。随后用稍长的针（比如 3～5 cm）向头侧面深部组织浸润麻醉。使脊髓麻醉引导器和穿刺针与矢状面成 10°～15°向头侧面进入（图 45.6）。与正中入路穿刺法相似，旁正中穿刺法最常见的错误是穿刺针在开始进针时与头侧成角太大。然而，如果穿刺针接触到骨面，则向头侧方向轻微重新调整进针方向。若在较深的位置再次遇到骨面，则继续向头侧轻微倾斜，就像穿刺针在骨面上"滑行"。就旁正中穿刺法而言，因为穿刺针不经过棘上韧带和棘间韧带，所以只有在穿刺针到达黄韧带后才能感觉到韧带和硬膜的特征性感觉。脑脊液流出来后，实施阻滞的方法与正中入路穿刺法相同。

特殊脊髓麻醉技术

连续脊髓麻醉

　　连续脊髓麻醉可以逐渐增加局麻药的剂量，可采用可预见性的滴定法给药达到合适的阻滞平面，其血流动力学稳定性比单次脊髓麻醉好[40]。连续脊髓麻醉对于重度主动脉瓣狭窄患者和合并复杂心脏病的孕妇的动脉血压控制有帮助。在产科，连续脊髓麻醉也可以用于病理性肥胖和既往有腰椎手术史导致药物在硬膜外腔扩散受阻的患者。对长时间手术和全麻风险太大的择期开腹手术患者，脊髓麻醉导管可以在脊髓-硬膜外联合麻醉（CSE）中选择使用[234]。如实施连续脊髓麻醉，腰椎穿刺时应选择传统的侧面有开口的穿刺针（图 45.7）。可以选用正中入路穿刺法或旁正中穿刺法。一些专家认为使用旁正中穿刺法更易置管[235]。将导管置入蛛网膜下腔 2～3 cm 后，于导管外退出穿刺针。一定不能从针的切轴拔出导管，以防导管被切断并遗留在蛛网膜下腔。在退出穿刺针的过程中，要注意防止导管置入过深。脊髓微导管的置入与马尾综合征有关[5]，这可能是由于局麻药聚集在腰大池的缘故。"管内针"装置也可以用于连续脊髓麻醉，可以

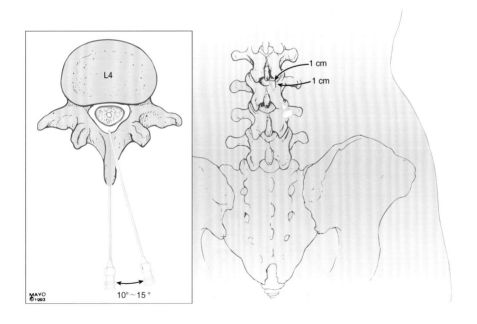

图 45.6　椎管内麻醉时正中入路穿刺法和旁正中穿刺法的脊柱解剖。插图内所示的正中入路穿刺法只需要掌握两个平面的解剖投影——矢状面和水平面。插图内与后位像图所示旁正中穿刺法需要额外考虑斜面位，但在不能配合降低腰椎前凸程度的患者中容易操作一些。此法穿刺针在穿刺间隙上位棘突下方和旁开各 1 cm 处进针。与矢状面约成 15°进针，如插图所示（Courtesy the Mayo Foundation, Rochester, MN.）

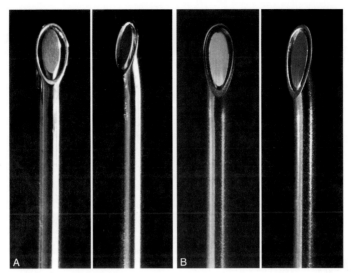

图 45.7 连续脊髓麻醉针示例，包括一次性 18 G Hustead 针（**A**）和 17 G Tuohy 针（**B**）。两者的远端都设计成可以引导导管沿着斜面置入的开口。20 G 的硬膜外导管可与此类针配套使用

减少导管周围脑脊液的渗漏[236]，但这会增加置管的难度[236]。最后，不能把硬膜外使用的局麻药的剂量注入或快推到脊髓麻醉导管，同时应该严格注意无菌原则。

单侧脊髓麻醉和选择性脊髓麻醉

单侧脊髓麻醉和选择性脊髓麻醉的方法有些相似，两者都涉及通过利用患者的体位和姿势使其（术后）快速恢复的小剂量麻醉技术。最近的一项系统评价发现，侧卧位采用重比重液布比卡因 4 ~ 5 mg 可以满足关节镜手术[171]。采用同样的单侧脊髓麻醉技术使用布比卡因 8 mg 可以用于单侧腹股沟疝修补术。在选择性脊髓麻醉时，尽可能以最小剂量的麻醉药来达到麻醉特定区域的感觉纤维阻滞[237-238]。关于具体麻醉药剂量的细节讨论在门诊手术麻醉的章节有详尽阐述（见第 72 章）。

▌阻滞监测

实施脊髓麻醉时，要对麻醉起效的时间、阻滞的范围和运动感觉阻滞的程度进行评估。同时，因为交感神经阻滞后可导致循环变化，故也应监测心率和血压。有多种方法可以评估感觉阻滞，但是，分别代表 C 纤维和 A-δ 纤维的冷刺激和针刺方法要比反映 A-β 纤维的机械刺激（比如触、压和纤毛机械

刺激针）更常用。通常冷感觉（用氯乙烷喷雾、冰块或乙醇局部测试）最先消失，其次是针刺觉消失（用针刺皮肤表面而不刺破皮肤测试）[20]。最后是触觉消失。阻滞区域皮肤阻滞节段的平面高度随评估方法的不同而有所差异，但总的来说，用冷感觉测定的平面最高，用针刺觉测定的平面稍低，用触觉测定的平面阻滞最低[239]。评估麻醉平面的前提是假设对这些刺激的感觉消失等同于疼痛纤维的阻滞，但事实上未必如此[240]。另外，可以用电的方法和化学实验方法进行疼痛评估，但轻柔针刺仍是最简单的方法[91, 241]。运动阻滞也可以通过多种方法测定。尽管仅代表腰骶部运动纤维，但改良 Bromage 评分（框 45.1）最常用于运动阻滞的测定[242]。肌电图和肺功能测定可以用于测定腹部和胸部运动功能，但这些测定不具有广泛实用性和具体性。

在实践中，通常结合交感神经阻滞、充分的感觉阻滞水平和运动阻滞（通过不能直腿抬高来确定腰部神经被阻滞）来确定脊髓麻醉有效。通常认为通过冷感觉或针刺觉确定阻滞平面比手术刺激所需要的平面高 2 ~ 3 个节段即可达到足够的麻醉效果。

框 45.1　改良 Bromage 评分
■ 0 分：无运动阻滞
■ 1 分：不能抬腿，膝部和足部能动
■ 2 分：不能抬腿和屈膝，足部能动
■ 3 分：完全的肢体运动阻滞

硬膜外麻醉

影响硬膜外阻滞平面的因素

硬膜外腔是一个具有伸缩延展性的间隙，药物在其内可以通过扩散、血管转运和渗漏进行散布和清除。麻醉药在硬膜外腔的扩散和阻滞平面与多种因素有关，并不是所有的因素都可以由麻醉科医师所控制（表 45.5）[26]。

药物因素

硬膜外给药后，药物的容量和注射总剂量是影响阻滞平面最重要的药物相关因素。总的原则是阻滞每个节段需要的麻醉药容量为 1～2 ml。尽管麻醉添加剂（如碳酸氢盐、肾上腺素和阿片类药物）可以影响麻醉起效、麻醉效果和麻醉与镇痛持续的时间，但不影响药物的扩散。

患者因素

年龄可影响硬膜外麻醉的阻滞平面[26]。在胸段硬膜外麻醉时，阻滞平面与年龄的相关性更强。有研究发现在老年患者中局麻药的容量减少40%（见第65章）[243]。可能的原因包括：通过椎间孔渗漏的局麻药减少，硬膜外腔的顺应性降低导致扩散范围增大，或老年人的神经敏感性增强。与脊髓麻醉一样，只有患者的身高对局部麻醉药在硬膜外腔的扩散有影响，患者的体重无论对胸段或腰段硬膜外麻醉的阻滞平面影响都无明显相关性[244]。与其他患者相比，在达到同样的硬膜外麻醉效果时，孕妇对局部麻醉药的需要量减少。尽管这可能是由于继发腹压增高导致的硬膜外静脉淤血所致，但在早期妊娠患者局麻药用量同样也减少[245]。此外，持续气道正压也使胸段硬膜外阻滞平面升高[246-247]。

操作因素

注药的椎间隙水平是影响硬膜外阻滞平面最重要的操作相关因素。在高位颈段区域，注药主要是朝尾侧扩散；在中胸段注药时，药物同时向头侧和尾侧扩散；在低位胸段注药时，药物主要是向头侧扩散[248]。腰段硬膜外注药时，药物向头侧扩散较尾侧多。一些研究表明，在胸段和腰段注射相同容量的局部麻醉药时，胸段阻滞的总神经节段比腰段多。已经证实患者的体位对腰段硬膜外注药的扩散有影响，侧卧位时药物在低位侧更容易扩散并起效更快[249]。坐位和仰卧位不影响硬膜外阻滞平面。但是头低位可以增加产科患者的药物扩散平面[250]。针尖斜面的朝向和注射速度不影响药物注射的扩散。

药理学

硬膜外可用的局麻药可以分为短效、中效和长效局麻药。根据所使用的药物种类不同和局麻药添加剂的使用（表 45.6），在硬膜外腔单次给予局麻药可以提供 45 min 至 4 h 的外科手术麻醉。由于硬膜外导管留置在合适的位置，因此通过追加局麻药来维持的基本麻醉和常规术后镇痛的时间得以延长。

短效和中效局麻药

普鲁卡因　与脊髓麻醉相似，普鲁卡因在硬膜外麻醉也不常用。5%的普鲁卡因起效慢，且阻滞的效果不确切可靠。

氯普鲁卡因　浓度为 2% 和 3% 的无防腐剂氯普鲁卡因都可以用于硬膜外注射，因为前者可能无肌松作用，所以后者更适用于手术麻醉。3% 氯普鲁卡因于 10～15 min 起效，持续时间为 60 min。添加肾上腺素后持续时间可以延长至 90 min。在不含防腐剂的制剂开发之前，大剂量（> 25 ml）氯普鲁卡因可导

表 45.5　影响硬膜外局麻药分布和阻滞平面的因素			
	很重要	一般重要	不重要
药物因素	体积 剂量	浓度	添加剂
患者因素	高龄 妊娠	体重 身高 邻近体腔的压力	
操作因素	注射部位	患者体位	注射速度 针孔方向

Modified from Visser WA，Lee RA，Gielen MJ. Factors affecting the distribution of neural blockade by local anesthetics in epidural anesthesia and a comparison of lumbar versus thoracic epidural anesthesia. Anesth Analg. 2008；107：708-721.

表 45.6　硬膜外使用 20 ～ 30 ml 局麻药起效时间和镇痛持续时间的比较

药物	浓度（%）	起效时间（min）	持续时间（min）	
			纯液	1∶200 000 肾上腺素
氯普鲁卡因	3	10 ～ 15	45 ～ 60	60 ～ 90
利多卡因	2	15	80 ～ 120	120 ～ 180
甲哌卡因	2	15	90 ～ 140	140 ～ 200
布比卡因	0.5 ～ 0.75	20	165 ～ 225	180 ～ 240
依替卡因	1	15	120 ～ 200	150 ～ 225
罗哌卡因	0.75 ～ 1.0	15 ～ 20	140 ～ 180	150 ～ 200
左布比卡因	0.5 ～ 0.75	15 ～ 20	150 ～ 225	150 ～ 240

Modified from Cousins MJ，Bromage PR. Epidural neural blockade. In：Cousins MJ，Bridenbaugh PO，eds. Neural Blockade in Clinical Anesthesia and Management of Pain. Philadelphia：JB Lippincott；1988；255.

致腰背部深部组织烧灼感样疼痛[251]。有学者认为这是由于乙二胺四乙酸螯合钙后引起局部低钙血症所致。此外，氯普鲁卡因可以拮抗硬膜外吗啡的作用[242]。这可能是阿片类受体被氯普鲁卡因或其代谢产物拮抗所致。外周 pH 降低导致的细胞内信使拮抗和可用吗啡的量减少也是产生这样结果的可能机制。但是吗啡和氯普鲁卡因不是理想的用药组合，因为添加吗啡后会导致氯普鲁卡因短效作用的优势减弱。

阿替卡因　阿替卡因在硬膜外麻醉中不常用，尚未进行广泛研究。有研究显示，2% 阿替卡因与利多卡因相比，两者的硬膜外效果、扩散程度、持续时间和运动阻滞相似[252]。阿替卡因也可用于产科硬膜外镇痛[148]。

利多卡因　利多卡因的可用浓度为 1% 和 2% 的溶液，10 ～ 15 min 起效，持续时间为 120 min。若添加肾上腺素，其作用时间可延长至 180 min。与脊髓麻醉不同，TNS 与硬膜外使用利多卡因关系不大[253]。

丙胺卡因　丙胺卡因的可用浓度为 2% 和 3% 的溶液。2% 丙胺卡因可以产生感觉阻滞，而运动阻滞轻微。其起效时间约为 15 min，持续时间约 100 min。与利多卡因相比，丙胺卡因感觉阻滞作用更明显，作用持续时间更长（与同族药物不同）[242]。大剂量使用时，丙胺卡因与高铁血红蛋白血症有关[156, 254]。

甲哌卡因　甲哌卡因的常用剂型有 1%、1.5% 和 2% 无防腐剂溶液。2% 甲哌卡因的起效时间与利多卡因相似，约 15 min 起效，持续时间稍微延长（添加肾上腺素后可达 200 min）。这一特点使一些（医疗）中心在手术时间中等的手术优先选择此药。

长效局部麻醉药

丁卡因　由于丁卡因的阻滞平面不可靠，大剂量使用可导致全身毒性反应，因此在硬膜外麻醉中并不常用。

布比卡因　布比卡因临床可用浓度为 0.25%、0.5% 或 0.75% 的无防腐剂溶液。起效时间为 20 min，持续时间达 225 min，添加肾上腺素后仅稍微延长作用时间（达 240 min）。低浓度（如 0.125% ～ 0.25%）的布比卡因可用于镇痛。但是，其不良反应包括心血管系统、中枢神经系统的毒性反应以及大剂量使用时潜在的运动阻滞作用。0.5% 和 0.75% 布比卡因溶液可以用于手术麻醉。脂质体布比卡因在硬膜外麻醉中的使用目前正进行研究。硬膜外单次注射 0.5% 的脂质体布比卡因起效时间与普通布比卡因相似，但其镇痛时间更长[255]。单次注射脂质体布比卡因与普通布比卡因相比，毒性并未增强，心血管系统的安全性也无差异，其优点与吗啡缓释剂（随后阐述）一样，不需要置入硬膜外导管。反之，在任何情况下需要终止硬膜外给药时，这一缓释注射剂的可控性不强。

左布比卡因　左布比卡因在硬膜外麻醉用于手术的浓度为 0.5% ～ 0.75%，用于镇痛的浓度为 0.125% ～ 0.25%。左布比卡因硬膜外麻醉的临床效果与布比卡因相同[129, 256-257]。与布比卡因相比，左布比卡因的优点是心脏毒性较小[175, 258]。

罗哌卡因　罗哌卡因的可用浓度为 0.2%、0.5%、0.75% 和 1.0% 的无防腐剂溶液。0.5% ～ 1.0% 的浓度用于外科手术，0.1% ～ 0.2% 的浓度用于镇痛。与布比卡因相比，罗哌卡因的安全性更高[259-260]。动物研究数据表明，布比卡因引起惊厥的阈值比罗哌卡因低 1.5 ～ 2.5 倍。罗哌卡因的心脏毒性更低。相同浓度的罗哌卡因与布比卡因和左布比卡因相比，临床作用基本相似。罗哌卡因的作用时间稍短，运动阻滞作用较轻。运动阻滞减弱实际上是反映这些药物的不同效能，而不是罗哌卡因真正的运动阻滞作用减弱。硬膜外使用罗哌卡因的效能比布比卡因低 40%[179-180, 261]。

硬膜外添加剂

血管收缩药 肾上腺素可减少硬膜外腔血管对局麻药的吸收。不同的局麻药对肾上腺素的反应不同。反应最强的是利多卡因[262]、甲哌卡因和氯普鲁卡因（延长 50%），反应稍弱的是布比卡因、左布比卡因和依替卡因。因罗哌卡因有内在的收缩血管作用（表45.6），故对肾上腺素的反应有限。因为肾上腺素可以被吸收入脑脊液作用于脊髓背角的 α_2 受体，所以其本身也可能有一定的镇痛作用[263]。去氧肾上腺素在硬膜外麻醉的使用不及在脊髓麻醉中使用广泛，可能是由于其在硬膜外使用时对局部麻醉药血药浓度峰水平的降低作用不如肾上腺素有效[264]。

阿片类药物 阿片类药物能够协同增强硬膜外局部麻醉药的镇痛作用，而不延长运动阻滞。联合使用局麻药和阿片类药物可以减少单一使用药物的剂量相关性不良反应。椎管内使用阿片类镇痛的优点应与剂量依赖的副作用相权衡。因为在椎管内使用阿片类药物时存在"天花板效应"，在超过最大作用的剂量后仅会增加不良反应。阿片类药物（特别是对于血流动力学不稳定时）可以单独使用。硬膜外阿片类药物通过穿透硬膜和蛛网膜到达脑脊液和脊髓背角发挥作用。亲脂性阿片类药物（如芬太尼和舒芬太尼）被硬膜外脂肪阻隔，因此在脑脊液中检测到的浓度比亲水性阿片类药物（如吗啡和氢吗啡酮）低。芬太尼和舒芬太尼也被吸收入循环系统。多个研究表明这是硬膜外使用阿片类药物镇痛作用的主要机制[265-266]。

硬膜外使用吗啡 1 ～ 5 mg 单次推注的起效时间为 30 ～ 60 min，持续时间长达 24 h。权衡镇痛及最小不良反应的最佳剂量为 2.5 ～ 3.75 mg[267]。另外，吗啡可以通过硬膜外导管以 0.1 ～ 0.4 mg/h 持续使用。氢吗啡酮的亲水性比芬太尼强，亲脂性比吗啡强，可以单次推注 0.4 ～ 1.5 mg，15 ～ 30 min 起效，持续 18 h。氢吗啡酮用于持续输注的剂量为 5 ～ 20 μg/h。硬膜外给予芬太尼和舒芬太尼的起效时间为 5 ～ 15 min，持续仅 2 ～ 3 h。单次剂量 10 ～ 100 μg 可用于镇痛。二乙酰吗啡在英国被允许使用，硬膜外单次注射的剂量为 2 ～ 3 mg，或配成浓度约为 0.05 mg/ml 的液体进行注射使用。

缓释型硫酸吗啡（商品名 Depodur）是吗啡脂质形式的缓释制剂，可以作为腰段硬膜外单次注射使用，因此可以避免持续输注局麻药和留置硬膜外导管的问题和不良反应，尤其对于使用抗凝剂的患者。在手术前（或在剖宫产断脐后）使用，缓释型硫酸吗啡可以使痛觉缓解 48 h 以上[268-269]。下腹部手术的推荐剂量为 10 ～ 15 mg，下肢骨科手术的推荐剂量为 15 mg。

α_2-受体激动剂 硬膜外添加可乐定对感觉阻滞时间的延长比运动阻滞明显。其机制可能是介导钾通道开放随后继发细胞膜的超极化[270]，而非 α_2 激动剂本身的作用。添加可乐定后，硬膜外局部麻醉药和阿片类药物的需要量均减少[271-273]。可乐定的其他优点是减少免疫应激反应和细胞因子反应[274]。硬膜外给予可乐定可出现各种不良反应，包括低血压、心动过缓、口干和镇静。在胸段硬膜外给予可乐定时，其对心血管的影响最明显[275]。在初步的研究中发现，硬膜外给予右美托咪定也可以减少术中麻醉药的需要量，改善术后疼痛并延长感觉与运动阻滞的时间[276]。

其他药物 关于硬膜外给予氯胺酮的好处以及其是否有神经毒性的报道不一[277-279]。在硬膜外腔注射局麻药前给予新斯的明可以提供分娩镇痛作用，而不引起呼吸抑制、低血压或运动障碍[280]。对咪达唑仑、曲马朵、地塞米松和氟哌利多也进行了研究，但不常用。

碳酸和碳酸氢钠 为了保持化学稳定性和抑菌作用，多种局麻药制剂的 pH 为 3.5 ～ 5.5。若低于这一 pH，药物离子化的比例增高，从而不能穿透神经鞘到达内部钠离子通道的结合位点。碳酸溶液和碳酸氢盐都可以增加局麻药液的 pH，从而提高局麻药非离子化的比例。虽然碳酸在理论上可通过产生更快速的神经内扩散和神经干周围组织穿透从而加快起效时间，改善麻醉质量[281-282]，但是目前的数据表明使用碳酸溶液并没有临床优势[235, 283]。

硬膜外麻醉技术

准备

先前描述的脊髓麻醉患者的准备同样适用于硬膜外麻醉，即知情同意、监测、复苏设备和静脉通道，并根据手术特点和患者合并疾病适当地选择患者和药物。由于硬膜外导管留置在硬膜外腔，因此认为对无菌的要求甚至比脊髓麻醉更重要。术前必须了解手术范围，以便将硬膜外导管置入在合适的位置，如腰段、低、中或高位胸段或者颈段（一般很少用）[26]。硬膜外麻醉穿刺针有很多种，但 Tuohy 针最常用（图 45.8）。这些针的大小通常为 16～18 G，尖端为 15°～30° 弯曲、钝的弧形端设计，既可减少穿破硬膜的风险，又可引导导管向头侧置入。针杆上每间隔 1 cm 有标记，便于识别进针深度。硬膜外导管是一种可弯曲、标记有刻度的、耐用的、不透 X 线的塑料管。导管尖端有一个孔，附近有多个侧孔。一些研究发现使用多侧孔导管可以减少镇痛不全的发生率[284-286]。然而，在孕妇中使用多侧孔导管会增加导管置入硬膜外静脉的发生率[287]。

必须预先决定验证穿刺针进入硬膜外腔的方法。

大多数操作者采用空气或盐水的阻力消失法而不是悬滴法。这两种方法将在随后描述。若采用阻力消失法，则需要另外选择注射器的类型（如玻璃的，还是无阻力塑料的；以及 Luer-Lok 有螺扣的，还是带摩擦芯的）。

体位

硬膜外麻醉穿刺的体位有坐位和侧卧位两种，具体要求与脊髓麻醉时体位相同（见第 62 章）。如前所述，患者体位不适当会影响精细技术的发挥。与侧卧位相比，胸段穿刺时采用坐位穿刺时间短，但最终的穿刺成功率相当[288]。与脊髓麻醉一样，在硬膜外穿刺过程中患者应处于清醒状态[76]。

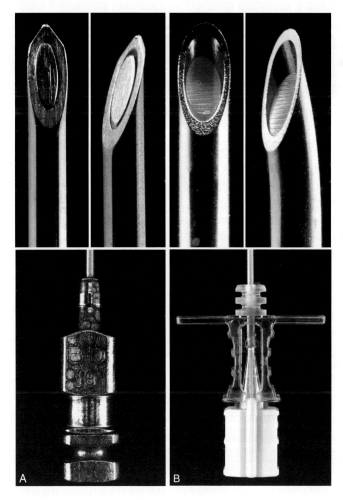

图 45.8　硬膜外穿刺针和配套的导管。A. 可重复应用的 19 G Crawford 硬膜外穿刺针。B. 一次性使用的 19 G Tuohy 硬膜外穿刺针。C. 末端单孔硬膜外导管。D. 尖端闭合、多个侧孔导管。E. 弹性丝加强的多聚物涂层硬膜外导管

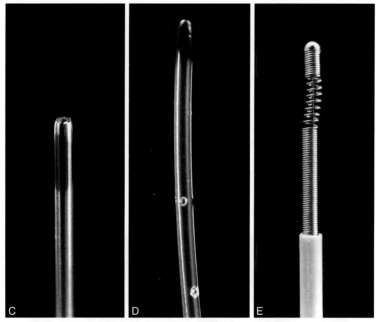

图 45.8 （续）

体表投影和穿刺

穿刺的椎间隙取决于手术的部位（表 45.7）。重要的体表标志包括髂后上棘（对应 $L_4 \sim L_5$ 间隙）、肩胛骨下角（对应于 T_7 椎体）、肩胛冈底部（T_3）和隆椎（C_7）。超声可能更有利于确定正确的胸段椎间隙[233]。但是由于声影，使得黄韧带和蛛网膜下腔辨认困难[289]，因此在胸段硬膜外置管较少用。不同的进针方法为正中入路法、旁正中入路法、改良旁正中入路法（Taylor 法）和骶管阻滞。

进行腰段和低位胸段硬膜外麻醉时多选择正中入路。首先对皮肤进行局部浸润麻醉。将非惯用手紧靠患者的背部，用拇指和示指拿着针座或针翼。腰段和低位胸段硬膜外麻醉时穿刺针的角度应该略偏向头部，而中位胸段硬膜外麻醉时穿刺针向头侧偏向的角度更大，因为该处棘突向下成角显著（图 45.9）。为了更好地控制穿刺过程，通过棘上韧带进入棘间韧带过程中穿刺针应带有针芯，进入棘间韧带后可以拔出管芯并连接注射器。如果穿刺针的位置正确，它应

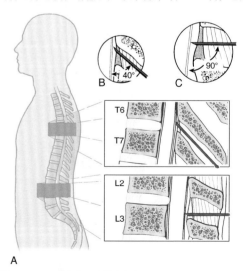

图 45.9 A. 腰段和胸段硬膜外麻醉技术。胸段硬膜外穿刺时增大的穿刺针角度可能使穿刺针在进入蛛网膜下腔前的进针距离稍长，这与腰段硬膜外穿刺不同（B）。腰段硬膜外穿刺时穿刺针更垂直的角度使进针距离减小（C）

表 45.7 推荐的常见外科手术的硬膜外穿刺间隙

手术类型	推荐的穿刺的间隙	备注
髋部手术 下肢手术 产科镇痛	$L_2 \sim L_5$	
前路结肠切除术 上腹部手术	低位胸段 $T_6 \sim T_8$	向头侧比向尾侧 扩散多
胸部手术	$T_2 \sim T_6$	手术切口正中

Modified from Visser WA, Lee RA, Gielen MJ. Factors affecting the distribution of neural blockade by local anesthetics in epidural anesthesia and a comparison of lumbar versus thoracic epidural anesthesia. Anesth Analg. 2008；107：708-721.

该被稳定地固定在组织中。一些人主张，穿刺针进入黄韧带后再连接注射器，以便采用阻力消失或悬滴法，但是这比较困难，特别是对于初学者。然而，这可使操作者对硬膜外解剖的认识提高。如果穿刺针到达棘上韧带时就开始使用阻力消失或悬滴法，这会增加阻力消失错误的机会，可能是因为棘间韧带存在缺陷[290]。这种方法的假阳性率可高达 30%。

空气或者生理盐水是用于测试阻力消失来判断硬膜外腔最常见的两种不可压缩的介质。当非惯用手持穿刺针进针过程中，惯用手的拇指以恒定的、极小的压力间断（对于空气）或者持续（对于生理盐水）施加于注射器活塞。也可以联合使用空气和盐水，2 ml 的盐水混入少许空气气泡（0.25 ml）。黄韧带通常被认为是一个让阻力增加的坚韧结构。当穿刺针进入硬膜外腔时，施加于注射器活塞的压力使溶液无阻力地进入硬膜外腔。有报道称，通过注射空气来判断硬膜外腔并不可靠，注射空气会使阻滞不完全的机会增加，还可能导致罕见的颅腔积气（可引起头痛）和静脉空气栓塞。如果选择注射空气，判断阻力消失后应该尽量减少空气的注入。有证据表明，在产科患者中使用生理盐水和空气的不良事件无明显差别[291]。另一项 Meta 分析发现，置入硬膜外导管前将液体注入硬膜外腔可减少导管进入硬膜外腔静脉的风险[287]。有人提出使用生理盐水的缺点是意外穿破硬膜时很难被发现。

另一种判断硬膜外腔的方法是悬滴法。穿刺针进入黄韧带后，在针的尾部放一滴溶液（如生理盐水）。当穿刺针进入硬膜外腔时，这滴溶液即被"吸入"。支持这一现象的传统理论是硬膜外腔的负压，但是最近的实验证明在颈段使用负压方法是不可靠的，而负压方法仅在坐位时有用[292]。负压的产生与穿刺针将硬膜从黄韧带推开时引起的硬膜外腔扩张有关[293]。胸膜腔内负压可能影响胸段硬膜外腔的压力，并且在吸气时影响最大。但是，使穿刺针进入硬膜外腔与患者吸气的时间相一致可能比较困难。

在腰段行正中入路法穿刺时，皮肤至黄韧带的距离通常是 4 cm，大多数（80%）患者为 3.5 ~ 6 cm。在肥胖或者体型瘦小的患者中，此距离分别为更长或更短。穿刺前使用超声可有利于预测皮肤至黄韧带的距离[233]。在腰段区域，黄韧带在中线处的厚度为 5 ~ 6 mm。虽然没有证据表明，在腰段水平进入硬膜外腔的安全性比胸段高或低，但当选择胸段椎间隙穿刺时，穿刺针的控制与腰段同等或者更加重要。因为如果进针太快，即有损伤脊髓的可能。部分原因可能是实施胸段硬膜外麻醉的麻醉科医师多为实施腰段硬膜外麻醉有相当经验者[294]。此外，在胸段穿刺时

增加进针锐角的角度理论上是一个安全因素，因为增加的锐角为穿刺针进入硬膜外腔提供了一些安全余地（图 45.9）。

当确认穿刺针进入硬膜外腔时，应该记录穿刺针进入皮肤的深度。然后移除注射器，轻柔地将导管置入 15 ~ 18 cm，以保证有足够长的导管进入硬膜外腔。小心拔出穿刺针，然后将导管退至留置 4 ~ 6 cm 导管在硬膜外腔的长度。硬膜外腔的导管长度小于 4 cm 时可能会增加导管移位和镇痛不全的风险，而导管留置过长可能会增加导管位置不正的可能或者并发症[295-298]。

如前所述，可能发生阻力消失的假阳性。这是引起阻滞失败的原因之一。Tsui 实验可以用来确定硬膜外导管的位置[299]。这个测试是通过硬膜外腔的生理盐水和导电导管采用低电流刺激神经根。使用含金属的导管，神经刺激器的阴极通过电极连接到导管，而正极通过电极连接到患者的皮肤。在电流为 1 ~ 10 mA 时出现相应的肌肉抽搐（如果是胸段硬膜外导管，肋间或者腹壁肌肉发生抽搐），可以用来确定导管尖端的位置。如果导管位于蛛网膜下腔和硬膜下隙，引起机体反应的阈值电流更低（< 1 mA），因为刺激导管非常接近或直接接触导电性好的脑脊液[300-301]。

当将导管退至所期望的深度时，必须将它固定在皮肤上。目前已有专门固定设备在售，其中一些优于单独使用胶布[302]。将导管埋于皮下的方法可以减少导管移位和提高长时间阻滞的成功率[303]。然而，一个精心设计的研究显示导管埋于皮下的方法并不比非侵害性的导管固定设备优越。

旁正中入路法

旁正中入路法尤其适用于中、高胸段硬膜外麻醉，而此区域脊柱的角度与狭窄的空间导致采用正中入路法时存在困难。穿刺针应该在选择椎间隙的上位椎体相对应的棘突下缘外侧 1 ~ 2 cm 进针，并沿着水平方向进入直至椎板，然后向正中和头侧方向进入硬膜外腔。Taylor 法是一种在 L_5 ~ S_1 间隙实施的改良的旁正中入路。这可能对不能耐受或不能保持坐位的创伤患者是有用的。使穿刺针在中线、髂后上棘向尾端各 1 cm 进针，然后向正中和头侧成 45° ~ 55° 进针。

在硬膜外开始注射局麻药之前，必须给予试验剂量。这样做的目的是排除导管置入鞘内或血管内。通常采用小剂量、含有肾上腺素的 1.5% 利多卡因。最近的一项系统评价表明，在非妊娠成人患者中单独使用 10 ~ 15 μg 肾上腺素是验证导管置入血管最好的药理学方法。如果将导管置入血管，会在给予肾上腺

素后出现收缩压增加超过 15 mmHg 或心率增加超过 10 次 / 分。然而，最佳的验证导管误入鞘内或硬膜下隙的方法尚未确定[304]。

脊髓-硬膜外联合麻醉

早在 1937 年，有学者首次报道了脊髓-硬膜外联合麻醉，并且在过去的 30 年里，脊髓-硬膜外联合麻醉不断得到改进，现在应用得越来越普遍[305-310]。与硬膜外麻醉相比，脊髓-硬膜外联合麻醉起效更快，有助于手术更早进行。硬膜外导管还可以提供有效的术后镇痛，并在脊髓麻醉作用消退时延长麻醉时间，因此，脊髓-硬膜外联合麻醉在许多临床情况下显得很灵活。这种方法尤其适用于产科分娩，可以通过小针注入阿片类药物和小剂量局部麻醉药产生快速镇痛，而留置的硬膜外导管可以在分娩镇痛或手术（假如需要行剖宫产）麻醉时使用。脊髓-硬膜外联合麻醉另一个重要的优势是可以在椎管内使用小剂量麻醉药，必要时可以通过硬膜外导管扩大阻滞范围。无论是通过硬膜外导管单纯使用局麻药还是单纯生理盐水，都可以压迫硬脊膜囊，从而使阻滞平面增宽[311]。这种方法称为硬膜外容量扩展（epidural volume extension，EVE），已在剖宫产中得到证实。它与硬膜外给予大剂量药物（无硬膜外容量扩张者）产生的感觉阻滞相似，但运动恢复更快。原则上使用小剂量局麻药行脊髓麻醉，并在脊髓麻醉后采用滴定法给予硬膜外局麻药，以达到合适的阻滞平面，其目的是减少不良反应[312]，患者恢复得更快，从而缩短住院时间。这种技术对高风险患者可使用低初始剂量的脊髓麻醉药物，以维持更稳定的血流动力学，随后需要扩大阻滞范围时，可通过硬膜外导管给予局麻药逐步扩大。

技术

脊髓-硬膜外联合技术主要是穿刺置入硬膜外穿刺针，随后采用"针内针"技术使脊髓麻醉针到达蛛网膜下腔，或者用独立的脊髓麻醉针在同一椎间隙或不同椎间隙穿刺。部分研究已表明单独使用脊髓穿刺针的成功率更高，失败率更低[313-316]。使用这种方法的主要优点是在脊髓麻醉前可以确认硬膜外导管的位置是否正确。虽然这种方法耗时，但是在脊髓麻醉作用消退后还可通过硬膜外导管维持麻醉的情况下，也是其优点。反之，这种方法理论上有切断已经放置到位的硬膜外导管的风险。如采用针内针技术，应使用

含有长脊髓麻醉穿刺针的脊髓-硬膜外联合麻醉专用包，其中一些可以固定在蛛网膜下腔注射的部位。

骶管麻醉

骶管麻醉在小儿麻醉中常用（见第 77 章），虽然阻滞平面向上腹部和胸部扩散的程度不可预测，但其也可用于成人。其在成人中的适应证基本上与腰段硬膜外麻醉相同，尤其适用于需要骶区扩散（如会阴部、肛门和直肠手术）的麻醉，特别是腰椎手术妨碍腰段麻醉时，但骶管麻醉在慢性疼痛和癌性疼痛治疗中更常用（见第 51 章）。使用透视引导和近期的超声技术可以帮助引导正确的穿刺针位置，减少阻滞失败率[317]。超声引导技术在儿童中使用的优势更大，因为缺乏骨质骨化，所以可以看清局部麻醉药的扩散和骶管硬膜外导管的位置[318-319]。

药理学

骶管局麻药的使用与硬膜外麻醉及镇痛用药相似。但在成人使用骶管方法时需要使用大约腰段硬膜外局麻药两倍的剂量才能达到与其相似的阻滞效果。骶管麻醉药物的扩散不确定，因此其在成人脐以上手术中应用的可靠性不高。

技术

骶管麻醉患者的术前准备也应与脊髓麻醉和硬膜外麻醉相同。这些术前准备即知情同意、监测和抢救设备、静脉通路和相同的无菌原则。骶管麻醉要求识别骶管裂孔。骶尾韧带（黄韧带的延续）位于两侧骶角间的骶裂孔之间。为了定位骶骨角，先定位髂后上棘，然后通过其之间的连线作为等边三角形的一边。应该类似骶管裂孔的位置（图 45.10）。超声检查也可用于定位这些骨性标志[317-319]。骶管麻醉有三种体位（见第 34 章），成人常用俯卧位，儿童常用侧卧位，膝胸位很少用。儿童常用侧卧位是由于相比于俯卧位来说更容易管理气道，而且骨性标志比成人更明显（见第 76 章）。这种考虑的意义是由于在小儿患者中骶管麻醉通常联合全身麻醉使用，以减少术中吸入麻醉药的使用以及提供术后镇痛。相反，骶管麻醉在成人中常用于术前镇静以及可以俯卧位的时候。当患者摆放卧位姿势时，应该在髂棘下放置一个枕头来旋转骨盆，以使穿刺更容易。另外的措施是使下肢外展

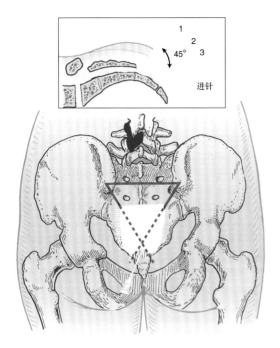

图 45.10　骶管麻醉技术。触诊指利用等边三角形定位骶角。采用逐步进针、退针的方式穿刺（插图，所谓的 "1-2-3 穿刺法"），直至穿刺针进入骶管。局麻药可轻易被注入（无皮下液体包块）

约 20°，以减少臀部肌肉的牵拉，从而使穿刺更容易。

当定位好骶管裂孔后，触诊手的示指和中指放在骶骨角上，局部浸润麻醉后骶管穿刺针（或 Tuohy 针，如需要放置硬膜外导管）与骶骨成 45° 角进针。当进针过程中阻力减低，表明穿刺针已进入骶管。进针遇到骨面时轻微回退，应改变进针方向，降低相对于皮肤表面的进针角度。在男性患者中，进针的角度几乎与冠状面平行；而在女性患者中，进针角度需成陡角（15°）。在重新调整进针方向后，应寻找阻力消退来确认穿刺针进入硬膜外腔，进针至多 1 ～ 2 cm 进入骶管。在成人中，针尖不得超过 S_2 水平以上（低于髂后上棘 1 cm），此处为硬脊膜囊的终止点。继续进针会增加穿破硬膜的风险和意外置入血管的概率。一种确认导管位置是否正确的方法是迅速注入 5 ml 生理盐水后触摸覆盖于骶骨的皮肤。若皮肤未隆起，则穿刺针的位置可能正确。相反，若皮肤隆起，则穿刺针的位置不正确。

确认穿刺针位置正确后，在给予治疗剂量的局麻药前，应该先回抽并给予试验剂量。因为与腰段硬膜外麻醉一样，骶管麻醉时局麻药也可以意外地注入静

脉或者蛛网膜下腔。

并发症

椎管内麻醉的生理效应可能被误解为并发症。然而，应该分清椎管内麻醉的生理效应与并发症是不同的，后者会对患者造成损害[320]。必须熟知并重视椎管内麻醉相关的重大风险，因为值得我们注意的是，针的另一头是人的神经系统，而灾难性损伤是未知的[321]。

神经系统

与椎管内麻醉相关的严重神经并发症很罕见。因此，需要相当大数量的患者样本来评估该事件的发生率。由于现已报道的神经并发症中对并发症识别和报道方式不同，因此大多数椎管内麻醉后神经损伤的真正发病率尚不明确。ASRA 在神经并发症实践指南更新中详细阐述了这一问题[76]。

截瘫

据报道，椎管内麻醉相关截瘫的发生率大约为 0.1/10 000[322-323]，这种严重损伤的发生机制可能是多因素的，很难明确[324]。尽管穿刺针直接损伤是不言而喻的原因[325-329]，但历史案例显示，很重要的原因是伴随着外来物质注入脑脊液带来的危险。其中一个公众高度关注的案件是 1947 年 Woolley 和 Roe 两位健康的中年人，在英国的同一家医院、同一天行小手术，由同一位麻醉科医师使用同一种麻醉药物行脊髓麻醉后两人均出现截瘫，导致脊髓麻醉的发展受挫几十年，尽管有证据表明用于清洗托盘的除锈液污染很可能是造成惨剧的原因[4]。另一个灾难性的例子是 20 世纪 80 年代早期，发现氯普鲁卡因鞘内注射相关的神经毒性，期间一些患者出现粘连性蛛网膜炎、马尾神经综合征或永久性麻痹，可能与低 pH 和早期于制备短效酯类局麻药的抗氧化亚硫酸氢钠防腐剂有关[136-139, 330]。

严重低血压和脊髓缺血也是椎管内麻醉导致截瘫的重要因素。脊髓前动脉综合征临床表现为无痛性运动和感觉功能丧失，与脊髓缺血或保留本体感觉的后索梗死有关。因为脊髓前部仅由单一而脆弱的动脉供血（脊髓 Adamkiewicz 动脉），因此其被认为特别容易发生缺血性损伤。由任何单一或复合的因素如严重低血压、机械性梗阻、血管病变或大出血等都会导致脊髓不可逆的损伤[331-333]。

马尾神经综合征

马尾神经综合征的发生率大约为 0.1/10 000，可导致永久性的神经功能缺失。无论是单次注射相对高浓度局麻药（如 5% 利多卡因）[334]，还是通过导管持续给予局麻药，脊髓腰骶神经根都很容易因直接暴露于大剂量局麻药而受到损伤[5, 335-336]。1992 年，因为小口径脊髓导管被认为与马尾神经综合征的发生相关，所以美国食品和药品监督管理局取消了对尺寸小于 24 G 的脊髓导管的审批许可[337]。虽然小口径导管可以减少头痛的风险，但它们可以使腰骶神经根更易于浸泡在局麻药中。这可能是因为通过细导管缓慢注射药液，导致神经根暴露在高浓度的局麻药中。自 20 世纪 90 年代开始，经历了 15 年的调整，小口径脊髓麻醉导管目前仍在欧洲使用，并重新出现在美国[338]。椎管狭窄患者由于局麻药在椎管内的分布受限，从而使马尾暴露于高浓度的局麻药中，因此，椎管狭窄可能是马尾综合征的另一个危险因素。

硬膜外血肿

如不能及时发现和清除椎管内出血，可导致脊髓缺血性梗死以及永久性神经功能缺失。许多危险因素与硬膜外血肿的发生有关，包括穿刺困难、穿刺针损伤、导管置入[339]、凝血功能障碍、高龄和女性[340]。根性腰痛、阻滞持续时间异常延长、膀胱或肠道功能障碍等是椎管内占位性损害的常见特征，应该尽早行 MRI 检查。在最近出版的英国国民健康服务（NHS）审计之前，最大的现代研究报道指出脊髓麻醉后硬膜外血肿的发生率低于 0.06/10 000，而硬膜外麻醉后硬膜外血肿的发生率可能高达前者的 10 倍以上[294, 341-345]。英国 NHS 审计可以提供现代最准确的椎管内麻醉相关神经系统并发症的发生率。在这一独特的、前瞻性的、全国范围内的审计中发现，707 455 例椎管内麻醉中有 5 例硬膜外血肿（0.07/10 000）。这 5 例皆发生在 97 925 例围术期的硬膜外麻醉中（0.5/10 000），跨度为 1 年[323]。

神经损伤

1955 年，Vandam 和 Dripps[346] 首先采集到 10 000 多例椎管内麻醉相关神经损伤的前瞻性数据。这些患者没有发生严重的神经损伤。1969 年，Dawkins[347] 公布的综述报道 32 718 例硬膜外麻醉相关的暂时性和永久性神经损伤发生率分别为 0.1% 和 0.02%。尽管近年来实践和研究的方法有所发展，但一些最大的现代研究表明，与半个世纪前相比，椎管内麻醉相关的神经损伤的发生率没有多大改变[341, 344, 348-350]。最值得注意的是，来自同时期的一些研究数据表明，硬膜外麻醉（包括脊髓-硬膜外联合麻醉）并发神经根或周围神经损伤的概率高于脊髓麻醉[322]。椎管内麻醉应用于成人围术期麻醉或镇痛时，其神经损伤并发症的发生率高于将其应用于产科、儿科和慢性疼痛时的发生率[323, 341-342, 351-352]。由于文献中调查和诊断方法、因果关系的认定以及结果报告存在很多可变因素，因此椎管内麻醉后永久性神经损伤的发生率更是难以确定[353]。英国 NHS 审计发现总体神经损伤的发生率为 7/707 455（或 0.1/10 000）[323]，与半个世纪前 Dawkins 研究公布的数据非常相似。神经损伤在 293 050 例硬膜外麻醉中有 3 例（0.1/10 000），在 324 950 例脊髓麻醉中有 3 例（0.1/10 000），在 41 875 脊髓-硬膜外联合麻醉中有 1 例（0.2/10 000），主要是年轻、健康的患者。与椎管内麻醉操作风险因素相关的神经损伤通常发生在围术期，包括神经根性疼痛或操作时发生感觉异常[321, 344, 354-355]。

蛛网膜炎

蛛网膜炎是脑膜的一种炎症反应，椎管内麻醉后很少见，其真实的发病率尚不清楚。由于氯己定消毒液对其有潜在的促发作用，因此建议在穿刺前必须等待氯己定完全干燥后方行椎管内麻醉穿刺[76]，并且还必须采取措施避免任何氯己定溶液溅到针头或注射器上，特别是谨防注射的药物受其污染。

硬膜穿破后头痛

椎管内麻醉较常见的并发症是硬膜穿破后头痛。顾名思义，硬膜穿破后头痛是指在实施椎管内麻醉时无意或有意穿破硬膜或者脊髓造影后和诊断性腰椎穿刺后导致的头痛。对于头痛的原因，有两种可能的解释，但无一证实。第一种解释是，通过硬膜丢失脑脊液后导致大脑失去支撑和下垂，造成颅内疼痛敏感组织牵拉。第二种解释是，脑脊液的丢失会引起颅内血管代偿性扩张（引起疼痛），以抵消颅内压力的降低[356]。硬膜穿破后头痛的特点是额部和枕部疼痛，直立或坐位时疼痛加剧，平卧时减轻。相关症状包括恶心、呕吐、颈部疼痛、耳鸣、复视、耳聋、皮质盲、脑神经麻痹甚至惊厥。在 90% 以上的病例中，硬膜穿破后头痛的典型症状会在穿刺后 3 天内出现[357]，66% 的病例在 48 h 内出现[358]。大部分病例（72%）通常会在症状出现后 7 天内自愈，而在 6 个月内 87% 的病例自愈[359]。

硬膜穿破后头痛可以发生在脊髓麻醉或硬膜外麻醉后，脊髓麻醉与有意地穿破硬膜时的某些可变的风险因素有关，而后者与 Tuohy 针意外穿破硬膜有关。进针时，穿刺针的针口斜面与脊柱纵轴平行的方向进针，使硬脑膜的纵向纤维更容易分离而不是被切断，如此可降低硬膜穿破后头痛的发生率[360]。临床观察已经被实验研究支持和证实[361]，使用圆锥形（铅笔头）腰椎穿刺针模拟腰椎穿刺比用切割型穿刺针穿刺导致的经硬膜丢失的脑脊液减少。事实上已有 Meta 分析表明，非切割型穿刺针与切割型穿刺针相比，前者在硬膜穿破后头痛的发生率更低[362]。其他研究表明，硬膜的胶原层起源于多个方向，而非单纯头侧-尾侧方向，且厚度不一，因此认为蛛网膜纵向细胞的损伤更容易受针尖斜面类型的影响。这可能是影响硬膜穿破后头痛的主要影响因素[9]。关于脊髓-硬膜外联合麻醉与单纯硬膜外麻醉相比是否会增加硬膜穿破后头痛的发生率报道不一[363-364]。

除了穿刺针类型（切割型 vs. 圆锥型）和针口的方向外，还有其他与脊髓麻醉和硬膜外麻醉硬膜穿破后头痛发生的有关风险因素。这些风险因素如框 45.2 所示[365]。

硬膜穿破后头痛的保守治疗包括仰卧位休息，输液治疗，给予咖啡因和口服镇痛药。舒马曲坦也有一定作用，但其有不良作用[366-367]。硬膜外血补丁是硬膜穿破后头痛的有效治疗方法[368]。Gormley[369] 介绍，其安全性和有效性已有文献记载。目前的实践证实单次硬膜外血补丁初次症状改善率达 90% 以上[370]，病例的症状改善持续有效率为 61% ～ 75%[371]。

硬膜外血补丁最好在硬膜穿破后 24 h 和硬膜穿破后出现典型头痛症状时应用。无证据支持预防性硬膜外补丁疗法有效[372-373]。Szeinfeld 等[374] 在硬膜外腔注射放射性核素标记的红细胞证实，大约 15 ml 血液扩散的平均距离为 9 个节段，且扩散的方向是向注射部位头侧方向扩散。因此，他们推荐在原硬膜穿破的椎间隙或在其朝尾侧更低的椎间隙水平穿刺注射血补丁，这些方法已被磁共振所证实[375]。最近的一个多国家、多中心随机双盲对照研究建议 20 ml 血液（血补丁疗

框 45.2　各种因素与硬膜穿破后头痛的关系

增加硬膜穿破后头痛发生率的因素
- 年龄：年轻者发生率更高
- 性别：女性多于男性
- 针的直径：粗针发生率高于细针
- 针的斜面：穿刺针斜面与脊髓长轴平行发生率低
- 妊娠：妊娠时发生率更高
- 穿刺次数：穿刺次数增加时发生率越高

不增加硬膜穿破后头痛发生率的因素
- 连续脊髓麻醉导管的置入和使用
- 下床活动的时间

法）是合理的初始靶注射量[376]。若使用血补丁后无效或症状不完全缓解，可以在初次使用后的 24 ～ 48 h 再次使用血补丁治疗。

短暂神经症

传统观点认为短暂神经症（transient neurologic symptoms，TNS）与利多卡因有关，但事实上已有报道每种局麻药用于脊髓麻醉均可发生 TNS。TNS（以前被称为短暂性神经根刺激[377]）通常是双侧或单侧的从臀部到腿部的放射性疼痛，或单纯臀部或腿部疼痛（稍少见）。症状一般在无特殊情况的脊髓麻醉实施后 24 h 内出现，与神经损伤或实验室检查异常无关[378]。疼痛程度可从轻度到重度，通常在 1 周或 1 周以内自愈[379]。TNS 最常见于鞘内注射利多卡因和甲哌卡因后，但在布比卡因和其他局麻药远远少见[147, 159, 380]。这一现象与利多卡因的浓度、局麻药中添加葡萄糖或肾上腺素，或局麻药溶液的渗透压无关。穿刺针类型可能影响 TNS 的发生（双孔针可降低发生率[381]），可能是由于单孔针增加局麻药注射至骶部硬膜囊的风险。TNS 与硬膜外操作关系不大，但硬膜外使用利多卡因和其他局麻药时也有发生[253, 382]。总的来说，TNS 在截石位手术患者更易发生。非甾体抗炎药物是治疗 TNS 的一线药物，但 TNS 也可能是重度疼痛，则可能需要阿片类药物治疗。

心血管系统

低血压

如果对患者造成了伤害，那么低血压则可认为是椎管内麻醉的并发症。最近的指南强调了在椎管内麻醉时应注意避免低血压（定义为降低超过基础值的 20% ～ 30%），以减少脊髓缺血或梗死的可能[76]。实施脊髓麻醉时，低血压（定义为收缩压 < 90 mmHg）在以下情况下更容易发生，包括阻滞平面达 T_5 或以上水平，年龄大于或等于 40 岁，基础收缩压低于 120 mmHg，脊髓麻醉联合全身麻醉，穿刺椎间隙在 L_2 ～ L_3 或以上，以及在局麻药中加入去氧肾上腺素[51]。低血压（定义为平均动脉压较基础压降低 > 30%）与长期饮酒、原发性高血压、BMI 以及急诊手术都有独立相关性[383]。椎管内麻醉时，恶心与呕吐、眩晕和呼吸困难也属于低血压的常见症状之一。虽然已有报道在实施椎管内麻醉过程中，预防性地（预负荷）输注胶体或晶体液可以预防血管扩张引起的低血压，但这一做法并不推荐作为常规使用[384]。

心动过缓

脊髓麻醉后发生的严重心动过缓长期以来就被公认是脊髓麻醉的主要风险[385-386]。心动过缓的原因是胸部交感神经纤维（节前心脏加速纤维起源于 $T_1 \sim T_5$）被阻滞和心率反射性减慢，后者由于血管扩张减少右心房的静脉回心血量，心房的牵拉感受器反应导致代偿性减慢心率。加重过度的心动过缓（40～50 次 / 分）的可能因素包括基础心率 < 60 次 / 分、年龄小于 37 岁、男性、非应激状态、β 受体阻滞剂和长时间手术。严重心动过缓（< 40 次 / 分）与基础心率 < 60 次 / 分和男性患者有关[387]。

心搏骤停（见第 87 章）

在一个已结案的保险索赔病例中，Caplan 等[388]发现有 14 例健康患者在接受脊髓麻醉后发生心搏骤停。脊髓麻醉后心搏骤停的病因尚未清楚。尚未知道这些灾难性事件是否是因为缺少严密监测和治疗引起，还是因为某些无法解释的生理原因引起[389]。尽管如此，在麻醉效果良好的脊髓麻醉过程中，低氧血症和过度镇静显然会导致突发的心动过缓和心搏骤停[390-391]。令人费解的是，这些罕见事件在脊髓麻醉比硬膜外麻醉更容易出现。法国麻醉科医师 Auroy 等的早期调查报告指出，心搏骤停在脊髓麻醉中的发生率为 6.4/10 000，而在其他椎管内麻醉和外周神经阻滞中的发生率为 1/10 000[344]。在法国全国麻醉科医师的大样本跟踪调查研究中，Auroy 等[350]报道了在 35 439 例脊髓麻醉后发生 10 例心搏骤停（发生率为 2.5/10 000），而 5561 例硬膜外麻醉中无一例心搏骤停。最近，Cook 等也报道了他们在全国范围内的 707 425 例椎管内麻醉有 3 例出现循环衰竭（发生率为 0.04/10 000），其中 2 例是发生在脊髓麻醉，1 例是发生在脊髓–硬膜外联合麻醉[323]。

呼吸系统

阿片类药物通常被添加到局麻药溶液中，用以改善椎管内麻醉和镇痛的质量和持续时间。与椎管内阿片类药物相关的呼吸抑制风险与剂量相关，有报道鞘内给予吗啡 0.8 mg 后呼吸抑制的发生率大约是 3%[392]。呼吸抑制可能是由于阿片类药物在脑脊液中朝头侧扩散到脑干的呼吸化学感受器中枢引起[65]。对于亲脂性麻醉药，呼吸抑制通常是最初 30 min 内发生的早期并发症，鞘内给予芬太尼或舒芬太尼 2 h 后出现的呼吸抑制未见报道[225]。椎管内给予吗啡有延迟性呼吸

抑制的风险，甚至在用药后 24 h 出现。因此在鞘内给予吗啡最初的 24 h 应进行呼吸监测。睡眠呼吸暂停患者对阿片类药物的呼吸抑制作用特别敏感。尽管缺乏明确的安全数据，但确定对这一类患者椎管内使用阿片类药物时应十分谨慎[393-394]。老年患者也存在呼吸抑制的高风险，椎管内使用阿片类药物应减量（见第 65 章）。联合使用全身镇静药也增加了呼吸抑制的风险。

感染

虽然细菌性脑膜炎和硬膜外脓肿罕见，但是所有椎管内麻醉均有潜在的严重感染并发症的可能。椎管内操作的感染源包括设备、患者和操作者。来源于患者皮肤表面的金黄色葡萄球菌是最常见的硬膜外相关感染源之一，而口腔细菌（如草绿色链球菌）是脊髓麻醉后常见感染源，因此要强调临床医师在行椎管内穿刺前戴口罩的必要性。其他增加感染可能性的因素包括存在全身感染、糖尿病、免疫功能低下状态[90]以及长时间留置硬膜外（或脊髓）导管。目前大量研究估计脊髓麻醉后严重椎管内感染的发生率小于 0.3/10 000[341,348,350]，而硬膜外麻醉后感染并发症的发生率可能至少是脊髓麻醉的 2 倍[341,350,395-397]。产科患者发生硬膜外镇痛感染的可能性较低。最近英国 NHS 审计报告中指出，707 455 例椎管内麻醉中无脑膜炎病例，有 8 例硬膜外脓肿，其中 5 例发生在 293 050 例硬膜外麻醉中，2 例发生在 324 950 例脊髓麻醉中，1 例发生在 47 550 例骶管阻滞中[323]。

2017 年，ASA 和 ASRA 出版了关于椎管内麻醉相关感染并发症的实践指南[229]，专门针对其预防、诊断和处理措施这三个方面。此前的出版指南已经讨论了实施椎管内麻醉时发热或有感染症状的患者[90]、免疫功能不全的患者[398]以及慢性疼痛治疗[399]中的感染风险。

无菌性脑膜炎大多数发生于 20 世纪早期，可能继发于化学性污染和使用清洁剂后，在现代的无防腐剂制剂使用后不再存在这一问题。

背痛

背部损伤可能是椎管内麻醉患者最害怕的并发症。有证据表明脊髓麻醉后腰痛的发生率与全身麻醉无明显差异[400]。实际上，高达 25% 接受麻醉手术的患者（不管麻醉方式）出现腰背痛。若手术时间持续 4～5 h，腰背痛的发生率增加到 50%[401]。硬膜外镇痛与产后 6 个月出现的新发腰背痛不存在关联[402-403]。

虽然疼痛的严重程度没有恶化，但先前存在的背痛似乎是椎管内麻醉后持续背痛的危险因素。其他危险因素包括：手术期间躯体制动时间超过 2.5 h、截石位、BMI 大于 32 kg/m^2 以及多次尝试放置导管。

恶心和呕吐

椎管内麻醉后出现的恶心和呕吐与多种可能机制有关，包括大脑化学效应激发中枢直接暴露于致吐药物（如阿片类药物），全身血管扩张相关的低血压，继发于副交感神经作用减弱的胃肠道蠕动增强（见第 80 章）[404]。尽管区域麻醉是推荐用于有全身麻醉术后恶心和呕吐高风险患者的另一麻醉选择，但很少有足够统计学意义的主要针对椎管内麻醉后恶心和呕吐的影响的研究。与脊髓麻醉后出现恶心和呕吐的相关因素包括局麻药添加去氧肾上腺素或肾上腺素，阻滞平面在 T_5 以上，基础心率 > 60 次 / 分，使用普鲁卡因，有晕动病史以及在脊髓麻醉过程中出现低血压。在添加至神经鞘或硬膜外局麻药的常用阿片类药物中，吗啡出现恶心和呕吐的风险性最大，芬太尼和舒芬太尼的风险性最小[404]。椎管内阿片类药物相关性恶心、呕吐与剂量相关。吗啡用量 < 0.1 mg 可以降低恶心和呕吐的风险，但不减弱镇痛作用[225]。

尿潴留

在椎管内麻醉后患者中有 1/3 出现尿潴留。原因是局麻药阻滞 S_2、S_3 和 S_4 神经根，膀胱逼尿肌功能减弱从而抑制排尿功能。椎管内的阿片类药物可通过抑制逼尿肌收缩和降低尿刺激的感觉使排尿功能减弱[405]。感觉阻滞平面降至 $S_2 \sim S_3$ 以下水平时，膀胱的正常功能自动恢复[406]。尽管男性患者和年龄（虽然不一致）与椎管内麻醉后尿潴留有关，但椎管内使用吗啡与这一并发症的关系更大[405, 407-408]。

皮肤瘙痒

皮肤瘙痒可导致患者苦恼不堪，是椎管内使用阿片类药物的主要不良反应，发生率为 30% ～ 100%[225]。实际上皮肤瘙痒在椎管内使用阿片类药物后发生的情况比静脉用药更常见，其发生不依赖于阿片类药物使用的类型和剂量。在剖宫产手术中，重比重布比卡因溶液中的舒芬太尼剂量由 5 μg 减至 1.5 μg 时可以减少皮肤瘙痒的发生，但镇痛作用不减弱（见第 62 章）[409]。皮肤瘙痒的机制尚未清楚，可能与中枢阿片类受体激活有关，而并非组胺释放，因为纳洛酮、纳曲酮或纳布啡部分激动剂可用于治疗，昂丹司琼和丙泊酚对治疗也有效。一些抗炎药（如双氯芬酸和替诺西康）已被证明可以减少瘙痒，而如果在术前服用米氮平（一种与昂丹司琼相似的具有 $5HT_3$ 拮抗特性的抗抑郁药），也可能对减轻皮肤瘙痒有帮助。

寒战

与椎管内麻醉有关的寒战发生率为 55%[410]。与脊髓麻醉相比，寒战的强度与硬膜外麻醉的关系更大[411]。尽管寒战强度的不同可能有多种解释，但这个观察结果可能仅仅是因为脊髓麻醉比硬膜外麻醉产生更强的运动阻滞而导致机体不能寒战。另一种解释可能与硬膜外注射冷的药物有关，因为它可以影响热敏基底窦[410]。椎管内添加阿片类药物（特别是芬太尼和哌替啶）可减少寒战的发生[410]。预防硬膜外麻醉后寒战的推荐策略包括用压力空气加温器预暖患者至少 15 min，避免硬膜外和静脉使用冷的液体。

用药方式错误

用药方式错误是指将药物输注或注射到错误的体腔。除了硬膜外导管移位或意外地放置到血管内外（如下所述），硬膜外导管还可能被错误地连接到血管输液装置。使用心脏毒性低的局麻药可降低一旦发生此类情况时的风险和损害。对此类情况的预防最重要，现已开发出区域麻醉导管连接头与静脉输液连接头不兼容的装置来预防此类情况的发生。

硬膜外麻醉特有的并发症

误入血管

硬膜外麻醉可因局麻药误注入硬膜外静脉而引起全身毒性反应（见第 29 章）。据报道硬膜外穿刺针或导管误穿血管的发生率接近 10%，产科患者由于硬膜外血管扩张和容易穿破，因此误入血管的发生率最高[287, 412]。硬膜外麻醉相关的惊厥发生率可能为 1%[294, 344, 350]。在产科患者（见第 62 章），以下措施可减少局麻药误入血管的可能：在穿刺和置管过程中患者采用侧卧位（而非坐位）；在置入硬膜外导管前先经穿刺针注入液体；使用单孔硬膜外导管而非多孔导管；或者使用聚氨酯钢丝导管而非聚酰胺导管；置入硬膜外腔导管的长度小于 6 cm。旁正中入路法相对于正中入路法、使用较小的硬膜外穿刺针或导管并不能降低导管误入血管的风险[287]。

与硬膜外麻醉相关的一个最有争论的问题是使用含肾上腺素的试验剂量[413]。向 3 ml 局麻药中加入肾上腺素（15 μg）是在非妊娠的成年患者中发现导管置入血管最有效的药理学方法[304]。然而，在产科患者中使用肾上腺素存在争议，因为血管内使用肾上腺素后会减少子宫的血流量，胎儿易出现风险，并且同时产程活跃期心血管系统的改变可能出现肾上腺素的假阳性表现。虽然肾上腺素可能使胎儿出现风险有理论依据，但是没有相关报道。若患者使用 β 受体阻滞剂[415]或接受全身麻醉[416]，硬膜外给予肾上腺素实验剂量是不可靠的。因为没有确保硬膜外局麻药一定在血管外的方法，所以应回抽和逐步给药来预防局麻药的全身毒性反应。以每次 5 ml 分次硬膜外给药的方法不影响麻醉起效时间、麻醉质量和麻醉平面[417]。

硬膜下隙注射

Blomberg[418]使用光纤技术证实，在 66% 的人类尸体中硬膜下-蛛网膜外间隙很容易进入。虽然在临床上硬膜外麻醉时不常见（< 1%），但它可以直观地理解硬膜下隙并发症[419]。这一间隙（与硬膜外间隙不同）也延伸至颅内。在实施硬膜外麻醉时，若在用药后 15 ～ 30 min 阻滞平面比预期高（与全脊麻不同），则应考虑药物注入了硬膜下隙。硬膜下隙阻滞时，与感觉阻滞的范围相比，运动阻滞较轻，交感阻滞明显。主要是给予对症治疗。

▍脊髓-联合麻醉特有并发症

针的摩擦（特别是针内针穿刺技术）导致的金属毒性的风险尚未得到证实[420]。

▍椎管内麻醉的结果

尽管合理使用硬膜外麻醉和镇痛作为疼痛缓解的方式，其优势毋庸置疑，但其对术后并发症发生率和死亡率的影响尚未清楚。早期几个 Meta 分析显示接受椎管内麻醉的患者，总体死亡率相对降低，在所有手术中下降 30%[421]，但这些结果包括了 40 多年前的研究。这些研究结果可能并不能反映现代的麻醉状况。最近的研究工作集中在大型前瞻性和回顾性数据库分析以及随机对照试验，其中一些研究涵盖了 100

多万患者的数据分析[422]。尽管这些也需要谨慎考虑，但是椎管内麻醉除了在镇痛方面的优势外，在麻醉方面也有一定的优势，尤其在代替（而非联合）全身麻醉时[422a]。此外，特定的手术操作也可能影响结果，任何特定的操作和技术都与患者是否受益有关（如胸段硬膜外麻醉可能比腰段硬膜外麻醉更有利，硬膜外使用局麻药可能比硬膜外使用阿片类药物更有利）。

在过去的几十年中，随着全身麻醉变得更安全，表明椎管内麻醉的优越性面临重大的挑战。一些大的回顾性研究表明椎管内麻醉死亡率的确降低，但差异性很小。最近的 Meta 分析显示，全身麻醉联合胸段椎管内麻醉的心脏手术患者，其死亡和心肌梗死（联合终点）、急性肾衰竭、肺部并发症和室上性心律失常等风险降低，术后机械通气时间缩短[74, 423]。对于大部分胸部和腹部手术，胸段硬膜外镇痛可以降低死亡率、呼吸系统并发症、阿片类药物消耗量，并改善咳嗽和下床活动时间[422, 424-425]。相反，现在有证据表明，硬膜外麻醉和全身麻醉联合使用可能会增加心肌梗死的发生率[422]。

除了并发症和死亡率外，椎管内麻醉还有其他优势。对于双侧全膝关节置换术，椎管内麻醉可减少输血[426]。在接受大血管和腹部手术的患者中，胸段硬膜外持续输注局麻药可以逆转疼痛引起的交感神经过度兴奋和全身应用阿片类药物有关的术后麻痹性肠梗阻[427]。单独腰段硬膜外或者胸段硬膜外持续输注阿片类药物并不能加快肠道功能的恢复。对于快通道的腹腔镜下结肠切除术，胸段硬膜外镇痛可较好地缓解术后疼痛，但无法加快肠道功能的恢复或出院时间。在最近的一项 Meta 分析中比较了所有在椎管内和全身麻醉下完成的主要肢体和躯干手术，显示椎管内麻醉住院时间缩短，但缩短的时间只是以小时来衡量，而不是以天来衡量[422]。

椎管内麻醉对于应激反应、免疫系统和癌症复发有何潜在影响[428-430a]？癌细胞生长的监控和抑制需要通过功能性细胞介导的免疫来实现。自然杀伤细胞和细胞毒性 T 淋巴细胞等淋巴细胞可以通过穿孔素和颗粒酶通路溶解癌细胞或者通过分泌细胞因子（如干扰素）来诱导癌细胞的凋亡。此外，辅助性 T 细胞可以通过干扰素控制肿瘤血管生成，并通过巨噬细胞和粒细胞生成白介素来抑制致癌信号和促使癌细胞灭亡。手术时自然杀伤细胞的活性与转移性疾病的发展之间是一种反比关系。手术解剖分离和操作可促使体内癌细胞种植。不幸的是，严重的免疫抑制也发生在这一时期。手术引起的应激激素（如皮质类固醇）、吸入性麻醉药和体内的阿片类药物（吗啡和芬太尼）可能削弱自然杀伤细胞的功能。吗啡还有促血管生长的特性，可能促进依赖血管的肿瘤扩散。胸段硬膜外麻醉和镇痛可减少阿片类药物和全麻药的使用，以及减轻手术应激反应，因此对抑制癌症的复发是有益的。一些令人鼓舞的证据表明，耻骨上前列腺切除术[431-432]、开腹直肠癌[433]和卵巢癌切除术患者癌症复发率的减少与围术期硬膜外麻醉和镇痛有关[434-435]。吸入麻醉药（而非静脉麻醉药）已被证实对免疫功能和肿瘤扩散有负面影响，因此，区域阻滞的优势仅仅是减少或免用吸入麻醉药。用这种全身麻醉对免疫系统影响的解说可以解释为何在一些而非全部研究中椎管内麻醉发生手术切口感染的情况比全身麻醉的患者少[422]。

最新进展

超声技术

现在有相当多的证据支持超声成像对椎管内麻醉的作用，尤其在腰段椎管内麻醉的应用[436]。超声可以准确地辨别椎体水平、棘突、棘突间隙和旁正中间隙（见第 46 章）[233]。由于超声束不能穿透骨骼，因而影像学表现为低回声（黑）影。相反，超声束可以穿过棘突间隙和旁正中间隙，使硬脊膜（一条明亮的线）、蛛网膜下腔和椎骨后面在超声影像上可见。超声下黄韧带和硬膜外腔通常很难辨别。椎管内麻醉时成功的横向或纵向扫描有助于识别最合适的进针位置和估算皮肤到硬脊膜的距离。这对于体表解剖标志困难（如肥胖）、脊柱疾病（如脊柱侧凸）以及既往有脊柱手术史（如椎板切除术）的患者特别有用[437]。

超声之所以对椎管内麻醉有帮助，是因为在麻醉操作前可通过超声扫描脊柱来确定最佳的穿刺椎体水平和进针椎间隙，而不需要实时引导（高难度技术）。与胸椎相比，腰椎超声成像更容易，因为胸椎有狭窄的棘突间隙和旁正中间隙，尤其在 $T_5 \sim T_8$ 椎体水平[438]。超声在小儿椎管内麻醉中的应用令人印象深刻的原因是脊柱有限的骨化不但使椎管的超声影像清晰可见，而且在年幼的婴儿和儿童中可以看见穿刺针、导管尖、硬脊膜的移位情况以及在推注液体时可以看见液体向头侧扩散的范围（见第 77 章）[439-440]。多个研究结果已经证实超声在初学者和对体表解剖标志标记困难患者实施椎管内麻醉中的实用性[441]。

致谢

笔者在此对 Cyrus Tse 为撰写本章内容所提供的帮助表示感谢。

参考文献

1. Rigg JRA, et al. *Lancet.* 2002;359(9314):1276.
2. Mandabach MG. *Int Cong Ser.* 2002;1242:163.
3. Franco A, Diz JC. *Curr Anaesth Crit Care.* 2000;11(5):274.
4. Maltby JR, et al. *Br J Anaesth.* 2000;84(1):121.
5. Rigler ML, et al. *Anesth Analg.* 1991;72(3):275.
6. Horlocker T, et al. *Reg Anesth Pain Med.* 2008;43:263-309.
7. Bernards CM, Hill HF. *Anesthesiology.* 1990;73(6):1214.
8. Liu SS, McDonald SB. *Anesthesiology.* 2001;94(5):888.
9. Bernards CM. *Reg Anesth Pain Med.* 2005;30(1):56.
10. Hogan QH. *Anesthesiology.* 1991;75(5):767.
11. Zarzur E. *Anesth Analg.* 1984;63(5):499.
12. Crighton IM, et al. *Br J Anaesth.* 1997;78(4):391.
13. Martirosyan NL, et al. *J Neurosurg Spine.* 2011;15(3):238.
14. Hogan Q, Toth J. *Reg Anesth Pain Med.* 1999;24(4):303.
15. Hogan Q. *Anesthesiology.* 1996;85(1):37.
16. Hogan QH, et al. *Anesthesiology.* 1996;84(6):1341.
17. Carpenter RL, et al. *Anesthesiology.* 1998;89(1):24.
18. Hogan Q. *Reg Anesth Pain Med.* 2002;27(2):150.
19. Igarashi T, et al. *Br J Anaesth.* 1997;78(2):149.
20. Liu S, et al. *Anesthesiology.* 1995;82(1):60.
21. Brull SJ, Greene NM. *Anesth Analg.* 1989;69(3):342.
22. Greene NM. *Anesth Analg.* 1983;62(11):1013.
23. Cohen EN. *Anesthesiology.* 1968;29(5):1002.
24. Vandenabeele F, et al. *J Anat.* 1996;189(Pt 2):417.
25. Greene NM. *Anesth Analg.* 1985;64(7):715.
26. Visser WA. *Anesth Analg.* 2008;107(2):708.
27. Higuchi H, et al. *Anesthesiology.* 2004;100(1):106.
28. Butterworth J. *Reg Anesth Pain Med.* 1998;23(4):370; discussion 384.
29. Defalque RJ. *Anesthesiology.* 1962;23:627.
30. Meyhoff CS, et al. *Eur J Anaesthesiol.* 2007;24(9):770.
31. Greene NM. *Physiology of Spinal Anesthesia.* 3rd ed. Baltimore: Williams & Wilkins; 1981.
32. Rooke GA, et al. *Anesth Analg.* 1997;85(1):99.
33. Kopp SL, et al. *Anesth Analg.* 2005;100(3):855.
34. Crystal GJ, Salem MR. *Anesth Analg.* 2012;114(3):520.
35. Hackel DB, et al. *Circulation.* 1956;13(1):92.
36. Olausson K, et al. *Circulation.* 1997;96(7):2178.
37. Nygård E, et al. *Circulation.* 2005;111(17):2165.
38. Stanley GD, et al. *Reg Anesth.* 1997;22(1):53.
39. Butterworth JF, et al. *Anesth Analg.* 1986;65(6):612.
40. Moore JM. *Am J Ther.* 2009;16(4):289.
41. Minville V, et al. *Anesth Analg.* 2009;108(4):1291.
42. Kety SS, et al. *J Clin Invest.* 1950;29(4):402.
43. Kleinerman J, et al. *J Clin Invest.* 1958;37(2):285.
44. Sakura S, et al. *Anesth Analg.* 1996;82(2):306.
45. Greene NM. *Reg Anesth Pain Med.* 1982;7(2):55.
46. Groeben H. *J Anesth.* 2006;20(4):290.
47. Lirk P, et al. *Int J Obstet Anesth.* 2010;19(3):287.
48. von Ungern-Sternberg BS, et al. *Br J Anaesth.* 2005;94(1):121.
49. von Ungern-Sternberg BS, et al. *Acta Anaesthesiol Scand.* 2005;49(7):940.
50. Regli A, et al. *Anaesthesia.* 2006;61(3):215.
51. Carpenter RL, et al. *Anesthesiology.* 1992;76(6):906.
52. Ward RJ, et al. *Anesth Analg.* 1965;45(5):621.
53. Freise H, Fischer LG. *Curr Opin Anaesthesiol.* 2009;22:644.
54. Sutcliffe NP, et al. *Anaesthesia.* 1996;51:37.
55. Michelet P, et al. *Chest.* 2005;128:3461.
56. Zügel N, et al. *Chirurgie.* 2002;73:262.
57. Greene N, et al. *Ann Surg.* 1954;140:641.
58. Suleiman MY, et al. *Anesth Analg.* 1997;84(5):1076.
59. Papper EM. *Acta Anaesthesiol Scand Suppl.* 1966;24:105.
60. Breebaart MB, et al. *Br J Anaesth.* 2003;90:309.
61. Jellish WS, et al. *Anesth Analg.* 1996;83:559.
62. van Zundert AAJ, et al. *Br J Anaesth.* 2007;98:682.
63. Denny NM, Selander DE. *Br J Anaesth.* 1998;81:590.
64. Block BM, et al. *JAMA.* 2003;290:2455.
65. Cousins MJ, Mather LE. *Anesthesiology.* 1984;61:276.
66. Wang JK, et al. *Anesthesiology.* 1979;50:149.
66a. Schug SA, et al. *Acute Pain Management: Scientific Evidence.* 4th ed. Melbourne, 2015, Australian and New Zealand College of Anaesthetists and Faculty of Pain Medicine.
67. American Society of Anesthesiologists Task Force on Obstetric Anesthesia. *Anesthesiology.* 2007;106:843.
68. Hawkins JL. *N Engl J Med.* 2010;362:1503.
69. Macfarlane AJR, et al. *Br J Anaesth.* 2009;103:335.

70. Macfarlane AJR, et al. *Clin Orthop Relat Res.* 2009;467:2379.
71. Nishimori M, et al. *Cochrane Database Syst Rev.* 2006;3:CD005059.
72. Joshi GP, et al. *Anesth Analg.* 2008;107:1026.
73. Svircevic V, et al. *Anesthesiology.* 2011;114:262.
74. Svircevic V, et al. *Anesthesiology.* 2011;114:271.
75. van Lier F, et al. *Anesthesiology.* 2011;115(2):315.
76. Neal JM, et al. *Reg Anesth Pain Med.* 2015;40:401.
77. Hilt H, et al. *Br J Anaesth.* 1986;58:676.
78. Upton AR, McComas AJ. *Lancet.* 1973;2:359.
79. Hebl JR, et al. *Anesth Analg.* 2006;103:223.
80. Vercauteren M, et al. *Acta Anaesthesiol Scand.* 2011;55(8):910.
81. Hebl JR, et al. *Anesth Analg.* 2010;111(6):1511.
82. Berkowitz S, Gold MI. *Anesth Analg.* 1980;59(11):881.
83. Bamford C, et al. *Can J Neurol Sci.* 1978;5(1):41.
84. Perlas A, Chan VWS. *Can J Anaesth.* 2005;52(5):454.
85. McDonald SB. *Reg Anesth Pain Med* 29(5):496.
86. Choi S, Brull R. *Anesth Analg.* 2009;109(2):648.
87. Ready LB, Helfer D. *Anesthesiology.* 1989;71(6):988.
88. Baker AS, et al. *N Engl J Med.* 1975;293(10):463.
89. Ericsson M, et al. *Scand J Infect Dis.* 1990;22(3):249.
90. Wedel DJ, Horlocker TT. *Reg Anesth Pain Med.* 2006;31(4):324.
91. Hocking G, Wildsmith JAW. *Br J Anaesth.* 2004;93(4):568.
92. Lui AC, et al. *Can J Anaesth.* 1998;45(4):297.
93. Tetzlaff JE, et al. *Reg Anesth.* 1995;20(6):533.
94. Brown DT, et al. *Br J Anaesth.* 1980;52(6):589.
95. Wildsmith JA, et al. *Br J Anaesth.* 1981;53(3):273.
96. Stienstra R, van Poorten JF. *Anesth Analg.* 1988;67(3):272.
97. Sheskey MC, et al. *Anesth Analg.* 1983;62(10):931.
98. Van Zundert AA, et al. *Reg Anesth.* 1996;21(2):112.
99. Henderson DJ, Jones G. *Br J Anaesth.* 1995;74(5):610.
100. Singh H, et al. *Can J Anaesth.* 1995;42(11):987.
101. Sarantopoulos C, Fassoulaki A. *Anesth Analg.* 1994;79(1):94.
102. Hartwell BL, et al. *Reg Anesth.* 1991;16(1):17.
103. Pitkänen MT. *Anesth Analg.* 1987;66(2):127.
104. Taivainen T, et al. *Br J Anaesth.* 1990;64(5):542.
105. Nossrin MC. *Anesthesiology.* 1990;72(3):478.
106. Pitkänen M, et al. *Br J Anaesth.* 1984;56(3):279.
107. Cameron AE, et al. *Anaesthesia.* 1981;36(3):318.
108. Niemi L, et al. *Br J Anaesth.* 1993;71(6):807.
109. Povey HM, et al. *Acta Anaesthesiol Scand.* 1989;33(4):295.
110. GPY Loke, et al. *Anaesthesia.* 2002;57(2):169.
111. Sinclair CJ, et al. *Br J Anaesth.* 1982;54(5):497.
112. Kim J-T, et al. *Br J Anaesth.* 2007;98(3):396.
113. Veering BT, et al. *Br J Anaesth.* 2001;87(5):738.
114. Loubert C, et al. *Anaesthesia.* 2011;113(4):811.
115. McShane FJ, et al. *AANA J.* 2000;68(1):67.
116. James KS, et al. *Br J Anaesth.* 1996;77(2):150.
117. Urmey WF, et al. *Anesth Analg.* 1997;84(2):337.
118. Casati A, et al. *Anesth Analg.* 1998;87(2):355.
119. Chin KW, et al. *Med J Malaysia.* 1994;49(2):142.
120. Logan MR, et al. *Br J Anaesth.* 1986;58(3):292.
121. Sanderson P, et al. *Br J Anaesth.* 1994;73(6):744.
122. Taivainen T, et al. *Br J Anaesth.* 1990;65(2):234.
123. Konishi R, et al. *Masui.* 1997;46(2):184.
124. Veering BT, et al. *Br J Anaesth.* 1996;77(3):343.
125. Malinovsky JM, et al. *Anesthesiology.* 1999;91(5):1260.
126. Goldblum E, Atchabahian A. *Acta Anaesthesiol Scand.* 2013;57:545.
127. Salinas FV, Liu SS. *Best Pract Res Clin Anaesthesiol.* 2002;16(2):195.
128. Urmey WF, et al. *Anesthesiology.* 1995;83(3):528.
129. Sanford M, Keating GM. *Drugs.* 2010;70(6):761.
130. Whiteside JB, et al. *Br J Anaesth.* 2001;86(2):241.
131. O'Donnell D, et al. *Can J Anaesth.* 2010;57(1):32.
132. Zayas VM, et al. *Anesth Analg.* 1999;89(5):1167.
133. Lee YY, et al. *Anesth Analg.* 2007;105:520.
134. McNamee DA, et al. *Br J Anaesth.* 2002;89(5):702.
135. Hodgson PS, et al. *Reg Anesth Pain Med.* 2000;25(3):218.
136. Ravindran RS, et al. *Anesth Analg.* 1980;59(6):447.
137. Reisner LS, et al. *Anesth Analg.* 1980;59(6):452.
138. Drasner K. *Anesth Analg.* 2005;100(2):549.
139. Taniguchi M, et al. *Anesthesiology.* 2004;100(1):85.
140. Gonter AF, Kopacz DJ. *Anesth Analg.* 2005;100(2):573.
141. Yoos JR, Kopacz DJ. *Anesth Analg.* 2005;100(2):566.
142. Casati A, et al. *Anesth Analg.* 2007;104(4):959.
143. Casati A, et al. *Anesth Analg.* 2006;103(1):234.
144. Hejtmanek MR, Pollock JE. *Acta Anaesthesiol Scand.* 2011;55(3):267.
145. Pollock JE. *Int Anesthesiol Clin.* 2012;50(1):93.
146. Vaghadia H, et al. *Acta Anaesthesiol Scand.* 2012;56(2):217.
147. Zaric D, Pace NL. *Cochrane Database Syst Rev.* 2009;2(2):CD003006.
148. Snoeck M. *Local Reg Anesth.* 2012;5:23.
149. Dijkstra T, et al. *Br J Anaesth.* 2008;100(1):104.
150. Douglas MJ. *Can J Anaesth.* 1995;42(3):181.
151. Liu S, et al. *Anesth Analg.* 1995;81(4):697.
152. Camponovo C, et al. *Anesth Analg.* 2010;111(2):568.
153. Black AS, et al. *Br J Anaesth.* 2011;106(2):183.
154. de Weert K, et al. *Anaesthesia.* 2000;55(10):1020.
155. Martínez-Bourio R, et al. *Anesthesiology.* 1998;88(3):624.
156. Climie CR, et al. *Br J Anaesth.* 1967;39(2):155.
157. Liguori GA, et al. *Anesthesiology.* 1998;88(3):619.
158. Salazar F, et al. *Acta Anaesthesiol Scand.* 2001;45(2):240.
159. Salmela L, Aromaa U. *Acta Anaesthesiol Scand.* 1998;42(7):765.
160. Pawlowski J, et al. *J Clin Anesth.* 2012;24(2):109.
161. Smith HS, et al. *Anesthesiology.* 1986;65(3A):A193.
162. Abouleish E. *Anesthesiology.* 1986;65:A375.
163. Caldwell C, et al. *Anesthesiology.* 1985;62(6):804.
164. Kozody R, et al. *Can Anaesth Soc J.* 1985;32(1):23.
165. Sakura S, et al. *Anesthesiology.* 1997;87(4):771.
166. Moore DC. *Anesth Analg.* 1980;59(10):743.
167. Casati A, Vinciguerra F. *Curr Opin Anaesthesiol.* 2002;15(5):543.
168. Ben-David B, et al. *Anesth Analg.* 1996;83(4):716.
169. Kuusniemi KS, et al. *Reg Anesth Pain Med.* 2001;26(1):30.
170. Fanelli G, et al. *Can J Anaesth.* 2000;47(8):746.
171. Nair GS, et al. *Br J Anaesth.* 2009;102(3):307.
172. Frawley G, et al. *Br J Anaesth.* 2009;103(5):731.
173. Alley EA, et al. *Anesth Analg.* 2002;94(1):188.
174. Glaser C, et al. *Anesth Analg.* 2002;94(1):194.
175. Bardsley H, et al. *Br J Clin Pharmacol.* 1998;46(3):245.
176. Gristwood RW. *Drug Saf.* 2002;25(3):153.
177. Deleted in proofs.
178. Groban L, et al. *Anesth Analg.* 2001;92(1):37.
179. Polley LS, et al. *Anesthesiology.* 1999;90(4):944.
180. Capogna G, et al. *Br J Anaesth.* 1999;82(3):371.
181. Camorcia M, et al. *Anesthesiology.* 2005;102(3):646.
182. Kallio H, et al. *Anesth Analg.* 2004;99(3):713.
183. Gautier P, et al. *Br J Anaesth.* 2003;91(5):684.
184. Whiteside JB, et al. *Br J Anaesth.* 2003;90(3):304.
185. Hamber EA, Viscomi CM. *Reg Anesth Pain Med.* 1999;24(3):255.
186. Meylan N, et al. *Br J Anaesth.* 2009;102(2):156.
187. Murphy PM, et al. *Anesth Analg.* 2003;97(6):1709.
188. Pöpping DM, et al. *Pain.* 2012;153(4):784.
189. National Institute for Health and Clinical Excellence. *Clinical Guideline.* 132 - Caesarean section. http://www.nice.org.uk/guidance/cg132/resources/guidance-caesarean-section.pdf. (Accessed 19.07.14.)
190. Quigley C. *Cochrane Database Syst Rev.* 2002;1:CD003447.
191. Nguyen TT, et al. *Reg Anesth Pain Med.* 1994;19:386.
192. Hansen D, Hansen S. *Anesth Analg.* 1999;88:827.
193. Yu SC, et al. *Br J Anaesth.* 2002;88:379.
194. Meininger D, et al. *Anesth Analg.* 2003;96:852.
195. Lee JH, et al. *Korean J Anesthesiol.* 2011;60(2):103.
196. Dahlgren G, et al. *Anesth Analg.* 1997;85(6):1288.
197. Bucklin BA, et al. *Reg Anesth Pain Med.* 2002;27(1):23.
198. Kim SY, et al. *Br J Anaesth.* 2009;103(5):750.
199. Liu S, et al. *Anesth Analg.* 1995;80(4):730.
200. Moore DC, et al. *Anesthesiology.* 1987;67(3):416.
201. Leicht CH, Carlson SA. *Anesth Analg.* 1986;65(4):365.
202. Kozody R, et al. *Can Anaesth Soc J.* 1985;32(5):472.
203. Kozody R, et al. *Can Anaesth Soc J.* 1984;31(5):503.
204. Porter SS, et al. *Acta Anaesthesiol Scand.* 1985;29(3):330.
205. Vaida GT, et al. *Anesth Analg.* 1986;65(7):781.
206. Chambers WA, et al. *Anesth Analg.* 1982;61(1):49.
207. Feldman HS, Covino BG, et al. *Anesth Analg.* 1986;10(3):133.
208. Concepcion M, et al. *Anesth Analg.* 1984;63(2):134.
209. Maehara Y, et al. *Hiroshima J Med Sci.* 2001;50(2):47.
210. Eisenach JC, et al. *Anesthesiology.* 1996;85(3):655.
211. Dobrydnjov I, et al. *Acta Anaesthesiol Scand.* 2002;46(7):806.
212. De Kock M, et al. *Anesthesiology.* 2001;94(4):574.
213. Dobrydnjov I, et al. *Anesth Analg.* 2003;96(5):1496.
214. Eisenach JC, et al. *Anesth Analg.* 1998;87(3):591.
215. Bedder MD, et al. *Can Anaesth Soc J.* 1986;33(5):591.
216. Elia N, et al. *Reg Anesth Pain Med.* 2008;33(2):159.
217. Kalso EA, et al. *Pharmacol Toxicol.* 1991;68(2):140.
218. Kanazi GE, et al. *Acta Anaesthesiol Scand.* 2006;50(2):222.
219. Abdallah FW, Brull R, et al. *Br J Anaesth.* 2013;110(6):915.
220. Liu SS, et al. *Anesthesiology.* 2003;91:710.
221. Xu Z, et al. *Anesthesiology.* 1996;85(1):107.
222. Eisenach JC, et al. *Anesth Analg.* 1997;85(4):842.
223. Habib AS, Gan TJ. *CNS Drugs.* 2006;20(10):821.
224. Lauretti GR, et al. *Anesthesiology.* 1998;89(4):913.
225. Rathmell JP, et al. *Anesth Analg.* 2005;101(suppl 5):S30.

226. Flaatten H, et al. *Anaesthesia.* 1989;44(2):147.
227. Morros-Viñoles C, et al. *Rev Esp Anestesiol Reanim.* 2002;49(9):448.
228. Deleted in proofs.
229. American Society of Anesthesiologists. *Anesthesiology.* 2017;126 (4):585.
230. Scott M, et al. *Br J Anaesth.* 2009;103(3):456; author reply 456.
231. Sviggum HP, et al. *Reg Anesth Pain Med.* 2012;37(2):139.
232. Inglis A, et al. *Anaesthesia.* 1995;50(4):363.
233. Chin KJ, et al. *Anesthesiology.* 2011;114(6):1459.
234. Jaitly VK, Kumar CM. *Curr Anaesth Crit Care.* 2009;20(2):60.
235. Covino B, Scott D. *Handbook of Epidural Anaesthesia and Analgesia.*
236. Puolakka R, et al. *Reg Anesth Pain Med.* 2000;25(6):584.
237. Gudaityte J, et al. *Medicina (Kaunas).* 2005;41(8):675.
238. Vaghadia H, et al. *Can J Anaesth.* 2001;48(3):256.
239. Rocco AG, et al. *Anesth Analg.* 1985;64(9):917.
240. Liu SS, Ware PD. *Anesth Analg.* 1997;84(1):115.
241. Curatolo M, et al. *Anesthesiology.* 2000;93(6):1517.
242. Bromage PR. *Acta Anaesthesiol Scand Suppl.* 1965;16:55.
243. Hirabayashi Y, Shimizu R. *Br J Anaesth.* 1993;71(3):445.
244. Duggan J, et al. *Br J Anaesth.* 1988;61(3):324.
245. Fagraeus L, et al. *Anesthesiology.* 1983;58(2):184.
246. Visser WA, et al. *Anesth Analg.* 2006;102(1):268.
247. Visser WA, et al. *Anesth Analg.* 2007;105(3):868.
248. Visser WA, et al. *Anesth Analg.* 1998;86(2):332.
249. Seow LT, et al. *Anaesth Intensive Care.* 1983;11(2):97.
250. Setayesh AR, et al. *Can J Anaesth.* 2001;48(9):890.
251. Stevens RA, et al. *Anesthesiology.* 1993;78(3):492.
252. Brinklov MM. *Acta Anaesthesiol Scand.* 1977;21(1):5.
253. Wong CA, et al. *Reg Anesth.* 1996;21(6):600.
254. Konietzke D, et al. *Reg Anaesth.* 1985;8(4):67.
255. Chahar P, Cummings KC. *J Pain Res.* 2012;5:257.
256. Cox CR, et al. *Br J Anaesth.* 1998;80(3):289.
257. Kopacz DJ, et al. *Anesth Analg.* 2000;90(3):642.
258. Huang YF, et al. *Anesth Analg.* 1998;86(4):797.
259. McClure JH. *Br J Anaesth.* 1996;76(2):300.
260. Moller R, Covino BG. *Anesthesiology.* 1990;72(2):322.
261. Lacassie HJ, et al. *Anesth Analg.* 2002;95(1):204.
262. Marinacci AA. *Bull Los Angel Neuro Soc.* 1960;25:170.
263. Niemi G, Breivik H. *Anesth Analg.* 2002;94(6):1598.
264. Stanton-Hicks M, et al. *Anesthesiology.* 1973;39(3):308.
265. Loper KA, et al. *Anesth Analg.* 1990;70(1):72.
266. Miguel R, et al. *Anesthesiology.* 1994;81(2):346; discussion 25A.
267. Sultan P, et al. *Drugs.* 2011;71:1807.
268. Carvalho B, et al. *Anesth Analg.* 2007;105(1):176.
269. Hartrick CT, et al. *J Bone Joint Surg Am.* 2006;88(2):273.
270. Kroin JS, et al. *Anesth Analg.* 2004;101(2):488.
271. Dobrydnjov I, et al. *Acta Anaesthesiol Scand.* 2005;49(4):538.
272. Milligan KR, et al. *Anesth Analg.* 2000;91(2):393.
273. Farmery AD, Wilson-MacDonald J. *Anesth Analg.* 2009;108(2):631.
274. Wu C-T, et al. *Anesth Analg.* 2004;99(2):502.
275. De Kock M. *Anesthesiology.* 1991;75(4):715.
276. Grewal AJ. *Anaesthesiol Clin Pharmacol.* 2011;27(3):297.
277. Yanli Y, Eren A. *Anaesthesia.* 1996;51(1):84.
278. Himmelseher S, et al. *Anesth Analg.* 2001;92(5):1290.
279. Malinovsky JM, et al. *Anesthesiology.* 1993;78(1):109.
280. Roelants F, et al. *Anesthesiology.* 2005;102(6):1205.
281. Park WY, Hagins FM. *Reg Anesth Pain Med.* 11(3):128.
282. Bokesch PM, et al. *Anesth Analg.* 1987;66(1):9.
283. Morison DH. *Can J Anaesth.* 1995;42(12):1076.
284. Segal S, et al. *J Clin Anesth.* 1997;9(2):109.
285. Collier CB, Gatt SP. *Reg Anesth.* 1994;19(6):378.
286. D'Angelo R, et al. *Anesth Analg.* 1997;84(6):1276.
287. Mhyre JM, et al. *Anesth Analg.* 2009;108(4):1232.
288. Nishi M, et al. *J Cardiothorac Vasc Anesth.* 2006;20(5):656.
289. Grau T, et al. *Reg Anesth Pain Med.* 2002;27(2):200.
290. Sharrock NE. *Br J Anaesth.* 1979;51(3):253.
291. Schier R, et al. *Anesth Analg.* 2009;109(6):2012.
292. Moon JY, et al. *Anesthesiology.* 2010;113(3):666.
293. Zarzur E. *Anaesthesia.* 1984;39(11):1101.
294. Paech MJ, et al. *Int J Obstet Anesth.* 1998;7(1):5.
295. Afshan G, et al. *Anaesthesia.* 2011;66(10):913.
296. Beilin Y, et al. *Anesth Analg.* 1995;81(2):301.
297. D'Angelo R, et al. *Anesthesiology.* 1996;84(1):88.
298. Hamilton CL, et al. *Anesthesiology.* 1997;86(4):778; discussion 29A.
299. Tsui BC, et al. *Can J Anaesth.* 1998;45(7):640.
300. Tsui BC, et al. *Can J Anaesth.* 1999;46(7):675.
301. Tsui BC, et al. *Can J Anaesth.* 2000;47(5):471.
302. Clark MX, et al. *Anaesthesia.* 2001;56(9):865.
303. Burstal R, et al. *Anaesth Intensive Care.* 1998;26(2):147.
304. Guay J. *Anesth Analg.* 2006;102(3):921.
305. Curelaru I. *Prakt Anaesth.* 1979;14(1):71.
306. Brownridge P. *Anaesthesia.* 1981;36(1):70.
307. Carrie LE. *Acta Anaesthesiol Scand.* 1988;32(7):595.
308. Dennison B. *Can J Anaesth.* 1987;34(1):105.
309. Rawal N, et al. *Acta Anaesthesiol Scand.* 1988;32(1):61.
310. Soresi A. *Anesth Analg.* 1937;16:306.
311. Lew E, et al. *Anesth Analg.* 2004;98(3):810.
312. Fan SZ, et al. *Anesth Analg.* 1994;78(3):474.
313. McAndrew CR, Harms P. *Anaesth Intensive Care.* 2003;31(5):514.
314. Lyons G, et al. *Anaesthesia.* 1992;47(3):199.
315. Casati A, et al. *Reg Anesth Pain Med.* 1998;23(4):390.
316. Rawal N, et al. *Anesth Analg.* 1997;22(5):406.
317. Chen CPC, et al. *Anesthesiology.* 2004;101(1):181.
318. Roberts SA, Galvez I. *Paediatr Anaesth.* 2005;15(5):429.
319. Brenner L, et al. *Br J Anaesth.* 2011;107(2):229.
320. Mackey D. Physiologic effects of regional block. In: Brown DL, ed. *Regional Anesthesia and Analgesia.* Philadelphia: Saunders; 1996.
321. Fettes PDW, Wildsmith JAW. *Br J Anaesth.* 2002;88(6):760.
322. Brull R, et al. *Anesth Analg.* 2007;104(4):965.
323. Cook TM, et al. *Br J Anaesth.* 2009;102(2):179.
324. Skouen JS, et al. *Acta Neurol Scand.* 1985;72(4):437.
325. Reynolds F. *Anaesthesia.* 2000;55(11):1045.
326. Mayall MF, Calder I. *Anaesthesia.* 1999;54(10):990.
327. Katz N, Hurley R. *Anesth Analg.* 1993;77(5):1064.
328. Takii Y, et al. *Anesth Analg.* 2006;103(2):513.
329. Kasai T, et al. *Anesth Analg.* 2003;96(1):65.
330. Moore DC, et al. *Anesth Analg.* 1982;61(2):155.
331. Eastwood DW. *Anesth Analg.* 1991;73(1):90.
332. Hong DK, Lawrence HM. *Anaesth Intensive Care.* 2001;29(1):62.
333. Linz SM, et al. *Anesth Analg.* 1997;44(11):1178.
334. Gerancher JC. *Anesthesiology.* 1997;87(3):687.
335. Drasner K, et al. *Anesthesiology.* 1994;80(4):847.
336. Lambert DH, Hurley RJ. *Anesth Analg.* 1991;72(6):817.
337. Benson J. *FDA Safety Alert: Cauda Equina Syndrome Associated with the Use of Small-Bore Catheters in Continuous Spinal Anesthesia.* Rockville, MD: Food and Drug Administration; 1992.
338. Förster JG, et al. *Br J Anaesth.* 2006;97(3):393.
339. Vandermeulen EP, et al. *Anesth Analg.* 1994;79(6):1165.
340. Horlocker TT. *Can J Anaesth.* 2004;51(6):527.
341. Moen V, et al. *Anesthesiology.* 2004;101(4):950.
342. Ruppen W, et al. *Anesthesiology.* 2006;105(2):394.
343. Horlocker TT, et al. *Anesth Analg.* 2003;96(6):1547.
344. Auroy Y, et al. *Anesthesiology.* 1997;87(3):479.
345. Giebler RM, et al. *Anesthesiology.* 1997;86(1):55.
346. Vandam L, Dripps R. *Surgery.* 1955;38(3):463.
347. Dawkins CJ. *Anaesthesia.* 1969;24(4):554.
348. Aromaa U, et al. *Acta Anaesthesiol Scand.* 1997;41(4):445.
349. Scott DB, Tunstall ME. *Int J Obstet Anesth.* 1995;4(3):133.
350. Auroy Y, et al. *Anesthesiology.* 2002;97(5):1274.
351. Lee LA, et al. *Anesthesiology.* 2004;101(1):143.
352. Wong CA, et al. *Obstet Gynecol.* 2003;101(2):279.
353. Price JM, Carpenter RL. *Anesthesiology.* 1998;89(3):790.
354. Cheney FW, et al. *Anesthesiology.* 1999;90(4):1062.
355. Reynolds F. *Anaesthesia.* 2001;56(3):238.
356. Turnbull DK, Shepherd DB. *Br J Anaesth.* 2003;91(5):718.
357. Reynolds F. *BMJ.* 1993;306(6882):874.
358. Leibold RA, et al. *Ann Emerg Med.* 1993;22:1863.
359. Vandam LD, Dripps R. *J Am Med Assoc.* 1956;161(7):586.
360. Mihic DN. *Reg Anesth Pain Med.* 10(2):76.
361. Ready LB, et al. *Anesth Analg.* 1989;69(4):457.
362. Halpern S, Preston R. *Anesthesiology.* 1994;81(6):1376.
363. Rawal N, et al. *Anesthesiol Clin North America.* 2000;18(2):267.
364. Dunn SM, et al. *Anesth Analg.* 2000;90(5):1249.
365. Denny N, et al. *Anesth Analg.* 1987;66(8):791.
366. Connelly NR, et al. *Headache.* 2000;40(4):316.
367. Carp H, et al. *Anesth Analg.* 1994;79(1):180.
368. Harrington BE. *Reg Anesth Pain Med.* 2004;29:136.
369. Gormley JB. *Anesthesiology.* 1960;21:565.
370. Safa-Tisseront V, et al. *Anesthesiology.* 2001;95(2):334.
371. Duffy PJ, Crosby ET, et al. *Can J Anaesth.* 1999;46(9):878.
372. Scavone BM, et al. *Anesthesiology.* 2004;101(6):1422.
373. Boonmak P, Boonmak S. *Cochrane Database Syst Rev.* 2010;1: CD001791.
374. Szeinfeld M, et al. *Anesthesiology.* 1986;64(6):820.
375. Beards SC, et al. *Br J Anaesth.* 1993;71(2):182.

376. Paech MJ, et al. *Anesth Analg.* 2011;113(1):126.
377. Hampl KF, et al. *Reg Anesth.* 1995;20(5):363.
378. Pollock JE, et al. *Anesthesiology.* 1999;90(2):445.
379. Tarkkila P, et al. *Br J Anaesth.* 1995;74(3):328.
380. Gozdemir M, et al. *Acta Anaesthesiol Scand.* 2010;54(1):59.
381. Evron S, et al. *Anesth Analg.* 2007;105(5):1494.
382. Markey JR, et al. *Anesth Analg.* 2000;90(2):437.
383. Hartmann B, et al. *Anesth Analg.* 2002;94(6):1521.
384. Loubert C. *Can J Anaesth.* 2012;59(6):604.
385. Thompson KW, Cushing H. *Anesth Analg.* 1934;13:75.
386. Wetstone DL, Wong KC. *Anesthesiology.* 1974;41(1):87.
387. Lesser JB, et al. *Anesthesiology.* 2003;99(4):859.
388. Caplan RA, et al. *Anesthesiology.* 1988;68(1):5.
389. Zornow M, Scheller M. *Anesthesiology.* 1988;68:970.
390. Hogan QH, et al. *Anesthesiology.* 1998;88(3):761.
391. Mackey DC, et al. *Anesthesiology.* 1989;70(5):866.
392. Gwirtz KH, et al. *Anesth Analg.* 1999;88(3):599.
393. Gross JB, et al. *Anesthesiology.* 2006;104(5):1081; quiz 1117.
394. American Society of Anesthesiologists Task Force on Neuraxial Opioids, et al. *Anesthesiology.* 2009;110(2):218.
395. Phillips JMG, et al. *Br J Anaesth.* 2002;89(5):778.
396. Wang LP, et al. *Anesthesiology.* 1999;91:1928.
397. Kindler CH, et al. *Acta Anaesthesiol Scand.* 1998;42(6):614.
398. Horlocker TT, Wedel DJ. *Reg Anesth Pain Med.* 2006;31(4):334.
399. Rathmell JP, et al. *Reg Anesth Pain Med.* 2006;31(4):346.
400. Benzon HT, et al. *Anesth Analg.* 2016;122(6):2047.
401. Brown E, Elman D. *Anesth Analg.* 1961;40:683.
402. Dickinson JE, et al. *Aust N Z J Obstet Gynaecol.* 2002;42(1):59.
403. Breen TW, et al. *Anesthesiology.* 1994;81(1):29.
404. Borgeat A, et al. *Anesthesiology.* 2003;98(2):530.
405. Kuipers PW, et al. *Anesthesiology.* 2004;100(6):1497.
406. Kamphuis ET, et al. *Anesth Analg.* 2008;107(6):2073.
407. Izard JP, et al. *Can J Urol.* 2006;13(3):3158.
408. Griesdale DEG, et al. *Can J Anaesth.* 2011;58(12):1097.
409. Demiraran Y, et al. *J Anesth.* 2006;20(4):274.
410. Crowley LJ, Buggy DJ. *Reg Anesth Pain Med.* 2008;33(3):241.
411. Saito T, et al. *Reg Anesth Pain Med.* 1998;23(4):418.
412. Bell DN, Leslie K. *Anaesth Intensive Care.* 2007;35(3):335.
413. Moore DC, Batra MS. *Anesthesiology.* 1981;55(6):693.
414. Hood DD, et al. *Anesthesiology.* 1986;64(5):610.
415. Horn M, et al. *Anesthesiology.* 1987;67(3):A268.
416. Liu SS, Carpenter RL. *Anesthesiology.* 1996;84(1):81.
417. Okutumi T, Hashiba MM. *Reg Anes Pain Med.* 2001;26:450.
418. Blomberg R. *Anesth Analg.* 1986;65(7):747.
419. Blomberg RG. *Anesth Analg.* 1987;66(2):177.
420. Holst D, et al. *Anesth Analg.* 1999;88(2):393.
421. Rodgers A, et al. *BMJ.* 2000;321(7275):1493.
422. Smith LM, et al. *Anesth Analg.* 2017;125(6):1931.
422a. Perlas A, et al. *Anesthesiology.* 2016;125:724.
423. Bignami E, et al. *J Cardiothorac Vasc Anesth.* 2010;24(4):586.
424. Pöpping DM, et al. *Arch Surg.* 2008;143(10):990; discussion 1000.
425. Wu CL, et al. *J Clin Anesth.* 2006;18(7):515.
426. Stundner O, et al. *Reg Anesth Pain Med.* 2012;37(6):638.
427. Freise H, Van Aken HK. *Br J Anaesth.* 2011;107(6):859.
428. Tavare AN, et al. *Int J Cancer.* 2012;130(6):1237.
429. Heaney A, Buggy DJ. *Br J Anaesth.* 2012;109(suppl 1):i17.
430. Snyder GL, Greenberg S. *Br J Anaesth.* 2010;105(2):106.
430a. Sekandarzad MW, et al. *Anesth Analg.* 2017;124:1697.
431. Biki B, et al. *Anesthesiology.* 2008;109(2):180.
432. Wuethrich PY, et al. *Anesthesiology.* 2010;113(3):570.
433. Gupta A, et al. *Br J Anaesth.* 2011;107(2):164.
434. de Oliveira GS, et al. *Reg Anesth Pain Med.* 2011;36(3):271.
435. Lin L, et al. *Br J Anaesth.* 2011;106(6):814.
436. Perlas A, et al. *Reg Anesth Pain Med.* 2016;41(2):251.
437. Chin KJ, Chan V. *Anesth Analg.* 2010;110(1):252.
438. Avramescu S, et al. *Reg Anesth Pain Med.* 2012;37(3):349.
439. Triffterer L, et al. *Br J Anaesth.* 2012;108(4):670.
440. Tsui BCH, Suresh S. *Anesthesiology.* 2010;112(3):719.
441. Chin KJ, et al. *Anesthesiology.* 2011;115(1):94.

46 外周神经阻滞和超声引导的区域麻醉

REBECCA L. JOHNSON, SANDRA L. KOPP, JENS KESSLER, ANDREW T. GRAY

张圆 何思梦 译 余剑波 王国林 审校

要 点	■ 在区域麻醉中只有近距离注射局麻药才会成功地阻滞目标神经。在区域麻醉开始应用的一个多世纪里，有几种技术被设计并应用于促进局部麻醉的正确注射，这些技术包括寻找异感、周围神经刺激器，以及最近兴起的超声引导。

■ 在区域麻醉中只有近距离注射局麻药才会成功地阻滞目标神经。在区域麻醉开始应用的一个多世纪里，有几种技术被设计并应用于促进局部麻醉的正确注射，这些技术包括寻找异感、周围神经刺激器，以及最近兴起的超声引导。

■ 没有数据支持在减少神经损伤的风险方面哪种神经定位技术（感觉异常、神经刺激或超声）更好。

■ 超声成像可以清楚地显示周围神经的结构和毗邻的解剖区域构造。外周神经在超声中呈现出特征性的"蜂窝状"回声。这是由结缔组织和神经纤维形成的。

■ 超声为针尖位置和药物注射提供实时影像。局麻药成功注射后，神经的边界对比更加明显，并且药液沿着神经走行及其分支扩散。超声引导的结果是周围神经阻滞的程序更加一致，并可应用于许多区域阻滞。神经的解剖和走行变异是导致神经阻滞失败的潜在原因，也可以通过超声直接观察到。

■ 因局麻药过量而导致局麻药毒性反应时，立即推注和静注脂肪乳剂，可提高心搏骤停复苏的成功率。

■ 优先进行区域阻滞检查可以减少不良事件的发生，从而增加患者的安全性。

引言

周围神经阻滞可用多种方法进行引导。最近，超声的发展在区域麻醉中很受欢迎，因为它可以直视周围神经、阻滞针和注射分布的影像。这一章是前一版中两章的关于周围神经阻滞的重点更新，接下来的部分包含了临床实践中使用的大多数周围神经阻滞的选择性描述。

定位神经结构的技术

异感技术

寻找异感的技术作为一种简单的方法长期以来都很成功，几乎不需要专门的知识设备。当一根针直接与神经接触时就会引起感觉异常。寻找异感的技术依

赖于患者的合作和参与，才能准确指导针和局麻药的注射。因此，只推荐小剂量的镇静药物。寻找异感的技术常因引起患者不适而受到争议，尽管临床研究表明这种技术并没有显著增加神经并发症的风险[1]。使用寻找异感的技术时应谨慎注射局麻药，确保针不在神经内。关于 B 形坡口（钝形或短形坡口）针和锋利的针相比是否在神经损伤的严重程度或者刺穿神经的发病率中存在差异在文献中尚有争议。因为 B 形坡口针有钝的尖端，可能会把神经推到一边，更不容易穿透神经，然而，B 形坡口针确实会对神经造成伤害，而且似乎这种伤害更为严重。相比之下，锋利的针更有可能刺入神经，但这种伤害的破坏性似乎较小[2-3]。成功实施寻找异感的技术高度依赖于从业者的技能以及对解剖学的深刻理解。这项技术在 20 世纪 80 年代慢慢被外周神经刺激所取代。目前，没有任何一种技术被证明在神经并发症的发生率方面是优于其他技术的。

外周神经刺激

周围神经刺激器发出小的电脉冲电流传导到阻滞针的末端。当针的尖端接近神经结构时，引起去极化和肌肉收缩。这种技术不需要诱发感觉异常来定位特定的外周神经，从而在实施神经阻滞时患者可以更镇静。周围神经刺激器需要把阴极（负极）接到刺激针上，阳极（正极）接到患者体表，因为阴极刺激比阳极的刺激更有效。大多数神经刺激针针轴表面涂有一层薄的电绝缘层，而针尖除外。这使针尖有更高的电流密度。更高的电流输出（＞1.5 mA）更容易通过组织或筋膜平面刺激神经结构并伴随着疼痛及剧烈的肌肉收缩。正确定位后，电流逐渐减小到 0.5 mA 或更小的电流。大约在 0.5 mA 的电流时出现运动反应，此处是注射局麻药或放置导管的恰当位置[4]。注射局麻药或生理盐水（离子溶液）后针尖处的电流密度会迅速消散，其诱发的运动反应也被消除（拉杰试验）[5]。

可以对刺激电流进行修改以产生感官的反应。短时脉冲（0.1 ms）能有效地刺激运动纤维，但长时间的脉冲（0.3 ms）也会刺激感觉纤维。这是寻找一个纯粹的感觉神经的有用的特征。

超声引导

过去的十年，局部麻醉的临床实践经历了一场革命。超声可以直接观察到外周神经、针尖和局麻药的分布[6]。已经证实超声显像对于引导靶向给药和置管非常有用。本章结合阻滞操作具体范例阐述超声成像的总体原则。

基本假设和伪像

超声是频率超出可听范围（每分钟＞20 000 s）的声波，临床上使用的频率范围为 1～20 MHz。高频超声束准直，因此分辨率高。大多数区域阻滞选择高频率超声是为了充分穿透深部区域。声波在两个不同声阻抗的组织表面反射产生不同的回声。外界的照明情况对视觉的分辨力有很大的影响。因此，昏暗不刺眼的灯光对低比度的图像目标如周围神经特别有益。

超声成像有几种常见的假设[7]。第一，假定超声波在软组织中的传播速度为 1540 m/s（声波在每厘米软组织中来回需要的时间为 13 μs）。这一假设表明回声测距的时间和距离存在互变现象。当局部存在不均一性时，超声成像时会看到穿刺针弯曲，即所谓的

"刺刀征"[8-9]（图 46.1）。"刺刀征"通常出现在横向腘窝阻滞中（见于"腘窝处坐骨神经阻滞"），因为腿后正中线上的神经会覆盖更为丰富的脂肪组织（声音在脂肪组织中传递的速度比在相邻肌肉组织内传递的速度慢）。声速伪像与运行时间及在不同速度的组织界面产生折射有关。

第二，假定声波进入和离开组织时是直线传播。如果不是直线传播，多通道回声会产生混响伪像，"彗星尾征"就是其一。"彗星尾征"通常出现在阻滞针以浅角度刺入时。因为声波在返回传感器之前会在针间壁来回反射（图 46.2）。"彗星尾征"是另一种类型的混响伪像，有助于识别强反射体，如在锁骨上和肋间阻滞中的胸膜。在低接收增益时，在强回声结构的深处彗星尾呈一系列尖端细的不连续的回声带。回声带的间距表示目标物前后壁的距离[10]。当目标物与声束垂直时，最容易看到内混响（源于目标物内）

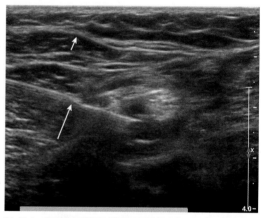

图 46.1　腘窝坐骨神经阻滞所显现的刺刀征。 在这一超声影像中，阻滞针在接近腘窝的坐骨神经处发生弯曲（长箭头）。超声在腘窝上部覆盖的脂肪组织中传播的速度较相邻的肌肉组织慢（短箭头），因此产生伪像

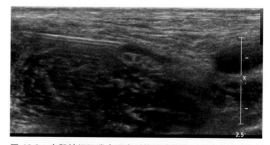

图 46.2　在股神经阻滞中观察到的混响伪像。 声波在针壁之间来回反射，而后返回到传感器。因为声波返回的时间稍后，所以可以显示深处的影像。针尖不会产生混响伪像，因为针尖呈斜开口，没有对侧的针壁

导致的"彗星尾征"。胸膜显现的"彗星尾征"与肺含水量有关，少量肺水集聚就具有强反射性，声波借此便可以随意进出胸膜（图 46.3）。

第三，假定所有的反射体都位于探头声束的中心。如非如此，则可看到平面外伪像（切片厚度伪像），要确定是平面外伪像，则需要观察多个图像。当出现这种存在争议的图像时，建议采用多个图像确认。

与邻近的软组织不同，大多数生物体液不会使声束明显减弱，而会出现声束增强（有时被称为后回声增强或传输增强）。血管深处的声波增强会被误认为是外周神经（图 46.4）。例如，腋窝处腋动脉深层的声波增强被误认为是桡神经，锁骨下区腋动脉深层回声增强被误认为是臂丛的后束（同样，在腹股沟区股动脉深层的回声增强也会被误认为是股神经）。

声影出现深、强反射结构，如成熟骨的皮质表面（图 46.5）。在短轴图像中，由折射造成的声影（亦称折射阴影或侧边阴影）常深入血管边缘。折射边缘声影出现在星状神经节阻滞时的颈动脉或锁骨下阻滞时的腋动脉的第二段。折射伪影（如折射声影）在空间复合成像时会变得不明显（参见这一章后面的讨论）。折射伪影可以减少角度依赖性的伪像。

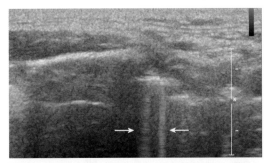

图 46.3　在对上气道扫描过程中可以观察到彗星尾征（箭头）。在对胸膜的扫描中，由于空气界面附近有小量水聚集，也可以观察到彗星尾征

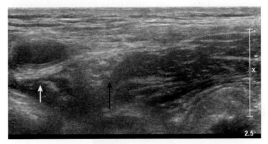

图 46.4　**股神经阻滞期间可以观察到后部回声增强伪像。**股动脉深部的强回声（短箭头），很可能被误认为是股神经（长箭头）

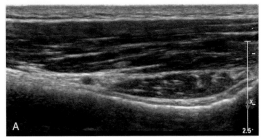

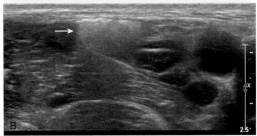

图 46.5　**在区域阻滞中出现的声影。A.** 上臂的腋神经阻滞时，肱骨皮质表面反射和吸收声波，从而在肱骨表面深处形成声影。**B.** 股神经阻滞时，意外将空气注入组织中产生较强的反射和声影（箭头所指）

超声探头的选择、操作和成像模式

超声探头含有压电晶体，通过电能和机械能的相互转化来发射和接收高频声波。超声探头的选择对成功完成超声引导下的区域阻滞麻醉至关重要。高频声波具有最佳的分辨率，但它穿透力不强。因此，声波频率的选择，应是能达到足够深度下的最大频率。低频超声探头适于显现大而深的神经影像，如环绕腋动脉第二段的臂丛神经或邻近臀肌的坐骨神经。

探头接触面尺寸的选择（即超声探头接触皮肤面的长度）应确保提供足够广阔的视野来观察组织结构。通常来说，探头接触面至少应与预期视野的深度一样大。应用超声引导，正方形或扇形的视野要比钥匙孔状的视野好（即深度大于接触面）。根据经验，对于平面内技术（见"超声引导下的区域阻滞方法"）而言，1 mm 长的接触面大约对应 1 mm 的超声引导深度。

线阵探头比弧形探头扫描线密度高，因此图像质量最好。线阵探头获得的图像以矩形形式显示。如果需要线阵探头，同时阻滞处空间较小的话，那么紧凑型线阵（"曲棍球棒"）探头就很适用了。弧形探头在接触面积固定时提供了一个广泛的视野，通常在空间有限时十分有用（如锁骨下区域）。弯曲的探头更容易摇动（见"锁骨下阻滞"）并且以扇形形式生成图像。

处理污染设备时应该采取全面防护措施，在每次

使用前后及长时间不用后，都应按厂家提供的说明书做探头外表面的消毒。切勿将超声传感器掉在地上，因为超声探头的工作面在接触坚硬的物体表面时极易受损。

完成超声引导区域阻滞需要的重要技术之一是探头的使用（图 46.6），下面是标准的操作流程：

- 滑动（移动性接触）：沿着已知神经走行滑动探头，短轴图像有助于识别神经。
- 倾斜（横切面，侧方到侧方）：外周神经的回声亮度随着倾斜角度而变化，最佳角度对观察神经非常重要。
- 压迫：压迫法常用来确认静脉。为了改善成像质量，压迫法不仅使接触更好，而且使组织结构更靠近探头。软组织容易受压，因此对组织深度的估测会有变化。
- 摇动（平面内，朝向或背向指示器）：当操作空间受限时，摇动常可改善穿刺针和解剖结构的可见性。
- 旋转：旋转探头可以得到真正的短轴图像，而不是倾斜或长轴图像。

各向异性指的是探头倾斜时产生回声反射性变化。一般来说，当物体倾斜成像时产生的回声较少（图 46.7）。这种特性在肌腱最明显，在肌肉和神经也可发生[12]。"各向异性"这个词最初是用于描述在组织结构长轴图像摇动探头时回声的变化，现也可用于描述在短轴图像倾斜探头时回声的变化。随着练习，操作者将学会自然摇动和倾斜探头，以获得外周神经

回声。在通过倾斜而获得优化的外周神经影像后，再通过滑动和旋转探头来定位针尖。

空间复合成像将超声束以不同的预定角度发射，通常与垂直线的夹角在 20° 内（图 46.8）。然后，将这些多条声线组合起来以生成单个合成图像。空间复合成像似乎减少了角度相关的伪像、各向异性和声影，对于区域阻滞的另一个优点是改善组织平面的清晰度和神经边界的确认。在经过测试的系统中，空间复合成像可在有限的针尖插入角度范围内（< 30°）改善针尖的可见性。杂散视线（即那些在探头下方离开视野的线）可用于以梯形格式形成一个更为宽阔的视野。

当波源和接收器相对移动时，就会产生多普勒位移，从而产生频率的变化，使发射声波和其频率不同。当波源和接收机相对移动时，观测频率大于源频率。背向移动时，观测频率较低。频率的变化与运动反射镜的速度和冲击的角度有关。在临床医学中，红细胞是产生多普勒位移的主要反射体。

多普勒超声成像有不同的模式（彩图 46.9）。传统的彩色多普勒通过编码以平均频率频移为基础的伪彩色获得定向的速度信息，习惯上蓝色代表血流背向探头，红色代表血流朝向探头。最近出现了一种更敏感的多普勒技术，编码以多普勒功率谱为基础的彩色[13]。功率多普勒对角度的依赖性较小，不受伪像影响，缺点是没有定向的信息及运动敏感性太高（闪烁伪像）。功率多普勒尤其适用于检测与神经伴行的小动脉（框 46.1）。功率多普勒可探测这些小动脉，并能很好反映这些弯曲血管的走行。

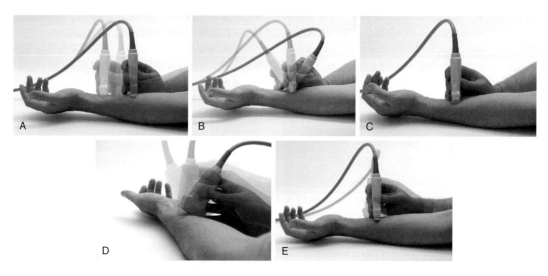

图 46.6　**探头的操作。**滑动（A）、倾斜（B）、压迫（C）、摇动（D）及旋转（E）探头

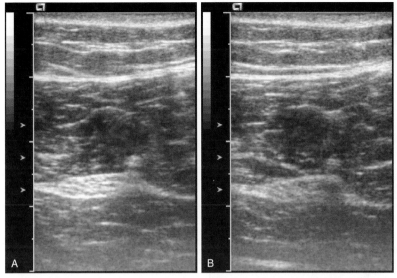

图 46.7 A. 臀下坐骨神经超声图像。B. 当回声的角度从垂直于神经路径的方向改变时，接收到的回声振幅会减小，从而显示出各向异性

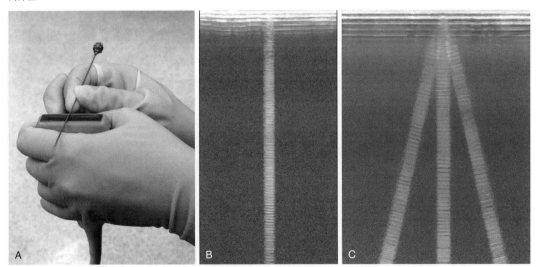

图 46.8 **空间复合成像**。通过电子控制使声束呈不同的角度，利用多个视线形成的超声图像。在探头的有效面放置一个线阵检测工具（17 G 硬膜外金属穿刺针）以形成单一因素，从而获得这些超声图像。A. 放置在探头有效面的线阵检测工具的外观图。B. 单声束成像。C. 三条视线形成一复合图像（角度范围窄）。图中测试工具的图像显示的不是光束本身，而是发送孔和接收孔

▌针尖可见性

在临床实践中，多种因素可影响针尖的可见性。金属针呈现强回声会导致混响伪影。当进针路径和探头接触面平行时，针尖的可见性最好，在这种情况下，针与声束垂直，可以产生强的镜面反射（光滑表面产生镜面反射）。随着入射角度增加，平均亮度会

降低[14]。在相同的研究中发现，斜角在 10° 到 70° 之间变化时对针尖回声没有影响，针尖可见性最好时斜角可能正对或偏开探头，此时斜角方向会影响针尖的回声[15]。由于针的直径比扫描平面厚度小，所以粗针比细针更易产生回声。

穿刺针在可产生回声的组织中显像较困难，尤其在脂肪组织中。操作者想了很多方法来增加穿刺针的

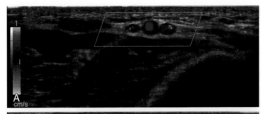

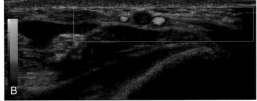

彩图 46.9 多普勒频移超声图像说明。A. 在彩色多普勒中，彩色编码基于平均频移。B. 在功率多普勒中，编码基于功率谱

框 46.1 彩色多普勒与功率多普勒两种成像模式各自的优点
彩色多普勒
定向信息
速度估计
减少运动伪影（闪烁伪像）
功率多普勒
更敏感地检测流动的存在（在某些情况下是 3 ~ 5 倍）
角度依赖性低
无混淆

可见性[16-17]。比如，低接收增益可改善针尖回声的检出。当进针路径与探头有一定角度时，空间复合成像有益于识别针尖。然而，这一方法的局限性是小三角形的成像区域需要接收所有的声束，因此是完全复合的。此外，该空间复合成像角度范围是有限的，通常超过了针插入所需的路径。摆动探头可以改善平面内超声束与针头之间的角度（见超声引导下区域阻滞的方法）。绝大多数操作者都会将针的斜面对着探头。

在最初应用于区域麻醉的穿刺针中，与有斜面的 Hustead 针相比，侧开孔的针的可见性更好。后者没有斜切面。能产生回声的穿刺针已被推向市场，并应用于外周神经阻滞。目前有一项技术已经改变了穿刺针表面结构，使得无论角度如何，回声都能返回探头（图 46.10）。这些设计的一个潜在局限性是穿刺针的大小。低频探头产生的波长太长，可能无法在穿刺针的表面产生强烈反射。

超声引导下区域阻滞的方法

高分辨率的超声成像可以直接探测到外周神经[18]，束状回声是神经超声成像的最显著特征（"蜂巢"结构）（图 46.11）。越是中枢神经，如颈腹侧支，其分

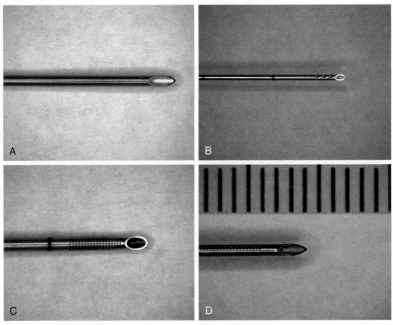

图 46.10 用于区域阻滞穿刺针的显微照片。如图所示，一根普通的常规针（A）以及回声装置（B、C、D）。一根光滑的针是不可能产生可记录的回声的，因为它的圆柄反射走了声源发出的绝大部分声波。各种表面有纹理的针被制造出来并被投放市场，以改善所获取的超声图像下针尖的识别（Modified from Gray AT. Atlas of Ultrasound-Guided Regional Anesthesia. 3rd ed. Philadelphia：Saunders；2018.）

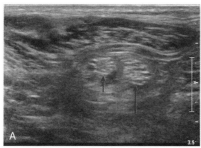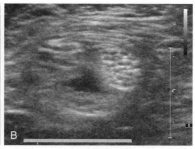

图 46.11　**神经回声**。A. 腘窝内成束的腓总神经（短箭头）和胫神经（长箭头）。在该超声图像中，可以看到多束性外周神经"蜂巢"样结构。B. 特写图像显示了两束神经的详细特性

束的情况越少，其在超声扫描时就会出现单束的情况。超声频率在 10 MHz 或更高时，通过调节回声特性就能区分肌腱和神经。鉴别神经束膜最有效的方法之一是用宽的线性探头沿着已知神经走行滑动，同时在短轴面进行观察（横断面）。

　　神经可呈圆形、卵圆形或三角形。尽管神经在走行中形状会发生变化，但在没有大的分支时，其横截面积是恒定的[19]（图 46.12）。在被包埋或在特定的神经肌肉疾病如 1A 型 Charcot-Marie-Tooth 情况下，外周神经会出现病理性增大（图 46.13）。有证据表明糖尿病患者出现神经病变时，其外周神经也会增大。

　　虽然直接的神经成像技术显著提高了超声在区域阻滞麻醉中的应用，但对附近的其他解剖结构（如筋膜和结缔组织）的识别也很关键。这些组织结构更有利于局麻药的分布，使阻滞针无须直接接触神经。

　　超声引导下区域阻滞可采用许多方法（表 46.1）。识别周围神经通常采用短轴而非长轴。穿刺针可以进

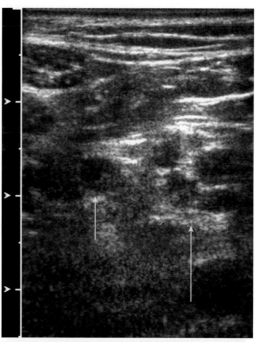

图 46.13　**1A 型 Charcot-Marie-Tooth 病患者腘窝超声图像**。神经束增大使外周神经明显增大。在这类患者中，有症状侧和无症状侧神经图像相似。大格刻度间隔为 10 mm

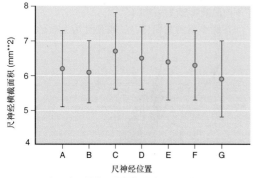

图 46.12　**外周神经横截面积可反映神经走行长度**。图中显示的是尺神经在上肢不同点的横截面积。A＝腋窝，B＝肱骨中部，C＝内上髁近端 2 cm，D＝内上髁，E＝内上髁远端 2 cm，F＝动脉裂隙，G＝腕横纹。数据以平均值和标准差表示。尽管神经形状会变化，但神经走行中没有大的分支时其横截面积相对恒定（Modified from Cartwright MS, Shin HW, Passmore LV, Walker FO. Ultrasonographic findings of the normal ulnar nerve in adults. Arch Phys Med Rehabil. 288［3］: 394-396, 2007.）

表 46.1　超声引导区域麻醉方法举例

方法	区域阻滞举例
短轴，平面内	几乎所有周围神经阻滞 几乎任何周围导管放置
短轴，平面外	浅表阻滞 肌间沟置管 股外侧皮神经阻滞 股神经置管
长轴，平面内	近端筋膜阻滞 近端闭孔阻滞 前路坐骨神经阻滞
长轴，平面外	硬膜外穿刺（中线入路时纵向正中图像） 气管内麻醉

入成像平面内（平面内技术），也可以跨过成像平面而成为回声的一个点（平面外技术）。对于一些区域阻滞来说，实时成像（即穿刺及给药全程成像）取代了提前标记（在针刺入皮肤前做标记）。大多数研究表明，对区域阻滞的结果来说，充分的成像和正确地识别相关结构（如外周神经、针尖、局麻药和相邻解剖结构）比方法更重要。但是，各机构之间正在形成一致的实践模式，并阐明基本原则。

外周神经阻滞给药成功有几个特点（图46.14）。应在神经周围给药（弄清神经边界），沿着神经走行及分支进行，勿与神经周围常见的解剖结构（如在相邻筋膜和结缔组织中的动脉）混淆。因推注的药液无回声，注药后外周神经的回声会增强（但不一定是阻滞成功的标志）。

区域阻滞技术

颈丛阻滞

颈丛由C1、C2、C3、C4脊神经构成，分支包括支配椎前肌肉、颈部的带状肌肉的分支和膈神经。颈深丛支配颈部的肌肉组织。颈浅丛支配面部三叉神经和躯干T2之间的皮肤感觉。

临床应用

颈丛神经阻滞适用于分布于C2至C4之间的手术麻醉，包括淋巴结摘除、整形外科手术和颈动脉内膜切除术等[20-21]。此种麻醉很受欢迎的原因在于患者在麻醉中始终保持清醒。双侧阻滞可用于气管造口术和甲状腺切除术。颈丛阻滞的方法有多种，包括在超声成像引导下的阻滞[22-23]。

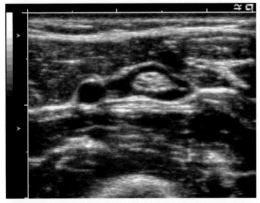

图46.14 外周神经阻滞成功时局麻药注射超声影像图。此图中显示的是前臂尺神经和尺动脉短轴观，神经周围是无回声的局麻药

颈浅丛

胸锁乳突肌的后缘正中为颈浅丛阻滞点。在阻滞点注射皮丘，选择22 G 4 cm针，沿胸锁乳突肌后缘和内侧肌肉进针注射5 ml药液（图46.15）。阻滞此神经可能造成暂时性同侧斜方肌瘫痪。颈深丛阻滞可能会增加呼吸系统并发症的发病率[24]。

臂丛神经阻滞

臂丛解剖

臂丛神经由C5、C6、C7、C8颈神经及T1神经前支组成，有时也加入C4颈神经和T2胸神经。离开椎间孔后，这些神经起始于颈椎前后结节，沿着前外侧和下外侧在前中斜角肌之间穿行。前斜角肌通过尾侧插入第一肋骨的斜角结节，中斜角肌插入第一肋骨后面的锁骨下动脉，臂丛神经沿着锁骨下沟穿过这两个斜角肌。椎前筋膜附着于前斜角肌和中斜角肌，融合向外以筋膜鞘包围臂丛。

在斜角肌之间，这些神经根联合形成三个主干，沿着第一肋的表面从斜角肌间隙中穿出，走行到锁骨下动脉的位置。正如经常描述的那样，上（C5和C6）、中（C7）和下（C8和T1）三干有相应的位置，不是在一个严格的水平面上。在第1肋侧面，每根干形成前后两部分，从锁骨的中间穿行进入腋窝。在腋窝内，这些分支形成外侧束、后束和内侧束，因它们与腋窝动脉的第二段的关系而命名。上方的由上干和中干的分支形成外侧束，下方的由三个干组成后束，下干前段继续形成内侧束。

在胸小肌的外侧缘，三束延续为上肢的周围神

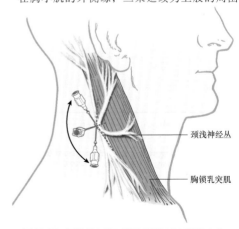

颈浅神经丛

胸锁乳突肌

图46.15 颈浅神经丛阻滞的解剖标志及进针方式

经。外侧束形成正中神经外侧头和肌皮神经；内侧束形成正中神经的内侧头、尺神经、前臂内侧神经和臂内侧皮神经；后束分为腋神经和桡神经（图 46.16）。

除了如前所述形成周围神经的分支和束支之外，臂丛有几个分支提供运动神经支配菱形肌（C5）、锁骨下肌（C5 和 C6）和前锯肌（C5、C6 和 C7）。肩胛上神经起源于 C5 和 C6，支配肩胛骨背侧的肌肉，是支配肩关节感觉的主要神经。

颈神经根和周围神经的感觉分布如图 46.17 所示。

采用传统的肌间沟入路阻滞臂丛神经，会阻滞颈

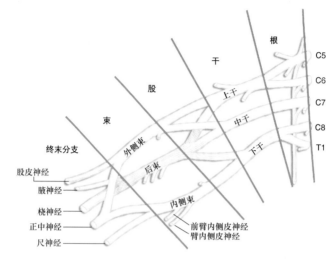

图 46.16　**臂丛神经的根、干、股、束以及终末分支**

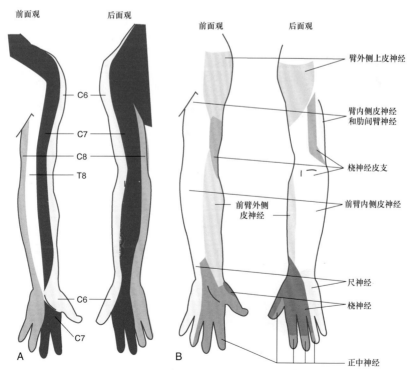

图 46.17　A. 颈神经根的皮肤分布。B. 周围神经的皮肤分布

神经根的分支。但是，肌间沟阻滞有伴发膈神经阻滞的风险，且有据可查。这可能导致有症状的膈肌麻痹和呼吸功能减退，在肥胖或中至重度阻塞性肺疾病的患者尤其明显[25-26]。最新的证据表明，以支配肩关节的末梢神经为靶点的远端"肺保留"阻滞技术可以避免膈肌麻痹。

根据目的，锁骨上方的臂丛神经阻滞（如肌间沟入路和锁骨上入路）主要针对位于腹侧支、躯干和分支附近的区域麻醉，而锁骨下方的臂丛神经阻滞（如锁骨下入路和腋神经阻滞）主要针对束支和末梢神经。

肌间沟入路阻滞

对于没有明显肺部疾病的患者，常选择肌间沟入路作为肩部区域麻醉技术[27]。此入路阻滞臂丛神经的上干和中干。尽管该方法可用于前臂和手部手术，但下干（C8 和 T1）的阻滞不完善，可能需要补充尺神经阻滞以满足手术区域的麻醉需求[28]。超声引导肌间沟阻滞可减少下干阻滞不全的发生率[29]。

相邻的解剖结构可以作为肌间沟阻滞操作的重要标志。患者去枕仰卧位，头偏向对侧并略后仰，手臂放松并平贴身旁。先令患者抬头，显露胸锁乳突肌锁骨头，向锁骨头后缘可触摸到前斜角肌。随即在前斜角肌外缘可摸到中斜角肌。在两肌肉之间仔细触摸，可触到一凹陷的间隙，即前、中斜角肌肌间沟（图 46.18）。从环状软骨水平（相当于 C6 水平）向侧方画一条水平线，与肌间沟相交点即为穿刺点。尽管颈外静脉通常覆盖此交点，但并不是一致的标志。

超声引导技术

判断肌间沟阻滞成功的传统方法包括异感或周围神经刺激技术。但此阻滞非常适合使用超声引导。通常最容易获得锁骨下动脉和臂丛神经的锁骨上图像（图 46.19），然后使用超声探头在颈部追踪神经丛。在超声图像下确认神经干，即前、中斜角肌之间的低回声结构（"交通信号灯"标志[30]）。进针方式可选用平面内或平面外，回抽无血液后给予少量试验剂量，并在针尖位置正确的情况下向臂丛周围推注局麻药。即使局麻药容量低至 5 ml，仍可成功阻滞臂丛神经，同时降低膈肌麻痹的发生率[31]。

副作用和并发症

传统的（C6 水平）肌间沟阻滞，同侧膈神经阻滞和由此产生的膈肌麻痹是不可避免的。此作用可能因为此水平距离膈神经较近，并可能引起呼吸困难的主观症状[32]。既往患有严重的呼吸系统疾病或对侧膈神经功能障碍的患者可发生呼吸功能损害。

单侧肌间沟阻滞时极少发生迷走神经、喉返神经和颈交感神经的受累。但当患者出现与这些副作用有关的症状时，可能需要予以安慰。当将穿刺针正确放置于 C5 或 C6 水平时，因距胸膜顶有距离，因而发生气胸的风险很小。

严重的低血压和心动过缓（如贝佐尔德-亚里施反射）可发生在于肌间沟阻滞下行肩部手术的清醒的坐位患者中。推测其原因，是静脉回流减少引起的心内机械感受器刺激，使交感神经张力突然消失，副交

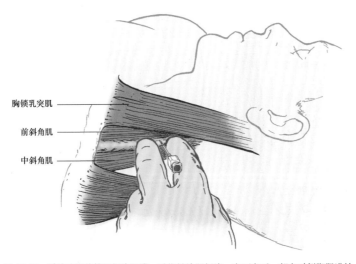

图 46.18　**触诊法定位的肌间沟阻滞**。手指触诊肌间沟，向下向后，朝向对侧脚跟进针

胸锁乳突肌
前斜角肌
中斜角肌

感神经兴奋性增加所致。这种作用可导致心动过缓、低血压和晕厥。预防性给予 β-肾上腺素受体阻滞剂可降低上述并发症的发生率[33]。

此入路可发生硬膜外和鞘内注射。当对深度镇静或麻醉的患者进行肌间沟阻滞时，因毗邻重要的神经和血管结构，发生严重神经系统并发症的风险可能增加。因此，对成年患者通常在轻度镇静状态下实施肌间沟阻滞。

锁骨上入路阻滞　锁骨上入路阻滞的适应证包括肘、前臂和手部手术。阻滞部位为臂丛神经的远端主干－近端分股水平。在这一点上，臂丛相对紧凑，少量的局麻药即可迅速产生可靠的阻滞效果。

超声引导技术

患者处于仰卧位，头部偏向对侧，将阻滞侧手臂贴于身旁。与肌间沟入路阻滞相似，锁骨上阻滞的传统方法包括异感或周围神经刺激。鉴于超声的广泛使用和有效性，目前更常在超声引导下实施该阻滞。操作者可直观地观察臂丛、锁骨下动脉、胸膜和第一肋骨。该技术的固有安全性要求在进针过程中持续观察针尖位置及邻近解剖结构。

将高频（15 ～ 6 MHz）探头放置于锁骨上窝附近，以获取锁骨上图像（图 46.19）。臂丛神经干及分支垂直聚集于锁骨下动脉外侧的第一肋骨上。第一肋骨是针尖到达胸膜顶的中间屏障，距离短，宽且平坦。

然后可以使用平面内技术，在超声引导下从外侧向内侧进针[34-35]。将超声探头放置在锁骨附近，操作可能具有挑战性，因此需要具有控制穿刺针的高级技能。负压回吸无误后给予少量试验剂量。确认针尖位置后，在臂丛神经周围推注局麻药，总量低至 15 ～ 30 ml 即可成功地完成阻滞。

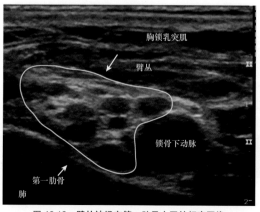

图 46.19　**臂丛神经在第一肋骨水平的超声图像**

副作用和并发症

锁骨上入路臂丛神经阻滞时，气胸的发生率为 0.5% ～ 6%，随着操作经验的增加而降低。尽管应用超声可能会降低气胸的发生率，但无法消除风险[36]。当发生气胸时，症状通常会延迟，甚至长达 24 h 才会发作。因此，此入路阻滞后常规进行胸部 X 线扫描是不合理的。当患者不能合作或不能忍受任何程度的呼吸困难时，最好避免采用锁骨上入路。其他并发症包括膈神经阻滞（高达 40% ～ 60%）、霍纳综合征和神经病变。发生膈神经或颈交感神经阻滞时通常仅需给予安慰。尽管可能会发生神经损伤，但这种损伤并不常见，而且通常是自限性的。

肩胛上神经阻滞　锁骨上方的肩胛上神经阻滞（前路）是一种可行的替代斜角肌肌间沟阻滞用于肩关节区镇痛的方法[37-38]。这种外周阻滞的优势在于显著降低膈神经阻滞并发症的风险。此外，如果阻滞是半选择性的，也可以阻滞与肩关节相关的其他神经（如腋神经和胸外侧神经）。肩胛上神经阻滞前路（深度 5 ～ 10 mm）比肩胛上切迹传统入路（深度 20 ～ 40 mm）进针更浅。另外，肩胛上切迹形态多变，甚至在一些患者中该标志缺如。肩胛上神经是支配肩关节感觉的主要神经，在锁骨水平以下臂丛神经无法阻滞该神经[39]。选择性小容量锁骨上肩胛上神经阻滞亦对疼痛治疗和康复有效[40]。

适应证

肩胛上神经是源自臂丛神经上干（C5 和 C6 神经根，C4 也常参与其组成）的混合运动和感觉神经，对肩关节的感觉支配起主要作用。肩胛上神经从颈后三角内通过，与肩胛舌骨肌伴行至肩胛切迹处。与肩胛上血管不同，肩胛上神经走行在肩胛上横韧带下方，再通过肩胛切迹进入冈上窝，为肩袖肌肉提供神经支配。

超声引导技术

前路肩胛上神经阻滞时，患者仰卧位，头部转向对侧。此时神经进入颈后三角区域（与肌间沟神经阻滞位置相似）。备选方案是患者取坐位，此时为距离肩胛骨稍远的后路肩胛上神经阻滞。坐位时，患者将手放于对侧肩膀（全肩内收），以使目标（神经）和肩胛骨外侧远离胸部。尽管应用神经刺激仪定位是一种选择，但超声引导仍是首选技术。

近端肩胛上神经阻滞（前路肩胛上神经阻滞）　前路肩胛上神经阻滞技术已成为替代肌间沟阻滞的

首选"肺保留"阻滞方式[37, 41]。将高频线性探头（15～6 MHz）置于锁骨上窝。在动态扫描下，可在超声下识别肩胛上神经，即肩胛舌骨肌深面、颈后三角臂丛上干外侧的圆形低回声结构（图 46.20）。从其起源（神经根 C5）观察肩胛上神经可便于识别，然后从后外侧向远离上干的方向追踪神经。最常用的穿刺针是 22 G，针长 5 cm，穿刺深度为 2～3 cm。采用平面内或平面外技术进针，将 5～15 ml 的局麻药注入肩胛舌骨肌深层，但在椎前筋膜浅层（较大的容量可能会导致膈神经阻滞）。因颈浅动脉和肩胛上动脉同样也是低回声结构，与颈后三角区内肩胛上神经非常相似，所以建议使用彩色多普勒超声。Auyong 等研究证明，与肌间沟阻滞相比，前路肩胛上神经阻滞技术可提供非劣质且"保留肺"的镇痛作用，而无须补充额外的末梢神经阻滞（如腋神经或肩胛上神经阻滞）[41]。

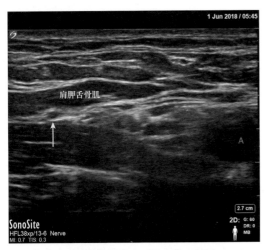

图 46.20　近端肩胛上神经阻滞（前路肩胛上神经阻滞）。肩胛上神经在颈后三角内臂丛神经上干外侧，在肩胛舌骨肌下腹深处呈圆形低回声结构

肩关节阻滞（肩胛上神经加腋神经 [后外侧入路] 阻滞）[42]

与前路肩胛上神经阻滞相反，肩胛骨上远端阻滞要求腋神经也被阻滞，远不及近端臂丛神经阻滞[43-44]。然而，后路肩胛上神经阻滞乃至腋神经阻滞无法为肩关节提供完善的阻滞效果。因此，常规的全身麻醉和补充的阿片类药物有望达到足够的镇痛效果。

副作用和并发症

严重的副作用和并发症主要是穿刺和使用局麻药引起的。

因为穿刺操作不当可刺穿胸膜，所以应避免在肩胛上切迹上直接靶向肩胛上神经。其次，应避免肌肉内给药，以免局麻药蓄积在肩胛舌骨肌（前）或冈上肌（后）。这可能导致肌肉毒性或肌肉坏死。此外，腋神经分支和旋肱后动脉位于神经血管鞘下仅 2～3 mm。因此，在上臂后部更近处注射时，穿刺针可进入盂肱关节间隙，而局麻药容量增加则会扩散到后束，导致桡神经阻滞。

▌锁骨下入路阻滞

锁骨下入路的优点是臂丛神经阻滞效果完善，可放置导管于稳定位置，而不需要对手臂进行任何操作[45-47]。其缺点是锁骨下入路阻滞部位较深，因此，必须进行针头或探头操作，而穿刺针的倾斜角度会影响针尖是否可见。尽管可将手臂置于身体的一侧，但将手臂绑扎以拉伸神经血管束时更易于阻滞操作。三条束支相对于腋动脉的第二部分而命名，因此预期的位置是内侧束、外侧束和后束。在短轴图像中可以看到胸大肌和胸小肌深处的动脉（图 46.21）。大多数操作者选择从头侧向脚侧的平面内进针。能够实现锁骨下入路臂

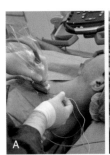
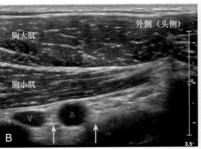
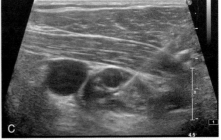

图 46.21　锁骨下阻滞超声成像。A. 锁骨下阻滞的临床操作图示。此图中患者手臂已外展。B. 臂丛（箭头）超声图像，各个束邻近腋动脉（A）和静脉（V）。神经血管束位于深部的胸大肌（PMA）和胸小肌（PMI）中。C. 锁骨下阻滞针尖的位置和局麻药分布的超声图像

丛神经完全阻滞的局麻药扩散的理想位置是在腋动脉后方进行单次给药或置入导管。大量证据表明，局麻药分布于腋动脉后方时，通过锁骨下入路可完全阻滞臂丛神经（表 46.2 和框 46.2），无须直接观察到臂丛神经的束支。腋静脉重复是锁骨下区罕见的解剖变异之一。其临床问题是，重复部位静脉位于臂丛神经的外侧束附近，通常靠近针尖所在的位置。

腋窝阻滞

　　腋窝阻滞通用于上肢麻醉，虽然经典方法相对安全有效，但主要的不足之处是不能够阻滞肌皮神经。随着超声成像的出现，通过超声可以很好地显示肌皮神经，因而，这个问题迎刃而解。

　　腋窝阻滞可以满足肘和前臂手术。由于神经血管束位置较表浅（通常 20 mm）且操作空间较大，使

表 46.2　锁骨下阻滞时超声标志举例		
近端	**最佳位置**	**远端**
头静脉	胸小肌（中部）	肩胛下动脉
胸肩峰动脉	环绕腋动脉的臂丛束	喙肱肌肌肉
胸壁和胸膜	腋动脉深面的后束（或内侧束）	旋前动脉和旋后动脉

注：锁骨下阻滞位置通常选择腋动脉的第二部分（深达胸小肌）。列出了腋动脉走行近端和远端的标志

框 46.2　锁骨下阻滞成功的超声标志
■ 腋动脉下的 U 形分布
■ 腋动脉的分离线
■ 腋动脉的白墙外观
■ 腋动脉直径缩小
■ 应用长轴图像腋动脉下的黑色条纹
一些对临床阻滞特征的研究已经证实超声可以很好地预测腋动脉局部麻醉局麻药的分布

得超声引导腋窝阻滞操作相对容易（表 46.3）。通常有三个分支（正中神经、尺神经和桡神经）紧邻动脉壁，另一个分支（肌皮神经）具有特征性的从腋窝内侧向外侧走行。肌皮神经的走行还有特征性的形状变化，近动脉处（圆形）至喙肱肌内（扁平）至穿出肌肉（三角形）。

　　腋窝阻滞可以采用平面内（从手臂外侧进针）和平面外（从远端向近端进针）两种入路（图 46.22、46.23）。阻滞操作在腋窝近端进行。将探头轻压胸壁，可以看到背阔肌和大圆肌的联合肌腱[48]。腋窝阻滞可以用小（25～50 mm）的高频线性无菌探头。推注局麻药的理想位置是在神经和动脉之间，从而使它们分开，以保证药物在神经血管束内的分布。这样可以产生极好的感觉和运动阻滞。肌皮神经常在喙肱肌内被阻滞，因其形状扁平，表面积较大，因而会迅速被阻滞。双腋动脉和正中-肌皮融合束（腋区低位外侧束）是常见的腋窝处解剖变异。

躯干阻滞

肋间神经阻滞

　　肋间神经是 T1～T11 的主要神经。严格意义上讲，T12 是肋下神经，它可与髂腹下神经和髂腹股沟

表 46.3　臂丛神经阻滞腋窝法和锁骨下法的比较		
	锁骨下阻滞	**腋窝阻滞**
深度	深（两肌肉）	浅
起效	慢	快
止血带耐受	更好	好
置管成功率	高	低

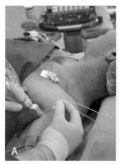
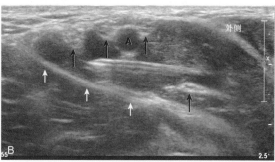

图 46.22　超声引导腋窝阻滞。 A. 外观图（平面外入路）。B. 神经血管束短轴超声图像，针尖在平面内，探头的压迫力度正好足以显示腋静脉壁。在背阔肌和大圆肌的联合肌腱水平（白箭头）进行阻滞，位于神经和血管结构下面。由内侧向外侧依次显示腋动脉的第三部分（A）和臂丛神经（桡神经、尺神经、正中神经和肌皮神经）（蓝色箭头）

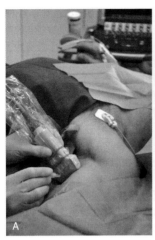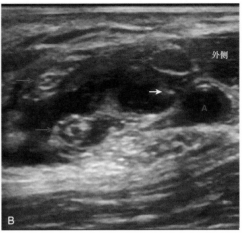

图 46.23　**超声引导腋窝阻滞**。A. 展示平面外入路的照片。B. 神经血管束短轴超声图像，针尖跨越成像平面，探头的压迫力度正好紧贴腋静脉壁。第三部分的腋动脉（A）和臂丛神经（蓝色箭头）如图所示

神经相交通。来自 T1 的纤维可汇入臂丛神经，T2 和 T3 一些纤维组成了肋间神经，以支配上臂内侧皮肤。每根肋间神经均有四个分支：灰色的交通支向前通向交感神经节，后皮支支配椎旁区的皮肤和肌肉，外侧皮支向腋中线前方伸出并向前和向后伸出皮下支，前皮支是神经的终端。

在肋骨的后角内侧，肋间神经位于胸膜与肋间筋膜内侧之间。在肋骨的后角处，神经位于肋沟内，并伴有肋间静脉和动脉。

临床应用

极少有手术单独应用肋间神经阻滞，硬膜外阻滞已大大取代了这些阻滞与其他技术的结合。然而，在有神经阻滞禁忌证的患者中，这些技术的单独使用或与其他阻滞和轻度全身麻醉结合可为腹腔内手术提供良好的手术条件。尽管可应用于外科手术，但主要的适应证是术后镇痛。肋间神经阻滞提供了一种替代硬膜外和椎旁神经阻滞的可行方法，具有相似的安全性和有效性[49]。

肋间神经阻滞技术

肋间神经可在靠近骶棘肌群外侧的肋骨角度被阻滞。患者处于俯卧位，腹部放置一个枕头，以减少腰部弯曲（图 46.24）。先沿脊椎棘突画一条线，沿肋骨后角做其平行线，可在距中线 6 ～ 8 cm 处触诊。为了防肩胛骨覆盖，这些线在较高水平处可以向内倾斜。触诊每根肋骨的下缘，并在与肋骨后角相交的线上标记。皮肤准备后，在标记部位注射皮丘，将 4 cm 长、

22 G 短针连接到 10 ml 注射器上。从标记的最低肋骨开始，左手示指将皮肤推向肋骨上方，将针沿手指间刺入，直到其停在肋骨上。随即将左手手指于肋骨边缘 3 ～ 5 mm 处固定穿刺针。在该处注射 3 ～ 5 ml 局麻药（图 46.24B、C）。在每个标记的肋骨处重复此过程。适当的静脉镇静药可提供镇痛和一定程度的遗忘，以使患者感到舒适。

亦可在仰卧位患者的腋中线进行肋间神经阻滞。从理论上讲，可以忽略神经外侧皮支，但 CT 扫描表明注入的药液可沿肋沟扩展数厘米。退针后继续注射 1 ～ 2 ml 局麻药可阻滞皮下分支。

替代技术

超声引导可协助肋间神经阻滞，但肋间神经和血管很细（直径为 1 ～ 2 mm）并在肋沟中延伸，因此难以直接超声成像。同样，最内侧的肋间肌将肋间神经和血管与内侧和外侧肋间肌分开，因其在后胸廓中不完整而难以成像[50]。当被观测到时，最内侧的肋间肌薄且在超声影像中示低回声[51]。肋间动脉在进入肋沟前最易显现[52-53]。在老年患者肋间动脉较曲折，因此更易暴露且容易受伤[54]。

肋间注射使胸膜凹陷，类似于椎旁注射所见的移位[55]。以肋骨角度注射的局麻药可沿着肋沟内的肋间血管朝向椎旁间隙内扩散[56-57]。虽然已开发出超声引导下的肋间神经阻滞的各种入路，包括在前锯肌平面[58-59]和胸骨旁区域[60]中采用前路的肋间分支阻滞，但目前正在开发新的技术来改善肋间神经和血管的超声成像[61]。

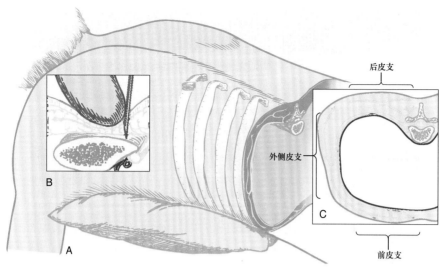

图 46.24　A. 肋间神经阻滞的患者体位。B. 将示指置于肋骨上的皮肤，针沿指尖刺入皮肤，直至针尖抵达肋骨，沿肋骨下缘刺入 3 ～ 5 mm。C. 肋间神经及其分支

副作用和并发症

　　肋间阻滞的主要并发症是气胸，但在麻醉科医师经历的所有病例中实际发生率平均仅为 0.07%。常规的术后胸部 X 线检查显示无症状性气胸的发生率为 0.4% ～ 1.0% [62-63]。如果发生这种不寻常的并发症，对其治疗通常仅限于观察、给氧或针吸，而极少需要胸腔引流。

　　由于局麻药的容量大且吸收迅速，进行多个肋间阻滞时存在局麻药中毒的风险。已显示使用肾上腺素可降低血药水平。阻滞后至少需严密监测 20 ～ 30 min。重症肺部疾病患者的呼吸功能依赖肋间肌，在双侧肋间肌阻滞后可出现呼吸代偿失调。

腹横肌平面阻滞

　　下腹壁主要受四个外周神经支配：肋下神经、髂腹股沟神经、髂腹下神经和生殖股神经。前三组神经由腹横肌、腹内斜肌和腹外斜肌之间穿出。由于这几组神经在腹壁上经过腹内斜肌和腹横肌，从而更易进行局部神经阻滞的解剖定位。在超声引导下腹横肌平面（transversus abdominis plane，TAP）阻滞中，患者通常取仰卧位（图 46.25）。将超声探头置于腋线上的髂嵴和肋缘间。在此位置，腹壁的外侧肌肉层次易确定。这三层肌肉为腹内斜肌、腹外斜肌和腹横肌。

　　注射的药物必须在腹内斜肌与腹横肌的筋膜之间并将这两层肌肉分开。在直接可视接近神经条件下，在正确的层次中注射 15 ～ 20 ml 局麻药并无危险。穿刺入路是在平面内由前侧到腹横肌的后外侧角。由于腹膜腔呼吸运动及肌肉收缩的影响，全身麻醉也是值得考虑选择的方法。腹横肌相对较薄，因此，穿刺时应注意针尖的位置。

髂腹股沟神经和髂腹下神经阻滞

　　髂腹股沟神经和髂腹下神经起源于 L1 脊神经根。这两根神经穿过腹横肌的头部和髂前上棘内侧，然后继续在腹内斜肌和腹横肌筋膜之间向前穿行。在尾部和中部经过短距离的移行后，其腹侧支会穿过内斜肌并发出分支，再穿过外斜肌支配皮肤的感觉。髂腹股沟神经向前向下通向腹股沟环，支配大腿近端内侧的皮肤。髂腹下神经支配腹股沟区的皮肤。

适应证

　　髂腹股沟神经和髂腹下神经阻滞常应用于腹股沟疝修补术后和采用耻骨上横行半月状切口的下腹部手术的镇痛。尽管此阻滞无内脏镇痛作用，且不能在手术期间用作唯一的麻醉方式，但可显著减轻与疝气相关的疼痛。尽管操作相对简单，但其失败率高达 10% ～ 25%。

　　基于解剖标志的操作技术　此阻滞可应用阻力消

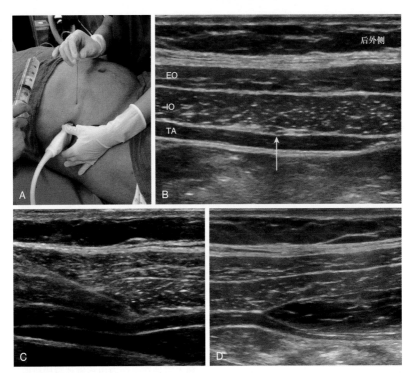

图 46.25　**超声引导下髂腹股沟神经（TAP）阻滞**。A. TAP 阻滞的腹壁定位图像。B. 在此超声影像中可以鉴别腹外斜肌（EO）、腹内斜肌（IO）和腹横肌（TA）（"三层蛋糕"样表现）。在腹内斜肌与腹横肌之间可以见到髂腹股沟神经（箭头）。C. 在平面内，穿刺针尖指向 TA 后外侧的超声影像。D. 成功进行髂腹股沟神经阻滞后的"皮船"征。腹内斜肌和腹横肌间的筋膜被分开，形成皮船样形状

失技术。应在腹横肌和腹内斜肌之间以及腹内斜肌和腹外斜肌之间注射局麻药。

　　穿刺点位于髂前上棘上方 2 cm，内侧 2 cm 处。通过穿刺部位将钝针垂直刺入皮肤。当针头抵达腹外斜肌时阻力增加。当针头穿过腹外斜肌并位于其与腹内斜肌之间时，阻力降低。回抽后注射 2 ml 局部麻醉药。然后进一步插入针头，直至再次阻力消失，此时将针头从腹内斜肌穿出并位于其与腹横肌之间，再注射 2 ml 局麻药。退针后重复以上步骤两次以上，使药液在腹内外斜肌之间以及腹内斜肌和腹横肌之间呈扇形分布。通常所用局麻药的总量约为 12 ml。

　　通常很难理解阻力消失感。考虑到进针过深潜在的并发症，这些穿刺通常使用超声引导[64-65]。另外，即使注射药量少于 1 ml，也无法选择性地阻断髂腹股沟神经和髂腹下神经[66]。

副作用和并发症

　　盲法注射可能会导致大肠和小肠穿孔，以及盆腔血肿等肠或血管的意外损伤，亦可能发生因局麻药扩散引起的下肢无力和继发的股神经阻滞[66]。

下肢阻滞

下肢解剖

　　下肢的神经供应来自腰丛和骶丛。腰丛由前四个腰神经的前支形成，常有 T12 的分支参与，偶尔包括来自 L5 的分支（图 46.26）。这两大神经丛位于腰大肌与腰方肌之间，神经丛的下部分即 L2、L3 和 L4，主要支配大腿前部和内侧。L2～4 的前部形成闭孔神经，后部形成股神经，而 L2 和 L3 的后部形成股外侧皮神经。

　　骶丛发出对下肢手术很重要的两条神经——股后皮神经和坐骨神经。股后皮神经和坐骨神经分别源自 S1、S2 和 S3 神经以及 L4 和 L5 的前支。这些神经一起穿过骨盆，可被同一技术阻滞。坐骨神经是两条主要神经干的组合，胫神经（即 L4、L5、S1、S2 和 S3 的前支的腹侧分支）和腓总神经（即 L4、L5、S1、

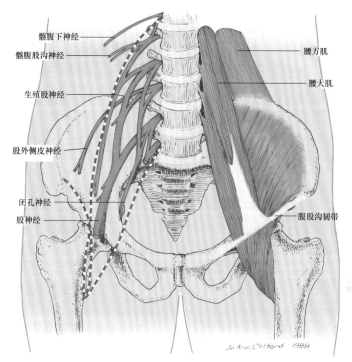

髂腹下神经
髂腹股沟神经
生殖股神经
股外侧皮神经
闭孔神经
股神经
腰方肌
腰大肌
腹股沟韧带

图 46.26　腰丛位于腰大肌与腰方肌之间的腰大肌间隙

S2 和 S3 的前支的背侧分支）共同形成坐骨神经。主干在腘窝或腘窝上方分开，胫神经和腓总神经分别在内侧和外侧穿过。腰骶神经和周围神经的皮肤分布如彩图 46.27 所示。

股神经阻滞

超声引导股神经阻滞的优点包括：更完全的阻滞效果，减少局麻药的用量和降低误伤血管的风险。股神经通常位于股动脉外侧，走行在髂肌和腰肌间的肌沟中。股神经横断面可呈现椭圆形或三角形，其前后径约为 3 mm，内外径为 10 mm。关于股神经的最佳描述是在腹股沟韧带上距近端 10 cm 至距远端 5 cm 之间。依照骨盆倾斜度略倾斜超声探头，以使声束与神经垂直相交，来获得最佳的图像。另外，因为股神经的走行是从中间略向外侧，因而应用超声探头时少许旋动也有助于获得最佳的神经影像。股神经被强回声的脂肪组织和筋膜包覆，因此，超声下准确地定位神经外鞘很困难。在有些病例中，腰大肌腱成像类似于股神经。但腰大肌腱位于肌肉的深部。如果在超声影像中可见股深动脉（股动脉深支），则说明超声探头略偏向远端了，不能完全阻滞股神经。股神经通常也

通过髂腰肌的小切迹定位。

超声引导股神经阻滞需要应用宽（35 ～ 50 mm）线性探头（图 46.28）。平面内（从外侧向内侧）和平面外（从远端向近端）技术均可应用。平面内技术的优点是可以看到进针过程，缺点是较长的穿刺针径迹使穿刺针趋于滑过并推开髂筋膜而不是刺入髂筋膜。平面外技术通常用于导管置入。

与髂筋膜阻滞方法相同，无论选择哪种入路，都要保证针尖位于髂筋膜和髂腰肌之间，并靠近股神经的外侧角以免损伤血管。髂筋膜具有向中外侧倾斜的特点。理想的局麻药分布是位于股神经下或完全包绕股神经。当观察到局麻药位于股神经上面时，则要考虑髂筋膜未被穿透，阻滞可能失败。对于肥胖患者，股神经的成像具有挑战性。将超声联合神经刺激仪应用于肥胖患者可以提高阻滞的成功率。成功推注局麻药后，沿着股神经走行方向滑动探头可以分辨出股神经的分支。

髂筋膜（改良股神经）阻滞

技术　髂筋膜阻滞最初被描述在儿童和涉及检测穿刺针穿过阔筋膜和髂筋膜双针刺的感觉（见第 77 章）[67]。穿透两层筋膜对于阻滞成功很重要。为了促

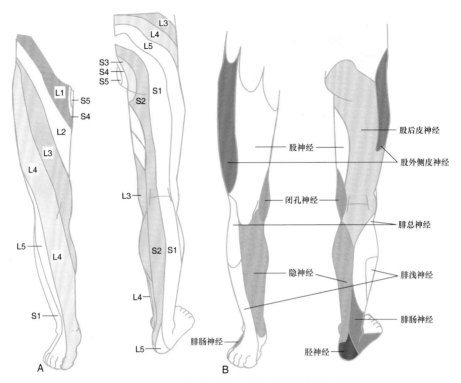

彩图 46.27　A.腰骶神经的皮肤分布。B.下肢周围神经的皮肤分布

进对"滴答声"或"爆裂声"的感触，使用短斜角或子弹头针比切面针更能提供触觉反馈。

　　由于髂筋膜包裹髂腰肌和股神经，大量被稀释的长效局麻药可以通过前路注射阻滞腰丛神经。髂筋膜阻滞的临床应用与股神经阻滞相似[68]。

　　髂筋膜阻滞的入针位置是通过在耻骨结节和髂前上棘之间画一条线，并将这条线做三等分来确定的。进针点在这条线的内侧 2/3 和外侧 1/3 交叉处的尾侧 1 cm 处。该部位远离股动脉，适用于股动脉穿刺有禁忌的患者。超声也可用来可视化两个筋膜层，并监测髂筋膜下局部麻醉药的扩散[69-70]。

　　副作用和并发症　由于靠近股动脉，可能会导致误入血管和血肿。在解剖学上，股神经和动脉位于大约相距 1 cm 的不同鞘内。在大多数解剖结构正常的患者中，股动脉易触诊，因而可以在搏动旁正确、安全地放置针头。股血管移植器官是这项技术的相对禁忌证。但大多数情况下，这些移植器官可通过超声图像轻松识别。由于注射是在股骨和股外侧皮神经之间进行的，因此神经损伤很少见。

膝关节上方的隐神经阻滞（包括收肌管阻滞）

适应证

　　已使用膝盖上入路描述了几种隐神经阻滞的方法。当联合使用多模式镇痛时，由于股四头肌无力的发生率降低，大腿中部或附近的隐神经阻滞是有效的，在股神经阻滞膝关节手术后应用更可取[71-73]。即使假定的解剖目标可能仅相距几英寸，准确的"收肌管阻滞"位置仍饱受争议。"真正的"收肌管阻滞最好通过超声扫描缝匠肌与内收肌的内侧边界来确定[74]。在收肌管顶部有一双重轮廓，是内收肌膜。这种解剖上的区别非常重要，因为股内侧肌的神经通常位于内收肌外的筋膜鞘中。因此，"真正"收肌管内的远端收肌管阻滞可能会忽略腓肠肌的神经阻滞。这是全膝关节置换术后膝关节疼痛的主要原因。有学者主张在股动脉外侧，在髂前上棘和髌骨之间的内收肌膜深处的缝匠肌下注射局麻药，可浸润隐神经和股内侧的神经[71]。

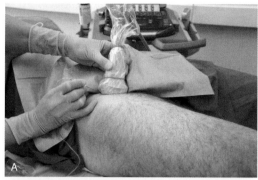

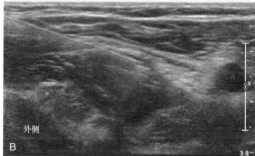

外侧

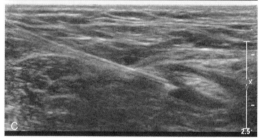

图 46.28　股神经阻滞的超声影像（平面内入路）。A. 股神经阻滞的临床图像。B. 注入局麻药前针尖在股神经局部的影像（箭头）。C. 给药后局麻药包绕着股神经的影像（Modified from Gray AT. Atlas of Ultrasound-Guided Regional Anesthesia. 3rd ed. Philadelphia；Saunders；2018.）

解剖

由于隐神经是膝上方股神经的终末感觉分支，故可为膝关节髌下支提供神经支配。它穿过缝匠肌腱和股薄肌腱之间的阔筋膜，然后沿着缝匠肌后缘进入收肌管。收肌管内神经在膝关节水平出现分支，然后沿着小腿内侧向远端走行。

技术

收肌管阻滞时，患者取仰卧位，大腿轻度外旋，露出大腿内侧。超声引导是首选的神经定位技术，神经刺激或两者结合使用也是可选方案。

超声引导技术　将高频线性（15 ～ 6 MHz）探头横向放置在大腿内侧，从大腿中部和远端 1/3 之间开始沿短轴扫描。内收肌膜定义为股内侧肌（外侧），缝匠肌（前）和股动脉（最内侧）之间的边界（图 46.29）。通常选择 5 cm 长 22 G 针，穿刺深度为 2 ～ 3 cm。通过平面内技术进针，将 10 ～ 15 ml 局麻药（较高的局麻药容量可能导致股四头肌麻痹）[75] 沿动脉外侧注射到缝匠肌深处。

副作用和并发症

尽管所有区域麻醉技术均具有相同的理论风险，但该阻滞的并发症风险较低。血管损伤可能导致动脉假性动脉瘤。已有坏死病例报道[76]，所以应避免肌肉内局麻药的扩散，并及时评估意料之外的大腿无力。尽管收肌管阻滞被认为是一种更具选择性"肌肉保留"的下肢外周阻滞，但仍建议谨慎操作。此外，预防跌倒包括对患者进行避免无支撑步行的教育很重要[77]。

▌膝关节下方的隐神经阻滞

适应证

隐神经为从膝盖到内踝的下肢内侧提供神经支配。隐神经阻滞通常与腘窝和踝关节阻滞相结合。已描述过几种隐神经阻滞的方法，包括静脉旁（膝下）入路。超声引导可以用于该技术。隐神经可在踝关节水平被阻滞，也可与其他方法联合用于踝阻滞。

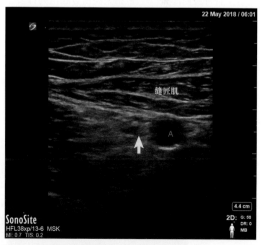

图 46.29　隐神经近端阻滞（收肌管阻滞）。在超声上，对收肌管阻滞最好通过确定股内侧肌（外侧）、缝匠肌（前）和股动脉（最内侧）之间的边界来确定。局麻药的动脉周围沉积是在髂前上棘与髌骨之间的股动脉中间段的外侧

解剖

隐神经从收肌管穿出，并在膝水平处发出分支，然后沿胫骨内侧缘和大隐静脉后方向远端延伸。隐神经位于胫骨结节水平隐静脉后方 1 cm 和内侧 1 cm 处。

技术

膝下方的隐神经是纯粹的感觉神经，因此，局部阻滞技术是可行的，并且对神经刺激仪可能同样有效。超声引导因可识别隐神经附近的神经和血管结构而受到广泛欢迎。

静脉旁入路　在胫骨结节水平，将 5～10 ml 局麻药浸润到大隐静脉深处。

局部阻滞　5～10 ml 局麻药可从胫骨内侧髁向前到胫骨结节，向后到腓肠肌内侧头。这项技术的成功率为 33%～65%。

副作用和并发症

这种阻滞方法并发症的发生率很低，尽管所有局部麻醉的风险模式都适用于这种阻滞，即神经或组织损伤和刺穿血管形成血肿。由于将大隐静脉视作区域阻滞技术的解剖标志，因而轻微的血肿形成并不少见。

腘窝坐骨神经阻滞

从臀后至腘窝沿着坐骨神经走行的任意部位均可进行坐骨神经阻滞[78-80]。包括大腿前方在内的许多坐骨神经阻滞入路都已经阐述过[81]。其中最常见的一种入路是腘窝坐骨神经阻滞。患者俯卧位抬腿，采用侧入路进行阻滞[82]。在这个解剖位置，神经阻滞更接近于表皮。坐骨神经在此区域呈现宽大的目标和较大的表面而有利于阻滞完善。应用此项技术时，针尖应位于坐骨神经分成胫神经和腓总神经的起始部，以保证一次注药可以分布到两条神经（图 46.30）。沿着坐骨神经走行滑动超声探头可以确定腘窝位置特征性的神经分离。滑动超声探头的方法对于注药后确认局麻药的分布也同样重要。胫神经较腓总神经走行更直，横截面积大约是腓总神经的两倍。在腘横纹处，胫神经位于腘动静脉后方。当超声成像困难时，这一特征可作为有用的起始标志来进行超声定位。这种入路的优点是体位方便，超声探头的位置远离穿刺点，并且平行于超声探头的入路观察穿刺针的针尖最佳。通过该入路注药后，局麻药也较容易沿坐骨神经分布（图 46.31）。

坐骨神经阻滞的替代方法

坐骨神经可以在其任意位置被阻滞。但由于神经距离皮肤表面较深，靠近腘窝的方法通常更困难。坐骨神经是可移动的结构，其位置和方向随着肢体运动而变化[83-84]。由于穿刺深度和位置变化，超声引导对于成人和儿童的坐骨神经近端阻滞都非常有用[85]。

对于膝盖以上的手术，骶旁坐骨神经阻滞优于远端入路，因为坐骨神经和股后皮神经均可被阻滞[86-89]。或者使用超声引导单独阻滞股后皮神经[90]。当腘绳肌被阻滞时，坐骨神经阻滞的臀下入路是有用的[91]。当患者由于疼痛或髋部牵引而无法采用其他体位的方法时，坐骨神经前路将非常有用[92-94]。坐骨神经阻滞的近端入路可能需要多次注射才能快速起效[91]。通过超声引导可检测到臀区坐骨神经的血液供应，以帮助某些患者进行神经定位[95]。

踝部神经阻滞

踝部阻滞的操作相对简单，可为脚的外科手术提供充足的麻醉。此阻滞常在踝水平上根据解剖标志进行操作。

在五条可阻滞的踝部神经中有四条是坐骨神经的

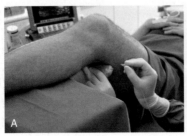
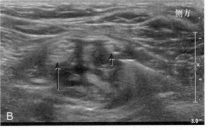

图 46.30　腘窝坐骨神经阻滞的超声影像（平面内入路）。 A. 仰卧位腘窝坐骨神经阻滞的图像。将小腿抬高，超声探头置于大腿后表面。B. 穿刺针从大腿外侧沿着超声影像平面接近坐骨神经分叉处。针尖位于胫神经（长箭头）与腓总神经（短箭头）之间

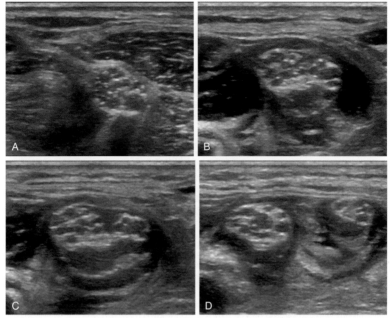

图 46.31　腘窝坐骨神经分成胫神经和腓总神经前（A）、中（B 和 C）、后（D）的影像。可见到局麻药沿着胫神经和腓总神经分别弥散，从而确认阻滞成功

终末分支——胫神经、腓肠神经、腓浅神经和腓深神经（图 46.32）。坐骨神经在腘窝顶端或上方发出分支，形成腓总神经和胫神经。腓总神经沿腓骨颈向下延伸，分为腓浅神经和腓深神经。胫神经和腓总神经在小腿内汇成腓肠神经。

隐神经是股神经的主要下行感觉支。其支配范围是小腿内侧，可延伸到大脚趾的底部，并作为踝部阻滞一部分[96]。

胫神经阻滞

进行胫神经阻滞时患者可选取俯卧或仰卧位。探查胫后动脉，在内踝水平的动脉后外侧插入一根 3 cm 长 25 G 穿刺针（图 46.33A、B）。通常会引起异感，然而，这并不是阻滞成功的必要条件。如果出现异感，应注射 3 ～ 5 ml 局麻药。如无异感，则应在从胫骨后侧缓慢退针时注射 7 ～ 10 ml 局麻药。胫神经被阻断后，足跟、脚趾的足底部分和脚底以及同一区域的运动分支都会受到阻滞。胫神经超声显像可缩短起效时间（图 46.34）[97]。

腓肠神经阻滞　腓肠神经浅层位于外踝与跟腱之间。用 3 cm 长 25 G 的穿刺针刺入肌腱侧面，指向踝部并在皮下注射 5 ～ 10 ml 药液（彩图 46.33、彩图 46.35）。该阻滞提供了足部外侧和足部近侧脚底外侧的麻醉。

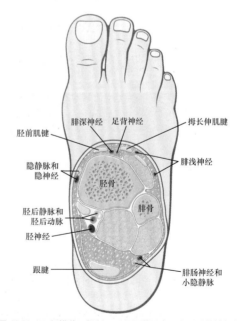

图 46.32　**踝部横截面解剖**。踝部阻滞是在五个不同的神经部位注射局部麻醉药。腓浅神经、腓肠神经和隐神经通常被皮下浸润阻滞，因为它们在穿过踝关节时可能已发出分支。胫神经和腓深神经需要在伴行血管（分别是胫前动脉和胫后动脉）附近进行深部注射。由于阻滞针从多个角度阻滞脚踝，因此通过支撑小腿来抬高脚很方便（Modified from Brown DL，Factor DA，eds. Regional Anesthesia and Analgesia. Philadelphia：WB Saunders；1996.）

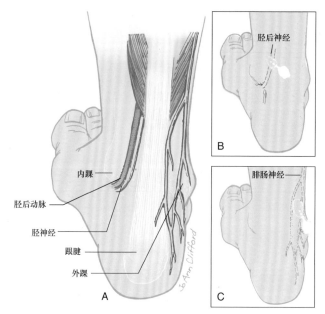

彩图 46.33 A. 阻滞踝部胫后神经和腓肠神经的解剖标志。B. 踝部胫后神经和进针方法。C. 踝部腓肠神经和进针方法

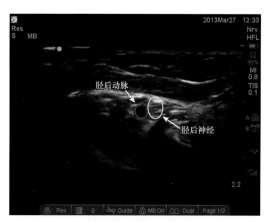

图 46.34 踝关节内侧的超声图像显示胫后动脉（小圈）和胫后神经（大圈）

腓深神经、腓浅神经和隐神经阻滞 腓深神经、腓浅神经和隐神经可通过一个针孔被阻塞（彩图 46.35）。在足背上画一条线连接脚踝，对拇长伸肌腱通过患者背屈大脚趾来确定。胫前动脉位于这个结构和拇长伸肌腱之间，在此可以触及。在踝间线上两个肌腱之间动脉搏动的外侧有一个皮肤小突起。用 3 cm 长的 25 G 针垂直于皮肤刺入皮肤，并将 3～5 ml 局麻药注入伸肌韧带深处以阻滞腓深神经。该阻滞麻醉第一、二脚趾之间以及脚趾短伸肌之间的皮肤。

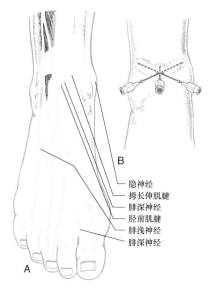

彩图 46.35 A. 踝部腓深神经、腓浅神经和隐神经阻滞的解剖标志。B. 经单针入路阻断腓深神经、腓浅神经和隐神经的穿刺方法

将针头外侧向穿过同一部位皮肤，同时皮下注射 3～5 ml 局麻药可阻断腓浅神经，导致足背麻醉，但不包括第一指间裂。可在内侧行相同的操作，从而阻滞隐神经，即股神经的末梢分支，沿着足部内侧支配

一个条形区域。

副作用和并发症

此过程需多次注射，可能导致患者不适。可发生永久性感觉异常，但通常是自限性的。踝部阻滞引起的水肿或硬结的存在可使触诊界标变得困难。如果出现这种病理情况，通常会进行更近端的阻滞（如大腿远端的腘窝和隐神经阻滞）。可误入血管，但如果回抽无血液，则可避免。

静脉区域麻醉（又称 "BIER" 阻滞）

简介和临床应用

1908 年，德国外科医师 August Bier 首次描述了静脉区域麻醉。Bier 阻滞具有多种优势，包括易于给药，起效快，恢复快，肌肉松弛以及麻醉时间可控。对于短时间（< 60 min）的外科手术来说，这是一项出色的技术。Bier 阻滞还用于治疗复杂的局部疼痛综合征（静脉区域镇痛在疼痛综合征中的更多细节详见第 51 章）。静脉区域麻醉通常用于上肢手术，如软组织肿块切除或腕管松解术，亦可应用于下肢阻滞。

技术（上肢）

应用这种技术时，血液被替换成局麻药。用止血带将肢体与体循环隔离开来。Bier 阻滞手术麻醉和镇痛的时间实质上是止血带充气时间。阻滞的禁忌证与止血带放置的禁忌证（肢体缺血和感染）相同。

先决条件

在手术肢体上放置一根细的静脉导管（20 G 或 22 G）（以减少拔除导管时的出血量）。仅使用最少量的敷料来固定导管。通常将静脉导管放置在手术部位的远端或附近（尽管尚不清楚是否会影响阻滞效果）。如果难以通过静脉途径进入，则需要中止该步骤。

重要的是，患者还应在非手术侧上肢建立静脉通路以输注液体和其他药物。如需使用抗生素，则应在阻滞前使用抗生素（以使这些药物在止血带充气之前有效到达手术部位）。如果发生局麻药全身中毒反应，应立即使用脂质乳剂（详见第 29 章）。

肢体缺血和止血带充气

用埃斯马赫氏驱血带之前将肢体抬高至心脏水平以上，在 1 ~ 2 min 内驱离肢体的静脉血液（可以超时完成）。以螺旋重叠的方式从远端向近端缠绕细带

并包裹肢体，一直持续到止血带的袖带被覆盖为止。

应用埃斯马赫氏驱血带之后，止血带通常会加压至 250 mmHg，或高于收缩压 100 mmHg。因此，在止血带充气期间，患者血压正常（收缩压 ≤ 150 mmHg）是很重要的。如有必要，可使用镇静药或抗高血压药物。另一个选择是增加止血带的膨胀压力到 275 mmHg，用于短暂的止血带运行（通常 Bier 阻滞时长 < 60 min）。由于这些原因，在静脉局部麻醉期间对血压严密的监测和控制是非常重要的。手术条件和麻醉质量都高度依赖于肢体的缺血。

在静脉区域麻醉时，使用单个宽袖带可减小充气压力。假定的优势是较小的压力将减少与高充气压力与狭窄的双袖带相关的神经系统并发症的发生率[98]。

不含防腐剂的 0.5% 氯普鲁卡因、0.5% 利多卡因或 0.5% 丙胺卡因可用于静脉局部麻醉（不含肾上腺素的普通溶液）[99-101]。对于上肢麻醉，根据手术部位应用止血带，手臂（约 0.6 ml/kg，最大 50 ml）或前臂（约 0.4 ml/kg，最大 25 ml）[102]。不推荐使用布比卡因进行静脉局麻，因其有严重的局麻药中毒的病例报道[103]。但是，长效酰胺的稀溶液（0.125% 左旋布比卡因或 0.2% 罗哌卡因）已成功被用于延长感觉阻滞和止血带放气后的镇痛[104-106]。

额外的临时止血带（用于静脉注射）可以立即放置在手术部位附近，同时通过导管注射第一个 10 ~ 20 ml 局麻药（然后释放第二个止血带）。这将局麻药限制在远端，并加快阻滞速度[107-108]。应缓慢注射，以使静脉压力保持较低。如果注射在远端部位，则止血带下方的渗出将减少。麻醉起效通常在 5 ~ 10 min 内。注射后，通常应移除静脉导管（尽管已经描述了使用留置导管的重复注射）。

由于 Bier 阻滞不会产生长时间的镇痛作用，因此应在止血带放气之前将长效局麻药渗入手术区域。以这种方式，浸润镇痛的起效时间与 Bier 阻滞后失效相衔接。

止血带放气

止血带可在 25 min 后安全释放，但释放止血带后应在几分钟内密切观察患者是否出现局麻药中毒。氯普鲁卡因可能会缩短止血带时间（< 25 min），因为当血液在止血带放气后重新进入四肢时，血浆酯酶会迅速将其降解。据报道，患有非典型酯酶的患者很少发生氯普鲁卡因引起全身中毒的情况[109]。

止血带放气后，血浆中局麻药的水平将随着肢体静脉回流而增加。当止血带的充气压力小于静脉水平（接近 0 mmHg）时，就会发生这种情况。止血带每隔

10 s 进行 2～3 个周期的循环放气会增加利多卡因达到动脉峰值水平的时间，这可能会降低潜在的毒性[110]。建议不要在去除止血带后立即抬高四肢，因为会促进包含局麻药在内的静脉血回流。如果出现全身中毒迹象，请重新给止血带充气。

评论

双袖口止血带 可以使用双袖带式止血带代替单袖带式止血带，以延长止血带的耐受时间（图46.36）。两个相邻的袖带均应具有安全的闭合装置和可靠的压力表。手臂放血后，将近侧袖带充气至比收缩压高约 100 mmHg，并且桡动脉无搏动可确认有足够的止血带压力。当患者诉止血带疼痛时，将远端止血带充气并释放近端止血带，可缓解疼痛。若预期止血带时间较长，通常最好选择其他周围神经阻滞或全身麻醉。

添加剂和附加物 应谨慎使用添加剂和附加物。因为在止血带充气期间，这些化合物长时间暴露于静脉内皮可能会导致静脉炎（即使该化合物被认定为常规静脉内使用是安全的）。

并发症

该阻滞的技术问题包括止血带不适，镇痛效果快速消退导致术后疼痛，难以提供无血流的视野以及在痛苦伤害情况下放血的必要性。止血带的意外或早期放气或使用过量的局麻药可能导致全身毒性。尽可能向远端缓慢地注射药物会降低血药浓度，理论上可能会增加安全性。据报道，由于止血带时间长和充气压力高，可导致神经损伤和隔间综合征。高渗溶液可引起隔室综合征，因此绝不可用于静脉区域性麻醉[111]。

连续置管技术

连续神经阻滞术的优点包括延长手术麻醉时间，由于低剂量递增而降低全身毒性的风险，减轻术后疼痛和交感神经阻断术。已经描述过旁路型针和贯通型针的导管置入技术。设备技术的进步，包括刺激针、导管和便携式泵的发展，可以在出院后进行局麻药输注，增加了成功率和持续性外周神经阻滞的普及（图46.37）。尽管仍存在关于导管精确放置和维护的担忧，但是使用刺激导管和射线检查确认可以进一步改善功能。超声引导似乎为导管置入产生了更一致的时间[112]。总体而言，与常规阿片类药物治疗相比，连续周围神经阻滞提供了优越的镇痛效果。诸如导管扭结、移位或渗漏以及细菌定植等次要技术问题也很常见，在大多数情况下无不良临床后果。主要的神经系统和感染性不良事件很少见。

自 20 世纪 40 年代以来，就已经开始报道连续臂丛神经阻滞的方法。这些方法经常为针或导管的放置和固定提供巧妙的解决方案。该技术尤其适用于上肢或指（趾）再植、全肩关节或肘关节置换术或反射性交感神经营养不良的患者。对于这些患者而言，长期缓解疼痛和交感神经阻断术是有利的。

连续的下肢阻滞技术在几十年前也有报道，但直到最近，与连续的上肢和神经方法相比，仍然没有得到充分利用。成功率的提高和椎管内穿刺后发生脊柱血肿的风险促使临床医师重新思考可靠的连续下肢阻滞。已经报道了连续的腰大肌、坐骨神经、股神经、收肌管和腘窝阻滞的应用。与传统的全身性和神经性镇痛方法相比，连续的下肢阻滞提供了更好的镇痛效果，副作用更少，改善了围术期的结局，并加快了大关节置换术后的出院时间。

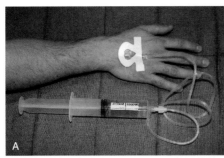
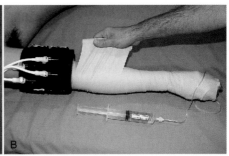

图 46.36　A. 小静脉导管的安置和固定。B. 在止血带充气和通过导管注射局麻药之前，用绷带为手臂排空血液。图中显示的是双袖止血带

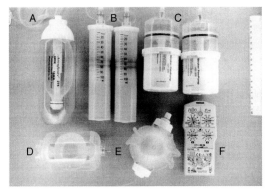

图 46.37 便携式输液泵。 A. 艾克孚（McKinley Medical, Wheat Ridge, Colo.）；B. Sgarlato（Sgarlato Labs, Los Gatos, Calif.）；C. Stryker PainPump（Stryker Instruments, Kalamazoo, Mich.）；D. MedFlo II（MPS Acacia, Brea, Calif.）；E. C-Bloc（I-Flow, Lake Forest, Calif.）；F. Microject PCA（Sorenson Medical, West Jordan, Utah）（From Ilfeld BM, Morey TE, Enneking FK. The delivery rate accuracy of portable infusion pumps used for continuous regional analgesia. Anesth Analg. 2002；95：1331-1336.）

测试导管

可使用实时超声成像来测试盐水、局麻药或空气的注射，以评估导管尖端的功能。超声引导下放置周围神经导管的总成功率很高，因此这些后续测试的附加价值仍在验证中[113-114]。

保护导管

导管的移动和脱出是临床相关问题。导管的穿线距离似乎与移位的发生率无关[115]。太大的穿线距离（> 5 cm）可能导致导管打结。如果在超声引导下放置导管，则在固定导管之前，应使用无菌干纱布去除多余的凝胶。在皮肤出口部位在导管上使用皮肤黏合剂可以减少导管移位、漏液以及导管相关感染的机会[116-117]。在沿着导管的多个部位上应用皮肤黏合剂可以改善固定[118]。在出口部位局部套圈或盘绕导管将有助于减少导管移位。目前市场上有多种应力消除装置都可以买到。操作者可选择使用旨在长期保留在原位的隧道导管。

局麻药的选择

周围神经阻滞局麻药的选择在一定程度上取决于手术的持续时间，尽管其他因素也很重要（见第 29 章）。长效局麻药（如布比卡因或罗哌卡因）经常会发生大于 24 h 的长时间阻滞。尽管此功能可带来极好的术后镇痛，但在某些患者中可能不希望出现这种情况，因为肢体功能受阻可能会造成神经或组织受伤。短效或中效的局麻药（如利多卡因或甲哌卡因）可能更适合外科手术麻醉。无论选择哪种药物，都应为每位患者计算总剂量，并将其控制在安全范围内（详见第 29 章）。

最高浓度的局麻药不适用于周围神经阻滞。因此，不建议使用 0.75% 布比卡因或罗哌卡因、2% 利多卡因、2% 甲哌卡因和 3% 氯普鲁卡因。而最低浓度局麻药（即 0.25% 布比卡因或罗哌卡因和 0.5% 甲哌卡因或伊多卡因）可能无法提供完全的运动阻滞作用。

可将血管收缩剂（通常为肾上腺素）添加到所选的局麻药中，以改善起效时间，减少药物吸收并延长作用。通常推荐浓度为 1：200 000 肾上腺素。理想情况下，应在进行阻滞时将肾上腺素加到局麻药中。市售的肾上腺素溶液的 pH 低于新鲜添加的溶液，会产生更高比例的离子化药物分子。这些离子化的分子不易穿过神经膜，从而延迟了注射后药物作用的起效时间。肾上腺素不应添加到手指或阴茎阻滞的局麻药中，因为易导致组织缺血。据报道，其他添加剂包括类固醇、可乐定、右美托咪定、阿片类药物和氯胺酮，可增强或延长局麻药对周围神经的阻滞作用。脂类布比卡因可缓慢释放到局麻药中，现已经被美国食品和药品监督管理局批准用于某些周围神经阻滞。

并发症和安全性

神经损伤是外周区域阻滞技术公认的并发症（框 46.3）。区域阻滞后导致神经功能缺损的危险因素包括神经缺血、放置针头或导管时对神经的外伤以及感染。但由于定位不当，施以紧绷的石膏或手术敷料以及手术创伤造成的压力造成的术后神经系统损伤通常归因于局部麻醉。患者因素诸如身体习性或先前存在的神经功能障碍等也可能导致术后神经系统损伤[119-121]。

尽管针型号、类型（即短斜角与长斜角）和成角形状可能会影响周围神经阻滞后神经损伤的程度，但发现是矛盾的，并且尚无证实性的人体研究。从理论上讲，使用神经刺激器或超声引导对神经结构进行定位可以在不增加神经系统并发症风险的前提下实现较高的成功率，但这尚未得到证实。同样，长时间接触高剂量或高浓度的局麻药也会导致永久性神经功能缺损。在实验室模型中，添加肾上腺素会增加局部麻醉药的神经毒性，并减少神经的血流供应。然而，这些

框 46.3 建议：针尖定位、局麻药的选择和神经定位技术

针尖位置、局麻药的选择和神经敏感

- 神经束内注射可引起神经组织学和（或）功能性损伤，应避免插入和注射。

神经定位技术

- 没有人类数据支持一种定位技术相对于另一种技术在降低周围神经损伤发生的可能性方面的优越性。
- 周围神经刺激：
  - 电流 < 0.5（0.1 ms）时诱发运动反应，表明针与神经的亲密关系，针与神经接触，或针刺入神经。
- 注射压力监测：
  - 动物数据表明高注射压力与随后神经束损伤有关，但没有人类数据证实或反驳注射压力监测限制 PNI 的有效性。
- 超声
  - 超声可检测出神经内注射。
  - 目前超声技术没有足够的分辨率区分束间和束内注射。
  - 并非所有操作者和患者都能获得满意的针-神经交界面图像

Modified from Neal JM, Barrington MJ, Brull R, et al. The second ASRA practice advisory on neurologic complications associated with regional anesthesia and pain medicine: executive summary 2015. Reg Anesth Pain Med. 2015; 40（5）: 401-430. PMID: 26288034.

发现在人类临床研究中的相关性仍不清楚。在局部麻醉的过程中，针尖的机械性损伤、局麻药神经毒性和神经缺血引起的神经损伤会在存在其他患者因素或手术损伤的情况下使神经系统疾病恶化。

几乎所有的外周阻滞技术都存在出血的并发症，从局部瘀伤和压痛到严重的血肿或出血并发症。周围神经阻滞在凝血功能障碍的患者中应谨慎施行，特别是在深部不可按压的部位，因其扩大的血肿可能被忽视（如腰丛），或在血肿可能压迫气道的部位（如肌间沟）[122]。

预防神经系统并发症始于术前访视。应仔细评估患者的病史，并在术前讨论现有麻醉技术的风险和益处。所有术前神经功能障碍都必须记录下来，以便术后早期诊断新发的或恶化的神经功能障碍。术后感觉或运动障碍也必须与残余（长期）的局麻药效应区分开来。成像技术，如 CT 和磁共振成像，在识别感染过程和血肿扩大方面很有用。虽然大多数神经系统并发症会在几天或几周内完全消失，但严重的神经损伤仍需要神经科会诊，以记录受累程度并协调进一步检查。神经生理学检查，如神经传导研究、诱发电位和肌电图检查，通常有助于确定诊断和预后。

感染性并发症可由外源性（受污染的药物或设备）或内源性来源引起。针刺部位的感染是周围神经阻滞的绝对禁忌证，但对邻近蜂窝织炎或全身性血液感染（菌血症或败血症）患者应谨慎使用。虽然周围神经导管的细菌定植并不少见，蜂窝织炎、脓肿或菌血症却极为罕见[123-125]。

一些大型研究已证实，周围神经阻滞的严重全身毒性（伴或不伴心脏骤停）发生率约为 1:1000。因此，区域麻醉的操作者必须熟悉全身局麻药中毒的即刻判断和处理。全身性局麻药中毒可能在血管内注射后立即发生，也可因局麻药迅速或过度的全身吸收而延迟。除了在注射局麻药过程中经常回抽外，加入肾上腺素还可以提醒医生注意潜在的血管内注射。将静脉输液管连接到针头上，可以使针头在注射过程中保持不动。通常情况下，助手会在每次注射 5 ml 局麻药后回抽。最近的研究表明，如果在局麻药过量后立即给予脂肪乳剂抢救治疗，可提高因局麻药中毒导致的心脏骤停的复苏成功率[126-130]。

局麻药中毒的治疗详见第 29 章。

培训

超声介入技术并非没有风险。最近，许多研究已证明了超声引导下区域阻滞的有效性。在外周神经阻滞中，超声的应用可以避免和发现两个重要的不良事件：血管内注药和神经内注药[131-132]。对比气体溶解的特点，可以识别血管内注药。神经内注药显著的特点是注射局麻药时伴有神经膨胀（图 46.38）。尽管超声对于提高区域阻滞的安全性意义非凡，但是在临床实践中仍有待于进一步确定。很多不良事件用超声影像的形式记录下来并作为有价值的培训内容供人们学习。

起初培训超声引导下介入技术的初学者的方法之一是使用组织等效模型[133]。模型由用于穿刺针练习的模拟组织构成（图 46.39）。为了更接近实际情况，声速必须与在软组织中相同。在最初的设计原型中，模型和包装都是透明的，可以通过视觉观察确认。现在市场上已经有几种为区域阻滞训练提供的模型，模拟神经阻滞的生物组织模型已有了长足的发展。

其他的教学工具也在应用。尸体具有解剖结构真实的优点并可以用于模拟介入训练。但是为了维持神经的可塑性并能获得清晰的影像，需要专业的防腐技术和一定的花费，这些只有在少数有条件的研究机构进行，有一定的局限性。大多数培训的研究均证实最低限度的培训是能够掌握超声引导技术必需的。

一项最近的培训研究指出了初学者学习超声引导下区域阻滞的常见错误。这些错误包括穿刺针未显影时继续进针和无意识的穿刺针移动。初学者经常在穿刺针没有显示影像时继续进针，大概是因为本能地倾向于认为穿刺针还没有到达显影区域。在培训研究结束时，那些潜在的影响操作质量行为明显减少（每名培训受试者完成了 66 ~ 114 例神经阻滞）。

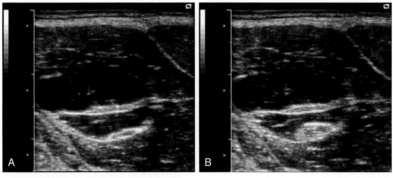

图 46.38 **超声影像显示神经内注药。**这组超声图像是在腋窝的肌皮神经内注入前（**A**）和注入后（**B**）的影像。可以见到神经膨胀，神经边缘的完整性仍保留。操作过程中和之后没有发现感觉异常。这种低容量、低压力的神经内注射后的神经系统的预后良好

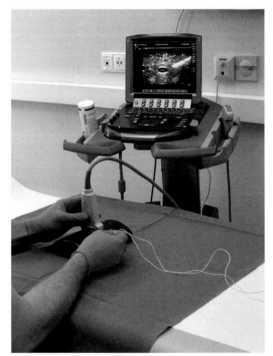

图 46.39 使用组织等效模型做超声引导下的经皮介入练习

小结和结论

外周神经阻滞技术对术中和术后患者都有益。成功地掌握这些技术并将其应用到适当的临床情况，为麻醉护理提供了宝贵的选择。患者区域麻醉知识对于急性和慢性疼痛综合征的诊断和治疗也是至关重要的（见第 51 章和第 82 章）。

很多人选择超声作为区域阻滞麻醉的引导工具。一旦熟练掌握，开展其他超声介入工作就相对容易了。超声成像技术可以预防和发现神经阻滞中的重要问题，如血管或神经内注射，从而提高区域麻醉过程的安全性。而教育和培训在减少罕见的不良事件以及提高安全性上发挥了关键性的作用。

致谢

感谢 Ram Jagannathan（MD，MBBS）在成像方面的帮助。另外，我们要感谢 Adam B. Collins 博士提供图 46.36。

本章包含第 8 版正文两章的内容。本章编辑、出版商以及供稿者 Sandra L. Kopp 和 Andrew T. Gray 博士感谢 Terese T. Horlocker 和 Denise J 博士在本书前一版中所做的贡献。它为本章奠定了基础。

参考文献

1. Selander D, et al. *Acta Anaesthesiol Scand.* 1979;23(1):27. PMID: 425811.
2. Selander D, et al. *Acta Anaesthesiol Scand.* 1977;21(3):182.
3. Rice AS, McMahon SB. *Br J Anaesth.* 1992;69:433.
4. Klein SM, et al. *Reg Anesth Pain Med.* 2012;37(4):383.
5. Tsui BC, et al. *Reg Anesth Pain Med.* 2004;29(3):189.
6. Gray AT, et al. *Anesthesiology.* 2006;104:368.
7. Goldstein A, et al. *J Clin Ultrasound.* 1981;9:365.
8. Fornage BD, et al. *AJR Am J Roentgenol.* 1995;164(4):1022.
9. Gray AT, et al. *Anesthesiology.* 2005;102(6):1291.
10. Ziskin MC, et al. *J Ultrasound Med.* 1982;1(1):1.
11. AIUM technical bulletin. *J Ultrasound Med.* 1999;18(2):169.
12. Soong J, et al. *Reg Anesth Pain Med.* 2005;30(5):505.
13. Rubin JM, et al. *Radiology.* 1994;190(3):853.
14. Bondestam S, et al. *Invest Radiol.* 1989;24(7):555.
15. Hopkins RE, et al. *Clin Radiol.* 2001;56(6):499.
16. Schafhalter-Zoppoth I, et al. *Reg Anesth Pain Med.* 2004;29(5):480.
17. Gray AT, et al. *Atlas of Ultrasound-Guided Regional Anesthesia.* 3rd ed. Saunders; 2018.
18. Silvestri E, et al. *Radiology.* 1995;197(1):291.
19. Cartwright MS, et al. *Arch Phys Med Rehabil.* 2007;88(3):394.

20. Roessel T, et al. *Reg Anesth Pain Med.* 2007;32(3):247.
21. Seidel R, et al. *Anaesthesist.* 2016;65(12).
22. Winnie AP, et al. *Anesth Analg.* 1975;54(3):370.
23. Choquet O, et al. *Anesth Analg.* 2010;111(6):1563.
24. Pandit JJ, et al. *Br J Anaesth.* 2007;99(2):159.
25. Urmey WF, et al. *Anesth Analg.* 1991;72:498.
26. Urmey WF, McDonald M. *Anesth Analg.* 1992;74:352.
27. Winnie AP, et al. *Anesth Analg.* 1970;49(3):455.
28. Lanz E, et al. *Anesth Analg.* 1983;62(1):55.
29. Kapral S, et al. *Reg Anesth Pain Med.* 2008;33(3):253.
30. Franco CD, et al. *Reg Anesth Pain Med.* 2016;41(4):452.
31. Gautier P, Williams JM. *Anesth Analg.* 2011;113(4):951.
32. Kessler J, et al. *Reg Anesth Pain Med.* 2008;33(6):545.
33. Liguori GA, et al. *Anesth Analg.* 1998;87(6):1320.
34. Soares LG, et al. *Reg Anesth Pain Med.* 2007;32(1):94.
35. Kang RA, et al. *Reg Anesth Pain Med.* 2018.
36. Bhatia A, et al. *Anesth Analg.* 2010;111(3):817.
37. Siegenthaler A, et al. *Reg Anesth Pain Med.* 2012;37(3):325.
38. Wiegel M, et al. *Reg Anesth Pain Med.* 2017;42(3):310.
39. Aszmann OC, et al. *Clin Orthop Relat Res.* 1996;(330):202.
40. Chang KV, et al. *J Ultrasound Med.* 2015;34(11):2099.
41. Auyong DB, et al. *Anesthesiology.* 2018. PMID:29634491.
42. Price DJ, et al. *Anaesth Intensive Care.* 2007;35(4):575.
43. Dhir S, et al. *Reg Anesth Pain Med.* 2016;41(5):564.
44. Lee JJ, et al. *Arthroscopy.* 2014;30(8):906.
45. Raj PP, et al. *Anesth Analg.* 1973;52:897.
46. Ootaki C, et al. *Reg Anesth Pain Med.* 2000;25(6):600.
47. Sandhu NS, et al. *Br J Anaesth.* 2002;89(2):254.
48. Gray AT. *Reg Anesth Pain Med.* 2009;34(2):179.
49. Perttunen K, et al. *Br J Anaesth.* 1995;75(5):541.
50. Im JG, et al. *Radiology.* 1989;171(1):125.
51. Sakai F, et al. *Rofo.* 1990;153:390.
52. Koyanagi T, et al. *Echocardiography.* 2010;27(1):17. Epub 2009 Aug 31.
53. Helm EJ, et al. *Chest.* 2012.
54. Choi S, et al. *J Med Imaging Radiat Oncol.* 2010;54(4):302.
55. Crossley AW, Hosie HE. *Br J Anaesth.* 1987;59(2):149.
56. Moore DC, et al. *Anesth Analg.* 1980;59(11):815.
57. Hord AH, et al. *Reg Anesth.* 1991;16(1):13.
58. Blanco R, et al. *Anaesthesia.* 2013;68(11):1107.
59. Mayes J, et al. *Anaesthesia.* 2016;71(9):1064.
60. Ohgoshi Y, et al. *Reg Anesth Pain Med.* 2016;30(5):916.
61. Klingensmith JD, et al. *Ultrasound Med Biol.* 2018;(18):30114. pii: S0301.
62. Moore DC, Bridenbaugh LD. *Anesth Analg.* 1962;41:1.
63. Shanti CM, et al. *J Trauma.* 2001;51(3):536.
64. Eichenberger U, et al. *Br J Anaesth.* 2006;97(2):238.
65. Schmutz M, et al. *Br J Anaesth.* 2013;111(2):264.
66. Olsen D, et al. *A Case Rep.* 2016;6(11):362.
67. Dalens B, et al. *Anesth Analg.* 1989;69(6):705.
68. Guay J, et al. *Anesth Analg.* 2018;126(5):1695.
69. Hebbard P, et al. *Anaesthesia.* 2011;66(4):300.
70. Desmet M, et al. *Reg Anesth Pain Med.* 2017;42(3):327.
71. Jæger P, et al. *Reg Anesth Pain Med.* 2013;38(6):526.
72. Kim DH, et al. *Anesthesiology.* 2014;120(3):540.
73. Macrinici GI, et al. *Reg Anesth Pain Med.* 2017;42(1):10.
74. Wong WY, et al. *Reg Anesth Pain Med.* 2017;42(2):241.
75. Chen J, et al. *Reg Anesth Pain Med.* 2014;39(2):170.
76. Neal JM, et al. *Reg Anesth Pain Med.* 2016;41(6):723.

77. Johnson RL, et al. *Anesth Analg.* 2014;119(5):1113.
78. Gray AT, et al. *Anesth Analg.* 2003;97(5):1300.
79. Chan VW, et al. *Anesthesiology.* 2006;104(2):309.
80. Karmakar MK, et al. *Br J Anaesth.* 2007;98(3):390.
81. Tsui BC, et al. *Reg Anesth Pain Med.* 2008;33(3):275.
82. Gray AT, et al. *Reg Anesth Pain Med.* 2004;29(5):507.
83. Schafhalter-Zoppoth I, et al. *Anesthesiology.* 2004;101(3):808.
84. Balius R, et al. *Skeletal Radiol.* 2018;47(6):763.
85. Gray AT, et al. *Anesth Analg.* 2003;97(5):1300.
86. Fuzier R, et al. *Anesth Analg.* 2005;100(5):1511.
87. Valade N, et al. *Anesth Analg.* 2008;106(2):664.
88. Dillow JM, et al. *Paediatr Anaesth.* 2013;23(11):1042.
89. Bendtsen TF, et al. *Br J Anaesth.* 2011;107(2):278.
90. Johnson CS, et al. *J Ultrasound Med.* 2018;37(4):897.
91. Yamamoto H, et al. *Anesth Analg.* 2014;119(6):1442.
92. Beck GP. *Anesthesiology.* 1963;24:222.
93. Tsui BC, Ozelsel TJ. *Reg Anesth Pain Med.* 2008;33(3):275.
94. Ota J, et al. *Anesth Analg.* 2009;108(2):660.
95. Elsharkawy H, et al. *Reg Anesth Pain Med.* 2018;43(1):57.
96. Benzon HT. *Anesthesiology.* 2005;102(3):633.
97. Redborg KE, et al. *Reg Anesth Pain Med.* 2009;34(3):256.
98. Pedowitz RA. *Acta Orthop Scand Suppl.* 1991;245:1.
99. Pitkänen MT, et al. *Anaesthesia.* 1992;47(7):618.
100. Pitkänen M, et al. *Anaesthesia.* 1993;48(12):1091.
101. Marsch SC, et al. *Anesth Analg.* 2004;98(6):1789.
102. Chan VW, et al. *Anesthesiology.* 1999;90(6):1602.
103. Davies JA, et al. *Anaesthesia.* 1984;39(10):996.
104. Atanassoff PG, et al. *Anesthesiology.* 2002;97(2):325.
105. Atanassoff PG, et al. *Anesthesiology.* 2001;95(3):627.
106. Horn JL, et al. *Reg Anesth Pain Med.* 2011;36(2):177.
107. Tham CH, Lim BH, et al. *J Hand Surg Br.* 2000;25:575.
108. Fletcher SJ, et al. *Eur J Anaesthesiol.* 2011;28(2):133.
109. Smith AR, et al. *Anesth Analg.* 1987;66(7):677.
110. Sukhani R, et al. *Anesth Analg.* 1989;68(5):633.
111. Guay J. *J Clin Anesth.* 2009;21(8):585.
112. Mariano ER, et al. *Reg Anesth Pain Med.* 2009;34(5):480.
113. Swenson JD, et al. *Anesth Analg.* 2008;106(3):1015.
114. Johns J, et al. *J Ultrasound Med.* 2014;33(12):2197.
115. Ilfeld BM, et al. *Reg Anesth Pain Med.* 2011;36(3):261.
116. Klein SM, et al. *Anesthesiology.* 2003;98(2):590.
117. Auyong DB, et al. *Anesth Analg.* 2017;124(3):959.
118. Tadokoro T, et al. *Anesth Analg.* 2018. PMID 29533260.
119. Neal JM, et al. *Reg Anesth Pain Med.* 2015;40(5):401.
120. Sites BD, et al. *Reg Anesth Pain Med.* 2012;37(5):478.
121. Neal JM, et al. *Reg Anesth Pain Med.* 2017;42(5):681.
122. Horlocker TT, et al. *Reg Anesth Pain Med.* 2018;43(3):263.
123. Hebl JR. *Reg Anesth Pain Med.* 2006;31(4):311.
124. Provenzano DA, et al. *Reg Anesth Pain Med.* 2013;38(5):415.
125. Alakkad H, et al. *Reg Anesth Pain Med.* 2015;40(1):82.
126. Neal JM, et al. *Reg Anesth Pain Med.* 2018a;43(2):113.
127. Neal JM, et al. *Reg Anesth Pain Med.* 2018b;43(2):150.
128. Mulroy MF, et al. *Reg Anesth Pain Med.* 2014;39(3):195.
129. Barrington MJ, Kluger R. *Reg Anesth Pain Med.* 2013;38(4):289.
130. Weinberg GL. *Anesthesiology.* 2012;117(1):180.
131. Schafhalter-Zoppoth I, et al. *Anesth Analg.* 2004;99(2):627.
132. Fredrickson MJ, et al. *Can J Anaesth.* 2009;56(12):935.
133. Fornage BD, et al. *J Ultrasound Med.* 1989;8(12):701.
134. Kessler J, et al. *Surg Radiol Anat.* 2014;36(4):383.
135. Sites BD, et al. *Reg Anesth Pain Med.* 2007;32(2):107.

47 围术期液体和电解质治疗

MARK R. EDWARDS, MICHAEL P.W. GROCOTT

熊玮 胡榕 汪梦霞 译 黄文起 李雅兰 审校

要 点	■ 静脉液体治疗可能会影响患者的预后,是围术期临床工作的核心部分。

- 水约占身体总重量的 60%,并随着年龄和身体成分的变化而变化。细胞内液与功能性细胞外液间水量的比例约为 2:1。
- 内皮糖萼(glycocalyx)在血管内壁形成乏蛋白的液层,其作用已整合入修订版的 Starling 方程与更新版的毛细血管液体运动模型。
- 钠是细胞外主要的阳离子,在细胞外液渗透压形成中起主要作用。血钠异常通常与细胞外液容量紊乱有关。
- 钾是细胞内主要的阳离子,在跨膜电位的维持中起关键作用。血钾异常可能伴有组织兴奋性功能受损。
- 钙是细胞内重要的第二信使,在神经肌肉功能、细胞分裂及氧化途径中发挥作用。
- 镁具有多种生理效应,围术期补充镁剂的治疗应用范围正不断扩大。
- 酸碱平衡与液体治疗相关,输注超生理水平的氯可能导致医源性酸中毒。这种酸中毒的临床相关性存在争议。
- 静脉输液如同应用药物,可产生一系列生理效应,需考虑其适应证、剂量范围、注意事项及副作用。
- 围术期的生理性损害可能导致多种液体和电解质平衡紊乱。
- 指导围术期液体治疗的临床证据在许多方面目前仍不足,且不应由常规重症医学研究直接推断而来。
- 补液不足会造成组织低灌注,而静脉输注液体过多、液体成分中毒可导致各种不良反应,应在两者之间找到平衡。
- 在患者围术期处理中,目标导向液体治疗(goal-directed fluid therapy,GDT)可能有助于达到上述平衡。在很多外科实践中,发现 GDT 可减少术后发病率。
- 对于在围术期获得最佳的临床预后应输注何种液体这一问题尚无明确的共识。在临床实践中对于"平衡"与"不平衡"、"晶体"与"胶体"的比较已进行了很多研究,但目前尚无明确结论。
- 液体和电解质的管理方式应根据各种患者和手术因素调整。

静脉液体治疗是麻醉科医师的核心专业技能,这项技能也可为其他专科的同事提供重要的临床建议。麻醉除了维持镇静、镇痛和肌肉松弛传统三要素外,静脉液体治疗也是围术期临床麻醉工作的核心要素。围术期体液治疗的目的应是在患者无法通过正常的口服液体摄入时,避免脱水,维持有效循环血量,并防止组织灌注不足。

近年来,不同液体临床效应的知识大幅增加。通过了解各种晶体和胶体溶液的理化和生物学特性,并结合现有临床研究数据,可合理地指导各种临床情况下输液类型的选择。液体治疗的临床决策有两个关键要素:选用哪种液体和补充多少液体。最近,几项临床研究的结果改变了我们对这两个问题的认识。但我们应谨慎对待对非围术期背景中的过度阐释的数据。尽管最近在重症医学领域有纳入数以千计重症患者的高质量"大型试验",但仍未解决在围术期背景下的关键问题。目标导向液体治疗这一治疗方法在围术期有效但对危重症患者无效就是一个很好的例子，这也提醒我们，对待不同病情应选择不同的治疗方式。本章将回顾人类静脉液体治疗的生理学和药理学，并讨论液体和电解质治疗以及其他替代疗法对临床预后的影响。

生理学

体液分布

水约占成人总体重的 60%，该比例随年龄、性别和身体组成而不同。与其他组织相比，脂肪组织的含水量很低，在偏瘦（75%）或肥胖（45%）人群间，体液占体重的比例存在明显差异。这种因脂肪组织含量所导致的总体液差异亦存在于成年男性和女性之间。随着年龄增加，脂肪组织减少，体液差异逐渐缩小。身体的组成随年龄改变，体液的结构因而有很大差异（表 47.1）。总体液（total body water，TBW）在体内可按解剖或者功能进行分布，主要分为细胞内液（intracellular fluid，ICF）和细胞外液（extracellular fluid，ECF）。这些组分的比例及其不同的成分如图47.1 及表 47.2 所示。细胞外液可进一步细分为以下组成部分：

- 组织间液（interstitial fluid，ISF）：指淋巴液及细胞间隙内的乏蛋白液体。

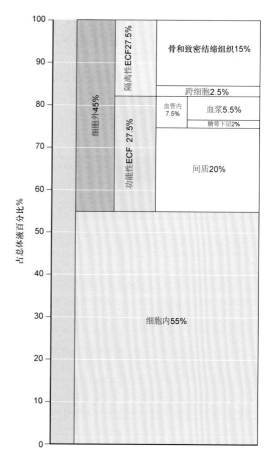

图 47.1　体内总体液在液体隔室中的分布。"隔离性"的细胞外液（ECF）是指与骨及致密结缔组织有关的或跨细胞间隔室的液体，因此，无法立即与其他液体隔室间进行交换而达到平衡

- 血管内液：指血浆容量，包括一部分存在于糖萼下（subglycocalyx）的液体（见后面的讨论）。
- 跨细胞液：包括胃肠道消化液、胆汁、尿液、脑脊液、房水、关节液、胸腔内液、腹腔内液和心包腔内液。这些液体分布在由上皮细胞构成的腔隙内，其组分不同，是有重要功能的体液，通过细胞主动运输进行调节（表 47.3）。
- 骨及致密结缔组织内液体：是总体液的重要组成部分。与其他部分的体液互相转化的动力缓慢[1]，并不属于功能性细胞外液。

总血容量包含细胞外（血浆、糖萼下腔室）和细胞内（血细胞）成分。除了非功能性细胞外液成分（骨及结缔组织）之外，细胞内液与功能性细胞外液的比例约为 2∶1（ICF 占体重的 55%，ECF 占体重的27.5%）。

表 47.1　体内总体液量与细胞外液量占体重百分比与年龄变化之间的关系（所列数据乘以 10，以 ml/kg 为单位）

年龄	总体液量（%）	细胞外液（%）	血容量（%）
新生儿	80	45	9
6 个月	70	35	
1 岁	60	28	
5 岁	65	25	8
年轻成年男性	60	22	7
年轻成年女性	50	20	7
老年人	50	20	

妊娠期间，随着孕期进展，血和血浆容量分别增加 45% 和 50%

Data from Jones JG, Wardrop CA. Measurement of blood volume in surgical and intensive care practice. Br J Anaesth. 2000；84（2）：226-235；Chumlea WC, Guo SS, Zeller CM, et al. Total body water data for white adults 18 to 64 years of age: the Fels Longitudinal Study. Kidney Int. 1999；56（1）：244-252；Baarsma R, Hof P, Zijlstra WG, et al. Measurement of total bodywater volume with deuterated water in newborn infants. Biol Neonate. 1992；62（2-3）：108-112；and Ellis KJ, Shypailo RJ, Abrams SA, et al. The reference child and adolescent models of body composition. A contemporary comparison. Ann N Y Acad Sci. 2000；904：374-382.

表 47.2　细胞内液和细胞外液组成（单位为 mOsm/L 水）

	细胞内	细胞外	
		血管内	间质
阳离子			
Na^+	10	142	145
K^+	157	4	4
Ca^{2+}	0.5*	2.5	2.5
Mg^{2+}	20	0.8	0.7
阴离子			
Cl^-	10	103	117
HCO_3^-	7	25	27
$HPO_4^{2-}/H_2PO_4^-$	11	2	2
SO_4^{2-}	1	0.5	0.5
有机酸		6	6
蛋白质	4	1.2	0.2

* 细胞内总 Ca^{2+} 浓度可能与细胞外液相似，但细胞内 Ca^{2+} 大部分处于多价螯合或缓冲状态，因此，细胞质内游离 Ca^{2+} 大约较细胞外液低 1000 倍（ $0.3 \sim 2.6 \ \mu Eq/L$ ）。由于类似的原因，细胞内液所含的阴离子（如 PO_4^{3-} ）的浓度同样很难确定

Data from Campbell I. Physiology of fluid balance. Anaesth Intensive Care Med. 2009；10（12）：593-596；Hoffer LJ, Hamadeh MJ, Robitaille L, et al. Human sulfate kinetics. Am J Physiol Regul Integr Comp Physiol. 2005；289（5）：R1372-R1380；and Hall JE. The body fluid compartments. In：Guyton and Hall Textbook of Medical Physiology. 12th ed. Philadelphia；WB Saunders；2010：285-300.

液体和电解质运动遵循的理化定律

水和溶质的运动遵循着一系列理化规律及生物学的过程，具体将在下面的章节进行讨论。

扩散作用

扩散是指溶质颗粒从高浓度区域向低浓度区域运动，最终充满整个溶剂的过程。依据 Fick 扩散定律，溶质浓度平衡的速度与扩散距离的平方成正比。在渗透膜间也可发生扩散：

$$J = -DA \left(\frac{\Delta c}{\Delta \chi} \right) \qquad (1)$$

其中 J 是净扩散速率，D 是扩散系数，A 是扩散路径的横截面积，$\Delta c/\Delta x$ 是浓度（化学）梯度。

带电的溶质顺电势移动也可引起扩散作用。

渗透作用

如果半透膜（可渗透水但不渗透溶质的膜）将纯净水与溶解了溶质的水分离，则水分子将跨膜扩散到溶质浓度较高的区域。抵抗溶剂分子以这种方式运动所需的静水压力是渗透压。这是溶液的基本依数性之一，也就是说，渗透压取决于溶液中渗透活性颗粒的数量，而不是其类型。渗透活性颗粒可以是完整的分子或解离的离子。

理想溶液中的渗透压受温度和容积的影响：

$$P = \frac{nRT}{V} \qquad (2)$$

其中 P 是渗透压，n 是溶质颗粒数，R 是气体常数，T 是绝对温度，V 是容积。溶质颗粒的数量（n）（溶质的质量 / 溶质的分子量）是与溶质中解离的颗粒的数量的乘积。但体液并不是理想溶液，产生渗透作用的

表 47.3　跨细胞液的组成（除另行标注外，单位为 mEq/L）

液体	每日液体量（L）	阳离子				阴离子		pH
		Na^+	K^+	Ca^{2+}	Mg^{2+}	Cl^-	HCO_3^-	
胃肠道								
唾液	1 ~ 1.5	30 ~ 90	20 ~ 40	2.5	0.6	15 ~ 35	10 ~ 40	6 ~ 7
胃液	1.5 ~ 2.5	20 ~ 90	10 ~ 20			20 ~ 160	0	1 ~ 3.5
胆汁	0.7 ~ 1.2	130 ~ 150	5 ~ 12	10 ~ 50		25 ~ 100	10 ~ 45	7 ~ 8
胰液	1 ~ 1.5	125 ~ 150	5 ~ 10			30 ~ 100	40 ~ 115	8 ~ 8.3
小肠（从近端到远端的浓度）	1.8	140 ~ 125	5 ~ 9			110 ~ 60	100 ~ 75	8 ~ 8.3
大肠	0.2（粪便丢失）	20 ~ 40	30 ~ 90			0 ~ 15	40	7 ~ 8
汗液	0.1 ~ 0.5	45 ~ 60	5 ~ 10			45 ~ 60	0	5.2
脑脊液		140	2.8	2.1	1.7	120		7.33

Data from Grǎinaru I, Ghiciuc C-M, Popescu E, et al. Blood plasma and saliva levels of magnesium and other bivalent cations in patients with parotid gland tumors. Magnes Res. 2007；20（4）：254-58；Sewó LA, Karjalainen SM, Söerling E, et al. Associations between salivary calcium and oral health. J Clin Periodontol. 1998；25（11 Pt 1）：915-19；and Lentner C. Geigy Scientific Tables. Vol. 1. Units of Measurement, Body Fluids, Composition of the Body, Nutrition. 8th ed. Basle；Ciba-Geigy Ltd；1981.

游离颗粒数量会因离子间的相互作用而减少。血浆总渗透压约为 5545 mmHg。

渗透压

物质的质量摩尔浓度（molality）指的是每千克溶剂中存在的摩尔数（每摩尔包含 $6×10^{23}$ 个特定物质的颗粒）。质量渗透压（osmolality）是指当溶液中含有多种不同离子时，每千克溶剂中所含溶质的渗透摩尔数（每渗透摩尔包含 $6×10^{23}$ 个任一种物质的颗粒）（以下如无特殊说明，将质量渗透压简称为渗透压——译者注）。正常人体渗透压为 285 ～ 290 mOsm/kg，细胞内外的渗透压相等。由于水可自由出入细胞内外，因而无法产生渗透压梯度。血浆渗透压主要由钠及其相关的阴离子如氯离子和碳酸氢根所形成，可通过以下公式估算：

$$血清渗透压 =（2×Na）+（葡萄糖 /18）\\ +（尿素 /2.8） \quad (3)$$

其中 Na 是血清钠浓度（mEq/L），葡萄糖是血清葡萄糖浓度（mg/dl），尿素是血液尿素氮浓度（mg/dl），（2×Na）同时反映了 Na 及其相关的阴离子（主要是 Cl^- 和 HCO_3^-）。另外，还可通过血浆冰点下降法测量渗透压。

体积渗透压（osmolarity）是每升溶液中含有的溶质摩尔数。与质量渗透压不同，温度升高时，溶液容积增大，体积渗透压可受到温度变化的影响。

张力

张力是指将特定在体内不产生渗透效应的溶质考虑在内时，溶液相对于特定半透膜的有效渗透压。例如，Na^+ 和 Cl^- 无法自由通过细胞膜，可在细胞膜上施加有效的渗透力，而尿素可通过细胞膜自由扩散，不产生渗透效应。同样，葡萄糖通过胰岛素刺激的易化扩散进入细胞，产生无效的渗透压。下丘脑的渗透压感受器对张力敏感，张力决定体内液体的跨膜分布。可通过测得的渗透压减去尿素和葡萄糖浓度来估算张力大小。

胶体渗透压

胶体渗透压由胶体产生，是总渗透压的组成部分。胶体为大分子量颗粒，主要是蛋白质（白蛋白、球蛋白和纤维蛋白原）。在 5545 mmHg 的总血浆渗透压中，血浆胶体渗透压为 25 ～ 28 mmHg。

血浆蛋白质上的负电荷可保留少量过剩钠离子（即 Gibbs-Donnan 效应），能有效地增加胶体渗透压。这部分胶体渗透压可通过计算蛋白质的浓度来预测。白蛋白作为血浆中的主要蛋白质成分，可产生 65% ～ 75% 的血浆胶体渗透压。

体液间隔屏障及分布

每个体液间隔室的体积与成分组成取决于两个毗邻间隔室之间的屏障。

细胞膜

细胞膜将细胞内、外间隔室分开，其结构是脂质双分子层。亲水的大分子和带电粒子（如自由离子）无法透过细胞膜。除了某些特定分子可以通过被动扩散透过细胞膜之外，其余物质可通过以下几种方式穿过细胞膜。

载体蛋白

原发性主动转运 溶质逆浓度梯度转运需要能量，因此直接与三磷腺苷（ATP）（如 Na^+/K^+-ATP 酶）水解耦合。这是维持离子浓度梯度的基本机制，可驱动包括水和溶质的运动以及在可兴奋组织中的电脉冲信号的传导等生物过程。

继发性主动转运 是由 ATP 酶所驱动产生的浓度梯度来运输溶质，使离子（通常是 Na^+）可顺浓度梯度运动。溶质顺浓度梯度运动称为同向转运，溶质逆浓度梯度运动称为逆向转运。

溶质通道（通道转运） 溶质通道比 ATP 酶或跨膜扩散的溶质转运速度快得多。如电压门控 Na^+ 通道和葡萄糖转运蛋白 GLUT1。当它们嵌于细胞膜中时，允许葡萄糖顺浓度梯度通过。这个过程称为易化扩散。

胞吞及胞吐作用 胞吞及胞吐过程与大蛋白和多肽的跨膜转运有关。

血管内皮

在围术期，血管内皮的屏障功能至关重要，在维持血管内容量中起关键作用。手术组织创伤通常通过手术失血或与炎症相关的血管内液体转移至组织间隙而导致血管内容量的丢失。静脉输液产生的生理效应需克服血管内容量的丢失并维持足够的组织氧供，高度依赖于毛细血管水平的液体的保持。通过实验生理模型的建立和技术的应用，我们对于这一领域已有充分的了解。

毛细血管结构 如彩表 47.4 所示，毛细血管的结

彩表 47.4　毛细血管的特点

毛细血管类型	位置	大的孔隙	基底膜	糖萼层	功能注记
无窗孔型（连续的）	肌肉、结缔组织、肺和神经组织	无	连续的	连续的	细胞间裂隙为液体滤过的主要途径。其中部分被有许多断裂的连接处阻断。在血脑屏障处这些断裂很小（1 nm）且不常见（闭锁小带紧密连接），允许最小的非脂质溶质分子通过。在其他组织中该断裂较大（5～8 nm）而且较常见（闭锁斑松散连接）
窗孔型	内分泌腺、肠黏膜、脉络丛和淋巴结	在内皮细胞内孔隙直径为 6～12 nm	连续的	连续的	窗孔允许毛细血管由组织间液重吸收液体，与其他毛细血管类型相反
	肾小球	内皮的孔隙大小可达 65 nm	连续的	孔隙上不连续，有效孔隙减小	肾小球毛细血管的许多空隙允许大量滤过。有效空隙的大小通过足细胞连接进一步减小至 6 nm，因此通常不滤过蛋白质
窦状的	肝、脾和骨髓	细胞间大的孔隙可达 120 nm	不连续的	因内皮细胞摄取透明质酸，故无糖萼层	大的窗孔允许大分子（脂蛋白和乳糜微粒）在血浆与组织间液之间穿梭。结果导致无胶体渗透压来对抗滤过，而且这些组织的组织间液是血浆容量的有效组成部分。因为存在纤维囊并且通过淋巴管返回，因此大量滤过到此处的组织间液不能通过组织扩张来调节（例如，肝淋巴液生成量占体内淋巴液生成总量的 50%）

一✕：基底膜 / 细胞外结构

▭▭：内皮细胞

▬：糖萼层

▰：红细胞

Modified from Woodcock TE，Woodcock TM. Revised Starling equation and the glycocalyx model of transvascular fluid exchange：an improved paradigm for prescribing intravenous fluid therapy. Br J Anaesth. 2012；108：384.

构因各器官功能而有不同。最常见的毛细血管类型是无窗孔毛细血管，具有连续的基底膜和单层内皮细胞。这些内皮细胞通过连接处的裂隙相连接。这些细胞间裂隙是跨毛细血管液体流动的主要通道。内皮细胞的血管内面由连续的糖胺聚糖（glycosaminoglycan，GAG）链形成的被膜所覆盖，包括黏结蛋白聚糖 -1、透明质酸、脂酰肌醇蛋白聚糖、膜结合的蛋白聚糖和糖蛋白，它们共同形成内皮糖萼层（endothelial glycocalyx layer，EGL）。EGL 覆盖窗孔和细胞间裂隙，厚度可达 1 μm。EGL 除可防止血小板及淋巴细胞的黏附外，还可形成非常重要的半透膜层，有助于内皮屏障功能的形成[2]。水和电解质可通过 EGL 穿过血管内皮屏障自由运动，进而通过特殊毛细血管的细胞间裂隙或窗孔。以往认为在内皮细胞间的组织间液中缺乏蛋白质，但现在看来糖萼层即具有疏蛋白作用。因此，糖萼下层（subglycocalyceal layer，SGL）含有乏蛋白液体。通过胞吞和胞吐作用及通过少量较大细胞膜孔

径的转运，蛋白质可缓慢被转运到组织间液，形成从 SGL 到组织间液的蛋白质浓度梯度。SGL 的容积可能高达 700～1000 ml，构成了血管内容积的一部分，具有与血浆相平衡的电解质成分。由于糖萼有效地阻挡了较大分子，因此 SGL 的蛋白质浓度较低。

毛细血管功能　Starling 首先描述了跨毛细血管细胞膜的液体运动，而后被进一步完善。毛细血管小动脉端的静水压力梯度大于内向渗透压梯度，导致水净滤过进入组织间液。以往认为这些水大部分被重吸收至毛细血管静脉端的血管内，而外向净水压较低，且蛋白质被毛细血管内皮细胞阻挡，所以内向渗透压梯度增加。未被毛细血管重吸收的水通过淋巴管离开组织间液。

最新的实验和建模技术已将糖萼的作用整合到了修订的 Starling 方程和更新的毛细血管液体运动模型中：

$$J_v = K_f([P_c - P_i] - \sigma[\pi_c - \pi_{sg}]) \quad (4)$$

其中，J_v 是跨毛细血管流量，K_f 是滤过系数，P_c 是毛细血管静水压，P_i 是间质静水压，σ 是反射系数（大分子跨越内皮屏障受到的抵抗程度），π_c 是毛细血管胶体渗透压，π_{sg} 是糖萼下胶体渗透压。

它们的主要不同点及临床相关性如下[3]：

- 在稳态下，连续的毛细血管静脉端不重吸收液体（"不吸收"规律）。然而，总体测得的毛细血管滤过量（J_v）远少于由 Starling 原理所预测的。这与 SGL 和毛细血管间（反向滤过）的胶体渗透压（colloid oncotic pressure，COP）梯度比组织间液和毛细血管间更大一致。少部分滤过的容量通过淋巴系统再次回到循环之中。
- 血浆与 SGL 的胶体渗透压差异影响 J_v，而血浆与组织间液的胶体渗透压差异不影响 J_v。"不吸收规律"意味着人为提高 COP（如输注白蛋白）可降低 J_v，但不会使液体从组织间液重吸收回血浆中。
- "不吸收规律"的一个例外是当实际毛细血管压力突然低于正常时，可能会出现短暂的自体输液阶段，回输量大约在 500 ml 以内。如果毛细血管压力持续低于正常值，J_v 将接近于零，但持续的重吸收停止。在这种情况下输注胶体可扩张血浆容量，而输注晶体则会扩张整个血管内容量（血浆及 EGL 内）。不论输入胶体还是晶体，J_v 仍会接近于零，直到毛细血管压升至正常或者高于正常水平。
- 当毛细血管压力高于正常时，COP 差得以保持，J_v 与静水压差成正比。在这种情况下，输注胶体可维持血浆 COP，但会使毛细血管压力进一步升高而增加 J_v。输注晶体也会增加毛细血管压力，但可降低血浆 COP，因此与输注胶体相比，晶体输注时 J_v 增加程度更大。

经过修订的液体分布的 EGL 模型提出晶体和胶体对血管内容量的影响部分依赖于原有毛细血管的压力（环境敏感性），有助于解释某些在临床液体研究中看似矛盾的结果。

晶体与胶体对血管内容量的影响 由于毛细血管的滤过（J_v），输注的晶体被认为是均匀地分布在整个细胞外室中，有 1/4 ~ 1/5 的输注晶体容量仍留在循环血量中，而胶体则被推定大部分留在血管内容量中。然而，许多关于液体对血容量影响的研究都是基于红细胞稀释和血细胞比容的变化，并未考虑 SGL 容量的影响，因为 SGL 中是不含红细胞的。胶体留存在血浆容量中，也不能进入 SGL，胶体对血细胞比容产生稀释效应仅存在于参与循环的血容量中。晶体最初即分布于整个血浆和 SGL 容量中，因此，晶体对红细胞的稀释效应小于胶体。之前这一现象被解释为晶体离开循环间室进入组织间液，但其实，一部分晶体仍会留在 SGL 的血容量之中。此外，与非麻醉状态下相比，麻醉状态下晶体从中央室（血管内容量）清除得慢[4]。这一现象与环境敏感性有关。这也可以解释为什么要获得类似于胶体的血管内容量效应所需的晶体量比例为 1.5∶1，而不是预计的 4∶1[5-7]。这一比例是从危重患者的大型临床试验中推断得出的，但在围术期环境中的价值尚不清楚。相较于传统应用的理论值，该比例真正的价值在于其可能更接近危重病患者的实测值。

并不能通过增加毛细血管胶体渗透压来减轻水肿 低白蛋白血症是评估危重患者病情严重程度的一个很好指标。然而，通过输注外源性白蛋白或其他胶体来增加毛细血管胶体渗透压并不能降低外周组织或肺的水肿，也不能改善脓毒症的总体预后。"不吸收规律"可部分解释其原因，因为即使通过输注白蛋白来增加跨毛细血管壁的胶体渗透压梯度，也不能使水肿组织的液体重吸收。此外，以往的研究认为输注白蛋白后，血细胞比容降低，液体从间质向血管内明显转移，并不能说明糖萼层紧密度和液体从 SGL 转移至血浆容量的潜在作用。

最后，有研究强调了内皮糖萼功能的重要性，它的降解会严重削弱内皮的屏障功能[8]。一系列生理损伤因素可导致糖萼的损伤和脱落，随后在血浆中出现游离肝素、软骨素和透明质酸。这些因素包括利钠肽（在急性血容量增多时可能释放[9]）、高血糖，以及在外科手术、外伤、脓毒症过程中释放的炎性介质如 C 反应蛋白、缓激肽和肿瘤坏死因子（tumor necrosis factor，TNF）[10]。糖萼的降解可能对发生炎症时已有的内皮细胞功能障碍产生重要影响，其中内皮细胞的表型发生了变化。在此，大孔的数量增加以及组织间静水压力的降低促进 J_v，导致顺应性好的组织（如肺、肌肉和疏松的结缔组织）的水肿增加。糖萼功能受损将进一步促进 J_v，并导致内皮血小板聚集和白细胞黏附。因此，维持糖萼的完整性是围术期液体管理的一个治疗目标[11]。

总体液平衡的生理调控

在健康人每天有 60% 的水通过尿液排出。当流汗或者不显性丢失增加时该比例可减少。综合的心血管和肾神经内分泌机制可维持体液容量的稳态，以应对围术期可能出现的经口摄入的水分减少、失血和静脉输液。

机体通过感受器、控制中枢和效应器调控总体液量。感受器包括：①可感受细胞外液张力改变的下丘脑渗透压感受器；②可感知中心静脉压的大静脉及右心房内的低压压力感受器；③存在于颈动脉窦和主动脉弓的可感知平均动脉压变化的高压压力感受器。在下丘脑内整合感受器的传入信号，然后触发效应器，产生渴感，增加水分摄取，或者通过抗利尿激素（antidiuretic hormone, ADH, 精氨酸加压素）的分泌增加水分排出。血浆张力增加、低血容量、低血压和血管紧张素Ⅱ可诱发渴觉及增加 ADH 的分泌。应激（手术和外伤）或者某些药物（如巴比妥类）也可刺激 ADH 的释放。因为不同的饮水习惯，水分摄取通常也不依赖渴感，但水的正常摄取量不足时，渴感可作为一个增加水分摄取的备用机制。在下丘脑产生并由垂体后叶释放的 ADH 作用在肾集合管的主细胞。ADH 缺乏时水难以进入主细胞。当 ADH 与细胞基底外侧膜上的血管加压素 2（vasopressin 2, V2）受体结合时，触发环腺苷酸（cAMP）介导的水通道蛋白 2 嵌入顶膜，使水顺渗透梯度重吸收，并形成浓缩尿液。

循环容量的急性紊乱

血容量急性变化后，机体可能产生几分钟甚至长达几小时的代偿机制以纠正异常。应对快速失血而发生的体内稳态过程旨在最大程度地减少有效血流量的变化（静脉收缩和动员静脉储备，动员 ISF 回流到血浆以产生数量有限的自体输血，减少尿液产生），维持心排血量和动脉压（心率加快，心肌收缩力增加，以及外周血管收缩）。血容量急性变化的感受器是低压和高压压力感受器，由交感神经张力增加介导最初的一系列变化。肾血管收缩时滤过的液体量减少，肾素-血管紧张素-醛固酮（renin-angiotensin-aldosterone, RAA）轴被激活。球旁细胞释放肾素，裂解血管紧张素原形成血管紧张素Ⅰ，其可快速转化为血管紧张素Ⅱ。可进一步提高交感神经张力，促进血管收缩，并刺激肾上腺皮质释放醛固酮和下丘脑合成 ADH。总体结果是肾水钠潴留，外周血管阻力增加，以及心输出量增加。如果血容量没有进一步丢失，大量失血的后续反应是在 12～72 h 内恢复血浆容量。肝血浆蛋白合成增加，并在 4～8 周内通过红细胞发生机制恢复红细胞的水平。

相反，正常血容量的健康成年人接受快速输液时，最初的改变是静脉压和动脉压均升高，心排血量增多。多种机制迅速反应，使心血管指标趋于正常，包括压力受体介导的静脉舒张和静脉储备增加和外周

血管阻力下降。当灌注压增加时，在组织水平的自动调节反应使小动脉收缩以维持血流量恒定。随后多种机制参与恢复正常循环血量。由于毛细血管的滤过作用，特别是当输注的液体使 COP 降低时，一部分输注的液体无法停留在血管内。低压压力感受器激活时，引起垂体 ADH 的分泌减少，利尿增多，而牵张心房时，引起心房钠尿肽（atrial natriuretic peptide, ANP）的释放，有利于钠的排出。还有是不依赖 ADH 的肾机制，包括血浆 COP 边际效应减弱所致的管球失衡；使肾小球滤过率（glomerular filtration rate, GFR）快速增加，近端小管的水钠重吸收下降，尿量增加。最后，动脉压升高促进过多的水盐排泄（即压力利钠和压力利尿作用）。此压力容量控制机制是维持长期正常血容量的重要机制之一。然而，当发生急性高血容量时，只能通过心血管反射缓慢恢复动脉压。每 20 ml/kg 等渗盐溶液的完全排泄可能需要数天时间。过多的水钠排泄主要是依赖上述被动的过程和 RAA 轴的抑制，而不依赖钠尿肽的活性[12]。这种低效与应对体液量及钠离子减少的快速而有效的调节机制之间的反差，提示机体是在缺乏盐分且可利用水量可变环境下的生理学进化。钠的过量摄入是现代饮食的特征。

循环血管内容量的长期调节

Guyton-Coleman 模型是循环系统的典型代表。尽管学者呼吁完善动脉血压的长期调节数学模型，Guyton-Coleman 模型仍是目前用于解释血容量及动脉压长期调控机制最广泛的模型[13-15]。健康成年人短期血容量变化非常小，心血管系统是封闭系统，动脉压是外周阻力、血管顺应性和 Starling 曲线共同作用的结果[16]。当血容量发生慢性变化或如前所描述的急剧变化时，循环容量将发生变化，需尽快恢复输入量和输出量的平衡，避免慢性液体潴留或脱水。因此，此时的循环系统则变为一个开放系统。肾主要通过压力利钠或利尿机制，成为调节该平衡的最主要器官。实际上，在慢性病程中，动脉血压促进肾对摄入水钠的排泄，而并非简单地作为心排血量、血管顺应性和血管阻力的综合作用的结果。最近，整合 Guyton-Coleman 模型和一些实验观察结果得出了解释（图 47.2）[16]。健康成年人的血压-利钠曲线是相对平缓的，过量摄取的水盐可被排泄出来，并不会导致长期循环容量和血压升高。在多个慢性高血压的模型中，肾排泄机制发生改变，仅在更高的动脉血压和摄入大量外源性水盐导致高血压时，肾的利钠效应才发挥作用。

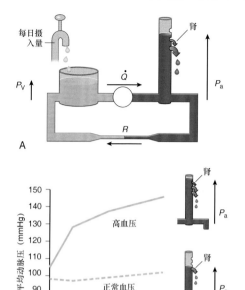

图 47.2　健康人和高血压患者血容量的长期调控。A. 代表开放循环模型。在慢性情况下动脉压（P_a）依赖于每日水盐的摄入（滴水的水龙头）以及肾的压力–排钠的关系（由动脉柱上孔的高度来代表），而非心输出量（$\dot{Q}$）和外周阻力（R）。B. 高血压的实验模型（如长期血管紧张素 II 输注）并控制盐的摄入量使高血压的压力排钠曲线重置。这可用动脉柱上肾孔的位置来进一步提高动脉压来代表。出现排钠一定程度上与正常血压的情况相似，因此可维持稳定的体内水量，但需要更高的动脉压来达成。P_v，静脉压（A，Redrawn from Dorrington KL, Pandit JJ. The obligatory role of the kidney in long-term arterial blood pressure control: extending Guyton's model of the circulation. Anaesthesia. 2009；64：1218. B，Data from Hall JE. The kidney, hypertension, and obesity. Hypertension. 2003；41：625.）

电解质生理

钠生理

Na^+ 是细胞外的主要阳离子，Na^+ 和与其相关的阴离子几乎是血浆和组织液中有渗透活性的全部溶质。由于水可自由出入各体液间隔室，因此 Na^+ 是决定细胞外液容量的主要因素。体内 Na^+ 的总含量约为 4000 mmol，只有 10% 存在于细胞内。ATP 酶维持了细胞内液和细胞外液的 Na^+ 浓度梯度（比值为 1：15）。该梯度对于可兴奋性组织的功能（包括动作电位和膜电位）以及肾内电解质代谢至关重要。

正常人 Na^+ 的摄入量通常远远超过最低每日需求量。出生时最低每日需求量为 2 ~ 3 mEq/kg，成年后减至每日 1 ~ 1.5 mEq/kg[17-18]。在醛固酮及肠腔

内葡萄糖的作用下，Na^+ 在小肠和结肠内主动吸收。Na^+ 主要是经由肾排泄，少部分经粪便、汗液及皮肤（各为 10 mEq/d）排泄。肾小球可自由过滤 Na^+，99.5% 的 Na^+ 主要在近曲小管被重吸收。尽管水分的摄取量变化很大，血清 Na^+ 浓度仍可维持在稳定范围（138 ~ 142 mEq/L）。这主要是通过前文所述的循环容量调控机制进行的，列举如下：

- 下丘脑渗透压感受器：释放 ADH。
- 心房容量感受器：释放 ANP。
- 球旁器（肾小动脉压力感受器及感应滤过液中的氯化钠含量）：激活 RAA。

体内多余的 Na^+ 排出主要是通过低效的被动机制，特别是压力–容量效应。长期过量摄取盐和 K^+ 摄入不足会导致高血压，而在每日盐摄入量小于 50 mmol 的人群中很少发生高血压。其机制包括肾内钠的滞留和最初期的细胞外液容量扩张（通过压力尿钠排泄后可减轻），伴随内源性洋地黄样因子释放和肾的钠泵激活，进一步加重肾钠潴留。低 K^+ 与洋地黄样因子慢性作用一起抑制血管平滑肌细胞的 Na^+-K^+-ATP 酶，使细胞内 Na^+ 含量过多以及细胞内 K^+ 减少，从而使平滑肌收缩，外周血管阻力增加[19]。

钾生理

钾离子是体内主要的细胞内阳离子，体内总含量约为 4000 mmol，其中 98% 位于细胞内液，尤其是在肌肉、肝和红细胞中。细胞内液和细胞外液 K^+ 平衡的比例对于维持细胞膜的静息电位至关重要，因此 K^+ 对所有可兴奋组织的功能很重要。每日 K^+ 的需要量受年龄和成长水平影响，代谢率高时需要的 K^+ 亦高。足月儿每日需要 K^+ 2 ~ 3 mEq/kg，成人每日需要 K^+ 1 ~ 1.5 mEq/kg。摄入的钾几乎全由小肠吸收，仅少部分经粪便排泄。每日摄取的 K^+ 约与整个细胞外液中的 K^+ 含量相似，因此需通过急性或慢性的 K^+ 调节机制维持稳定的血浆 K^+ 浓度。跨膜电位尤其依赖于 K^+ 的通透性。K^+ 通过离子通道顺浓度梯度流出，细胞内剩余的阴离子由此产生跨膜负电位。当 K^+ 因浓度梯度外移的趋势与 K^+ 因电位梯度内移的趋势相匹配时，即达到静息电位。

通过离子转运系统，K^+ 在细胞外液和细胞内液之间移动，产生 K^+ 的快速分布。K^+ 的快速分布受胰岛素、儿茶酚胺和细胞外液 pH 因素的影响。细胞膜上的 Na^+-K^+-ATP 酶在将三个 Na^+ 转出细胞的同时将两个 K^+ 转入细胞。这是维持 Na^+ 和 K^+ 离子梯度的重要机制。摄入含钾的食物后，胰岛素被释放，刺激 Na^+/H^+ 反向转运体，增加细胞内 Na^+。Na^+ 再由 Na^+-K^+-ATP

酶移出细胞，最终细胞净摄取 K^+。当出现低钾血症时，骨骼肌细胞的 Na^+-K^+-ATP 酶表达减少，使 K^+ 由细胞内液"漏出"到细胞外液[20]。儿茶酚胺激动 β_2 肾上腺素能受体，最终提高 Na^+-K^+-ATP 酶的活性，使细胞内液 K^+ 增加。该机制与运动时肌肉细胞 K^+ 的释放机制正好相反[21]。细胞外液 pH 与 K^+ 变化有一定的关联。有机酸盐（酸根离子不能扩散进入细胞）导致细胞对 H^+ 的摄取增加，并与 K^+ 交换，使细胞外液中的 K^+ 含量增加。有机酸（如乳酸和酮体）容易通过细胞膜扩散，并使 H^+/K^+ 的交换较少。由不同机制导致的有机酸血症也可能造成高钾血症。引起有机酸血症的机制有胰岛素不足，糖尿病酮症酸中毒中的胰岛素缺乏，渗透阻力或无氧代谢和乳酸性中毒引起的 ATP 生成障碍，无法供给 Na^+-K^+-ATP 酶。其他可能影响细胞外液和细胞内液间的钾离子平衡的因素包括醛固酮（高浓度时可能导致细胞钾迁移并超出肾的调节作用）、高渗状态（溶质挟裹 K^+ 与水一起流出）和地高辛（抑制 Na^+-K^+-ATP 酶并导致高血钾）。

慢性 K^+ 分布与肾作用机制有关。K^+ 可在肾小球自由过滤，之后经近端小管持续无规律地重吸收，最后只有 10% ～ 15% 的 K^+ 到达远端的肾单位。K^+ 的重吸收和分泌均受到严格调控，主要发生在集合管中的两种细胞。

主细胞　在由 Na^+-K^+-ATP 酶产生的电化学梯度下，主细胞可以分泌 K^+，维持细胞内的低钠浓度（通过小管内钠通道，增加 Na^+ 的重吸收）和细胞内高钾浓度（促进 K^+ 通过钾通道分泌进入小管）。主细胞的作用受以下几个要素影响：

- 醛固酮。当 K^+ 浓度升高时，醛固酮由肾上腺合成及释放。作为盐皮质激素，醛固酮可以同时增加基底膜上 Na^+-K^+-ATP 酶和管腔内钾离子通道的合成及活性，促进尿 K^+ 分泌。
- 肾小管 Na^+ 转运。远球小管内的 Na^+ 含量增加会导致 Na^+ 的浓度梯度更大，增加主细胞对 Na^+ 的重吸收。为了维持肾小管液的电中性，K^+ 外流至肾小管增加，这可能是噻嗪类药物和袢利尿剂导致低钾血症的部分原因，转运到皮质集合管的 Na^+ 增加。相反，阿米洛利阻断主并使细胞管腔内 Na^+ 通道而不影响 K^+ 外流。

闰细胞　除基底膜上的 Na^+-K^+-ATP 酶外，集合小管的闰细胞存在 H^+-K^+-ATP 酶。每当一个 K^+ 被重吸收时都可分泌一个 H^+ 进入小管。低 K^+ 引起集合小管反向转运体表达上调，导致重吸收更多的 K^+ 而丢失更多的酸。

除了醛固酮的有关反馈机制外，胃肠道系统对 K^+ 敏感，通过前馈机制快速调节肾的钾离子浓度，甚至在血清 K^+ 升高前胃肠道系统就可察觉钾离子的变化[20]。

钙生理

除了形成骨骼结构外，人体 98% 的钙（Ca^{2+}）储存在骨骼中。Ca^{2+} 是体内最重要的细胞内第二信使之一，在肌肉收缩、神经肌肉传导、细胞分裂、细胞活动以及氧化通路中起重要作用。Ca^{2+} 流入细胞内将对心肌和骨骼肌收缩产生直接影响。例如，引起神经递质释放，或进一步诱导细胞内存储的大量 Ca^{2+} 释放（Ca^{2+} 诱导的 Ca^{2+} 释放）。通过 ATP 酶维持细胞外液和细胞内液间较大的钙离子浓度梯度，并且通过将 Ca^{2+} 泵入肌质网中储存，使细胞质中游离的 Ca^{2+} 浓度保持在较低水平。细胞内游离的 Ca^{2+} 通过泵入肌浆网而维持在较低水平。当细胞能量供应障碍时，细胞内 Ca^{2+} 浓度增加以及 Ca^{2+} 转运受损，此两者是介导细胞死亡通路的关键因素[22]。Ca^{2+} 可促进凝血因子与带负电的活化血小板膜结合，在凝血过程中的作用十分重要。

自身稳态机制将血清 Ca^{2+} 浓度维持在 4.5 ～ 5 mEq/L（8.5 ～ 10.5 mg/dl）。血清 Ca^{2+} 的自身稳态机制很大程度上受维生素 D 和甲状旁腺激素（parathyroid hormone，PTH）的调控。甲状旁腺细胞膜外结构域的 G 蛋白耦联受体（Ca^{2+}-Mg^{2+} 感受器）可对游离 Ca^{2+} 变化敏感，抑制 PTH 分泌[23]。当游离 Ca^{2+} 水平降低时，PTH 快速释放，产生下列反应：

- 刺激破骨细胞对骨质再吸收，释放 Ca^{2+} 进入细胞外液。
- 刺激远端小管对 Ca^{2+} 的重吸收。
- 刺激肾，将 25-（OH）- 维生素 D 转化为 1,25-（OH）$_2$- 维生素 D（骨化三醇，为维生素 D 最有活性的代谢产物）。

皮肤在紫外线照射下形成有活性的维生素 D——维生素 D_3。维生素 D_3 通过肝的羟化作用生成 25- 羟维生素 D_2，而后在 PTH 的作用下经肾的羟化作用形成 1,25- 二羟维生素 D_2（骨化三醇）。与 PTH 一样，1,25- 二羟维生素 D_2 可刺激破骨细胞对骨质的重吸收，并促进胃肠道吸收钙。

Ca^{2+} 的自身稳态与其他离子交互关联。特别是 Mg^{2+}。Mg^{2+} 亦可调节 PTH 水平，且低钙血症与低镁血症通常并存。磷酸根的自身稳态则与 Ca^{2+} 相反（例如，高磷酸盐血症抑制了肾对维生素 D 的羟化作用）。在健康成年人中，钙与磷酸根的乘积保持相对恒定。

钙和磷酸根乘积的升高可见于慢性肾病的进展期和异位成骨。

在循环中大约 50% 的 Ca^{2+} 是有生物活性的离子钙（正常范围 2 ～ 2.5 mEq/L）。剩余 40% 与蛋白质（尤其白蛋白和球蛋白）结合，最后 10% 与阴离子（如碳酸氢根、柠檬酸、硫酸根、磷酸根和乳酸）形成复合物。在低白蛋白血症中血清总 Ca^{2+} 减少，但对有重要生物活性的离子钙影响甚微。校正的总 Ca^{2+} 浓度计算方法是当白蛋白浓度低于 4 g/dl 时，白蛋白每下降 1 g/dl，钙的浓度增加 0.8 mg/dl。白蛋白-蛋白结合程度受 pH 的影响。酸血症时白蛋白与蛋白质的结合减少，离子钙浓度增加。pH 每降低 0.1，离子钙浓度约增加 0.1 mEq/L [26]。由于可以估计校正总 Ca^{2+} 的浓度，故应尽可能利用特殊离子电极测量有生物活性的离子 Ca^{2+}。由于局部的酸中毒会增加离子 Ca^{2+} 浓度，因而采集血标本时最好不使用止血带。

镁生理

Mg^{2+} 与多种细胞功能相关，包括调节离子通道活性。它也是参与 ATP 合成和水解的重要组分。Mg^{2+} 主要存在于细胞内。大部分 Mg^{2+} 被限制在细胞器内，与磷脂、蛋白质和核酸结合。因此，在细胞质和细胞外液中的游离 Mg^{2+} 的含量低（0.8 ～ 1.2 mmol/L），化学浓度梯度也远小于其他阳离子。机体总 Mg^{2+} 的 50% 分布于骨骼，20% 分布于肌肉，其余的则分布在肝、心脏和其他组织。在 ECF 中只有 1% 的 Mg^{2+}。当体内总 Mg^{2+} 耗尽时，血镁水平仍可保持正常。血浆内总 Mg^{2+} 的浓度为 1.5 ～ 2.1 mEq/L，其中大约 25% 与蛋白（大多为白蛋白）结合，65% 是有生物活性的离子形态，剩下的则与磷酸根、柠檬酸根和其他阴离子形成复合物 [27]。由于 Mg^{2+} 和 Ca^{2+} 会相互干扰，因此测量游离 Mg^{2+} 时需进行校正 [28]。Mg^{2+} 具有重要的作用（表 47.5），临床应用范围广泛。当作为外源性用药时，有以下三个主要的细胞作用：

1. 能量代谢　ATP 磷酸化反应需要 Mg^{2+} 与 ATP 外部的两个 PO_4^{3-} 相互作用。细胞内镁离子缺乏时，利用高能磷酸键的所有酶系统功能障碍，如葡萄糖的代谢过程 [27]。

2. 核酸及蛋白质的合成　Mg^{2+} 在 DNA 转录和复制、信使 RNA（mRNA）翻译的各步骤中作为辅因子。

3. 离子转运　Mg^{2+} 参与离子泵 ATP 酶的活动，可帮助维持正常的细胞跨膜电化学梯度，有效地稳定细胞膜和细胞器。另外，对离子通道功能的影响是 Mg^{2+} 的核心功能之一，即所谓的生理性竞争拮抗 Ca^{2+}。该过程通过抑制 L 型 Ca^{2+} 通道和细胞外膜电位的局部调节，阻止钙离子从细胞外液和细胞内

表 47.5　镁的生理作用		
系统	**影响**	**机制和临床相关性**
神经系统	降低疼痛传导	拮抗 NMDA。镁治疗提供有效的围术期镇痛 [254]
	神经肌肉传导	抑制神经元钙内流，减少神经肌肉接头 ACh 的释放（和运动终板对 ACh 的敏感性）。高镁血症增强神经肌肉阻滞的效应
	降低交感张力	抑制神经元钙内流，减少肾上腺髓质和肾上腺素能神经末梢儿茶酚胺的释放。应用镁来抑制插管或嗜铬细胞瘤手术的交感张力
	抗惊厥药	镁可能与 NMDA 的拮抗作用或脑小动脉扩张有关，可能是它作用于有血管痉挛表现的癫痫的有效机制 [29]
	高水平皮质抑制	
心血管系统	血管扩张	主要作用于小动脉，因为可抑制钙内流介导的血管平滑肌收缩。尽管镁有直接降低心脏收缩力的作用，给予镁通常导致轻微的心肌收缩力反射性增加 [255]
	抗心律失常作用	混合的第 IV 类（钙通道阻滞）和弱的第 I 类（钠通道阻滞）效应。增加房室结的传导时间和不应期，抑制旁路系统和抑制过早和延迟的后去极化。临床上用于室上性心动过速、房颤律控制和术后预防，以及血钾异常、地高辛、布比卡因或阿米替林相关的心动过速 [29]
	改善心肌氧供需比	在冠状动脉扩张的同时心率和收缩力下降。然而，没有明确的证据显示对急性心肌梗死有益
呼吸系统	支气管扩张	松弛平滑肌。急性支气管痉挛时，镁有药理学治疗作用
肾	肾血管扩张和利尿	钙拮抗相关的平滑肌松弛
免疫系统	抗炎	在药物学剂量下，硫酸镁可减少单核细胞炎症因子的生成 [256]
	获得性免疫	T 淋巴细胞的激活需要镁离子作为第二信使 [257]
女性生殖系统	安胎	可能由于平滑肌松弛所致

ACh，乙酰胆碱；NMDA，N-甲基-D-天冬氨酸

肌浆网流入细胞质。Mg^{2+} 也可有效地拮抗中枢神经系统的 N- 甲基 -D- 天冬氨酸（N-methyl- D-aspartate，NMDA）受体，减少 Ca^{2+} 经特定离子通道进入。这些效应使镁可抑制包括神经递质的释放、肌肉收缩、心脏起搏、动作电位活动以及疼痛的信号传递等一系列兴奋性组织的细胞活动。

Mg^{2+} 通过可饱和的转运系统和被动扩散由胃肠道吸收，其吸收量与摄入量成反比。主要通过胃肠道（约摄入总量的 60%）和肾排泄。75% 的 Mg^{2+} 在肾小球自由滤过，少部分被近端小管重吸收，60% ～ 70% 在髓袢升支粗段重吸收，10% 则在远端小管的调节下重吸收。尚无完整的内环境反馈机制调节体内 Mg^{2+} 经胃肠道摄取及经肾排泄。虽然许多因素可影响 Mg^{2+} 的重吸收（特别是 PTH 以及降钙素、胰高血糖素、酸碱平衡、Ca^{2+} 和 K^+ 的水平），最主要的影响因素是血浆 Mg^{2+} 浓度。髓袢升支粗段细胞基底部的 Ca^{2+}/Mg^{2+} 感受器受体对血浆 Mg^{2+} 浓度变化敏感。可能改变细胞内外 Mg^{2+} 分布平衡的其他影响因素还有：儿茶酚胺同时作用于 α 和 β 肾上腺素能受体，胰高血糖素可使储存的镁离子由细胞内移出。虽然实验模型显示肾上腺素能系统激活后可能增加血清 Mg^{2+} 的浓度，但在临床实际中，如手术、外伤、烧伤和脓毒血症等此类应激后，血清 Mg^{2+} 浓度下降[27, 29]。这可能与初期 Mg^{2+} 外流、后期儿茶酚胺驱动细胞内摄取 Mg^{2+} 有关[30]。

磷酸盐生理

磷酸根（PO_4^{3-}）是细胞内最丰富的阴离子，参与形成一些重要的生物大分子，包括 ATP、DNA、RNA、膜磷脂、2,3- 二磷酸甘油酸（2,3-DPG）和骨内的羟基磷灰石。包括能量代谢、通过磷酸化反应完成的细胞信号传导、细胞复制和蛋白合成、维持膜结构完整性和氧输送在内的生命活动都需要 PO_4^{3-} 参与。另外，PO_4^{3-} 缓冲系统是细胞非常重要的缓冲系统。体内总磷的 80% ～ 90% 储存在骨骼内，余下的存在于细胞内（软组织和红细胞）和细胞外液中[31]。正常血浆的无机磷酸盐浓度为 3 ～ 5 mg/dl，而且在正常 pH 下，80% 的无机磷酸盐呈现的是二价（HPO_4^{2-}）而不是一价（$H_2PO_4^-$）形式。血浆磷酸盐还包括磷脂和有机磷酸酯。大部分细胞内的磷是以有机磷的形式存在的[18]。

每日正常 PO_4^{3-} 摄取（约 1 g）量远大于代谢需求，且 70% 被机体吸收，使得餐后血清 PO_4^{3-} 水平增加，可快速经由肾排泄处理。胃肠道对磷的摄取主要通过不受机体调节的细胞间扩散。当 PO_4^{3-} 的摄入降低时，

维生素 D 和 PTH 将参与磷的主动转运[32-33]。血浆内的无机磷酸盐可在肾小球中自由滤过。其中 80% 在近端小管被重吸收，少部分在远端小管被重吸收。近端小管通过 Na^+ 依赖的共转运体重吸收磷，其表达和活性受 PTH 和 PO_4^{3-} 摄入量的影响。

正常的 PO_4^{3-} 水平主要通过 PTH 和维生素 D 系统调节。在低磷酸盐血症时刺激 1- 羟化酶的活性，并形成活性维生素 D（1,25- 二羟骨化醇），增加胃肠道和肾对 PO_4^{3-} 的吸收。相反，PTH 释放（受血浆 Ca^{2+} 减少刺激）可减少肾对 PO_4^{3-} 的重吸收。由于多巴胺和肾上腺素活性变化、碱中毒，以及肠腔内 PO_4^{3-} 增加导致肠道因子（磷调素）释放等作用而影响细胞对磷酸盐的摄取，进而导致血浆 PO_4^{3-} 的水平可能出现短期降低[31]。

氯生理

作为细胞外液中第二主要电解质，Cl^- 在维持血浆渗透压、电中性和酸碱状态中的作用至关重要（通过 Stewart 模型来解释，见后面讨论）。Cl^- 血浆正常值为 97 ～ 107 mEq/L，形成近 1/3 的血浆渗透压和 2/3 的血浆负电位[34]。大部分 Cl^- 的摄取来自每日饮食中的氯化钠。胃肠道主要以胃酸的形式分泌大量 Cl^-。Cl^- 也存在于整个肠腔之中。细胞对 Cl^- 的分泌使得细胞内的 Na^+ 流向肠腔，水顺着其渗透梯度运动而形成胃肠液。Cl^- 主要通过肾排泄，大部分在近端小管中被动重吸收和协同转运。在血浆酸碱平衡的影响下，通过将 HCO_3^- 交换成 Cl^-，可以在远端肾单位的闰细胞中对 Cl^- 的排泄进行调控。

酸碱平衡紊乱和液体治疗

关于酸碱平衡的论述主要见第四十八章。然而液体治疗对酸碱平衡可能的影响主要体现在两个方面：大量输注含氯的液体可能会导致医源性酸中毒，输注碳酸氢钠可纠正酸中毒。归纳起来，可从以下三个方面对酸碱平衡进行解读：Henderson-Hasselbach 方程、阴离子间隙和 Stewart 强离子模型。Henderson-Hasselbach 方程表现了 HCO_3^- 缓冲系统。血浆 HCO_3^- 浓度是血浆 pH 的独立影响因素。阴离子间隙模型和 Henderson-Hasselbach 方程一致，认为血浆 HCO_3^- 的改变是血浆酸碱平衡的核心。阴离子间隙是一种用来区分代谢性酸中毒成因的简单方法，其定义为血浆中最丰富的阳离子和阴离子之间的浓度差（$[Na^+] + [K^+]$）-（$[Cl^-] + [HCO_3^-]$）。阴离子间隙的正常值为 4 ～ 11 mEq/L。这个差值表示"未测"的阴离

子（PO_4^{3-}、硫酸根和阴离子形式存在的蛋白质）。当有机酸过多时（如乳酸或酮酸），HCO_3^-因缓冲过多的H^+而减少，故未被测量的阴离子随之增加，阴离子间隙增加。当给予外源性Cl^-时，即便HCO_3^-下降，阴离子间隙仍能维持正常[35]。

酸碱平衡的 Stewart 模型有不同的表达方法。该模型提出血浆的 pH 依赖以下三个独立变量

1. pCO_2（血浆的二氧化碳张力）。

2. A_{tot}，全部非挥发性缓冲物质的血浆浓度（白蛋白、球蛋白和PO_4^{3-}）。

3. 强离子差（strong ion difference，SID），血浆强阳离子（Na^+、K^+、Mg^{2+}和Ca^{2+}）和强阴离子（Cl^-、乳酸根和硫酸根等）的总电荷差。简易的计算方式是，表观 SID 定义为（$[Na^+]+[K^+]$）$-$（$[Cl^-]+[$乳酸$]$）。正常血浆的 SID 约为 42 mEq/L。SID 的减少会导致血浆 pH 下降。

Stewart 模型对于是否将HCO_3^-作为一个变量仍存在一些争议[36]，但用 Stewart 模型来解释由输液所致的酸碱失衡时很实用[37]。

高氯性酸中毒

当输注足够多的高于血浆Cl^-浓度的含氯液体［如 0.9% 氯化钠，30 ml/（kg·h）］时，会因高Cl^-而导致代谢性酸中毒[38]。高氯性酸中毒可用 Henderson-Hasselbach 酸中毒模型解释。当输注生理盐水时会稀释HCO_3^-，发生碱缺乏。高氯性酸中毒也可通过 Stewart 模型解释。血浆Cl^-浓度的增加会减少表观 SID，导致血浆 pH 下降。完全电离的氯化钠 SID 为零，输注氯化钠会逐渐稀释正常的血浆 SID。但输注含非Cl^-为阴离子的溶液如乳酸林格液时，输注后迅速被代谢，并不产生相似的改变。尽管在体外，乳酸林格液为电中性，SID 也为零，但肝功能正常的患者输注后，乳酸被即刻代谢，在体内产生有效的 SID 约为 29 mEq/L，略低于血浆的 SID，但足够抵消A_{tot}稀释所致的任何形式的碱中毒。

生理盐水所致的高氯性酸中毒会产生各种潜在有害的生理效应，包括肾血管收缩、GFR 下降、肾素活性降低（见于动物模型[39-41]）及肾皮质灌注减少（见于成年健康志愿者[42]）。凝血功能障碍和胃肠道功能障碍可能也与此相关[43]。然而，尚不清楚高氯性酸中毒在临床的高发病率是否单纯由于医源性因素所导致。一项荟萃分析研究比较了生理盐水和围术期平衡的液体治疗方案，证实了生理盐水组存在高氯血症及术后酸中毒，但通常生化异常在术后第一天或第二天就消失了[38]。急性肾损伤的指标无总体差异，不

需要肾替代治疗，也没有发生如临床上严重的凝血功能障碍或胃肠道症状。然而目前相关研究较少，且高危手术组（已有酸碱失衡、急诊或者大手术）例数不足。有趣的是，在一项接受肾移植术患者的研究中，证实输注生理盐水与显著高钾血症相关，可能与细胞外酸中毒导致细胞内钾被置换到细胞外有关[44]。因此对于高危患者，输注生理盐水所导致的酸中毒可能产生更严重的临床后果。最近在急诊科和重症监护室进行的大型临床试验显示，当患者使用生理盐水而未使用平衡晶体液时，死亡或肾不良事件的综合预后增加[45-46]。这种结果在败血症患者中最为严重。虽然该研究的综合预后的差异很小（盐水组为 15.4%，平衡静态溶液组为 14.3%），但接受静脉输液的住院患者基数很大。尽管这些试验并不是在围术期背景下完成的，但我们对于输注生理盐水的态度应更为谨慎。

碳酸氢钠的输注

对于治疗一些紧急情况，包括严重高钾血症和三环类抗抑郁药过量所致的心律失常，静脉输碳酸氢钠具有治疗价值。在许多其他的情况中其临床效益并不显著，一项研究强调了一个重要病理生理学观点，即酸中毒本身在生理学上并非是有害的。事实上，酸中毒在剧烈运动时是正常过程，此时氧易于向组织转移。酸中毒可能是缺氧、缺血或者线粒体功能障碍等病理过程中一个衡量严重程度的指标。若未及时纠正这些病理过程，可能会引起并发症[43]。输注HCO_3^-也有以下不良反应[18]：

1. 生成二氧化碳。输注的HCO_3^-大部分在体内产生CO_2，过多的CO_2需通过过度通气排出体外。100 mEq HCO_3^-会产生 2.24 L CO_2待呼出。对已有通气障碍的危重症患者而言，这将会是非常艰巨的生理挑战。过多的CO_2可扩散至细胞内，加重细胞内酸中毒[18]，此观点目前尚有争议。

2. 静脉输注$NaHCO_3$的同时Na^+的含量升高，渗透压增高，引起高渗性高钠血症，细胞外液扩张和容量负荷增加。

3. 如果肾对HCO_3^-的分布功能受损，一旦导致最初酸中毒的潜在病理过程消失，可能会出现"超量注射"所致的代谢性碱中毒。

可通过下列公式计算纠正碱缺失时HCO_3^-的总剂量：

$$碳酸氢钠（mEq）= 0.3 \times 体重（kg）\times BE（mEq/L） \quad (5)$$

由于上述问题，通常先给予一半碳酸氢钠的计算剂量。当 pH 上升超过 7.2 时，则应停止输注。

液体药理学

由于输液存在一系列的生理效应，且围术期输液量可能很大，应将这些液体视为药物，有具体的适应证、注意事项、剂量范围和副作用。许多现有的液体是在数十年前研发的，投入临床时并未严谨地分析它们的临床益处，或仅知道它们在器官或者细胞水平的作用。新出现的胶体溶液是通过监管机构核准，且基于相对小的功效试验验证后进入临床广泛应用。最近才强调其在一些病例中使用的安全顾虑，如最近一些充分有效验证的研究指出胶体相关性肾功能不全[47]。这些液体并不是每个国家都有，现将目前应用的静脉输注液体组成成分列于表 47.6。

晶体液

晶体液是电解质与水形成的溶液。可通过输液后的张力或其组成成分进行分类。含有血浆中某些电解质及一种缓冲物质如乳酸或醋酸的晶体液称为平衡溶液。晶体液可用于补充水分和电解质，同时也可用于扩容。传统的液体间隔室概念指出，输注的电解质会在整个细胞外液中自由分布，水顺着渗透梯度流动，总体的结果是所输注的晶体分布在整个细胞外液，只有 20% 保留在血管内。近年来这一观点被大量临床研究和目前对微血管对液体处理的认知所挑战（见"血管内皮"的内容）。现在认为相比之下，等张晶体液血管内扩容效应更大，特别是对于低毛细血管静水压的患者而言。容量动力学的研究已量化了晶体液从中央室（血管内）容量到更大的外周室（全细胞外）容量的再分布过程。在晶体液连续输注 20 min 后，有 70% 的晶体液仍留在血管内，30 min 后减少至 50%[4]。基于胶体液对渗透压的影响，与胶体液相比，输注晶体液后，最终被毛细血管滤过出的液体量更大。进行液体复苏的患者如需达到同样扩容效果，所用的晶体液正平衡将会更大[49]。血容量正常的患者输注晶体液时，可能会增加顺应性大的组织（如肺、肠和软组织）的组织水肿。大量输注晶体液时，稀释循环中的抗凝物质可能引起高凝状态有关。但是否有显著的临床意义目前仍属未知[52]。

氯化钠溶液

0.9% 氯化钠溶液　0.9% 氯化钠溶液是最常用的晶体液之一，目前尚不清楚历史上它是如何成为临床常规使用的晶体液。尽管在 19 世纪时已有很多很接近血浆的组成成分的晶体液应用于临床，Hamburger 采用体外红细胞溶解试验确定了 0.9% 氯化钠溶液与人类血浆等张。0.9% 氯化钠中 Na^+ 和 Cl^- 的浓度远超过血浆内的正常浓度。最初它并不是用来体内注射的，然而却在临床上被广泛使用[53]。通过计算总体溶质得出 0.9% 氯化钠溶液的渗透压比血浆渗透压稍高，但通过冰点降低法测定 0.9% 氯化钠溶液的渗透压是 285 mOsm/kg，与血浆渗透压非常相似。这一差异反映了此溶液并非理想溶液。输注后，溶液的阴离子和阳离子两种离子仍存于细胞外液。这种溶液被称为等张溶液。等张是指相对于细胞膜来说，0.9% 氯化钠与血浆具有相似的有效体积渗透压。

输入 2 L 0.9% 氯化钠溶液会导致细胞外液容量增加，稀释性血细胞比容和白蛋白浓度下降，Cl^- 和 Na^+ 浓度增加，以及血浆 HCO_3^- 浓度下降[42]。相较于输注平衡晶体液，输注 0.9% 氯化钠溶液可使细胞外液的扩张较持久。这两种液体都可利尿，0.9% 氯化钠溶液起效较晚。即使在健康人，过多的水盐负荷可能需要数天时间才能排出体外[12]。

输注 0.9% 氯化钠溶液可引起高氯性代谢性酸中毒和肾灌注减少。尽管在外科手术患者中，其主要临床预后的差异仍不明确[54]。在危重症患者中，与使用低氯溶液相比，使用 0.9% 氯化钠溶液会增加肾损伤，且需肾替代治疗的比率升高[46,55]。在健康志愿者中，输注大剂量 0.9% 氯化钠（50 ml/kg）可能导致腹部不适、恶心及呕吐。

这些副作用提示围术期应限制 0.9% 氯化钠溶液的用量，但仍有如下的输注适应证：

- 脑水肿时，血浆中 Na^+ 浓度升高可能是有益的。
- 发生幽门梗阻（见之后讨论）时，存在钠离子和氯离子耗竭。然而，0.9% 氯化钠容易不适合治疗急性严重低钠血症，因为此时 0.9% 氯化钠对血浆 Na^+ 水平的影响很小。

高张盐溶液　可用的高张盐溶液有 1.8%、3% 以及 7.5% 三种浓度的氯化钠溶液。它们的用途如下：

血浆扩容：这些溶液的高张特性将水分从细胞内移至细胞外（包括血浆），因此在尽量减少输液量的同时可能达到血浆扩容的目的。尽管相关研究并不广泛，在创伤复苏时，特别是在院前阶段使用高张盐溶液尚无令人信服的益处。事实上，一项大型研究显示高张盐溶液并不改善患者预后，而且这一研究在早期就被中止[56]。

- 纠正低渗性低钠血症（见后讨论）。
- 治疗颅内压增高：增加血浆渗透压可减轻脑水肿并降低颅内压。高张盐溶液在这方面可能优

表 47.6　可供静脉输注的液体组成成分 *

液体	钠	钾	氯	钙	镁	碳酸氢钠	乳酸	醋酸	葡萄糖酸	葡萄糖（g/L）	其他	渗透压	备注	pH（体外）
血浆	140	5	100	4.4	2	24	1	—	—	—	—	285	SID 42	7.4
0.9% 氯化钠	154	—	154	—	—	—	—	—	—	—	—	308	SID 0	6.0
1.8% 氯化钠	308	—	308	—	—	—	—	—	—	—	—	616		
0.45% 氯化钠	77	—	77	—	—	—	—	—	—	—	—	154		4.5
5% 葡萄糖	—	—	—	—	—	—	—	—	—	50	—	252		4.5
5% 葡萄糖 /0.45% 氯化钠	77	—	77	—	—	—	—	—	—	50	—	406		4.0
4% 葡萄糖 /0.18% 氯化钠	33	—	33	—	—	—	—	—	—	40	—	283		
乳酸林格液（美国组成配方）	130	4	109	3	2	—	28	—	—	—	—	273		6.5
含 5% 葡萄糖乳酸林格液	130	4	109	3	—	—	28	—	—	50	—	525		5.0
Hartmann 液 / 复方乳酸钠	131	5	111	4	—	—	29	—	—	—	—	275	体内 SID 27	6.5
Plasma-Lyte148/Normosol-R	140	5	98	—	3	—	—	27	23	—	—	294		4 ~ 6.5
Plasma-Lyte 56 和 5% 葡萄糖	40	13	40	—	3	—	—	16	—	50	—	389/363		3.5 ~ 6
Plasma-Lyte A pH 7.4	140	5	98	—	3	—	—	27	23	—	添加氢氧化钠调节 pH	294		7.4
苹果酸电解质注射液（Sterofundin）	140	4	127	5	2	—	—	24	—	—	马来酸 5	309		5.1 ~ 5.9
Plasma-Lyte R	140	10	103	5	3	—	8	47	—	—	—	312		
Hemosol	140	—	109.5	3.5	1	32	3	—	—	—	—		体内 SID 33	
4% ~ 5% 白蛋白	†	—	†	—	—	—	—	—	—	†	稳定剂：辛酸盐（octanoate 盐，caprylate）			7.4
20% 白蛋白	†	—	†	—	—	—	—	—	—	†	稳定剂：辛酸盐（octanoate 盐，caprylate）			
Plasmanate：血浆蛋白浓度（人）5%	145	0.25	100	—	—	—	—	—	—	—	88% 人白蛋白，12% α-/β- 球蛋白		COP 20 mm Hg	7.4
琥珀酰明胶（4%）	154	—	125	—	—	—	—	—	—	—	MWw 30 kDa		琥珀酰明胶	
Plasmion/Geloplasma（3%）	150	5	100	—	3	—	30	—	—	—	MWw 30 kDa		琥珀酰明胶	

表 47.6　可供静脉输注的液体组成成分 *（续表）

液体	钠	钾	氯	钙	镁	碳酸氢钠	乳酸	醋酸	葡萄糖酸	葡萄糖(g/L)	其他	渗透压	备注	pH（体外）
Isoplex（4%）	145	4	105	—	1.8	—	25	—	—	—	MWw 30 kDa		琥珀酰明胶	
Gelaspan（4%）	151	4	103	2	2	—	—	24	—	—	MWw 30 kDa			
Haemaccel（聚明胶肽）	145	5.1	145	12.5	2	—	—	—	—	—	MWw 35 kDa			
Voluven: 蜡质种玉米 HES 6%（130/0.4）	154	—	154	—	—					—		308		
Venofundin: 土豆 HES 6%（130/0.42）	154	—	154	—	—									
Hetastarch: 蜡质种玉米 HES 6%（670/0.75）	154	—	154	5	—					—		309		5.5
Hextend: 蜡质种玉米 HES 6%（670/0.75）	143	3	124	5	1		28			—				
Pentaspan 五聚淀粉 10%	154	—	154	—	—					—	MWw 264 kDa	326		5.0
Volulyte 蜡质种玉米 HES 6%（130/0.4）	137	4	110	—	3			34		—		287		
Plasma volume 土豆 HES 6%（130/0.42）	130	5.4	112	1.8	2	—		27		—				
Tetraspan 土豆 HES 6%（130/0.42）	140	4	118	5	2	—		24	5	—				
10% 右旋糖酐 40	—	—	—	—	—					50		255		4.0

* 以 mEq/L 表示，除非另述。
† 氯化钠和白蛋白溶液的渗透压依配方而变。渗透压为体外测定值 [Plasma-Lyte, PlasmaVolume, Baxter International, Deerfield, IL; Gelofusine, Gelaspan, Venofundin, Sterofundin, and Tetraspan, B Braun（Melsungen, Germany）; Plasmion, Geloplasma, Voluven, and Volulyte, Fresenius-Kabi, Bad Homburg, Germany; Hextend, BioTime, Berkeley, Calif; Pentaspan from Bristol-Myers Squibb, Canada; Hemosol, Hosptal, Rugby, United Kingdom.; Isoplex Beacon, Kent, United Kingdom; Normosol, Hospira, Lake Forest, IL.]

HES, 羟乙基淀粉 ; kDa, 千道尔顿 ; MWw, 加权平均分子量 ;

于甘露醇[57]。然而，临床试验指出，对于早期创伤性脑损伤且颅内压未知的患者，使用高张盐溶液并未证明有益处[58]。

高张盐溶液中的氯化钠浓度大于 7.5% 时可能会导致血管内皮损伤。事实上，11.7% 氯化钠可能是一种血管硬化剂，因此，11.7% 氯化钠溶液需通过中心静脉输注。

平衡晶体液

早在 1832 年，O'Shaughnessy 和 Latta 就将静脉晶体液应用于临床治疗霍乱。早期的晶体液比氯化钠溶液更接近血浆的生理成分，含有 Na^+ 134 mEq/L、Cl^- 118 mEq/L 和 HCO_3^- 16 mEq/L[53]。然而，在那之后临床上对平衡盐溶液的关注一直较低。直到 1932 年，Hartmann 采用改良的乳酸林格液治疗伴有低血容量和肝肾衰竭的酸中毒的小儿患者[59]。在当时，氯化钠溶液已被应用于失血和创伤患者的复苏[53]。

目前可用的平衡晶体液的总渗透压比 0.9% 氯化钠溶液的低，钠离子浓度也较低，氯离子浓度更低（表 47.6）。通过加入稳定的有机阴离子缓冲物（如乳酸、葡萄糖酸或醋酸）来补偿溶液中原有阴离子含量的减少。测得平衡液的渗透压（为 265 mOsm/kg）较血浆渗透压略低，因此目前所有的平衡晶体液为轻度的低张液。平衡液分布的液体间隔室与其他晶体液相似。静脉输入平衡晶体液后，其中的缓冲物通过进入柠檬酸循环代谢产生相等摩尔量的 HCO_3^-。乳酸主要经过肝细胞氧化或糖原异生以最大速率约为 200 mmol/h 的速度产生 HCO_3^-[60]。由于醋酸可被肝、肌肉和心脏以最大速率为 300 mmol/h 的速度产生 HCO_3^- 而被快速氧化，这一速度超过了醋酸的零级动力学干预速度，因此在正常情况下血浆中存在微量醋酸（0.2 mM）[61]。小部分醋酸可能转化为乙酰乙酸。尚不完全清楚葡萄糖酸的代谢部位和代谢动力学，但它可转化为葡萄糖随后进入柠檬酸循环[62]。虽然平衡晶体液的主要阴离子成分可以为 HCO_3^-，但主要受两个因素限制：第一，HCO_3^- 与水反应生成 CO_2。CO_2 可从大部分包装材料扩散出来。这一问题在一些产品中已解决，但是供应有限[63-64]。第二，如果存在 Ca^{2+}（和 Mg^{2+}），HCO_3^- 引起的 pH 改变会导致 Ca^{2+}（和 Mg^{2+}）的沉淀。

平衡晶体液比等张盐水能更快地排出过量的水和电解质[65]。这是由于输注平衡晶体液后血浆渗透压会短暂下降，抑制 ADH 的分泌，从而通过利尿应对循环血容量的增加。平衡晶体液抑制血浆 SID 的程度不如氯化钠溶液，因此不会导致酸中毒。血浆中 HCO_3^- 的浓度维持稳定或轻度升高。

平衡晶体液存在一些潜在的不良反应。乳酸林格液含有外消旋（D- 和 L-）乳酸。虽然应用乳酸林格液后仅在体内发现微量 D- 乳酸，但大剂量 D- 乳酸可能与肾衰竭患者的肾性脑病和心脏毒性有关[66-67]。外消旋乳酸林格液可达到的血浆水平并没有在人体研究中证实。D- 乳酸的代谢速度似乎与 L- 乳酸的代谢速度一样快[68]。输入的乳酸大部分依赖肝代谢，意味着严重肝衰竭患者应该避免使用乳酸林格液。对于应用醋酸透析液的患者，过量外源性醋酸引起的不良反应也逐渐引起关注。高醋酸可引起促炎症反应、心肌抑制、血管扩张和低氧血症，表现为恶心、呕吐、头痛和不稳定的心血管反应，因此现在的透析液中已经不添加醋酸[61, 69, 73]。终末期肾病的患者和体内含有其他诸如乳酸性中毒或蛋白酶解等过程的氧化物质的患者，其醋酸转化速率受限。因此，危重症患者或患有晚期肾病患者可能表现出生理化学性醋酸盐不耐受，尽管目前接受醋酸平衡液的患者尚未出现这一反应。不同于醋酸，葡萄糖酸溶液的影响目前知之甚少[74]。事实上，该领域需要从细胞、器官和整个机体的水平进行研究，特别是动物研究的数据提示，对出血模型的动物进行液体复苏时，与乳酸林格液或等张盐水相比，使用醋酸 / 葡萄糖酸晶体液的动物预后更差，并出现了迟发性乳酸升高的现象[72]。

葡萄糖溶液

葡萄糖溶液在围术期主要有以下两个适应证：

1. 作为自由水的来源　输注 5% 葡萄糖溶液意味着有效地输注了自由水。5% 葡萄糖溶液的体外渗透压接近血浆渗透压，所以输注 5% 葡萄糖溶液不会导致溶血，但在胰岛素的作用下葡萄糖迅速被摄入细胞内而留下自由水。因此，对于细胞膜而言 5% 葡萄糖溶液是低张的，而且输注过量可稀释电解质和渗透压。术后使用葡萄糖溶液应小心，注意抗利尿激素分泌综合征（syndrome of inappropriate antidiuretic hormone secretion，SIADH）导致的水潴留，而增加低钠血症风险（见后面讨论）。尽管如此，在仔细控制输液容量和常规监测血清电解质的条件下，葡萄糖溶液是提供自由水的有效方法，并可维持术后的液体需要，特别是与低浓度氯化钠溶液联合使用时。葡萄糖溶液不适用于血管内血浆扩容，因为水可以在所有液体间隔内移动，只有非常小的一部分容量会留在血管内。

2. 作为代谢物质的来源　尽管 5% 葡萄糖溶液的热量不足以维持营养所需，但较高浓度的葡萄糖溶液可足够作为一种代谢物质，如 50% 葡萄糖溶液有 4000 kCal/L。葡萄糖溶液也可与静脉用胰岛素联合输注，用于降低糖尿病患者低血糖的风险，如 10% 葡萄糖溶液以每小时 75 ml 的速度输注。

胶体液

胶体液的定义是大分子或均质非晶体的超微颗粒物质分散在第二种物质（通常是等张盐水或平衡晶体液）中所形成的溶液。这些颗粒无法通过过滤或离心分离出来。尽管不是每种胶体液在所有国家都可用得到，但胶体液的产品包括半合成胶体和人血浆衍生物。与人白蛋白溶液不同，半合成胶体有一系列不同的分子大小（多分散度），而白蛋白溶液中 95% 以上的白蛋白分子的大小一致（单分散度）。当胶体分子量超过 70 kDa 时，因分子量过大而无法穿透内皮糖萼，导致胶体分子无法进入糖萼下层，因此胶体的初始分布容积为血浆（而不是整个血管内体积）容积（见"血管内皮"的讨论部分）。与单纯的电解质溶液相比，胶体液的 COP 较高，并且最大程度地减少毛细血管滤过，尤其是在低毛细血管静水压下。这使胶体液的潜在血管内血浆扩容效应达到最大化。然而在正常或超常毛细血管压力时，静水压增加而发生跨毛细血管滤过[3]。另外，胶体分子可能通过多种方式从循环中丢失，在炎症或其他应激源中，由于内皮糖萼脱落或内皮细胞孔隙形成进而引起毛细血管屏障功能受损，胶体分子通过屏障功能受损的毛细血管滤过；较小的胶体分子通过肾滤过；或经过代谢从循环中去除。因此，胶体有不同的有效血浆半衰期，概述如后。胶体可改变血液流变学，可通过血液稀释增加血流，而血液稀释导致血浆黏度降低和红细胞聚集减少[52]。与胶体的有益作用相反，将大剂量半合成分子（通常浓度为 40 ～ 60 g/L）输入复杂的生理系统中可能会带来各种免疫系统、凝血系统和肾的不良反应。为了限制这些不良反应，对大部分胶体液会有推荐使用的最大剂量，但使用低剂量胶体液仍可能产生不良反应。由于大型临床研究强调了胶体潜在的临床毒性反应，因而至少在重症监护患者中胶体的使用应越来越谨慎[76]。这些重症监护领域的临床研究结果是否适用于整个围术期仍未确定。基于等张盐水或平衡晶体液不同影响的证据不断发展，胶体液中所使用的载体溶质也可能会得到更多的关注。

半合成胶体

明胶 明胶来源于牛的水解胶原蛋白，后经琥珀酰化修饰（Gelofusine，B Braun，Bethlehem，Pa；Geloplasma®，Fresenius，Waltham，MA）或经脲键形成

多聚明胶（Haemaccel，Piramal，Orchard Park，NY）。明胶各成分的分子量（MW）相似，但琥珀酰化明胶经过了构象改变导致负电荷增加，使其成为一个较大分子。明胶的分子量范围广，意味着静脉输注明胶大部分会迅速离开循环并主要通过肾滤过。除此之外，近期一项研究提示与较大 MW 的胶体液相似，明胶输注结束后 60 min，明胶输注液体量的 50% 存留在血管内[77]。明胶主要通过肾途径排泄。在不良反应方面，虽然明胶会减少 von Willebrand 因子（von Willebrand factor，vWF）和Ⅷ c 因子及降低离体血凝块的强度，明胶在所有半合成胶体中对临床相关止血的影响最小[78]，但明胶预估的严重过敏和类过敏反应发生率是最高的（< 0.35%）[52]。在 Haemaccel 中 Ca²⁺ 含量高，禁止同时与含柠檬酸盐的血制品在同一输液器中进行输注。尚未发生涉及药用明胶制剂相关的 Creutzfeldt-Jakob 病的已知病例。在欧洲明胶常被用于围术期，但美国食品和药品监督管理局（FDA）尚未批准临床使用明胶。

羟乙基淀粉 羟乙基淀粉（hydroxyethyl starch，HES）是从玉米或马铃薯中提取的支链淀粉经改良形成的天然聚合物。羟乙基取代葡萄糖单元可防止被体内淀粉酶快速水解，而且取代度［每个葡萄糖单元的羟乙基取代值（最大值为 3）和总的取代葡萄糖单元的数量］是 HESs 消除动力学的一个决定因素。取代度（degree of substitution，DS）可表示为被取代的葡萄糖分子数除以总的葡萄糖分子数。另一个测定取代程度的指标是摩尔取代级（molar substitution，MS）。计算方法是用羟乙基淀粉的总数除以葡萄糖分子数。根据 MS 值的不同，可将淀粉分为七取代级淀粉 hetastarches（MS 0.7）、六取代级淀粉 hexastarches（MS 0.6）、五取代级淀粉 pentastarches（MS 0.5）和四取代级淀粉 tetrastarches（MS 0.4）。取代物的形式因羟乙基化可能发生在葡萄糖单元碳 2 位、碳 3 位或者碳 6 位而不同。取代物的类型根据 C2/C6 羟乙基化比值决定。比值越高，则淀粉代谢速度越慢。根据体外 MW 的不同，又可将淀粉分为高 MW 淀粉（450 ～ 480 kDa）、中 MW 淀粉（200 kDa）和低 MW 淀粉（70 kDa）。然而，HES 溶液为多分散性溶液，其 MW 值为平均值。淀粉分子的大小决定了 HES 溶液的扩容效果和副作用。输注 HES 溶液后，较小的 HES 分子（< 50 ～ 60 kDa）会被快速排泄，而较大的 HES 分子会经过水解形成数量较多的小分子，水解速度取决于 HES 分子的取代度和 C2/C6 羟乙基化比值。因此，HES 分子体内 MW 的数值较小，且分布范围较窄[79]。较小的 HES 分子

通过肾持续排泄，中等大小的 HES 分子通过胆汁和粪便排泄。一部分较大的 HES 分子，特别是抗水解的大分子，则通过单核巨噬细胞（网状细胞内皮细胞）系统摄取，因此，这部分 HES 分子可能会持续存留体内数周甚至更久[80]。HES 的代谢时间较长，意味着其血浆扩容效果通常比明胶或晶体液更持久。即使在输注 90 min 时，较大 MW 的淀粉基胶体仍可增加输注量 70% ～ 80% 的血容量[81]。较小 MW 且 MS 值低的淀粉基胶体可能有更大的扩容效果，这是由于其初始代谢速度快而形成了大量渗透活性分子[82]，但在健康志愿者中的研究提示其扩容效果与明胶类似[77]。

对于所有的淀粉基胶体而言，淀粉相关副作用与危重症患者的不良预后相关。起初怀疑凝血、蓄积和肾功能障碍等问题似乎与较大 MW 的淀粉有关，但现在较小的四取代级淀粉也会有类似疑虑。除此以外，基于危重症患者的临床研究，特别是脓毒血症患者的临床研究，其结果不应直接用于择期手术患者中。考虑 HES 与手术患者的相关性时，应谨慎解读这些临床研究。然而，官方对 HES 液的反对使用建议显然是负面的。

凝血反应 如同其他合成胶体，HES 产品通过对血液循环的稀释作用、分子量依赖的减少 vWF 因子和Ⅷ因子并抑制血凝块强度来影响凝血反应。影响凝血反应的情况多见于输注大的分子量或降解缓慢的中等分子量（200 kDa/MS0.62 或 200 kDa/MS 0.5/C2：C6 13）的 HES 制剂，以及围术期出现大量失血等情况。快速降解的中等分子量和小分子量的淀粉基胶体对凝血反应的影响不显著[52]。脓毒血症患者即使使用小分子量 HES 溶液，也可能增加出血和输血风险，但尚不清楚这一结论是否也发生在围术期[83-84]。

蓄积 HES 分子可呈剂量依赖性蓄积于单核巨噬细胞系统、皮肤、肝、肌肉和肠道。蓄积的 HES 分子随时间推移而逐渐减少。然而，HES 分子的蓄积也可能持续数年，较大量的 HES 分子沉积于组织中可能引起瘙痒[80]。

过敏反应 相比其他胶体溶液，HES 溶液产品相关的严重过敏反应或类过敏反应的估计发病率较低（< 0.06%）[52]。

肾功能不全 对于已有肾功能不全的危重症患者而言，中等分子量到较大分子量的 HES 溶液产品与患者少尿、肌酐水平升高和急性肾损伤相关[6, 85]。最初认为新一代的小分子量（130 kDa/MS 0.4）HES 溶液对肾功能不全的危重症患者较为安全。但近期的大

规模临床研究表明，严重脓毒血症的患者使用低分子量 HES 溶液后对于肾替代治疗的需求与使用平衡晶体液的患者相比是相似的[83-84]。最近一项比较了多种危重症类型的患者使用 HES 溶液和等张盐水情况的大规模临床研究也报道，在淀粉基胶体的使用人群中肾替代治疗的比率增加。对于这一研究的解读更为困难，因为盐水对肾功能存在潜在影响，以及与既往研究相同，患者可能在给予 HES 溶液和等张盐水等研究液体之前已经获得了部分的液体复苏[51]。目前，关于围术期使用 HES 溶液的大规模临床研究中尚未报道类似的数据。最近的一项围术期使用 6% HES 溶液的荟萃分析研究认为，尽管 HES 溶液并没有增加死亡率和肾损伤，但以现有的证据来回答这一问题仍缺乏统计检验力[86]。同时，美国和欧洲的监管机构已经严格限制甚至完全禁止淀粉基胶体的临床使用。

右旋糖酐 右旋糖酐是通过肠膜明串珠菌（*Leuconostoc mesenteroides*）的细菌右旋糖酐蔗糖酶将培养基的蔗糖进行转化而得到的高支化多糖分子。大分子量的右旋糖酐经过酸的水解作用生成分子量较小的分子，而后通过分级分离产生一系列分子量相对固定的溶液。现有的右旋糖酐的平均分子量为 40 kDa 或 70 kDa。如同其他胶体，右旋糖酐具有多分散度特性，意味着一部分较小分子量的右旋糖酐分子会经肾小球快速滤过。单次使用后，70% 的右旋糖酐在 24 h 内经肾排泄。较大分子量的右旋糖酐分子被排泄至胃肠道，或由单核巨噬细胞系统摄取，再经内源性右旋糖酐酶降解[52]。右旋糖酐的血浆扩容效果与淀粉基胶体相似，持续时间为 6 ～ 12 h。除了用于扩容治疗外，右旋糖酐 40 还可能用于显微血管外科手术。右旋糖酐 40 对血液黏度的稀释作用以及抗凝血作用（见下文讨论）有利于微循环的血流。总体而言，右旋糖酐由于一系列毒性作用而使得应用受到限制。

抗血栓作用：较小分子量的右旋糖酐的抗血栓作用尤为明显，并受一系列机制介导，包括红细胞包被、红细胞聚集抑制，Ⅷ c 因子和 vWF 因子减少，以及Ⅷ因子活性减弱。血小板的聚集也受到抑制。抗血栓作用在临床上可引起止血困难，围术期的失血增加[78]。

- 交叉配血：右旋糖酐包裹红细胞膜，可能干扰交叉配血。
- 类过敏反应：右旋糖酐有发生严重过敏反应和类过敏反应的中度风险（< 0.28%）。预先使用右旋糖酐 1 和半抗原抑制剂可能将严重过敏反应和类过敏反应的发生率降至小于 0.0015%[52]。
- 肾功能不全：输注小分子量的右旋糖酐后患

者可能出现渗透性肾病，从而引起肾功能不全[87]。虽然目前的临床实践中已限制了右旋糖酐的使用，但肾功能不全现象在围术期患者中的实际发生率仍难以估计。

人血浆衍生物

人血浆衍生物包括人白蛋白溶液、血浆蛋白提取物、新鲜冰冻血浆和免疫球蛋白溶液。利用人血浆衍生物的制备技术得到的是去除感染源的相对纯化溶液，但是理论上，各类 Creutzfeldt-Jakob 病和相关的牛海绵状脑病的传染风险依然存在。英国报道了一例推测与Ⅷ因子输注相关的朊病毒传染病例，但患者无临床表现[88]。通过使用非英国来源的多种血浆衍生物，持续的病毒传播风险已经降低了。

5% 白蛋白之类的人血浆衍生物溶液有接近生理水平的胶体渗透压（20 mmHg），可用于扩容治疗。尽管低白蛋白血症与危重症患者的预后不良相关，但输注外源性白蛋白并不会改善这类患者的预后。早期的观念会担心使用白蛋白进行液体复苏时可能增加危重症患者的死亡率，但在一项大型对照临床研究中并未证实这一担忧，并且该研究表明将白蛋白或等张性盐水用于液体复苏时对患者的预后并无差异[5]。在这一异质化的患者人群中，白蛋白组获得相似研究终点所需的液体量更少一些（比率为 1∶1.4），但是在创伤患者特别是脑损伤的亚组患者中，白蛋白可能与死亡率增加有关[5, 89]。相反，在脓毒血症患者的亚组分析中发现，白蛋白输注有降低死亡率的趋势，随后的一项 Meta 分析也支持这一结果[90]。

液体和电解质的临床管理

围术期体液的病理生理改变

在推荐围术期补液的实际方案前，应明确围术期体液的病理生理改变过程，因为这个病理生理过程不仅影响机体外源性液体和电解质的需求，而且影响着液体在体内的分布方式。围术期的患者可能并存血管内液体容量和分布的异常。随后的创伤刺激（包括外科手术）会导致一系列神经内分泌和炎症变化，即所谓的应激反应，从而对体液和电解质的反应和分布产生显著影响。适中的强度和持续时间的应激反应会有益于机体从创伤中的恢复，但是当应激反应加剧或持续时间延长或超过患者基础生理储备的应对范围时，则会转变为病理性过程。

术前

患者在围术期前可能已有明确的液体和电解质平衡紊乱。肝功能不全、肾功能不全和心功能不全均与钠离子分布异常相关（见下文讨论），从而对细胞外液容量产生显著的继发性影响。终末期肾病患者通过透析排出液体。透析的时机对于手术至关重要。长期使用利尿剂可能导致患者出现电解质紊乱。基于高血压的治疗方案，患者可能出现循环容量的不足，从而导致患者容易出现术中低血容量。

尽管术前禁食、禁饮对于液体平衡的影响可能被过度强调，仍应考虑术前禁食、禁饮的影响。当今围术期临床实践认为择期手术仅要求术前 2 h 禁饮。通过实验室技术检测发现，即便患者禁食、禁饮过夜，也通常不会改变正常血容量[91]。相反，术前胃肠道准备可导致患者体重下降 1.5 ～ 1.7 kg[92-93]，并伴随大量水分和钾离子的丢失。为了减少潜在的负面影响，应尽可能限制术前胃肠道准备，并且为补充液体丢失，应同时静脉输注 1 ～ 2 L 含钾晶体液，以改善血流动力学并降低血肌酐[93]。

需要外科手术治疗的急性病患者可能出现更严重的液体和电解质平衡紊乱。这可能受到以下因素的影响：

- 出血导致的直接血管内容量减少。
- 通过胃肠道途径的液体丢失。基于丢失液体的胃肠道部位不同导致了不同的细胞外液减少和电解质丢失。由于梗阻、呕吐或过度的鼻胃肠管吸引导致的大量胃液丢失可引起钠离子、钾离子、氯离子和酸性盐离子的丢失。小肠液的丢失可引起大量钠离子、氯离子和碳酸氢盐的丢失，并有少量钾离子的丢失。结肠液的丢失（如腹泻）可引起大量钾离子的丢失，并有少量钠离子和碳酸氢盐的丢失。病理性液体滞留在肠腔可能有类似的电解质平衡紊乱影响而无液体丢失的临床表现。
- 炎症相关的液体再分布，液体由血管内转移至细胞外间隔室（见下文讨论）。
- 液体滞留在生理性第三间隙，伴有水肿、胸腔积液和腹水。

术中

影响术中液体平衡的因素众多，举例如下：

- 血容量分布的改变。麻醉药所致的血管扩张可影响静脉和动脉系统，可能降低心脏的前负荷和后负荷。中枢神经抑制引起的交感神经抑制可能加剧心脏的前负荷和后负荷的减少。麻醉药的负性肌力作用也可能导致心输出量的减少。麻醉会引起不同程度的器官内自动调节反应钝化，从而影响脉管系统内的血容量分布。麻醉相关的微循环功能不全和外科手术引起的炎症反应可能打破局部氧供和组织氧需求之间的动态平衡，从而可能导致血管内液体治疗效果不佳。

- 出血导致血容量的直接丢失。外科手术失血的临床表现可能不同，很大程度上取决于失血的容量和时间。
- 不显性液体丢失。解剖腔室暴露后引起液体自黏膜表面蒸发，但这部分液体蒸发丢失量难以估计。湿度箱实验表明，大型开腹手术中肠腔广泛暴露时不显性液体丢失量可能仅有 1 ml/（kg·h）[94]。
- 炎症相关的液体再分布。大型手术引发的炎症反应可引起液体从血管内重分布到细胞外间隔室，在术后阶段更为常见（见下文讨论）。但是外科手术的刺激强度和持续时间达到一定程度时，术中阶段也可能出现炎症相关液体再分布。
- 液体经肾排出。围术期肾尿液的生成受到抑制，这与抗利尿激素分泌相关，同时也受到正压通气的影响。胸腔内压力升高会抑制静脉血回流和心输出量，联合一系列如交感神经激活和心房钠尿肽减少的神经内分泌反应，导致肾小球滤过率降低和尿量减少[95]。因此，无论静脉输注多少液体量，术中尿量都可能很少[96]。

大型手术会触发早期的应激反应。术中绝对或相对（再分布）的低血容量将调动一系列机体保护性反应（如"急性循环容量紊乱"的章节所述），其目的是将血液从外周再分布至重要的脏器，并通过保钠、保水维持循容量。外科手术的组织损伤也会触发炎症反应和免疫反应，并持续至术后阶段。一段时间的低血压和组织低灌注会加剧组织损伤引发的炎症反应。

术后

由于如前所述的影响液体和电解质生理的术前和术中因素，患者可能在术后阶段的起始时期就出现显著的血容量和液体间隔室分布紊乱。外科手术诱发的应激反应可能对术后液体平衡有持续性影响。

炎症反应和免疫反应　组织损伤引起局部血管扩张，内皮细胞通透性增加，白细胞渗入损伤部位，随后 72 h 持续生成以白介素 1（IL-1）、TNF-α 和 IL-6 为主的促炎性细胞因子。心肺转流、广泛的组织损伤或对术前亚临床反应的部位（如肿瘤或感染）进行外科手术都可能导致术后全身炎症反应综合征（systemic inflammatory response syndrome，SIRS）。胃肠道的低灌注也可触发 SIRS。低血容量的生理性反应是通过减少肾、肠道和外周灌注来保证心脏和脑的灌注。此时小肠绒毛的血流方向背离黏膜，为逆向血流供应，引起肠黏膜坏死，并由于肠腔内消化酶和细菌的作用进一步损害肠屏障功能。这使得肠道的细菌内毒素进入循环系统，成为全身性炎症反应的一个潜在触发因素[97-98]。肠缺血再灌注导致活性氧释放将进一步加剧炎症级联反应。

全身炎症反应通过改变内皮细胞表型，增加内皮细胞大孔隙数量和降解内皮糖萼的方式损伤内皮细胞的屏障功能[2]。输液过多所致的高血容量引起心房钠尿肽释放，进一步加剧内皮多糖蛋白复合物的降解[9, 99]。在重症患者中，炎症相关内皮细胞功能不全会导致毛细血管渗漏综合征，伴有水、电解质和蛋白质渗入细胞间隙，而导致肺、肠管和结缔组织的水肿。血浆渗透压降低促进毛细血管内液体持续滤过进入血管外，从而导致低血容量。

分解代谢　机体对组织损伤的反应，特别是白细胞参与的急性炎症反应和免疫反应，需要更多的能量物质供应。这种代谢水平的提高通过儿茶酚胺和皮质醇释放调节，并涉及肌蛋白的分解，同时与肝糖原的异生、急性期蛋白质生成和损伤组织的能量物质供应增加相关。为了满足增加的能量物质动员、处理和输送的需求，机体基础代谢率相应增加，并需要足够的循环血容量。

盐和水平衡的调节　如"总液体平衡的生理调节"的章节所述，外科手术过程中抗利尿激素释放，导致术后水潴留。这一现象可能由急性应激反应直接引起，其中 IL-6 被认为是一个关键的调节因子[100]。此外，一段时间的低血容量和低血压会进一步刺激抗利尿激素的分泌并激活肾素-血管紧张素-醛固酮系统，导致水和钠的潴留加剧，并进一步促进抗利尿激素的生成。因此，即使血容量及时恢复，机体仍可能出现短暂的少尿期，并出现术后液体过量和钠离子浓度变化的风险。在大型手术后的高代谢状态中，由于过量的氮与钠离子通过肾竞争性排泄导致钠离子潴留更为显著。

除了上述过程外，由于术中液体重新集聚至第三间隙（腹水或胸腔积液），液体进入胃肠道，或液体经呕吐、鼻胃管引流或造口丢失，都可能导致循环容量的减少。由于复温、新近发展的硬膜外交感神经阻滞或全身性炎症反应引起血管张力改变，导致术后血管内液体分布处于动态变化的过程。

围术期液体和电解质失衡的评估和治疗

血管内容量

作为一个影响心输出量（前负荷）和组织氧供的关键变量，血管内容量是保证足够组织灌注的核心。尽管血管内容量的评估是围术期液体治疗的一个重要部分，但血管内容量的评估并非易事。单独分析许多传统的反映容量状态的指标并不可靠，我们应该对患者采集提示容量状态异常的相关病史（如前述），并结合多种临床检查结果来综合评估血管内容量。明显的低血容量可能表现为心动过速、脉压减小、低血压和毛细血管充盈时间延长，但在围术期，这些生理变量的异常很可能由许多其他原因导致。相反地，在健康患者中 25% 的血容量丢失也可能没有明显的血流动力学改变[101]。尿量通常被认为是终末器官灌注充足的指标，但由于抗利尿激素和肾素−血管紧张素−醛固酮系统被激活，即使在循环容量正常的情况下，术后阶段尿量也有可能减少。有创的血管内容量监测手段也有其局限性。中心静脉压（central venous pressure, CVP）作为中心静脉容量的指标也受静脉顺应性的影响。在静脉收缩状态下，即使血管内容量绝对值减少，中心静脉压也可能正常或偏高。此外，在存在心肺病理性改变的情况下，右心与左心充盈压的关系也并不可靠。中心静脉压数值随时间变化的趋势可能是更有用的指标，因为静态的中心静脉压数值对血管内液体冲击治疗的后续反应的预测性较差[102]。每搏量（stroke volume, SV）和心输出量可通过许多技术来测量，目前在围术期液体管理中以这些参数变化为靶点进行了广泛的研究，如后所述。另外，血乳酸水平和混合静脉血氧饱和度可用于评估整体机体水平的组织灌注，在缺血组织再灌注或进展性肝衰竭时血乳酸水平可能会升高，而混合静脉血氧饱和度可识别全身氧供（DO₂）和氧耗（VO₂）是否匹配。评估单个器官灌注情况的监测技术有助于发现临床上的隐匿性低血容量，因为临床上的隐匿性低血容量对肠道等组织床和手术部位的低灌注风险最大。评估单个器官灌注情况的监测技术包括经红外光谱[103]、微透析[104]和胃肠道二氧化碳和 pH 测定。最后一项技术是采用胃张力计，基于胃肠道灌注不足和黏膜高碳酸血症和酸毒之间的关系[105]。通过这项技术可以检测到全身血乳酸、SV 或其他心血管参数[101]检测不到的低血容量。这类低血容量与术后并发症的增加有关[106]。尽管早期研究有一些令人鼓舞的发现，但这些监测技术目前并没有常规被用于指导围术期的血流动力学治疗。

血管内容量过多和不足都可产生一系列不良的生理学效应，因此，围术期液体输注的关键目标是在血管内容量过多与不足之间获得良好的平衡。已有大量临床数据比较了过度液体复苏和液体复苏不足与术后并发症之间的关系，液体容量"最有效点"的观点得到了这些临床数据的支持[107]。中度的低血容量通过作用于肠灌注和刺激保护性神经内分泌反射，可能加强手术应激反应中的炎症和抗利尿作用。更严重的低血容量降低前负荷、心输出量并由此减少氧供。结果可能导致氧供不能满足代谢需求，并伴随着氧摄取率的增加（表现为混合静脉血氧饱和度下降），如不足以维持线粒体的氧化磷酸化反应，则进展为低效的无氧代谢生成 ATP。当代偿性心输出量增加不足、微血管血流受损或细胞氧利用障碍时，这种情况可能进一步加重。乳酸是无氧代谢的副产物。乳酸蓄积会导致代谢性酸中毒。在极端情况下，低灌注组织生成的 ATP 不足以维持正常的细胞功能，从而导致细胞死亡或器官功能不全。已有多项临床研究致力于研究全身氧供不足与一系列术后并发症和术后死亡率增加的相关性。在单器官水平，当局部灌注不足时，经过手术干预的区域特别是组织瓣和肠吻合口等容易出现愈合不良。

血容量过多也有副作用，且通常是由围术期的医源性因素引起的。当毛细血管静水压正常或升高时，输注晶体液或胶体液可能会使毛细血管滤过增加，导致液体进入组织间隙。如果超过淋巴系统回流的能力，组织间隙多余液体无法回流至循环中时，肺、肌肉或肠道等顺应性高的组织就会出现水肿。当有炎症反应或内皮糖萼被破坏时，内皮细胞阻止大分子进入间质的屏障功能受损，血容量过多的影响会更为显著。由于肾不能有效处理多余的钠离子，并且受到术后抗利尿激素分泌的影响，因此机体纠正盐和水过量的过程是缓慢的。尽管小型的临床研究不能完全证实这一观点，但在临床上发现明显水肿会导致术后胃肠道功能不全[108-109]。血管内容量过多的其他潜在影响包括组织氧合下降导致的愈合不良、肺淤血诱发的肺部感染以及心室充盈超过 Starling 曲线最佳部分导致的心肌做功增加[110]。液体过量输注可能导致多种副作用，如血液高凝状态或低凝状态、高氯性酸中毒或肾功能不全。在围术期早期阶段，液体正平衡和体重增加会增加术后并发症[111-112]。

电解质失衡

钠失衡

低钠血症 低钠血症可出现在术前或术中，或者同时存在于术前和术中。低钠血症分为轻度（130～134 mEq/L）、中度（120～130 mEq/L）和重度（＜120 mEq/L）。特别是急性发作的中度到重度的低钠血症与围术期并发症相关。

病因　血清渗透压的测定、总的体液状态和尿的钠离子浓度是准确诊断低钠血症病因的关键[113-114]。常见的病因的诊断方案如图 47.3 所示。在正常情况下，钠离子是血清渗透压的关键决定因素，低钠血症通常伴有渗透压降低。但在某些情况下，存在引起细胞脱水的溶质时，水分从细胞内转入细胞外液，血清渗透压可能维持正常或升高。这些引起细胞脱水的溶质包括胰岛素不足条件下的葡萄糖、甘露醇、麦芽糖和甘氨酸。另外，如果血脂浓度太高，也有可能出现假性低钠血症。低渗性低钠血症是由于总体液量和钠离子获取或丢失不平衡引起的血清钠离子浓度降低。

术前低钠血症　术前检测中可能偶然出现低钠血症，其可能的病理机制见图 47.3。即使轻度的术前低钠血症，也与术后 30 天患者死亡率、大型心血管事件、伤口感染和肺炎相关[115]。目前尚不清楚低钠血症是否为术后并发症的直接原因，还是潜在临床或亚临床病理过程（如心力衰竭）的指标，即使对于美国麻醉医师协会（American Society of Anesthesiologists, ASA）1 级或 2 级患者接受择期手术时，术前低钠血症也存在一定风险。有趣的是，纠正术前低钠血症并不能明确改善患者预后。术前发现患者存在低钠血症时，应该尽快找寻和优化治疗潜在的基础疾病。如果术前发现中度到重度低钠血症，非紧急手术应延期进行，同时逐步纠正低钠血症（见下文讨论）。

术后低钠血症　如前所述，一段时间的低血压、疼痛或生理性应激相关的交感神经活化都会加重手术

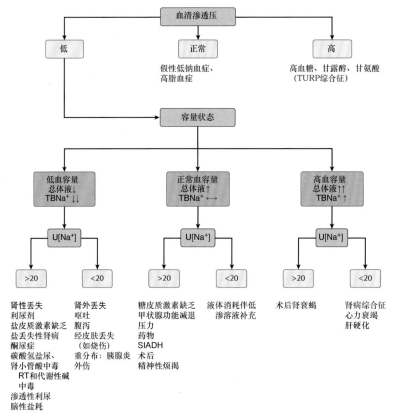

图 47.3　低钠血症的病因和诊断标准。抗利尿激素分泌失调综合征（syndrome of inappropriate antidiuretic hormone secretion, SIADH）的诊断标准包括排除肾上腺、甲状腺和肾病或利尿剂使用情况，出现血清渗透压降低（＜270 mOsmol/kg），临床上血容量正常。尽管水和盐摄入正常，但尿钠升高，尿浓度异常（＞100 mOsmol/kg）。特征性反应是，当限制水的摄入量时，2～3 日内出现体重下降 2～3 kg，并伴有盐耗减少和低钠血症。TURP，经尿道前列腺切除术；U［Na⁺］，尿钠离子浓度，单位为 mEq/L（Modified from Kumar S，Berl T. Sodium. Lancet. 1998；352：220；and Tisdall M，Crocker M，Watkiss J，et al. Disturbances of sodium in critically ill adult neurologic patients：a clinical review. J Neurosurg Anesthesiol. 2006；18：57.）

应激反应，从而导致与抗利尿激素分泌失调综合征（SIADH）相似的水钠潴留。特别是静脉输注含葡萄糖的溶液或其他低张溶液为机体持续提供自由水，使患者出现严重术后水钠潴留和低钠血症的风险。术后低钠血症的发生率为 1% ～ 5%，儿童和绝经前女性出现神经症状的风险特别高。当钠离子水平降低到 128 mEq/L 时，儿童和绝经前女性可能出现神经症状和神经系统后遗症。老年女性中钠离子水平降低至 120 mEq/L 时一般不会出现症状，除非钠离子下降速度非常快。术后低钠血症对机体的潜在影响相当大；8% 的低钠血症患者可能发展为脑病，其中 52% 的患者会经历永久性神经系统后遗症甚至死亡[116]。因未能识别出低钠血症而出现术后症状的患者（见下文讨论），或因担心引起渗透性脱髓鞘而未充分治疗的患者预后都不佳[117]。术后液体治疗的关键目标应该是预防术后低钠血症，基本原则是以维持生理需求［1 ～ 1.2 ml/（kg·h）］为基础限制自由水的输注，采用合适的等张盐溶液补充丢失的含钠液体（如胃肠道）。一旦可以口服液体摄入，立即停止静脉输液治疗，每日（高危患者的监测频率应更频繁）监测血清电解质。

经尿道前列腺切除术综合征　经尿道前列腺切术（transurethral resection of the prostate，TURP）综合征是指在 TURP 手术、经尿道膀胱肿物电切术（很少出现）[118]、输尿管镜或宫腔镜手术过程中，由于静脉吸收低张性非导电性（无电解质）冲洗液引起的有症状的低钠血症、血管内容量过多以及水肿。10% ～ 15% 的 TURP 手术可能并发 TURP 综合征，在手术开始后 15 min 至手术结束后 24 h 内出现[119]。TURP 综合征的危险因素包括膀胱内压力高，手术时间长，采用低张性冲洗液，以及前列腺静脉窦开放。TURP 综合征的临床表现与血管内容量改变、低钠血症和冲洗液吸收相关（图 59.4）。由于采用蒸馏水作为冲洗液会发生广泛溶血，现已改用甘氨酸溶液、山梨醇溶液或甘露醇溶液进行冲洗。自由水吸收引起的低钠血症可能导致低渗透压，但由于存在甘氨酸或其他渗透活性的溶质，渗透压可以维持在正常范围内。以下措施可能有助于预防 TURP 综合征：

- 采用双极电凝的手术可使用导电性冲洗液（等张盐水）[120]。
- 通过比较输入量和排出量监测液体吸收情况。如果液体吸收量已达到 750 ml（对女性患者而言）或 1000 ml（对男性患者而言），手术就应该停止，同时监测患者血钠离子水平和神经系统情况（如果患者为清醒状态）。如果液体吸收量已达到 1000 ～ 1500 ml（对女性患者而言）或超过 2000 ml（对男性患者而言），手术就应该结束。如果使用盐水进行冲洗时，液体吸收量超过 2500 ml，手术就应该结束。虽然低钠血

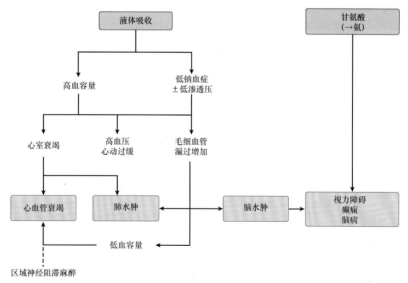

图 47.4　**经尿道前列腺切除术（transurethral resection of the prostate，TURP）综合征**。早期表现为低血容量相关性高血压，但随后可表现为严重的低血压。这是由于毛细血管滤过增加伴低血容量、心脏功能受抑制和交感神经阻滞等原因所致。甘氨酸本身可能通过变构激活 N- 甲基 -D- 天冬氨酸受体而导致癫痫。这一机制被认为是 TURP 综合征导致视力障碍的原因。甘氨酸通过肝的脱氨基作用产生氨，氨可进一步诱发脑病（Modified from Gravenstein D. Transurethral resection of the prostate［TURP］syndrome：a review of the pathophysiology and management. Anesth Analg. 1997；84：438.）

症的风险已经排除，但血管内容量过多的风险仍然存在[121-122]。

- 限制液体冲洗时间：当冲洗时间超过 1 h 时，应当仔细评估患者是否有 TURP 综合征后才可继续手术。
- 限制膀胱内压力低于 15 ～ 25 mmHg，子宫内膜手术压力则限制为 70 mmHg。
- 采用区域麻醉技术时监测患者的神经功能状态。清醒患者的 TURP 综合征的症状包括恶心呕吐、视觉异常、意识水平降低、躁动、谵妄和癫痫。

TURP 综合征的治疗应考虑患者血管内容量状态、钠离子水平和渗透压，但一般应立即停止冲洗和限制摄水量。如果血管内容量过多，应给予袢利尿剂以促进水的排出。在严重低渗性低钠血症并发神经系统症状时，可以采用高张性盐水治疗。当渗透压正常或稍降低时，首选血液透析[123]。当发生癫痫时可采用镁离子治疗，因为镁离子对 N- 甲基 -D- 天冬氨酸（NMDA）受体的负性调控作用可抵消稀释性低镁血症和甘氨酸的兴奋性作用[119]。

低钠血症的临床表现和治疗 低钠血症的症状与脑水肿和颅内压增高有关，而且主要取决于低钠血症的发展速度。在急性起病情况下，钠离子浓度低至 120 ～ 125 mEq/L（儿童和绝经前女性的数值更高）时就会出现低钠血症症状，表现为头痛、谵妄、躁动、呕吐和嗜睡。当钠离子浓度低至 110 mEq/L 时，低钠血症症状会进展为癫痫和昏迷。在慢性期，即使钠离子浓度低于 120 mEq/L，也可能没有临床表现。在所有的低钠血症病例中，应该尽早发现和治疗潜在的基础疾病，如糖皮质激素缺乏、肾疾病和心脏病。应依据患者的血管内容量状态、发病时间长短和存在的症状采用个体化治疗方案。对慢性低钠血症（持续时间未知或超过 48 h）应谨慎治疗，因为大脑对于低渗状态具有代偿作用。短时间提高渗透压会导致脑内水分丢失和渗透性脱髓鞘改变（如脑桥中央髓鞘溶解症）。其他影响治疗方案选择的因素如下：

- 低容量性低钠血症：低容量性低钠血症的症状并不典型，因为钠离子和水同时丢失限制了颅内渗透压的改变。应当采用等张盐水恢复细胞外液容量，也可以减少抗利尿激素的持续分泌。
- 高容量性低钠血症：在慢性高容量性低钠血症患者中，应关注限制水的摄入和优化治疗基础疾病，如使用血管紧张素转化酶（angiotensin-converting enzyme，ACE）抑制剂改善心输出量，从而减少心力衰竭时神经内分泌对水潴留的影响。当出现钠离子负平衡时，可使用袢利尿剂

（不应使用噻嗪类利尿剂，因为可能会抑制尿液稀释）促进自由水的排出。
- 慢性无症状性低钠血症：不需要立即纠正低钠血症，而应该针对基础疾病进行治疗。可以限制水摄入，并使用抗利尿激素拮抗剂（锂和地美环素）和袢利尿剂。
- 有症状性低钠血症（通常为血容量正常或高血容量）：出现中度症状的患者（谵妄、嗜睡、恶心和呕吐）可采用 3% 高张盐水治疗。起始输液速度为 1 ml/（kg·h），持续输注 3 ～ 4 h 后可增加 1 mEq/（L·h）的钠离子浓度，并复查电解质水平。应适时调整输液速度，以确保治疗最初的 24 h 内钠离子的升高不超过 10 mEq/L。严重的症状性低钠血症（表现为昏迷和癫痫，钠离子浓度通常小于 120 mEq/L）通常为急性发作，治疗不当的风险高于渗透性脱髓鞘的风险。为了使钠离子浓度增加 2 ～ 3 mEq/L，应首先单次静脉输注 3% 盐水 100 ml。如果神经系统症状并未改善，可间隔 10 min 再次以同样的速度和剂量给予 1 ～ 2 次 3% 盐水。然后按照中度低钠血症患者的治疗目标继续治疗。最初的 24 h 内钠离子的升高不超过 10 mEq/L[124]。每过几个小时复测一次电解质和渗透压，同时严密监测液体平衡，并有规律地对患者进行再评估。

高钠血症 高钠血症（钠离子浓度 > 145 mEq/L）比低钠血症少见，但多达 10% 的危重症患者可能发生高钠血症。如果发生重度高钠血症（钠离子浓度 > 160 mEq/L），基于患者基础疾病的严重程度，可能有 75% 的死亡率（图 47.5）[113-114]。高钠血症的主要机制是大量水分丢失且没有足够的代偿性摄入，存在抗利尿激素缺乏或外源性钠盐输注。尿崩症（diabetes insipidus, DI）是由抗利尿激素缺乏引起的尿液浓缩障碍，大量尿液稀释不当被排出。造成抗利尿激素缺乏的原因可能是生成或释放障碍（中枢性 DI）或肾对抗利尿激素的敏感性降低（肾源性 DI）。患者如果不能进行口服补液（如昏迷患者或口渴反射受损的老年人），则可能快速进展为低血容量。中枢性 DI 见于垂体术后、蛛网膜下腔出血、创伤性脑损伤（特别是颅底骨折）和脑死亡。肾源性 DI 可能是由于肾疾病、电解质紊乱或药物（锂、膦甲酸钠、两性霉素 B 和地美环素）引起。

高钠血症的临床表现包括精神状态改变、嗜睡、烦躁、癫痫、反射亢进和痉挛。高钠血症的诊断是基于测定血管内容量状态、血渗透压和钠离子浓度。对于尿量持续超过 100 ml/h 的高钠血症患者，应该考

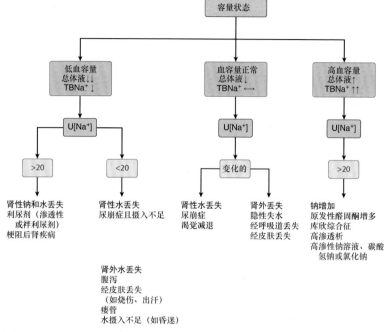

图 47.5　高钠血症的病因和诊断标准。U［Na$^+$］，尿钠离子浓度，单位为 mEq/L（Modified from Kumar S，Berl T. Sodium. Lancet. 1998；352：220.）

虑是否存在 DI。DI 的诊断标准包括不正常的稀释尿（< 300 mOsm/kg），同时伴有高钠血症和高血清渗透压（> 305 mOsm/kg）。进行紧急治疗时，尿比重（specific gravity，SG）可帮助快速判断尿渗透压水平。在高钠血症情况下，尿 SG 小于 1.005 且并存潜在基础疾病时符合 DI 的诊断。

高钠血症的患者应根据血管内容量状态进行个体化治疗。如同低钠血症一样，除非为急性发作，否则钠离子的纠正速度不应超过 10 mEq（L·d）。

- 低容量性高钠血症：首先应采用等张盐水纠正血管内容量的丢失，同时治疗基础疾病（如采用胰岛素治疗高血糖），然后采用 0.45% 盐水、5% 葡萄糖或灌肠水补充水的缺失量和持续丢失量。
- 等容量性高钠血症：采用 0.45% 盐水、5% 葡萄糖或灌肠水补充缺失量和持续丢失量。对于尿量大于 250 mL/h 且存在低血容量风险的中枢性DI 患者，应静脉滴定 0.4 ～ 1 μg 醋酸去氨加压素（1- 去氨基 -8-d- 精氨酸加压素，DDAVP，抗利尿激素类似物）以减少尿量。短期大剂量用药可能有延迟效应，但存在水中毒的风险[113-114]。
- 低容量性高钠血症：停止外源性钠离子的输注，给予呋塞米和 5% 葡萄糖或肠内给水。如果出

现肾衰竭，可进行血液透析。

钾失衡

由于钾离子对维持兴奋性组织静息膜电位至关重要，围术期血钾紊乱可能会导致危及生命的心律失常。正常情况下，钾离子主要分布在细胞内，意味着血浆钾离子水平异常可能反映了钾离子在细胞外液和细胞内液的分布异常或钾离子总量异常，或两者都有。实验室检测钾离子可能会出现样本采集误差；抗凝血样本的钾离子通常比凝血样本的数值少 0.4 ～ 0.5 mEq/L，因为凝血过程中红细胞会释放钾离子。溶血时也会使钾离子水平出现升高的误差，可能是由于样本采集技术不足或样本处理时间过长所致。

低钾血症　低钾血症（< 3.5 mEq/L）的原因如表 47.7 所示。中重度低钾血症（2 ～ 2.5 mEq/L）可导致肌无力、心电图异常（ST 段压低、T 波低平和 U 波抬高）和心律失常（心房颤动和室性期前收缩）。目前推断低钾血症（如低至 2.6 mEq/L）与围术期并发症和死亡率增加相关，然而尚无证据支持这一结论[18]。在围术期应纠正低钾血症，以优化神经肌肉功能和减轻心脏异常兴奋。当发生急性心律失常时，最为重要的治疗是纠正低钾血症，将钾离子维持在 4 ～ 4.5 mEq/L。

表 47.7　低钾血症的病因及机制

机制	病因	备注
摄入不足	神经性厌食症 酗酒 营养不良	
胃肠道丢失	呕吐 腹泻 瘘管	尤其是分泌性腹泻
肾丢失过多	盐皮质激素分泌过多 糖皮质激素分泌过多	原发性和继发性醛固酮增多 尽管糖皮质激素的亲和力较低，但高浓度糖皮质激素足以超过盐皮质激素受体
	利尿剂	袢利尿剂或噻嗪类利尿剂增加钠离子输送，导致集合小管主细胞负荷增加
	渗透性物质	葡萄糖、尿素和甘露醇也可能导致集合管钠离子的输送增加
	低镁血症	髓袢升支粗段的钠离子重吸收受损，导致通过集合管主细胞远端的钠离子输送和钾离子丢失增加
	肾小管酸中毒	集合管主细胞的 H^+/K^+ 交换衰竭
	Bartter 和 Gitelman 综合征	肾小管离子转运体突变，产生类似袢利尿剂或噻嗪类利尿剂的作用
细胞内钾离子转移	β_2 激动剂 胰岛素治疗 急性碱中毒 锂过量 低钾性周期性麻痹 维生素 B_{12} 治疗	也见于交感神经兴奋

Modified from Kaye AD, Riopelle JM. Intravascular fluid and electrolyte physiology. In: Miller RD, Eriksson LI, Fleisher LA, et al, eds. Miller's Anesthesia. 7th ed. New York: Churchill Livingstone; 2009: 1705.

表 47.8　高钾血症的病因及机制

机制	病因	备注
摄入增加	钾离子治疗过量 输血 含钾离子的抗生素	患者通常有钾排泄功能受损（如重度慢性肾衰竭）
肾排出衰竭	盐皮质激素缺乏	醛固酮减少症 低肾素和醛固酮减少状态（糖尿病和肾小管间质性疾病）
	药物引起盐皮质激素功能被阻滞	螺内酯（阻滞盐皮质激素受体） ACE-I 和 ARBs（醛固酮生成减少） 肝素（选择性醛固酮减少症）
	集合管钠离子通道阻滞	阿米洛利 甲氧苄啶 氨苯蝶啶 潘他米丁
	肾小管间质性肾炎 肾梗阻	导致皮质集合管的损伤或破坏
细胞外钾离子转移	琥珀胆碱 组织缺血再灌注	细胞缺血导致 ATP 生成减少，Na^+-K^+ATP 酶活动衰竭，钾离子"漏"到细胞外液。细胞裂解使得钾离子进一步释放。发生再灌注时，细胞外液中过多的钾离子快速输送到全身循环。在实体器官移植时，可能与离体器官保存的灌注液中含有较高钾离子有关
	胰岛素缺乏 急性酸中毒 恶性高热	

ACE-I，血管紧张素转化酶抑制剂；ARBs，血管紧张素 II 受体阻滞剂；ATP，三磷腺苷。

应缓慢补钾，使得整个细胞外液的钾离子达到平衡，通常补钾速度不应超过 0.5 mEq/（kg·h）。补钾溶液的钾离子浓度超过 40 mEq/L 时可能对静脉产生刺激，所以应通过中心静脉导管进行输注。

高钾血症　高钾血症（> 5.5 mEq/L）可能是由于钾离子摄入过多。钾离子排出障碍或钾离子从细胞内转移至细胞外间隔室引起的（表 47.8）。肾对钾离子的排泄依赖醛固酮，通过基底膜上的 Na^+-K^+-ATP 酶和管腔的钠离子和钾离子通道促进 Na^+-K^+ 交换。肾的排钾异常是由于皮质集合管的主细胞功能受损引起的。高钾血症的临床特征为肌无力、麻痹和心脏传导异常（自律性增加和复极化增强）。随着钾离子水平的增加，可出现 ECG 的改变[125]：

- 钾离子浓度为 5.5 ～ 6.5 mEq/L：出现高尖 T 波。
- 钾离子浓度为 6.5 ～ 7.5 mEq/L：PR 间期延迟。
- 钾离子浓度大于 7.5 mEq/L：QRS 波增宽。
- 钾离子浓度大于 9.0 mEq/L：心电图为正弦波形，出现心动过缓和室性心动过速，发生心脏骤停的风险增加。

与血钾浓度快速增加相比，慢性高钾血症（如慢性肾衰竭）患者的耐受性较好。发生急性高钾血症时，细胞内和细胞外钾离子浓度比值差异较大。而在慢性高钾血症时，细胞内外钾离子浓度比值可能重新恢复至正常。急性血钾升高至心电图出现改变的情况属于紧急医疗情况，需进行紧急抢救。急性高钾血症的治疗包括将钾离子从细胞外液转移至细胞内液，给予钙离子拮抗钾离子的心脏毒性，以及增加肾对钾离子的排泄。在慢性高钾血症患者中，也可通过胃肠道交换树脂来清除多余的钾离子（表 47.9）。血钾浓度大于 6.5 mEq/L，同时伴有无尿性肾衰竭，是可以进行急性透析的指征。

钙失衡

低钙血症　低钙血症的病因与甲状旁腺激素减少和（或）维生素 D 活性降低、骨沉积增加、钙离子螯合、蛋白结合钙和离子钙比例改变相关（表 47.10）。低钙血症的临床表现见下。但由于有些患者处于麻醉状态下而导致临床表现不明显：

- 神经肌肉异常兴奋。

- 口周和外周感觉异常。
- Chvostek 征（轻敲面神经引起的面部抽搐）。
- Trousseau 征（压力袖带充气引起前臂肌肉痉挛）。
- 肌肉痉挛。
- 喉痉挛。
- 手足抽搐或强直。
- 癫痫。
- 心脏。
- 心肌收缩力受损。
- QT 间期延长。
- 心室颤动。
- 心脏传导阻滞。

表 47.9　高钾血症的治疗

机制	治疗	适应证	备注
拮抗心脏毒性	10% 氯化钙（ml）或葡萄糖酸钙	钾离子浓度 > 6.5 mEq/L，特别是有心电图改变	几分钟内起效，持续 30 ～ 60 min
细胞内钾离子转移	胰岛素 10 ～ 20 单位（溶于 50 ml 50% 葡萄糖中进行输注，以避免低血糖）	钾离子浓度 > 6.0 mEq/L	10 ～ 20 min 内起效，持续 4 ～ 6 h
	β_2 受体激动剂（如沙丁胺醇 2.5 mg）		
	过度通气		
	碳酸氢钠 1 mEq/kg	钾离子浓度 > 6.5 mEq/L	通过提高细胞外 pH 增加钾离子摄取
增加肾排泄	呋塞米 20 ～ 40 mg 静脉注射	中度到重度高钾血症	使钠离子输送到皮质集合管增加并与钾离子交换
	等渗盐水扩容		
	氟氢化可的松		盐皮质激素的作用
钾离子清除的其他途径	胃肠道交换树脂：聚磺苯乙烯钠 15 ～ 30 g 口服或经直肠给药	任何持续的高钾血症	
	血液透析	中度到重度高钾血症伴有少尿	

高钾血症分为轻度（5.5 ～ 5.9 mEq/L）、中度（6.0 ～ 6.4 mEq/L）和重度（> 6.5 mEq/L），伴有或不伴有心电图改变[258]

表 47.10　低钙血症的病因及机制

机制	病因	备注
调节的激素减少	甲状旁腺功能低下	甲状旁腺或甲状腺术后。可能是甲状旁腺素减少的急性效应或在甲状旁腺功能亢进手术后，骨再矿化过程中的长期低钙血症（"饥饿骨综合征"）
		低镁血症（抑制甲状旁腺素分泌）
	假性甲状旁腺功能低下	对甲状旁腺素反应性降低
	维生素 D 活性降低	高磷酸盐血症（如在慢性肾病中抑制羟基化反应）
		饮食或光照缺乏
		抗惊厥药物（无活性转态的维生素 D 转化增加）
钙离子螯合作用	大量输血	由红细胞储存液里面的柠檬酸引起
	细胞裂解	肿瘤裂解综合征、外伤或横纹肌溶解综合征引起的磷酸盐释放
	胰腺炎	由释放出的胰腺酶作用形成的腹膜内游离脂肪酸，可与钙盐螯合，进一步加重并存的低镁血症和低白蛋白血症
骨沉积增加	前列腺癌和乳腺癌	破骨细胞活动增加
游离钙减少	碱中毒	如急性术中过度通气
结合钙离子减少	低白蛋白血症	危重病（游离钙可能正常，且不需要补充钙），营养不良
机制未明	内毒素休克	

快速输注大量含柠檬酸盐的库存血［＞1.5 ml/（kg·min）］或新鲜冰冻血浆后，由于柠檬酸盐螯合游离的钙离子而导致低钙血症。肝功能受损的患者对柠檬酸盐的代谢降低，因此低钙血症的情况在这类患者中会特别严重且持续时间延长[126]。柠檬酸盐中毒已经被提及很多年，但这一情况在临床上较为少见。虽然钙离子在凝血过程中有重要作用，但单纯地由低钙血症引发的凝血功能异常仅发生在游离钙离子浓度低于1.2 mEq/L（0.625 mmol/L）时。在这种情况下，应补充钙离子，以维持心肌收缩和神经肌肉功能，应将游离钙离子浓度提升至1.8 mEq/L（0.9 mmol/L）[127]。在心肌收缩力受损的情况下，也可考虑补充钙离子，如在心脏手术过程中用以优化心室功能。甲状旁腺切除术后，应经常复查钙离子水平直至钙离子水平稳定，因为短期和长期阶段都需要补充钙离子和维生素D。在危重症患者中，由于低白蛋白血症，总的钙水平可能降低，但只有在游离钙水平低的情况才需要补充钙离子。钙离子的补充可以通过静脉输注10%（重量/体积）葡萄糖酸钙溶液或10%（重量/体积）氯化钙溶液。在这些含钙溶液的配方中，葡萄糖酸钙溶液含有更少量的元素钙（0.45 mEq/ml，氯化钙中为1.36 mEq/ml），但只要总的钙含量相同，两者的补钙效果就是一样的。葡萄糖酸钙更适合外周静脉输注，因为葡萄糖酸钙溶液外渗造成的组织损伤程度较氯化钙溶液轻。低钙血症通常伴有镁离子水平偏低，因此也应纠正镁离子水平，尤其是输注大量等张盐水或胶体液引起的低钙血症时。

高钙血症　高钙血症是由于钙离子从胃肠道和（或）骨中流入细胞外液的含量超过从肾或骨中对钙离子的排出量（表47.11）。高钙血症的临床表现与其严重程度和起病速度相关，因此轻度的慢性高钙血症通常没有症状。更严重的高钙血症表现为神经系统症状（困倦、无力、抑郁、嗜睡和昏迷）、胃肠道症状（便秘、恶心、呕吐、厌食和消化道溃疡）、肾表现（可通过脱水加重低钙血症的肾源性尿崩和肾结石）、心电图异常（QT间期缩短，PR间期延长）和地高辛中毒的潜在风险。高钙血症的治疗在于处理基础疾病，包括如果存在严重的甲状旁腺功能亢进，应进行甲状旁腺切除手术，或停用噻嗪类利尿剂。此外，有症状性高钙血症的治疗目标是提高肾对钙离子的排泄，可采用等张盐水和袢利尿剂进行扩容。这种联合使用可以在1～2日内减少1～3 mg/dl钙离子[26]。双膦酸盐类药物可促进破骨细胞的骨沉积。如果出现重度高钙血症或轻度高钙血症患者对水化反应不佳，可使用双膦酸盐类药物。单次静脉注射帕米膦酸二钠60 mg（血钙浓度高达13.5 mg/dl的中度高钙血症）或90 mg（重度高钙血症）在7日内可将钙离子水平降至正常，且作用效果可能持续一个月。唑来膦酸是一类新型的双膦酸盐类药物，效果更强，单次静脉用药剂量为4 mg[128]。双膦酸盐类药物只有在出现临床脱水情况已得到治疗的情况下才能使用，以避免造成钙磷酸盐沉积和肾毒性。淋巴细胞增生性疾病或异位维生素D生成相关的高钙血症也可以应用糖皮质激素[129]。经肌肉或静脉注射降钙素可持续48 h增加肾对钙离子的排泄并减少骨对钙离子的重吸收，可能在补液阶段有助于轻度降低钙离子水平。

镁失衡

低镁血症　镁离子主要分布在细胞内间隔室，与骨内存储的镁离子达到平衡的速度缓慢，因此，通过

表47.11　高钙血症的病因及机制		
机制	**病因**	**备注**
甲状旁腺素增加	原发性甲状旁腺功能亢进 继发性或第三级甲状旁腺功能亢进	最常见的病因，通常是由于独立的甲状旁腺腺瘤而表现出轻度高钙血症 肾病相关的甲状旁腺功能亢进引起的低钙血症可能在疾病过程延长后进展为高钙血症
恶性肿瘤	甲状旁腺素相关肽分泌 溶骨性转移 骨化三醇生成	大部分实体肿瘤可分泌甲状旁腺相关肽：产生类似甲状旁腺素效应 乳腺癌、肺癌、淋巴瘤、甲状腺癌、肾癌、前列腺癌和多发性骨髓瘤 淋巴瘤最常见
维生素D过多	异位生成 摄入过多	肉芽肿性疾病（如结节病）、恶性肿瘤
肾排泄减少	噻嗪类利尿剂	
骨转化增加	甲状腺功能亢进 制动	
钙摄入增加	乳-碱综合征	

血清中镁离子浓度无法准确预测体内总镁的含量。红细胞或淋巴细胞内的镁离子水平可能更接近机体总镁或组织存储的含量，但测定过程较为复杂[130-131]。慢性和急性的低镁血症都与心血管疾病相关[29]，在不同的住院患者中显著相关（一般住院患者为 12%，心脏手术术前的患者为 19%，危重症患者为 65%）。虽然在细胞增生或蛋白质生成增加的情况下（怀孕、运动员以及对寒冷环境的适应），镁离子会出现相对减少，但低镁血症的病因与胃肠道对镁离子摄入减少或肾对镁离子排出增多相关（表 47.12）。低镁血症的临床表现可能没有特异性，而且低镁血症的症状经常与低钙血症和低钾血症表现并存[32]：

- 神经肌肉表现：Trousseau 征和 Chvostek 征、眩晕、癫痫和无力。
- 代谢性表现：碳水化合物不耐受、高胰岛素血症和动脉粥样硬化。
- 心血管表现：宽的 QRS 波、PR 间期延长、T 波倒置和室性心律失常。
- 肌肉骨骼表现：骨质疏松和骨软化症。

应根据低镁血症症状的严重程度和血镁降低的程度对低镁血症进行个体化的治疗。无症状性中度到重度低镁血症患者应口服镁剂进行补充，因为快速静脉注射镁剂会刺激肾 Ca^{2+}/Mg^{2+} 感受器，使镁离子重吸收减少而导致肾排出更多的镁离子。有症状性低钙血症且镁离子浓度低于 1 mg/dl 时，可静脉注射镁剂

表 47.12　低镁血症的病因及机制	
机制	病因
胃肠道摄取不足	营养不良
	长期呕吐或腹泻
	肠瘘
	胰腺炎
	长期鼻胃管吸引
	吸收不良综合征
	短肠综合征
	原发性小肠性低镁血症
肾丢失增加	慢性肠外液体治疗
	高钙血症和高钙尿
	渗透性利尿
	药物：酒精、袢利尿剂和噻嗪类利尿剂、氨基糖苷类抗生素、顺铂、两性霉素、环孢素和膦甲酸钠
	磷酸盐耗竭
	饥饿骨综合征
	梗阻性肾病
	肾移植
	急性肾损伤的多尿期
	原发性甲状旁腺功能亢进
	Bartter 和 Gitelman 综合征

[当出现癫痫或心律失常时初始剂量为 1 ～ 2 g（译者注：原文为 gm，应为 g），注射时间为 5 ～ 10 min][32]。对并存的低钙血症或（和）低钾血症也应同时治疗，但是在不纠正低镁血症的情况下，低钙血症和低钾血症也很难改善。如前所述，即使不存在低镁血症，镁离子的补充还有许多其他适应证。部分患者可能出现体内总镁含量减少，而在检测血清镁水平时并未发现异常。

高镁血症　由于胃肠道对镁的吸收有限，且肾能够有效地排出镁，因此，高镁血症通常是由医源性因素引起的。高镁血症的症状反映了镁离子对神经系统和心功能的影响，并与血清镁离子浓度相关[18]：

- 血清镁离子浓度为 5 ～ 7 mg/dl 时：先兆子痫的治疗水平。
- 血清镁离子浓度为 5 ～ 10 mg/dl 时：心脏传导受损（宽大的 QRS 波、PR 间期延长）、恶心。
- 血清镁离子浓度为 20 ～ 34 mg/dl 时：镇静，神经肌肉传递降低伴有通气不足，肌腱反射减弱和肌无力。
- 血清镁离子浓度为 24 ～ 48 mg/dl 时：广泛的血管扩张并伴有低血压和心动过缓。
- 血清镁离子浓度为 48 ～ 72 mg/dl 时：反射消失、昏迷和呼吸麻痹。

因此，给予镁剂时有几个重要的注意事项。第一，给予镁剂治疗时应密切监测血清镁离子水平。第二，由于镁离子经过肾排出，对于有肾疾病的患者治疗性补镁剂量应减少。第三，对于已有神经肌肉传递功能受损的患者（重症肌无力和 Lambert-Eaton 肌无力综合征）给予镁剂治疗时应非常谨慎。第四，在麻醉过程中，将镁剂与肌松药联合使用时应采用神经肌肉监测，采用滴定法减少肌松药的剂量。因为镁离子同时对去极化和非去极化肌松药都有增强作用。急性高镁血症的治疗措施包括静脉补液或输注利尿剂以促进肾对镁的排泄。静脉输注钙离子可暂时拮抗镁离子，避免利尿剂使用时引起的低钙血症。特别是存在肾疾病时可能需要透析治疗。

磷酸盐失衡

低磷酸盐血症　低磷酸盐血症可能与肠道摄取磷酸盐障碍，肾磷酸盐排泄增多，或转移至细胞间隔室或骨骼相关（表 47.13）。慢性消耗性患者可能通过高通气而诱发低磷酸盐血症的症状。经过长时间的饥饿，在开始肠内或肠外营养时可能会出现再喂养综合征。再喂养综合征也可能在术后出现。饥饿时胰岛素分泌减少，随后的脂肪和蛋白分解代谢导致细胞内电解质耗竭。但血清的电解质水平可能是正常的，特

表 47.13　磷酸盐失衡的病因及机制			
低磷酸盐血症		**高磷酸盐血症**	
机制	病因	机制	病因
内部重分布	呼吸性碱中毒 重新进食 激素（胰岛素、胰高血糖素、肾上腺素和皮质醇） 脓毒血症 饥饿骨综合征	内源性负荷增加	肿瘤裂解综合征 横纹肌溶解 肠梗死 恶性高热 溶血
尿排泄增加	甲状旁腺功能亢进 维生素 D 代谢紊乱 肾移植 扩容 营养不良 肾小管缺陷 酗酒 代谢性或呼吸性碱中毒	外源性负荷增加 尿液排泄减少	酸中毒 静脉输液 口服磷酸盐补充剂 维生素 D 中毒 肾衰竭 甲状旁腺功能低下 肢端肥大症 肿瘤钙沉积
小肠吸收减少	限制饮食 抑酸药过多 维生素 D 缺乏 慢性腹泻	假性高磷酸盐血症	双膦酸盐类药物治疗 镁缺乏 多发性骨髓瘤 体外溶血 高三酰甘油血症

Data from Weisinger JR，Bellorín-Font E. Magnesium and phosphorus. Lancet. 1998；352：391.

别是磷酸盐。在再喂养时又切换回到糖代谢，胰岛素分泌增加和细胞内对磷酸盐摄取增加，由此可能导致显著的低磷酸盐血症。大多数重度的低磷酸盐血症（< 1.5 mg/dl）可能的临床表现包括横纹肌溶解、白细胞功能障碍、心脏和呼吸衰竭、癫痫、低血压和昏迷。静脉输注磷酸盐有诱发重度低钙血症的风险，因此静脉输注磷酸盐仅保守地用于中度（< 2.2 mg/dl）到重度或有症状的低磷酸盐血症患者，且持续性低钙血症患者应避免使用。替代治疗方案应该基于患者的体重和血清磷酸盐水平而定[132]。

高磷酸盐血症　高磷酸盐血症的病因如表 47.13 所示。临床上最常见的病因为肾衰竭。在肾衰竭患者滤出磷酸盐的能力降低。在轻度慢性肾病的患者中，可通过增加甲状旁腺激素的分泌同时抑制肾小管对磷酸盐的重吸收进行部分代偿。但在较严重的肾病患者中，高磷酸盐血症必须通过口服磷酸盐结合剂来控制。高磷酸盐血症的临床特征可能与磷酸盐水平急性升高所致的有症状性低钙血症相关。当钙离子和磷酸盐的乘积数升高时，通过抑制肾 1α- 羟化酶使钙离子沉积在软组织上，而出现低钙血症[32]。

氯失衡

尽管酸碱平衡取决于 SID 的其他组分，Cl$^-$ 失衡可能会影响酸碱平衡。如前所述，输入等张盐水后，其中的外源性 Cl$^-$ 会使血浆 Cl$^-$ 浓度升高，但对 Na$^+$

浓度的影响较小，导致血浆内 SID 减少并进一步影响 pH。相反地，存在高氯血症和高钠血症或者有低氯血症和低钠血症的疾病状态时，则不影响 SID，进而不改变 pH。许多导致氯异常的原因（表 47.14）为病理性过程，也同时影响 Na$^+$ 水平。分析和治疗这些"互相匹配"的电解质失衡应当首先针对钠紊乱。

围术期液体治疗的管理实践

在围术期的每个阶段，医师必须决定经静脉给多少和给什么类型的液体。不幸的是，并非总是能够得到有力的证据来回答这些问题，因此通常需要一个基于可靠的生理学知识并结合目前现有最佳证据的实践方法。对液体和电解质的需求是动态变化的，且个体差异很大，这使得液体治疗过程要更加复杂。由于患者因素（包括体重、合并症）和手术因素（如手术的大小和部位）各不相同，在术前、术中和术后每个阶段的液体需求也相应地不同。此外，液体治疗的目标应根据外科情况的严重程度和其相关的发病率来制订。在"低危"小手术中，液体治疗策略可能只影响相对轻微的并发症（如恶心和呕吐）的发生率[133-134]，而在大手术中，则应重点关注液体治疗对患者术后并发症率、住院天数和死亡率的潜在影响[111, 135-136]。

大手术液体治疗的目标如下：

■ 确保足够的循环容量，维持细胞内氧供，避免

表 47.14　氯异常的病因及机制

	低氯血症		高氯血症
机制	病因	机制	病因
氯丢失	利尿剂 胃引流 呕吐 慢性呼吸性酸中毒	输氯离子 水丢失	含大量氯的液体 肠外营养 皮肤 发热 肾丢失
氯过度时的水平衡	充血性心力衰竭 抗利尿激素分泌不当综合征 输注低渗液体	 水丢失超过氯丢失（肾外的） 水丢失超过氯丢失（肾的） 肾小管氯重吸收增加	尿崩症 腹泻 烧伤 渗透性利尿 梗阻后利尿 内源性肾疾病 肾小管酸中度 糖尿病酮症酸中毒的恢复期 早期肾衰竭 乙酰唑胺 输尿管改道 低碳酸血症后

Data from Yunos NM，Bellomo R，Story D，et al. Bench-to-bedside review：chloride in critical illness. Crit Care. 2010；14；226.

低血压对细胞功能、存活、炎症和神经内分泌反应的有害影响。这可能牵涉针对循环容量以及心输出量和血管阻力的控制。

■ 避免医源性输液的副作用；血管内容量过多（这可能在临床上不明显）、水肿、Na^+ 或 Cl^- 超负荷、合成化合物的毒性或非生理量的阴离子（乳酸、醋酸和葡萄糖酸）。

大量研究表明，即使在相对标准化的外科手术中，液体输注量差异也很大。这种难以解释的差异可能与术后发病率相关，但它似乎与麻醉科医师的处理方法更加密切，并不与我们所认为的患者或手术因素有关[107, 137]。目前正尝试和验证多种方案，来探索围术期液体治疗的最佳类型和剂量。

液体的量

静脉输液的量可通过两种方式得出：①按患者的体重、手术阶段和丢失的成分来预估需要的剂量；②通过直接测量个体化的生理学参数，而后针对该参数给予输足够的液体来达到治疗目标，即"目标导向液体治疗"。

针对总液体平衡　传统的围术期输液方案是按禁食时间对液体生理需要量（如，通过"4-2-1"计算；表 47.15[138]）和术中额外丢失（如打开体腔或出血）的量来估计。常通过对液体在各间隔室转移的知识来确定输注液体量。例如，考虑到晶体会向血管外转移，通常按 3∶1 输注晶体液来补充丢失的血量[18]。

表 47.15　4-2-1 公式预估水的维持需要量

体重	液体预案
第一个 10 kg	4 ml/（kg·h）
第二个 10 kg	2 ml/（kg·h）
之后的所有 kg 数	1 ml/（kg·h）
举例：一个 25 kg 的患者将需要（4×10）+（2×10）+（1×5）= 65 ml/h 的"维持"水量	

Data from Holliday MA，Segar WE. The maintenance need for water in parenteral fluid therapy. Pediatrics. 1957；19；823.

这些以生理学为基础的管理方式近来受到质疑。

在围术期，通过比较晶体液较高［12 ～ 18 ml/（kg·h）］或较低［5 ～ 7 ml/（kg·h）］的输液剂量是否能够使大手术术后的患者获益，麻醉医师对"每千克体重多少毫升"的输液方法进行了拓展检验。不幸的是，由于这些研究中"限制的/保守的""标准的""自由的"等词的定义差异较大，研究的液体种类多（胶体/晶体），以及补液策略时间段不同，这些研究进行得并不顺利。但这些不同的研究中，共性是采用每千克体重多少毫升作为补液治疗方案，并仅以临床评价而不达到特定性的生理学终点参数，与输注较少液体量的患者相比，输注超过 3500 ～ 5000 ml 的晶体液增加术后并发症率，可表现为体重增加、心肺功能障碍、伤口愈合受损[111, 133]、胃肠道功能恢复延迟和住院天数增加[139-140]。有项研究得出了明显矛盾的结果[141]，尽管这可能部分是由于其方法学与本文中其他研究的方法学差异所致。在最近的实用国际 RELIEF 试验中，3000 名在腹部大手术期间有发生并发症风险的患者随机接受术中及术后 24 h 限制性或开放性输液。限制性输液组患者的平均静脉输液量为 3.7 L，平均体重增加为 0.3 kg，开放性输液组患者的平均静脉输液量为 6.1 L，平均体重增加为 1.6 kg。在一年无残疾生存率的主要预后上两组无差异，但在限制性输液组中伤口感染率（16.5% 比 13.6%）和肾替代治疗率（0.9% 比 0.3%）升高。这项研究为过度限制性输液、术后体重变化（＋1.5 kg）及有益的基准方案提供了重要提示。

重点关注术后输液量影响的研究非常少。在目前已知研究中，其中一项研究指出术后输液应当限制在 2000 ml 的水和少于 100 mEqNa$^+$/24 h[108]，肠道功能可较早恢复以及早出院，而在另一项研究中则显示无差异[143]。这可能与研究的样本较小且在方法学上存在差异有关。

虽然有可能存在可以使灌注最大化并且可以避免血容量过多的最佳液体量，但可能因不同的患者及其对不同容量的反应性不同，该曲线的位置会不尽相同。这是个性化液体治疗的基本原理，即针对测量的客观参数进行液体治疗。

目标导向治疗　目标导向治疗（GDT）是以测量与心输出量、总体氧供及输液相关的关键生理学参数，并酌情使用增加心肌收缩力药物、血管加压药、血管扩张药和输注红细胞，以达到改善组织灌注和临床预后的目标。这种输液方式是一个连续动态过程，其目标是确定生理学终点，而不是在未进行客观评价的情况下输液。GDT 源于观察到围术期高风险手术幸存患者的氧供和氧利用都达到一定提升[144]，已同时在围术期和危重症医学领域得到应用。之后在进行大手术的研究中，通过调控血流动力学并重复这些超正常范围的"生存者值"［心指数＞ 4.5 L/（min·m^2），氧供指数（DO$_2$I）＞ 600 ml/（min·m^2），氧耗指数＞ 170 ml/（min·m^2）］[145-146]。目标导向治疗方法已经各类外科和许多不同时间点进行了广泛的研究，包括术前优化、术中的管理和术后即刻时期。下面介绍了几种测量 GDT 生理参数的工具。

- 肺动脉导管（（pulmonary artery catheter，PAC）。是血流动力学监测的金标准，可进入中央循环并提供左心和右心充盈压、混合静脉血或中心静脉血氧饱和度、心输出量、DO$_2$ 和 VO$_2$ 测量以及衍生值。PAC 是早期 GDT 研究使用的工具，目标是增加心输出量和 DO$_2$I，因担心其导

管相关并发症、置管和数据分析专家的减少及其他微创监测设备的使用，现 PAC 的应用逐渐减少。在英国等国家，PAC 通常限于心脏手术、肝大型手术和移植手术。

- 食管多普勒监测（esophageal Doppler monitor，EDM）。此设备通过经食管超声测量降主动脉的血流速度，结合血流速度与主动脉横截面积得出每搏量（stroke volume，SV）。其他测量值包括峰值速度，用以评价心室收缩功能；修正血流时间（FTc），以及心率校正的收缩期主动脉血流时间。在全身血管阻力（systematic vascular resistance，SVR）增加、SV 降低或两者同时存在时，FTc 可下降（＜ 330 ms）。通过平均动脉压（mean arterial pressure，MAP）和 CVP 计算 SVR，有助辨别低 FTc 是由于前负荷不足还是后负荷过高所导致的。可通过最新的 EDM 模型测量正压通气时 SV 变异度（每搏量变异度，SVV）。

- 动脉压及波形分析。分析有创动脉血压时有通过持续无创指套测量血压或容积描记追踪两种类型。第一，基于动脉顺应性不变时，脉搏压与 SV 成正比，可估算 SV（进而得出心输出量和指数）。当患者的动脉顺应性变化时，可采用锂稀释行常规校正（LiDCO Plus，LiDCO，Lake Villa，IL）或热稀释（PiCCO，Phillips，Andover，MA）或没校正的监测仪（LiDCO Rapid，LiDCO；FloTrac，Edwards，Washington，DC），这说明了 SV 是趋势而不是准确的估计值。第二，SVV 可作为预测输液治疗反应的一项指标，测量间歇正压通气时收缩压的变异度。

- 胸部生物阻抗，相关围术期干预试验尚待探索。

- CVP：尽管有研究表明，与没有进行 CVP 监测对照组相比，CVP 指导液体治疗可改善髋部骨折手术的预后[147]，但对于预测血容量和液体反应性而言，CVP 明显欠优[148]。

- 超声心动图：这项先进技术现已用于指导液体治疗。它能够提供心脏结构和充盈程度的信息，但需要专业操作者，在术中可采用经食管方式检查。

- 乳酸：血乳酸下降是临床复苏成功的一个指标[149]。

- 氧摄取和混合静脉血氧饱和度（SvO$_2$）或中心静脉血氧饱和度（ScvO$_2$）：组织供氧不足时可以表现为氧摄取增加和混合或中心静脉血氧饱和度降低。虽然它仅在一项非心脏的大手术干

预性研究作为目标[151]，但低 ScvO₂ 与高危手术预后不良相关[150]。

典型的 GDT 方案是快速输注 250 ml 胶体或者晶体，旨在每次增加 SV 的 10% 或以上，一直持续到 SV 不再升高。此时认为心室充盈在 Starling 曲线的较平坦部分（图 47.6）。在 GDT 干预的时间（术中或术中及术后）和液体负荷是否与方案中要求结合强心药输注方面，不同的试验间存在差异。最近的 Meta 分析强调了 GDT 的潜在益处。在一个严格界定患者组别（非创伤手术或脓毒血症手术）、所有时间点（术前、术中和术后 GDT）以及 GDT 工具（PAC、EDM 和动脉波形分析）的 Meta 分析中，GDT 与术后发病率和住院天数减少相关[136]，特别是 GDT 导致术后肾损伤、呼吸衰竭和术后伤口感染的患者数目减少。许多研究由于统计效力不足，未发现死亡率的差异，当严格按 Cochrane 系统回顾，排除一些对照设计较差的研究后，发现采用 GDT 患者的住院天数或 28 天死亡率降低[136]。

近年来，已完成了一定规模的更新的试验来验证重要结果的差异性。越来越多的使用微创动脉波形或多普勒设备的大型、实用的临床有效性试验已经完成或正在进行中。尽管个别试验的结果是喜忧参半，大多数结果似乎赞同之前的 Cochrane Meta 分析的建议，在择期手术中使用这些监测有潜在益处[152-154]。目前正在进行择期和急诊胃肠外科手术的大型试验，旨在为这种干预措施提供明确的答案。

在 GDT 研究中常发现干预组接受较多的液体，通常是多 500 ml 胶体，这项发现引发了以下问题：

- 输液过多似乎与传统液体治疗策略的潜在益处不符。然而应当关注的是，在液体平衡研究中，开放性补液组患者的输液量，与根据 GDT 中特定生理学参数进行靶向输液患者的相比，通常幅度更大，种类更多（共约 1500 ml 过量晶体液），而且随意性更大。这种差异可能在一定程

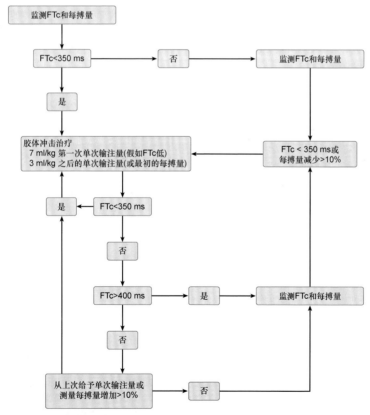

图 47.6　**术中以 EDM 为基础的目标导向液体治疗方案。** FTc，心率校正的降主动脉血流时间（Redrawn from Noblett SE，Snowden CP，Shenton BK，et al. Randomized clinical trial assessing the effect of Doppler-optimized fluid management on outcome after elective colorectal resection. Br J Surg. 2006；93：1069.）

度上导致了各研究总体的结果是开放性补液组的患者预后较 GDT 组的差[112]。

■ 当液体平衡的差异被作为治疗目标时无法重复出相似的预后改善，故强调 GDT 过程本身的潜在益处。一项研究显示，与对照组相比，对干预组患者全部均一地多给予 500 ml 胶体，结果并没有改善术后预后[155]。这提示通过监测变量指导的个体化治疗可能会有临床益处。

■ 即使 GDT 研究的对照组和干预组在血管内液体平衡总体差异很小，但患者个体化的液体需求反映在术中输液时机上。一项研究报道，早期即手术前 1/4 时，在 EDM 指导下输液，其心输出量的增加高于对照组。该差异持续保持到手术结束且可减少术后并发症[156]。

尽管直到目前为止的研究指出 GDT 有明显的益处，仍需进行大规模多中心的研究来进一步探讨如下的问题：

■ 尽管大部分 GDT 研究使用各种不同的胶体单次输注，仍不清楚哪种胶体较优，或者是否可以采用快速输注晶体液替代。当在重症监护的患者中进行足够有效力的研究时，特别关注有关胶体的价格和潜在的毒性[51, 84, 157]。

■ 血流动力学监测设备正处于快速持续发展阶段，新设备与旧设备应在指导 GDT 方面的效果进行比较。最终当评估新技术后，GDT 潜在益处可能与基于合理的生理性终点的输液过程有关，而不与使用特定 GDT 设备有关。如之前对监测设备的评估所示，使用的设备本身并没有获益，而是来自设备辅助下的干预性治疗[158]。

选择合适的液体

晶体液或胶体液均可用于血浆扩容　虽然晶体是用于补充蒸发量、维持液体供需平衡和补充细胞外液量最合理的选择，但围术期选择用晶体还是胶体来替代血浆容量仍不清楚。目前仍缺乏具有足够有效力的围术期研究来直接对比用于扩容的两种类型的液体。尽管大多数 GDT 研究采用胶体扩容，并对比了采取生理学终点参数的指导输液与无指导性输液。采用基于晶体的 GDT 是否能达到同样益处仍需进一步研究。虽然要达到相同的临床容量效应，所需晶体比胶体多 40% ～ 50%，但晶体达到有效的血浆扩容效应（plasma volume expansion，PVE）的量较之前报道的要少[3]。当晶体通过毛细血管膜过滤的倾向增加，血管外容量增加，可能导致组织水肿。与胶体相比，晶体导致胃肠道黏膜水肿的可能性增加[159]，以及可能

的术后胃肠道功能的恢复延迟和细菌移位。对于晶体与胶体对组织氧张力是否有不同效应，还没有达成明确的共识[52]。由于胶体和晶体对围术期 PVE 的数据有限，这可能会使得临床医师利用重症监护治疗的研究来进行推断。一项 Cochrane 综述在未经选择的重症监护患者中采用胶体进行血管扩容时，不能改善全因死亡率[160]。在针对脓毒血症患者的研究中，淀粉基胶体，包括较小分子量的胶体，与肾替代治疗、输血和严重不良事件的增加有关[83]。对这些数据应该谨慎解读。第一，一些重症监护研究比较了对照组的淀粉基胶体与生理盐水。这本身可能与肾问题有关[51]。第二，手术患者的生理表现与重症监护患者不同。有 Meta 分析表明，尽管可获得的试验有限，淀粉基胶体与手术患者的额外死亡率或肾损伤无关。尽管有这些局限性，在进行必要的大规模试验评估其在围术期的安全性之前，应避免在严重脓毒血症或肾衰竭风险增加的围术期患者使用淀粉基胶体。这反映在美国对这些液体的使用许可限制上。在英国已经暂停了淀粉基胶体在各种情况下的应用。胶体的潜在毒性必须与晶体的 PVE 的潜在液体超负荷效应进行权衡，直到有更多的数据来说明关于晶体与胶体在围术期 PVE 的争论。

生理盐水或平衡液

代表性的实用方法　以下建议体现了融合生理学、液体药理学和本章提供的现有证据。然而，在围术期液体管理的许多领域仍缺乏有力证据。这表明液体类型和输液方法的选择仍需要临床医师权衡风险与益处后做选择。对于中大型手术，液体治疗的总体原则是：

■ 应该始终考虑给予特定液体的指征。应以较低的固定比例补充单纯"维持的"液体量，而对于补充显性丢失量或复苏所需的液体量，则应单独考虑。

■ 输液应该个体化。术后液体维持量可简易按照每千克体重多少毫升或根据测得的客观生理学参数确定术中血浆扩容量。

■ 整个围术期间液体状态是持续改变的，应该实时评估。

■ 应按照如后所述的患者和手术因素调整补液方案。

术前　在择期手术的术前准备中，口服清液的禁食时间是术前 2 h，且不鼓励更长时间的禁食。应严格把握术前肠道准备患者的指征，而且对这些患者在术前给予 1 ～ 2 L 平衡晶体液并补充 K^+。应评估慢性合并症对液体和电解质平衡的影响，如后所述。

急诊手术的患者可能有急性体液分布紊乱。他

们需要在及时合理的生理终点参数如血压和心率的趋势、乳酸、尿量和混合或中心静脉氧饱和度的指导下进行复苏。尽管使用心输出量监测指导术前输液有临床意义，但在一些病例（持续失血或早期脓毒血症的手术干预）涉及治疗逻辑问题，不应延误手术。我们应在持续液体复苏的同时又不阻碍早期手术干预。对上消化道丢失量应该量化并用等张盐水补充，对卜消化道丢失量（瘘、肠梗阻或其他梗阻）应使用平衡晶体液补充。K^+ 应按需补充。

术中　给予一个低背景量的晶体 [如 1 ～ 1.5 ml/（kg·h）] 来补充手术期间的液体需求。除非患者术前存在低血容量状态，全身麻醉或区域麻醉引起的低血压主要与血管扩张和心肌收缩力下降有关，使用小剂量缩血管药物和（或）正性肌力药物治疗更加合理[11]。对于有较高风险的患者进行液体治疗时应以有创血流动力学监测为指导，以便早期发现明显的低血容量和总体组织灌注情况。尽管对于高风险病例尚无广泛接受的准确定义[161]，但诸如择期大手术或急诊手术、高龄患者、伴有合并症且运动耐受差的患者，术后死亡率增高 5% 以上。特别是某些骨科和腹腔内手术，其循证证据最强，可通过适当的胶体或平衡晶体液滴定式输注，测量 SV、FTc 或心输出量及氧输送等参数来优化心输出量。也可测量每搏变异度，尽管其准确预测液体反应性的能力可能有限[162]。对于失血，应该根据失血量及提示组织供氧不足的参数，输注胶体或血制品来补充。晶体液可作为扩充血浆容量的另一个选择，但应考虑到扩容所需的容量增加以及潜在血管外容量扩张。总之，总体目标是在手术结束时或术后早期达到正常容量状态。

术后　高危手术患者在术后早期针对氧运输而持续进行 GDT 是有益的[163]。所有大手术后的其他患者，如果条件允许，应根据临床检查和相关生理参数（如乳酸、中心或混合静脉血氧饱和度和心输出量的各种参数）来评估液体状态。如患者血容量正常且能恢复口服液体摄入，这是避免术后输液的医源性影响的最好方法。早期口服液体摄入通常安全并可良好耐受，而且早期经口摄入营养物质可降低术后并发症的发生率[164]。

患者接受持续静脉液体治疗时应做好如下事项：

- 至少每天复查一次电解质，监测低钠血症和其他电解质紊乱。
- 在进行评估和治疗时，液体的需求可分为三大类。
  - **"单纯"维持性液体**。考虑到术后水盐潴留状态，这部分液体应是低盐溶液且含适量游离

水。液体输注包括[164]：①按体重 24 h 内给予 1500 ～ 2000 ml，或 1 ～ 1.2 ml/（kg·h）。在肥胖人群中 TBW 可能相对减少（见之前对晶体液和液体间隔室的讨论），肥胖人群中应按理想体重计算液体需求量。② 24 h 内应给予 Na^+ 50 ～ 100 mEq。③ 24 h 内应给予 K^+ 40 ～ 80 mEq。

- 对于最低维持量，可使用低渗液体，如 5% 葡萄糖液或 0.18% 氯化钠 /4% 葡萄糖液。因术后有低钠血症的风险，因此如果怀疑低血容量存在，则不应增加血管内维持液体的量。相反，应分析液体持续丢失的原因并对症处理。随着口服液体摄入量的增加，液体维持量应相应减少。
- **液体持续丢失的补充**。需要经常反复评估这类液体所需的量，适当滴定式输注。输液的剂量应反映丢失量，并评估血容量状态和器官灌注的充足性（精神状态、乳酸和血流动力学趋势）。对于经胃肠道的丢失量（呕吐、鼻胃管引流液和造口），应该用等量的等张盐水或平衡液加适当的 K^+ 来补充。对于第三间隙丢失，如腹水，应混合使用胶体和晶体来补充，失血则用胶体、血或血制品来补充。
- **新需求（液体复苏）**。新的液体需求与术后并发症如出血（绝对血容量不足）或急性脓毒血症（相对或绝对血容量不足）的发生有关。

应谨慎解读术后少尿，特别是术后第一天少尿。应仔细分析评估患者终末器官灌注受损的确凿证据和导致少尿的其他原因，包括导尿管阻塞和腹内压的变化。如缺乏提示低血容量和组织灌注不足的证据，大量液体冲击治疗是不合适的，可能会加剧对正常手术的应激反应而影响术后液体分布及 Na^+ 平衡。

特殊考虑

患者因素

心力衰竭　心力衰竭的不同病理生理学效应及其治疗方案可能使围术期液体管理特别有挑战性。慢性心力衰竭的血流动力学效应的特点是左、右或双侧心室的收缩和舒张功能不全，伴有继发性不良神经体液反应。这些包括持续的 RAA 轴激活，随之而来的水钠潴留和慢性交感神经系统（sympathetic nervous system，SNS）的激活，并伴有持续的心动过速和血管收缩。未经治疗的患者心肌功能不全，可能出现肺水肿、周围组织水肿以及循环血液容量增加。

心力衰竭的治疗旨在尝试纠正多种神经体液反

应。许多治疗方案已被证实能改善心力衰竭患者的长期预后。在围术期，液体管理常常富有挑战，包括慢性体液消耗、正常交感神经反应钝化和电解质紊乱。在治疗上可使用 β 肾上腺素能受体拮抗剂、利尿剂、地高辛、醛固酮和血管紧张素拮抗剂。

围术期心力衰竭患者的液体治疗有两个目标。一是考虑前负荷、心肌收缩力和后负荷的影响，保证心输出量。一般说来，心室顺应性差时，为了维持良好的心输出量，需要充足的前负荷，反映为相对高的 CVP 和足够的舒张期充盈时间。然而，心力衰竭时 Starling 曲线变平意味着过多的血容量输注和前负荷可能导致收缩力受损，使心输出量减少。这引起了"前向性心衰"，表现为器官灌注不足，而"后向性心衰"表现为肺水肿和外周性水肿，特别是同时存在水钠排泄异常时。二是尽量减少心脏做功，避免出现心肌氧耗增加、氧供不足和心肌功能恶化的恶性循环。特别是避免因低血容量或其他刺激诱发的心动过速。对于心力衰竭患者，在低血容量与高血容量间找到一个平衡尤为重要，而这在临床上是很难评估的。

对心力衰竭患者的处理方法包括仔细地评估术前液体状态和电解质情况。如时间允许，可优化心力衰竭的治疗方案。中大型手术时对复杂的心血管情况往往需要监测心输出量。有创监测包括经食管超声监测或放置肺动脉导管[165]，微创的监测可能也有帮助。对心脏充盈和收缩力的监测尤为重要，因为术中低血压的各种原因（前负荷、收缩力或后负荷的减少）需要不同的治疗策略。只在有客观证据显示血容量丢失的情况下，才可输入大量包括血和血制品在内的液体。

在围术期应妥善评估心力衰竭治疗的效果。利尿剂可能使患者处于慢性血液浓缩的状态，加剧麻醉相关性低血压。祥利尿剂常引起低钾血症和低镁血症，醛固酮拮抗剂则可能引起高钾血症。当联合使用 ACE 抑制剂治疗或患者合并慢性肾疾病时，高钾血症可能更为严重。对服用地高辛的患者，维持电解质平衡尤为重要，低钾血症可能会增强地高辛的毒性。ACE 抑制剂或血管紧张素受体拮抗剂本身会导致交感神经和血管紧张素对麻醉相关的血管扩张的反应减弱。由这些原因引起的低血压，可使用小剂量正性肌力药物或血管收缩药物来治疗，包括使用血管加压素[165]。

肾病　围术期进行液体治疗时必须考虑依赖透析的慢性肾病患者具有的病理特征。原尿生成减少或无尿可能影响液体平衡，依赖透析来达到"干"重量的目标。该目标代表估计的正常液体容量。器官的氧供可能因慢性贫血、内皮细胞功能障碍和微血管灌注异常在内的多种因素受损。心力衰竭常与体循环高血压

或肺高血压共存，同时血小板功能异常引起的出血倾向进一步增加了患者围术期风险[166]。

对慢性透析患者的术前评估应着重于能否通过透析恢复到正常的血容量，评估其正常的原尿排出量。应评估及优化术前合并症。为了应对术中过多的液体或高钾血症，手术应该在可以提供术前和术后透析和血液滤过的医疗机构进行。进行择期手术前选择合适的时机进行透析，以便患者在术中有正常的血容量。术中血容量过多会增加肺水肿、外周性水肿、高血压和伤口愈合不良的风险，低血容量则增加了麻醉相关性低血压和组织灌注不足的危险。实际上，应在手术前一天透析，使液体与电解质达到平衡，透析中使用的抗凝物质也可充分代谢。术晨应复查电解质。透析后电解质达到平衡前过早复查，可能会得到低钾血症假阳性的结果，导致不必要的外源性 K^+ 补充。相反，由于胰岛素减少，实际上禁食可能有利于缓解高钾血症状态。透析后理想的 K^+ 应维持在正常低限范围。对于急诊手术，可能没有足够的时间对患者进行安全的透析，必须保守地管理电解质异常，特别注意术中液体平衡。

与其他严重影响液体和电解质平衡的主要合并症一样，在中大型手术中要考虑精细地监测血流动力学，包括监测有创中心静脉压、动脉压和心输出量，避免低血容量和高血容量以及组织灌注不足倾向。尽管输注何种液体仍有争议，术中输液量应滴定至客观生理监测值。应避免输注大量等张盐水，因为其诱发的酸中毒会引起细胞内 K^+ 外流。相反，临床试验表明，含 K^+ 的平衡晶体液并不会引起高钾血症[44, 167]。另一种晶体液是无 K^+ 的 HCO_3^- 缓冲透析，如 Hemosol。胶体可以用于血管内容量替代治疗。尽管胶体大部分由肾排泄，在肾病患者中可能会加剧其容量效应和潜在毒性。在考虑输注前咨询肾内科医生是很重要的。假如，患者在等待肾移植，可能需要进行人白细胞抗原配血来减少抗体生成和未来配血和组织配型的困难。

上消化道丢失　先天性或后天性幽门梗阻可能导致大量胃液丢失，并引起明显的液体和酸碱平衡失调。水分丢失造成脱水，体内氯含量减少。H^+ 丢失导致碱中毒，伴有血清 HCO_3^- 增加。最初肾的反应是形成低 Cl^-、高 HCO_3^- 的尿液。然而，进行性脱水导致醛固酮分泌增加，旨在保 Na^+、保水。在保 Na^+ 的同时 K^+ 和 H^+ 排出增多，导致低钾血症，并且加重代谢性碱中毒伴有反常性酸性尿。碱中毒时循环中游离的 Ca^{2+} 浓度下降。

纠正措施包括逐步补充等张盐水和 K^+，根据电解质测定将液体更换成含葡萄糖的氯化钠溶液。应在

液体和酸碱平衡纠正后再安排幽门梗阻的手术治疗。

脓毒血症和急性肺损伤　采用外科手术控制感染源（脓肿引流、坏死组织清创和感染植入物的取出）是早期脓毒血症治疗的重要手段，我们可能在感染和脓毒血症综合征患者的病程早期接诊该患者[168]。由于内皮细胞功能障碍和血管内液体丢失，血管扩张引起的液体不均匀分布，交感神经重新分布后体循环血容量减少及心功能受损，在此类患者循环容易波动。作为液体复苏的目标，维持足够的终末器官灌注一直是脓毒血症前 6 h 治疗的关键部分，可能也是部分围术期患者的目标。早期试验表明，以中心静脉血氧饱和度为指导的流程化的液体复苏比以 CVP、MAP 和尿量为指导的复苏在降低脓毒血症死亡率方面更为有效[169]。但是，最近的大型国际试验表明，这种方法与基于标准的或流程化治疗的而无中心静脉血氧饱和度指导的液体复苏有相似的结果[170-172]。对于有组织灌注不足迹象的脓毒血症患者，建议采用以下液体复苏方法[173]：

- 在复苏开始的前 3 h 内至少给予 30 ml/kg 晶体液。
- 应经常重新评估血流动力学状态作为进一步的补液指导。除了常规的生理学参数（心率、血压和尿量）之外，还可以监测更精细的测量参数，如心输出量。
- 推荐在静态参数，如固定的 CVP 值时进行液体反应性的动态测试，如被动抬腿试验或每搏量对液体冲击的反应。
- 其他复苏目标包括需用升压药患者，MAP 应大于 65 mmHg，乳酸升高患者的乳酸应调整至正常值。

这些指南的证据基础有限，这一领域需要进一步的研究来完善。例如，一些试验提示，在某些情况下液体冲击疗法可能不利于达到血流动力学的目标[174]甚至是有害的[175]。

对于确诊的脓毒血症患者，由于常伴有微血管功能障碍、细胞外液量超负荷及感受血管内容量变化的神经体液反应紊乱的情况，液体治疗变得更加具有挑战性[176]。由于细胞不能有效地利用氧气（细胞性缺氧），氧供与氧耗的关系解耦联[177-178]。因解耦联使提高整体氧供的策略可能获益不多，同时把患者暴露在过量的液体和儿茶酚胺的潜在不良反应中[179-180]。在此阶段减少总体液体正平衡可改善预后[181]。

急性呼吸窘迫综合征（acute respiratory distress syndrome，ARDS）的患者也可能进行手术治疗，其液体治疗的关键是在避免加重肺水肿并维持足够的组织灌注间达到良好平衡。ARDS 的典型特征是肺内皮细胞的通透性增加，水和蛋白质渗出。随之而来的是间质和肺泡水肿，肺顺应性降低，肺动脉压升高，以及低氧血症。同时由于胸腔内压的增加和心脏充盈压的降低，器官灌注可能受损。观察性研究强调了 ARDS 的总体液体正平衡和死亡率有关[182]，一项大型随机对照研究显示，进行保守的液体治疗方案的患者，其机械通气天数和重症监护病房停留天数减少[183]。这一结果与该试验中接受手术和低液体量治疗的亚组患者发现的相似。在低液体量组并未发现肾损伤增加[184]。血管外肺水在预测与液体正平衡过多相关的不良预后中似乎很重要。热稀释法研究表明，在预测 ARDS 患者的 ICU 死亡率方面，血管外肺水具有合理的敏感性和特异性[185]。假设总体器官灌注充足，表现为乳酸水平正常，应补充术中失血量，但对 ARDS 患者术中补液应该保守。对于 ARDS 患者应选择胶体还是晶体来替代血容量，尚缺乏足够有力的研究。

烧伤　大面积烧伤会造成循环中大量液体丢失，并对额外的液体输注特别敏感。热损伤后会形成坏死组织区域，并在其周围形成缺血区。坏死组织与经历缺血和随后再灌注的区域相融合，通过组胺、前列腺素、活性氧和细胞因子的释放导致局部或全身炎症反应。内皮细胞屏障功能的局部受损导致血浆中胶体渗透活性成分从毛细血管向组织间隙的滤过增加而丢失，皮肤完整性的丧失导致液体经皮蒸发而丢失。根据类似的机制，大面积烧伤可能导致全身炎症反应综合征，对液体分布公认的影响如前所述。与保守治疗相比，早期烧伤创面切除可降低死亡率，揭示了炎症反应的有害作用[186]。通常烧伤面积大于成人总体表面积的 15% 和儿童总体表面积的 10% 时就应开始静脉液体治疗[187]。然而，对于烧伤患者来说，应给予多少液体容量和何种类型的液体存在着越来越多的不确定性。大多数输液仍基于一些公式，如 Parkland 公式（框 47.1）或 Muir 和 Barclay 方案。虽然这些公式是按患者体重和烧伤程度给出起始复苏的液体量，因众多患者和病理因素，使这种基于公式的液体治疗方案与基于客观生理参数的现代围术期输液疗法不符。尽管基于这些公式的方法，提倡在尿量充足

框 47.1　Parkland 烧伤复苏液体公式

第一个 8 h：2 ml/kg×%TBSA（乳酸林格液）

接下来 16 h：2 ml/kg×%TBSA（乳酸林格液）

接下来 24 h：0.8 ml/kg×%TBSA（5% 葡萄糖）+ 0.015 ml/kg×%TBSA（5% 白蛋白）

%TBSA，烧伤面积占总体表面积的 %。时间段指从烧伤发生的时间开始算起

Data from Baxter CR. Problems and complications of burn shock resuscitation. Surg Clin North Am. 1978; 58: 1313.

［0.5～1 ml/（kg·h）］时应下调输液量[188]，但实际上似乎并没有这么做。大量研究指出，大部分烧伤患者接受的输液量较 Parkland 公式预测的多，24 h 平均为 6 ml/（kg·烧伤面积％），而公式预测的是 4 ml/（kg·烧伤面积％）[189]。相反地，在吸入性烧伤和其他非烧伤性创伤、电烧伤或延迟复苏的患者中，需增加复苏时血管内容量，公式并没有考虑这部分。

对烧伤患者不应输液过量（输液渐增）。在全身炎症反应下，过量液体会聚集在顺应好的间隔室内。已观察到由于液体复苏，导致肺水肿需要通气支持、肌肉行筋膜切开术、眼内压升高和浅表烧伤转变为深度烧伤[187]。腹内高压和骨筋膜室综合征与输液量有关，尤其是 24 h 内输液超过 300 ml/kg 时压力上升[190]。由于这些顾虑，促使人们努力寻找烧伤液体复苏的最佳方案。就使用晶体或者胶体而言，较新的方案采用较低输液容量，如 Haifa 方案，并以客观生理学参数如 SV 或胸腔内血容量为目标。早期的试验表明，微创的心输出量监测可能会有一定作用，尽管没有足够大的试验来证明这种方法是否能改善预后[191]。这些正在进行的研究达成共识之前，烧伤复苏应从目前公认的一种方案开始，当尿量达到 0.5～1 ml/（kg·h）时主动下调输液量。晶体和胶体联合使用可以减少输入的液体总量[192]。早期使用胶体是有争议的，因为在严重毛细血管渗漏的情况下胶体渗透活性分子有发生外渗的风险。此外，对烧伤患者应限制使用淀粉基胶体[191]。应监测腹腔内压。除尿量外，可考虑使用如乳酸或心输出量等参数作为复苏终点。

儿科 多年来，小儿围术期液体治疗仍是依照传统的方法，正越来越多地被重新审视。1957 年 Holliday 和 Segar[138] 基于维持平均代谢活动的需水量和乳汁的电解质成分，提出了住院儿童所需的维持液体量及成分。这发展成为 4-2-1 计算维持液体需求量的方法。目的是用含葡萄糖的低渗晶体液替代不显性失水和尿量丢失以维持等渗状态。该概念被用于围术期。术中输注含葡萄糖的液体，以降低长期禁食后引起的术前低血糖的风险[193]。术后维持液体量并采用低张晶体液，也按 4-2-1 的方式计算。此外，因其尿量浓缩能力有限，以及相对较大的体表面积导致持续不显性丢失，小儿患者被认为存在因禁食而导致较高的术前脱水风险。对于 3 岁及以下患者，建议术中使用 25 ml/kg 等张盐溶液补充这些容量；对于 4 岁及以上患者，使用 15 ml/kg 等张盐溶液来补充这些容量[194]。

由于多种因素，需重新评估这种方法。第一，现今术前禁食方案，直到术前 2 h，小儿可服用清液（可能含有碳水化合物），以减少术前显著脱水导致的血流动力学变化风险[195]。第二，术前低血糖的发生率低（＜ 2.5%），并且与禁食延长不当或其他因素如早产儿、小于胎龄的新生儿或营养状态差有关[196-197]。手术本身会使血糖浓度升高，术中输注含糖液体可能导致高血糖[198]。在缺血、缺氧的情况下，可能引起渗透性利尿和电解质异常，甚至出现神经系统损伤[197]。因此，除有低血糖高风险的患者，术中应使用不含糖的平衡晶体液。第三，由于对小儿术后低钠血症造成的潜在神经系统灾难性后果的意识不断提高，对术后用低渗晶体液 4-1-2 的方案维持容量应重新评价。手术应激引起有效的 SIADH，手术应激引起的疼痛和低血容量会加重 SIADH 效应。若持续输注大量低渗液体，会导致水潴留和低渗性低钠血症的风险。避免这种情况的策略是以 4-2-1 方案计算出液体量的 1/2 至 2/3 作为液体维持量[195]，避免使用最低张液体（4% 葡萄糖和 0.18% 氯化钠溶液）[197]，而使用等张平衡晶体液（如果有，可以含葡萄糖）[199-200]。适用于所有患者的一般措施包括：

- 尽早恢复口服液体。
- 确保容量正常，以将 ADH 反应降至最低[201]。
- 将维持需要量与因持续丢失而需要的不同需求量液体清晰地区分开来（如胃肠道消化液或血液）。持续丢失量一般应用等张晶体、胶体或血来替代。
- 对仍接受静脉输液的患者，至少每天复查一次电解质。

尽管等张盐水被认为是"更安全"的术后维持液体，也可能有发生钠超载和高氯性酸中毒风险。

对于小儿围术期液体管理方面的最新进展仍未充分研究。特别是，与晶体相比，胶体用于小儿扩容是否有利抑或有害，或目标导向液体治疗是否也有在成人中所表现出的优势，这些方面的数据很少。

肝衰竭 进行性肝病和肝硬化可产生一种独特的异常液体平衡模式。外周血管扩张与相对血管内容量减少相结合可模拟血管内容量的减少。体内水钠潴留在腹水和组织水肿中[202]。

肝结构进行性破坏与肝的一氧化氮（NO）生物利用度下降和缩血管物质生成增加共同导致肝窦高压，这是广泛接受的病理生理机制。代偿性的血管舒张机制包括 NO 过多生成，导致内脏和全身血管扩张，相对低血容量和全身动脉压下降。这激活压力感受器介导的 RAA、SNS 激活和 ADH 释放。虽然心输出量增加，在代偿机制下全身血管阻力仍然下降。醛固酮增多，导致水钠潴留，相对水潴留过多产生低钠血症。内脏血管扩张和血管通透性增加及淋巴回流减少有利于腹水的形成。神经体液反应也会致肾动脉血管收缩，肾血流减少，肝肾综合征的风险增加。维持患者处于代偿状态的一系列治疗包括：限制饮食中的液体和盐分，使用利尿剂（特别是螺内酯和袢利尿剂）和间断或连续引流腹水。然而，在围术期，这个良好的平衡有很大可能被打破。过量输入等张盐水可加重原有的水盐超负荷，引起腹水和水肿进一步形成。相反，低血容量期间机体耐受性较差，易引起显著的器官灌注不足，进一步刺激 RAA、SNS 和 ADH 轴，并增加肾损伤的风险。因此，仔细评估容量状态，可考虑行心输出量监测，采用适量的等张晶体、胶体或血液来补充丢失量，但要避免水盐超负荷。穿刺引流大量腹水（＞6 L）时有血流动力学不稳的风险。白蛋白似乎是一种比盐水更有效的预防治疗措施，既减轻血浆肾素活性升高的刺激，又可使血流动力学更加稳定[203]。乳酸和其他缓冲液可用于肝衰竭，尽管它们在晚期肝病中代谢会减慢。

有肝性脑病的失代偿肝病患者可能出现颅内压增高，使用如高渗盐水的透析疗法，将血浆 Na^+ 恢复至正常高值范围[204]。这与慢性代偿性肝病的患者相反，此类患者可耐受一定程度的低钠血症，除非很严重或出现症状（见先前的讨论），不需要紧急纠正。

产科：先兆子痫　先兆子痫是妊娠期以高血压、蛋白尿和多器官受累为特征的一种多系统疾病，可能影响肾、肝、肺和中枢神经系统。与一般孕期容量过多状态相反，先兆子痫患者的血浆容量减少，伴有内皮细胞功能障碍和低白蛋白血症。静脉预扩容被认为有助于治疗先兆子痫的高血压，然而没有被后来的研究证实[205-206]。此外，在这种情况下，液体正平衡和肺水肿的发生率之间有明确关联[207]。5%～30%的先兆子痫患者出现急性肺水肿，住院天数增加，急性肺水肿是先兆子痫患者死亡的主要原因。大部分病例在产后出现急性肺水肿，可能与产后组织间液体回流至收缩的血管系统中有关，与低胶体渗透压也有关。

对先兆子痫的患者应严格限制静脉晶体量（80 ml/h，包括作为药物稀释剂量[208]），并应谨慎维持液体平衡。在肾功能正常的情况下，不应采用输注大量液体治疗少尿。保守输液策略并未与肾损伤的增加相关[209]。对于围生期或围术期的任何失血，应根据先兆子痫的病情程度，采用适量的晶体、胶体或血来补充。对于严重先兆子痫患者，应使用有创监测指导液体治疗。

外科因素

神经外科手术　多种生理因素提示液体和电解质治疗是颅内病变围术期管理的重要组成部分。神经外科疾病本身导致的水钠平衡紊乱可使液体和电解质管理更加复杂。目前这一领域的液体治疗是根据生理学、研究模型和在小规模试验而不是根据大规模随机研究逐步发展的干预措施。

电解质和大分子物质无法通过完整的血脑屏障（blood-brain barrier，BBB），但水可以通过。血管外脑组织的含水量与血浆渗透压有关，低渗性低钠血症是脑水肿的特征。颅内疾病可能损害 BBB 的完整性，增加水肿倾向。颅内压增高时，如全身血压不足，脑灌注也可能受损，特别是在病理状态下自我调节机制受损时。神经外科患者的合理液体管理应从维持基础血容量和脑灌注开始，并避免血清 Na^+、渗透压和胶体渗透压显著降低。如下情况更需要特殊管理：

1. 颅内压增加　血清渗透压增高可减少脑总水含量，从而通过脑-血渗透梯度的作用降低颅内压。这一领域主要的药物治疗方法是注射甘露醇和高张盐水。脑损伤引起的 BBB 功能紊乱时，这些药物的渗透作用可能降低。然而，这些药物除了简单的渗透作用外，还有治疗作用[210]。现有的小型 Meta 分析显示在降低颅内压增高方面，高张盐水的作用优于甘露醇，但尚需要大规模对照研究证实[57]。相反，在早期创伤性脑损伤的患者中使用高张盐水时不监测颅内压并不能改善预后[58]。同样，在有脑水肿的情况下，尚无证据显示持续输注高张盐水引起持续性高钠血症可使患者获益[211]。在严重创伤性脑损伤患者中提倡严格的限制性液体策略以降低颅内压。虽然回顾性的资料分析表示液体正平衡与顽固性颅内压增高无关，但高血容量与肺水肿之间存在关联[212]。

2. 脑血管痉挛　调节血流动力学和血细胞比容是治疗蛛网膜下腔出血后血管痉挛的传统方法。"三 H"疗法（高血容量、血液稀释和高血压）是根据小规模疗效研究而不是随机试验进入临床的[213-214]。在广泛动物模型研究的基础上，部分学者提倡血细胞比容不应低于 30%。低于该比例时，降低血液黏滞度的获益就会被氧供的减少所抵消。血容量不应过多，因为高血容量在 BBB 功能障碍下有潜在损伤作用，还会产生颅外效应如肺水肿[215]。为了防止血管痉挛而采取的"预防性"高血容量是不推荐的[216]。

3. 颅内病变本身可能是由尿崩症、脑盐耗或 SIADH 引起的水和钠平衡紊乱的一个原因。应按照电解质失衡部分内容所述进行评估和治疗。

在不同的神经外科手术中，尚缺乏晶体和胶体的明确比较。现有证据中，与等张盐水相比，白蛋白与外伤性脑损伤患者死亡率的增加有关[5]。由于缺乏更有力的证据，故提倡在其他神经外科手术中复合使用等张晶体和胶体[214, 217]。

创伤 对于严重创伤性失血的患者，关键目标是在明确控制出血前避免血凝块破裂，治疗创伤性急性凝血功能障碍，早期输注红细胞以维持组织氧供最大化，避免低温和酸中毒。这种治疗方案称为"止血复苏"（hemostatic resuscitation）。入院前采用限制性液体治疗可能改善预后，特别是穿通伤[218]。起初允许一定程度的低血容量，清醒患者的输液目标是维持脑功能，而不是血压正常。穿通伤的患者维持收缩压在70～80 mmHg，钝性损伤的患者维持在90 mmHg[219]。应通过快速转诊以缩短器官低灌注的持续时间，可采用介入或手术有效治疗创伤出血。复苏早期大量静脉输注晶体或胶体会稀释血液和凝血因子，而且盐水可能会加重大出血相关的酸中毒。应尽早补充浓缩红细胞（packed red blood cells，PRBCs）、凝血因子［如新鲜冰冻血浆（FFP）］和血小板。特别是来源于军人和回顾性分析数据有限的证据显示，大量输血时，相比较低比例（如1∶9），输注"高"比例的FFP和PRBC（如1∶1到1∶2）的预后更好[219-220]。应积极保温，使用氨甲环酸可以提高血凝块的稳定性[221]。一旦完成止血，目标即为恢复正常循环容量和组织灌注，持续输注血、凝血因子、血小板和输液，维持正常心输出量和氧供、乳酸水平和凝血功能（最好使用床旁全血凝血检测，如血栓弹力图）。小部分的研究支持在创伤的围术期立刻进行GDT，但仍需要大型对照研究。大部分关于持续液体治疗的证据出自术后和复苏开始时未经选择的重症监护人群。如同之前所列证据显示，对已确诊的危重疾病患者采用积极的GDT可能有害[218]。

创伤性脑损伤的患者伴有大出血的处理上比较困难，因为提高脑灌注压需要足够脑血流，但又可能升高颅内压，这与低血压的复苏方案相悖。对单纯头部损伤患者建议使用液体和缩血管药物维持平均动脉压高于90 mmHg，避免低钠血症和低渗透压，以减轻脑水肿[210, 217]。颅内和颅外混合伤患者的复苏治疗并没有太多证据，因此策略上应基于临床判断，优先处理最严重的创伤。控制失血对恢复全身血压正常特别重要，以满足充分脑灌注的需求。对于一般创伤，目前支持的复苏方式大部分证据来源于动物模型和有限的随机研究，主要是对院前年轻或者健康人的研究[218]。应个体化考虑患者的需求，特别是有合并症的老龄患者可能对于低灌注的耐受力非常差。

游离组织皮瓣手术 游离组织皮瓣通常用于整形外科手术，典型的是乳房重建或头颈部肿瘤切除术后的修复。涉及带有完整动脉供应和静脉回流的组织自体移植以填补缺损。移植的血管无神经支配，缺乏内在的交感神经张力，但皮瓣连带供血血管却并非此，应该避免寒冷或者过多的缩血管药物引起供血血管的收缩，这可能会影响皮瓣的灌注。皮瓣血流取决于全身血压和血液黏滞度，传统做法是高容量性血液稀释。然而，考虑到氧供能力下降和可能的皮瓣水肿，应采用更保守的液体治疗策略，这可能会改善皮瓣预后[219]。目前不倾向选择右旋糖酐来改善血流，因为研究显示并无益处，且发生相关并发症的风险相对较高[220]。游离组织皮瓣已破坏了淋巴管，需要数周时间重新建立淋巴循环。这期间特别容易出现间质性水肿。大量晶体的输注增加毛细血管滤过，应当避免，可采用胶体液进行扩容[221]。

胸腔内的手术 胸腔内的任何手术（包括上消化道和胸科手术）都可能导致包括ARDS和急性肺损伤（acute lung injury，ALI）在内的术后呼吸系统问题。ARDS和ALI的发生，部分是由于单肺通气的促炎特性所致[222-223]。这一特性被许多其他患者和手术风险因素所掩盖。回顾性研究和病例研究建议在食管胃切除术中通过限制性液体策略来减少肺部并发症[224-227]。

一项对食管切除术患者回顾性观察研究发现，从手术到术后第二天累计液体平衡大于1900 ml是其术后包括死亡在内的不良预后的独立危险因子[228]。这个研究并未探究使用利尿剂对液体平衡的影响、心血管支持的程度和是否行硬膜外麻醉，因此，需要更多的对照试验探索食管切除术患者的不同液体平衡方法。然而，在试验组中，保守液体治疗的潜在益处和ARDS患者的大样本随机对照研究的结果显示的一致。与开放性液体治疗相比，限制性液体治疗能够改善肺部预后[183]。在维持足够的组织灌注基础上，建议谨慎地输液，可降低肺部并发症的发生率，同时避免吻合口水肿。

肝切除术 肝实质切除术的术中出血是预后不良的危险因素。术中出血与高静脉压和无静脉瓣的肝静脉血液回流有关。一项研究显示，CVP为5 cmH_2O或更低时与显著减少出血量和输血量有关[229]。应使用多种技术，包括保守的液体管理，在肝切除完成之前维持低CVP。尽管已有证据显示使用低CVP技术对肝、肾功能无不良影响[230]，但必须为每个患者寻求实用的折中办法，包括肝切除时存在的血容量不足、血流动力学不稳定的危险、终末器官灌注不足的风险、增加空气栓塞的风险以及在发生大出血时生理储备降低等。一旦肝切除完成，可输注较多液体，以确保足够循环容量。在切肝阶段可以通过有创血流动力学监测和微创心输出量的监测为该阶段的液体治疗提供合理的终点。

腹部大手术　腹部大手术，特别是牵涉到多器官肿瘤切除的，需要围术期谨慎地进行液体管理。大的妇科手术如盆腔脏器切除术或卵巢肿瘤减灭术，泌尿外科手术包括膀胱切除术、根治性肾切除术和腹膜后淋巴结清扫术等，可在围术期发生明显的液体转移。腹腔暴露时间延长、大量失血和肿瘤相关腹水的急性引流是导致术中液体丢失的主要原因。总丢失量很难量化，所以通过心输出量监测结合 CVP、动脉血压监测以及一系列血气分析结果来确定液体丢失量是很有价值的[231-232]。术中腹水引流会导致液体从血管内转移出来，并在术后又重新聚积形成腹水，可能需要大量的液体补充持续性丢失。液体重新分布可导致电解质紊乱。常见的有低钾血症和低镁血症。

肾移植　肾移植围术期液体治疗的管理关键目标是确保足够的肾脏灌注以支持早期移植肾功能，并减少液体治疗的副作用。在肾功能受损的患者中，对于这些副作用较敏感。传统提倡用 CVP 指导术中液体治疗，在再灌注前输注大量晶体（高达 60 ～ 100 ml/kg），使 CVP 达到 10 ～ 12 mmHg 或更高水平[233]。近来提倡更为保守的目标，限制晶体输注速度为 15 ml/（kg·h），目标是 CVP 7 ～ 9 mmHg，并未显著地增加移植失败率[234]。在进行该类手术时也推荐采用其他监测设备，如经食管超声多普勒或脉搏波形分析，来补充或取代 CVP 指导的液体治疗，但至今只进行了探索性试验[235-236]。移植时如使用等张盐水，肾衰竭患者可能发生酸中毒相关的高钾血症[44]，因此，应使用平衡晶体液或甚至无钾的缓冲透析液。虽然淀粉基胶体肾毒性的顾虑可能限制其使用，胶体在这部分人群的作用仍需要更进一步研究[235]。术后液体治疗需要考虑基础维持量和移植肾尿液产生的持续丢失。

肝移植　肝移植涉及一系列重要的生理紊乱。这些紊乱直接与液体和电解质管理相关[237]。应采用有创监测的数据来指导液体治疗，包括放置肺动脉导管。在第 I 期（无肝前期），可能出现大量失血以及由引流腹水导致的进一步液体转移。在第 II 期（无肝期），如果采用肝上肝下下腔静脉阻断的方法，静脉回流明显减少，因此造成的心输出量也明显降低。尽管过量输液在阻断开放后有导致右心衰竭的风险，但此时仍需要输注晶体和胶体并联合使用缩血管药物来维持这个时期的动脉血压。这一时期柠檬酸和乳酸无法代谢，可引起酸中毒、低钙血症和低镁血症。在再灌注和阻断开放时，冷的高钾酸性液体释放至循环中。为了应对这一情况，在无肝期必须调整 pH 至正常范围并维持血浆 K^+ 在正常低值水平。为此，可能需要给予 Ca^{2+}、含胰岛素的葡萄糖、过度通气甚至输注碳酸氢钠。第 III 期（再灌注期）CVP 骤然升高，有发生肝淤血和右心衰竭的风险，可能出现体循环血管扩张和心搏骤停，导致低血压，此时需要缩血管药物或正性肌力药物的支持。如尚未提前补充，此时应该单次注射氯化钙，以预防高钾血症相关的心律失常。在移植肝开始工作后能够摄取 K^+，因此需积极地进行补钾治疗。应根据术中失血量进行持续输液、输注红细胞和血制品。其他目标是维持血细胞比容在 26% ～ 32%，并通过凝血试验的指导纠正凝血功能紊乱。人们越来越关注心输出量在指导肝移植患者围术期的液体治疗护中的作用[238]。

参考文献

1. Brandis K. Fluid & electrolyte physiology. In: *The Physiology Viva: Questions & Answers*. Queensland, Australia, Southport: Author; 2003. Author.
2. Levick JR, et al. *Cardiovasc Res*. 2010;87:198.
3. Woodcock TE, et al. *Br J Anaesth*. 2012;108:384.
4. Hahn RG. *Anesthesiology*. 2010;113:470.
5. Finfer S, et al. *N Engl J Med*. 2004;350:2247.
6. Brunkhorst FM, et al. *N Engl J Med*. 2008;358:125.
7. James MFM, et al. *Br J Anaesth*. 2011;107:693.
8. Rehm M, et al. *Anesthesiology*. 2004;100:1211.
9. Bruegger D, et al. *Am J Physiol Heart Circ Physiol*. 2005;289:H1993.
10. Henry CB, et al. *Am J Physiol Heart Circ Physiol*. 2000;279:H2815.
11. Chappell D, et al. *Anesthesiology*. 2008;109:723.
12. Drummer C, et al. *Acta Physiol Scand Suppl*. 1992;604:101.
13. Montani J-P, et al. *Exp Physiol*. 2009;94:382.
14. Hall JE, et al. *Fed Proc*. 1986;45:2897.
15. Guyton AC. *Am J Physiol*. 1990;259:R865.
16. Dorrington KL, et al. *Anaesthesia*. 2009;64:1218.
17. Committee on Medical Aspects of Food Policy. *Rep Health Soc Subj (Lond)*. 1991;41:1.
18. Kaye AD, et al. Intravascular fluid and electrolyte physiology. In: Miller RD, et al., ed. *Miller's Anesthesia*. 7th ed. New York: Churchill Livingstone; 2009:1705.
19. Adrogué HJ, et al. *N Engl J Med*. 2007;356:1966.
20. Greenlee M, et al. *Ann Intern Med*. 2009;150:619.
21. Clausen T. Role of Na+,K+-pumps and transmembrane Na+,K+-distribution in muscle function. The FEPS lecture - Bratislava 2007. *Acta Physiol (Oxf)*. 2008;192(3):339–349.
22. Kroemer G, et al. *Annu Rev Physiol*. 1998;60:619.
23. Brown EM, et al. *N Engl J Med*. 1995;333:234.
24. Pondel M. Calcitonin and calcitonin receptors: bone and beyond. *Int J Exp Pathol*. 2000;81(6):405–422.
25. Olsen HS, Cepeda MA, Zhang QQ, Rosen CA, Vozzolo BL. Human stanniocalcin: a possible hormonal regulator of mineral metabolism. *Proc Natl Acad Sci USA*. 1996;93(5):1792–1796.
26. Bushinsky DA. *Lancet*. 1998;352:306.
27. Dubé L, Granry J-C. *Can J Anaesth*. 2003;50:732.
28. Dimeski G, et al. *Clin Chim Acta*. 2010;411:309.
29. Gomez MN. *Anesthesiology*. 1998;89:222.
30. Günther T, et al. *FEBS Lett*. 1992;307:333.
31. Shaikh A, et al. *Pediatr Nephrol*. 2008;23:1203.
32. Weisinger JR, et al. *Lancet*. 1998;352:391.
33. Sabbagh Y, et al. *J Am Soc Nephrol*. 2009;20:2348.
34. Yunos NM, et al. *Crit Care*. 2010;14:226.
35. Kraut JA, et al. *Clin J Am Soc Nephrol*. 2007;2:162.
36. Morgan TJ. *Clin Biochem Rev*. 2009;30:41.
37. Guidet B, et al. *Crit Care*. 2010;14:325.
38. Bampoe S, et al. *Cochrane Database Syst Rev*. 2017;21:9. CD004089.
39. Wilcox CS. *J Clin Invest*. 1983;71:726.
40. Wilcox CS, et al. *Am J Physiol*. 1987;253:F734.

41. Quilley CP, et al. *Br J Pharmacol.* 1993;108:106.
42. Chowdhury AH, et al. *Ann Surg.* 2012;256:18.
43. Handy JM, et al. *Br J Anaesth.* 2008;101:141.
44. O'Malley CMN, et al. *Anesth Analg.* 2005;100:1518.
45. Self WH, et al. *N Engl J Med.* 2018;378(9):819.
46. Semler MW, et al. *N Engl J Med.* 2018;378(9):829.
47. Reinhart K, Takala J. *Anesth Analg.* 2011;112(3):507.
48. Lobo DN, Dube MG, Neal KR, Simpson J, Rowlands BJ, Allison SP. Problems with solutions: drowning in the brine of an inadequate knowledge base. *Clin Nutr.* 2001;20(2):125–130.
49. Walsh SR, Walsh CJ. Intravenous fluid-associated morbidity in postoperative patients. *Ann R Coll Surg Engl.* 2005;87(2):126–130.
50. Stoneham MD, Hill EL. Variability in post-operative fluid and electrolyte prescription. *Br J Clin Pract.* 1997;51(2):82–84.
51. Myburgh JA, et al. *N Engl J Med.* 2012;367:1901.
52. Grocott MPW, et al. *Anesth Analg.* 2005;100:1093.
53. Awad S, et al. *Clin Nutr.* 2008;27:179.
54. Burdett E, et al. *Cochrane Database Syst Rev.* 2012;12:CD004089.
55. Yunos NM, et al. *JAMA.* 2012;308:1566.
56. Bulger EM, et al. *Ann Surg.* 2011;253:431.
57. Kamel H, et al. *Crit Care Med.* 2011;39:554.
58. Bulger EM, et al. *JAMA.* 2010;304:1455.
59. Hartmann AF, et al. *J Clin Invest.* 1932;11:345.
60. Kreisberg RA. *Ann Intern Med.* 1980;92:227.
61. Vinay P, et al. *Am J Nephrol.* 1987;7:337.
62. Stetten MR, et al. *J Biol Chem.* 1953;203:653.
63. Satoh K, et al. *Eur J Anaesthesiol.* 2005;22:703.
64. Ruttmann TG, et al. *Anesth Analg.* 2007;104:1475.
65. Reid F, et al. *Clin Sci.* 2003;104:17.
66. Htyte N, et al. *Nephrol Dial Transplant.* 2011;26:1432.
67. Chan L, et al. *Integr Physiol Behav Sci.* 1994;29:383.
68. Kuze S, et al. *Anesth Analg.* 1992;75:702.
69. Bingel M, et al. *Lancet.* 1987;1:14.
70. Thaha M, et al. *Acta Med Indones.* 2005;37:145.
71. Veech RL, et al. *Adv Enzyme Regul.* 1988;27:313.
72. Jacob AD, et al. *Kidney Int.* 1997;52:755.
73. Selby NM, et al. *ASAIO J.* 2006;52:62.
74. Davies PG, et al. *Crit Care.* 2011;15:R21.
75. Traverso LW, et al. *J Trauma.* 1986;26:168.
76. Reinhart K, et al. *Intensive Care Med.* 2012;38:368.
77. Lobo DN, et al. *Crit Care Med.* 2010;38:464.
78. De Jonge E, et al. *Crit Care Med.* 2001;29:1261.
79. Treib J, et al. *Intensive Care Med.* 1999;25:258.
80. Sirtl C, et al. *Br J Anaesth.* 1999;82:510.
81. Lamke LO, et al. *Resuscitation.* 1976;5:93.
82. James MFM, et al. *Anaesthesia.* 2004;59:738.
83. Haase N, et al. *BMJ.* 2013;346:f839.
84. Perner A, et al. *N Engl J Med.* 2012;367:124.
85. Dart AB, et al. *Cochrane Database Syst Rev.* 2010;1:CD007594.
86. Gillies MA, et al. *Br J Anaesth.* 2014;112:25.
87. Dickenmann M, et al. *Am J Kidney Dis.* 2008;51:491.
88. Peden A, et al. *Haemophilia.* 2010;16:296.
89. Choi PT, et al. *Crit Care Med.* 1999;27:200.
90. Delaney AP, et al. *Crit Care Med.* 2011;39:386.
91. Jacob M, et al. *Acta Anaesthesiol Scand.* 2008;52:522.
92. Ackland GL, et al. *Anesth Analg.* 2008;106:924.
93. Sanders G, et al. *Br J Surg.* 2001;88:1363.
94. Lamke LO, et al. *Acta Chir Scand.* 1977;143:279.
95. Koyner JL, et al. *Blood Purif.* 2010;29:52.
96. Mackenzie AI, et al. *Br Med J.* 1969;3:619.
97. Mythen MG, et al. *Br J Anaesth.* 1993;71:858.
98. Deitch EA. *Arch Surg.* 1990;125:403.
99. Lewis H, et al. *Adv Exp Med Biol.* 1989;247A:281.
100. Swart RM, et al. *Nephron Physiol.* 2011;118:45.
101. Hamilton-Davies C, et al. *Intensive Care Med.* 1997;23:276.
102. Osman D, et al. *Crit Care Med.* 2007;35:64.
103. Thorniley MS, et al. *Br J Plast Surg.* 1998;51:218.
104. Edsander-Nord A, et al. *Plast Reconstr Surg.* 2002;109:664.
105. Hameed SM, et al. *Chest.* 2003;123:475S.
106. Mythen MG, et al. *Arch Surg.* 1995;130:423.
107. Thacker JKM, et al. *Ann Surg.* 2016;263(3):502.
108. Lobo DN, et al. *Lancet.* 2002;359:1812.
109. Mythen MG. *Anesth Analg.* 2005;100:196.
110. Holte K, et al. *Br J Anaesth.* 2002;89:622.
111. Brandstrup B, et al. *Ann Surg.* 2003;238:641.
112. Corcoran T, et al. *Anesth Analg.* 2012;114:640.
113. Kumar S, et al. *Lancet.* 1998;352:220.
114. Tisdall M, et al. *J Neurosurg Anesthesiol.* 2006;18:57.
115. Leung AA, et al. *Arch Intern Med.* 2012;172:1474.
116. Ayus JC, et al. *Neurology.* 1996;46:323.
117. Lane N, et al. *BMJ.* 1999;318:1363.
118. Dorotta I, et al. *Anesth Analg.* 2003;97:1536.
119. Gravenstein D. *Anesth Analg.* 1997;84:438.
120. Mamoulakis C, et al. *BJU Int.* 2012;109:240.
121. Olsson J, et al. *Acta Anaesthesiol Scand.* 1995;39:252.
122. American College of Obstetricians and Gynecologists. *Obstet Gynecol.* 2005;106:439.
123. Agarwal R, et al. *Am J Kidney Dis.* 1994;24:108.
124. Sterns RH, et al. *Semin Nephrol.* 2009;29:282.
125. Alfonzo AVM, et al. *Resuscitation.* 2006;70:10.
126. Chung HS, et al. *J Int Med Res.* 2012;40:572.
127. Lier H, et al. *J Trauma.* 2008;65:951.
128. Major P, et al. *J Clin Oncol.* 2001;19:558.
129. Aguilera IM, et al. *Anaesthesia.* 2000;55:779.
130. Huijgen HJ, et al. *Am J Clin Pathol.* 2000;114:688.
131. Saris NE, et al. *Clin Chim Acta.* 2000;294:1.
132. Taylor BE, et al. *J Am Coll Surg.* 2004;198:198.
133. Holte K, et al. *Anesth Analg.* 2007;105:465.
134. Maharaj CH, et al. *Anesth Analg.* 2005;100:675.
135. Rhodes A, et al. *Intensive Care Med.* 2010;36:1327.
136. Grocott MPW, et al. *Cochrane Database Syst Rev.* 2012;11:CD004082.
137. Lilot M, et al. *Br J Anaesth.* 2015;114(5):767.
138. Holliday MA, et al. *Pediatrics.* 1957;19:823.
139. Nisanevich V, et al. *Anesthesiology.* 2005;103:25.
140. Hübner M, et al. *J Surg Res.* 2012;173:68.
141. Futier E, et al. *Arch Surg.* 2010;145:1193.
142. Myles PS, et al. *N Engl J Med.* 2018;378(24):2263.
143. MacKay G, et al. *Br J Surg.* 2006;93:1469.
144. Shoemaker WC, et al. *Arch Surg.* 1973;106:630.
145. Shoemaker WC, et al. *Chest.* 1988;94:1176.
146. Boyd O, et al. *JAMA.* 1993;270:2699.
147. Venn R, et al. *Br J Anaesth.* 2002;88(1):65.
148. Marik PE, et al. *Chest.* 2008;134:172.
149. Polonen P, et al. *Anesth Analg.* 2000;90:1052.
150. Pearse R, et al. *Crit Care.* 2005;9:R694.
151. Donati A, et al. *Chest.* 2007;132:1817.
152. Pearse RM, et al. *JAMA.* 2014;311(21):2181.
153. Calvo-Vecino JM, et al. British Journal of Anaesthesia [Internet]. 2018 Feb [cited 2018 Mar 11]; Available from: http://linkinghub.elsevier.com/retrieve/pii/S0007091217542075
154. Pestaña D, et al. *Anesth Analg.* 2014;119(3):579.
155. Parker MJ, et al. *Br J Anaesth.* 2004;92:67.
156. Noblett SE, et al. *Br J Surg.* 2006;93(9):1069.
157. Morris C, et al. *Anaesthesia.* 2011;66:819.
158. Harvey S, et al. *Lancet.* 2005;366:472.
159. Prien T, et al. *J Clin Anesth.* 1990;2:317.
160. Perel P, et al. *Cochrane Database Syst Rev.* 2012;6:CD000567.
161. Ackland GL, et al. *Curr Opin Crit Care.* 2010;16:339.
162. MacDonald N, et al. *Br J Anaesth.* 2015;114(4):598.
163. Pearse R, et al. *Crit Care.* 2005;9:R687.
164. Lewis S, et al. *J Gastrointest Surg.* 2009;13:569.
165. NICE. *Intravenous Fluid Therapy in Adults in Hospital (Clinical Guidance 174) [Internet].* 2014 [cited 2014 Apr 16]. Available from: http://www.nice.org.uk/.
166. Groban L, et al. *Anesth Analg.* 2006;103:557.
167. Trainor D, et al. *Semin Dial.* 2011;24:314.
168. Khajavi MR, et al. *Ren Fail.* 2008;30:535.
169. Dellinger RP, et al. *Intensive Care Med.* 2013;39:165.
170. Rivers E, et al. *N Engl J Med.* 2001;345(19):1368.
171. The ProCESS Investigators. *N Engl J Med.* 2014;370:1683.
172. ARISE Investigators, et al. *N Engl J Med.* 2014;371(16):1496.
173. Mouncey PR, et al. *N Engl J Med.* 2015;372(14):1301.
174. Rhodes A, et al. *Crit Care Med.* 2017;45(3):486.
175. Bihari S, et al. *Shock.* 2013;40(1):28.
176. Maitland K, et al. *N Engl J Med.* 2011;364(26):2483.
177. Godin PJ, et al. *Crit Care Med.* 1996;24(7):1117.
178. Krafft P, et al. *Chest.* 1993;103:900.
179. Singer M. *Clin Chest Med.* 2008;29:655.
180. Hayes MA, et al. *N Engl J Med.* 1994;330:1717.
181. Gattinoni L, et al. *N Engl J Med.* 1995;333:1025.
182. Boyd JH, et al. *Crit Care Med.* 2011;39:259.
183. Rosenberg AL, et al. *J Intensive Care Med.* 2009;24:35.
184. Wiedemann HP, et al. *N Engl J Med.* 2006;354:2564.
185. Stewart RM, et al. *J Am Coll Surg.* 2009;208:725.
186. Neamu RF, et al. *Curr Opin Crit Care.* 2013;19:24.
187. Ong YS, et al. *Burns.* 2006;32:145.

188. Tricklebank S. *Burns*. 2009;35:757.
189. Baxter CR. *Surg Clin North Am*. 1978;58:1313.
190. Cartotto R, et al. *J Burn Care Res*. 2010;31:551.
191. Oda J, et al. *Burns*. 2006;32:151.
192. Guilabert P, et al. *Br J Anaesth*. 2016;117(3):284.
193. O'Mara MS, et al. *J Trauma*. 2005;58:1011.
194. Thomas DK. *Br J Anaesth*. 1974;46:66.
195. Berry F. Practical aspects of fluid and electrolyte therapy. In: Berry F, ed. *Anesthetic Management of Difficult and Routine Pediatric Patients*. New York: Churchill Livingstone; 1986:107.
196. Murat I, et al. *Paediatr Anaesth*. 2008;18:363.
197. Phillips S, et al. *Br J Anaesth*. 1994;73:529.
198. Bailey AG, et al. *Anesth Analg*. 2010;110:375,.
199. Welborn LG, et al. *Anesthesiology*. 1986;65:543.
200. Sümpelmann R, et al. *Pediatric Anesthesia*. 2017;27(1):10.
201. McNab S, et al. *Cochrane Database Syst Rev*. 2014;(12):CD009457.
202. Holliday MA, et al. *Arch Dis Child*. 2007;92:546.
203. Kashani A, et al. *QJM*. 2008;101:71.
204. Sola-Vera J, et al. *Hepatology*. 2003;37:1147.
205. Stravitz RT, et al. *Crit Care Med*. 2007;35:2498.
206. Ganzevoort W, et al. *BJOG*. 2005;112:1358.
207. Duley L, et al. *Cochrane Database Syst Rev*. 2000;2:CD001805.
208. Thornton CE, et al. *Hypertens Pregnancy*. 2011;30:169.
209. National Institute for Health and Clinical Excellence. 2010. NICE clinical guideline no. 107.
210. Thornton C, et al. *J Obstet Gynaecol Can*. 2007;29:794.
211. Wijayatilake DS, et al. *Curr Opin Anaesthesiol*. 2012;25:540.
212. Ryu JH, et al. *Neurocrit Care*. 2013;19:222.
213. Fletcher JJ, et al. *Neurocrit Care*. 2010;13:47.
214. Velat GJ, et al. *World Neurosurg*. 2011;76:446.
215. Sen J, et al. *Lancet Neurol*. 2003;2:614.
216. Tummala RP, et al. *Clin Neurosurg*. 2006;53:238.
217. van der Jagt M. *Critical Care*. 2016;20:126.
218. Van Aken HK, Kampmeier TG, Ertmer C, Westphal M. Fluid resuscitation in patients with traumatic brain injury: what is a SAFE approach? *Curr Opin Anaesthesiol*. 2012;25(5):563–565.
219. Levett D, Vercueil A, Grocott M. Resuscitation fluids in trauma 1: why give fluid and how to give it. *Trauma*. 2006;8(1):47–53.
220. Harris T, et al. *BMJ*. 2012;345:e5752.
221. Johansson PI, Oliveri RS, Ostrowski SR. Hemostatic resuscitation with plasma and platelets in trauma. *J Emerg Trauma Shock*. 2012;5(2):120–125.
222. Roberts I, Shakur H, Coats T, Hunt B, Balogun E, Barnetson L, et al. The CRASH-2 trial: a randomised controlled trial and economic eval-uation of the effects of tranexamic acid on death, vascular occlusive events and transfusion requirement in bleeding trauma patients. *Health Technol Assess*. 2013;17(10):1–79.
223. Brain Trauma Foundation, *J Neurotrauma*. 2007;24(suppl 1):S1.
224. Sigurdsson GH. *J Reconstr Microsurg*. 1995;11:57.
225. Disa JJ, et al. *Plast Reconstr Surg*. 2003;112:1534.
226. Shetty PS, et al. *Curr Anaesth Crit Care*. 2009;20:18.
227. Ojima H, et al. *Hepatogastroenterology*. 2007;54:111.
228. Michelet P, et al. *Anesthesiology*. 2006;105:911.
229. Low D, et al. *J Gastrointest Surg*. 2007;11:1395.
230. Kita T, et al. *J Clin Anesth*. 2002;14:252.
231. Neal JM, et al. *Reg Anesth Pain Med*. 2003;28:328.
232. Tandon S, et al. *Br J Anaesth*. 2001;86:633.
233. Wei S, et al. *Ann Thorac Surg*. 2008;86:266.
234. Jones RM, et al. *Br J Surg*. 1998;85:1058.
235. Redai I, et al. *Surg Clin North Am*. 2004;84:401.
236. Moore J, et al. *Curr Anaesth Crit Care*. 2009;20(8).
237. Shenoy S, et al. *Curr Anaesth Crit Care*. 2009;20(22).
238. Rabey PG. *BJA CEPD Reviews*. 2001;1:24.
239. De Gasperi A, et al. *Transplant Proc*. 2006;38:807.
240. Schmid S, et al. *Eur J Anaesthesiol*. 2012;29:552.
241. Calixto Fernandes MH, et al. 2018. Available from: https://www.ncbi.nlm.nih.gov/pmc/articles/PMC5784708/
242. Fabbroni D, et al. *Crit Care Pain*. 2006;6:171.
243. Froghi F, et al. 2018. Available from: https://www.ncbi.nlm.nih.gov/pmc/articles/PMC5842525/
244. Jones JG, et al. *Br J Anaesth*. 2000;84:226.
245. Chumlea WC, et al. *Kidney Int*. 1999;56:244.
246. Baarsma R, et al. *Biol Neonate*. 1992;62:108.
247. Ellis KJ, et al. *Ann N Y Acad Sci*. 2000;374:904.
248. Campbell I. *Anaesth Intensive Care Med*. 2009;10:593.
249. Hoffer LJ, et al. *Am J Physiol Regul Integr Comp Physiol*. 2005;289:R1372.
250. Hall JE. The body fluid compartments. In: *Guyton and Hall Textbook of Medical Physiology*. Philadelphia: Saunders; 2010:285.
251. Grădinaru I, et al. *Magnes Res*. 2007;20:254.
252. Sewón LA, et al. *J Clin Periodontol*. 1998;25:915.
253. Lentner C. Units of measurement, body fluids, composition of the body, nutrition. In: *Geigy Scientific Tables*. Basel: Ciba-Geigy Ltd; 1981.
254. Albrecht E, et al. *Anaesthesia*. 2013;68:79.
255. Rasmussen HS, et al. *Clin Cardiol*. 1988;11:541.
256. Sugimoto J, et al. *J Immunol*. 2012;188:6338.
257. Li F-Y, et al. *Nature*. 2011;475:471.
258. Soar J, et al. *Resuscitation*. 2010;81:1400.

48 围术期酸碱平衡

PATRICK J. NELIGAN

谭弘 译 王英伟 审校

要 点	
	■ 严重的酸碱紊乱通常提示存在潜在的灾难性问题。 ■ 所有酸碱紊乱都是由于水的解离改变所致。 ■ 只有三个因素能独立地影响酸碱平衡：动脉血中的二氧化碳分压（$PaCO_2$）、强离子差值（strong ion difference，SID）和弱酸的总浓度（ATOT）。 ■ 高碳酸血症导致呼吸性酸中毒，低碳酸血症导致呼吸性碱中毒。 ■ SID 降低或 ATOT 上升会导致代谢性酸中毒。代谢性阴离子的蓄积（休克、酮症酸中毒和肾衰竭）、高氯血症和自由水潴留过多均会导致 SID 的下降。而高磷血症会导致 ATOT 上升。 ■ SID 上升或 ATOT 下降会导致代谢性碱中毒。钠潴留、氯丢失或自由水缺乏均会导致 SID 上升，低白蛋白血症及低磷血症时 ATOT 下降。这种状况在危重症时尤为常见。 ■ 大多数酸碱失衡可通过治疗病因得到纠正。

引言——为何酸碱平衡如此重要？

随着现代医学的发展，动脉血气和 pH 分析已经成为辨别和监测严重疾病状态最有力的实验室和床旁检查。因此，我们很有理由认为在未来的数十年中，熟练掌握酸碱化学知识对临床医生非常重要[1]。

人体大部分是由水构成的。体内划分为细胞内和细胞外两个腔隙。为了维持内环境的稳态，任何腔隙的电解质组成都受到严格的控制。体内电解质和二氧化碳（CO_2）的相对浓度改变会影响水分子自动解离成其组成成分——氢离子和氢氧根离子的趋势[2]。当体内水和酸碱平衡出现改变时，会表现为各个腔隙的水、气和电解质组成的变化。

氢离子浓度通常用 pH（字面意思是"酸碱度"）表示，氢离子浓度的负对数即为 pH。在细胞外环境 pH 围绕静息状态值 7.4 上下波动的程度通常与病情的紧急与危重状态密切相关。这种偏离称为"酸碱紊乱"[3]。所有的酸碱紊乱都是由强离子、弱酸和 CO_2 的局部浓度变化造成的[2, 4-5]。

这一章首先介绍一下酸碱紊乱的基础科学知识。接下来，我们将有针对性地介绍围术期和重症医学中酸碱难题的诊断与治疗。

什么是酸和碱？

酸和碱的概念是 20 世纪初伴随着实验科学发展产生的，在医学上相对较新[6]。但是，早在 1831 年，O'Shaughnessy 就指出，造成霍乱患者死亡的主要原因是血液中"苏打碳酸"的丢失[7]。这直接促进了对低血容量休克进行晶体替代治疗方法的发展。1909 年，L. J. Henderson 提出了"酸碱平衡"这一术语[8]。他将这一过程定义为碳酸达到均衡的过程。他的工作在 1916 年被 Hasselbalch 进行了提炼[9]。这一方法从 CO_2 水合方程的角度解释了酸碱平衡理论[10]。

$$CO_2 + H_2O \rightarrow H_2CO_3 \rightarrow H^+ + HCO_3^-$$

$$pH = pKa + \log[HCO_3^-]/[H_2CO_3]$$

$$[总 CO_2] = [HCO_3^-] + [溶解的 CO_2] +$$
$$[氨甲酰 CO_2] + [H_2CO_3]$$
$$\approx PCO_2 \times 0.03 \text{ mmol } CO_2/L/mmHg$$

因此，代入前式就得到：

$$pH = 6.1 + \log[HCO_3^-]/PCO_2 \times 0.03$$

这就是 Henderson-Hasselbalch 方程。

1919 年，随着 Van Slyke 等的 CO_2 容量分析方法的发展，"酸碱平衡"概念得以被引入到临床实践中[11]。

即使早在 20 年代，有人提出了氯离子在酸碱平衡中的重要性，但在此之后 60 年，人们仍将大量研究兴趣集中在 CO_2 及其衍生物——碳酸氢盐上，将其作为影响酸碱化学的主要药物[12]。

要了解人体酸碱化学，就必须熟悉物理化学。因为人体内含有大量水分，其物理属性会极大影响内环境稳定的维持。水是简单的三原子分子。它的化学式是 H_2O，而它的结构式是 H—O—H。每个共价键的电荷分布并不均衡，该分子呈极性结构，H—O—H 共价键成角为 105°。水分子之间相互吸引与彼此连接形成氢键。因此，水具有高表面张力、低蒸气压、高比热容量、高汽化热和高沸点的特征。

水分子一直处在不断的运动中，分子间偶尔的一次碰撞可能会释放足够的能量，足以将一个质子从一个水分子转移到另一个水分子上。所以，水经常会同时含有带负电荷的氢氧根离子（OH^-）和带正电荷的水合氢离子（H_3O^+）。通常，这种水的自我解离过程用下面的公式进行描述：

$$[H_2O] \leftrightarrow H^+ + OH^-$$

虽然从水中解离出来的质子有很多别称（如 H_3O^+ 和 $H_9O_4^+$），但大部分医生和化学家习惯使用的是 H^+，比较方便。

水的自我解离实际上是很微量的，在 25℃的纯水中，$[H^+]$ 和 $[OH^-]$ 的浓度均为 $1.0×10^{-7}$ mmol/L。水中离子解离趋势可以用下面的公式表示。

$$K_{eq}H_2O = [H^+][OH^-]$$

水的摩尔浓度很高，达 55.5 M（"水里含有大量水分子"）。因为水的浓度和解离趋势（K_{eq}）是恒定的，因此，水的解离常数（pKa）可以用以下公式表示：

$$K_{eq}H_2O = K_{eq}(55.5) = K'_w = [H^+][OH^-]$$

该公式提示水中的氢离子和氢氧根离子的乘积是恒定的。当水中氢离子浓度增加时，氢氧根离子的浓度会相应地下降，反之亦然。

因为水中氢离子和氢氧根离子的相对浓度是相同的，均为 $1.0×10^{-7}$ mmol/L，所以我们认为纯水是电中性的。如溶液中氢离子浓度超过氢氧根离子（$[H^+]$ > $1.0×10^{-7}$ mmol/L，$[OH^-]$ < $1.0×10^{-7}$ mmol/L），则认为呈酸性。如果氢氧根离子浓度超过氢离子浓度，则认为呈碱性。

1903 年，Svante Arrhenius（1859—1927）提出了奠定酸碱化学基础的理论。他指出，对于水性溶液，酸是指能释放氢离子到溶液中的任何物质[5]，而碱是能释放氢氧根离子到溶液中的任何物质。水具有很

高的解离常数，被称为高度离子化溶液，具有极性键的物质都可以在水中解离成其组成部分（即溶解）。Brønsted 和 Lowry（BL）独立地采用稍有差别的术语更深入地解释了这一概念：酸是质子的供体，而碱是质子的受体。水本身是两性的，因此既可以充当酸又可以充当碱。当盐酸（HCl）溶入水中时，氯离子充当酸，提供了一个质子入水，水即为碱。类似情况，当氢氧化钾（KOH）溶入水中，钾离子作为碱，接受了水中的氢离子，水即为酸供给质子。

物质在水中的解离程度取决于它们是否为强酸或强碱。乳酸的解离常数（pKa）为 3.4，在生理 pH 条件下能完全解离，是一种强酸。相反，碳酸的 pKa 是 6.4，在水中不能完全解离，是一种弱酸。类似地，钠离子（Na^+）、钾离子（K^+）、氯离子（Cl^-）不容易与其他分子结合，在溶液中为游离状态，称为强离子。每个 Na^+ 和其他阳离子均能释放一部分氢氧根离子入细胞外液（extracellular fluid，ECF），所以在功能上是碱。而每个 Cl^- 和其他阴离子能释放一个氢离子入 ECF，所以在功能上是酸。氢离子和氢氧根离子会相互结合形成水分子，仅有少量氢离子和氢氧根离子在溶液中还是处于游离状态。

$$HCl + H_2O \rightarrow H_3O^+ + Cl^-$$

在这一反应中，盐酸作为 BL 酸，而水作为 BL 碱。

$$NaOH + H_2O \rightarrow H_2O + OH^- + Na^+$$

在这一反应中，水充当 BL 酸，而钠离子作为 BL 碱。

$$OH^- + Na^+ + H_3O^+ + Cl^- = Na^+ + Cl^- + H_2O$$

因为要实现电荷中性，氯离子和钠离子释放出来的氢离子和氢氧根离子相互结合形成水分子。

总之，人体内所有的酸碱反应都与含水环境中的带电粒子活动有关。在下面的章节中，我们将依据医生检查的结果，讨论 ECF 中的各种成分是如何影响机体酸碱平衡的。接下来解释不同酸碱失衡的原理及识别它的几种方法。这些方法之间既不是格格不入，也没有科学性矛盾。

什么决定了溶液的酸碱性？

因为所有的酸碱反应都建立在物理化学的原理基础上，均遵循以下三点简单的原则[2]：

1. 电中性　在水溶液中，不管在何种区域，所有阳离子电荷总数等于阴离子电荷总数。

2. 解离平衡　遵循质量作用定律的原则，没有解离完全的物质的解离反应在任何时候都必须满足解离

平衡的原则。

3. 质量守恒　在特定空间里的物质，除非被增加、减少、生成或破坏，其质量是保持恒定的。因此，没有完全解离的物质在溶液中的总质量是其解离和未解离形式物质质量的总和。

为了判断液体的酸碱状态，所有可以适用上述原则的物质都必须考虑在内。从根本上这些包括计算强阳离子（碱）和强阴离子（酸）所释放的所有电荷（氢离子和氢氧根离子）、弱酸缓冲液和 CO_2 [13]。下面将具体讨论这些主要类别。

强离子

第一类离子是强离子，它们完全解离。细胞外最主要的强离子是 Na^+ 和 Cl^-，其他还有 K^+、硫酸盐（SO_4^{2-}）、镁离子（Mg^{2+}）和钙离子（Ca^{2+}）。由于它们不能被代谢掉，这些离子也被称为无机酸或无机碱[6]，而有机酸是机体在代谢异常如肾衰竭、器官低灌注或激素异常时生成并累积下来的。

含强离子的溶液中，使用指定的氢氧化钠（NaOH）和 HCl 浓度，依据电中性的原则，可计算出氢离子浓度。

$$(Na^+ - Cl^-) + (H^+ - OH^-) = 0$$

这衍生出两个独立的联立方程[14]：

$$H^+ = \sqrt{K'_W + \frac{([Na^+] - [Cl^-])^2}{4}} - \frac{([Na]^+ - [Cl^-])}{2}$$

和

$$OH^- = \sqrt{K'_W + \frac{([Na^+] - [Cl^-])^2}{4}} + \frac{([Na]^+ - [Cl^-])}{2}$$

从以上等式可以看出氢离子和氢氧根离子的浓度取决于 K'_W（水的解离常数 pKa）和 Na^+ 和 Cl^- 的电荷差。因为 K'_W 是常数，因此在这个系统里（$[Na^+] - [Cl^-]$）决定 $[H^+]$ 和 $[OH^-]$ 浓度。溶液中的 Na^+ 和 Cl^- 浓度是已知的，净正负电荷的差值可以计算出来，这个值称为强离子差值（SID）[14]。在逻辑上，在任何溶液中，总的强阳离子和强阴离子的差值即为 SID。SID 可独立地影响氢离子浓度（图 48.1）。在人体细胞外液中，SID 总是为正值。

$$SID = ([Na^+] + [K^+] + [Ca^{2+}] + [Mg^{2+}]) - ([Cl^-] + [A^-]) = 40 - 44\ mEq/L$$

在体液中往往氢氧根离子比氢离子多。SID 和 $[H^+]$

并非呈线性关系。SID 的任何变化均会同时改变氢离子和氢氧根离子的浓度。水解离常数的存在，使它们之间的变化方向相反：当 $[H^+]$ 升高时，$[OH^-]$ 下降（图 48.1）。SID 是独立的变量，而 $[H^+]$ 和 $[OH^-]$ 变化是依赖性的。也就是说，溶液中单独增加氢离子（而没有相应的强阴离子变化）不会影响溶液的 pH。

弱酸缓冲液

水的解离程度和氢离子浓度也会受到来自弱酸的电荷的影响。这些弱酸只能部分解离，且其解离程度受到周围环境温度和 pH 的影响。其中主要的分子是白蛋白和磷酸盐。Stewart 使用术语 A_{TOT} 代表影响酸碱平衡的弱阴离子（或弱酸）的总浓度[2]。

酸 HA 只能部分解离，用下面的公式表示：

$$[H^+] \times [A^-] = K_A \times [HA]$$

K_A 是弱酸 pKa。如果假定在这个反应中 HA 和 A^- 在不发挥进一步作用（根据物质守恒定律），则 A^- 的浓度必须与其起初的浓度相等，因此：

$$[HA] + [A^-] = [A_{TOT}]$$

在该式中 A_{TOT} 是总弱酸浓度。

为了计算弱酸解离对 $[H^+]$ 的影响，我们必须考虑到水的解离和电中性：

$$[H^+] + [OH^-] = K'_W （水解离）$$

$$[SID] + [H^+] - [A^-] - [OH^-] = 0 （电中性）$$

以上四个等式说明溶液中的 $[H^+]$ 决定于其中的强离子和弱酸。SID 和 A_{TOT} 均为自变量。K_W' 和 KA 为常数。同时，其他变量如 $[HA]$、$[H^+]$、$[OH^-]$

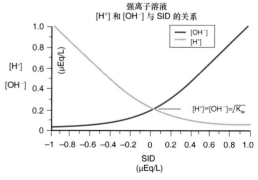

图 48.1　**强离子差值（SID）对溶液中氢离子和氢氧根离子浓度的影响**（Modified from Stewart PA. Modern quantitative acid-based chemistry. Can J Physiol Pharmacol. 1983；61：1444-1461.）

和［A^-］必须满足上面的公式，都是因变量。

二氧化碳

除了强离子和弱碱外，ECF 中还含有 CO_2，其浓度取决于组织的生成和肺泡通气。体液中的 CO_2 以四种形式存在：CO_2［以 $CO_2(d)$ 表示］、碳酸（H_2CO_3）。碳酸氢根离子（HCO_3^-）和碳酸根离子（CO_3^{2-}）。

溶液中的 $CO_2(d)$ 浓度取决于 CO_2 的溶解系数（S_{CO_2}），其受体温、P_{CO_2} 和其他因素的影响。CO_2 的水合反应可以衍生出以下几个公式：

$$［CO_2(d)］=［S_{CO_2}］×P_{CO_2}$$

CO_2 通过水合反应生成 H_2CO_3，继而解离为 H^+ 和 HCO_3^-。该过程以下面的公式表示：

$$［CO_2(d)］×［OH^-］=K_1×［HCO_3^-］$$

这些公式可以相互合并，结合水平衡结合形成下列公式：

$$［H^+］×［HCO_3^-］=Kc×pCO_2$$

HCO_3^- 亦在解离后释放氢离子和碳酸根。平衡反应用下面的公式表示：

$$［H^+］×［CO_3^{2-}］=K_3［HCO_3^-］$$

影响水解离的独立因素

既然我们已经讨论了能影响溶液中氢离子浓度的不同因素——强离子、弱酸和 CO_2。我们能结合衍生出来的公式来计算［H^+］：

1. 水解离平衡：
   $$［H^+］×［OH^-］=K'_W$$
2. 弱酸解离平衡：
   $$［H^+］×［A^-］=K_A×［HA］$$
3. 弱酸质量守恒：
   $$［HA］+［A^-］=［A_{TOT}］$$
4. HCO_3^- 生成平衡：
   $$［H^+］×［HCO_3^-］=K_C×pCO_2$$
5. 碳酸根离子生成平衡：
   $$［H^+］×［CO_3^{2-}］=K_3×［HCO_3^-］$$
6. 电中性：
   $$［SID］+［H^+］-［HCO_3^-］-［A^-］-$$
   $$［CO_3^{2-}］-［OH^-］=0$$

以上是六个独立的联立方程，由它们决定了六个未知的因变量：［HA］、［A^-］、［HCO_3^-］、［CO_3^{2-}］、［OH^-］和［H^+］和三个已知的自变量：SID、

［A_{TOT}］和 P_{CO_2}。

计算［H^+］的方程式如下：

$$［SID］+［H^+］-K_C×P_C/［H^+］-K_A×$$
$$［A_{TOT}］/(K_A+［H^+］)-K_3×K_CP_C/$$
$$［H^+］^{2-}K'_W/［H^+］=0$$

换句话说，［H^+］是 SID、A_{TOT}、PCO_2 和一些常数的函数。所有其他变量，特别是［H^+］、［OH^-］和［HCO_3^-］为因变量，不能单独影响酸碱平衡。

酸碱紊乱

物理化学法（"Stewart 法"）的价值就在于可以使用简单的模型研究酸碱紊乱，所有紊乱均可以用 SID、A_{TOT} 或 PCO_2 来解释[2, 14]。传统上讲，酸碱紊乱以动脉二氧化碳分压（$PaCO_2$）变化（呼吸性酸中毒或呼吸性碱中毒）分型或血液中化学成分变化（代谢性酸中毒或代谢性碱中毒）分型[16]。虽然呼吸性或代谢性紊乱很少独立发生，但这样的分型仍不失为一种有用的方法。

呼吸性酸碱紊乱

呼吸性碱中毒

正常的 PCO_2 为 40 mmHg（5.3 kPa）。当过度通气引起 PCO_2 急剧下降时，会导致呼吸性碱中毒。急性呼吸性碱中毒的特征是 pH > 7.45，低 $PaCO_2$ 和低 HCO_3^-。这一反应的简单经验法则为以下公式：

$$急性呼吸性碱中毒：$$
$$\Delta HCO_3^-=0.2\,\Delta PaCO_2$$

过度通气的患者表现出血管收缩的症状和体征，如头晕、视觉障碍、眩晕和由于钙离子与白蛋白结合增加造成的低钙血症。低钙血症是在碱性状态下白蛋白的负电荷增加所致。急性低钙血症表现为感觉异常和手足抽搐。在临床麻醉中，患者在术前焦虑或术后疼痛、烦躁或膀胱充盈中都会发生过度通气。更多情况下是由于不合理的机械通气策略造成过度通气，从而引起明显的全身症状，特别是脑血管收缩。由于存在脑低灌注和缺血的显著隐患，因此，目前已不再使用治疗性过度通气来处理颅内压增高。

呼吸性酸中毒

呼吸衰竭时通常会导致 PCO_2 急剧升高，此时会

发生呼吸性酸中毒。一般是以下病因所致：

- 中枢性通气限制——如麻醉药物毒性反应（苯二氮䓬类或阿片类）、卒中或脊髓损伤。
- 外周性通气限制——如重症肌无力、脊髓灰质炎、多发性肌病或肌肉松弛药作用。
- 通气-灌注失调——如气胸、胸腔积液、肺不张、肺炎和肺水肿。

临床上患者会出现 CO_2 潴留的体征：发绀、血管扩张和昏迷。

呼吸性酸中毒造成 $[H^+]$ 的急剧上升，而代偿性高碳酸血症出现得很慢，需要通过增加尿液中氯离子排出来实现[8]。血清 HCO_3^- 同时升高，提示体内 CO_2 的总量增加。在 20 世纪 60 年代中期，Brackett、Cohen 和 Schwartz 等科学家详细地描述了这种在急性或慢性 PCO_2 升高的情况下 HCO_3^- 的相对变化值，为我们总结出极其实用的"经验法则"[17]。

在急性高碳酸血症时，血清中的碳酸氢盐浓度上升缓慢。

- PCO_2 每上升 10 mmHg（1.3 kPa），血液中的 $[HCO_3^-]$ 上升 1 mmol/L（1 mEq/L）。

从手术室回到 ICU 的患者，经过数小时的机械通气，可能会存在高碳酸血症的情况。例如，$PaCO_2$ 为 80 mmHg（10.5 kPa）。运用上面的法则，预期的 $[HCO_3^-]$ 将为 28 mmol/L（表 48.1）。

在慢性呼吸衰竭时，体内 CO_2 总量上升相当明显，表现为血清中 HCO_3^- 水平相对较高。血清氯离子同时下降，该离子的下降反映出机体对碳酸水平升高的代偿。

在慢性呼吸性酸中毒时：

- ΔH^+（nEq/L）$= 0.8(\Delta PCO_2)$
- $PaCO_2$ 每上升 10 mmHg（1.3 kPa），血清中 $[HCO_3^-]$ 上升 3 mmol/L（3 mEq/L）

从手术室回到重症监护室的患者，如果合并慢性呼吸衰竭（如 COPD），虽然其 $PaCO_2$ 为 40 mmHg（5.3 kPa），但其体内总 CO_2 是很高的。他们容易因为急性代谢性碱中毒而出现脱机困难。运用之前的"经验法则"，术前患者总 CO_2 为 33 mEq/L（mmol/L），他的 $PaCO_2$ 的基线值为 70 mmHg（9.3 kPa）（表 48.1）。

对麻醉科医师来说，在手术室中对不同程度 CO_2 潴留的患者常规进行机械通气时，考虑动脉和呼气末二氧化碳分压（etCO2）的目标颇为重要。另外，还要结合考虑药物（如阿片类和苯二氮䓬类）对呼吸功能和静脉液体对总的酸碱动力学的影响。比如，静脉输注等张生理盐水（0.9%）或乳酸林格液（或 Hartmann 液）均会导致剂量依赖性细胞外液氯离子浓度上升。

表 48.1 在急性和慢性高碳酸血症时碳酸氢盐 HCO_3^- 和 $PaCO_2$ 的变化

急性高碳酸血症		
测得的碳酸氢盐	急性呼吸衰竭时预期的 $PaCO_2$	
HCO_3^- mEq/L 或 mmol/L	$PaCO_2$ mmHg	$PaCO_2$ kPa
24	40	5.3
25	50	6.6
26	60	8.0
27	70	9.3
28	80	10.5
29	90	11.8
30	100	13
慢性高碳酸血症		
测得的碳酸氢盐	慢性呼吸衰竭时预期的 $PaCO_2$	
HCO_3^- mEq/L 或 mmol/L	$PaCO_2$ mmHg	$PaCO_2$ kPa
24	40	5.3
27	50	6.6
30	60	8.0
33	70	9.3
36	80	10.5
39	90	11.8
42	100	13

如果改用氯离子浓度接近血浆水平的复合电解质溶液（Plasmalyte-148 或 Normosol-R）就不会出现这种情况。理论上讲，这些都会影响术后 CO_2-HCO_3^- 稳态和呼吸功能。

对危重症患者，特别是急性呼吸窘迫综合征（ARDS）的患者，重症医师有一种普遍的共识，就是如给予其过于积极的机械通气使 pH 和 $PaCO_2$ 处于正常值，是有害的，其效果不如于"允许性高碳酸血症"。数据表明，"肺保护策略"的耐受性良好[18-19]，且确实具有益处[20]。

代谢性酸碱失衡

细胞外水、电解质成分和血清蛋白水平的改变均可引起代谢性酸碱紊乱。采用之前所述的名词，SID 和（或）A_{TOT} 的变化可导致代谢性酸碱紊乱。SID 的上升引起碱血症，SID 的下降引起酸血症。SID 的变化可能是体内强离子总浓度或相对浓度的改变引起的。例如，SID 的下降（即阴离子的数量超过阳离子）造成酸中毒。酸中毒也可以是阴离子的净量增加：无机酸如氯酸或有机酸如乳酸或酮体（有机酸是可以被代谢掉的酸）。另外，SID 的下降也可能是因为离子总量相同但分布容积增加所致（表 48.2）。"经验法则"提示，SID 每下降 1 mEq/L，体内［HCO_3^-］比基线下降 1 mEq/L（依据呼吸功能，其基线也各不相同（表 48.1））。这一法则广泛用于代谢性酸中毒的判定。类似地，SID 每上升 1 mEq/L，体内［HCO_3^-］比基线上升 1 mEq/L。这一法则广泛应用于判断代谢性碱中毒。由此可知，［HCO_3^-］是因变量——其变化依赖于 SID 或 A_{TOT} 的变化。

代谢性酸中毒具有重要的临床意义，其原因有二：酸中毒本身引起的症状以及引起酸中毒的病因造成的症状。酸中毒与跨细胞膜离子泵的改变和离子钙浓度的上升有关。其结果是血管扩张、肌肉无力（特别是心肌）和心律失常。氧气与血红蛋白之间的氧离曲线右移趋使氧气弥散进入组织。急性发作的代谢性酸中毒可导致严重的低血压、心律失常和死亡。酸中毒的严重程度与原发病程密切相关；乳酸性酸中毒引起的循环休克比高氯血症性酸中毒严重得多[13]。机体对酸中毒的反应性很强。脑脊液中氢离子浓度升高能激活呼吸中枢刺激呼吸。肺泡通气量增加，降低动脉 CO_2 浓度，从而引起机体总［H^+］下降。由于缓冲系统的作用和体内总 CO_2 的下降，碳酸氢盐的浓度同步下降。结果是，与呼吸性酸中毒相比，代谢性酸中毒 pH 的下降幅度要小一些。

表 48.2　原发性酸碱紊乱的分类

紊乱类型	酸中毒	碱中毒
呼吸性	PCO₂ 增加	PCO₂ 减少
代谢性		
SID 异常		
水过多或缺乏所致	水过多＝稀释 SID ↓＋［Na^+］↓	水缺乏＝浓缩 SID ↑＋［Na^+］↑
电解质变化所致	氯离子过多	氯离子缺乏
氯离子（测量值）	SID ↓［Cl^-］↑	SID ↑＋［Cl^-］↓
其他（未测量的）阴离子，如乳酸和酮体	SID ↓［UMA］↑	—
A_{TOT} 异常		
白蛋白［Alb］	［Alb］↑（罕见）	［Alb］↓
磷酸盐［Pi］	［Pi］↑	

［Alb］，血清白蛋白浓度；A_{TOT}，代表弱离子总浓度值；［Cl^-］，氯离子浓度；［Na^+］，钠离子浓度；PCO₂，二氧化碳分压；［Pi］，无机磷酸盐浓度；SID，强离子差值；［UMA］，未测量的阴离子浓度；↑，升高；↓，降低

（Modified from Fencl V, Jabor A, Kazda A, Figge J. Diagnosis of metabolic acid-base disturbances in critically ill patients. Am J Respir Crit Care Med. 2000; 162; 2246-2251.）

在急性发病的情况下很少出现代谢性碱中毒。代谢性碱中毒的症状和体征包括广泛的血管收缩、头晕、手足抽搐和感觉异常。机体主要的代偿机制是低通气，这可延迟重症患者脱离机械通气。

在正常 ECF 中，SID 为 40 ～ 44 mEq/L。这种电荷的正平衡状态靠弱酸维持（若无此体系，血液的 pH 可达 11.9）。任何能引起 SID 上升的因素都会增加阳离子相对阴离子的浓度差，碱化体液。任何能引起 SID 下降的因素都会降低阳离子相对阴离子的浓度差，酸化体液。因此，如果细胞外液中自由水（不含电解质）增加，该系统中的成分特别是占较大比例的成分被稀释（钠离子稀释比氯离子稀释得明显），其结果是 SID 下降和稀释性酸中毒。但因为肾的水清除作用，这种情况在临床上不常见。相反，如果自由水从 ECF 中丢失，比如蒸发丢失增加，带电荷组分的相对浓度提高。这种浓度的影响主要也针对含量高的离子（对钠离子浓缩的影响高于对氯离子影响）。SID 上升，患者出现"浓缩性碱中毒"（表 48.2）。临床上这种情况较常见，主要是使用袢利尿剂后排水超过排钠造成的。

在医院药品中，"生理盐水"（0.9% NaCl）含 154 mEq（3.5 g）钠离子和 154 mEq（5.5 g）氯离子。该溶液的 SID 为 0。每输 1 L 生理盐水，会导致氯离子相对于钠离子更明显得升高（在 ECF 中钠氯的基线比例为 1.4∶1，SID 为 40），导致进行性高氯血症。这会降低 SID，引起"高氯性酸中毒"[21]。

任何氯丢失而钠不丢失的情况，如呕吐或鼻胃管过度吸引，可造成 HCl 丢失。由于 SID 上升，从而引起代谢性碱中毒（低氯性碱中毒）。氯离子丢失引起的碱中毒同样遵循物质守恒定律（即 ECF 中的量是有限的），而氢离子，其来源——水是无限的。严重的腹泻造成钾离子和钠离子同时丢失，降低 SID，发展为代谢性酸中毒。积极使用利尿剂会造成自由水的净丢失超过钠离子和氯离子，导致浓缩性碱中毒。

代谢性酸中毒最明显的特征是未测量阴离子（有机离子，不能通过传统的血清化学分析测定的电解质）的增加和 SID 下降。

1. 在缺氧时，肝功能异常，特别是严重的应激状态，机体生成乳酸，降低 SID，引起酸中毒。

2. 在失控的糖尿病（酮症酸中毒）、饥饿或肝病变时，β - 羟基丁酸和乙酰乙酸生成，降低 SID，引起酸中毒。

3. 在严重的肾衰竭患者，体内 Cl^-、SO_4^{2-}、PO_4^{3-}（也称"固定性肾酸"）和其他代谢性中间产物不再排泄，造成酸中毒。

在机体总的弱酸池中，最主要的成分是血清白蛋

白和磷酸盐。它们也是酸碱状态的重要决定因素。高磷血症常常见于肾衰竭引起的酸中毒。在重症患者中低蛋白血症很常见。低蛋白血症降低 A_{TOT}，与代谢性碱中毒相关[22-23]。低白蛋白血症与病情的严重程度密切相关。白蛋白缺乏常见于以下四个稳态变化：①肝合成蛋白质的优先次序发生改变，优先合成急性反应蛋白而限制白蛋白的合成；②白蛋白经毛细血管漏出到组织间隙；③先前合成的白蛋白降解成氨基酸，以用于合成其他蛋白；④血浆被不含蛋白质成分的液体取代。

低白蛋白血症对酸碱平衡的影响之前一直被低估。Stewart 的原始理论后来被 Fencl 和 Figge 进行了修订[24]。血清白蛋白是体内用于抵消 SID 正电荷的主要负电荷[22]。因此，当使用传统的酸碱化学指标如 pH、碳酸氢盐、碱剩余和阴离子间隙（AG）时[26]，可能会因为存在低白蛋白血症而掩盖由于未测量的阴离子（unmeasured anions，UMA）导致的血中毒[25]。确实，低白蛋白血症有很重要的临床意义，尤其是其与不良预后相关[27]。高白蛋白血症非常少见。在霍乱患者中，血液浓缩时可出现高白蛋白血症，而导致酸中毒[28]。

酸碱平衡的调节

细胞外氢离子浓度受到机体的严格控制。这种调节很可能反映了一种需求，即避免因跨细胞离子泵的功能受到干扰而造成细胞外电化学平衡的快速变化。为了避免这种波动，细胞内和细胞外多种缓冲系统参与了这一过程。缓冲液是含有两种或两种以上化学成分的液体。它具有减少溶液因为新加入酸或碱引起的 pH 的波动的作用。在理想状态下，缓冲液的 pKa 应等于 pH，因此，理想的机体缓冲液 pKa 应该在 6.8 ～ 7.2。大部分生理缓冲液是弱酸。

探究挥发性酸和代谢酸（有机酸和无机酸）对氢离子浓度的调控具有一定的价值。机体酸的主要来源是挥发性酸 CO_2，每天能生成 12 500 mEq H^+，主要靠肺排泄。相比之下，只有 20 ～ 70 mEq H^+ 驱动的阴离子从肾排泄出去。挥发性酸主要靠血红蛋白（Hb）缓冲。脱氧血红蛋白是一种强碱。如果不能及时与有氧代谢产生的氢离子结合，会引起静脉血 pH 大幅上升。

二氧化碳可以轻易地透过细胞膜。在红细胞内 CO_2 和 H_2O 结合，在碳酸酐酶的作用下形成 H_2CO_3。H_2CO_3 解离成氢离子和碳酸氢根离子。氢离子与脱氧血红蛋白上的组氨酸残基结合（Haldane 效应），而碳酸氢盐被主动泵出细胞外。氯离子转移进入细胞内以维持电荷中性（氯转移），并且确保碳酸的继续生

成。CO_2 直接被血红蛋白（碳氧血红蛋白）和血清蛋白（氨基甲酰血红蛋白）缓冲。静脉血比动脉血中所含的 CO_2 多 1.68 mmol/L，其中 65% 为 HCO_3^- 和 H^+ 结合至血红蛋白，27% 作为碳氧血红蛋白（CO_2 和 Hb 结合），8% 为溶解状态。

当发生呼吸衰竭时，体内主要的 CO_2 缓冲系统 Hb 变得不堪重负，导致酸中毒的快速发生。相应地，肾泌出氯离子增加，并通过 NH_4^+ 这种弱阳性离子维持电化学平衡。这样可维持 ECF 渗透压。这一过程传统上被称为"代谢性代偿"。在慢性呼吸性酸中毒时，机体总 CO_2 量增加，主要表现为血清碳酸氢盐升高（表 48.1）。高碳酸血症与 CSF 中碳酸氢盐进行性升高相关，反应机体整体 CO_2 负荷的增加。这种高碳酸血症的代偿表现为 CSF 中氯离子下降[29]和 SID 上升[30-32]。这一调节作用是通过透过血脑屏障或脉络丛水平的主动转运机制实现的，且可以被呋塞米和乙酰唑胺所阻断[33-36]。其结果是 PCO_2 反应曲线右移。与正常 CO_2 水平相比，高 PCO_2 时呼吸中枢通过增加呼吸驱动对高碳酸血症产生反应。

碳酸氢盐是随着 PCO_2 上升或下降的自变量[37]。CO_2 向 HCO_3^- 转变的速率依赖碳酸酐酶活性，且发生比较缓慢。因此，可以通过数学方法来计算 $PaCO_2$ 的上升是急性还是慢性的过程（表 48.1）。代谢酸主要是通过增加肺泡通气进行缓冲，可导致呼吸性碱中毒和细胞外弱酸生成。这些弱酸包括血清蛋白、磷酸盐和碳酸氢盐。碳酸氢盐缓冲系统可能是体内最主要的缓冲系统（占血清缓冲系的 92%，全身缓冲系的 13%）。碳酸氢盐的 pKa 相对较低（6.1），但体内存在大量 CO_2，使该缓冲系更为重要。碳酸氢盐和 H_2O 结合产生 CO_2。CO_2 可以通过增加肺泡通气从肺部排泄出去。临床医师必须了解该代偿机制的重要性。例如，麻醉状态或重症患者在控制性机械通气的情形下，其自主调节 PCO_2 的能力丧失。因此，急性代谢性酸中毒和呼吸性酸中毒的结合会导致 pH 出现致命性的下降。

肾对酸碱平衡的主要影响与肾对钠离子和氯离子的调节相关。饮食摄入的钠离子和氯离子量基本相等，而肾排泄的仅为氯离子，同时利用弱阳离子 NH_4^+，与氯离子一同排出，以维持尿液中电化学中性状态[38]。

发生代谢性酸中毒时，肾优先排泄氯离子。代谢性碱中毒时，肾保留氯离子而排泄钠离子和钾离子。这时尿液中出现碳酸氢盐提示机体需要维持电荷中性。一些先天性酸碱异常的病因可能与肾排泄氯离子功能异常相关。发生肾小管性酸中毒时，肾无法按比例排泄 Cl^- 和 Na^+[39]。通过观察到高氯性代谢性酸中毒，同时测得尿液中极低浓度的 Cl^-——尿液 SID 为

正值，可以进行诊断。如果尿液 SID 为负值，说明疾病不是来源于肾。同样，假性醛固酮减少症似与氯离子重吸收率增加有关[40]。Bartter 综合征是由于编码氯离子通道［氯离子通道——CLCNKB，调节 Na-K-2Cl 协同转运蛋白（NKCC2）］的基因发生突变造成的[41]。

导致高氯性代谢性酸中毒的其他病因有消化道丢失（腹泻、小肠或胰腺引流）、胃肠外营养、生理盐水输注过多以及碳酸酐酶抑制剂的使用等。

酸碱化学分析的方法

酸碱平衡是临床上危急重症评估的重要指标。动脉血气分析（arterial blood gas，ABG）可提供患者呼吸系统状态以及是否存在酸中毒和碱中毒的瞬时信息。通过运用经验法则，ABG 为临床提供的信息足以判断疾病的表现、病因和进程。当 ABG 增加了血清化学试剂包、血糖、乳酸、血和尿酮体等指标后，其诊断敏感性大大增加。

还有一些其他方法广泛应用于酸碱平衡的检测[42]。这些方法包括：基于 Henderson Hasselbalch 等式的描述性方法，基于计算和图表的半定量方法以及基于物理化学的定量方法。这些方法可以交替互换使用，但个人认为并不存在最好的或最差的方法，仅仅只是利用不同的方法分析数据而已。描述性方法使用 PaCO2 和［HCO3⁻］的相互关系来检测和诊断酸碱紊乱。这一方法的延伸是阴离子间隙（AG）。半定量方法包含了缓冲碱（buffer base，BB）、标准碱剩余（base excess，BE）和碱缺失间隙（base-deficit gap，BDG）的概念。定量的方法是指通过 SID 和 A_TOT，使用强离子间隙（strong ion gap，SIG）来进行定量。

随着时间的推移，定量分析逐渐成为酸碱化学的主要手段。很多早期使用的方法是建立在只有对总 CO2 进行测量的基础上。确实，现在已经可以在床旁方便地测量血清乳酸和酮体，而阴离子间隙仍持续受欢迎则令人费解。

描述性方法［CO2 - 碳酸氢盐（波士顿）法］

波士顿 Tufts 大学的 Chwartz、Brackett 和 Relman 等在 20 世纪 60 年代提出了一种最受欢迎的判断酸碱化学的描述性方法。他们的方法是利用酸碱分布图（衍生自 Henderson-Hasselbalch 方程）和 CO2 分压与血清碳酸氢盐（或总 CO2）的数学关系，利用两个自变

量——PaCO2 和［HCO3⁻］来描述酸碱失衡[43-44]。为了验证这一方法的可行性，他们对一些已知酸碱紊乱，并处于代偿稳态的患者进行了评估。对每种疾病状态相对于正常状态的代偿程度都进行了测量。研究者利用线性等式或分布图可以描述六种不同的酸碱紊乱状态。呼吸性酸碱紊乱与氢离子浓度和 PCO2 相关，而代谢性酸碱紊乱与 PCO2 和［HCO3⁻］相关（图 48.2）。对于任何已知的酸碱紊乱，可以确定期望的 HCO3⁻ 浓度值。这里汇集了一系列数学公式（表 48.1 和框 48.1）。对大多数单纯性酸碱失衡，这是较为合理的方法。如前所述，在急性呼吸性酸中毒时，PaCO2 大于 40 mmHg（5.3 kPa）时，每上升 10 mmHg（1.3 kPa），［HCO3⁻］上升 1 mmol/L（mEq/L）。在慢性呼吸性酸中毒时，PaCO2 大于 40 mmHg（5.3 kPa）时，每上升 10 mmHg（1.3 kPa），［HCO3⁻］上升 3 mmol/L（mEq/L）。

在急性代谢性酸中毒时，强阴离子每上升 1 mEq/L，［HCO3⁻］下降 1 mEq/L。呼吸中枢受到激活，导致可预期到的 PaCO2 下降。1967 年 Winters 就在小儿人群中完整描述了这一特征，且至今仍然适用[45]。在急性代谢酸中毒时，PaCO2（mmHg）呈预期性下降，计算法则为 PaCO2 = 1.5 × ［HCO3⁻］+ 8。例如，当［HCO3⁻］为 12 mmol/L 时，预测的 PaCO2 为 1.5 × 12 + 8 = 26 mmHg。如果实际值高于这个数值，说明代偿是不完全的，或者同时合并其他呼吸性问题（如呼吸道感染同时发生的酮症酸中毒）。Winters 还使用 BE 的方法

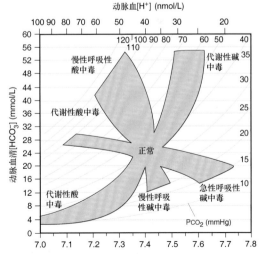

图 48.2　使用 Boston 方法的酸碱分布示意图。不同类型的酸碱紊乱可以根据 PCO2 和 HCO3⁻ 的相对值进行判别（Modified from Brenner BM，Rector FC. The Kidney. 3rd ed. Philadelphia，PA：WB Saunders；1986：473.）

框 48.1 对酸碱平衡的描述性方法（CO₂ − HCO₃⁻）

呼吸性异常

急性呼吸性酸中毒
$[HCO_3^-]$ 预期值 $= 24 + [(PaCO_2$ 测量值 $- 40)/10]$

慢性呼吸性酸中毒
$[HCO_3^-]$ 预期值 $= 24 + 4 \times [(PaCO_2$ 测量值 $- 40)/10]$

急性呼吸性碱中毒
$[HCO_3^-]$ 预期值 $= 24 - 2 \times [40 - (PaCO_2$ 测量值$)/10]$

慢性呼吸性碱中毒
$[HCO_3^-]$ 预期值 $= 24 - 5 \times [40 - (PaCO_2$ 测量值$)/10]$
（范围：± 2）

代谢性异常

代谢性酸中毒
$PaCO_2$ 预期值 $= 1.5 \times [HCO_3^-] + 8$（范围：$\pm 2$）

代谢性碱中毒
$PaCO_2$ 预期值 $= 0.7 \times [HCO_3^-] + 20$（范围：$\pm 5$）

来描述代偿预期值（详见下一章）：BE 每下降 1 mEq/L，$PaCO_2$ 将预期性下降 1 mmHg，否则说明代偿不完全。

发生代谢性碱中毒时，为了将 pH 恢复至稳态水平，机体必须储存碳酸，于是发生通气下降，最终导致 $[HCO_3^-]$ 升高。$PaCO_2$ 预期值是 $0.7 \times [HCO_3^-] + 20$ mmHg。因此，当患者 $[HCO_3^-]$ 为 34 mEq/L，$PaCO_2$ 应为 44 mmHg。

临床医师通过这些分布图、等式和规则，可以判断大多数临床上呼吸性或代谢性酸碱紊乱，且结果通常在某种程度上颇为准确。虽然这些数值之间存在数学关系，但是 $[H^+]$ 和 $[HCO_3^-]$ 的变化不能反映因果和效应关系。例如，慢性低通气状态会表现为体内 PCO_2 和 $[HCO_3^-]$ 上升。许多医师会误认为，$[HCO_3^-]$ 的升高是机体对 PCO_2 上升的代偿，但并非如此，上升的 HCO_3^- 实际反映了机体总 CO_2 的升高。

虽然 PCO_2–HCO_3^- 方法对大多数酸碱异常判断相对比较准确，对一些呼吸性问题尤为实用，但是这种方法存在一些固有缺陷，特别是涉及代谢性成分时。第一，这种方法并非看上去得那么简单，临床医师需要面对复杂的分布图，或需要学习公式，进行脑力计算；第二，对于围术期和危重症患者的许多复杂的酸碱紊乱，该系统并不能对其进行解释和说明。例如，低白蛋白血症患者可出现急性酸中毒、自由水的缺失或过多、高氯血症、高磷酸血症或并存的代谢性酸中毒和碱中毒。

阴离子间隙方法

研究代谢性酸中毒使用最广泛的工具是 1977 年 Emmett 和 Narins 提出的 AG 方法[46]。该方法是基于电中性理论提出的。他和后面一节将要介绍的物理化

学方法完全一致，且通常与判断酸碱状态的 "Boston 法" 一起使用。该系统是基于发表当时已知的数据或不容易获得的数据：维持电中性的阴离子主要有弱酸（磷酸盐和白蛋白）和 UMA。一般细胞外离子电荷差异的总和有 -10 mEq/L 至 -12 mEq/L 的 "间隙"。根据是否包含了 K^+ 或乳酸，目前广泛使用的是三种不同的阴离子间隙（图 48.3）：

阴离子间隙（简易）$=$
$([Na^+] - [Cl^-] + [HCO_3^-]) =$
$12 \sim 14$ mEq/L

阴离子间隙（传统）$=$
$([Na^+] + [K^+] - ([CL^-] + [HCO_3^-])) = 14 \sim 18$ mEq/L

阴离子间隙（现代）$=$
$([Na^+] + [K^+] - ([Cl^-] + [HCO_3^-] + [乳酸^-])) = 14 \sim 18$ mEq/L

若患者出现代谢性酸中毒，且阴离子间隙增宽，如 > 20 mEq/L，则说明酸中毒的原因是 UMA（通常是肾酸或酮体）。如果阴离子间隙不变，则对阴离子浓度进行测量，酸中毒的原因是由高氯血症（碳酸氢盐不会独立影响酸碱状态）或乳酸盐（若使用过）造成的。虽然它是一个有用的工具，但具有无法判断是否是 "正常间隙" 的弱点[47]。AG 常常低估代谢性酸紊乱的程度[26]。大多数重症患者出现低白蛋白血症，且很多可能有低磷酸盐血症。因而，在存在 UMA 的状况下测得的 AG 可能为正常。Fencl 和 Figge 已对此进行了深入的研究，并得出了 "校正 AG" 的变形公式[26]：

校正阴离子间隙（白蛋白）$=$ 阴离子间隙计算值 $+ 0.25$（白蛋白正常值 $*$ $-$ 白蛋白实际值 g/L）

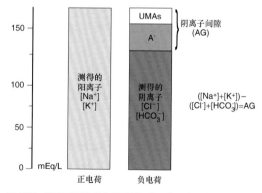

图 48.3 阴离子间隙代表测量的阳离子和阴离子之间的差值。未测量负电荷由弱酸（A^-）组成，比如白蛋白、磷酸盐和未测量的强阴离子（UMAs），如乳酸

　　* 该指标的正常值因不同的人群和不同实验室而异。如果使用 g/dl 为单位，则此因子值为 2.5。

　　这种校正形式的 AG 能准确地定量描述代谢性酸中毒，对判断既往健康患者（遭受急性外伤）出现酸中毒的原因是 UMA 还是反应性高氯血症非常有用。Moviat 等证实经白蛋白校正后的 AG 可准确地检测重症治疗中的复杂酸碱紊乱[48]。

　　另一种 AG 表达方式是 ΔAG（Δ 比，DR—框 48.2）。该公式能准确地预测重症患者的不良预后[49]。简单说来，若 AG 在正常范围，或无变化，而碳酸氢

> **框 48.2　Δ 阴离子间隙（Δ 比）**
>
> Δ比＝Δ阴离子间隙/Δ［HCO$_3^-$］或↑阴离子间隙/↓［HCO$_3^-$］
>
> ＝ $\dfrac{测得的阴离子间隙 － 正常阴离子间隙}{正常［HCO_3^-］－测得的［HCO_3^-］}$
>
> ＝ $\dfrac{阴离子间隙 － 12}{（24 － ［HCO_3^-］）}$

盐水平下降，则 Δ 比值会小于 0.4，出现高氯性酸中毒。Δ 比值在 1～2 之间则会预测发生 UMA 或乳酸性的代谢性酸中毒。如果该值大于 2，提示存在混合型酸碱异常。虽然表面上这一过程相对简单，但前提是临床医师要知晓特定患者 AG 和碳酸氢盐的正常值。此外，除了高氯血症外，很难做出明确的诊断。

　　图 48.4 是用这种描述方法判断酸碱状态的决策树状图。

半定量［碱缺失/剩余（哥本哈根）］方法

　　发生代谢性酸中毒时，ECF 加入 UMA 能使每个阴离子净增加一个氢离子。这一体系主要通过碳酸氢盐发挥缓冲作用，任何获得氢离子的阴离子都会导致碳酸氢盐浓度出现下降。因此，碳酸氢盐相对于基线

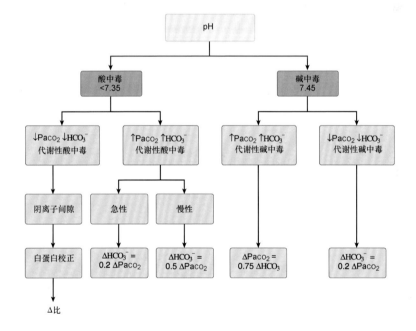

Δ 比	临床评估
<0.4	正常AG的高氯性酸中毒
<1	高AG和正常AG的酸中毒
1～2	纯阴离子间隙酸中毒
	乳酸酸中毒：平均值1.6
	由于尿酮体的丢失，DKA的Δ比为接近1
	高AG酸中毒和合并代谢性碱中毒或原有的代偿性呼吸性酸
>2	中毒

图 48.4　**酸碱平衡的描述性方法（Boston 法）。**DKA，糖尿病酮症酸中毒；AG，阴离子间隙

的浓度的变化程度反映了获得氢离子的净阴离子。按照"描述性方法"对酸碱的解释，这里称为"Δ"碳酸氢盐法。但是，该方法仍在问题，不能将 CO_2 本身代谢的效应和对 $[HCO_3^-]$ 影响区分开来。

1948 年，Singer 和 Hastings[50] 指出，全血 BB 的变化可用来对代谢成分进行定量，且不依赖于 Henderson-Hasselbalch 公式。BB 代表了碳酸氢盐和非挥发性缓冲离子（主要是血清白蛋白、磷酸盐和血红蛋白）的总和。遵循电中性的规则，BB 必须等于强离子（完全解离）差值的电荷。所以，BB 正常值＝ $[Na^+] + [K^+] - [Cl^-]$。BB 的改变代表强离子浓度的变化（该值在 1948 年不易检测）。发生代谢性碱中毒时 BB 值上升，而发生代谢性酸中毒时 BB 值下降。BB 检测的最主要缺点是随着 Hb 浓度和 pH 的变化，其缓冲能力可能会发生改变。

20 世纪 50 年代早期，Astrup 和 Jorgensen 在哥本哈根产生的测量 CO_2 张力的精细电极[51] 基础上提出了标准碳酸氢盐的概念：在温度 37℃、$PaCO_2$ 为 40 mmHg（5.3 kPa）时的碳酸氢盐浓度[52]。基于此工作，Siggaard-Anderson 和 Astrup[53] 指出，PCO_2 和 $[HCO_3^-]$ 并非独立变量。由此他们衍生出碱剩余（BE）的概念，用于区分呼吸性或代谢性酸碱紊乱。根据定义，BE 是指使 pH 恢复到 7.4、PCO_2 到 40 mmHg（5.3 kPa）、温度 37℃ 时所需的强酸（强阴离子）或强碱（强阳离子）的量[54]。与波士顿团队类似，Siggaard-Anderson 团队的数据来自于对大量临床患者的观察。研究者用张力测定法将已经量的酸或碱仔细滴定至不同 $PaCO_2$ 和不同 Hb 浓度范围的 37℃ 血中。这些研究形成了一条线列图（图 48.5 和表 48.3），利用该图可以通过 37℃ 时每次测定的 pH、$PaCO_2$ 和 Hb 浓度来确定 BE 值。目前使用的计算 BE 的线列图来源于 Van Slyke 公式（1977）[33]。

$$BE = (HCO_3^- - 24.4 + [2.3 \times Hb + 7.7] \times [pH - 7.4] \times (1 - 0.023 \times Hb))$$

目前最常用的估算 BE 的公式仅需要碳酸氢盐浓度和 pH 即可，如下述公式所示：

$$BE = 0.93 \times ([HCO_3^-] = -24.4 + 14.83 \times [pH - 7.4])$$

这一计算值与用于构建原始线列图的经验性数据具有很高的一致性。计算值在离体实验中非常准确，但在体情况下并非如此，这是因为在气体和电解质交换的酸碱体系中 Hb 的缓冲能力呈动态变化。另外，磷酸盐和白蛋白等弱酸亦提供了非碳酸氢盐的缓冲作用。因此，目前用以下公式来计算 ECF 的标准碱剩余（SBE）或 BE：

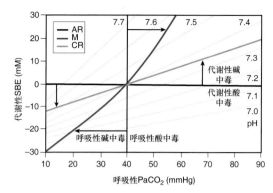

图 48.5 Schlichtig 改良过的哥本哈根方法绘制的酸碱线列图。各种不同酸碱紊乱的区分可基于 $PaCO_2$ 和碱缺乏或碱剩余，这里指标准碱剩余（SBE）。箭头代表机体对急性酸碱中毒代偿性的变化。AR，急性呼吸性酸中毒或碱中毒。CR，慢性呼吸性酸中毒或碱中毒。M，代谢性酸中毒或碱中毒（From Schlichtig R, Grogono AW, Severinghaus JW. Human $PaCO_2$ and standard base excess compensation for acid-base imbalance. Crit Care Med. 1998；26：1173-1179.）

表 48.3　针对急慢性酸碱紊乱时标准碱缺失或碱剩余的变化	
紊乱	**SBDE 和 $PaCO_2$**
急性呼吸性酸中毒	$\Delta BDE = 0$
急性呼吸性碱中毒	$\Delta BDE = 0$
慢性呼吸性酸中毒	$\Delta BDE = 0.4 \Delta PaCO_2$
代谢性酸中毒	$\Delta PaCO_2 = \Delta BDE$
代谢性碱中毒	$\Delta PaCO_2 = 0.6 \Delta BDE$

Δ：值的变化；BDE：碱缺失或剩余；$PaCO_2$：动脉二氧化碳分压
Modified from Narins RB, Emmett M. Simple and mixed acid-base disorders: a practical approach. Medicine (Baltimore). 1980; 59: 161-187.

$$SBE = ((HCO_3^- 实际值 mEq/L) - 24.8 + (16.2 \times (pII - 7.40)))$$

ECF 中所有非碳酸氢盐（白蛋白、磷酸盐和平均 ECG 中的 Hb 等）缓冲盐的总量约为 16.2 mEq/L。Siggaard-Andersen 可能高估了 Hb 作为细胞外缓冲液的影响，低估了氯离子在外周和肺分别摄取和释放入红细胞的影响[56]。

尽管酸碱化学方法的各种描述均提及 BE，该术语以血气的形式报告，但当报告的碱剩余为负值时（1-BE），正确的说法应称之为存在碱缺失[57]。为简单起见，在下边的讨论中我们要牢记，BE 可能是正值（代谢性碱中毒），也可能是负值（代谢性酸中毒）。

对于每一种常见的酸碱紊乱，我们可以应用计算 BE 的简单数学公式进行鉴别（框 48.3 和图 48.6）。比如，在急性呼吸性酸中毒或碱中毒时，BE 值不会发生变化。相反，在急性代谢性酸中毒时，PaCO₂（mmHg）的变化幅度与 BE（mmol/L 或 mEq/L）的变化幅度相同。

在过去的 60 多年中，与 CO_2-HCO_3^- 体系相比，BE 的优缺点已有相当多的讨论。现实中，两者没有很大差别。两者的公式和列线图数据都来源于患者数据和回溯性摘要。计算使用的碳酸氢盐浓度来自于血气分析的结果。对大多数患者来说，这两种方法结果均相对准确，但可能会产生误导作用。因为据此结果，临床医师并不能区分出酸中毒时是乳酸还是氯离子，碱中毒是脱水还是低白蛋白血症所造成的。这些检测可能会完全忽略酸碱紊乱的存在。比如，当低蛋白血症（代谢性碱中毒）的重症患者同时出现乳酸性酸中毒时（代谢性酸中毒），可能其 pH、碳酸氢盐浓度和 BE 仍在正常范围。这种准确性的缺乏可能会导致不当或不足的临床治疗。

BE 的改变继发于体内钠离子、氯离子、自由水、白蛋白、磷酸盐和 UMA 浓度的相对变化。通过计算每个成分的量，有可能判定：①浓缩性碱中毒；②低蛋白性碱中毒；③高氯性酸中毒；④ 稀释性酸中毒（如果确实存在）；⑤继发于 UMA 的酸中毒。该方法测出的碱缺失间隙概念最早由 Gilfix 和 Magder 提出（框 48.3）[58]，后来被 Balasubramanyan[59] 和 Story[60] 等分别简化。BDG 应能反映 SIG（见下文）和经校正后的 AG。

Story 等提出的简化计算公式，可以在大多数情况下非常方便地进行床旁计算（框 48.3），且与 Gilfix 和 Magder 提出的复杂计算方法有很高的一致性[58]。

框 48.3　碱剩余间隙的计算[12, 58-59]

BE_{NaW}（水和钠离子效应）= 0.3（[Na⁺]_meas - 140）mEq/L

BE_{Cl}（氯离子效应）= 102 - [Cl⁻有效]（mEq/L）

BE_{Pi}（磷酸盐效应）=（0.309×（pH - 0.47））×Pi mEq/L

BE_{prot}（蛋白质效应）=（42 - [白蛋白 g/L]）*
（0.148×pH - 0.818）

$BE_{calc} = NE_{NaW} + BE_{Cl} + BE_{PO4} + BE_{prot}$

$BE_{Gap} = BE_{calc} - BE_{actual} - [乳酸 mEq/L]$

简化的碱剩余间隙计算方法[60]

$BE_{NaCl} = ([Na^+] - [Cl^-]) - 38$

$BE_{Alb} = 0.25 × (42 - 白蛋白 g/L)$

$BE_{NaCl} - BE_{Alb} = BDE_{calc}$

$BE_{actual} - BE_{calc} - [乳酸] =$
BEG ＝未检测阴离子或阳离子效应

---

* 该方法计算碱缺失时考虑到了钠离子、氯离子、自由水（BE_{NaCl}）和白蛋白（BE_{Alb}）的影响，得到的结果是计算碱剩余（BE_{calc}）。测得到的碱剩余减去此值，可以得出碱剩余间隙

Stewart 方法

Stewart 物理化学方法可更加准确地反映实际的酸碱状态。随后 Fencl 对其进行了更新[5, 15]。这一方法基于电中性的概念，比 AG 方法略有进步。血清中存在的 SIDa 值[（Na⁺ + Mg²⁺ + Ca²⁺ + K⁺）-（Cl⁻ + A⁻）]为 40 ~ 44 mEq/L，被碳酸氢盐和 A_{TOT}（BB—SIDe）上提供的负电荷中和与平衡。SIDa（表面 SID）和 BB（SIDe—有效 SID）略有差别，该差值代表 SIG，并可用于定量 UMA 的量（图 48.7）。

$$SIDa（表面 SID）=（[Na^+] + [K^+] + [Mg^{2+}] + [Ca^{2+}]）- [Cl^-]$$

$$SIDe（有效）= [HCO_3^- = + [白蛋白所带电荷 = + [磷酸盐所带电荷 =（单位 mmol/L）$$

弱酸的解离程度呈 pH 依赖性，因此必须用下面的方式计算：

$$[alb^-] = [alb g/L] × (0.123×pH - 0.631)$$

$$Pi(mmol/L) = [PO_4] × (0.309×pH - 0.469)$$

$$强离子间隙（SIG）= SIDa - SIDe$$

不幸的是，SIG 不能代表未测量的强阴离子，仅能代表所有未测量的阴离子。比如，如果患者曾用明胶进行复苏治疗，其 SIG 会增加。且当体内血浆含水量发生变化时，SID 会发生相对或绝对量的变化。针对自由水，Fencl 使用下述公式对氯离子浓度进行了校正（Cl^-_{corr}）[5]：

$$[Cl^-]_{校正值} = [Cl^-]_{测得值} × ([Na^+]_{正常值} / [Na^+]_{测得值})$$

该校正氯离子浓度可插入至以上 SIDa 等式中进行计算。同样，衍生出来的 UMA 值也可以通过替换上述公式中氯离子的 UMA 对自由水进行校正[25]。通过分析 9 例正常人的系列数据，Fencl 估算 SIG 的"正常值"为 8±2 mEq/L[25]。

SIG 的计算颇为繁琐，需要的数据比其他方法更加繁多和昂贵，而且 SIG 的正常值范围仍存在较多困惑。在标准临床实践中，仍不清楚 SIG 是否比 AGc（为未包括钙、镁和磷酸盐在内的 SIG，它们之间的电荷通常会互相抵消）更具有优势。

很可能永远不存在单个指标数据能使我们完全理解复杂的酸碱紊乱。Fencl 建议[25]，与其把关注点放在 AG 或 BDE 上，医师应该更加关注的是碱化或酸化效应的每一次血气分析结果：呼吸性酸中毒 / 碱中毒、SID 正常或异常（由于水过多或脱水、检测的电解质

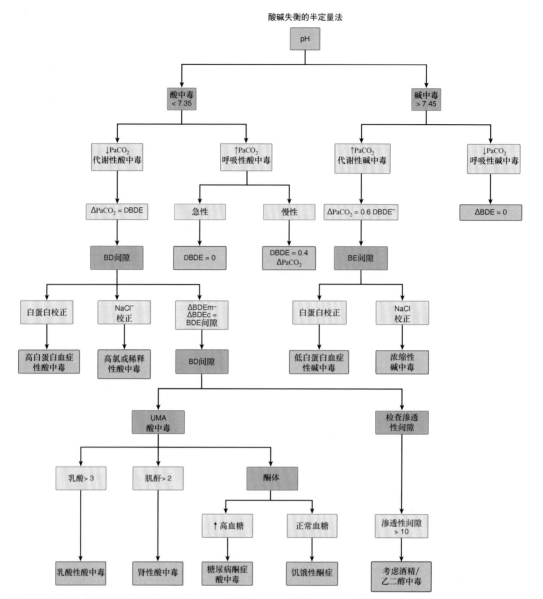

图 48.6   **酸碱失衡的半定量法（哥本哈根法）**。BD，碱缺失；BE，碱剩余；BDEm，测得的碱缺失或碱剩余；BDEc，根据白蛋白、钠离子、氯离子和自由水校正过的碱缺失或碱剩余值（框 48.3）；UMA，未测量的阴离子；乳酸的单位为 mmol/L；肌酐的单位 mg/dl；渗透间隙的单位为 mOsm

和未检测的电解质）和异常 A_{TOT}。$Fencl^{[25]}$ 以下面的患者情况举例（除非特别说明，数据单位均为 mEq/L）：

Na 117，Cl 92，Ca 3.0，白蛋白 6.0 g/L

K 3.9，Mg 1.4，Pi 0.6 mmol/L

血气分析结果：pH 7.33，PCO_2 30 mmHg，HCO_3 15

推导出的数据如下：

AG 13，AG$_{校正值}$ 23，BE − 10，SID 18，Cl$_{校正值}$ 112，UMA$_{校正值}$ 18.

使用传统的方法学，有人会描述此情况为非间隙性代谢性酸中毒，探究碳酸氢盐损耗的原因，如肾小管酸中毒或经消化道丢失。呼吸性碱中毒的程度与酸中毒的程度相匹配（ΔBD = ΔPCO$_2$）。但是，Fencl-

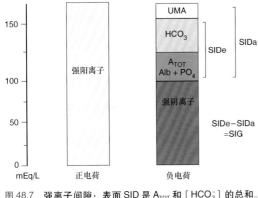

图 48.7　**强离子间隙**：表面 SID 是 A_{TOT} 和 $[HCO_3^-]$ 的总和。有效 SID 是真实的 SID。两者的差值为未检测阴离子（UMA）。SID：强离子差值，SIG：强离子间隙

表 48.4　围术期常见酸碱紊乱	
紊乱	**原因**
呼吸性酸中毒	低通气，麻醉，肌肉松弛剂拮抗不完全
呼吸性碱中毒	过度通气，焦虑，疼痛
未测量阴离子导致的代谢性酸中毒（宽 GAP 酸中毒）	低灌注——乳酸性酸中毒，糖尿病酮症酸中毒，肾衰竭
测量阴离子导致的代谢性酸中毒（高氯性非宽 GAP 酸中毒）	高氯血症——生理盐水或含盐溶液输注，肾小管酸中毒，膀胱重建
自由水过多导致代谢性酸中毒（低钠稀释性酸中毒）	低张液体输注，钠离子丢失——腹泻；高渗液体的输入——甘露醇、酒精和高蛋白血症
代谢性碱中毒	有 CO_2（COPD）潴留史的患者过度通气，钠过多（碳酸氢钠或大量输血），氯离子丢失——鼻胃管吸引

Stewart 方法揭示了一种更加复杂的情况。由于自由水过多，UMA 和出人意料的高氯血症（参见校正氯离子浓度），SID 下降至 18 mEq/L。但是由于低白蛋白血症时的碱化趋势，酸中毒的程度并没有反映出代谢性紊乱。校正 AG 反映了 SID 的变化，但是这种变化很大程度上被碱缺失所低估。这个患者存在稀释性酸中毒、高氯性酸中毒和乳酸性酸中毒！

总之，对于大部分送入急诊室或手术室的既往体健的患者，碱缺失或 AG 仍是评估代谢紊乱异常的合理的工具，特别是经白蛋白校正后。但对于重症患者，解读酸碱难题的最有效方式是阐明同时发生的酸化和碱化过程，通过计算来区分发挥作用的不同因素。不幸的是，临床医师对这些信息判读的能力依赖于可获得的数据有多少。仅凭一个简单的血气分析，可能会掩盖严重的酸碱紊乱。

在下一节，我们会分析不同临床场景中常见的多种酸碱紊乱失衡的原因。

围术期和重症医学中的酸碱问题

呼吸性酸中毒和碱中毒

在围术期医疗中，呼吸性酸碱紊乱是麻醉下长时间自主呼吸、机械通气不足（两者均为呼吸性酸中毒）或通气过度（呼吸性碱中毒）的少见并发症（表 48.4）。急性呼吸性酸中毒是由于通气不足或通气死腔增加造成的。患者在复苏室 PACU 或外科 ICU 可出现呼吸窘迫，以呼吸性酸中毒为特征。评估方法首先是观察患者的呼吸模式（图 48.8）。浅慢呼吸提示呼吸驱动不足，浅快呼吸说明胸壁或肺部病变，阻塞性呼吸提示气道梗阻。急性呼吸性酸中毒的血气分析结果显示：pH 急剧下降，$PaCO_2$ 上升，HCO_3^- 浓度轻度上升 [$PaCO_2$ 每上升 10 mmHg（1.2 kPa），[HCO_3^-] 上升 1 mEq/L（mmol/L）]。BE 应该为零。作为麻醉的并发症，呼吸性酸中毒在过度镇静（尤其是阿片类药物）、肌松药作用残余、术中通气不足和气胸等时相对较为常见。在腹腔镜手术中 CO_2 气腹时可能更为严重，需要在术中动态调整分钟通气量以维持 $etCO_2$ 接近基线水平。

对 COPD（或其他慢性呼吸衰竭）的患者，术前对该患者血液中总 CO_2 和 $PaCO_2$ 分压基线水平进行测定是值得的。如前所述论，$PaCO_2$ 每上升 10 mmHg，总 CO_2（HCO_3^-）上升 3 mEq/L。例如，如果一个患者总 CO_2 的基础值为 33 mEq/L，则其预期的 $PaCO_2$ 基线值应为 70 mmHg。进行围术期管理时应维持其 $etCO_2$ 水平。在机械通气时，$etCO_2$ 要在基线上下 3～5 mmHg（0.5～1 kPa）波动（$PaCO_2$-$etCO_2$ 差值会随着年龄增加和非仰卧位时增加）。

围术期如果患者通气不足，pH 会下降，$PaCO_2$ 会上升，但是总 CO_2（HCO_3^-）的上升低于预期。如果某个患者术后 $PaCO_2$ 为 90 mmHg（12 kPa），总 CO_2（HCO_3^-）为 35 mmol/L（mEq/L），说明该患者存在急性或慢性呼吸性酸中毒。这一情况发生于患者肺储备差或阿片类和其他类麻醉药物对呼吸中枢的负面影响时。这时应考虑对患者进行无创性机械通气，以使患者的 $PaCO_2$ 下降至其正常基线水平。

在急诊和重症医学中，呼吸性酸中毒可并发一

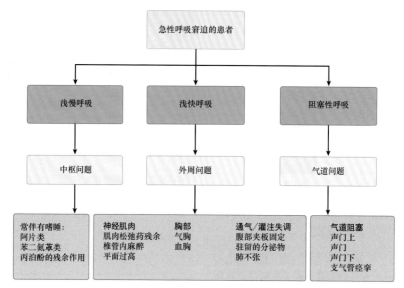

图 48.8　根据呼吸模式判断急性呼吸窘迫和和呼吸性酸中毒的病因

系列疾病。最为常见的，这些疾病会导致患者"不能呼吸"的问题——神经肌肉或解剖病变所致；或患者"不想呼吸"的问题——中枢神经系统病变所致。后者包括神经损伤［脑卒中、脊髓损伤、肉毒中毒、破伤风和呼吸中枢的毒性抑制作用（来自阿片类药物、巴比妥类和苯二氮䓬类药物）］。而患者"不能呼吸"是由于各种神经肌肉病变（吉兰-巴雷综合征和重症肌无力等）、连枷胸、血气胸、肺水肿和肺炎等引起的。腹内高压和横膈膜的移位受到腹腔内高压的阻止形成腹部间隔室综合征，会造成通气障碍，表现为呼吸性酸中毒，常伴有少尿和低血压。

过度通气可导致急性呼吸性碱中毒，常见于焦虑或疼痛、中枢性呼吸刺激（可见于水杨酸中毒早期），或过度人工通气。急性呼吸性碱中毒时，pH 大于 7.45，$PaCO_2$ 低于 40 mmHg（5.3 kPa），$PaCO_2$ 每下降 10 mmHg（1.3 kPa），［HCO_3^-］下降 2 mEq/L（mmol/L），BE 值无变化。因此，如果患者的 $PaCO_2$ 值为 30 mmHg，其［HCO_3^-］应为 22 mEq/L（mmol/L）。

急性呼吸性碱中毒通常合并急性代谢性酸中毒，PCO_2 从基线（通常是 40 mmHg）下降的数值等同于碱缺失的量（表 48.3）。在这些患者碳酸氢盐偏离基线的下降数值显著大于原发性呼吸性碱中毒的患者，其原因是碳酸氢盐作为细胞外缓冲盐液被消耗（强阴离子每增加 1 mEq/L，［HCO_3^-］下降 1 mEq/L）。例如，一名乳酸性酸中毒的患者，其乳酸浓度为 10 mEq/L，BE 应为 -10，［HCO_3^-］比基线低 10 mEq/L，PCO_2

为 30 mmHg。如果 PCO_2 高于预期值，提示同时存在呼吸器官的问题。多发性创伤患者即为这样的实例，大量失血造成乳酸性酸中毒，而连枷胸又造成呼吸酸中毒。

代谢性酸中毒和碱中毒

代谢性酸中毒

SID 和 A_{TOT} 的变化导致急性代谢性酸中毒。强阴离子与强阳离子相对差值的变化引起 SID 的变化。阴离子，不管无机的还是有机的，可以通过乳酸、肾、酮体或高氯性酸中毒获得，而阳离子可以通过严重腹泻或肾小管性酸中毒丢失。

急性代谢性酸中毒的特征性表现为 pH 小于 7.35，$PaCO_2$ 和 HCO_3^- 均下降，低于患者的基础值。患者如无 COPD 或慢性 CO_2 潴留，可表现为 $PaCO_2$ 低于 40 mmHg（5.3 kPa），［HCO_3^-］低于 24 mEq/L（mmol/L），BE 值为负数（碱缺失），其数值大小代表强阴离子的净增量。这种简单的方法提示存在酸中毒，但其原因为代谢性。为了更加深入地探究酸中毒的情况，需要利用之前提及的一种或一种以上分析方法。应用最为广泛的是 AG，但需要根据白蛋白浓度进行校正。该法可将高氯性酸中毒和其他测量或未测量阴离子（UMA）造成的酸中毒区分开来。当发生代谢性酸中毒时，如可能，应对这些阴离子都进行检测——乳酸、酮体、磷酸盐、白蛋白或阴离子聚集的替代标志物——血清肌酐和渗透压间隙。麻醉科医师经常遇到的代谢性酸中毒的病因将在下文加以讨论。

乳酸性酸中毒

乳酸性酸中毒是急性重症的良好标志，高乳酸血症的严重程度通常可以反映疾病的严重程度。当体内乳酸的生成量超过肝的清除能力时，就会出现高乳酸性酸中毒——分为生成过多或清除能力下降方面的问题。

在生理状态下，乳酸是葡萄糖代谢的分解产物。在自然界有两种异构体：①左旋乳酸（L 型），由人体产生，可以通过血气分析测得；②右旋乳酸（D 型），仅由细菌发酵产生。左旋乳酸是通过丙酮酸经乳酸脱氢酶催化生成的。乳酸盐在等张溶液中作为缓冲成分，临床上主要为乳酸林格液和哈特曼液。这些液体含有消旋状态的 D 和 L 混合型乳酸（每种各含 14 mmol/L）。

在正常情况下，乳酸和丙酮酸的比值小于 20:1。在无氧条件下，如剧烈运动后，乳酸水平急剧增加，循环中高浓度的乳酸被认为是糖酵解活性增加的证据。但是乳酸也可以在有氧情况下生成。应激（循环中儿茶酚胺增加）状态和外源性输注（肾上腺素或去甲肾上腺素）可激活骨骼肌上的 β 肾上腺素能受体，导致有氧糖酵解，乳酸水平增加。乳酸代谢生成丙酮酸，然后在肝生成葡萄糖（糖异生），继而生成 CO_2 和水（Cori 循环）。因此，林格液（或哈特曼液）中的乳酸可以作为碳酸氢盐的来源。这一过程的前提是肝具备处理乳酸的能力。

对于任何危重患者都应尽早进行血清乳酸和动脉血 pH 的测定，这已成为目前脓毒性休克定义的诊断依据[61]。乳酸浓度大于 2 mEq/L（mmol/L）具有临床意义。在出现代谢性酸中毒时，如乳酸大于 5 mEq/L（mmol/L），说明病情严重[62]。单独的高乳酸血症而无酸中毒的临床意义尚不清楚[63]。

传统意义上乳酸酸中毒分为两型：① I 型（也称 A 型，为全身性氧供不足），见于低血容量 / 失血性休克；② II 型（也称 B 型），其全身供氧和组织供氧充足。乳酸性酸中毒亦可出现在局部发生严重低灌注。例如，在肠缺血，虽然全身氧供正常，但局部糖酵解可产生大量乳酸。II 型乳酸性酸中毒与循环中过多的儿茶酚胺（内源性或外源性）状态相关，如单纯运动和外伤或脓毒症造成的高炎症反应状态。II 型乳酸性酸中毒亦可见于氰化物中毒（与硝普钠注射有关）、双胍类（二甲双胍具有阻断肝糖异生的作用），以及

高分解代谢的疾病如淋巴瘤、白血病、艾滋病或糖尿病酮症酸中毒（diabetic ketoacidosis，DKA）。在重症患者中通常并存 I 型和 II 型乳酸性酸中毒。

乳酸水平是疾病严重程度的敏感标志物的观点已得到了普遍认可[64]。持续性乳酸性酸中毒可强烈预示急性疾病的不良预后[65-67]。乳酸的快速清除（即血清乳酸浓度下降，可以是生成减少，也可以是代谢增加）与疾病的改善相关[68-69]。是否能建立既可改善预后又能同时增加乳酸清除效率的治疗方法仍存在争议。简单地说，用输血或输注等张溶液的方法改善全身灌注，应能减少糖酵解和减少乳酸生成，增加肝血流和增强代谢。但并非所有复苏不充分的患者都存在高乳酸血症，很可能只有少数高乳酸血症的患者复苏不够充分。虽然以恢复血清乳酸浓度正常为目的的液体复苏能改善预后，但过度或较迟的液体复苏可增加死亡率[70]。重要的是要注意到，当给予一次液体治疗后，由于血液稀释，血清乳酸会快速下降，随后由于受肝清除率的限制，下降开始缓慢，约每小时下降 10% ～ 20%。如果乳酸水平仍不下降，应停止液体复苏[71]。

在出现乳酸性酸中毒时，虽然通过心排血量监测仪和混合静脉氧饱和度等指标可证实全身氧供良好和氧耗正常，但这仍不能令人安心。事实上，肠缺血可表现为其他原因难以解释的乳酸性酸中毒，与脓毒症相关的可利用性启发可导致诊断延迟和不合理的液体复苏方案（图 48.9）。

二甲双胍与严重乳酸性酸中毒相关。当患者存在肝功能异常、脱水、心力衰竭、急性肾损伤（acute kedney injury，AKI）或脓毒症时这种情况更加容易发生[72]。虽然二甲双胍被认为可影响肝细胞线粒体的氧代谢，阻断糖异生，但该伤害的机制仍不清楚。肾损伤似为重要的危险因素。存在二甲双胍相关性乳酸性酸中毒的患者虽然乳酸浓度可超过 10 mmol/L，但往往一般情况较好。除了停药、适当补液和耐心等待外，尚无特殊的治疗手段。

右旋乳酸诱导的酸中毒在临床上多发生于短肠综合征和细菌过度繁殖患者，表现为 AG 增宽性酸中毒，并且未发现存在其他可能的代谢酸来源。虽然目前的床旁血气分析仪无法检测右旋乳酸，但许多实验室检查能检测该分子，因此对于存在难以解释的酸中毒的高危患者（腹部大手术后），可以考虑进行该检测。

酮症酸中毒

酮体的组成成分包括丙酮（< 2%）、乙酰乙酸（20%）和 3-β-羟基丁酸（3-β-hydroxybutyrate，

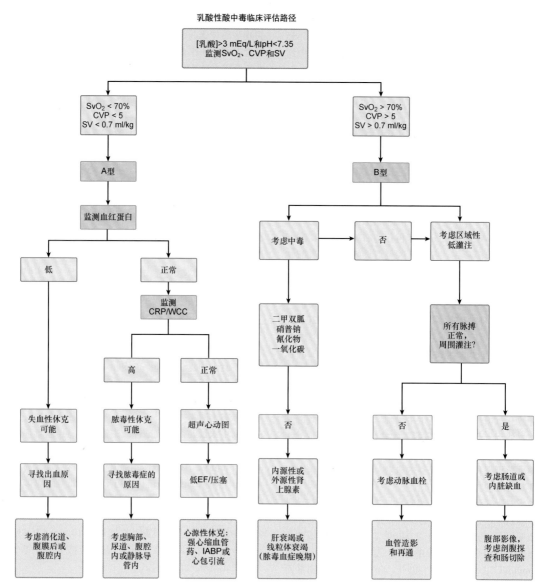

图 48.9　**乳酸性酸中毒患者的评估**。CRP，C 反应蛋白；CVP，中心静脉压；EF，射血分数；GI，胃肠道；IABP，主动脉内球囊反搏；CV，每搏量；S$_v$O$_2$，混合静脉氧饱和度；WCC，白细胞计数

βOHB）（78%）。它们是脂肪代谢的副产物。当葡萄糖作为能源不足时，脂肪酸在肝代谢，产生酮体。在生酮过程中，脂肪酸在乙酰辅酶 A 的作用下生成乙酰乙酸，进入线粒体后转化为 βOHB，或自发性脱羧形成丙酮。酮体自血液被转运至组织，特别是进入脑组织作为能量来源被消耗。在正常饮食情况下，在血液和尿液中检测不到酮体。但是当脂肪成为主要能量来

源时（如饥饿或低碳水化合物饮食），可在血液（主要是 βOHB）和尿液（主要是乙酰乙酸）中检测到酮体。在许多临床情况下，会出现循环中酮体急剧升高，比如长时间饥饿、酗酒、酒精或肥胖相关性脂肪肝，以及更为常见的胰岛素不足（糖尿病）。鉴于这些都是强阴离子复合物，酮体能降低 SID，造成代谢性酸中毒。当发生于 1 型糖尿病中（type-1 diabetes,

T1D）时，称之为糖尿病酮症酸中毒。

糖尿病酮症酸中毒可能是 1 型糖尿病的最早临床表现，原因是血糖控制不佳或特异性应激触发如感染、外伤或手术。胰岛素与其他升高血糖的激素（皮质醇、肾上腺素和胰高血糖素）的相对数量通常出现不平衡。当血糖升高并超过肾重吸收的阈值时，可导致糖尿、渗透性利尿、脱水和各种应激激活的恶性循环。在胰岛素缺乏以及随之出现的胰岛素抵抗情况下，导致脂肪酸代谢增加，在肝内脂肪酸无限制地氧化生成酮体。不管病因如何，患者通常会出现血糖升高，明显脱水，以及血钾、磷和镁的消耗。

酮症酸中毒的诊断相对简单。患者通常有明确的糖尿病史或多尿、多饮病史。患者被送入急诊室时，出现高血糖和糖尿，以及尿酮体呈阳性。酮症酸中毒需要依靠动脉血气分析来确诊。各家医院对糖尿病酮症酸中毒均有自己的处理流程。给予胰岛素静脉输注（有或无首剂注射）。输注采用基于体重固定速率进行 [0.1 μ/（kg·h）] 或者是根据血糖水平调整的传统方法[73]。患者的复苏治疗一般给予数升等张晶体液（一般为 0.9% 生理盐水）。当血糖下降到"可控"的范围时，给予静脉输注葡萄糖。胰岛素抑制酮体生成，而酮体的代谢需要葡萄糖的辅助。这一过程需要花费一些时间。在糖尿病酮症酸中毒的治疗中主要存在两种错误。第一，输注 0.9% NaCl 会造成完全可预期的高氯性酸中毒。这一结果可能有害或无害，但在酮症酸中毒持续状态过程中会让医生误判病情。一项小型研究比较了生理盐水和 Plasmalyte-148 [一种平衡盐溶液（BSS）] 治疗酮症酸中毒的效果。结果发现，输注 Plasmalyte-148 的患者比生理盐水组代谢性酸中毒的恢复更快，更少出现高氯血症，血压改善更佳，尿量更多[74]。

第二种错误对于麻醉科医师而言非常重要。如前所述，体内大部分酮体是以 βOHB 的形式存在的。因此，只能通过检测血中酮体才能确定。尿酮体检验棒仅能检测乙酰乙酸[75]。如果尿液中没有酮体，不能排除酮症酸中毒的诊断（尤其是当患者无糖尿病时）。对于血酮体，用手持设备即可以轻易检测（虽然目前医院里床旁检测尚不能实现这些项目的检测）。有趣的是，由于 βOHB 必须代谢生成乙酰乙酸，当机体酮体负荷下降或酸中毒开始缓解时，尿液中酮体实际上可能会增加。

接受急诊手术的患者往往同时存在多种酸碱紊乱。医师经常会因为易得性偏倚（乳酸升高更容易被发现）而漏掉酮症酸中毒这一主要的代谢性异常[76]。虽然进行了液体复苏和病因控制，但酸中毒可能并未缓

解。这可能会导致不合理的治疗如肾替代治疗（renal replacement therapy，RRT）和碳酸氢钠输注。在酮症酸中毒时，这两种治疗方法均无效。任何形式的酮症酸中毒均需要使用胰岛素进行治疗以及最终输注葡萄糖。非糖尿病酮症酸中毒可能需要数小时，甚至数天才能缓解。

肾性酸中毒

肾排泄水分和主要来自蛋白质的各种代谢副产物。肾同时也排泄大量电解质，有些是强离子，包括氯离子、硫酸盐、甲酸盐、尿酸盐柠檬酸循环坏代谢产物（延胡索酸、柠檬酸）和磷酸盐。在 AKI 时，它们会在局部积聚，导致"肾性酸中毒"。在 AKI 早期，高氯血症是酸中毒的主要原因。随着病情进展，50%～60% 的酸中毒是由 UMA 造成的，高达 30% 与高磷血症相关[77]。50% 的重症 AKI 患者具有正常的 AG[77]。

在围术期，AKI 会合并低血压、低血容量、肾低灌注（见于主动脉夹闭或腹内压升高）、横纹肌溶解、脓毒症或尿路梗阻。不管何种病因，这些患者会出现少尿、容量过负荷以及继发于代谢性酸中毒的高钾血症。

AKI 时，代谢性酸中毒的识别是诊断、判断严重程度和治疗策略的关键。虽然血清肌酐是使用得最为广泛的肾功能标志物，但单一的读值并无帮助。液体复苏治疗可因稀释作用而人为地降低肌酐水平，而利尿治疗又可人为地升高肌酐值。当出现代谢性酸中毒尤其是合并高钾和肌酐升高时，临床医生应快速判定肾性酸中毒的严重程度，要做到这一点并不容易。肾性酸中毒常合并高氯血症，但医生常会给肌酐升高的患者输注等张生理盐水，因为他们误认为，与输注平衡盐液（BSSs）相比，这些患者不大可能会发生高钾血症[78]。一项针对无肾患者进行肾移植手术的研究发现，给予生理盐水比乳酸林格液更容易发生酸中毒和高钾血症[78]。高磷血症是导致肾性酸中毒的次要因素，除非采用排除法，当前临床上尚无可以直接测得 UMA 的浓度的检测。因此，肾性酸中毒一般通过增宽的 AG、碱缺失间隙、SIG 及排除酮体和乳酸来进行诊断。有关 RRT 的关键决策通常涉及无法控制的高钾血症。给予肾性酸中毒患者输注碳酸氢钠（假定患者能清除 CO_2），通过增加 SID，可以临时缓解其酸中毒状况。当推迟手术的风险大于延迟 RRT 的风险时，很有必要这样治疗。但对于重症患者，延迟 RRT 可能与 90 天死亡率增加 4.7% 相关[79]。

高氯性酸中毒

在酸碱化学发展初期，高氯血症即已成为代谢性酸中毒的已知原因[12]。但是，在 20 世纪大多数时间，由于血清 Cl^- 不易检测，高氯血症在很大程度上被忽视。最近数十年，这一状况发生了改变。细胞外间隙含有 110～130 g 盐。在一名 70 kg 男性（ECF 总量为 18 L），细胞外有 58 g（3.22 g/L）Na^+ 和 65 g（3.62 g/L）Cl^-。美国人平均每天摄入 3 g 或以上的盐（NaCl）（推荐量为 2.3 g）。为了维持体内正常的 Na^+：Cl^-（大约 1.4：1）的比例，身体需要排泄的 Cl^- 比 Na^+ 多 30%。这是肾排泄功能的主要任务之一。肾每天排泄 15～20 mmol Cl^-。为了维持电中性，Cl^- 和氮质代谢的副产物——铵盐（NH_4^+）一起排泄。发生肾衰竭时，Cl^- 在体内蓄积，这是 AKI 代谢性酸中毒的早期原因。数十年来，人们一直认为，循环中 Cl^- 的上升是静脉输注可能增加肾代谢负担，造成肾毒性的结果。1 L 等渗生理盐水（0.9% 生理盐水）包含 9 g 盐、3.5 g Na^+ 和 5.5 g Cl^-（各为 154 mmol/L）。对一个血氯水平正常的患者（与钙离子不同，机体不会储存氯离子），如果输注 1 L 0.9% NaCl，大部分或全部 Cl^- 必须被排出体外。对肾来说，这增加了 8～10 倍代谢负担。而且，生理盐水的 SID 为 0，因此，血氯升高可能与非 AG 性（高氯血症）代谢性酸中毒的发生相关[80]。

高氯性酸中毒是肾小管酸中毒的并发症之一，是肾排泄氯离子障碍的结果。尿液是偏碱性的。当输尿管被移植入肠道后（如膀胱切除术后），也可能发生高氯血症，是因为肾排泄的氯离子被重吸收。

高氯血症和高氯性酸中毒在临床上非常重要吗？作为酸中毒的病因，高氯血症的凶险程度小于其他原因。一项对有酸碱紊乱危重患者的研究发现，死亡率最高的是乳酸性酸中毒（56%）；SIG 酸中毒为 39%；高氯性酸中毒为 29%（$P < 0.001$）[81]。虽然如此，高氯血症可能会引起临床上严重的器官功能障碍。一项对 31 000 例外科患者进行的观察性研究比较了生理盐水和 BSS 输注对预后的影响，结果发现 BSS 的结局更佳[82]。使用生理盐水会增加并发症的发生率，包括术后感染、输血和需要透析的肾损伤。

高氯血症状态和肾毒性相关；生理盐水输注与肾血流降低、肾血管收缩、肾小球滤过率降低以及内脏低灌注相关[83]。澳大利亚的一家 ICU 开展的一项相对较大规模的前后列研究发现，与 BSS 相比，输注富含氯盐溶液可增加需要 RRT 的风险大约为 3.7%[84]。

两项大型随机对照研究对急诊室[85]和危重症患者[86]进行了输注等张盐水和 BSS 的比较。虽然与围术期患者相比，静脉输注的容量相对较低，但两项研究都发现输注生理盐水后肾并发症的发生率上升，约 1%。这种效应是否随输液的容量增多而成比例放大，可能需要进行进一步的研究和 Meta 分析。

19 世纪 Hamburger 提出的生理盐水溶液，因为一些有瑕疵的研究被贴上了"正常生理"的标签，在超过 100 年的时间里成为应用得最为广泛的静脉输注液体，尽管仅有少量研究探究了其临床有效性和安全性[87]。现在大量研究表明，这种溶液可能有害，加上其他平衡溶液的广泛使用，生理盐水在围术期的应用受到了高度质疑。

围术期代谢性碱中毒

围术期代谢性碱中毒通常为医源性的。给予慢性呼吸衰竭的患者进行过度通气会导致急性代谢性碱中毒，因为没有将慢性代偿性碱中毒相关的尿液中的氯丢失考虑在内（图 48.10）。更常见的是，代谢性碱中毒与钠离子增加造成的 SID 上升有关。这些紊乱来自于液体治疗中的钠离子被许多弱离子缓冲，如柠檬酸盐（血制品）和醋酸盐（胃肠外营养），当然还有碳酸氢盐。重要的是要认识到，这些缓冲离子如柠檬酸盐、醋酸盐、葡萄糖酸盐和乳酸盐等在正常情况下很快可被肝清除，不会影响酸碱平衡。体内钠离子和氯离子遵循物质守恒定律。钠潴留是"氯离子敏感"碱中毒——可以通过输注含氯离子溶液来纠正，如生理盐水、氯化钾和氯化钙，偶尔也可用氯化氢。纠正氯离子敏感性碱中毒非常重要，因为正常的代偿机制可通过降低通气来实现，这会增加 $PaCO_2$，可能导致 CO_2 麻醉作用，造成脱机困难。

大容量 BSSs 输注造成 A_{TOT} 稀释（主要是低白蛋白血症），可能会导致代谢性碱中毒。如果使用乳酸林格液，由于 SID（20 mEq/L）下降，可能会掩盖这一现象。关于获得性低蛋白血症性碱中毒的临床意义尚不明确。

在围术期患者出现代谢性碱中毒的另一原因是胃肠道富含氯离子的体液的丢失。消化液中含有 HCl。根据遵循物质守恒定律，持续吸引或呕吐时可导致碱中毒。

关于围术期液体治疗仍争议较大。因为担心应激导致的水潴留造成的脑水肿，通常给予患者输注等张液体。但是，这一治疗的结果是在血管外组织潴留大量溶质，尤其是钠离子和氯离子。获得性高钠血症与不良的临床结局密切相关，且非常难以治疗[88]。BSS

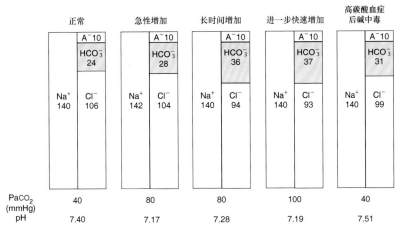

图 48.10 **呼吸性酸中毒患者酸碱和电解质组分变化。**从左到右依次为：正常酸碱状态；机体对 $PaCO_2$ 急剧升高到 80 mmHg 的适应；机体对 $PaCO_2$ 缓慢升高到 80 mmHg 的适应；同一名患者 $PaCO_2$ 进一步快速上升到 100 mmHg；对同一名患者将 $PaCO_2$ 快速纠正到 40 mmHg 后的高碳酸血症后碱中毒。A^- 代表未检测血清阴离子，柱图中的数字为离子浓度，单位均为 mmol/L（Modified from Adrogué HJ, Madias NE. Management of life-threatening acid-base disorders. First of two parts. N Engl J Med. 1998；338［1］：26-34.）

比生理盐水安全性高一些，但是大量复苏液输注同样会造成不良后果[89]。

重症患者的酸碱失衡

重症患者往往合并多种酸碱紊乱，单次定量检测（如碱缺失）往往并不明显。患者往往伴有 PCO_2、SID 及 A_{TOT} 异常等变化。严重的病情可能会因为貌似正常的血气分析结果而被忽略[90]。

重症患者最常见的单一酸碱化学检测异常为低白蛋白血症[24]。这一异常普遍存在，可导致程度难以预料的代谢性碱中毒。低白蛋白血症可能会掩盖 SID 的显著变化，如乳酸性酸中毒或肾性酸中毒。所以，当将 AG 用于重症患者的评估时，必须经白蛋白校正后才可以采用[26]。类似地，重症患者，特别是病情继发加重的患者使用碱缺失来预测乳酸亦不可靠[25]。另外，在长期呼吸衰竭伴高碳酸血症的患者，因为尿氯排泄增加，可导致合并代谢性碱中毒（图 48.10）[91]。肾损伤与代谢副产物蓄积有关，包括磷酸、肾性阴离子、氯离子和其他 UMA，早期可导致代谢性酸中毒。但是在晚期肾衰竭多尿期，会因为钠、钾离子和自由水的大量丢失，出现明显的浓缩性碱中毒。

重症患者对 SID 和自由水的变化很敏感。鼻胃管的吸引可导致氯离子丢失，腹泻可导致钠离子和钾离子缺失。组织间隙的外科引流管会导致各种浓度电解质体液的丢失（如胰腺部位引流出的液体富含钠离子）。发热、出汗、裸露组织表面的蒸发以及呼吸机回

路湿化不足等都会导致大量不感蒸发和浓缩性碱中毒。

静脉输注可能会给患者带来未知的血清化学变化。许多抗生素，比如头孢甲肟哌拉西林使用富含钠离子的溶液稀释。其他如万古霉素，要用大量自由水（5% 葡萄糖）稀释。劳拉西泮需要用丙二醇进行稀释，大量输注后会导致类似于乙二醇类的代谢性酸中毒[92]。

持续肾替代治疗（continuous renal replacement therapy，CRRT）用于对血流动力学不稳定的重症患者进行血液滤过和透析。Rocktaschel[93] 等证实，CRRT 可以通过排出强离子和磷酸纠正急性肾衰竭导致的酸中毒。但是，对低白蛋白血症患者，使用透析纠正代谢性酸中毒，可能会发现因低白蛋白血症造成的代谢性碱中毒。CRRT 对乳酸性酸中毒和酮症酸中毒效果不佳。

其他一些看似无害的治疗可能会导致严重的酸碱紊乱。袢利尿剂，如呋塞米，经常用于重症患者。这类药物优先排泄水的能力超过电解质而造成浓缩性碱中毒。类似地，碳酸酐酶抑制剂如乙酰唑胺可以通过降低血清 SID 用于处理低氯性代谢性碱中毒或呼吸性碱中毒的患者。这一效应已得到清楚的解释：肾排泄钠离子和氯离子的比值增加，造成血清氯离子浓度升高[94]。

对于神经外科患者，由于渗透治疗或脑损伤后异常，容易发生各种酸碱紊乱。输注生理盐水后现高氯性酸中毒最为常见[95]。严重头部外伤经常出现糖尿病尿崩症的并发症，特别是患者病情进展至脑死亡过程中。尿崩症的原因主要是对垂体和（或）下丘脑的

损伤导致抗利尿激素（ADH）分泌的不足。ADH 缺乏时，肾不能浓缩尿液，随之发生多尿。其以尿液渗透压降低，同时血液渗透压升高为特征。典型尿崩症表现为浓缩性碱中毒。治疗时以抗利尿激素或去氨加压素进行激素替代。

酸碱失衡的治疗

　　一般来说，在急症和围术期医学中，酸碱紊乱是疾病进程的指标，比氢离子异常本身更为有害。纠正 pH 一般不可能解决问题，除非在一些特殊情况下，比如 AKI 的高钾血症，因为酸血症是主要病因。

　　酸碱紊乱的治疗取决于酸为有机酸还是无机酸。有机酸是可以被代谢、排泄、或被透析出体外。对于糖尿病或非糖尿病性酮症酸中毒，主要是用胰岛素、静脉输液和葡萄糖进行治疗。引起代谢性酸中毒的酮酸在肝内被代谢。对 AKI 治疗采用透析或超滤，可直接移除 UMA。出乎意料的是，关于启用 RRT 的最佳时机尚无明确的指南[79, 96]，特别是围术期[97]。

　　数十年来，碳酸氢钠（$NaHCO_3$）一直被用来纠正酸中毒。钠离子作为强阳离子，可使 SID 增宽，并碱化血液。同时，一部分碳酸氢盐，作为氢离子的缓冲对，产生 CO_2，机体可能通过增加肺泡通气排出体外。呼吸衰竭时，虽然 SID 增加，但碳酸氢钠将加重呼吸性酸中毒。CO_2 也会进入细胞内，造成细胞内酸中毒，其临床意义不太清楚[98]。

　　$NaHCO_3$ 通常用于治疗高氯酸中毒。存在肾小管性酸中毒的患者需要长期服用碳酸氢钠药片并限制氯摄入。对于获得性高氯性酸中毒，静脉注射碳酸氢钠可纠正碱缺失[99]，但其益处尚不清楚。碳酸氢钠治疗最主要的缺点包括钠离子和容量超负荷、代谢性碱中毒、高血压和低钙血症。

　　碳酸氢钠疗法在乳酸性酸中毒和循环休克中的治疗已得到了广泛的研究[100]。在最近一项纳入 389 例代谢性酸中毒的重症患者的随机研究中，首个 24 h 最大量给予 1000 ml 4.2% $NaHCO_3$ 溶液以维持 pH 在 7.3 以上[101]。与无干预对照相比，其主要观察指标即 28 天死亡率无明显差异。但接受 $NaHCO_3$ 治疗的患者 AKI 发生率和 RRT 治疗的需求明显下降。为什么 CRRT 的需求会出现下降仍不清楚。也许，酸中毒的减轻延缓了启用 CRRT 的决策，直至完全避免其使用[96]，或者酸中毒的纠正减少了血管升压药的需求，改善了肾血流，但这些只是推测。之前的 Meta 分析并未显示 $NaHCO_3$ 治疗的益处[102]，可能是研究数量过少导致。在更大型的多中心研究实施之前，应谨慎地使用碳酸

氢钠治疗循环性休克或酮症酸中毒引起的代谢性酸中毒。对于存在术后肾衰竭风险的围术期患者，$NaHCO_3$ 疗法也不一定有益处[103]。

　　在择期手术的围术期治疗中，代谢性碱中毒较为少见。当患者有慢性 CO_2 潴留而给予过度通气时，最有可能会出现代谢性碱中毒。这时应降低分钟通气量。重症患者出现代谢性碱中毒的原因是氯离子缺乏、自由水缺乏或低白蛋白血症。对浓缩性碱中毒可以用下面的公式计算需要补充的自由水量。

$$自由水缺乏 = 0.6 \times 患者体重 kg \times$$
$$（患者钠离子浓度 /140 - 1）$$

　　对于低氯性碱中毒，需要使用生理盐水或 LR 纠正氯离子的丢失。

　　尚无证据表明纠正低白蛋白血症对大多数患者具有临床益处[104]。呼吸性碱中毒往往源于焦虑或疼痛。对可能的问题进行处理后，如阿片类或苯二氮䓬类药物，可以进行短期治疗，比如 CO_2 复吸入。

　　高碳酸性酸中毒在围术期常见于有意[105]或无意的低通气。ARDS 患者的死腔通气增加，亦可导致高碳酸性酸中毒。一般来说，急性呼吸性酸中毒的耐受性较好，可通过增加分钟通气量轻易纠正。但对 ARDS 患者，高潮气量和高跨肺压会导致呼吸机所致肺损伤（ventilator induced lung injury，VILI），增加死亡率[106]。所以，医生和患者必须耐受这种高碳酸血症（允许性高碳酸血症），或将 CO_2 通过体外循环排出去[107]。

总结

　　人们对酸碱化学理解的困惑与尝试应用的观察性方法有关，如 Henderson- Hasselbalch、Schwartz 和 Brackett 等方法以及病理生理过程的整个谱系。应用物理化学原理则使得酸碱平衡更易理解，并提供了适用于各种临床场景的工具。这并不是说"传统"的方法不正确，这仅仅只是 Stewart、Fencl 等方法的另外一种镜像形式。所有的酸碱紊乱都可以使用 SID、A_{TOT} 和 PCO_2 来解释。这对麻醉科医师很重要，因为补液和机械通气策略的选择可能会显著影响酸碱平衡。

致谢

　　编辑们、出版商和 Patrick Neligan 医生感谢 Clifford S. Deutschman 医生为本著作前一版中这一专题的章节所做的贡献。

参考文献

1. Berend K, et al. *N Engl J Med.* 2014;371:1434.
2. Stewart PA. *Can J Physiol Pharmacol.* 1983;61:1444.
3. Gomez H, Kellum JA. *Crit Care Clin.* 2015;31:849.
4. Adrogue HJ, Madias NE. *Am J Kidney Dis.* 2016;68:793.
5. Fencl V, Leith DE. *Respir Physiol.* 1993;91:1.
6. Aiken CGA. *JCDR.* 2013;7:2038.
7. Moon JB. *N Engl J Med.* 1967;276:283.
8. Henderson LJ. *Ergebn Physiol.* 1909;8:254.
9. Hasselbalch KA. *Biochem Z.* 1916;78:112.
10. Sirker AA, et al. *Anaesthesia.* 2002;57:348.
11. Van Slyke DD. *Proc Natl Acad Sci USA.* 1921;7:229.
12. Henderson LH. Blood as a physiochemical system. *J Biol Chem.* 1921;46:411.
13. Corey HE. *Kidney Int.* 2003;64:777.
14. Stewart PA. Modern quantitative acid-base chemistry. *Can J Physiol Pharmacol.* 1983;61:1444–1461.
15. Deleted in proofs.
16. Severinghaus JW. *Anesthesiology.* 1976;45:539.
17. Brackett NC, Cohen JJ, Schwartz WB. Carbon dioxide titration curve of normal man. *N Engl J Med.* 1965;272:6–12.
18. Hickling KG. *Respir Care Clin North Am.* 2002;8:155.
19. Laffey JG, Kavanagh BP. *Lancet.* 1999;354:1283.
20. Contreras M, et al. *Crit Care Med.* 2012;40:2622.
21. Scheingraber S, et al. *Anesthesiology.* 1999;90:1265.
22. Figge J, et al. *J Lab Clin Med.* 1992;120:713.
23. Story DA, et al. *Br J Anaesth.* 2004;92:54.
24. Figge J, et al. *J Lab Clin Med.* 1991;117:453.
25. Fencl V, et al. *Am J Respir Crit Care Med.* 2000;162:2246.
26. Figge J, et al. *Crit Care Med.* 1998;26:1807.
27. Goldwasser P, Feldman J. *J Clin Epidemiol.* 1997;50:693.
28. Wang F, et al. *N Engl J Med.* 1986;315:1591.
29. Bleich HL, et al. *J Clin Invest.* 1964;43:11.
30. Kazemi H, Johnson DC. *Physiol Rev.* 1986;66:953.
31. Bondoli A, et al. *Resuscitation.* 1981;9:99.
32. Javaheri S, et al. *Am J Respir Crit Care Med.* 1994;150:78.
33. Johnson DC, et al. *Respir Physiol.* 1984;56:301.
34. Johnson DC, et al. *J Appl Physiol.* 1987;63:1591.
35. Smith QR, Johanson CE. *Brain Res.* 1991;562:306.
36. Javaheri S. *J Appl Physiol.* 1987;62:1582.
37. Narins R, Emmett M. *Medicine (Baltimore).* 1980;59:161.
38. Kellum JA. *Diagnosis and Treatment of Acid Base Disorders, Textbook of Critical Care Medicine.* 4th ed. Shoemaker, ed. Saunders; 2000: 839–853.
39. Rodriguez-Soriano J. *Pediatr Nephrol.* 2000;14:1121.
40. Choate KA, et al. *Proc Natl Acad Sci U S A.* 2003;100:663.
41. Shaer AJ. *Am J Med Sci.* 2001;322:316.
42. Kellum JA. *Crit Care.* 2005;9:500.
43. Schwartz WB, et al. *J Clin Invest.* 1965;44:291.
44. Brackett NC, et al. *N Engl J Med.* 1965;272:6.
45. Albert MS. *Ann Intern Med.* 1967;66:312.
46. Emmett M, Narins RG. *Medicine (Baltimore).* 1977;56:38.
47. Salem MM, Mujais SK. *Arch Intern Med.* 1992;152:1625.
48. Moviat M, et al. *Crit Care.* 2003;7:R41.
49. Lipnick MS, et al. *Crit Care Med.* 2013;41:49.
50. Singer RB, Hastings AB. *Medicine (Baltimore).* 1948;10:242.
51. Severinghaus JW. The invention and development of blood gas analysis apparatus. *Anesthesiology.* 2002;97:253.
52. Jorgensen K. *Scand J Clin Invest.* 1957;9:122.
53. Astrup P, Siggard-Andersen O. *Adv Clin Chem.* 1963;69:1.
54. Wooten EW. *J Appl Physiol.* 2003;95:2333.
55. Siggaard-Andersen O. *Scand J Clin Lab Invest Suppl.* 1977;37:15.
56. Prange HD, et al. *J Appl Physiol.* 2001;91(1985):33.
57. Siggaard-Andersen O. *Scand J Clin Lab Invest.* 1971;27:239.
58. Gilfix BM, et al. *J Crit Care.* 1993;8:187.
59. Balasubramanyan N, et al. *Crit Care Med.* 1999;27:1577.
60. Story DA, et al. *Br J Anaesth.* 2004;92:54.
61. Singer M, et al. *JAMA.* 2016;315:801.
62. Fall PJ, Szerlip HM. *J Intensive Care Med.* 2005;20:255.
63. Lee SW, et al. *Emerg Med J.* 2008;25:659.
64. Mikkelsen ME, et al. *Crit Care Med.* 2009;37:1670.
65. Abramson D, et al. *J Trauma.* 1993;35:584.
66. Arnold RC, Shapiro NI, et al. *Shock.* 2009;32:35.
67. McNelis J, et al. *Am J Surg.* 2001;182:481.
68. Jones AE, et al. *JAMA.* 2010;303:739.
69. Jansen TC, et al. *Am J Respir Crit Care Med.* 2010;182:752.
70. Liu V, et al. *Ann Am Thorac Soc.* 2013;10:466.
71. Bakker J, et al. *Intensive Care Med.* 2016;42:472.
72. DeFronzo R, et al. *Metabolism.* 2016;65:20.
73. Tran TTT, et al. *Front Endocrinol.* 2017;8:106.
74. Chua HR, et al. *J Crit Care.* 2012;27:138.
75. Brewster S. *Practical Diabetes.* 2017;34:13.
76. Saposnik G, et al. *BMC Med Inform Decis Mak.* 2016;16:138.
77. Rocktaeschel J, et al. *Crit Care.* 2003;7:R60.
78. O'Malley, et al. *Anesth Analg.* 2005;100:1518.
79. Zarbock A. *JAMA.* 2016;315(20):2190.
80. Myles PS, et al. *World J Surg.* 2017;41:2457.
81. Gunnerson KJ, et al. *Crit Care.* 2006;10:R22.
82. Shaw AD, et al. *Ann Surg.* 2012;255:821.
83. Wilkes NJ, et al. *Anesth Analg.* 2001;93:811.
84. Yunos N. *JAMA.* 2012;308:1566.
85. Self WH, et al. *N Engl J Med.* 2018;378:819.
86. Semler MW, et al. *N Engl J Med.* 2018;378:829.
87. Awad S. The history of 0.9% saline. *Clin Nutr.* 2008;27(2):179.
88. Tsipotis E, et al. *Am J Med.* 2018;131:72.
89. Simoes CM, et al. *BMC Anesthesiol.* 2018;18:49.
90. Moviat M, et al. *Crit Care Med.* 2008;36:752.
91. Adrogue HJ, et al. *Kidney Int.* 1984;(25):591.
92. Tayar J, et al. *N Engl J Med.* 2002;346:1253.
93. Rocktaeschel J, et al. *Int J Artif Organs.* 2003;26:19.
94. Moviat M, Pickkers P, et al. *Crit Care.* 2006;10:R14.
95. Lima MF, et al. *J Neurosurg Anesthesiol.* 2018.
96. Gaudry S, et al. *N Engl J Med.* 2016;375:122.
97. Romagnoli S, et al. *Nephron.* 2018:1.
98. Swenson ER. *Anesthesiology.* 2018;128:873.
99. Rehm M, Finsterer U. *Anesth Analg.* 2003;96:1201.
100. Forsythe SM, Schmidt GA. *Chest.* 2000;117:260.
101. Jaber S, et al. *Lancet.* 2018;392:31.
102. Velissaris D, et al. *Crit Care Res Pract.* 2015;2015:605830.
103. McGuinness SP, et al. *Crit Care Med.* 2013;41:1599.
104. Caironi P, et al. *N Engl J Med.* 2014;370:1412.
105. Lyons C, Callaghan M. *Anaesthesia.* 2017;72:1379.
106. Slutsky AS, Ranieri VM. *N Engl J Med.* 2013;369:2126.
107. Barrett NA, Camporota L. *Crit Care Resusc.* 2017;19(suppl 1):62.

49　患者血液管理：输血疗法

MATTHEW DUDLEY，RONALD D. MILLER，JOHN H. TURNBULL

张颖君　译　曾维安　王晟　校

要　点	
	■ 现今输血比以往任何时候都要更安全，这得益于对供血者筛查手段的进步，检测技术的提高，自动化数据系统的应用以及输血医学实践的变化。
	■ 尽管患者的全身情况是输血决策的主要考虑因素，但无论是限制性还是开放性输血策略，血红蛋白（Hb）水平仍然是决定是否输血的重要指标。一般而言，患者可耐受在血红蛋白 6 ～ 8 g/dl（限制性策略）时启动输血。
	■ 术前贫血是术后并发症发生率和死亡率的独立、潜在可调整的危险因素。
	■ "患者血液管理"等同于合理的输血策略。
	■ "输血比例"用于描述输注血浆、血小板和浓缩红细胞的比例。例如，2 个单位血浆、1 个单位血小板和 1 个单位浓缩红细胞的输血比例是 2：1：1。
	■ 血液感染不再是输血相关疾病发病率和死亡率的主要原因。输血相关性急性肺损伤已成为输血相关死亡率的首要原因。
	■ 对大出血和相关的凝血病的患者来说，选择输注新鲜全血已再次引起重视（也见第五十章）。
	■ 即使随着时间的延长，储存引起的红细胞损伤增加，目前并没有证据表明短期储存相对于适当长时间储存会导致不良临床结果。然而，随着延长血液储存时间的新措施出现，尤其对于高风险人群而言，还需进一步的评估。

输注人类血液制品是现代医学最普遍的治疗手段之一，常用于抢救生命。美国最近一项对医院电子病案的分析指出，约 12.5% 的住院患者接受输血治疗，其中红细胞是最主要的输注成分，其次分别是血小板和血浆[1]。输血并非没有风险，对于特定情况的患者，麻醉医师必须权衡风险与获益，决定实施或不予输血的时机。本章将重点讨论输血医学的生理和病理过程，并着重关注围术期血液获取、处理、储存以及血液治疗的适应证和风险。

输血疗法的进展和近况

20 世纪 60 年代

过去 60 年，输血医学发生了巨大的变化。即便如此，关于是否使用全血和（或）它的成分仍一直存在争议。在 20 世纪 60 年代，多以全血进行输血治疗，新鲜冰冻血浆（fresh frozen plasma，FFP）则用于凝血病的治疗[2-3]。

20 世纪 70—80 年代

输血疗法在此阶段被定义为"只给患者输注需要的血液成分"，使成分输血替代全血输注成为标准治疗。例如，对于贫血患者，只需要输注浓缩红细胞。而对于血小板减少的患者，则只需输注浓缩血小板。由于对血液感染的关注，使血液输注在某种程度上更为谨慎［例如，肝炎病毒和人类免疫缺陷病毒（human immunodeficiency virus，HIV）］。此外，个体化的临床输血决策将继续由当地医院的输血委员会（来自包括美国在内的不同国家管理机构的要求）来执行。这些委员会通过评估输血起点的临床合理性，负责管理个体及机构的输血过程[4]。

20 世纪 90 年代至 21 世纪

在这 10 年内，随着对 HIV 和其他血源性病原体筛查技术的提高，输血相关感染的发生率降低了 10 000 倍，因此对血液制品安全性的关注已转移到非感染性的严重输血损伤[5]。这些损伤包括输血溶血反应、输血相关性急性肺损伤（transfusion-related acute lung injury，TRALI）和输血相关性循环超负荷（transfusion-associated circulatory overload，TACO）等。随着对输注血液制品引起的潜在致病率和死亡率的关注，研究的重点曾关注开放性和限制性输血策略的概念，而如今更侧重于如何权衡由贫血和输血这两个独立（仍相关）危险因素引起的威胁。

特定成分输血治疗仍为主流策略，但在此 10 年期间内却提出了重组全血的概念。创伤和军队医院主张，按照一定的比例加入新鲜冰冻血浆和血小板的浓缩红细胞，就类似于全血[6-7]。输注重组全血成分这个概念提醒了我们像以往一样使用全血，因此，输注全血这个观点已被重新提出，并将其应用于威胁生命的出血患者中[9-10]。

2010 年至今

2010 年以来，输血医学已从单纯的纠正贫血和凝血病转变为更加以患者为中心、具备多要素发展的学科。因此，患者血液管理（patient blood management，PBM）已等同于现代循证输血医学[11]。血液管理学会将 PBM 定义为"适时应用循证医学和外科观念维持血红蛋白浓度，优化止血和减少出血量，以最大限度地改善患者的预后"[12]。PBM 认为对于复杂的多种原因导致的贫血，输血只是临时的解决方式，仍需要重视导致贫血的原因[13]。

将 PBM 整合到临床路径已经减少了对同种异体血液制品的依赖，此前血液制品被认为是改善贫血的唯一方法，同时也解释了过去 10 年美国医院输血持续下降的原因[14]。最近一项回顾性分析指出，对骨科手术患者应用 PBM 系统以及把输血阈值从 8 g/dl 降至 7 g/dl 可减少 32% 的红细胞用量，同时改善预后。对于 65 岁以上患者来说临床结局改善更加明显，包括降低 30 天再入院率[15]。广义的 PBM 项目还可包括术前贫血的评估、临床决策的支持、宣教工作、改进外科技术和血液保存策略。

计算机数据系统[16]和一些补充指南[17]的出现，使很多国家在实行 PBM 时更为简便。目前发表的 PBM 大多数局限于非出血情况下的贫血患者输血治疗以及初次输血的决策，极少有关于重复输血的指南。麻醉从业人员需要洞悉此类专题，并提供如何将 PBM 应用到围术期临床的相关指南。

血液来源

供血者

关于"安全"的血液，或者说经过合理的采集和检测的血液，在全球存在明显的不同。根据全球血库的定义，占全世界 81% 的人口的低中收入水平国家仅仅集到全世界 53% 的捐献血液。此外，低中收入水平国家输血相关性感染的流行率远高于高收入水平国家，而且低收入国家更少进行基本的质量筛查操作[18]。同时，特别在低收入水平国家，献血以物质刺激进行推广。作为世界卫生组织（WHO）决策机构的世界卫生大会（World Health Assembly）发布了决议和一致声明，强调所有成员国必须在自愿的原则上建立国家血液系统，把无偿献血作为确保安全、可靠和充足的血液制品供应来源[19]。一些专家建议应慎重考虑为供血者提供经济激励和补偿[20]，因为缺少经验性研究支持有偿献血的假设，包括非现金补偿，会增加供血者的募集，或者影响血液制品的安全性[21]。然而，WHO 强烈推荐自愿无偿献血作为安全血液供应的手段并且提高供血者的参与度[22]。

在美国，食品和药物监督管理局（FDA）生物制品评估与研究机构中心为血库和献血中心提供管理监督，确保旧称美国血库协会（American Association of Blood Banks，AABB）通过自愿原则获得血液。在欧洲，欧洲委员会在欧洲血液指令（指令 2002/98/EC）中设定了血液制品及其成分的标准。这些管理部门和专业机构建立了关于献血、采集、检测、加工、储存和产品分配的一系列标准。

在美国，年龄大于 16 岁、体重大于 110 磅即有资格接受筛查成为潜在供血者。供血者需要评估的生命体征包括体温、心率和血压。合格的测量 Hb 水平男性为 13 g/dl，女性为 12.5 g/dl。血液以全血和经过离心分离或者单采血液成分法进行采集，后者只采集特定的血液成分，其余成分将回输至供血者体内。不同血液成分的来源分离流程简图见图 49.1。单采血液成分法对于 AB 血型的供血者尤其适用，因为他们代表一种罕见的血型，可以作为通用血浆的捐赠者。作为受体，AB 血型的患者极少需要 AB 型血液，因为他们可以接受所有血型的红细胞。因此，如果只采集 AB 血型的供血者的血浆而将红细胞立刻回输，这样就使该少量而重要的供血者人群可以更加频繁地捐献血浆。

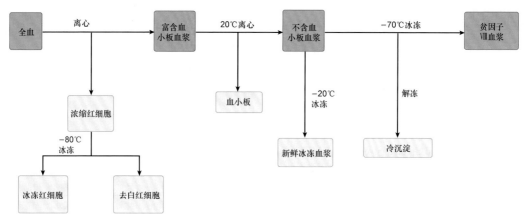

图 49.1　用于血液成分疗法的全血分离示意图

输血传播性感染

对供血者的筛查可尝试降低血液传播疾病的风险，保护供血者，以免产生因献血引起的不良反应。基于病史，有潜在血液传播疾病既往史的高危人群，包括重要的旅游史，药物注射史，最近有否文身，或者 12 个月内男男性行为（men who have sex with men，MSM）史等，应延迟献血。近年来，由于 HIV 的流行病学特征已经发生改变且筛查手段不断提高，对于后者（MSM），是否应延迟献血还存在争议。有人提倡，把这群人潜在暴露与献血之间的时间间隔减少至 3 个月[23]。

使用更敏感的筛查检测手段和输血治疗的临床实践变化使这些感染风险相当罕见。FDA 规定对于血液制品必须检测乙型和丙型肝炎病毒、HIV（1 型和 2 型）、嗜人 T 淋巴细胞病毒（HTLV；1 型和 2 型）、梅毒螺旋体（梅毒）、西尼罗河病毒和塞卡病毒。初次供血者推荐检测克氏锥虫（查加斯病）。在过去，FDA 发布了关于感染风险的清单（表 49.1）。由于感染的概率相当低，最后发布的清单为 2011 年的数据。

1982—2008 年采取的数项血液安全性措施使同种异体输血的疾病传播风险降低，以至于因为同种异体血安全性增加而使自体输血的需求量一直下降。西尼罗病毒的例子说明了血库反应有多迅速。2002 年，西尼罗病毒导致美国史上最大范围的虫媒病毒性脑炎爆发（约 4200 例患者发病），在 23 例因输血传播感染的病例中有 7 例死亡。到了 2003 年，由于获得了检验能力，感染极罕见（表 49.1）。FDA 对 2015—2016 年爆发的塞卡病毒感染反应同样迅速，血液供应立即从感染低风险区转移到疫区，数月内即完成权威检

表 49.1　美国每单位已筛查血液导致输血传播性感染的风险百分比		
感染	**风险**	**窗口期（d）**
人类免疫缺陷病毒 -1 和 -2	1∶1 476 000	5～6
人 T 淋巴细胞病毒（HTLV-Ⅱ）	1∶2 993 000	51
巨细胞病毒（CMV）	应用去白细胞成分血罕见	
丙型肝炎病毒（HCV）	1∶1 149 000	3～4
乙型肝炎病毒（HBV）	1∶280 000	24
甲型肝炎病毒（HAV00）	1∶1 000 000	
细菌性红细胞	1∶500 000 中有 1∶1000 发生脓毒性反应	
提取血小板（早期需氧培养）		
寄生虫：巴贝西虫和疟疾	<1∶4 000 000	7～14
西尼罗病毒（WNV）	1∶1 100 000	?
急性溶血性输血反应	1∶38 000～1∶70 000	

Data from AABB：AABB Technical Manual, 17th ed. 2011, AABB；and Fiebig ER, Busch MP. Infectious risks of transfusions. In：Spiess BD, Spence RK, Shander A, eds. Perioperative Transfusion Medicine. Philadelphia：Lippincott Williams & Wilkins；2006.

测，同时授权对普通人群进行塞卡病毒 RNA 的核酸定性检测（nucleic acid test，NAT）[24]。

与 1998 年（框 49.1）相比，2008 年（表 49.2）的输血检测有了很大的变化。核酸技术的应用缩短了感染的窗口期（即从开始感染到检出阳性结果的时间）。这就是导致肝炎、HIV、西尼罗病毒和塞卡病毒感染率下降的主要原因。

框 49.1　输血感染性疾病的检验
1. 中止血清谷丙转氨酶的检验
2. 丙型肝炎抗体的检验
3. 乙型肝炎核心抗原的抗体
4. HIV-1
5. HIV-2
6. HIV Ag（p24 抗原）
7. 人类嗜 T 淋巴细胞病毒（HTLV）1 型和 2 型
8. 梅毒血清学检验

Modified from National Institutes of Health, Consensus Development Panel on Infectious Disease Testing for Blood Transfusions. Infectious disease testing for blood transfusions. JAMA. 1995；274：1374-1379.

表 49.2　用于检测所有单位血液感染性病原体的检验：2018

病毒	基因检测	相应抗体
人免疫缺陷病毒（HIV）	核苷酸技术	HIV-1、HIV-2
丙型肝炎病毒（HCV）	核苷酸技术	HCV
乙型肝炎病毒（HBV）	核苷酸技术	抗 -HBc、HBsAg
人类嗜 T 淋巴细胞性病毒（HTLV）		HTLV-1、HTLV-2
西尼罗病毒	核苷酸技术	
寨卡病毒	核苷酸技术	

输血后肝炎

当 20 世纪 40 年代输血成为现实时，人们发现病毒性肝炎为其主要并发症。主要关注的是乙型、丙型以及罕见的丁型肝炎。这些病毒是经胃肠外途径传播的。1985 年之前，输血后肝炎的总体发生率为 3%～19%，取决于输血的机构和地点（如来自于大城市的供血者肝炎发生率较高）。大部分地区肝炎的发生率在 3%～10%。90% 的输血后肝炎是由丙型肝炎病毒所致。在这些患者中不到 1/3 出现黄疸[25]。为了确定其预后，Tong 等[25]对 131 例输血后慢性丙型肝炎患者随访多年，得出了下列症状、体征和病情的发生率：

- 疲乏（67%）
- 肝大（67%）
- 慢性肝炎（23%）
- 慢性活动性肝炎（51%）
- 肝细胞癌（11%）

发现 20 例患者死于下列原因：

- 肝硬化并发症（8 例）
- 肝细胞癌（11 例）
- 慢性活动性肝炎-肺炎（1 例）

即使到了今天，表面上康复的丙型肝炎急性感染患者仍可继续发展为肝硬化甚至患上肝癌。一些现存的抗病毒治疗，如 Mavyret（glecaprevir-pibrentasvir）、Harvoni（ledipasvir-sofosbuvir）、Epclusa（sofosbuvir-velpatasvir）和 Vosevi（sofosbuvir-velpatasvir-voxilaprevir），可以使丙型肝炎进展停止，甚至治愈某些特定基因型的丙型肝炎。然而，任何人只要曾经检测出乙型或者丙型肝炎，不论年龄大小，目前均不适合献血[26]。

巨细胞病毒

巨细胞病毒（cytomegalovirus，CMV）是一种属于疱疹病毒科的双链 DNA 病毒，无症状型慢性感染常见于健康人，以至于人们几乎将该病毒认为是正常微生物群。CMV 病毒仅感染人类，需要与以前有过感染的个体的体液接触。CMV 在细胞内能很好地存活，一般认为其以潜伏状态存在于许多人的单核细胞中。存在抗体预示有早期感染，需要关注的主要是妊娠（多胎）、早产或免疫抑制风险的受血者。CMV 血清抗体转化通常发生在接受多次输血的患者亚群。CMV 可导致嗜异染细胞抗体阴性反应，在许多方面与传染性单核细胞增多症非常相似。心脏直视手术后 1～2 个月发生的类传染性单核细胞增多症被称为灌注后综合征或输血后单核细胞增多症[27]。当受血者由输血前血清反应阴性状态转为输血数周后阳性状态并且伴有类单核细胞增多症表现时，是 CMV 传播最有说服力的证据。

输血传播 CMV 能导致某些人群严重的临床问题，如早产儿、同种异体移植物受者及脾切除的患者[28]。为预防高危人群的感染，建议需要时使用去除白细胞血液、冰冻去甘油红细胞以及筛选 CMV 抗体阴性的供血者（见"减白细胞的红细胞输血"）。Wilhelm 等[29]的研究结论认为，对于接受输血的大部分患者，没有必要提供 CMV 血清抗体阴性供血体的血液制品，因为血清转化的总体风险约为 0.14%，或输注每单位血清阳性供体血为 0.38%。他们推荐在早产儿和新生儿中继续使用 CMV 血清阳性血液以防止 CMV 感染。一般认为血浆制品如 FFP、冷沉淀以及 CMV 阳性供血者的减白细胞血液成分不会引起 CMV 感染。

寨卡病毒

最近，输血传播的寨卡病毒感染引起了关注[30]。寨卡病毒通过蚊子传播，母亲在妊娠时感染的寨卡病毒与新生儿吉兰-巴雷综合征[31]及小头畸形有关[32]。虽然寨卡病毒感染的临床症状相当明显，但是 80% 的感染人群可无任何症状。这些人即成为血液供应的潜在危险。因此，FDA 发布了一项指南。该指南规定美国所有捐献的血液必须接受寨卡病毒 NAT 检测[33]。

其他输血相关性感染性疾病

虽然理论上输血能传播许多其他传染病，但是真正受到关注的只有几种，包括小肠结肠炎耶尔森菌感染、梅毒、疟疾、美洲锥虫病、变异型克雅病、细小病毒 B19 及严重急性呼吸综合征（severe acute respiratory syndrome，SARS；表 49.3）。

20 世纪 80 年代晚期，Tripple 等[34] 报道了 7 例输血相关的致命性小肠结肠炎耶尔森菌脓毒症。他们回顾文献发现有 26 例输注全血或 PRBCs 后发生的革兰阴性细菌脓毒症。小肠结肠炎耶尔森菌是一种能够引起多数患者轻微胃肠不适的细菌。然而，在重症患者中能引起脓毒症和死亡。遗憾的是，在 4℃磷酸盐缓冲液中储存的血液可促进其生长。

幸运的是，梅毒病原体不能在 1～6℃的储存温度下存活，所以不可能发生输血后梅毒。由于通常在室温下保存，浓缩血小板是最可能传播梅毒的血液成分。

输血后疟疾从来都不是受血者疟疾发病的主要原因。然而，尤其是在供血者没有排除疟原虫携带者风险时，疟疾仍有可能发生。因此，血库应充分询问供血者的旅行史或疟疾流行区迁移史。

即使没有输血引起变异型克雅病的病例，但是在动物模型中其病毒能经血液传播，因此，对有英国或欧洲其他国家旅行和居住史的供血者宜实行严格的政策。

如同疟疾一样，还有几种其他通过血液传播的传染源，但是没有可用的检查（表 49.3）。由于缺乏特异性检验方法，所以应该采用更严格的标准筛查供血者。例如，2003 年，美国不接受疑有 SARS 或在东南亚某些国家旅行过的供血者。

库存血的生化变化

从供血者采集的血液一般被分离成多种成分（如红细胞、血浆、冷沉淀和血小板；见图 49.1）。柠檬酸磷酸葡萄糖腺嘌呤 -1（citrate phosphate dextrose adenine-1，CPDA-1）是一种抗凝保存液，用于在 1～6℃下储存血液。柠檬酸盐结合 Ca^{2+} 产生抗凝作用。磷酸盐作为缓冲剂，葡萄糖则是一种红细胞能

表 49.3　无法检出的理论上可经输血传播的感染性疾病：2004

疾病	风险
疟疾	美国为 < 1 : 1 000 000
严重急性呼吸综合征（SARS）	未知
变异型克雅病	英国潜在病例为 3 例

源，可使 RBCs 继续进行糖酵解以及维持充足的高能量核苷酸浓度（三磷腺苷，ATP），以确保储存时继续进行新陈代谢以及后续发育。加入腺嘌呤后通过增加红细胞的存活可以延长保存时间，使其从 21 d 延长至 35 d[35]。不加入腺嘌呤的话，输血后红细胞逐渐失去 ATP 和存活能力。最后，与储存在常温的血液相比，在 1～6℃储存血液可使糖酵解率减少 40 倍，从而有助于保存。

当加入 AS-1（Adsol）、AS-3（Nutricel）或 AS-5（Optisol）时，PRBCs 的储存期限可延长至 42 天[36-37]。Adsol 含有腺嘌呤、葡萄糖、甘露醇和氯化钠。Nutricel 含有葡萄糖、腺嘌呤、柠檬酸盐、磷酸盐和氯化钠。Optisol 只含有右旋糖、腺嘌呤、氯化钠和甘露醇。在欧洲，正在应用一种类似于 AS-1 的溶液。其含有生理盐水、腺嘌呤、葡萄糖和甘露醇。2015 年 FDA 批准了一种新添加的溶液——AS-7 的应用。加入此溶液可使血液保存时间至少延长至 56 d。然而，这种溶液在美国尚未进入商业用途[38]。

血液产品中血细胞比容（Hct）取决于保存方式。使用 CPDA 作为抗凝剂时，血细胞比容大于 65%。由于大部分血浆被移除，容量大约只有 250 ml。使用 AS-1 作为抗凝剂时，大部分血浆也被移除。若加入 100 ml 保存液，即可获得 Hct 55%～60% 总量 310 ml 的血液制品[39]。美国联邦法令制定了血液储存时间，同时要求输血后至少 70% 的红细胞能在循环中维持 24 h。

全血和浓缩红细胞在储存期间可发生一系列生化反应，从而改变血液的生化组成，导致一些并发症。总之，这些变化被称为"红细胞储存损伤"，可能与红细胞输注后相关器官损伤有关。在储存期间，葡萄糖被红细胞代谢为乳酸，导致氢离子堆积，血浆 pH 下降，脂质和蛋白质的氧化损伤增加。1～6℃的储存温度可激活钠-钾泵，红细胞排钾摄钠[40]。尽管储存 35 d 的浓缩红细胞中的钾离子浓度可出现某种程度的升高，浓缩红细胞中血浆总量只有 70 ml，所以钾离子总量并不会显著升高。储存期间红细胞中 ATP、一氧化碳（NO）和 2,3-DPG 的浓度进行性下降。

储存期间红细胞渗透脆性增加，部分细胞裂解，导致血浆血红蛋白水平升高。此外，接受同种红细胞输注的患者的红细胞变形性受损，可引起微循环栓塞事件[41]。Frank 等[42] 研究了接受脊柱后路融合手术患者的血液后发现，红细胞变形性的降低与血液储存时间延长有关，且输血后不容易恢复。他们推测，这些变形的红细胞可能在给细胞运输氧的时候存在功能缺陷，并得出结论，输血时应同时考虑血液储存时间和输血量（表 49.4）。

表 49.4　储存于 CPDA-1 中的全血和浓缩红细胞液的特性			
		储存天数	
参数	0	35（全血）	35（浓缩红细胞）
pH	7.55	6.73	6.71
血浆血红蛋白（mg/dl）	0.50	46.00	246.00
血钾（mEq/L）	4.20	17.20	76.00
血钠（mEq/L）	169.00	153.00	122.00
血糖（mg/dl）	440.00	282.00	84.00
2,3-DPG（μM/ml）	13.20	1.00	1.00
存活百分比 *	—	79.00	71.00

*24 hO_R- 标记红细胞回收率
CPDA-1，柠檬酸磷酸葡萄糖腺嘌呤 -1

氧运输的变化

　　输注红细胞的主要目的是增加组织氧运输。理论上循环红细胞量的增加可使肺摄氧量增加，并可能相应地增加组织氧输送。储存期间红细胞功能可能受损，使其在输注后难以立即向组织释放氧。

　　氧解离曲线是由血氧分压（PO_2）对氧合血红蛋白百分比绘制而成（图 49.2）。随着血红蛋白饱和度

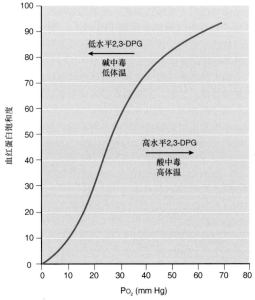

图 49.2　影响氧离曲线移动的因素。2,3-DPG，2,3- 二磷酸甘油（From Miller RD. The oxygen dissociation curve and multiple transfusions of ACD blood. In：Howland WS，Schweizer O，eds. Management of Patients for Radical Cancer Surgery：Clinical Anesthesia Series. Vol. 9. Philadelphia：FA Davis；1972：43.）

增加，血红蛋白对氧的亲和力也增加。这反映在该曲线的 S 形上，表示 PaO_2 降低可使相当多的氧释放到组织。氧离曲线移动通过 P_{50} 定量。P_{50} 表示在 37℃ 和 pH 7.4 时氧合血红蛋白为 50% 时的氧分压。P_{50} 低表示氧离曲线左移以及血红蛋白对氧的亲合力增加。该曲线左移表示低于正常的氧分压即可使血红蛋白在肺内饱和，但随后向组织释放氧更为困难，因为与未移动的曲线相比，它发生在比正常毛细血管氧分压更低时。换言之，血红蛋白与氧的亲和力增加使它更难向缺氧的组织释放氧。氧解离曲线左移很可能是由于红细胞内 2,3-DPG 水平的降低所致。这种降低可持续至输血后 3 d[43]。

　　血液加工和储存的诸多进展主要集中于收集的材料和储存容器[44]。创新性的血液保存方法得到了很好的发展。例如，把血液保存在 500 ～ 3000 V 的静电场可减少溶血以及减缓因保存时间延长导致的 pH 下降[45]。现在的血液采集和储存材料由一次性塑料组成。这些材料必须与采集、加工、储存和使用兼容。聚氯乙烯（PVC）加上不同增塑剂的使用非常普遍，因为其无毒，有弹性，有机械强度，防水，且耐受灭菌，可耐受冰冻等极端温度，与血液成分相容，并对细胞气体交换选择性地通过。

　　最近动物实验数据表明，库存血在输注前加入肌苷溶液可以使其中的红细胞恢复活力，逆转储存损伤和减轻潜在的器官损伤。这或许是一项恢复 ATP 和 2,3-DPG 水平的技术，同时降低受血者的免疫反应和输血相关性器官损伤[46]。然而，目前可证实其临床益处的小型人类临床试验仍缺乏[47]。较大型的试验则正在进行之中。

血液保存时间的临床意义

　　血液可保存 42 d 各有利弊。明显的好处是增加血液的可使用性，但是证明其安全性的临床证据并不一致，反映了对不同临床情况的患者实行系统性研究的难处。几十年来，很多医师尝试建立起库存血中 2,3-DPG 水平与患者预后之间的牢固联系。1993 年，Marik 和 Sibbald[48] 发现输入超过 15 d 的库存血会降低黏膜内 pH，提示发生内脏缺血。此外，心脏病患者术后肺炎的发生率增高与使用库存血有关[49]。但是，心脏手术后发病率增加与库存血储存时间延长无关[50]。Purdy 等[51] 发现输入库存 17 d（5 ～ 35 d）血液的患者生存率高于输入库存 25 d（9 ～ 36 d）血液的患者。Koch 等[52] 研究认为，输入库存 14 d 以上的红细胞（浓缩红细胞）可引起冠状动脉旁路移植术患者

术后并发症风险增加，并降低近期与远期生存率。该文章随后有评论认为，某种程度上，较新鲜的血液应该应用在有需要输注这种血液的临床情况[53]。此外，一项 Meta 分析得出了输注陈旧库存血可增加死亡风险的结论[54]。

然而，也有相当数据支持不同意见。其他一些研究者并没有得出清晰的结论，并推荐开展更多的研究。Weiskopf 等[55]对健康志愿者诱发急性等容性贫血后 2 d 和 1 周时通过标准化计算机神经心理测验进行评估[56]。他们的结论认为，储存 3 周与 3.5 h 的红细胞纠正贫血的效果相同。Spahn[4]撰写评论同意 Weiskopf 等[55]的结论，并进一步推测 2,3-DPG 水平可能不是决定氧输送的关键因素（即陈旧库血中 2,3-DPG 水平降低，但该血液仍可输送氧）。Cata 等[56]也得出了输注陈旧血并不影响根治性前列腺切除术患者预后的结论。Saager 等[57]对将近 7000 名接受非心脏手术的患者进行研究，发现血液储存时间与死亡率并不相关。

自从第 8 版《米勒麻醉学》本章节出版以来，已发表了数个随机对照试验，评估库存血储存时间的影响。2016 年，Heddle 等[58]发表了 INFORM 试验的结果，这是一个大型、务实的随机对照试验，纳入来自于 4 个国家的 6 个医学中心的成年住院患者。患者随机输注库存时间最短（平均库存时间 13 d）或最长（平均库存时间 23 d）的库存血。由于稀有血型不可能在平均库存时间内达到适当的差异，因此只纳入 A型和 O 型血的患者。初始分析纳入超过 20 000 名患者，两组之间在死亡率上没有明显差异。在预先设定的高风险患者中，包括接受心血管手术的患者、进入 ICU 的患者和肿瘤患者，结果仍然一致。

2015[59] 年发表的 RECESS 试验结果同样表明，输注少于 10 d（平均 7 d）和大于 21 d（平均 28 d）的库存血导致相似的死亡率。两组之间术后 7 d 发生多器官功能障碍评分（MODS）的变化也相似。最后，两个随机对照试验评估库存血储存时间对成年危重患者死亡率和预后的影响，如新的血流感染、机械通气的时间和肾替代治疗等，并未发现输注新鲜血液和库存血之间存在差异[60-61]。

最近的这些随机对照试验阐述了陈旧库存血和新鲜库存血的安全性和非劣性，但最终的结果还需要更多的数据支持。首先，评定预后的方法可能尚不足够敏感，以检测出有意义的重要临床结果。很多研究用死亡率作为评价首要临床结局的指标，虽然这显然是一个重要的基准，但是对于检测与库存血安全或最佳的保存时间有关的临床差异来说还不够敏感。当发生重要的不良临床结局时，死亡率本身可不发生变化（如住院时间、心血管事件、生活质量、认知功能下降等）。其次，这些研究对比了相对新鲜和相对陈旧的库存血，在伦理上和逻辑上应该排除一项对比非常新鲜和非常陈旧，甚至对比相当陈旧和非常陈旧的库存血（例如，保存 35 ～ 42 d 的血液）[62-64]的试验。因为血液的质量会随着储存时间下降，输注长时间储存的库存血增加死亡率在生理学上是说得通的。但是关于输血的有效性和血液的保存时间仍存在争论，可能还需要进行更多的前瞻性研究。

血液成分治疗：输血适应证

血液治疗领域的一个重要进展是血液成分治疗的发展。其基本原理是患者最好应输注所缺乏的特定的血液组成部分。这一理念已经将问题呈现至外科团队，因为他们最期待全血的生理效应。

同种异体血

浓缩红细胞含有与全血等量的血红蛋白，只是被移除了大部分血浆。浓缩红细胞的血细胞比容大约为 65%（表 49.5）。除了严重出血，绝大多数红细胞的适应证同样适用于浓缩红细胞，使用后者可节省血浆和其他成分以供其他患者使用（图 49.1）。很多血库已经沿用这个原则，而不再提供全血，或者只在创伤中心或某些特定安排中使用全血。

加入晶体液或胶体液作为载体使浓缩红细胞的应用更为简便。然而，不是所有晶体液都能适用。使用含钙离子的溶液会发生结块沉淀。因为含有钙离子，所以不推荐使用乳酸林格溶液作为浓缩红细胞的稀释

表 49.5　浓缩红细胞的代谢特征	
参数	浓缩红细胞
血细胞比容（%）	57
pH	6.79
pCO_2（mmHg）	79
盐（mmol/L）	11
血浆钠（mmol/L）	126
血浆钾（mmol/L）	20.5
葡萄糖（mmol/L）	24
乳酸（mmol/L）	9.4

From Sumplemann R, Schürholz T, Thorns E, et al. Acid-base, electrolyte and metabolite concentration in packed red blood cells for major transfusion in infants. Paediatr Anaesth. 2001；11：169-173.

表 49.6　静脉内溶液与血液的相容性		
	30 min 溶血	
血液与静脉内溶液（1：1）	室温	37℃
5% 葡糖糖	1＋	4＋
人血浆蛋白 *	1＋	3＋
5% 葡萄糖＋0.2% 生理盐水	0	3＋
5% 葡萄糖＋0.45% 生理盐水	0	0
5% 葡萄糖＋0.9% 生理盐水	0	0
0.9% 生理盐水	0	0
Normosol-R，pH7.4[†]	0	0
乳酸林格溶液	0（凝块）	0（凝块）

* Cutter Laboratories，Berkeley，CA.
[†] Abbott Laboratories，Chicago，IL.

液或载体（表 49.6），即使一些实验研究认为乳酸林格溶液和生理盐水均可使用[65-66]。一个更重要的因素可能是稀释液相对血浆来说是否低渗，因为在低渗液中，红细胞会发生肿胀并最终裂解。可引起溶血的溶液列表见表 49.6。推荐可与浓缩红细胞相容的溶液为：5% 葡萄糖＋0.45% 生理盐水，5% 葡萄糖＋0.9% 生理盐水，0.9% 生理盐水和 pH 为 7.4 的 Normosol-R（一种多电解质溶液）。

输注红细胞的目的是提高携氧能力。在无严重贫血时，增加血管内容量并非输血的指征，因为血容量可以通过输液（如晶体液）来增加。因此，血红蛋白值不应作为输血决策的唯一参考，而应同时考虑患者的总体情况（如血流动力学、器官灌注和氧供、预期的手术需求）[67]。尽管这样，血红蛋白值仍然是目前很多输血决策的基本依据，同时也是使用限制性还是开放性输血治疗的主要标准。

患者处于失血状态时，治疗目标应该是恢复血容量，维持心排血量和器官灌注在正常水平。当使用晶体液和（或）胶体液纠正低血容量时，可导致等容量稀释性贫血，以此增加心排血量对增加组织氧供的程度有限。实际上，Mathru 等[68]的研究发现，临床上应用等容量稀释导致的贫血，当血红蛋白水平降至 5.9 g/dl 时，内脏及门静脉前的氧供和氧耗都不足。尽管如今患者的血液管理都倾向于少输血甚至不输血，决定实行输血的确切血红蛋白水平将在后面讨论。

1988 年美国国立卫生研究院（NIH）的一次共识会议[69]确定应用血红蛋白水平或血细胞比容作为决定是否开始输血的依据。会议的结论认为，血红蛋白值大于 10 g/dl 的健康患者在围术期基本不需要输血，血红蛋白值小于 7 g/dl 的急性贫血患者常需要输血。

他们还认为，慢性贫血（如肾衰竭）的患者可耐受低于 6 ~ 7 g/dl 的血红蛋白水平。有趣的是，该会议后的 30 年以来，尽管有很多这方面的研究、论文以及争论，但是该基本指南并无实质性的变化。

LeManach 和 Syed[70] 撰写的一篇精彩的编者按提出了关于输血触发值的关键问题，其中包括数据资料的功能以及从中我们需要学习的方面。最重要的是，要识别可预测红细胞输注的各种参数和准确估计输血的影响的一些进展。很多研究应用死亡率作为主要指标。毫无疑问，死亡率是一个重要指标，但是在生存和死亡两个极端之间仍有不少明显的影响因素，包括生命体征、重要的实验室检查结果和其他重症监护病房中的指标。一些 ICU 患者的研究人员尝试以测量组织氧合和血液动力学定义输血起点（如提高氧消耗以增加氧容量）[71-73]。氧提取率已被推荐作为输血的一个指标[74]，但是这种技术是有创的。而且，以氧提取率为指标的输血策略在输血和未输血的患者中的结果差别不大。尚无特定的方法可以连续预测患者是否得益于输血。临床上最终决定何时开始输血由很多因素决定，如心血管系统状况、年龄、预期额外失血、动脉氧合、混合静脉血氧饱和度、心排血量和血容量（表 49.7）等。

额外输血

初次输血之后，为判断是否有指征需要再次输血，则需要重新评估患者的总体状况和临床情况。以

表 49.7　美国外科医师学院急性出血分类				
因素	I 级	II 级	III 级	IV 级
失血量（ml）	750	750 ~ 1500	1500 ~ 2000	≥ 2000
失血量（占血容量百分比，%）	15	15 ~ 30	30 ~ 40	≥ 40
脉搏（次/分）	100	100	120	≥ 140
血压	正常	正常	降低	降低
脉压（mmHg）	正常或增加	降低	降低	降低
毛细血管充盈试验	正常	阳性	阳性	阳性
呼吸（次/分）	14 ~ 20	20 ~ 30	30 ~ 40	35
尿量（ml/h）	30	20 ~ 30	5 ~ 10	无
中枢神经系统精神状态	轻度焦虑	中度焦虑	焦虑、模糊	模糊、嗜睡
液体治疗（3-1 规则）	晶体	晶体	晶体＋血	晶体＋血

下为需要考虑的主要内容:

1. 监测生命体征及其趋势。
2. 估计失血量和预期失血量。
3. 计算总输液量。
4. 检测血红蛋白值。
5. 外科关注点。

失血量的测量

在评估是否需要输血和再次输血时,测算失血量显然非常重要(表 49.7)。标准的测量包括干纱布和浸血纱布的重量差。这是一种直观的重量测量方法。一项关于脊柱手术患者的研究发现,麻醉医师对于失血量的估计比真实出血量多 40%(图 49.3)。另一方面,与标准重量法相比,光学扫描仪估计的失血量结果往往过低[75]。这些测量方法的准确性往往不一致,并不存在测量失血量的"金标准"。

预测外科失血量同样是术中输血的重要组成部分。作为 WHO 术前指南的一部分,为了提高患者的手术安全性,在麻醉诱导前麻醉医师必须考虑大量失血的可能性[76]。一项前瞻性试验评估了外科和麻醉医师在切皮前预测出血量的能力,结果显示在 10% 的中型或大型手术中,两者均对出血量低估超过 500 ml。由于没有充足的静脉通道或者合理的容量复苏,使得那些患者处于潜在的风险中[77]。

血红蛋白浓度的测定

输血决策取决于很多临床因素,其中血红蛋白水平是一个重要的指标,但往往受混杂变量的影响。关于失血量的测量,杜克大学的临床研究人员强调,对间歇测得的血红蛋白值的解读常因液体交换、静脉输液和实际输血量而变得复杂[78],而这些因素对输血决策非常重要。

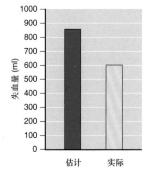

图 49.3　**估计和实际失血量的差异**(From Stovener J. Anesthesiologists vastly overstate bleeding. Anesthesiol News, May 14, 2012.)

基于无创的手指分光光度技术(Masimo SpHb, Masimo, Irvine, CA)可以实现连续的血红蛋白值监测。目前,关于此技术关注失血量估算和输血需求等各种临床状况的研究非常多。虽然这种测量准确度很高(SpHb 与实验室 Hb 测量值误差小于 1.0 ~ 1.5 g/dl),但是仍有不少不准确测量值的出现[79-80]。SpHb 在中重度贫血或者被积极复苏的患者中更加不准确[81-82]。

这种技术的准确性还取决于手指血流和温度。它的屏幕可显示灌注指数(PI),以便于准确测量血红蛋白值。PI 值大于 4% ~ 5% 时,SpHb 的精度可以提高。应用布比卡因进行手指神经阻滞可在数小时内降低不准确数值的数量和增加准确值的数量[83-84]。尽管没有专门研究,但是温暖手指可使灌注指数上升,从而提高血红蛋白值的测量准确性。

即使准确性不一致,但 SpHb 仍具价值。观察其变化趋势可以帮助临床医师在怀疑血红蛋白水平稳定的情况下检测其变化。例如,Giraud 等[85]得出了这样一个结论:与其他方法相比,分光光度法测出的血红蛋白值是无创性的。虽然不够准确,但是提供了有价值的连续性测量指标。他们还根据美国麻醉医师协会特别小组关于围术期输血和辅助治疗指南总结出,这些测量结果并不会导致输血过错。要指出的是,即使绝对值没有问题,如果血红蛋白值变化幅度突然超过 1 ~ 2 g/dl,也要寻找变化的原因。例如,如果血红蛋白值从 11 g/dl 快速降至 9.5 g/dl,说明应重新评估临床状况。尽管该理念很具吸引力并且可能很准确,但仍需更多权威的研究[86]。SpHb 可能在未来的输血决策中极具价值[87]。

有创床旁即时检测,如 HemoCue(HCue; Hemocue America, Brea, CA),提供了一个快速有效的检测血红蛋白值的方法。此方法在 5 min 之内即可在床旁测量出 Hb 值。如果测定人员经过了适当的培训,HCue 测量则极为准确[80, 85]。也有其他一些床旁检测方法,包括 RapidLab(Siemens, Malvern, PA)和 i-Stat(Abbot Inc, Princeton, NJ)。这三种形式的对比检测展示了良好的可靠性[88]。

术前贫血

术前贫血(即,女性 Hb < 12 g/dl,男性 Hb < 13 g/dl)是接受大手术患者的常见合并症,发生率高达 40%,也是增加围术期死亡率[89]和术后急性肾损伤(AKI)的独立危险因素[90]、在存在大量出血(> 500 ml)中高风险的患者中,应在术前 3 ~ 8 周检测血红蛋白水平[91],以使其有充足的时间进行铁剂治疗或改善营养不良。促红细胞生成药物,特别是静脉铁剂治疗可用于术前贫血的患者。治疗术前贫血作为减少术中输血的手段这个观念已得到广泛认可。比如，腹部手术患者接受静脉铁剂治疗可显著提高 Hb 水平，减少输血，以及减少住院时间[92]。PREVENTT 是一项调查术前静脉铁剂治疗的大型 III 期随机对照试验。该试验正在进行之中，以进一步确定这项干预的特征。口服治疗改善贫血，若在术前足够长时间开始，同时患者可耐受的话，有可能获得与静脉治疗同样的疗效[93]。

促红细胞生成剂（erythropoiesis-stimulating agent，ESA），如 darbepoetin alfa，可刺激骨髓中的原红细胞和诱导红细胞生成。它们通常作为终末肾病或者接受化疗的贫血患者的处方药，以提高这些患者的血红蛋白水平和降低输血率。在不同的围术期患者人群中，ESA 作为一种提高 Hb 水平和减少输血的方法，其实用性和安全性的研究参差不齐。这可能是研究方案不一致的结果。一项新近的随机对照试验发现，在接受心脏手术的贫血患者中，术前两天使用单剂量促红细胞生成素可降低术中输血率[94]。虽然不良反应并无差别，但此研究证据显然不足。ESA 引起高血压和血栓事件的安全性问题仍然没有解决[95]。

对于术前时间有限的患者，Karkouti 等[96]则建议预防性输注红细胞以减少围术期贫血的发生。但是这种建议引发了许多支持者（Karkouti）[97]和质疑者[98]以评论和编辑来信的形式进行争论。最近的回顾性资料建议，术前输血，即使对于严重贫血的患者来说，非但无益处，而且在某些患者中可能是并发症的独立预测因素[99]。

开放性和限制性输血策略

开放性和限制性输血已成为输血治疗的重要术语。一些医学和手术机构已经对开放性和限制性输血提出了各自的定义。其中包括美国血库协会[100]、输血结局小组国际会议（International Conference on Transfusion Outcomes Group）[6]和髋部骨折手术修复协会（Surgical Hip Fracture Repair，FOCUS）[101]。实际上，这些研究很多是由美国国立卫生研究院支持的，说明该课题对于患者治疗是何等重要。

当决定输血时，选择开放性还是限制性输血取决于血红蛋白水平。限制性输血策略是指仅当 Hb ≤ 7 ～ 8 g/dl 时实施输血。相反，开放性输血策略是指当 Hb ≥ 9 ～ 10 g/dl 时实施输血。许多研究已经在多种不同患者病情和敏度的临床场景中开展。最新的随机对照试验继续证明，相对于限制性输血策略，开放性输血策略并无优势。其中，如果开放性输血治

疗没有临床优势，则应用限制性输血治疗。限制性输血的输血反应发生率更低[101]。

在危重患者中，开放性输血的触发点怎么确定呢？一些重症医师认为输血可导致呼吸机相关性肺炎[102]和院内感染[103]的发生。尽管不能排除这个可能性，但这些为伴有多种混杂变量的复杂结局。确定特定的输血触发值具有一定的难度，然而 Ely 和 Bernard[104]大致证实了之前的结论，开放性输血策略并不会带来更好的预后（即 9.0 ～ 10.0 g/dl）[105-106]。随后系列述评更倾向于对危重患者启用更低的输血触发值[107-108]。

对于存在感染性休克的高风险心脏手术和危重患者而言，最近的前瞻性随机对照试验继续证明了限制性输血阈值的非劣质性[109-110]。此外，一项关于开放性和限制性输血的随机试验的 Meta 分析指出，限制性输血治疗可降低医疗相关感染的发生率[111]。

或许一个单一数值、一刀切的方法对于使用开放性还是限制性输血策略来说过于简单。在一个述评中，Beattie 和 Wijeysundera[67]提倡一种更符合临床实际的方法去确定合理的输血触发值，那就是健康的年轻患者输血触发值应与有明显心血管病的老年患者不一样。美国外科医师学院尝试对患者特征和失血量进行分类，并由此确定输血的依据（表 49.7）。一些集合的数据支持定制输血阈值的理论，但是结果仍然需要前瞻性随机试验的证实[112]。血红蛋白水平固然重要，但是患者的总体情况更为重要。

除了对两者一刀切的方法之外，将开放性和限制性输血策略应用于患者血液管理有一定的局限性。该策略主要只提出了初次输血的指征[113]。该策略大多数只针对病情稳定的无活动性出血的贫血患者，并未提出后续输血的指征。在讨论开放性和限制性输血治疗时，并没有提出对出血患者重复输血的需求。然而，这个对于麻醉医师来说相当重要。对于活动性出血，特别是合并有心血管疾病的患者，也许应更倾向于采用更为开放的输血策略[114]。

概括性结论

强调血红蛋白水平在输血决策中的重要性需谨慎。血红蛋白水平存在个体差异，而这种差异来自于通过输血提高携氧能力的需求不同。同样，不考虑输注红细胞影响的话，患者个体的 Hb 水平在围术期可能有很大差别。急性出血时，由于血管内容量尚未耗竭以及血红蛋白水平没有被稀释，初始血红蛋白水平仅轻度下降[114]。更灵敏的组织氧合指标（如黏膜内 pH）的发展可能会为将来的输血治疗提供更好的参考。正如 Weiskopf[115]指出的，我们只需要等待更先

进的技术出现，让我们可以直接测量所需要的数值，知道需要测量哪个替代参数（如血红蛋白）以及用什么样的指标提示需要增加氧供输。虽然 Weiskopf 是在 1998 年提出这一观点，但是替代指标仍然用于现今的输血决策。

在数据不够充分的情况下，2015 年更新的 ASA 指南提出了如下建议[116]：

1. 当血红蛋白浓度大于 10 g/dl 时，一般不建议输血；当血红蛋白浓度低于 6 g/dl 时，几乎都有输血指征，尤其是急性贫血时。

2. 应当使用限制性输血策略（Hb < 8 g/dl），以减少患者的输血需求以及降低潜在的输血不良影响。

3. 将多模式流程和方案应用于减少术中出血和输血需求。这些路径包括床旁即时检测以直接治疗。

4. 不推荐所有患者应用单一的血红蛋白"触发值"来决定是否输血，也不推荐使用其他不能反映影响氧合的所有重要生理和外科因素的方法来决定是否输血。

5. 如条件允许，使用术中和术后自体血回收、急性等容稀释以及减少血液丢失的措施（控制性降压和使用药物）可能会对患者有益。

浓缩血小板

浓缩血小板可来自 4 ～ 6 份全血的合并浓缩液或单一供血者的单采浓缩液[117]。如果在室温下储存血小板，收集后宜持续轻微振荡，有效使用期为 7 d。主要源于浓缩血小板的细菌污染仍是输血相关性死亡的第三大原因，即使发生率在过去 15 年逐渐下降[118]（表 49.8）。在 1982—1985 年报道的 10 例血小板输注相关的脓毒症中，有一半病例所输血小板储存时间为

5 d 或 5 d 以上。1987—1990 年的一项前瞻性研究结果显示，在应用血小板治疗继发于骨髓衰竭的血小板减少患者中，有 7 例患者出现脓毒症[119]。应用储存 5 d 源于多个供血者的血小板制品患者的脓毒症发生率较应用储存 4 d 者升高 5 倍，因此强调缩短储存时间。对输注血小板主动的调查研究发现[120]，细菌污染率大约是 1/2500 单位（表 49.9）。在接受污染血小板输注的患者中，25% 出现了脓毒性输血反应，尽管这些病例只是在主动监测中发现。在这个研究之前，与血小板输注相关的脓毒性输血反应的发生率为 1/100 000。这很可能是低估的数据[121]。

目前浓缩血小板需常规进行细菌检测，是唯一在室温下储存的血液制品[122]。对于输注血小板后 6 h 内出现发热的任何患者，应该考虑血小板导致的脓毒症。

难以界定应用血小板的适应证。最新的指南由 ASA 围术期血液管理工作组在 2015 年发布。有关血小板输注管理的推荐意见如下：

1. 监测血小板计数，大量输血的情况除外。

2. 如有条件，应监测血小板功能。

3. 在大量失血或者疑似血小板功能障碍的患者，考虑使用去氨加压素。

4. 若有已知或未知的血小板功能障碍（如心肺转流术、出血、最近接受抗血小板治疗及先天性血小板功能障碍），尽管血小板计数正常，仍有输注血小板的指征。

5. 如手术和产科患者血小板计数大于 $100 \times 10^9/L$，几乎没有预防性输注血小板的指征。而当血小板计数小于 $50 \times 10^9/L$ 时通常有指征。当患者血小板计数在中间值（$50 \times 10^9/L \sim 100 \times 10^9/L$）时，确定是否需要输注血小板治疗应以患者的出血风险为依据。

很多机构针对患者情况制订了严格的输注阈值，同时列出以下几种情况所需的最低血小板计数：①预防性；②围术期（取决于手术方式）；③活动性出血。对于第一类，化疗患者的血小板计数要求为 $10 \times 10^9/L$[123]。第二类，骨髓活检或腰椎穿刺血小板计数应为 $20 \times 10^9/L$ 和

表 49.8　2012—2016 年美国输血相关性死亡人数

并发症	2012—2015 年（数字）	2012—2015 年（百分比）	2016 年（数字）	2016 年（百分比）
过敏性反应	6	4	5	12
污染	14	10	5	12
HTR（ABO）	10	7	4	9
HTR（非 ABO）	18	13	1	2
低血压	2	1	1	2
TACO	37	26	19	44
TRALI	56	39	8	19

TACO：Transfusion-associated circulatory overload，输血相关性循环超负荷；TRALI：transfusion-related acute lung injury，输血相关性急性肺损伤。From Fatalities reported to FDA following blood collection and transfusion：annual summary for fiscal year 2016. These reports are available online at https://www.fda.gov/media/111226/download

表 49.9　血小板浓缩液储存期限与主要事件的回顾

年份	储存期限	实际储存期限 *
1984—1986 年	7 d	6 ～ 7 d†
1986—1999 年	5 d	3 d‡
1999—2004 年	5 d	3 d§
2004 年至今	5 d	2.5 ～ 3 d

* 临床医师实际应用血小板浓缩液的时间
† 细菌污染的报道
‡ 核酸技术检验，集中供血者检验
§ 应用细菌检测

$30×10^9/L$，而神经外科手术则为 $100×10^9/L$。这些阈值常常由专业机构指导制定。美国区域麻醉和疼痛医学协会的指南中也包括可能会改变血小板的功能[124]的治疗方案的推荐。临床机构可能会有精确的血小板输注建议。

严重血小板减少（$<20×10^9/L$）和临床有出血体征的患者通常需要输注血小板。然而患者可能会血小板计数极低（远远小于 $20×10^9/L$），却无任何临床出血的表现。这些患者可能不需要输注血小板（表49.10）。最近的 PATCH 试验评估接受抗血小板治疗的颅内出血（intracerebral hemorrhage，ICH）[125] 患者。由于对血小板功能不可逆的抑制以及与 ICH 相关的高发病率和死亡率的担忧，这些患者经常接受输注血小板治疗。如果纳入研究的患者格拉斯哥评分（GCSs）<8 分，或者他们的治疗计划包括首个 24 h 内进行预期的手术干预，则被排除。与不输注血小板的标准治疗相比，输注血小板可增加 3 个月死亡或者依赖的风险以及住院期间严重不良事件的风险。尽管这个研究排除了接受外科手术的患者，但即使是此类高风险人群，除非活动性出血，仍不具备输注血小板的指征。

如可能，应该使用 ABO 相容性的血小板。然而，是否必须应用 ABO 相容性血小板尚未得到证实，且特异性检验难以实施。因血小板可导致凝集，所以凝集反应不能用于交叉配血。血小板膜上存在免疫球蛋白，难以检测到受血者抗体的其他沉积。尽管直接针对血小板膜上 I 型人白细胞抗原（human leukocyte antigen，HLA）蛋白的抗体和针对 ABO 的抗体能破坏血小板，但是对大多数患者来说选择输注血小板时可能将仍不考虑抗原系统[126]。ABO 不相容性血小板可发挥非常充分的止血作用。

输注血小板的效果难以监测。理想情况下，70 kg成人输注 1 个单位浓缩血小板后 1 h 血小板计数通常增加 $7 \sim 10×10^9/L$。若增加血小板计数 $100×10^9/L$，则需要输注 10 个单位浓缩血小板。然而，许多因素如脾大、既往致敏史、发热、脓毒症和活动性出血可能导致输注血小板的存活率下降和功能恢复降低。

人们已提出使用各种不同类型的浓缩血小板，

表 49.10 血小板计数与出血发生率的相关性		
血小板计数（红细胞 $/mm^3$）	患者总数	出血患者数
> 100 000	21	0
75 000 ～ 100 000	14	3
50 000 ～ 75 000	11	7
< 50 000	5	5

（Data from Miller RD，Robbins TO，Tong MJ，et al. Coagulation defects associated with massive blood transfusions. Ann Surg. 1971；174；794.）

包括去除白细胞的血小板、紫外线照射的血小板。Kruskall[127] 对这些血制品的应用进行了回顾。

新鲜冰冻血浆

FFP 是最常用的血浆制品，采集供血者血液时即可制备，通常在 8 h 或 24 h 内冰冻（PF24）。FFP 含有所有的血浆蛋白，特别是因子 V 和Ⅷ。后两者在血液储存期间逐渐减少。PF24 与 FFP 类似，除了因子 V 浓度轻度降低外，因子Ⅷ的浓度大约降低 25%[128-129]。解冻血浆在 $1 \sim 6℃$ 中可保存 5 d。如同其他血液制品一样，使用 FFP 同样具有其固有的风险，如致敏外源蛋白。

尽管 FFP 能可靠地用于急性失血时血管内容量替代治疗，但是其他疗法同样令人满意且更为安全。输注 FFP 的风险包括 TRALI、输血相关性循环超负荷（TACO）和变态或过敏反应。

2015 年，ASA 工作组关于血浆应用的指南推荐如下：

1. 在可行的情况下，使用 FFP 之前应获得凝血试验结果。

2. 在不使用肝素的情况下，用于纠正 INR > 2 的凝血功能障碍。

3. 当不易或无法快速获得凝血实验结果时，用于纠正输注超过一人血单位（约 70 ml/kg）血液患者的凝血功能障碍。

4. 当无特定血液成分可用时，对合并出血和 DIC 的已知凝血因子缺乏的替代治疗。

5. 当存在严重出血和无法获得凝血酶原复合物时，用于逆转华法林的抗凝作用。

FFP 或血浆常常在置入血管内导管之前用于危重患者。Hall 等[130] 对英国 29 个 ICU 的 1923 例置入血管内导管的患者进行了研究，对比是否输注 FFP 时发现，慢性肝病和凝血功能检测异常的患者接受 FFP 输注的频率更高。然而，PT 的严重程度不是其中一个因素。在这种情况下是否应用 FFP 仍不确定。2015 年，Muller 等[131] 发表了一项随机、非盲试验的结果。这项试验在进行有创操作、INR 1.5 ～ 3 的危重患者中预防性使用 FFP。由于招募速度太慢，试验在达到预期纳入人数之前即已结束。两组之间出血的发生率并无差别，但是此试验尚不足以有效区分两组之间的显著差异。同时，INR 降到 1.5 以下只发生在 54% 干预组的患者中。

为了致力于推进血浆在需要大量输血的患者中的应用，一些创伤中心随时供应解冻血浆。在一项研究中，将已接受 1 个单位红细胞和血浆的严重创伤患者分为两组，其中一组立刻输注 4 个单位解冻血浆。研究发现，接受血浆输注的一组患者总体血制品使用量和 30 d 死亡率均下降[132]。最近，Sperry 等[133] 随机给予入院前因飞行运输受伤且有严重出血风险的患者进行标准治疗或输注 2 个单位 FFP。3 h 后，Kaplan-Meier 曲线显示两组在早期即有差异结果。结果倾向于在入院前经验性使用 FFP 直至到达预先设定的 30 d 随机随访终点。

冷沉淀

当 FFP 解冻，沉淀物重组，就形成了冷沉淀。冷沉淀含有因子Ⅷ：C（促凝血活性）、因子Ⅷ：vWF（即 von Willebrand 因子）、纤维蛋白原、因子ⅩⅢ和纤维连接蛋白。后者是一种糖蛋白，它在网状内皮系统清除血中异物颗粒和细菌中可能发挥作用。冷沉淀只含有微量的其他所有血浆蛋白。

冷沉淀常用于 ABO 相容者。然而，这可能并不非常重要，因为冷沉淀中的抗体浓度极低。冷沉淀可能含有红细胞碎片，从 Rh 阳性个体制备的冷沉淀可能使 Rh 阴性个体对 Rh 抗原致敏。冷沉淀应通过过滤器尽可能地快速输注。输注速率应至少达到 200 ml/h，并应在解冻后 6 h 内输完。

根据 2015 年 ASA 围术期血液管理工作组[116] 的规定，当非产科患者纤维蛋白原大于 150 mg/dl 时，输注冷沉淀物几无指征。关于冷沉淀物输注的指征如下：

1. 当纤维蛋白原活性检测提示出现纤溶证据时。

2. 预期大量出血的患者纤维蛋白原浓度小于 80 ～ 100 mg/dl 时。

3. 预期大量出血的产科患者，即使纤维蛋白原浓度大于 150 mg/dl。

4. 无法及时检测纤维蛋白原浓度的大量输血的患者。

5. 先天性纤维蛋白原缺乏的患者。如可能，请血液科医师会诊。

6. 1 型和 2A 型血友病的出血患者，且去氨加压素或 vWF/F Ⅷ浓缩物（或不可用）治疗无效时。

7. 2B、2M、2N 型和 3 型血友病的出血患者，且 vWF/F Ⅷ浓缩物（或不可用）治疗无效时。

外科医师有时应用纤维蛋白胶进行局部止血。这种纤维蛋白胶的制备方法类似于冷沉淀物。加入凝血酶后即可局部使用，但是临床试验难以确定其效能。

大量输血和输血比例

特别是对于创伤或手术中大量失血的患者而言，20 世纪 70 年代从全血输注到成分输注的转变为输血治疗提出了新的挑战。输注全血时通常不需要补充新鲜冰冻血浆。输注 15 ～ 20 单位血液后可发生显著的血小板减少症[5]。随着从输注全血向浓缩红细胞的改变，尤其是在给创伤患者输注了所需的单位数后，凝血障碍的发生率有所上升。除了基于临床判断或实验室检查的输血治疗，又提出了浓缩红细胞与 FFP 和（或）血小板浓缩液的比例这个概念。例如，1 : 1 : 1 这个比例，即输注 1 个单位血浆、1/6 单位血小板与 1 个单位红细胞。1 : 1 : 2 比例，即输注 1 个单位血浆、1/6 单位血小板与 2 个单位红细胞。输注 1/6 单位血小板的惯例来自于从单个供血者单采 1 个单位或 6 个供血者合并的 6 份中之一的普通分配。在文献综述中，此比例可描述为血浆／血小板／红细胞或者红细胞／血浆／血小板。

Holcomb 等[134] 认为增加血小板的比例与大量输血后生存率上升有关。紧接着，Kornblith 等[135] 发现在检测因子Ⅱ、Ⅴ、Ⅶ、Ⅷ、Ⅸ和Ⅹ、抗凝血酶Ⅲ、蛋白 C 的活性时，与 1 : 1 : 2 相比，1 : 1 : 1 血浆／血小板／红细胞输注比例可显著提高实验室凝血的止血效果，并观察到更高的纤维蛋白原浓度。重大创伤输血多中心前瞻性研究（PROMMTT）的研究结果支持这个结论。这些数据来自于 10 个美国 I 级创伤中心。这项研究[136] 的结论是在复苏初期，输注了至少 3 个单位血液制品的患者采用更高的血浆和血小板比例输注后，其 24 h 内死亡率下降[136]。但在 24 h 的生存者中，其随后 30 d 死亡风险与血浆或血小板比例无关。对比损伤严重程度评分相似的患者发现，只有高血浆 /RBC 比例复苏对生存有益。但是，并未发现 1 : 1 比例比 1 : 2 比例在罹病率方面具有额外益处[137]。

在最近的随机对照试验——实用最佳血小板和血浆比例（Pragmatic Randomized Optimal Platelet and Plasma Ratios，PROPPR）中，Holcomb 等[138] 发现，在严重创伤和大量出血的患者中，早期使用血浆、血小板、红细胞比例为 1 : 1 : 1 与 1 : 1 : 2 相比，24 h 或 30 d 死亡率并无显著差异。

积极地使用 FFP、血小板以及其他血液制品只对大量输血引起的凝血障碍有效。其他输血患者过度使用血浆可升高严重并发症的发生率，包括急性呼吸窘迫综合征（ARDS）和器官功能障碍[126]。一项回顾性研究表明，高 FFP/ 浓缩红细胞比例与产后出血患者高级生命支持的需求有关[139]。

合成类携氧物质

基于血红蛋白的携氧载体

人们制造了各种携氧或促进氧运输的物质。氧治疗剂被称为基于血红蛋白的携氧载体（Hb-based O_2 carrier，HBOC）。HBOC 优于人血，不受血型限制，无须交叉配血，也不会传播感染性病毒。这些都是多数合成血液制品的典型特征（表 49.11）。

尝试开发合成类血液的方法主要有两种。第一种是使用线性结合动力学。这不同于血红蛋白非线性结合。最著名的是称为 Fluosol-DA 的全氟化合物乳剂。Fluosol-DA 最初被 FDA 批准用于经皮冠状动脉介入手术的缺血组织再灌注治疗[140]。然而，它只有在 PaO_2 超过 300 mmHg 时才携带氧[141]，因此很少应用。全氟化合物在 1994 年退出了市场。与 Fluosol-DA 相比，另一种全氟复合物——全氟辛基溴化物（perfluorooctyl bromide）的携氧能力增加了 3～4 倍，半衰期较长，并且较 Fluosol-Da 相关的预计问题较少，但尚未被推出市场[142]。

大多数 HBOC 是通过修饰来自人体、动物或重组技术得到的血红蛋白分子。首先需要使血红蛋白去基质，以防止肾毒性作用。接着必须对无基质血红蛋白进行修饰，以增强其与氧的亲和力（降低 O_2 亲和力或氧解离曲线右移），并延长其相对较短的血管内半衰期。很多其他方法如交联、吡啶氧化、聚合、结合和包装等已被用于完成此过程。无基质血红蛋白可引起与一氧化氮清除相关的严重的小动脉收缩作用。这不利于器官灌注。从大肠埃希杆菌中制造出的一种作为血液替代品的人类重组血红蛋白（rHb1.1）在携氧容量方面与正常血红蛋白一样，但是同样受到小动脉收缩的困扰。尽管与 rHb1.1 和琥珀酰水杨酸交联血红蛋白相比，接下来的更新的 rHbg2.0 可使一氧化氮清除降至最低，且几乎不引起小动脉收缩[143-144]，但血管收缩仍然可导致最后的失败。

多数临床试验已显示同种异体血液的使用增加[145]，然而使用 HBOC 的结局相似：即不良事件的增加导致临床试验的失败。Natanson 等[146]对 16 项试验研究，

表 49.11　一般合成类血液制品与同种异体血液的比较		
参数	合成类血液制品	同种异体血液
氧输送	迅速且稳定	取决于 2,3-DPG
疾病传播的风险	无	见表 49.2
储存	室温，效能稳定	冷藏，效能丧失
储存期	1～3 年	42 d
制剂	随时可用	需交叉配血
相容性	通用	血型特异性
作用时间	1～3 d	60～90 d

2,3-DPG，2,3-二磷酸甘油酯

包括 5 种不同产品和 3711 例患者进行了累积性 Meta 分析。其结论认为，给予 HBOC 后，心肌梗死和死亡风险明显增加。应用的所有技术（如交联、聚合或共轭）均存在这样的风险。同时发表的评论认为，死亡风险增加 30% 以及心肌梗死风险增加 3 倍，应该停止任何其他的研究[147]。

FDA 扩大使用计划（同情使用）批准一些 HBOC 用于临床。HBOC-201 血红蛋白谷氨酰胺 -250（牛），Hemopure（Biopure 公司）由经戊二醛聚合的超纯牛红细胞发展而来。它含有更高的 P_{50}（43 mmHg 而不是 26 mmHg）。这意味着它携氧至组织的能力至少和人红细胞一样[148]。最近的一项系列案例报道了 3 例严重镰状细胞危象伴多器官衰竭的患者在 FDA 扩大治疗组批准的情况下使用 HBOC-201。这些患者拒绝使用人红细胞（宗教原因）或者无法获得相容的红细胞[149]。最近的一项病例报道在某宗教信仰患者中使用牛羧乙二醇碳氧血红蛋白（Sanguinate）作为止血干预的桥接治疗。该患者同时患有淋巴增生性病变、胃肠道出血和由此引起的严重贫血[150]。当前，HBOC 很可能用作不适用于红细胞的治疗或作为稳定病情治疗的桥接选择。

自体血

自体输血有三种不同的操作方法：①术前自体血储备（preoperative autologous donation，PAD）；②急性等容血液稀释（acute normovolemic hemodilution，ANH）；③术中和术后失血回收。每种方法有其各自的优缺点。自体输血的目的是降低同种异体输血并发症的发生率和严重程度，以及使库存血可以持续供应。同时，自体血可解决稀有血型和同种抗体患者的输血问题[151]。

术前自体血储备

一般认为自体血的安全性远远大于同种异体血，主要原因是感染的风险降低，如 HIV 和丙型肝炎病毒。由于输注同种异体血的感染率明显下降，其与自体血在安全性方面的差别已大大缩小。这就不奇怪，自体血的采集在 20 世纪 90 年代中期出现高峰后明显减少[152]。

美国血库协会（AABB）规定自体血储备者血红蛋白含量不应低于 11 g/dl。患者每周可按计划采血一次，但最后一次必须早于术前 72 h 以上，以保证血容量的恢复以及所采血液检验和准备的时间[153]。采血 72 h 后，血管内容量可能已经恢复，但红细胞数却不能。根据血红蛋白和铁剂康复研究（Hemoglobin and

Iron Recovery Study，HEIRS），80% 的红细胞数恢复时间从 25 d 到大于 168 d 不等[154]。一般来说，相比不进行 PAD，进行 PAD 的患者血红蛋白要低 1.1 g/dl。一项 Meta 分析整合了多种手术患者的数据发现，与自体血相比，PAD 可降低 44% 的接受同种异体输血的绝对风险，而接受任何形式输血（即同种异体血或 PAD）的风险则增加 24%。这对将其作为节省输血的方法提出了质疑[155]。

自体血储备本身并非没有风险。美国红十字会一项对供血者的研究指出，与同种血供血者相比，PAD 的住院率高出接近 12 倍[156]。自体血储备的标准没有同种异体血那么严格，在过去 15% 的自体血没有达到同种异体血捐献的安全标准[157]。因此，某些患者群体不适合 PAD，因为他们可能有潜在的合并症。这些患者人群包括有严重的心肺疾病（如严重的主动脉瓣狭窄、近期心肌梗死，或者脑血管事件）以及患有菌血症的患者（框 49.2）。

急性等容血液稀释

ANH 是指对预期术中失血较多的患者，麻醉医师提前采集部分全血，同时输入晶体液（每采 1 ml 全血输入 3 ml 晶体液）或胶体液（每采 1 ml 全血输入 1 ml 胶体液），以恢复血管内容量及稳定的血流动力学。血液被收集至含有抗凝剂的标准血袋里，在室温下保存手术室可长达 8 h 或在 4℃ 中 24 h。在 ANH 后发生的出血中每单位血容量的红细胞百分数较低，发挥了这种操作所预想的主要益处[158]。

当大出血已停止或临床上有需要时，采集的血被重新回输至患者体内。回输顺序与采血的顺序相反，因为最先采集的血液凝血因子和血小板浓度最高，血红蛋白水平最高[159]。尽管一些实施者提倡对储存血应该轻微震荡以保存血小板的功能，然而大部分从业人员并不这样做，也没有正式的推荐要求这样操作。令人安慰的是，通过血栓弹力描记图（thromboelastography，TEG）测量显示，保存期间经震荡与保持静止的样本并无差别[160]。

框 49.2   参与自体血采集的禁忌证
1. 有感染的证据和菌血症的风险
2. 拟主动脉狭窄矫正术
3. 不稳定型心绞痛
4. 活动性癫痫发作
5. 6 个月内有心肌梗死和脑血管意外病史
6. 高分级的冠状动脉左主干病变
7. 发绀型心脏病
8. 未控制的高血压

ANH 通过稀释后的 Hb 和术中失血量来节约血量。后者有望通过血液回收来实现。患者接受最低限度 ANH（替换患者血容量的 15% 或更少的血液），只能节约红细胞 100 ml，相当于 0.5 单位浓缩红细胞。然而，与没有预先进行血液稀释相比，加大 ANH 至稀释后血细胞比容水平 28%，若术中失血 2600 ml，可节省红细胞 215 ml（图 49.4）[161]。

虽然大量血液稀释在保存红细胞量和避免输注同种异体血方面具有最大益处[162]，回顾性研究表明，即便是轻度 ANH，也可能有利于改善预后[163]。前瞻性随机对照试验证明 ANH 可降低多种手术的输血需求，包括髋关节置换术[164]、肝切除术[165] 和血管手术[166]。最近的一项 Meta 分析评估了 29 个随机对照试验，共纳入 1252 名进行 ANH 的心脏手术患者（对照组 1187 名）[167]。他们发现，与对照组相比，ANH 组输血的频率更低，平均少接受 3/4 种同种异体血的输注。毫无疑问，进行 ANH 的患者术后红细胞量的损失更少，大约为 338 ml，而对照组为 450 ml。另外一项 Meta 分析证明在更多接受专科手术的患者中有相似的发现，但是由于研究的异质性和潜在的发表偏倚，可能导致了高估了这些真实的益处，因此这些发现受到了质疑[168]。同时，ANH 被证实可以降低对其他血液制品的需求，因为在采集全血的时候同时也采集和保存了血小板和血浆[162]。特别在心脏手术中，ANH 可以保护由心肺转流产生的隔离血以及由此产生的血小板功能障碍[169]。

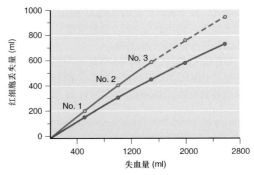

图 49.4　对一位体重 100 kg 的患者实施血液稀释时失血量（横坐标）和红细胞丢失量（纵坐标）的关系。蓝色实线表示：术前采血 1500 ml，术中失血 2800 ml 时红细胞丢失量；黑色曲线表示：术前采血 3 次每次 500 ml，术中失血 2800 ml 时红细胞丢失量；蓝色虚线表示：术前不实施血液稀释，术中失血 2800 ml 时累计红细胞丢失量。两曲线的分离度可知血液稀释节约红细胞 215 ml（From Goodnough LT，Grishaber JE，Monk TG，et al. Acute preoperative hemodilution in patients undergoing radical prostatectomy：a case study analysis of efficacy. Anesth Analg. 1994；78：932-937，with permission.）

是否使用 ANH 取决于患者的生命体征、Hct、血容量、预估手术出血量和出血风险（框 49.3）。ANH 并不是没有潜在风险。最近对猪动物模型的研究证明了与婴儿模型相比，ANH 显著的不良反应在成年模型中更明显。这些反应包括支气管收缩以及由液体渗出和心肺血流动力学恶化引起的急性肺损伤[170]。同样，在犬模型中，ANH 至 Hct 30% 时已被证实可以降低肾的氧运输，而保留其他器官的氧运输，包括心、脑和脊髓，表明 ANH 可将肾置于危险之中[171]。多数评估 ANH 的研究重点关注减少红细胞量的丢失，将同种异体血的使用作为首要结局指标。少有研究关注 ANH 使用与否对终末器官带来的损害，未来的研究应更密切关注这些重要的结局[162]。

术中血液回收

术中血液收集或血液回收是指将患者术中丢失的血液收集、加工和回输给患者本人的技术。这种技术可以减少同种异体血的输注以及与此暴露有关的风险。对于不同意输注同种异体血或术前收集自体血，如有某宗教信仰的患者来说是可行的方法。应该与这类患者讨论这种技术，并且应根据每一位患者的具体

情况来判断其接受性[172]。

美国血库协会在 2016 年的指南中继续推荐血液回收的一般适应证[173]如下：

1. 预期出血量大于患者估计血容量的 20%。

2. 无法获得经交叉配血相容的血液时。

3. 患者不愿意接受同种异体血，但同意术中血液回收时。

4. 手术可能需要超过 1 个单位红细胞时。

血液回收包括从术野收集血液，通过一个特殊的双腔吸引管道输送抗凝物质，通常是肝素或者柠檬酸盐，至抽吸导管的尖端（图 49.5）。这样可以防止收集系统里的抽吸血液凝结。将来自术野的血液收集在贮血罐中，直至收集到足够的液体用于加工。加工包括用特殊的离心分离，使更低密度的血浆和抗凝液体留在上层，而使其与密度更高的红细胞分离，将这些红细胞收集于一锥形或者圆柱形碗的底部。一般而言，制备 225 ～ 250 ml Hct 为 50% ～ 60% 悬浮在生理盐水中的回收浓缩红细胞需要 500 ～ 700 ml 收集的血液[174]。此时，回收浓缩红细胞可以用于立即或延迟的回输。重新获得和加工的血液里面可能含有组织碎片、小血块或者骨头碎片等，故在血液回收过程中一般使用微粒过滤器（40 mm）。一些系统能为一例大量出血的患者持续加工血液和提供相当于每小时 12 单位的库存血[175]。

重新获得的红细胞的氧运输性能和存活似乎与那些库存的同种异体红细胞相等。与库存同种异体血相比，回收血液的 2,3-DGP 水平近似于正常水平，而库存血的 2,3-DGP 水平可降低达 90%[43]。同样，同一患者回收血液的 P50 与其新鲜静脉血相似，显著高于

框 49.3　急性等容血液稀释的患者选择标准
1. 输血量可能超过血容量的 10%（即预计最大手术血液准备量）
2. 术前血红蛋白含量不低于 12 g/dl
3. 无严重的心脏、肺、肾和肝疾病
4. 无严重高的血压病
5. 无感染和菌血症的风险

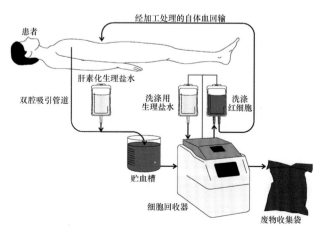

图 49.5 **标准细胞回收回路组建流程图**（From Ashworth A，Klein A. Cell salvage as part of a blood conservation strategy in anaesthesia. Br J Anaesth. 2010；105［4］：401-416. https://doi.org/10.1093/bja/aeq244.）

2周的库存血，说明回收血有更好的氧解离能力[176]。红细胞变形性相对于浓缩红细胞也有所改善[41]。

细胞复苏项目的一些实用问题列于框49.4。在无菌条件下，使用生理盐水洗涤并正确标记的血液，在室温下可储存4 h，或者将血液收集后4 h内将其保存在1～6℃环境下，可以保存24 h[173]。在室温条件下术中回收血的允许保存时间（4 h）比ANH（8 h）短。是否洗涤不影响术中回收血的保存时间。

回收血液的重新输注并不是没有风险（框49.5）[177]。空气栓塞是一个严重的潜在致命的问题，但是新型收集装置不直接与患者的静脉管道相连，从而降低了这一风险。在回输之前，经过回收装置的浓缩和洗涤会增加不良反应的风险。术野失血已经历不同程度的凝血、纤维蛋白溶解和溶血等情况，输入大量经洗涤或未洗涤的回收血被认为与弥散性血管内凝血（DIC）有关[178]。总之，低流量回收的血液或收集未经全身抗凝且出血缓慢的血液，常伴有凝血和纤溶系统的激活，回输后亦无止血作用。高负压吸引、湍流和滚轮泵的机械压力会不可避免地导致一定程度的溶血[179]。与输注同种异体血相比，患者通常表现出较高水平的无血浆血红蛋白水平。高浓度游离血红蛋白具有肾毒性，可以引起清除NO的微循环结构中的小动脉严重收缩[180]。然而，术中血液回收中这一现象的临床重要性尚未得到证实。很多项目限制回收血液的量，因为这些血液可能未经加工处理就回输。为了减少溶血，负压水平通常要求不超过150 mmHg，尽管急性出血时可能需要更高的负压水平。另一项研究则发现，在必要时负压设置也可达到300 mmHg，不会造成过多的溶血[181]。

对回收的自体血行细菌培养有时会发现阳性结果，但临床感染很少发生[182]，在装置中使用白细胞过滤器可以减少感染[183]。术野使用某些促凝血物质（如局部胶原）时则禁忌使用术中血液回收，因为可能会激活全身凝血系统。其他不能应用血液回收的例子包括：胃肠外使用的不相容化学品（如氯己定、必妥碘和过氧化氢），以及术野使用可溶解红细胞的低渗性溶液。

临床研究

与PAD和ANH一样，对术中自体血收集和回输的安全性和有效性应严格把关[184]。一项纳入75个研究的Meta分析评估血液回收减少同种异体血输注时发现，血液回收可以减少成人手术中对同种异体血38%的需求[185]。其中，骨科手术获益最大，心脏手术同样获益。平均来说，术中血液回收节约了0.68单位库存同种异体血。值得重视的是，2014年发表的两项随机对照试验发现，在接受髋关节和膝关节成形术的患者中，不论术前血红蛋白水平在10～13 g/dl还是大于13 g/dl，都无法证明血液回收可以减少对同种异体血的需求[186-187]。然而，这两项研究均联合了术中和术后血液回收，并没有区分谁接受了一种（或两种）还是另外一种回收方式。

在一些案例中，血液回收的价值可能没有体现在患者结局或者减少输血需求中，而在于节省开支。最近，术中血液收集的价值在高风险剖宫产手术中被证实，但不包括常规手术[188]。术中血液回收的适应证见表49.12。随着复杂的PBM临床路径持续发展和提高患者预后，未来仍需要关于血液回收的有效性和成本效益的研究。

框 49.4　手术中红细胞的回收、储存和回输实际问题

1. 如果从无菌手术区回收的血液，通过收集装置用0.9%生理盐水洗涤处理后不能马上回输，输注前应该保存在下列条件之一下：
   a. 室温下不超过收集结束后4 h
   b. 在收集后4 h内，将其移至1～6℃环境下，可以保存长达24 h
2. 术中使用其他自身输血方式采集的血液，应该在开始收集6 h内输注
3. 术中收集的每一份单位血液必须正确标记，标签至少包括患者全名、住院号、采集和过期的时间，并标注"仅用于自体输血"
4. 如果在血库储存，处理流程与其他自体血液一样
5. 如果输注的血液是术后或创伤后收集的，应于启动收集6 h内回输

框 49.5　术中回收血液输注的一些可能的不良反应

血容量过多
细菌污染
低血压
非免疫性溶血
免疫性溶血
非溶血性发热反应
过敏反应
弥散性血管内凝血
凝血病
空气栓塞
回输抗凝物质或其他污染物的继发反应
非特异性体温上升、寒战或皮肤潮红等

（From Domen R. Adverse reactions associated with autologous blood transfusion：evaluation and incidence at a large academic hospital. Transfusion. 1998；38：296-300. https://doi.org/10.1046/j.1537-2995.1998.38398222875.x）

术后血液回收

术后血液回收是指术后引流的血液经过处理或

TABLE 49.12	Procedures Where Intraoperative Cell Salvage May Be Indicated
General Surgery	Hepatic resection
	Splenectomy
Neurosurgery	Basilar Aneurysm
Transplant Surgery	Liver transplant
	Kidney transplant
Cardio/Thoracic	Cardiac transplant/VAD implant
	Pulmonary transplant
	Coronary artery bypass grafting
	Cardiac valve repair/replacement
	Aortic arch Aneurysm
	Thoracic trauma
Vascular	Aortic Aneurysm repair
	Femoral bypass grafting
Orthopedic	Total shoulder replacement
	Total hip replacement or revision
	Bilateral knee replacement
	Open reduction/internal fixation pelvic or long bone fracture
	Multilevel spine surgery
Urology	Nephrectomy
	Radical prostatectomy
Gynecology	Hysterectomy
Obstetrics	Placenta accreta, increta, or percreta

Adapted from Esper SA, Waters JH. Intra-operative cell salvage: a fresh look at the indications and contraindications. *Blood Transfus*. 2011;9(2):139–147.

（由于授权限制，本表保留英文）

不处理后回输给患者[166]。有些术后引流的血液收集到无菌罐，不经处理，通过微聚体血液滤器过滤后回输。回收的血液比较稀释，部分溶血而且可能含有高浓度的细胞因子。因此，多数做法是对这种未经处理的血液设置回输量的上限（如 1400 ml）。从开始收集到回输，如果未在启动收集 6 h 内完成，血液应该丢弃。虽然这种技术在全关节置换术中非常普及，但是由于多种因素，现在已经很少用。这些因素包括：PBM 流程的改善，缺少有效性的证据和导致更早出院的治疗路径[174]。

相容性检验

一般原则

相容性检验包括 ABO-Rh 血型、抗体筛查和交叉配血。这些检验的目的是通过证实体外有害的抗原–

抗体相互作用，以防止体内同样的相互反应发生。对用于急诊输注特定类型的血液，供者血必须进行溶血性抗 A 和（或）抗 B 抗体，以及 Rh 抗体的筛选。同样，受者血也必须检验 ABO-Rh 血型以及意外抗体。完成上述检验后，可被选择的供者血需要进行受体和供者血的相容性检验（图 49.6）。为了保证患者用血安全，所有经过批准的血库都有一个复杂的取血过程。大多数标本需要在与第一次独立的情况下再次确认，以降低交叉配血错误的风险和溶血性输血反应的发生[189]。

ABO-Rh 分型

由于大多数严重的悲剧性反应通常是由于意外输入 ABO 血型不相容的血液所致，因此确定患者的正确血型极其重要。实际上，15% 的输血相关死亡与抗体不相容导致的溶血反应有关[190]。这些反应是由天然存在的抗体（即抗 A 和抗 B 抗体）引起的。这些抗体可激活补体并导致快速血管内溶血。只要体内缺乏 A 或（和）B 抗原，抗 A 或抗 B 抗体就会产生。输血前通过检验红细胞内的 A 与 B 抗原及血清 A 和 B 抗体来进行 ABO 分型（表 49.13）。

接下来最重要的检验是 RH（D）抗原。除 A、B 抗原外，D 抗原非常常见，也是最有可能发生免疫反应的抗原。60% ～ 70% 的 RH（D）阴性的受血者若

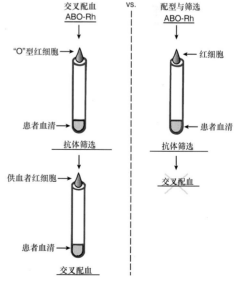

图 49.6　**交叉配血检验简略图。** 交叉配血上的"×"表示血型及筛查不包括交叉配血

输注 RH（D）阳性的血液，则会产生 D 抗体。D 抗体也可以在 RH（D）阴性的分娩中形成。大约 85% 的个体拥有 D 抗原，即 RH（D）阳性。在剩下的 15% 个体，由于缺乏 D 抗原，归为 RH（D）阴性。RH（D）阴性的受血者若输注 RH（D）阳性的血液，可能会发生溶血性输血反应。表 49.14 用于识别相容的供血者或受血者的血型种类。

抗体筛查

进行抗体筛查可识别意外的红细胞同种抗体。患者的血浆与商业供应的红细胞结合。这些红细胞由于表达红细胞抗原，可产生临床上重要的同种抗体而被特异性选择[191]。这些红细胞反应物为 O 型，因此它们不会与患者血浆中的抗 A 或 B 抗体发生反应。同种抗体是典型的免疫球蛋白（Ig）G，因此在体外不易产生凝集，但是在体内可以。因此，间接抗球蛋白试验（之前的 Coombs 试验）可用于评估 IgG 同种抗体的存在。加入一种可促进抗体与红细胞结合的添加剂后，患者的血浆与红细胞反应物结合。此混合物在 37℃孵育，洗涤后含有 IgG 抗体以及补体的反应物混合。其中，反应物与附着于红细胞的任何 IgG 结合，交联红细胞并在体外发生凝集。如果试验结果呈阳性，则必须继续检测，以识别目标抗原。

意外抗体的筛查也用于供血者血清，在抽取供血者血液后即刻进行。必须筛查供血者血清的意外抗体，以防止其进入受血者血清。

达雷木单抗（Daratumumab）最近被批准用于治疗多发性骨髓瘤。它是一种 CD38 糖蛋白的靶向人

类单克隆抗体，已经发现可干扰抗体筛查。这个药物与 CD38 结合后在红细胞反应物上表达，导致潜在的假阳性结果[192]。红细胞反应物加上二硫苏糖醇（Dithiothreitol）可消除这种干扰，但也可以导致 Kell 抗原变性，因此，K⁻红细胞单位应该指定在这种环境中检测，除非患者已知 K+[193]。由于免疫治疗药物和它们的适应证越来越广泛，麻醉医师应该意识到它们的应用对抗体筛查的影响，允许进行合适的试验，以避免血液制品分配使用的延迟[194]。

交叉配血

交叉配血是指在试管中进行的一种试验性输血，即将供血者的红细胞与受血者的血清混合，以检验发生输血反应的可能性。交叉配血可在 45 ～ 60 min 内完成，一共分为三个阶段：立即离心（immediate spin，IS）阶段、孵化阶段和间接抗球蛋白阶段。

首先，IS 阶段在室温下进行，检验 ABO 配型错误。该阶段检验 ABO 血型以及在 MN、P、Lewis 系统中天然存在的抗体的不相容性，但对其他红细胞同种抗原不敏感。该阶段在 1 ～ 5 min 完成。在阴性的筛查或者在紧急情况下需要简单的交叉配血试验。这一步骤可作为唯一的确认步骤，以消除单独进行 ABO-Rh 血型检验时人为错误可能导致的输血反应。经过此试验后的输血在避免由意外抗体引起的不相容输血反应方面的安全性大于 99%[195]。

接下来，孵育和间接球蛋白或"间接 Coombs"阶段主要检测 Rh 系统和其他非 ABO 血型系统的抗体[196]。这两个步骤包括在 37℃白蛋白或低张盐溶液中孵化，有助于检测出不完全抗体或能与特异性抗原结合（即致敏）但不能使红细胞盐悬液发生凝集反应的抗体。此阶段在白蛋白中孵化 30 ～ 45 min，在低张盐溶液中孵化 10 ～ 20 min，使抗体有足够的时间与细胞结合，因此，在随后的抗球蛋白阶段能检测出本阶段漏检的不完全抗体。将红细胞离心，再悬浮，观察溶血和凝集反应。然后把红细胞在溶液中洗涤和再悬浮，以去除未结合的免疫球蛋白。将抗球蛋白血清加入试管中，血清中的抗人抗体与红细胞表面上的抗体球蛋白结合，产生凝集反应。在抗球蛋白阶段能检测出血型系统中大部分不完全抗体，包括 Rh、Kell、Kidd 和 Duffy 血型系统。

孵化和抗球蛋白阶段也很重要，因为这两个阶段出现的抗体能引起严重的溶血反应。除了抗 A 和抗 B 抗体引起的溶血反应外，其他在立即离心期出现的抗体引起的反应通常不太严重。这是因为该期出现的许

表 49.13　ABO 相容性检验				
	检验用红细胞		检验用血清	
血型	抗 A	抗 B	A 细胞	B 细胞
A	+	−	−	+
B	−	+	+	−
AB	+	+	−	−
O	−	−	+	+

表 49.14　患者能接受的供血者血型	
供血者	受血者
O	O、A、B、AB
A	A、AB
B	B、AB
AB	AB

多抗体为天然存在的低滴度抗体，在生理温度下不具有反应性。

电子交叉配血

不同于抗 A 和抗 B 抗体，在有既往输血史或者妊娠的患者中，只有 1% 可能具有非常规抗体。然而，其中一些非常规抗体只在 30℃ 以下发生反应，因此，在大多数输血中并无意义。另外一些抗体在 30℃ 左右发生反应。若输注的细胞含有相应的抗原，可能会发生严重的反应。按照可能的重要性次序，抗 Rh（D）、Kell、C、E 和 Kidd 是临床中最常见的抗体。如果提供正确的 ABO 和 Rh 血型，输注不相容血液的可能性小于 1/1000。ABO-Rh 血型本身的相容性输血达到99.8%。加上抗体筛查的话，安全性上升至 99.94%。再加上交叉配血，则可上升至 99.95%[197]。将供血者和受血者的血液进行完整的相容性输血试验可以保证最佳的安全性和治疗效果，但这个过程耗时且昂贵。

一旦血清学交叉配血完成，即可将血液分配和留置给患者至 72 h。如果未被使用，这些血液制品将被返还和重新分配，等待下一个受血者。这样会导致未使用的血液制品丧失使用价值并增加其过期的机会。用计算机化或者电子化交叉配血代替血清学交叉配血可提高血库的效率，同时保证患者的安全性[198]。根据美国 FDA 的指南，计算机化配血要求软件判定供血者和受血者之间是否存在不相容性。此决定基于来自供血者和受血者的标本各自接受独立的 ABO/Rh 血型检测。在通常的围术期情况下，应该避免测量单一标本的这两项结果，因为贴错标签的标本是导致ABO 配型错误的主要原因[199]。标本贴错标签的发生率大于 7/1000，而试管中装有错误血液的发生率是0.4/1000[200]。有趣的是，Novis 等发现，尽管建立了条形码扫描制度，2007 年与 2015 年之间的错误发生率并没有降低。

只要现在或以往出现一次有临床意义的阳性筛查，即不适用电子交叉配血，而应使用血清交叉配血[201]。即使患者现在抗体筛查是阴性，但是只要曾经出现有临床意义的抗体，仍然要避免电子交叉配血。原因是循环中低滴度抗体可以产生假阴性的筛查结果[202]。

未经过血清学交叉配血的血型鉴定和筛查并不能预防抗体与出现率较低的抗原产生反应。这些抗原不表达在筛查细胞表面，而表达在于供血者红细胞表面。一般而言，在血型鉴定和筛查中未检测到的抗体是一些弱反应性抗体，并不会导致严重的溶血性输血反应。Oberman 等[203]对 13 950 例患者研究发现，完整交叉配型后只有 8 种具有临床意义的抗体在筛查时不能被检测到。这些抗体全是低滴度抗体，并认为其不大可能会引起严重的溶血反应。

最大量外科备血计划

在 20 世纪 60 和 70 年代，某些手术经过交叉配血的备血量常远远大于实际输血量，导致血液滞存并可能过期。交叉配血 / 输血（C/T）比率已用于更好地量化这个问题。如果 C/T 比率高，血库将承受保存大量库存血的压力，消耗过多的员工时间，血液过期的发生率也升高。Sarma[204]建议，对于每例患者平均输血单位数小于 0.5 的外科手术，应进行 ABO-Rh 血型鉴定和患者血清意外抗体的筛查（血型鉴定和筛查），以替代抗体筛查阴性者的完整血型鉴定和交叉配血。最近，Dexter 等[205]认为应用麻醉信息系统估计出血量对于预测输血量更有效。他们的数据表明预计出血量小于50 ml 的外科手术，不需要进行血型鉴定和筛查。

为了提高利用率并降低 C/T 比率，血库宜通过最大量外科备血计划（maximal surgical blood order schedule，MSBOS）的项目来降低对交叉配血的依赖[206]。理想状态下，血库应维持 C/T 比率小于 2[207]。MOBOS 包括外科手术列表以及血库对每台手术进行交叉配血的最大血液单位数量。它是根据医院外科病例的输血经验来确定的。每所医院的 MOBOS 对于其临床操作是唯一的。MSBOS 的实施可使密歇根大学的所需血液单位数从 6.5% 降至 4.5%[208]。随后，患者按照以下三组进行分类：①需要交叉配血；②需要血型鉴定和筛查；③不需要样本。C/T 比率下降 27% 时术前血液预定量减少38%。然而，作者指出紧急需要的红细胞单位数上升0.22% ～ 0.31%，而 60% 要求紧急输血的患者接受的为急诊手术。在这些属于"不需要样本"分类的患者中，仅增加 0.04% ～ 0.1% 的患者需要紧急输血[209]。

如今信息技术系统已经具备显示手术安排以及关于备血的 MSBOS 的推荐能力，替代了由血库检查次日的手术及如前所述的血液分配。手术前夜，血库检查手术安排及 MSBOS 推荐，以了解是否需要输血。血库还应用 MSBOS 信息确定是否需要额外检验。当遗漏检测时，可与主要团队沟通以预定合适的备血量。

急诊输血

许多情况下，相容性检验（ABO-Rh 分型、抗体筛查及交叉配血，也见于第 66 章创伤性患者围术期输血风险）完成前就需要紧急输血，这对创伤后需要手术和麻醉的患者来说是一种挑战。实际上，在这种时间不允许实施完整检验的情况下，可应用简化的检验程序或者使用未经交叉配对的 O 型血。下段中描述的操作旨在提供潜在的挽救生命的血液制品，同时降低急性血管内溶血性输血反应的风险。

血型明确、已部分交叉配血的血液

当使用非交叉配血的血液时，最好获得至少ABO-Rh 分型和快速阶段交叉配血检验的结果。在室温下将患者的血清加入到供血者红细胞中，离心，然后肉眼观察其凝集反应即可完成不完全交叉配血。该过程花费 1～5 min，可防止因 ABO 配型错误而导致的严重溶血反应。此法仅可检测出少数 ABO 系统以外的意外抗体，如直接对抗在 MN、P 和 Lewis 系统中的抗原的抗体，其中大多数并无临床意义。

血型明确、未交叉配血的血液

为正确应用血型明确的血液，患者住院期间必须确定其 ABO-Rh 血型。来自于患者、患者家属或其他医院记录的血型常常不准确。对既往无输血史的患者，大部分 ABO 血型明确的输血是可行的。但应警惕既往有输血史或妊娠的患者。以往在军队中，紧急情况下使用血型明确、未交叉配血的血液而并无出现严重后果。在平时条件下，1 年内 56 例患者的输血经验显示，紧急输入未交叉配血但血型明确的血液并未出现任何不良反应[210]。这些研究者认为，虽然应用未交叉配血的血液通常是安全的，但是仍然存在发生严重反应的可能性，因此他们对这种滥用发出了警告。对以前接触过红细胞抗原的患者而言，输入ABO-Rh 血型明确、未交叉配血的血液可能更危险。

O 型 Rh 阴性（万能供血者）、未交叉配血的血液

O 型血液没有 A 与 B 抗原，因此不能与受血者血浆中的抗 A 或抗 B 抗体发生溶血反应（表 49.13、49.14）。O 型血液可用于无法进行血型分型或交叉配血时的输血。然而，一些 O 型血液供血者可产生高滴度的溶血性 IgG、IgM、抗 A 和抗 B 抗体。供体血液中这些高滴度的溶血性抗体能引起非 O 型血液受血者A 型或 B 型红细胞的破坏。O 型 Rh 阴性未交叉配血

的浓缩红细胞应比 O 型 Rh 阴性全血优先使用，因为浓缩红细胞含血浆量较少，并且几乎不含溶血性抗 A 和抗 B 抗体。如果拟使用 O 型 Rh 阴性全血，血库必须提供预先确定不含溶血性抗 A、抗 B 抗体的 O 型血液。

某些医院有供紧急应用的红细胞，即未交叉配血的 O（－）红细胞。紧急情况下这种血液可在 5 min内提供。同样的概念，在某些医院可应用"大量输血方案"（massive transfusion protocol，MTP），其包括 4个单位未交叉配血的 O（－）红细胞，4 个单位解冻的 AB 型血浆和 1 个单位血小板浓缩液。临床医师可决定使用这种血液，但在紧急情况后会对此决定回顾评价。尽管未交叉配血的血液引起巨大关注，并发症的出现却十分少见[211]。Boisen 等指出，在 2906 名接受 10 916 个单位未经交叉配血的血液的患者中，只检测到 0.1% 的溶血发生率[212]。同样，在 262 名输注未交叉配血血液的患者中，这些血液后来发现含有抗体对抗的抗原，只有 7 人发生溶血性反应[213]。

如果急诊输注超过 2 单位的 O 型 Rh 阴性未交叉配血的全血，一旦确认患者血型，也不能转为输注与患者血型（A、B 或 AB）相符的血液。因为此时改换输注与患者血型相符的血液可能会因输入高滴度抗 A、抗 B 抗体而引起供血者红细胞发生严重的血管内溶血。继续输注 O 型 Rh 阴性全血仅引起受血者红细胞轻微溶血和高胆红素血症。直到血库确定输入的抗 A及抗 B 抗体滴度已经降低到可输注特定血型的安全水平时，患者才能接受与其血型相符的血液。

新鲜全血

新鲜全血的定义取决于储存时间，各文献报道差异较大[214]。一些研究者[215]定义新鲜全血为采集后8 h 内储存于 1～6℃，并在 24 h 内使用的血液。其他研究者则定义在 2～5℃保存时间小于 48 h 即为新鲜全血。新鲜全血重获不同功能的程度直接取决于保存时间的长短以及是否被冷冻保存。血液保存时间越长，其有效性尤其是凝血功能就越差。由于血小板聚集能力的下降，在 4℃保存 24 h 的全血的止血效果比保存时间小于 6 h 的血液差[216]。经过血型鉴定和交叉配血，但是未经冷冻保存的全血保留着活体血内大部分正常因子。保存 1 h 和 2 d 的差别很大，可能会影响临床治疗结局。

大量研究检测过新鲜全血的应用和安全性，以伊拉克和阿富汗的美国军队开展的研究居多。[217]全血作为输血的组成部分已超过 70 年[9]。在越南的经历证实了经过血型鉴定和交叉配血后的加温全血对

大量输血引起的凝血功能障碍极为有效[2-3, 218]。

并发症

凝血异常

　　严重外伤或出血可启动凝血异常的级联反应，包括由以蛋白C水平增加为特征的组织低灌注所致的消耗性凝血病[219]。这种凝血障碍由各种因素联合作用所致，其中最重要的因素是输液所致的凝血因子稀释（如晶体液、胶体液和浓缩红细胞）以及低血压、低灌注的持续时间。关于大量输血，有很多方法且已形成各种方案（图49.7）。灌注充足且无长时间（如小于1 h）低血压的患者能耐受输注多个单位血液而不出现凝血障碍。持续低血压且已接受多个单位血液输注的患者可能出现类似弥散性血管内凝血（disseminated intravascular coagulation，DIC）的凝血障碍。当发生这种出血时，患者需要进行鉴别诊断的疾病包括稀释性血小板减少、V和Ⅷ因子缺乏、DIC样综合征或者输血反应。凝血障碍的临床表现包括术野渗血、血尿、牙龈出血、瘀点、静脉穿刺部位出血和瘀斑。

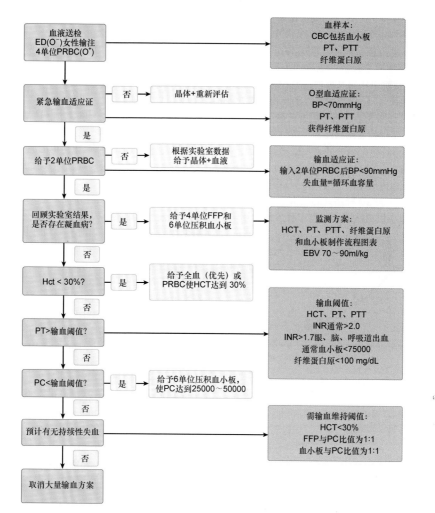

图49.7　这是根据旧金山总医院所用大量输血方案修订的诊断与处理大量输血的流程。该方案提示如何处理大失血患者。BP，血压；CBC，全血细胞计数；EBV，有效血容量；ED，急诊科；FFP，新鲜冰冻血浆；HCT，血细胞比容；INR，国际标准化比率；PC，血小板计数；PRBC，浓缩红细胞；PT，凝血酶原时间；PTT，部分凝血活酶时间

血小板减少

血小板减少是指血小板计数小于 $150 \times 10^9/L$ 或比前次测量减少超过 50%。除非血小板计数低于 $50 \times 10^9/L$ 和自发性出血所致血小板计数低于 $10 \times 10^9/L$，否则术中不会出现临床出血[220]。不论输注的是全血或是浓缩红细胞，储存时间超过 24 h 的一个单位血里面都极少有活性血小板存在。对于储存于 4℃ 的全血来说，由于血小板被大量破坏，输注后很快会被网状内皮系统捕获和吸收。即使未立即储存的血小板，生存时间也会缩短。

血小板减少可以触发已输注大量库存血的患者的出血倾向。既往体健的急性创伤战士在输注 10 ～ 15 单位血液后，血小板数量可降至 $100 \times 10^9/L$ 以下[219]。Miller 等[2]发现血小板数量小于 $75 \times 10^9/L$ 时，即可能出现由于稀释性血小板减少引起的出血问题（表 49.10）。一个创伤小组认为严重创伤患者需要比正常更高的血小板数量[222]，以维持充足的止血效果，因为受损的毛细血管需要血小板"填补破洞"。军队和创伤医院倾向于使用输血比例而非严格的血小板输注阈值。

一些研究者[223-224]已质疑稀释性血小板减少在大量输血患者凝血障碍中的作用。他们指出，血小板数量很少降低到如单纯稀释预计的低水平（图 49.8）。这可能是因为血小板可从脾和骨髓中释放到循环中，

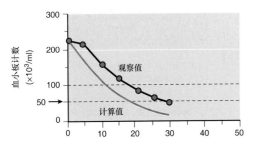

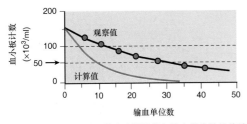

图 49.8 大量输血后的平均血小板计数与输血单位数的关系。观察值与基于 2 个血液交换模型为根据计算的预测值之间的比较（From Myllylä G. New transfusion practice and haemostasis. Acta Anaesthesiol Scand. Suppl. 1988；89：76.)

但其中一些血小板功能很差。慢性血小板减少或白血病的患者在血小板数量低于 $15 \times 10^9/L$ 时通常无出血倾向。在原因不明时，急性诱发的血小板减少患者（如由于血液输注）与慢性血小板减少（如特发性血小板减少性紫癜）患者相比，前者发生出血倾向时血小板计数要高得多。

众所周知，除非出现凝血障碍的临床表现，否则不应给予血小板治疗实验室检查提示的血小板减少。治疗与临床病情无关的实验室检查数据有悖于良好的医疗实践。当血小板数量低于 $50 \sim 70 \times 10^9/L$ 时，可能发生由稀释性血小板减少和 DIC 共同结果导致的出血。很多情况下，当合并其他病情（如 DIC 和脓毒症）时，稀释性血小板减少的血小板计数[225]以及对临床出血的实际影响无法预测。这只是为何难以评估血制品应用效果的原因之一。应用床旁即时检测血栓弹性如 tTEG 和旋转血栓弹力图代替血小板计数以指导止血治疗也越来越普遍[226]。

低水平纤维蛋白原、因子V和因子Ⅷ

可能由于已经有了临床使用的冻干纤维蛋白原浓缩液，血液丢失和血液置换后出现的纤维蛋白原浓度降低得到了相当多的关注。以前，纤维蛋白原主要通过输注新鲜冰冻血浆和冷沉淀补充。Levy 等[227]发表了一篇关于纤维蛋白原和止血相当不错的学术综述。结论认为，纤维蛋白原对有效血凝块的形成极为重要，其监测以及在大量出血时作为补充治疗应受到重视。很多关于在获得性出血患者中补充纤维蛋白原的前瞻性研究指出，这是最有效的补充治疗方法，使用纤维蛋白原浓缩液的全面安全特性已初步呈现。

储存时间和大量输血也可以影响因子 V 和Ⅷ[228]。全血储存 21 d 后，这两个因子的水平分别逐渐降低到正常的 50% 和 30%[229]，且在浓缩红细胞里不会出现。储存 35 d 后，因子 V 和Ⅷ的活性进一步降低至约正常水平的 20%[230]。

推荐输注包含所有凝血因子的新鲜冰冻血浆（fresh frozen plasma，FFP）。然而，这种方法是否有益值得怀疑，因为外科手术期间充分止血只需要正常的 5% ～ 20% 因子 V 和 30% 因子Ⅷ。尽管患者接受了大量输血，但是因子 V 和Ⅷ很少降低到止血所需的水平以下。

DIC 样综合征

凝血系统包括血液凝固与纤维蛋白溶解机制。前

者的作用是阻止血液丢失过多，后者的作用为确保血管内的循环。在 DIC 样综合征时，血液凝固系统紊乱，导致弥散性纤维蛋白沉积，致使血液不凝固。沉积的纤维蛋白可能严重地改变微循环，并导致各种器官缺血性坏死，尤其是肾。表 49.15 显示了不同病情的变换以及其对凝血系统的影响[231]。

DIC 综合征出现的特异性原因通常并不明显。然而，血流淤滞导致的低氧性酸中毒组织可能直接释放或通过蛋白 C 通路释放组织凝血活酶[219]。受损组织释放组织型纤溶酶原激活物可能引起纤维蛋白溶解。凝血系统可被肿瘤坏死因子和内毒素激活，导致因子 Ⅰ、Ⅱ、Ⅴ、Ⅷ和血小板消耗。为了对抗血液高凝状态，纤维蛋白溶解系统被激，以溶解过多的纤维蛋白。如果循环血液中存在足够的组织凝血活酶，将导致大量局灶性坏死或凝血系统更广泛激活。

输血后出血倾向的诊断和治疗

虽然在确认出血的原因后进行治疗更容易成功，但准确的诊断通常非常困难。多种凝血功能的实验室检查作为患者临床检查的补充可能会有帮助。传统方法是获得血液样本进行以下检验：血小板计数、部分凝血活酶时间、血浆纤维蛋白原水平，观察血块大小、稳定性和溶解度以及血浆中溶血的证据。假如部分凝血活酶时间为正常的 1.5 倍或更长，而其他检验结果正常，则出血可能是由于因子 Ⅴ和Ⅷ水平极低所致。应用 FFP 或冷沉淀可治疗这种出血（图 49.9）。

是否通过新鲜血、富含血小板的血浆或浓缩血小板的形式给予血小板，取决于血管内容量补充的需求、个人偏好及实验室可用人员数。新鲜血（6 h 以内）提供的血小板数目最多。富含血小板的血浆可补充超过 80% 的血小板，相当于一个单位全血中血小板的一半。然而，因为大多数血库提倡仅给予患者必要的输血成分，所以常推荐使用血小板浓缩液。浓缩血小板以 50 ml 单位包装，可提供一个单位血中约 70% 的血小板。对于一个 70 kg 患者，若无损耗过程，升高血小板数量 $10 \times 10^9/L$ 需要约 10 单位的浓缩血小板。虽然新鲜血液难以获得，但其在治疗输血诱发的凝血障碍中极其有效。Lavee 等[232]发现 1 单位新鲜全血的作用相当于 8 ～ 10 单位血小板。

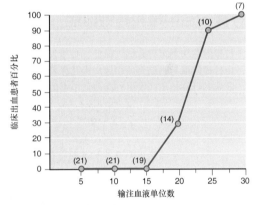

图 49.9　输注血液单位数与有出血倾向患者百分比之间的关系。括号内数字代表每个基准点的患者数量（From Miller RD. Transfusion therapy and associated problems. Reg Refresher Courses Anesthesiol. 1973；1：101.）

表 49.15　ICU 中不同血小板和凝血障碍的实验室检查

病情	凝血酶原时间	活化部分凝血活酶时间	纤维蛋白原水平	D- 二聚体水平	出血时间	血小板计数	血涂片上的发现
维生素 K 缺乏或使用维生素 K 拮抗剂	延长	正常或轻度延长	正常	不影响	不影响	不影响	
阿司匹林或噻吩并吡啶	不影响	不影响	不影响	不影响	延长	不影响	
肝衰竭							
早期	延长	不影响	不影响	不影响	不影响	不影响	
晚期	延长	延长	低	升高	延长	降低	
尿毒症	不影响	不影响	不影响	不影响	延长	不影响	
DIC	延长	延长	低	升高	延长	降低	碎片红细胞
TTP	不影响	不影响	不影响	不影响	延长	很低	碎片红细胞
纤溶亢进	延长	延长	低	很高	可能延长	不影响	

DIC，弥散性血管内凝血；TTP，血栓性血小板减少性紫癜
From Hunt BJ. Bleeding and coagulopathies in critical care. N Engl J Med. 2014；370；847-859.

确定血浆纤维蛋白原水平有利于诊断与治疗，因为这种凝血因子在全血中并不减少。如果体内血浆纤维蛋白原低（＜150 mg/dl），出血倾向原则不是稀释性凝血障碍，而强烈提示 DIC 或 DIC 样综合征。DIC 可能伴有血小板减少、低纤维蛋白原血症和血块溶解[228]。浓缩红细胞所含的血浆远远少于全血，因此输注浓缩红细胞对某些凝血因子的稀释可能更为明显。应用浓缩红细胞时，纤维蛋白原水平显著下降。而应用全血时，除非出现 DIC，纤维蛋白原水平保持不变（图 49.10）[233]。

针对可疑凝血障碍患者评估与初始治疗的程序见图 49.11（也见于血液输注、药理学和止血章节）。

柠檬酸盐中毒和高钾血症

柠檬酸盐中毒可导致低钙血症、心律失常和低血压，由柠檬酸盐与钙结合所引起。小儿患者、过度通气、肝病和肝移植期间发生柠檬酸盐中毒的可能性增

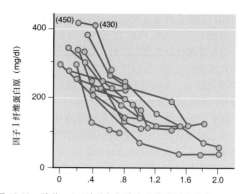

图 49.10　随着 Adsol 浓缩红细胞和晶体液补充血容量，纤维蛋白原水平降低。每例患者以一条实线表示（From Murray DJ, Olson J, Strauss R, et al. Coagulation changes during packed red cell replacement of major blood loss. Anesthesiology. 1988；69：839.）

加[234]。当输血速度超过 1 U/10 min 时，可导致钙离子水平下降。但即便是这种输血速度，钙离子水平也不会降低到足以导致出血的程度。供血者单采血液成

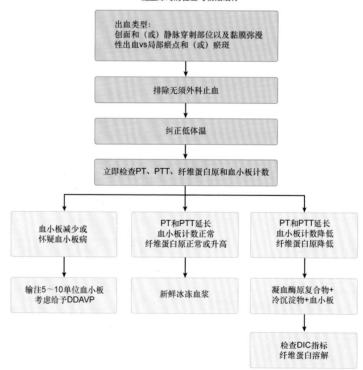

凝血障碍的检查与初始治疗

出血类型：
创面和（或）静脉穿刺部位以及黏膜弥漫性出血vs局部瘀点和（或）瘀斑

↓

排除无须外科止血

↓

纠正低体温

↓

立即检查PT、PTT、纤维蛋白原和血小板计数

血小板减少或怀疑血小板病 | PT和PTT延长 血小板计数正常 纤维蛋白原正常或升高 | PT和PTT延长 血小板计数降低 纤维蛋白原降低

输注5～10单位血小板考虑给予DDAVP | 新鲜冰冻血浆 | 凝血酶原复合物+冷沉淀物+血小板

↓

检查DIC指标纤维蛋白溶解

图 49.11　围术期可疑凝血障碍患者评估和初始疗法的流程。该评估基于临床场景，并受到损伤的类型与部位、输液量以及患者年龄和体温的影响。DDAVP，1- 脱氨 -8- 右旋 - 精氨酸加压素，为一种称之为醋酸去氨加压素的血管加压素类似物；PT，凝血酶原时间；PTT，部分凝血活酶时间（Modified from Habibi S, Corrsin DB, McDermott JC, et al. Trauma and massive hemorrhage. In：Muravchick S, Miller RD, eds. Atlas of Anesthesia：Subspecialty Care. New York：Churchill Livingstone；1998.）

分时的柠檬酸盐反应更常见。有报道指出超过 5% 的供血者发生此反应[235]。

与柠檬酸盐中毒一样，输血后高钾血症相当罕见。尽管偶有报道[234, 236]，但必须输注大量血液才会出现。即使储存 21 d，血中血清钾水平可能高达 19 ~ 50 mEq/L[237]。若考虑失血丢失的钾离子，则净得钾离子约为 10 mEq/L。库存血输注速度需要达到 120 ml/min 或更快才会出现明显的临床高钾血症。尽管罕见，高钾血症仍可发生于肾功能不全患者中[238]。

温度

输注储存于 4℃ 的血液能降低受血者的体温。由于低体温可出现并发症，应尽可能避免。低体温能干扰凝血过程，即使体温下降不多，也能显著损害凝血因子和血小板的功能[239]。如果体温下降至 30℃ 以下，可能发生心室易激惹，甚至心搏骤停。轻微低体温引起的寒战可增加代谢需要，从而达不到组织灌注的需求，尤其在贫血或者低灌注情况下会增加组织缺血[240]。

维持患者正常体温被认为越来越重要。输血前将血液加温至体温水平能防止体温下降。也许，加温血液最安全、最常用的方法是将血液通过温水浴（37 ~ 38℃）或加温板中的塑料盘曲管道或塑料袋。这些热交换设备应具有温度上限（如 43℃）与下限（如 33℃）。

酸碱失衡

大多数储存媒介的 pH 酸度很高（如 CPD 的 pH 为 5.5）。当该液体加至新采集的 1 单位血液中，可使该血液 pH 立即降到 7.4 ~ 7.1。随着红细胞代谢和糖酵解产生的乳酸和丙酮酸蓄积，库存血在储存 21 d 后 pH 持续下降至约 6.9。这种酸中毒的主要原因是 PCO_2 达到 150 ~ 220 mmHg。高 PCO_2 的主要原因是储存血液的塑料容器不容许 CO_2 逸出。如果受血者通气充足，则这种高 PCO_2 的影响很小。

即使 PCO_2 降至 40 mmHg，库存血液仍然存在代谢性酸中毒（表 49.4）。输血导致的代谢性酸碱反应非常多变[241]（图 49.12）。经验性给予碳酸氢钠没有指征，因为无法预测酸碱平衡的变化，而应该分析动脉血气的指导使用[242]。输血提供了柠檬酸盐，可产生内源性碳酸氢盐，在某些患者中可导致输血后代谢性碱中毒发生率高[242]。

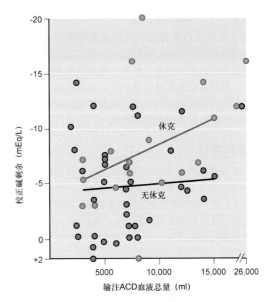

图 49.12　手术中输血量（ml）与校正碱剩余之间的关系（From Miller RD, Tong MJ, Robbins TO. Effects of massive transfusion of blood on acid-base balance. JAMA. 1971; 216; 1762.）

输血反应

溶血性输血反应

血管内溶血是最具灾难性的输血反应之一。当受血者的抗体和补体直接攻击输入的供血者细胞时，就可发生血管内溶血。这种反应在输入 10 ml 血液后就能发生[243]。如果治疗恰当，很少发生死亡[244]。然而，治疗的关键是预防肾衰竭和凝血病（DIC）。涉及血管外红细胞破坏的溶血性输血反应的严重程度通常不及血管内溶血。在这些病例中，受血者抗体包被输入的红细胞，但是不立即使其溶解。这种红细胞破坏主要发生在网状内皮系统。

1975 年以来，FDA 要求所有 FDA 注册的输血机构必须在 24 h 内通过电话或 7 d 内通过书面报告在受血者或供血者中发生的所有致命性反应。1976—1985 年间，共报告并分析了 328 例死亡病例[245]，其中 159 例死于急性溶血性输血反应，23 例死于迟发性输血反应。在 159 例因急性溶血性输血反应而死亡的患者中，137 例是由于 ABO 血型不符所致。这些错误中一半以上发生在血库发放血后，由手术室、急诊室、ICU 或病房的护士和医师给予患者输血所致。2011 年，由于 ABO 血型不符引起的急性溶血性输血反应发生率为 1 : 1200 ～ 1 : 190 000[246]。溶血性输血反应的发生率足以使健康机构联合鉴定委员会（Joint Accreditation of Healthcare Organizations，JCAHO）[244] 要求实施同行评审程序，以减少输血错误和并发症的发生。特别是在输注血液制品前必需双人确认患者身份。新技术的应用有助于减少输血相关性错误的发生率，如在输血前进行条形码扫描。

体征和症状

全身麻醉可掩盖溶血性输血反应的典型症状（表 49.16）——寒战、发热、胸腰痛和恶心。在全身麻醉状态下，唯一的线索可能是血红蛋白尿、出血倾向或者低血压。通常表现出的体征为血红蛋白尿。输入 50 ml 不相容血液即可能超过结合珠蛋白的结合能力。结合珠蛋白是一种能结合约 100 mg 血红蛋白 /100 ml 血浆的蛋白质。通常情况下，游离血红蛋白以与结合珠蛋白结合的复合物形式存在于循环中，并由网状内皮系统清除（图 49.13）。含 2 mg/dl 血红蛋白的血浆样本呈淡粉红色或浅褐色。当血红蛋白水平达到 100 mg/dl 时，血浆呈红色。当血浆血红蛋白达到 150 mg/dl 时，则出现血红蛋白尿。一般而言，血浆中游离血红蛋白数量与输入不相容血液量有关。补体激活亦可引起各

表 49.16　40 例溶血性输血反应患者的体征和症状及发生频率	
体征或症状	患者例数
发热	19
发热、寒战	16
胸痛	6
低血压	6
恶心	2
面色潮红	2
呼吸困难	2
血红蛋白尿	1

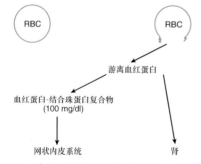

图 49.13　输注不相容血液后红细胞发生溶血的示意图

种物质释放，包括组胺与血管活性胺类。其症状非常具有警示性，即使血浆中未见红蛋白，也有指征停止输血。如怀疑有溶血性输血反应，则应进行实验室检查，包括血清结合珠蛋白、血浆与尿血红蛋白、胆红素以及直接抗球蛋白测定。直接抗球蛋白试验能确诊溶血性输血反应，因为该试验可显示与输入供血者红细胞结合的抗体。

治疗

虽然血管内溶血可能引起一些后果，但是肾和凝血系统的影响最大。血管内溶血导致急性肾衰竭的原因可能是血红蛋白以酸性正铁血红素形式沉积在远端小管，导致远端小管机械性堵塞。沉积量可能与尿量及其 pH 呈负相关。治疗重点应该是通过大量静脉输液和利尿剂使尿量维持在 75 ml/h 以上。框 49.6 总结了一种方法，包括首先给予甘露醇后输入晶体液以维持充足的血管内容量。如果无效，可增加甘露醇剂量，或使用更强效利尿剂如呋塞米，以维持足够的尿量。碱化尿液，以预防酸性正铁血红素在远端小管沉积的效果仍存争议，但由于易于实施而推荐使用。溶血性输血反应常发生 DIC，可能是因为红细胞基质分离，释放出红细胞素，后者可激活内源性凝血系统，导致纤维蛋白形成，随后消耗血小板以及因子 Ⅰ、Ⅱ、Ⅴ 和Ⅶ。一旦证实溶血性输血反应，应检测血小板计数、凝血酶原时间和部分促凝血酶原时间，以获得基础值，便于与随后的实验室检查数值对比。溶血性输血反应期间的低血压可能是由激肽释放酶系统的激活所致[247]。

迟发性溶血性输血反应（血管外免疫反应）

因为抗体浓度过高而迅速发生反应，并可观察到红细胞破坏，速发型溶血性输血反应通常令人印象深刻。在许多溶血性输血反应的情况中，输入的供血者

框 49.6　溶血性输血反应的治疗步骤
1. 停止输血
2. 通过下列方法维持尿量至少在 75 ～ 100 ml/h： 　a. 静脉输注大量液体，可给予甘露醇 　b. 如果静脉内输液和甘露醇无效，则静脉内注射呋塞米
3. 碱化尿液
4. 测定血和血浆血红蛋白浓度
5. 测定血小板计数、凝血酶原时间、部分凝血活酶时间和血清纤维蛋白原水平
6. 未使用的血液返回血库，再次行交叉配血
7. 患者血液和尿液样本送血库检查
8. 防止低血压，确保肾血流量充足

细胞最初可很好地存活，但是在不同时间后（2～21 d）将出现溶血[248]。这种反应主要发生在曾经输血或妊娠而被红细胞抗原致敏的受血者。因此，该迟发性反应更常见于具有已知的同种异体免疫倾向的女性。这种反应即为迟发性溶血性输血反应。在输血时由于患者抗体水平太低，以致无法检出或不能引起红细胞破坏。只有在经过第二次刺激后抗体水平升高（即回忆应答反应）时，才发生红细胞破坏。这种延迟性反应通常只表现为输血后血细胞比容下降。这些患者也可能出现黄疸和血红蛋白尿，发生一定程度的肾功能损害，但是导致死亡较为罕见。与速发型反应不同的是，引起迟发性溶血性输血反应最常见的抗体为 Rh 和 Kidd 系统，而不是 ABO 系统。虽然改进血库操作流程可降低速发型溶血性输血反应的发生率，但是因为输血前检验不能检出潜在受血者中极低水平的抗体，因而可能无法预防迟发性溶血性输血反应。

对输血后2～21 d 时出现无法解释的血细胞比容下降的患者，即使没有明显的溶血表现，外科医师也应将迟发性溶血性输血反应纳入鉴别诊断的范围。这对术后患者特别重要，因为 Hb 下降可能是由于术后失血所致，并可能导致需要再次手术。

输血相关性急性肺损伤

当输血是导致的 ARDS 的原因时，即可归类为输血相关性急性肺损伤（transfusion-related acute lung injury，TRALI）。根据 FDA 的报道，从 2012 到 2016 年，TRALI 是输血相关性死亡的最常见原因（表 49.8）。尽管可能漏诊或漏报[249-251]，TRALI 的发生率从 1.3% 至 3% 不等，取决于手术类型。此外，更大的输血量与其发生率增加相关[252]。TRALI 的发生不伴随血管内容量超负荷和心衰[253]，而表现为非心源性肺水肿。临床症状和体征通常出现在输血后 6 h 内，与输血有清晰的时间关系[249]。典型表现为发热、呼吸困难、气管导管内液体增多及严重低氧。麻醉期间血氧饱和度持续下降预示其起病隐袭。虽然胸片以肺水肿为特征，但是并无循环超负荷表现（即左心房高压）。所有血液成分，尤其是 FFP，均可为刺激因素。唯一的特异性治疗是停止输血，实施支持治疗。应该通知血库准备源于其他供血者的血液，同时留检该供血者的所有血液制品。应该再次核查所有医疗记录。如果可能，应该评估患者 HLA 检验结果。尽管大部分患者可在 96 h 内恢复，TRALI 仍是输血相关性死亡的首要原因。

已知的危险因素包括高白介素 -8（IL-8）水平、肝手术、慢性酗酒、休克、机械通气时高气道峰压、吸烟和液体正平衡[254]。就输血而言，接受由女性供血者提供的血浆或全血，尤其是多次生产后的女性，被认为是最常见的危险因素，减少使用女性捐献的血浆可显著降低 TRALI 的发生率。

输血相关循环超负荷

与 TRALI 不同，输血相关循环超负荷（transfusion associated circulatory overload，TACO）是指输入过量血液而导致的肺水肿，并伴有左心充盈压升高（如 B 型利尿钠肽或脑钠尿肽升高，中心静脉压升高，新发或加重的左心衰）。TRALI 和 TACO 有相重叠的临床表现，非常容易混淆（表 49.17）。2016 年 FDA 注意到 TACO 所致的病例死亡率升高，可能是因为上报增加和对两者认识的加深所致[118]。

最近一项回顾性分析指出，TACO 的发生率从 2004 年的 5.5% 降至 2011 年的 3%[254a]。下降原因并不清楚，但可能与限制性输血实践有关，因此限制了患者暴露于可能的容量超负荷风险中。后者纯粹是推测，并没有被 Clifford 等的发现所支持。除了输血，其他危险因素包括年龄增长和术中液体平衡。有趣的是，白细胞减少可能是 TACO 发生率降低的重要因素，提示其在病理生理学方面存在另外的机制[255]。利尿剂可能有效，但是在这两种情况下需要实施支持疗法，如肺保护性通气。

非溶血性输血反应

非溶血性输血反应通常并不严重，一般被分为发热或变态反应。输血最常见的不良反应是发热反应。

表 49.17　CDC 指南中 TACO 和 TRALI 定义的对比

TACO	TRALI
以下三种或以上的表现在停止输血后 6 h 内新发或加重	输血前无急性肺损伤的证据和输血停止后 6 h 内发生 ALI
■ 急性呼吸窘迫（呼吸困难、咳嗽、端坐呼吸）	和以下任何方法定义的低氧血症
	■ $PaO_2/FiO_2 \leq 300$ mmHg
■ 脑钠肽（BNP）升高	■ 吸入空气氧饱和度小于 90%
■ 中心静脉压（CVP）升高	■ 其他临床证据
	和
■ 左心衰竭的证据	双肺浸润的影响像证据不伴无左心房高压（循环超负荷）
■ 液体正平衡的证据	
■ X 线片肺水肿的证据	

（Adapted from the CDC, National Healthcare Safety Network Biovigilance Component. Hemovigilance Surveillance Protocol v2.5.2. April 2018.）

症状包括输血后不久出现的寒战、发热、头痛、肌痛、恶心及干咳。这是由供血者白细胞释放出致热源性细胞因子和细胞内容物所致。使用滤过白细胞的血液可降低发热反应的发生率[256]。少数情况下，患者可能出现其他症状，如低血压、胸痛、呕吐和呼吸困难。甚至已有报道胸部 X 线片显示肺浸润，包括肺门前结节形成和下肺浸润并伴明显肺水肿[256]。因为直接抗球蛋白试验可排除红细胞抗体黏附在输入的供血者红细胞上，非常容易区分溶血性输血反应和发热反应。必须排除可引起发热和寒战的更严重的并发症（如溶血性反应和脓毒性反应）。当发生发热反应时，是否应停止输血尚无明确的一致意见[257-258]。

变态反应可能是轻微的类过敏反应或者过敏反应。类过敏反应在临床上与过敏反应相似，但并不是由 IgE 所介导。大部分变态性输血反应是轻微的，由输入血中的外源性蛋白质所致。最常见的症状是荨麻疹伴有瘙痒。患者偶尔出现面部肿胀，通常不必停止输血。可给予抗组胺药，以减轻过敏反应的症状。有时可发生一种涉及过敏反应的更严重变态反应。患者可出现呼吸困难、低血压、喉头水肿、胸痛和休克。这是由于给缺乏 IgA 但已产生抗 IgA 抗体的患者输入 IgA 所引起的过敏反应。这类反应并不会导致红细胞破坏，通常在输入仅数毫升血液或血浆后迅速发生。有此类过敏反应史的患者应输注去除供血者 IgA 的洗涤红细胞或无 IgA 蛋白成分的血液。

其他输血不良反应

输血相关性移植物抗宿主病

输血相关性移植物抗宿主病（transfusion-associated graft-versus-host disease，GVHD）是通过输注血液制品使供血者淋巴细胞进入受血者体内引起的，从而启动针对受体组织的免疫反应。严重免疫抑制患者为危险人群。同样，因为输入的淋巴细胞携有共享的 HLA 单倍型而不能被受血者识别和清除，来自一级或二级亲属的直接供血者也是危险人群[259]。患者可出现全身皮疹、白细胞减少以及血小板减少，通常导致脓毒症和死亡。虽然有输注滤过白细胞血液后仍发病的 1 例个案报道[260]，血液辐照能预防输血相关性移植物抗宿主病的发生。

输血相关性免疫调节

输注同种异体血液可引起受血者非特异性免疫抑制反应。超过 150 项临床研究试图阐明输注同种异体血与手术切除后肿瘤复发、术后感染和病毒激活的关系。结论认为输血相关性免疫调理有可能引起这些不良反应。虽然这些研究结论尚有争议且不确定，但是减白细胞的红细胞已普遍应用[261-262]。

输血的其他非传染性风险

表 49.18 列出了一些不常见的非传染性输血风险。

1. 微嵌合体　微嵌合体（microchimerism）是指单一生物体内存在不止一个细胞系。如供血者的淋巴细胞可能存在于患者体内。患者含有微嵌合体的后果尚未明确。

2. 输血后紫癜　由受血者同种抗体攻击供血者血小板抗原所致，可通过静脉输注免疫球蛋白治疗。

3. 低血压输血反应　活化凝血通路可激活缓激肽产物和变态反应。

4. 输血相关 AKI。

5. 同种异体免疫　只有 2% ～ 8% 的慢性输血受血者产生红细胞同种抗体[5]。

6. HLA 同种异体免疫和人类血小板抗原（HPA）同种异体免疫　HLA 同种异体免疫是指由于抗体直接对抗 HLA I 级抗体导致的患者血小板产生不应性。HPA 同种异体免疫则是指血小板不应性来自于抗体对抗血小板抗原（HPA 抗体）。

7. 铁超负荷　此并发症是长期输血治疗的结果。铁开始沉积在重要器官内。当铁缺乏充分的螯合作用时，可产生致命的肝和（或）心脏功能不全。

8. 眼睛不良反应　1997 年，有报道 112 例患者在输血 24 h 内发生双侧结膜红斑。美国疾病控制与预防中心（CDC）研究了 1997 年和 1998 年的其他 49 例患者。结论认为这是血液采集滤过系统中所用的一种化学物质或材料引起的毒性反应，最可能是减白细胞滤过系统[263]。

减白细胞和经照射的血液输注

概况

减白细胞血液已经普遍应用。这是因为其存在一些预期的益处。输注减白细胞血液能减少发热反应的概率，特别是因妊娠已经产生同种异体免疫的患者。应用减白细胞血液能降低输血引起 HLA 同种免疫的风险，有助于减少对血小板输注的无反应性，并能降低 CMV 感染的风险。减白细胞血液还可减少变异型

表 49.18 输血的非传染性危险

输血反应	发生率（每 10^5 次输血）	病因	治疗	预防
发热	全部组成：70～6800	因血液储存产生的促炎细胞因子 患者抗白细胞抗体与供血者白细胞结合	停止输血 给予退热药 支持疗法	储存前减白细胞
TACO	全部组成：16.8～8000 根据实践	循环超负荷 患有心脏或肾疾病的患者，婴儿和危重患者风险增高	停止输血 给予利尿剂 氧疗	识别高危患者 慢速输血
TRALI	红细胞：10～20 血小板或血浆：50～100	被动入供血者抗体 因血液储存产生的毒性脂质	支持疗法	排除高危供血者
过敏	全部组成：3000 轻微的，2 例过敏反应	轻微反应：输入供血者血浆中的可溶性抗原 过敏反应：IgA 缺陷或其他受血者蛋白缺陷	停止输血 ASA 管理 建立大静脉通道 肾上腺素 抗组胺药 支持疗法	即使缺乏证据，输血前仍普遍使用抗组胺药
溶血	红细胞 1.1～9.0	供血者抗体与患者红细胞结合 患者抗体与供血者红细胞结合	停止输血 重新配血 支持疗法 治疗 DIC	标准的手术过程
TRIM	未知	其机制未知，但可能与供血者白细胞有关	治疗并发症（如感染或恶性疾病）	输血前减白细胞可能有益，但此方法存在争议
微嵌合	全部组成：5000～10 000 大量输血	供血者细胞永久存在于受血者体内	未知	未知
输血后紫癜	全部组成：2	受血者同种抗体攻击供血者血小板抗原	IVIG	避免对有 PTP 史的患者输注含 HPA 抗原阳性的血液
低血压	未知	激活接触系统产生激肽 服用 ACEIs 患者风险增高	停止输血 ASA 管理 建立大静脉通道 支持疗法	避免使用充满负电的减白细胞滤过器
移植物抗宿主	因人群而异	免疫功能不全宿主输血 供血者细胞与 HLA 类型高度匹配的输血	尚无一致意见 考虑骨髓移植	伽马射线照射细胞制品

ACE：血管紧张素转换酶，ASA：美国麻醉科医师协会，DIC：弥散性血管内凝血，HLA：人类白细胞抗原，HPA：人类血小板同种抗原，IgA：免疫球蛋白 A，IV：静脉注射，IVIG：静脉注射免疫球蛋白，PTP：输血后紫癜，TACO：输血相关性循环超负荷，TRALI：输血相关性急性肺损伤，TRIM：输血相关性免疫调节（Reprinted from Hillyer CD, Silberstein LE, Ness PM, et al. Blood Banking and Transfusion Medicine: Basic Principles and Practice. 2nd ed. Philadelphia: Elsevier；2007：678-679.）

克雅氏病（vCJD）的传播，减轻白细胞诱导的免疫调节，甚至降低术后死亡率。2001 年，人们对支持与反对普遍应用减白细胞血液进行了争论[264-265]。到 2004 年，虽然进行了大量研究，但是尚未能确定减白细胞血液的这些预期的益处[266]。"可能有益，不会有害"成了普遍应用减白细胞血液的理由[264]。

经照射的血制品

经照射的血液制品可预防供血者血液里 T 淋巴细胞的增殖。这是发生输血相关性移植物抗宿主病（GVHD）的直接原因[267]。输血相关性移植物抗宿主病（GVHD）的发生率小于 1/1 000 000，但是其死亡率却大于 90%。只有细胞制品（红细胞、血小板和粒细胞），但不包含非细胞制品（解冻的冰冻血浆和冷沉淀）需经照射。经照射血制品的适应证包括：

1. 胎儿子宫内输血。

2. 小于 4 个月的新生儿。

3. 危重儿童。

4. 正在进行体外膜肺氧合或体外循环生命支持的 1 岁以下的婴儿。

5. 接受由亲属捐献细胞成分制品的受血者。

6. 接受经选择 HLA 相容性细胞成分制品的受血者。

7. 进行骨髓或外周血干细胞移植的受血者。

对于进行常规非骨髓抑制性化疗的实体肿瘤患者和接受常规移植后免疫抑制治疗的实体器官移植患者不必经过照射。

知情同意

进行任何输血前，必须从患者或其监护人获得知情同意书。同意书包括什么内容在全美国尚无统一标准，且仍在不断变化中。如果在没有取得有效知情同意下患者因为输血受到伤害，医务人员即使采取了所有正确措施，仍可能成为被告而对损害作出补偿[268]。很多年前，加利福尼亚通过了 Paul Gann 血液安全法案。该法律赋予患者了解输血相关风险及其他可选择方案的知情权。输血医学的变化迫使使用血液制品的临床医师接受更深层次的继续教育，以确保其适应现行的法规。地区医院输血治疗委员会应该给临床医师提供这样的信息。

致谢

本章包含第 8 版第 63 章"患者血液管理：自体血获取、重组因子 Ⅶa 治疗和血液利用"的其中一部分内容。编辑和出版者感谢 Lawrence T. Goodnough 和 Terri Monk 博士对上一版本专题内容的贡献。

参考文献

1. Karafin MS, et al. *Transfusion.* 2017;57(12):2903–2913.
2. Miller RD, et al. *Ann Surg.* 1971;174:794.
3. Miller RD. *Anesthesiology.* 2009;110:1412–1416.
4. Spahn DR. *Anesthesiology.* 2006;104:905.
5. Hendrickson JE, Hillyer CD. *Anesth Analg.* 2009;108:759–769.
6. Shander A, et al. *Transfus Med Rev.* 2011;25:232–246.
7. Lelubre C, et al. *Transfusion.* 2009;49:1384.
8. Yazer MH, et al. *J Trauma Acute Care Surg.* 2016;81:21.
9. Miller RD. *Anesth Analg.* 2013;116:1392.
10. Spinella PC, Cap AP. *Curr Opin Hematol.* 2016;23:536.
11. Desai N, et al. *Anesth Analg.* 2018;127:1211.
12. Society for the Advancement of Blood Management. *A Guide to Patient Blood Management;* 2016. https://www.sabm.org/wp-content/uploads/2018/08/Guide-to-PBM-2016.pdf. Accessed 28 March 2019.
13. Shander A, Goodnough LT. *Annals of Internal Med.* 2019;170:125–126.
14. Ellingson KD, et al. *Transfusion.* 2017;57(suppl 2):1588–1598.
15. Gupta PB, et al. *Anesthesiology.* 2018;129:1082.
16. Mukhtar SA, et al. *Anaesth Intensive Care.* 2013;41:207.
17. Liebscher K, et al. *Anäst Intensivmed.* 2013;54:295.
18. WHO. *Global Status Report on Blood Safety and Availability 2016.* Geneva: World Health Organization; 2017. License: CC BY-NC-SA 3.0 IGO.
19. WHO Expert Group. *Vox Sang.* 2012;103:337–342.
20. Lacetera N, et al. *Science.* 2013;342:692.
21. Chell K, et al. *Transfusion.* 2018;58:242–254.
22. Dhingra N. *Science.* 2013;342:691–692.
23. Haire B, et al. *Transfusion.* 2018;58:816–822.
24. https://www.fda.gov/%20EmergencyPreparedness/Counterterrorism/MedicalCountermeasures/MCMIssues/ucm485199.htm. Accessed 10 December 2018.
25. Tong MJ, et al. *N Engl J Med.* 1995;332:1463–1466.
26. Centers for Disease Control and Prevention. Hepatitis C FAQs for the Public. https://www.cdc.gov/hepatitis/hcv/cfaq.htm. Accessed 16 March 2019.
27. Preiksaitis VK, et al. *J Med Virol.* 1985;15:283–290.
28. Preiksaitis JK, et al. *J Infect Dis.* 1988;157:523–529.
29. Wilhelm JA, et al. *J Infect Dis.* 1986;154:169–171.
30. Goodnough LT, Marques MB. *Anesthesia Analg.* 2017;124:282.
31. Peterson LR, et al. *N Eng J Med.* 2016;374:1552–1563.
32. Schuler-Faccini L, et al. *MMWR Morb Mortal Wkly Rep.* 2016;65:59–62.
33. U.S. Food and Drug Administration. *Revised recommendations for reducing the risk of Zika virus transmission by blood and blood components;* 2018. https://www.fda.gov/downloads/BiologicsBloodVaccines/GuidanceComplianceRegulatoryInformation/Guidances/Blood/UCM518213.pdf. Accessed 8 November 2018.
34. Tripple MA, et al. *Transfusion.* 1990;30:207–213.
35. Moore GL, et al. *Transfusion.* 1981;21:135–137.
36. Valeri CR. *N Engl J Med.* 1985;312:377–378.
37. Lovric VA, et al. *Vox Sang.* 1985;49:181–186.
38. Cancelas JA, et al. *Transfusion.* 2015;55:491–498.
39. Kleinman S. et al. *UpToDate.* https://www.uptodate.com/contents/practical-aspects-of-red-blood-cell-transfusion-in-adults-storage-processing-modifications-and-infusion. Accessed Feb 7, 2019.
40. Nagababu E, et al. *Transfusion.* 2016;56:1101–1111.
41. Salaria ON, et al. *Anesth Analg.* 2014;118:1179–1187.
42. Frank SM, et al. *Anesth Analg.* 2013;116:975–981.
43. Scott AV, et al. *Anesth Analg.* 2016;122:616–623.
44. Tsoi W. *VOXS.* 2016;11:49–54.
45. Nishiyama T, Hayashi D. *J Anesth.* 2007;21:42–46.
46. Wozniak MJ, et al. *Anesthesiology.* 2018;128:375–385.
47. Wozniak MJ, et al. *Br J Anaesth.* 2017;118:689–698.
48. Marik PE, Sibbald WJ. *JAMA.* 1993;269:3024–3029.
49. Vamvakas EC, Carven JH. *Transfusion.* 1999;39:701–710.
50. Leal-Noval SR, et al. *Anesthesiology.* 2003;98:815–822.
51. Purdy RF, et al. *Can J Anaesth.* 1997;44:1256–1261.
52. Koch CG, et al. *N Eng J Med.* 2008;358:1229–1239.
53. Adamson JW. *N Engl J Med.* 2008;358:1295–1296.
54. Wang D, et al. *Transfusion.* 2012;52:1184–1195.
55. Weiskopf RB, et al. *Anesthesiology.* 2006;104:911–920.
56. Cata JP, et al. *Mayo Clin Proc.* 2011;86:120–127.
57. Saager L, et al. *Anesthesiology.* 2013;118:51–58.
58. Heddle NM, et al. *N Eng J Med.* 2016;375:1937.
59. Steiner ME, et al. *N Eng J Med.* 2015;372:1419.
60. Cooper DJ, et al. *N Eng J Med.* 2017;377:1858.
61. Lacroix J, et al. *N Eng J Med.* 2015;372:1410.
62. Garraud O. *J Thoracic Dis.* 2017;9:E146–E148.
63. Tobian A, et al. *N Eng J Med.* 2016;375:1995–1997.
64. Goel R, et al. *Transfusion.* 2016;56:1690–1698.
65. Cull DL, et al. *Surg Gynecol Obstet.* 1991;173:9–12.
66. Albert K, et al. *Can J Anaesth.* 2009;56:352–356.
67. Beattie WS, Wijeysundera DN. *Anesthesiology.* 2016;125(1):11–13.
68. Mathru M, et al. *Anesthesiology.* 2006;105:37.
69. Consensus conference. *JAMA.* 1988;260:2700–2703.
70. Le Manach Y, Syed S. *Anesthesiology.* 2012;117:1153–1155.
71. Corwin HL, et al. *Chest.* 1995;108:767–771.
72. Hébert PC, et al. *JAMA.* 1995;273:1439–1444.
73. Bishop MH, et al. *J Trauma.* 1995;38:780–787.
74. Frank SM, et al. *Anesthesiology.* 2012;117:99–106.
75. McNamara D. *Anesthesiology News 32.* 2012.
76. World Alliance for Patient Safety. *WHO Guidelines for Safe Surgery;* 2008.
77. Solon JG, et al. *J EvalClin Prac.* 2013;19:100–105.
78. Stovener J. *Anesthesiology News 14.* 2012.
79. Berkow L, et al. *Anesth Analg.* 2011;113:1396–1402.
80. Miller RD, et al. *Anesth Analg.* 2011;112:858–863.
81. Xu T, et al. *Crit Care Med.* 2016;44:e344–e352.
82. Bridges E, et al. *Shock.* 2016;46:55–60.
83. Miller RD, et al. *J Anesth.* 2012;26:845–850.
84. Miller RD, et al. *Anesth Analg.* 2014;118:766–771.
85. Giraud B, et al. *Br J Anaesth.* 2013;111:946–954.
86. Barker SJ, et al. *Anesth Analg.* 2016;122:565–572.
87. Frasca D, et al. *Anaesthesia.* 2015;70:803–809.
88. Kolotiniuk NV, et al. *J Cardiothor Vasc Anesthesia.* 2018;32:1638–1641.
89. Musallam KM, et al. *Lancet.* 2011;3278:1396–1407.
90. Karkouti K, et al. *Can J Anesth.* 2015;62:377–384.
91. Kozek-Langenecker SA, et al. *Eur J Anaesthesiology.* 2017;34:332–395.
92. Froessler B, et al. *Ann Surg.* 2016;264:41–46.

93. Keeler BD, et al. *Br J Surg.* 2017;104:214–221.
94. Weltert L, et al. *Transfusion.* 2015;55:1644–1654.
95. Unger EF, et al. *N Engl J Med.* 2010;362:189–192.
96. Karkouti K, et al. *Anesthesiology.* 2011;115:523–530.
97. Goodnough LT, Shander A. *Anesth Analg.* 2013;116:15–34.
98. Levy JH. *Anesthesiology.* 2011;114:1016–1018.
99. Papageorge CM, et al. *Surgery.* 2017;161:1067–1075.
100. Carson JL, et al. *JAMA.* 2016;316:2025–2035.
101. Carson JL, et al. *N Engl J Med.* 2011;365:2453–2462.
102. Shorr AF, et al. *Crit Care Med.* 2004;32:666–674.
103. Taylor RW, et al. *Crit Care Med.* 2006;34:2302–2308.
104. Ely EW, Bernard GR. *N Engl J Med.* 1999;340:467–468.
105. Hébert PC, Fergusson DA. *JAMA.* 2002;288:1525–1526.
106. Vincent JL, et al. *JAMA.* 2002;288:1499–1507.
107. Walsh TS, McClelland DBL. *Br J Anaesth.* 2003;90:719–722.
108. McCrossan L, Masterson G. *Br J Anaesth.* 2002;88:6–9.
109. Mazer CD, et al. *N Eng J Med.* 2017;377:2133–2144.
110. Holst LB, et al. *N Engl J Med.* 2014;371:1381–1391.
111. Rohde HM, et al. *JAMA.* 2014;311:1317–1326.
112. Hovaguimian F, Myles PS. *Anesthesiology.* 2016;125:46–61.
113. Villanueva C, et al. *N Engl J Med.* 2013;368:11–21.
114. Laine L. *N Engl J Med.* 2013;368:75–76.
115. Weiskopf RB. *Transfusion.* 1998;38:517–521.
116. American Society of Anesthesiologists Task Force on Perioperative Blood Management. Practice Guidelines for Perioperative Blood Management. *Anesthesiology.* 2015;122:241.
117. Thiel T, et al. *New Engl J Med.* 2013;368:487–489.
118. https://www.fda.gov/downloads/BiologicsBloodVaccines/SafetyAvailability/ReportaProblem/TransfusionDonationFatalities/UCM59-8243.pdf. Accessed 22 March 2019.
119. Morrow JF, et al. *JAMA.* 1991;266:255–258.
120. Hong H, et al. *Blood.* 2016;127:496.
121. Benjamin RJ. *Blood.* 2016;127:380.
122. Dunne WM, et al. *Transfusion.* 2005;45:1138–1142.
123. Rebulla R, et al. *N Engl J Med.* 1997;337:1870–1875.
124. Horlocker TT, et al. *Reg Anesth Pain Med.* 4th ed. 2018;43:263–309.
125. Baharoglu MI, et al. *Lancet.* 2016;387:2605.
126. Teixeira PG, et al. *J Trauma.* 2009;66:693–697.
127. Kruskall MS. *N Engl J Med.* 1997;337:1914–1915.
128. Scott E, et al. *Transfusion.* 2009;49:1584–1591.
129. Cardigan R, et al. *Transfusion.* 2005;45:1342–1348.
130. Hall DP, et al. *Br J Anaesthesia.* 2012;109:919–927.
131. Muller MC, et al. *Transfusion.* 2015;55:26.
132. Radwan ZA, et al. *JAMA.* 2013;148:170–175.
133. Sperry JL, et al. *N Engl J Med.* 2018;379:315.
134. Holcomb JB, et al. *J Trauma.* 2011;71:S315–S317.
135. Kornblith LZ, et al. *J Trauma Acute Care Surg.* 2014;77:818.
136. Holcomb JB, et al. *JAMA Surg.* 2013;148:127–136.
137. Bhangu A, et al. *Injury.* 2013;44:1693–1699.
138. Holcomb JB, et al. *JAMA.* 2015;313(5):471–482.
139. Pasquier P, et al. *Anesth Analg.* 2013;116:155–161.
140. Kerins DM. *Am J Med Sci.* 1994;307:218.
141. Tremper KK, et al. *N Engl J Med.* 1982;307:277–283.
142. Spahn DR, et al. *Anesthesiology.* 2002;97:1338–1349.
143. Hermann J, et al. *Anesthesiology.* 2007;107:273–280.
144. Crawford MW, et al. *Anesthesiology.* 2007;107:281–287.
145. Wahr JA. *Anesth Analg.* 2002;94:799–808.
146. Natanson C, et al. *JAMA.* 2008;299:2304–2312.
147. Fergusson DA, McIntyre SL. *JAMA.* 2008;299:2324–2326.
148. Levy J. *Expert Opin Biol Ther.* 2003;3:509–517.
149. Davis JM, et al. *Transfusion.* 2018;58:132.
150. DeSimone, RA, et al. *Transfusion.* 2018; 58:2297-2300.
151. Goodnough LT, et al. *Transfusion.* 2003;43:668.
152. Vassallo R, et al. *Transfusion Med Reviews.* 2015;29:268–275.
153. AABB. *Standards for Blood Banks and Transfusion Services.* 29th ed. Bethesda MD: AABB Press; 2014.
154. Kiss JE, et al. *JAMA.* 2015;313:575–583.
155. Henry DA, et al. *Cochrane Database Syst Rev.* 2002;(2):CD003602.
156. Popovsky MA, et al. *Transfusion.* 1995;35:734–737.
157. AuBuchon JP, et al. *Transfusion.* 1991;31:513–517.
158. Messmer K, et al. *Eur Surg Res.* 1986;18:254–263.
159. Goodnough LT, et al. *Transfusion.* 1998;38:473–476.
160. Lu SY, et al. *Anesth Analg.* 2014;118:264–268.
161. Goodnough LT, et al. *AnesthAnalg.* 1994;78:932–937.
162. Goldberg J, et al. *Ann Thoracic Surg.* 2015;100:1581–1587.
163. Zhou Z, et al. *BMC Anesthesiology.* 2017;17:13.
164. Roberts, et al. *Am J Surg.* 1991;162:477.
165. Jarnagin, et al. *Ann Surg.* 2008;248:360.
166. De Haan, et al. *Ann Thoracic Surg.* 1995;59:901.
167. Barile L, et al. *Anesth Analg.* 2017;124:743.
168. Sniecinksi RM, Mascha EJ. *AnesthAnalg.* 2017;124:726.
169. Sebastian R, et al. *PedAnesth.* 2017;27:85–90.
170. Albu G, et al. *AnesthAnalg.* 2018;126:995.
171. Crystal GJ. *J Cardiothorac Vasc Anesth.* 2015;29:320–327.
172. Kisilevksy AE, et al. *J ClinAnesth.* 2016;35:434–440.
173. AABB. *Standards for Perioperative Autologous Blood Collection and Administration.* 7th ed. AABB; 2016.
174. Sikorski RA, et al. *Vox Sanguinis.* 2017;112:499–510.
175. Williamson KR, Taswell HF. *Transfusion.* 1991;31:662.
176. Li, et al. *J Cardiothoracic Surg.* 2015;10:126.
177. Domen RE. *Transfusion.* 1998;38:296.
178. Konig G, et al. *Transfus Altern Transfus Med.* 2012;12:78–87.
179. Yazer MH, et al. *Transfusion.* 2008;48:1188–1191.
180. Tsai AG, et al. *Blood.* 2006;108(10):3603–3610.
181. Gregoretti S. *Transfusion.* 1996;36:57.
182. Bell K, et al. *Transfusion Med.* 1992;2:295.
183. Waters JH, et al. *Anesthesiology.* 2003;99(3):652–655.
184. Esper SA, Waters JH. *Blood Transfusion Med.* 2011;9:139.
185. Carless PA, et al. *Cochrane Database Syst Rev.* 2010;(3):CD001888.
186. So-Osman C, et al. *Anesthesiology.* 2014;120:839–851.
187. So-Osman, et al. *Anesthesiology.* 2014;120:852–860.
188. Lim G, et al. *Anesthesiology.* 2018;128:328–337.
189. Gilsch C, et al. *BMJ Open Quality.* 2018;7:e000270.
190. Hendrickson JE, et al. *Transfusion Med Rev.* 2014;28:137–144.
191. American Society of Anesthesiologists. *Transfusion Practices: Questions and Answers.* 3rd ed. Chicago: American Society of Anesthesiologists; 1998:8–9.
192. Chapuy CI, et al. *Transfusion.* 2015;55:1545–1554.
193. Chapuy CI, et al. *Transfusion.* 2016;56:2964–2972.
194. Murphy MF. *N Eng J Med.* 2016;375(3):295–296.
195. Boyd PR, et al. *Am J Clin Pathol.* 1980;74:694–699.
196. Coombs RR, et al. *Br J Exp Pathol.* 1945;26:255–266.
197. Walker RH. In: Polesky HF, Walker RH, eds. *Safety and Transfusion Practices.* Skokie, Ill: College of American Pathologists; 1982:79.
198. Butch SH, et al. *Transfusion.* 1994;34:105–109.
199. Daurat A, et al. *Transfus Clin Biol.* 2017;24:47–51.
200. Novis DA, et al. *Arch Pathol Lab Med.* 2017;141:255–59.
201. U.S. Food and Drug Administration. *Guidance for Industry: Computer Crossmatch.* April 2011.
202. Mazepa MA. *Am J Clin Pathol.* 2014;141:618–624.
203. Oberman AJ, et al. *Transfusion.* 1978;18:137–141.
204. Sarma DP. *JAMA.* 1980;243:1536–1538.
205. Dexter F, et al. *Anesthesiology.* 2012;116:768–778.
206. Friedman BA. *Transfusion.* 1979;19:268–278.
207. Krier DB. *Am J Med Qual.* 1996;11:68–72.
208. Frank SM, et al. *Anesthesiology.* 2013;118:1286–1297.
209. Frank SM, et al. *Anesthesiology.* 2014;121:501–509.
210. Gervin AS, Fischer RP. *J Trauma.* 1984;24:327–331.
211. Mulay SB, et al. *Transfusion.* 2013;53:1416–1420.
212. Boisen et al. *Anesthesiology.* 2015;122:191–195.
213. Goodell PP, et al. *Am J Clin Pathol.* 2010;134:202–206.
214. Fergusson DA, et al. *JAMA.* 2012;308:1443–1451.
215. Spinella PC, et al. *Anesth Analg.* 2012;115:571–578.
216. Weiskopf RB. *Anesthesiology.* 2012;116:518–521.
217. Auten JD, et al. *J Trauma Acute Care Surg.* 2015;79:790-611.
218. Erber WN, et al. *Med J Aust.* 1996;165:11–13.
219. Brohi K, et al. *Ann Surg.* 2007;245:812–818.
220. Kaufman RM, et al. *Ann Intern Med.* 162:205–213.
221. Deleted in proofs.
222. Brown LM, et al. *J Trauma.* 2011;71(suppl 3):S337–S342.
223. Counts RB, et al. *Ann Surg.* 1979;190:91–99.
224. Reed RL, et al. *Ann Surg.* 1986;203:40–48.
225. Wang HL, et al. *J Intensive Care Med.* 2013;28:268–280.
226. Gorlinger K, et al. *Br J Anaesth.* 2012;110:222–230.
227. Levy JH, et al. *Anesth Analg.* 2012;114:261–274.
228. Miller RD. *Anesthesiology.* 1973;39:82–93.
229. Hondow JA, et al. *TANZ J Surg.* 1982;52:265–269.
230. Simon TL. *Plasma Ther Transfus Technol.* 1988;9:309–315.
231. Hunt BJ. *N Engl J Med.* 2014;370:847–859.
232. Lavee J, et al. *J Thorac Cardiovasc Surg.* 1989;97:204–212.
233. Murray DJ, et al. *Anesthesiology.* 1988;69:839–845.
234. Parshuram CS, Jaffe AR. *Pediatr Crit Care Med.* 2003;4:65–68.
235. Robillard P, Grégoire Y. *Comparison of vasovagal and citrate reaction rates in donors according to type of apheresis procedure.* Abstract Presented at American Association of Blood Banks. 09 October 2017.
236. Linko K, Tigerstedt I. *Acta Anaesthesiol Scand.* 1984;28:220–221.

237. Kleinman, S. Red blood cell transfusion in adults: Storage, specialized modifications, and infusion parameters. *UpToDate*. Available at: www.uptodate.com/contents/red-blood-cell-tranfusion-in-adults-storage-specialized-modifications-and-infusion-parameters? Accessed April 14, 2013.
238. Smith HM, et al. *Anesth Analg*. 2008;106:1062–1069.
239. Van Poucke S, et al. *Thromb J*. 2014;12(1):31.
240. De Witte J, Sessler D. *Anesthesiology*. 2002;96(2):467–484.
241. Miller RD, et al. *JAMA*. 1971;216:1762–1765.
242. Collins JA, et al. *Ann Surg*. 1971;173:6–18.
243. Seyfried H, Walewska I. *World J Surg*. 1987;11:25–29.
244. Linden JV, et al. *Transfusion*. 2000;40:1207–1213.
245. Capon SM, Sacher RA. *J Intensive Care Med*. 1989;4:100–111.
246. *AABB Technical Manual*. 17th ed. AABB; 2011.
247. Lopas H. *Am J Physiol*. 1973;225:372–379.
248. Schonewille H, et al. *Transfusion*. 2006;46:630–635.
249. Toy P, et al. *Crit Care Med*. 2005;33:721–726.
250. Zhou L, et al. *Transfusion*. 2005;45:1056–1063.
251. Kleinman S, et al. *Transfusion*. 2004;44:774–789.
252. Clifford L, et al. *Anesthesiology*. 2015;122:12–20.
253. Triuli DJ. *Anesth Analg*. 2009;108:770–776.
254. Toy P, et al. *Blood*. 2012;119:1757–1767.
254a. Clifford L, et al. *Anesthesiology*. 2015;122:21–28.
255. Blumberg, et al. *Transfusion*. 2010;50:2738–2744.
256. King KE, et al. *Transfusion*. 2004;44:25–29.
257. Oberman HA. *Transfusion*. 1994;34:353–355.
258. Widman FK. *Transfusion*. 1994;34:356–358.
259. Ohto H, Anderson KC. *Trans Med Rev*. 1996;10:31–43.
260. Hayashi H, et al. *Anesthesiology*. 1992;79:1419–1421.
261. Vamvakas EC. *Transfus Altern Transfus Med*. 2002;4:48–52.
262. Youssef LA, Spitalnik SL. *Curr Opin Hematol*. 2017;24(6): 551–557.
263. Centers for Disease Control and Prevention. *JAMA*. 1998;279:576–578.
264. Corwin HL, AuBuchon JP. *JAMA*. 2003;289:1993–1995.
265. Vamvakas EC, Blajchman MA. *Transfusion*. 2001;41:691–712.
266. Hébert PC, et al. *JAMA*. 2003;289:1941–1949.
267. *American Association of Blood Banks Technical Manual*. 19th ed. AABB; 2017.
268. Kleinman S, et al. *Transfus Med Rev*. 2003;17:120–162.

50　患者血液管理：凝血

ANIL K. PANIGRAHI，LINDA L. LIU

彭科　译　嵇富海　杨建平　审校

要　点

- 正常止血过程是局部血凝块的产生与无法控制的血栓形成之间的平衡。
- 外源性凝血途径始于血浆中出现组织因子，代表了血浆介导止血过程的起始阶段。
- 内源性凝血途径放大并扩散止血反应，使得凝血酶生成最大化。
- 共同途径产生凝血酶，形成纤维蛋白，并使纤维蛋白链交联，以产生不溶性纤维蛋白凝块。
- 对所有外科患者进行常规术前凝血检查的费用高昂，且缺乏对止血异常的预测价值。因此，凝血检查应基于患者的术前病史、体格检查以及拟行的手术来综合决定。
- 抗血小板药和抗凝药可减少冠状动脉或脑动脉粥样硬化或血管血栓形成后的血凝块形成。
- 溶栓疗法的目的是分解或溶解血凝块。
- 促凝血药（抗纤溶药、凝血因子替代品和凝血酶原复合物）有助于控制手术期间的失血。
- 需要长期抗凝或抗血小板治疗患者的围术期管理包括平衡手术出血风险与术后血栓形成风险。

引言

止血是一种有序的涉及细胞和生物化学因素的酶促过程，其作用是在受伤后保持循环系统的完整性。该过程的最终目标是限制由血管损伤引起的失血。维持血管内的血液流动，以及促进血栓形成后的血运重建。因此，正常的生理止血是产生稳定局部血凝块的促凝血途径与抑制不受控制的血栓播散或血栓过早降解的反向调节机制之间的持续平衡。血管内皮、血小板和血浆凝血蛋白在该过程中起着同等重要的作用。这一精准系统紊乱可导致失血过多或病理性血栓形成。本章将阐述正常和异常止血过程，监测凝血的机制，调控凝血的药物，以及围术期抗凝患者管理方案的选择。

正常止血

机械性或生物化学性血管内皮损伤引起血小板黏附于损伤部位的过程称为初期止血。对于小的血管损伤，初期形成的血小板血凝块足以进行止血，但控制严重的出血时，需要凝血因子激活，并交联纤维蛋白，形成稳定的血凝块，通常被称为二期止血。尽管"初期止血"和"二期止血"是用于描述和诊断的术语，但在理解止血所涉及的细胞和分子过程所取得的进展表明，在止血过程中，血管内皮、血小板和血浆之间的相互作用比该模型中的更为复杂[1]。

血管内皮在止血中的作用

为了维持整个循环系统的血液流动，血管内皮细胞通过多种机制抑制血栓形成。正常的内皮细胞具有抗血小板、抗凝血和纤溶的作用，可抑制血凝块形成[2]。血小板无法黏附于带负电荷的血管内皮，且内皮细胞可产生有效的血小板抑制剂，如前列环素（PGI_2）和一氧化氮（NO）[3-4]。血管内皮细胞表面表达腺苷二磷酸酶（CD39）通过降解强效血小板活化剂腺苷二磷酸（ADP），也可阻断血小板的活化[5]。鉴于这些内源性抗血小板的效应，静止状态的血小板通常不会黏附于健康正常血管内皮细胞。

血管内皮还通过表达多种血浆介导的止血抑制剂发挥重要的抗凝作用。内皮细胞通过表面糖蛋白血栓调节蛋白（thrombomodulin，TM）增强抗凝剂蛋白 C 的活化。该 TM 蛋白可作为凝血酶介导的蛋白 C 活化的辅助因子，使其活化速度提高 1000 倍。内皮细胞表面蛋白 C 表达增加，从而进一步将蛋白 C 的活化提高了 20 倍[6]。内皮结合的黏多糖，如硫酸乙酰肝素，具有促进抗凝血酶（antithrombin，AT）蛋白酶活化、降解凝血因子Ⅸ a 和 X a 以及凝血酶的作用[7]。内皮细胞还产生组织因子途径抑制物（tissue factor pathway inhibitor，TFPI），抑制 X a 因子以及 TF- Ⅶ a 复合物的促凝活性[8]。最终，血浆内皮细胞合成组织纤溶酶原激活物（t-PA），激活纤维蛋白溶解。这是限制血凝块播散的主要反向调节机制。

尽管存在抑制血栓形成的天然防御机制，但是一系列机械和化学刺激可能会改变这种平衡，此时内皮细胞反而会促进血凝块的形成。血管内皮细胞的损害会暴露出位于其下方的细胞外基质（extracellular matrix，ECM），其中含有胶原蛋白、血管假性血友病因子（vWF）和其他血小板黏附性糖蛋白[9-10]。血小板接触到 ECM 成分后，与之结合并被其激活。组织因子恒定表达于 ECM 中的成纤维细胞，其暴露可激活血浆介导的凝血途径，产生凝血酶和纤维蛋白凝块[11]。某些细胞因子（如白介素 -1、肿瘤坏死因子、γ- 干扰素）和激素［如醋酸去氨加压素（DDAVP）或内毒素］通过增加 vWF、组织因子、纤溶酶原激活物抑制剂 -1（plasminogen activator inhibitor，PAI-1）的合成和表达，并下调正常的抗血栓形成的细胞和生物化学途径来诱导血栓形成[12-13]。最后，凝血酶、缺氧和高流体剪切力也可以诱导血管内皮向血栓前状态改变，如增加 PAI-1 的合成。相关纤维蛋白溶解的抑制与手术后的促血栓形成状态和静脉血栓形成的高发生率有关[14-15]。

血小板与止血

血小板在止血过程中起关键作用。未活化的血小板来源于骨髓巨核细胞，以盘状无核细胞的形式进入血液循环，寿命为 8 ～ 12 天[16]。在正常情况下，每天消耗约 10% 的血小板来维持血管的完整性，而每天新生成（1.2 ～ 1.5）×10^11 个血小板[17]。血小板膜

的特征是具有多种受体和表面相互连接的开放性小管系统，这有助于增加血小板膜的表面积，并在血小板内外环境之间提供快速的联系通道[18]。在正常情况下，血小板并不与血管内皮结合。但血管损伤时，血小板会通过黏附在受损血管上，彼此聚集形成血小板凝块，促进纤维连接蛋白交联以稳定和增强凝块，从而促进止血。最初，在接触细胞外基质后，血小板发生一系列生物化学和生理学的改变，表现为三个主要阶段：黏附、激活和聚集。内皮下基质蛋白（即胶原蛋白、vWF 和纤维连接蛋白）暴露，血小板黏附到血管壁上。已证实 vWF 是一个重要的桥梁分子，它可以连接细胞外基质胶原蛋白与血小板糖蛋白 Ⅰ b/ Ⅸ因子 / Ⅴ 因子受体复合物[19]。临床上，缺乏 vWF（von Willebrand 病）或糖蛋白 Ⅰ b/ Ⅸ 因子 / Ⅴ 因子受体（Bernard-Soulier 综合征）可导致出血性疾病。

除了促进与血管壁的黏附外，血小板与胶原蛋白的相互作用还对血栓形成的后续阶段（称为血小板活化）起到了强有力的刺激作用。组织因子暴露促进凝血酶的产生，是血小板活化的第二种途径。血小板包含两种特定类型的储存颗粒——α 颗粒和致密体[18]。α 颗粒包含多种对于止血和创伤修复必不可少的蛋白质，包括纤维蛋白原、凝血因子 Ⅴ 和Ⅷ、vWF、血小板衍生生长因子等。致密体含有腺嘌呤核苷酸 ADP 和三磷腺苷，以及钙、5- 羟色胺、组胺和肾上腺素。在激活阶段，血小板释放出颗粒状内容物，导致更多血小板的募集和活化，增强了血浆介导的凝血过程[20]。在活化过程中，血小板会发生结构上的变化，形成延伸的伪足样膜，并释放出具有生理活性的微粒，从而极大地增加了血小板膜的表面积。在活化过程中，血小板膜磷脂的重新分布暴露了新的活化的血小板表面糖蛋白受体以及钙和凝血因子激活复合物的磷脂结合位点。这对增强血浆介导的止血过程至关重要[1]。

在血小板聚集的最后阶段，在激活阶段释放的激活因子将更多的血小板募集到损伤部位。在血小板表面，新激活的糖蛋白 Ⅱ b/ Ⅲ a 受体与纤维蛋白原结合，从而促进与相邻血小板的交联和聚集[20]。这些受体的重要性在与它们先天缺乏相关的出血性疾病（Glanzmann 血小板无力症）中得到了体现。

血浆介导的止血过程

血浆介导的止血过程最初被描述为瀑布样级联反应，涉及一系列酶和辅助因子的激活，加速和增加凝血酶产生的纤维蛋白[21]。通过暴露于组织因子或异物表面，微量的血浆蛋白被激活，引发了一系列级联

反应，最终将可溶性的纤维蛋白原转化为不溶性的纤维蛋白凝块[22]。凝血酶的产生，即"凝血酶爆发"，是止血过程中的关键调控步骤。凝血酶不仅产生纤维蛋白，还可激活血小板，并介导许多其他过程，如炎症、丝裂原形成甚至下调止血过程[23]。

传统意义上，血浆介导的止血凝血级联反应分为外源性和内源性途径，两者的终末途径为共同途径，即纤维蛋白的生成[24]。然而，该级联反应模型已被证明过于简化，因为它不能完全反映体内止血的过程。例如，内源性途径（XII因子、前激肽释放酶或高分子量激肽原）缺陷的个体表现出活化的部分凝血活酶时间（activated partial thromboplastin time，aPTT）延长，但实际上并没有增加其出血风险。尽管如此，级联反应模型仍然是讨论血浆介导止血过程有用的描述工具（图 50.1）。大多数凝血因子由肝合成，并以一种无活性蛋白即酶原的形式进入血液循环。经典凝血级联反应的命名让人有些困惑，因为它是根据发现的顺序对无活性的酶原用罗马数字进行编号的。当酶原转化为活性酶时，小写字母"a"被添加到罗马数字之后。例如，无活性的凝血酶原被称为凝血因子 II，而有活性的凝血酶被称为凝血因子 II a。随着对凝血途径的不断认识，有些凝血因子的名称被撤销或者重命名了。

凝血级联反应的特征是一系列酶促反应，包括无活性的前体（酶原）经过激活并放大整个反应。级联反应的每个阶段都需要与膜结合的活化复合物的聚集，每种复合物均由一种酶（活化的凝血因子）、底物（非活性的前体酶原）、辅助因子（促进剂或催化剂）和钙离子四部分组成[25]。这些活化复合物的聚集发生在血小板或微粒磷脂膜上，以定位或浓缩反应

物。在没有这些磷脂膜锚定位点的情况下，凝血因子的活化将减慢。因此，磷脂膜在功能上将血凝块的形成限制在受伤部位。

外源性凝血途径

外源性凝血途径起始于组织因子暴露于血浆中，现在被认为是血浆介导止血过程的启动阶段，其组织因子普遍存在于脉管系统周围的皮下组织中[26]。在正常情况下，血管内皮使组织因子与血浆凝血因子之间的接触最小化。当血管受到损伤后，血浆循环中的低浓度 VII 因子与组织因子、X 因子和钙离子一起形成与磷脂结合的活化复合物，从而促进 X 因子向 X a 的转化[22]。此外，组织因子 VII a 因子复合物也激活内源性凝血途径的 IX 因子。这也进一步证明了组织因子在启动止血中的关键作用[27]。

内源性凝血途径

经典理论认为，内源性或接触性活化系统为生成凝血酶的平行途径，由 XII 因子通过与带负电荷的表面（如玻璃、硫酸葡聚糖或高岭土）接触后活化而启动。然而，由于接触激活因子缺乏导致的出血性疾病非常罕见，我们目前将内源性途径理解为一个扩增系统，即进一步增加外源性途径中生成的凝血酶[28]。近期基于细胞的凝血模型表明，通过外源性途径生成的凝血酶受到天然抑制剂即组织因子途径抑制物（TFPI）的限制[29]，但外源性途径生成的少量凝血酶确实激活了 XI 因子和内源性途径。然后，内源性途径会放大并增强止血反应，以最大程度地产生凝血酶（图 50.2）。尽管 XII 因子可能被异物表面［如体外循环（CPB）的管路或玻璃瓶］所激活，但内源性途径在止血的启动

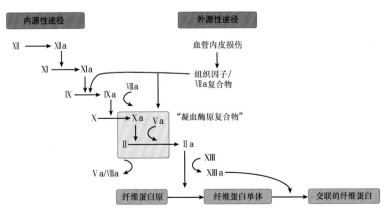

图 50.1　经典凝血级联反应包括内源性和外源性凝血途径的描述（From Slaughter TF. The coagulation system and cardiac surgery. In：Estafanous FG, Barasch PG, Reves JG, eds. Cardiac Anesthesia：Principles and Clinical Practice. 2nd ed. Philadelphia：Lippincott Williams & Wilkins；2001：320, with permission.）

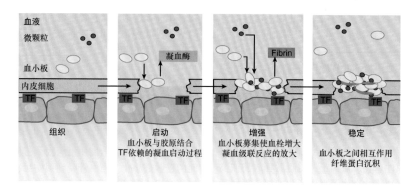

图 50.2　**血管损伤部位血凝块的形成**。血管损伤暴露了内皮下的组织因子（TF），通过外源性凝血途径启动血浆介导的凝血过程。内源性途径进一步增强凝血酶和纤维蛋白的产生。血小板黏附于暴露的胶原并被激活，导致更多的血小板募集和聚集（From Mackman N，Tilley RE，Key NS. Role of extrinsic pathway of blood coagulation in hemostasis and thrombosis. Arterioscleros Thromb Vasc Biol. 2007；27：1687-1693，with permission.）

过程中所起的作用较小。然而，内源性途径的相关蛋白可能会促进炎症反应、补体激活、纤维蛋白溶解、激肽和血管的生成[28]。

共同凝血途径

外源性和内源性凝血级联反应的共同最终途径为凝血酶的产生和随后的纤维蛋白形成。内源性（F Ⅸ a、F Ⅷ a、Ca^{2+}）和外源性（组织因子、F Ⅶ a，Ca^{2+}）酶复合物对 X 因子的激活放大了凝血信号，促进凝血酶原复合物［F X a，F Ⅱ（凝血酶原），F V a（辅因子）和 Ca^{2+}］的形成，进而介导大量凝血酶原生成凝血酶[30]。凝血酶通过蛋白水解作用将纤维蛋白原分子裂解为纤维蛋白肽 A 和 B，产生纤维蛋白单体，然后聚合成纤维蛋白链形成血凝块[30]。最后，ⅩⅢ a 因子，由凝血酶激活的谷氨酰胺转移酶，以共价方式交联纤维蛋白链，产生不溶性的纤维蛋白凝块，并能抵抗纤溶降解[31]。

纤维蛋白原和ⅩⅢ因子均与获得性出血性疾病有关。这两者中任一种蛋白质的浓度降低都可能增加术后出血风险和血制品输注需求。近年来，含纤维蛋白原和ⅩⅢ因子的血浆浓缩物已经可以使用，提示我们可以进行随机对照试验，以确定这些生物制剂在治疗获得性凝血功能疾病中的功效[32]。

凝血酶的产生仍然是调节止血过程的关键酶促步骤。凝血酶的活性不仅介导纤维蛋白原向纤维蛋白转化，而且还具有许多其他作用。它可以激活血小板和ⅩⅢ因子，将非活性的辅因子 V 和Ⅷ转化为有活性的构象，激活ⅪI因子和内源性途径，上调组织因子的表达，刺激 PAI-1 在血管内皮的表达，从而下调纤维蛋白溶解的活性，并通过激活蛋白 C 而抑制不受控制的

血栓形成[33]。

内在的抗凝机制

一旦激活凝血途径，止血过程的调节对于限制血栓扩散超出损伤部位至关重要。一个简单但重要的抗凝机制便是血液流动和血液稀释。早期的血小板和纤维蛋白凝块已被证明极易受到血液流动剪切力的影响。血液流动进一步限制了血小板和凝血因子的局部定位和集中，以至于大量止血成分可能无法结合在一起[30, 34]。但是在凝血过程的后期，需要更强有力的反向调节机制来限制血凝块的蔓延。目前已经确定了四个主要的调节途径对于下调止血过程尤为重要：纤维蛋白溶解、TFPI、蛋白 C 系统、丝氨酸蛋白酶抑制剂（serine protease inhibitors，SERPINs）。

纤维蛋白溶解系统包括一系列级联扩增反应，最终产生纤溶酶，以蛋白水解的方式降解纤维蛋白和纤维蛋白原。与血浆介导的凝血级联反应一样，无活性的前体蛋白被转化为有活性的酶，因此需要一个可调控的平衡系统来防止出血过多或血栓形成（图 50.3）。纤维蛋白溶解的主要酶促介质是丝氨酸蛋白纤溶酶，其由纤溶酶原产生[35]。在体内，纤溶酶的产生通常是通过从血管内皮中释放 t-PA 或尿激酶来完成的。在存在纤维蛋白的情况下，t-PA 和尿激酶的活性大大增强，这将纤维蛋白溶解限制在血凝块形成的区域内。内源性途径的ⅩⅡ a 因子和激肽释放酶也通过暴露于异物表面后激活纤溶酶原而促进纤维蛋白的溶解[36]。对游离纤溶酶的快速抑制限制了纤维蛋白溶解的活性。除对纤维蛋白和纤维蛋白原的降解外，纤溶酶还通过降解必需的辅因子 V 和Ⅷ并减少血小板黏附和聚集所必需的血小板糖蛋白表面受体，来抑制止血过程[37]。纤维蛋白降

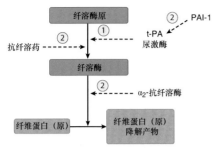

图 50.3　**纤维蛋白溶解的主要调节物。**虚线表示纤维蛋白溶解的促进物和抑制物的作用点。PAI，纤溶酶原激活物抑制因子；tPA，组织型纤溶酶原激活物（From Slaughter TF. The coagulation system and cardiac surgery. In: Estafanous FG, Barasch PG, Reves JG, eds. Cardiac Anesthesia: Principles and Clinical Practice. 2nd ed. Philadelphia: Lippincott Williams & Wilkins; 2001: 320, with permission.）

解产物还具有轻微的抗凝特性。

TFPI 和 X a 因子形成磷脂膜复合体结合并抑制组织因子 / Ⅶ a 因子复合物[38]，下调外源性凝血途径的活性[39]。随着 TFPI 快速终止了组织因子 / Ⅶ a 的活性，内源性凝血途径对凝血酶和纤维蛋白持续生成的关键作用就显而易见了[28]。

蛋白 C 系统抑制凝血酶和必需的辅因子 V a 和 Ⅷ a，在下调凝血过程中的作用尤为重要。与血栓调节素（TM）结合后，凝血酶的促凝功能下降，而其激活 C 蛋白的能力增强[40]。与辅因子蛋白 S 结合的蛋白 C 可降解辅因子 V a 和 Ⅷ a。关键辅助因子的缺乏限制了弹性蛋白酶和凝血酶原激活复合物的形成，而这些酶或酶原分别对 X a 因子和凝血酶的形成至关重要。此外，凝血酶一旦与 TM 结合，就会迅速失活并从循环中被清除。这也是蛋白 C 通路抑制止血过程的另一种机制[40]。

调节止血过程最重要的 SERPIN 包括抗凝血酶（antithrombin，AT）和肝素协同因子 Ⅱ。AT 抑制凝血酶以及因子Ⅸ a、X a、Ⅺ a 和Ⅻ a[41]。肝素与 AT 结合后发生构象的变化，从而加速 AT 介导的对目标酶的抑制。肝素辅因子 Ⅱ 是最近发现的一种 SERPIN，可单独抑制凝血酶[42]。尽管肝素辅因子 Ⅱ 的确切生理作用还尚不清楚，但当其与肝素结合后，抑制活性会大大提高。

凝血异常

出血性疾病的评估

止血系统在围术期面临重大挑战。因此，对于止血障碍的识别和纠正至关重要。然而，对出血风险的评估仍然是一个挑战，最佳的术前评估方法尚有争议。对所有外科患者进行常规的术前凝血功能检查虽然较为保险，但成本高昂，并且对于止血功能异常的疾病缺乏预测价值。可在怀疑患者有出血性疾病时根据临床标准凝血检测进行评估，如凝血酶原时间（PT）和 APTT。然而，将这些体外检测方法用作筛选试验时，它们对体内止血功能的评估是有限的[43]。例如，由于这些检测的正常值具有一定范围，因此将有 2.5% 的健康个体显示出异常的 PT 或 APTT 值。另外，对于轻型血友病 A 以及 vWD 和Ⅷ因子缺乏的患者来说，尽管检测值正常，但在临床上仍可能发生明显的出血[44]。因此，仔细分析患者的出血史仍然是围术期出血最有效的预防手段。

在一份全面的病史中，我们应当特别关注患者既往的出血史[45]。尤其是，应当询问患者在拔牙、外科手术、外伤或分娩等止血后是否发生过度出血，以及是否需要输血或再次手术来控制出血。提示出血性疾病的常见症状包括：频繁的鼻出血，需要鼻腔填塞或手术干预。因为口腔黏膜上的纤维蛋白溶解活性较高，因此口腔科手术和拔牙是对止血功能非常好的检测方法。患有血小板疾病或血管性血友病（vWD）的女性可能会出现月经过多，而且具有潜在止血性疾病的女性通常会发生产后出血[46]。对于有自发性非创伤性出血史的患者，如果出现关节出血或深层肌肉出血，应当非常注意。在患者早年或者家庭成员中出现的出血性疾病常常提示该疾病具有遗传性。此外，还应仔细询问患者的用药史，包括是否服用阿司匹林、非甾体抗炎药（NSAIDs）以及银杏和维生素 E 等保健品[47]。最后，还应当询问患者并存疾病的情况（即肾、肝、甲状腺、骨髓疾病以及恶性肿瘤）。

对大多数患者而言，在全面详细的询问出血史后，可以不进行术前凝血功能检查。如果术前病史或体格检查提示存在出血性疾病，则需要进一步的实验室检查。尽管既往史为阴性，但对于通常伴有大量出血的手术（如心肺转流），术前应进行凝血功能的筛查。最后，如果患者无法提供充分的出血病史，也可合理进行术前的凝血检查。如果发现了出血性疾病的证据，则应该在术前明确病因。

遗传性出血性疾病

血管性血友病（Von Willebrand 病）

遗传性出血性疾病包括血小板数量和功能异常、凝血因子缺乏或纤溶途径异常的疾病。在这些遗传性出血性疾病中，vWD 是最常见的，其特征是 vWF 的数量或功能的缺陷，常常导致血小板黏附和聚集障碍[48]。vWD 的发生率约为 1%，主要分为三种类型（1、2 和 3 型），多数病例为常染色体显性遗传[49]。1 型和 3 型 vWD 主要表现为不同程度的 vWF 数量减少，而 2 型则包含了四个功能缺陷的 vWF 亚型。正常条件下，vWF 在血小板与 ECM 的黏附中起关键作用，并通过充当载体分子来防止Ⅷ因子的降解[50]。vWD 患者的典型临床表现为容易出现淤青、反复的鼻出血和月经过多。这是血小板性止血障碍的特征。在某些更严重的病例中（即 3 型 vWD），若同时存在凝血因子Ⅷ的降低，可导致严重的自发性出血，包括关节腔内出血。

常规的凝血试验通常对 vWD 的诊断帮助不大，因为大多数患者的血小板计数和 PT 指标是正常的，并且 APTT 可能会随着Ⅷ因子水平的降低而发生轻至中度的延长[51]。相反，最初检测 vWF 水平（vWF 抗原）和 vWF 血小板结合活性的筛选试验使用了瑞斯托霉素辅助因子，可导致血小板凝集。在严重的情况下，Ⅷ因子的活性可能会明显降低[52]。在评估 vWD 时，血小板功能测试已逐渐取代出血时间这一指标[53-54]。轻度 vWD 患者常对脱氨基精氨酸血管升压素（DDAVP）有反应，从而导致内皮细胞释放 vWF。如果有明显的出血史，可在围术期使用 vWF/Ⅷ因子浓缩物[55]。

血友病

尽管血友病比 vWD 少见，但鉴于其临床表现的多样性，仍值得关注。血友病 A（因子Ⅷ缺乏症）和血友病 B（因子Ⅸ缺乏症）都是 X 染色体遗传性出血性疾病。最常见于儿童时期发病，表现为关节、深部肌肉或两者均有的自发性出血。男性血友病 A 的发病率为 1：5000，而血友病 B 的发病率为 1：30 000。虽然大多数病例来源于家族遗传，但有近 1/3 的患者无家族史，而是发生新的基因突变[56]。疾病的严重程度取决于患者凝血因子活性水平的基础值[57]。轻型血友病患者可能在手术或外伤导致的原因不明的出血后才发现。血友病患者的实验室检查显示 APTT 延长，而 PT、出血时间和血小板计数仍在正常范围内。但是，轻型血友病患者的 APTT 也可能是正常的。因此，为了明确诊断以及相关凝血因子的水平，需要进行特定的凝血因子分析。在大多数情况下，对 A 或 B 型血友病患者的围术期管理需要与血液科医师进行协商，并分别给予重组或纯化的Ⅷ或Ⅸ因子浓缩物[58]。A 型血友病的轻症患者可用去氨加压素进行治疗。A 型血友病的常见并发症是Ⅷ因子蛋白自身抗体的产生[59]。对于高滴度自身抗体的患者，输注Ⅷ因子浓缩物也无

法控制出血。以下是减少这类患者出血的几种方法：猪凝血因子Ⅷ、活化的或未活化的凝血酶原复合物（PCC）或重组的Ⅶ a 因子[60]。

获得性出血性疾病

药物诱导的凝血障碍

药物是围术期患者发生获得性凝血障碍的最重要原因。除了肝素和华法林等抗凝剂外，口服抗凝剂（direct oral anticoagulants，DOAC）和抗血小板药物的增加使围术期管理变得更加复杂。了解这些药物的作用和其拮抗的策略对于减少限期手术和急诊手术中的出血并发症至关重要。此外，有几类药物可能具有抑制血小板的作用，而无意中增加出血风险。β-内酰胺类抗生素可抑制血小板的聚集，可导致高风险患者临床上发生明显出血[61]。硝普钠[62]、硝酸甘油[63]、和 NO[64] 也可以减少血小板的聚集和分泌。同样，选择性 5-羟色胺再摄取抑制剂，如帕罗西汀，可减少血小板内 5-羟色胺的储存，从而抑制血小板的聚集，并可能对已有凝血疾病的患者产生影响[65]。患有复杂性凝血疾病的患者在使用这些药物时应当特别小心。

肝疾病

与肝衰竭相关的止血障碍是复杂和多因素的。严重的肝病会影响凝血因子的合成，导致血小板数量异常和功能障碍，并干扰对活化的血凝块和纤溶蛋白的清除。肝是产生促凝血因子的主要场所，包括纤维蛋白原、凝血酶原（Ⅱ因子）、因子 V、Ⅶ、Ⅸ、X、Ⅺ、Ⅻ、抗凝血蛋白 C 和 S，以及 AT。通常与肝病相关的实验室检查的异常包括 PT 时间延长。另外，APTT 也可能延长，提示患者出血的风险增加。但是检查结果仅反映促凝因子水平的降低，而不能很好地解释抗凝因子是否随之降低[66]。实际上，慢性肝病患者的止血机制达到了一个再平衡，其产生的凝血酶也与健康人相当[67]。

相似的，在肝病和门脉高压症的患者中通常可以观察到由于脾隔离而引起的血小板减少[68]，并且可伴有因血小板受抑制后增加的内皮细胞 NO 和前列环素而导致的血小板功能障碍[69]。尽管如此，在这些患者中也可以看到 vWF 升高，可能有助于血小板功能的恢复。此外，在慢性肝病中，负责裂解 vWF 多聚体的血浆金属蛋白酶 ADAMTS13 的水平降低，导致循环中 vWF 多聚体水平升高，促进血小板的聚集[70]。vWF 的增加可部分纠正血小板减少和功能障碍，但也可能导致血栓前状态和凝血风险的增加。

在肝病患者中，血凝块纤维蛋白的溶解也发生了异常。通常纤溶酶由 t-PA 和尿激酶纤溶酶原激活物（u-PA）转变成活性形式，然后降解纤维蛋白凝块。凝血酶激活纤维蛋白溶解抑制剂（TAFI）阻止纤溶酶原活化为纤溶酶，可以防止过度的纤维蛋白溶解。TAFI 由肝合成，在慢性肝病患者中水平降低，因此认为这些患者由于过度纤维蛋白溶解而增加了出血风险[71]。然而，肝疾病时高浓度的 PAI-1——一种 t-PA 和 u-PA 的丝氨酸蛋白酶抑制物（SERPIN），可能使纤维蛋白溶解变得正常化[72]。

总之，慢性肝病患者的促凝和抗凝止血机制发生了再平衡，但这种平衡很容易被打破，因此患者既有出血又有血栓形成的风险[73]。传统的凝血检查并不能很好地评估患者的出血风险，因此已有研究开始着眼于将血栓弹力图（thromboelastography，TEG）或旋转血栓弹性测定（rotational thromboelastometry，ROTEM）用于评估凝血功能，并指导围术期输血和抗纤维蛋白溶解药物的使用[73-74]。

肾疾病

慢性肾衰竭和尿毒症时，常会发生血小板功能障碍，通常表现为出血时间延长，以及与手术或外伤有关的出血倾向。潜在的机制是多因素的，但主要可归因于血小板聚集的减少及其对受损血管壁的黏附作用下降。这种黏附功能的下降可能是由于糖蛋白 II b/III a 的缺陷，从而促进了血小板与纤维蛋白原和 vWF 的结合[75-76]。此外，胍基琥珀酸的积累和内皮 NO 合成的增加进一步降低了血小板的反应性[77]。研究显示，红细胞的浓度也可能与血小板功能障碍有关，因为贫血纠正后会导致出血时间缩短。其机制可能与血液层流状态下红细胞引起血小板沿血管壁的边缘化作用有关[78]。据报道，透析和纠正贫血均可缩短慢性肾衰竭患者的出血时间。与慢性肾疾病相关的血小板功能障碍的治疗包括输注冷沉淀（富含 vWF）或给予去氨加压素（0.3 μg/kg）。这可刺激内皮细胞释放 vWF[79]。此外，结合型雌激素（0.6 mg/kg 静脉注射 5 d）可缩短出血时间[80]，其机制可能是通过减少 NO 的产生来实现的[81]。

弥散性血管内凝血

弥散性血管内凝血（disseminated intravascular coagulation，DIC）是一种由组织因子/因子Ⅶ a 复合物引起的病理性止血过程，可导致外源性凝血途径的过度活化，使天然的抗凝机制失调，并在血管内产生凝血酶。许多潜在的疾病均可能导致 DIC，包括创伤、羊水栓塞、恶性肿瘤、败血症或输血的血型不相容[82]。多数情况下，DIC 在临床上表现为弥散性出血障碍，与广泛的微血管血栓形成导致的凝血因子和血小板的消耗有关，由此引发多器官功能障碍。DIC 的典型实验室检查结果包括：血小板数量减少，PT、APTT 和凝血酶时间（thrombin time，TT）延长，以及可溶性纤维蛋白和纤维蛋白降解产物的浓度升高。但是，确诊 DIC 需要临床诊断与实验室诊断相结合，仅实验室数据不能提供足够的敏感性或特异性来确诊[83]。例如，慢性 DIC 状态时，凝血筛查试验的结果可能是正常的，但伴有可溶性纤维蛋白和纤维蛋白降解产物的浓度升高[84]。对 DIC 的治疗需要针对激活止血过程的潜在原因进行处理。另外，主要的支持性治疗包括选择性的成分输血，以补充消耗的凝血因子和血小板。抗凝剂（如肝素）的使用仍存在争议。研究结果建议将其限制在血栓风险最高的情况下使用[85]。由于抗纤溶治疗存在潜在的血栓风险，因此，在 DIC 治疗中通常是禁忌的[86]。

与心肺转流相关的凝血障碍

将血液引流到体外管路来建立 CPB，会对止血系统产生很大的干扰。体外转流管路的预充会造成血液稀释和血小板减少[87]。血小板黏附在管路表面会进一步减少血小板数量，并导致血小板功能障碍[88]。在 CPB 期间，对黏附和聚集具有重要作用的血小板表面受体（GP I b 和 GP II b/III a）的表达下调，同时含 vWF 的 α 颗粒的数量也减少，从而损害了血小板功能[89]。此外，CPB 期间的低体温可导致血小板聚集以及血浆介导的凝血因子的产生和凝血酶活性的降低[90]。CPB 也可能会导致纤溶亢进，因此，相关的研究支持使用抗纤溶药物来减少术中出血[91]。

创伤引起的凝血障碍

无法控制的出血是引起创伤相关死亡的常见原因。这种情况下的凝血障碍可能是由于酸中毒、低体温和复苏过程中发生的血液稀释。然而，在这些患者中急性凝血障碍也可以独立发生[92]。此过程称为创伤诱导的凝血障碍（trauma-induced coagulopathy，TIC）或急性创伤性凝血障碍，可在创伤后早期观察到止血失调和纤溶增加[93]。活化蛋白 C（activated protein C，APC）的抗凝作用被认为在 TIC 中起主要作用。其机制是通过抑制因子 V a 和Ⅷ a 减少凝血酶的产生，以及通过抑制 PAI-1 促进纤维蛋白溶解。灌注不足和损伤严重程度的增加与 APC 活性升高相关，从而支持了 APC 与 TIC 进展的相关性[94]。研究认为低灌注是 APC 激活的刺激因素[95]。另外，内皮多糖-蛋白质复合物（endothelial glycocalyx，EG）是一种衬在血管内皮上的凝胶状基质，其降解与创伤相关因素有关，包括组织损伤、灌注不足、儿茶酚胺升高和炎症。EG 具有抗凝特性，并包含蛋白聚糖，如 syndecan-1、透明质酸、硫酸乙酰肝素和硫酸软骨素。它们在内皮损伤期间脱落。蛋白聚糖的脱落会造成"自身肝素化"现象，从而导致 TIC。已发现 EG 降解的标志物与创伤患者的炎症、凝血障碍及死亡率增加相关[96]。

尽管血小板计数正常，但血小板功能的障碍会导致 TIC 时出血增加。在创伤患者复苏前，已观察到血小板对各种激动剂（包括 ADP、花生四烯酸和胶原蛋白）的反应显著降低[97-98]。有研究提出这样的假设：创伤患者经历的"血小板衰竭"是由于 ADP 从受伤组织中广泛释放。这种弥散性的激活使血小板对随后的刺激丧失了反应[98]。血小板对 ADP 的不敏感性也与血栓对 tPA 介导的纤维蛋白溶解的敏感性增加有关[99]。一项抗纤溶药物对明显出血的随机临床试验（CRASH-2）的结果，支持了在早期治疗中减少创伤患者纤溶亢进的重要性，即早期给予氨甲环酸（tranexamic acid，TXA）可以降低患者的死亡率[100-101]。

高凝状态

血栓形成是一种血栓发生的倾向，临床上通常表现为静脉血栓的形成［下肢深静脉血栓形成（deep venous thrombosis，DVT）][102]。同出血性疾病一样，血栓形成可能是由于遗传或获得性因素所造成的（框 50.1）。血栓形成由 Virchow 三联症（血流淤滞、内皮损伤和高凝）引起的[9]。多数情况下，可找到一种血栓形成的危险因素。但是单一因素通常不会导致临床上明显的血栓形成[103]。相反，多种因素的协同作用增加了血栓的风险[104]。例如，血栓并发症通常在术后或妊娠期间发生，且与肥胖、恶性肿瘤或遗传性血栓形成史有关[105]。对无症状患者进行血栓形成风险的随机筛查，其成本较高，临床效果并不理想[106-107]。与出血性疾病一样，与随机常规筛查相比，关注患者既往血栓史、血栓形成家族史以及药物治疗史更有预测价值。

遗传性血栓性疾病

生化和分子学检测的进步极大地提高了我们对凝

框 50.1　高凝状态和围术期血栓形成的风险因素

高风险
肝素诱发的血小板减少症
抗凝血酶缺乏
蛋白 C 缺乏
蛋白 S 缺乏
抗磷脂抗体综合征
中等风险
V 因子 Leiden 基因多态性
凝血酶原 G20210A 基因多态性
高同型半胱氨酸血症
异常纤维蛋白原血症
手术后促血栓形成状态
恶性肿瘤
制动

血和促血栓疾病的理解[108]。由于有了更特异性的测试，在多达 50% 的静脉血栓患者中发现了遗传性的血栓易感性[109]。最常见的促血栓形成倾向的遗传因素包括因子 V（因子 V Leiden）或凝血酶原（凝血酶原 G20210A）基因的单点突变。因子 V Leiden 突变导致了 APC 抵抗，从而必需的辅因子 Va 不再容易受到 APC 介导的降解作用。这种止血和 APC 拮抗调节系统之间平衡的轻微改变会促进血栓形成，其在白种人中的发生率大约是 5%[110]。在凝血酶原基因突变时，血浆中凝血酶原浓度升高造成了一种高凝状态。相对少见的遗传性血栓症包括 AT、蛋白 C 或蛋白 S 的缺乏[108]。遗传性血栓症的特征是高度可变的外显率，受到血型、性别和其他混杂因素的影响。口服避孕药、妊娠、行动不便、感染、手术或外伤等因素极大地影响了遗传易感性个体血栓形成的发生率[111]。在没有其他促血栓形成的状态、家族史、提示血栓症的检查异常或血栓形成史的情况下，长期预防性抗凝治疗可能弊大于利[106]。然而，在患者发生血栓并发症后，多数需要接受终生抗凝治疗。

获得性血栓性疾病

抗磷脂综合征

抗磷脂综合征（antiphospholipid syndrome，APS）是一种获得性自身免疫病，以静脉和（或）动脉血栓形成伴有反复的流产为特征。这种综合征可能与自身免疫疾病（如系统性红斑狼疮或类风湿关节炎）有关，但也可能单独发生。APS 的产生是由于磷脂结合蛋白的自身抗体，进而影响凝血系统，并与多达 10% 的 DVT 和 6% 的妊娠相关疾病的发生有关[112]。其特征在于，APS 引起 APTT 轻度延长，并产生狼疮抗凝物质，同时抗心磷脂抗体或抗 β_2- 糖蛋白 I 抗体的检测阳性[113]。APS 相关抗体会干扰许多实验室凝血检查中常见的磷脂。尽管抗磷脂综合征的 APTT 时间延长，但出血风险并没有增加，而是增加了血栓形成的可能性。如果患者术前单独出现 APTT 延长，应考虑到 APS 的可能性。患有此综合征的患者如果发生了血栓并发症，再次发生血栓的风险更高，并且往往需要终生的抗凝治疗[114]。

肝素诱发的血小板减少症

肝素诱导的血小板减少症（heparin-induced thrombocytopenia，HIT）是一种自身免疫介导的药物反应，在接受肝素治疗的患者中发生率多达 5%。HIT 患者会出现轻度至中度的血小板减少症。与其他药物诱发的血小板减少症相反，HIT 会导致血小板活化，以及促进静脉和动脉的血栓形成[115]。有证据表明，HIT 是由免疫复合物［由免疫球蛋白 G（IgG）抗体、血小板因子 4（PF4）和肝素组成］介导的。该复合物结合血小板 Fc γ 受体后激活血小板。抗 PF4/肝素抗体可以通过上调组织因子的表达来"激活"血管内皮、单核细胞和巨噬细胞（图 50.4）。HIT 发生的危险因素包括患者人群、性别以及肝素的使用。女性患者发生的 HIT 风险增加［比值比（OR）2.37；95% 置信区间（CI）1.37 ～ 4.09］，同样还有外科手术患者（OR 3.25；95%CI 1.98 ～ 5.35）[116]。由于在心脏手术在 CPB 期间给予了高剂量肝素，这些患者产生的抗 PF4 抗体的发生率较高（高达 50%）。然而，该人群中 HIT 的发生率似乎与其他外科手术后的患者相似[117]。使用普通肝素（UFH）相比低分子量肝素（LMWH），会导致更大的 HIT 风险（绝对风险为 2.6% 比 0.2%）[118]。在肝素治疗期间发生 HIT 的患者，其血栓形成的风险大大增加（OR 20∶40，绝对风险为 30% ～ 75%）[115]。

HIT 在临床表现为肝素治疗后 5 ～ 14 d 出现血小板减少。如果患者之前接触过肝素，可能 1 d 之内就会发生血小板减少或血栓形成。对于在肝素给药期间或之后出现血栓形成或血小板减少症（血小板计数绝对或相对降低 ≥ 50%）的任何患者，均应接受检查以诊断是否发生 HIT。尽管 HIT 是一种临床诊断，但仍需要进行 HIT 抗体的检测以明确诊断。酶联免疫吸附测定法（enzyme linked immunosorbent assay，ELISA）比较灵敏，但特异性不如血清素释放测定（serotonin release assay，SRA）。因为 SRA 的结果可提示是否发生肝素诱导的血小板活化。对于许多重症患者而言，ELISA 试验阳性并不意味着 SRA 也阳性，这也表明患者发生 HIT 的可能性较小[119]。

如果怀疑患者发生 HIT，则立即停用肝素（包括 UFH、LMWH、肝素涂层的导管和肝素冲洗）。与此同时，应该使用非肝素抗凝治疗。多数情况下，直接的凝血酶抑制剂（direct thrombin inhibitor，DTI，如比伐卢定、利匹卢定或阿加曲班）可以代替肝素，直

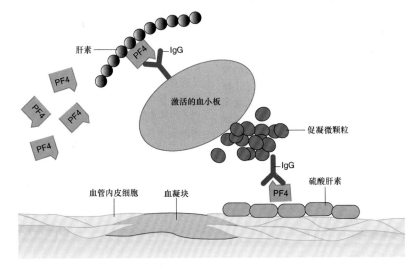

图 50.4 **肝素诱发的血小板减少症血栓形成的机制。** 免疫复合物由肝素、血小板第 4 因子（PF4）和与血小板表面 Fc γ 受体结合的抗体共同组成，进而激活血小板。PF4/肝素免疫复合物进一步激活血管内皮细胞、单核细胞和巨噬细胞，从而使组织因子表达上调。IgG，免疫球蛋白 G（From Slaughter TF，Greenberg CS. Heparin-associated thrombocytopenia and thrombosis：Implications for perioperative management. Anesthesiology. 1997；87：669，with permission.）

到用华法林可以充分延长国际标准化比率（INR）。不能单独使用华法林治疗 HIT。因为蛋白 C 和蛋白 S 合成的最初减少增强了患者的血栓前状态。如果患者的血小板严重减少（＜ 20×10⁹/L）并有出血迹象，应进行血小板的输注。目前已有研究在观察 DOAC（如利伐沙班、阿哌沙班、达比加群和依多沙班）的使用情况[120]。

通常，PF4/肝素免疫复合物会在 3 个月内从循环中清除。经历了 HIT 的患者应避免再接触 UFH。但是有几篇报道表明，在实验室检查后，为确保无 PF4/肝素免疫复合物，可在围术期适度使用 UFH。如果抗体的滴度仍然很高，可以考虑使用血浆置换快速清除抗体，但是个中利弊应与血液科医师充分讨论[121]。此外，作用时间最短的 DTI 药物比伐卢定，可以作为 CPB 时的替代抗凝药物。

凝血的监测

传统上，围术期凝血监测的重点是：①通过术前检查以识别围术期高出血风险的患者；②心脏和血管手术期间使用肝素治疗时进行的术中监测。围术期理想的凝血检查应易于执行，准确，可重复，诊断特异性好，且具有成本效益。当前尚没有任何一种凝血监测能够达到这些要求。然而，整合多种监测的结果可能会为围术期凝血功能障碍提供有价值的诊断信息。

常用的凝血实验室检测

凝血酶原时间

PT 评价了血浆介导的外源性和共同止血途径的完整性。测量方法是将患者的血浆样本与组织因子（凝血活酶）和钙混合后，检测血凝块形成所需的时间（以秒为单位）。它对纤维蛋白原和因子 Ⅱ、Ⅴ、Ⅶ和 Ⅹ 的缺乏比较敏感。其中三个因子是维生素 K 依赖性合成的（因子 Ⅱ、Ⅶ和 Ⅹ），因此 PT 分析已用于监测维生素 K 拮抗剂（VKAs），如华法林的抗凝作用。来自动物或重组来源的凝血活酶试剂，其结合Ⅶ因子和启动凝血的能力可能有所不同。这也限制了不同实验结果之间的比较。鉴于对长期使用华法林治疗的患者进行 PT 监测的重要性，可以使用 INR 作为不同实验之间 PT 结果标准化的方法[122]。

用凝血活酶试剂对国际重组标准物进行测试，并根据结果得到国际敏感性指数（ISI）。随后计算 INR。INR ＝（患者 PT/ 标准 PT）^{ISI}，其中"标准 PT"是实验室的多个正常样品测试的几何平均值。INR 的建立大大减少了不同实验室之间的结果差异。PT 在检测因子Ⅶ和Ⅹ的降低方面，比对纤维蛋白原以及因子Ⅱ和Ⅴ水平的检测更为敏感。但是由于凝血活酶试剂的差异，凝血因子水平下降至 40%～50% 可能并不会延长 PT[123]。

任何 PT 延长的结果都应进一步研究和评估，以确定血凝块形成的延迟是否是由于凝血因子缺乏或抑制剂（如抗磷脂抗体和纤维蛋白降解产物）存在。研究方法是将患者的血浆样品与"正常"供体的血浆混合来进行研究。在凝血因子缺乏的情况下，血凝块形成的时间得到纠正。而在抑制剂存在的情况下，血凝块形成的时间不会得到纠正。

活化的部分凝血活酶时间

aPTT 评价了血浆介导的内源性和共同止血途径的完整性。测量方法是将患者的血浆样品与磷脂、钙和内源性凝血途径的激活物（如硅藻土、高岭土、二氧化硅或鞣花酸）混合后，检测血凝块形成所需要的时间（以秒为单位）。与内源性和共同途径中的其他因子相比，aPTT 检测对Ⅷ和Ⅸ因子的缺陷更为敏感。在大多数情况下，可检测到低于正常水平 30%～40% 的凝血因子水平。但是，不同 aPTT 试剂对凝血因子浓度的敏感性各不相同。某些因子水平降至 15% 以下才可能出现 aPTT 的延长[124]。此外，由于 aPTT 没有类似于 PT 中 INR 的参考标准，因此各个机构必须设置自己的正常范围，并且不同实验室的 aPTT 结果也无法进行比较。

鉴于对肝素药代动力学和药效动力学反应的广泛认识，在心脏和血管外科手术期间监测抗凝仍然是十分必要的。影响肝素反应性的患者特异性因素包括年龄、体重、血管内容积，以及 AT、肝素辅因子Ⅱ、PF4 和其他肝素结合蛋白的浓度。因此，患者对于相同的基于体重的肝素剂量，抗凝反应的差异却很大。对于基线 aPTT 延长的患者（如狼疮抗凝物质或因子抑制剂），如果必须开始肝素治疗，则应使用其他检测方法，如测量抗Ⅹa 因子的活性或肝素水平。

抗Ⅹa 因子活性

用来代替 aPTT 或联合 aPTT 进行分析，抗Ⅹa 因子活性测定或Ⅹa 因子抑制试验正在越来越频繁地用于监测肝素的抗凝作用。该测定方法是将患者血浆与试剂因子Ⅹa 和人工底物组合在一起。该底物可在因子Ⅹa 裂解后释放比色信号，从而提供肝素抗凝作用的功能评估[125]。尽管 aPTT 的结果可能会受到患者多种因素的影响，如凝血因子缺乏、凝血因子抑制剂或狼疮抗凝物质的存在，但这些不会影响结合肝素的 AT 对 Xa 因子活性的抑制作用。抗 Xa 因子测试也可用于检测其他抗凝剂（如 LMWH、磺达肝素和 Xa 因子抑制剂）的作用。与 aPTT 分析一样，抗 Xa 因子测试缺乏足够的标准化依据，其活性水平根据所用分析的类型以及患者群体有所不同[126]。此外，在接受肝素治疗的住院患者中，可以观察到 aPTT 与抗 Xa 因子结果之间存在显著的差异[127]。很少有数据支持使用抗 Xa 因子检测来取代 aPTT。但是，将抗 Xa 因子检测与 aPTT 结合起来，可能对监测肝素的作用和全身性的凝血状态会有所帮助。

血小板计数和出血时间

血小板计数仍然是筛查凝血异常的一项标准检查。使用基于光学或基于阻抗的测量方法，可以大量自动化地执行血小板计数。关于最佳血小板计数的建议常常是主观的，但血小板计数超过 100 000 μl 时常提示正常的止血过程。异常低的血小板计数需要进一步评估，包括对血涂片中的血小板进行肉眼计数。样本血液的稀释和血小板的成团块是假性低血小板计数的常见原因。

随着床边血小板功能监测的发展，出血时间这一指标的使用已经逐渐减少。出血时间的局限性在于：可重复性差，执行测试所需的时间长，以及可能形成瘢痕。此外，出血时间受众多复杂因素的影响，包括皮肤温度、皮肤厚度、年龄、种族、解剖学位置以及许多其他因素[128]。总之，出血时间并不能预测出血。因此，不建议在术前筛查中使用出血时间用评估出血风险[129]。

常用的床边凝血检测

尽管基于实验室的凝血检测仍然是术前凝血检查的主要手段，但灵敏且有特异性的床边凝血监测的实用性不断提高，可能很快会成为指导血液成分和止血药物治疗的检测方法，同时避免了标准实验室检查在时间上的耽搁。目前市场上适用于围术期的床边检测可分为四大类：①凝血功能性检测，可测量血液内源性产生血凝块的能力；②肝素浓度监测；③黏弹性凝血检测；④血小板功能监测。

活化凝血时间

活化凝血时间（activated clotting time，ACT）由 Hattersley 在 1966 年描述为 Lee-White 全血凝结时间的变化。它采用接触激活启动物（通常为硅藻土或高岭土）来加速血凝块的形成并减少测定完成的时间[130]。目前商业化的 ACT 监测仪可自动检测血凝块。一种广泛使用的 ACT 监测仪使用的是装有一块小磁铁的玻璃试管（Hemochron Response Whole Blood Coagulation System，ITC，Edison，NJ）。添加样本血液后，将试管放入分析仪中，在 37℃下缓慢旋转试管，使磁体保持与邻近的检测开关相接触。随着纤维蛋白凝块的形成，磁体被包围并从检测开关上脱落，从而触发警报以指示 ACT 完成。另一种 ACT 设备使用的是"铅锤"标志的组件。通过反复的升起和释放，然后定位到装有血液和接触激活物的样品瓶中（Hepcon HMS Plus，Medtronic，Minneapolis，MN）。随着血凝块的形成，这个标志的下降速度变慢，触发光学检测器并发出警报以指示 ACT 完成。

正常人的 ACT 值为 107±13 s。由于 ACT 通过内源性途径和共同途径来测量血凝块形成，因此肝素和其他抗凝剂会延长血凝块形成的时间。ACT 似乎不受血小板功能障碍和血小板减少的影响。ACT 测试由于操作简单，成本低，且在高浓度肝素下具有线性响应，因此它仍是一种常用的围术期凝血监测方法。ACT 监测的局限性包括在低肝素浓度下，其敏感性较低和可重复性差[131]。其他局限性包括血液稀释或体温过低可导致假性的结果延长，以及 ACT 数值超过 600 s 时超出了线性响应的检测范围。重复测量可以改善结果。随着新一代电化学 ACT 分析仪（i-STAT，Abbott，Princeton，NJ）提高了可重复性，单次的 ACT 测定可能就够了。

肝素浓度检测

鱼精蛋白滴定仍然是围术期确定肝素浓度的最常用的床边检测方法。鱼精蛋白是一种强碱性的聚阳离子蛋白，以化学计量方式直接抑制肝素。换言之，1 mg 鱼精蛋白可以抑制 1 mg（约 100 单位）肝素，从而构成了鱼精蛋白滴定作为检测肝素浓度方法的基础。随着鱼精蛋白不断被添加到含肝素的血液样本中，血凝块形成的时间减少，直到鱼精蛋白浓度超过肝素浓度以延迟血凝块形成为止。如果分析了一系列鱼精蛋白剂量递增的血样，则鱼精蛋白和肝素浓度最接近的样品将首先凝结。这种鱼精蛋白滴定的方法可以估计肝素的浓度。假设某患者的肝素-鱼精蛋白滴定曲线在整个手术期间保持稳定，鱼精蛋白滴定法可以估算达到预设肝素血浆浓度所需的肝素剂量或逆转血中给定肝素浓度所需的鱼精蛋白剂量[132]。目前的床边肝素浓度监测采用了自动测量技术（Hepcon HMS Plus，Medtronic，Minneapolis，MN）。肝素浓度检测的优点包括对较低浓度肝素的敏感性，以及对血液稀释和体温过低的相对不敏感性。肝素浓度监测的主要局限性是无法直接评估抗凝的效果。例如，有一位患有 AT 纯合子缺陷的患者，在这种情况下，仅凭肝素浓度测定就无法发现肝素给药后没有抗凝作用。

凝血的黏弹性检测

　　最初发展于 20 世纪 40 年代的凝血的黏弹性检测再次受到了人们的青睐。黏弹性监测的独特之处在于，它能够监测从早期纤维蛋白链生成，到血凝块回缩，再到纤维蛋白溶解的全血中形成血凝块的整个过程。早期由 Hartert 于 1948 年发明的血栓弹力图（TEG）已演变为两个独立的黏弹性监测：现代 TEG（TEG 5000 血栓弹力图止血分析仪系统，Haemoscope，Braintree，MA）和旋转式血栓弹力仪（ROTEM）（TEM Systems，Durham，NC）[133]。对于 TEG 5000，将一小份（0.35 ml）全血样品放入仪器内的一次性比色皿中。保持 37℃恒温，并以大约 5° 的角度围绕柱连续旋转。通过扭力连接到电子记录仪的传感器"活塞"下降到比色皿内的血液中。添加活化剂（通常是高岭土或硅藻土）后，会启动血凝块形成。随着纤维蛋白-血小板栓子的形成，活塞陷入了血凝块中，将比色皿的旋转传递给了活塞、扭力线和电子记录仪[134]。

　　尽管从 TEG 记录中得到的参数与凝血的实验室检查结果并不恰好相符，但 TEG 描述了血凝块形成和纤维蛋白溶解的特征性异常。TEG 可以识别和测量血凝块形成和溶解的各种参数。例如，R 值（反应时间）测量的是初始血凝块形成的时间。缺乏一种或多种血浆凝血因子或抑制剂（如肝素）可延长 R 值。最大振幅检测的是血凝块的强度。血小板数量异常或功能障碍时，或纤维蛋白原浓度降低时，最大振幅的数值也会下降。α 角和 K 值（BiKoatugulierung 或凝血）检测的是血凝块形成的速率，在任何使血凝块生成变慢的因素下（如血浆凝血因子缺乏或肝素抗凝）其数值会延长。使用修正凝血激活物可以用来评估血小板或纤维蛋白的作用对血凝强度的贡献。

　　ROTEM 以某种类似的方式，检测经过凝血激活的全血样品的黏弹性变化。其特异性激活物与 TEG 的激活物不同，其定量结果称为：①凝血时间（s），②α 角（血凝块形成时间；s），③最大血凝块强度（MCF；mm）和④溶解时间（LT；s）（彩图 50.5，附件文件中 TEG）。

　　与 TEG 和 ROTEM 相比，凝血的另一种黏弹性测量方法（Sonoclot 分析仪，Sienco Inc.，Arvada，CO）将一个快速振动的探头浸入 0.4 ml 的血液样本中。随着血凝块不断形成，探针在血液中移动的阻力增加，从而产生电信号和血凝块的特征信号。根据分析仪的数据可推导出 ACT 并提供有关血凝块强度和纤维蛋白溶解的信息。

　　黏弹性监测仪通过将全血样品中传感器运动的机械阻力转换为电子波形，而生成特征性的结果图[133]。黏弹性监测最常见的一个用途是在肝移植或心脏手术期间，实时检测过度的纤维蛋白溶解。有证据表明，黏弹性监测有助于区分手术相关的出血和凝血障碍相关的出血。当被用来进行诊断治疗时，TEG 和 ROTEM 都被证明可以减少血液的输注[135-136]。但由于异常结果的特异性较低，以及对定性分析解释的特异性也较低，限制了黏弹性监测的更广泛的使用[137]。随着这些设备的数字自动化，结果的解释变得简化了，可重复性也得到了提高。

血小板功能监测

　　由于诸多的原因，血小板功能的评估是具有挑战性的。以往，血小板功能的检测比较昂贵、费时，且技术上要求较高。各种遗传性或后天获得性疾病都可能导致血小板功能障碍。这些疾病影响了参与血小板黏附或聚集的表面受体、存储颗粒、内源性激活途径、磷脂膜或其他机制[138]。缺乏标准化的质量对照时，必须使用当地供血者的血液来建立一个正常的对照范围。而以下因素会使进一步的评估变得复杂：血小板在样本采集、转运、储存和处理过程中非常容易激活或者脱敏。

　　20 世纪 60 年代发展起来的血小板凝集技术，很快就成为了评估血小板功能的金标准[139]。经典的方法是将患者血液离心后获得富含血小板的血浆，然后将其置于光源和光电转换装置之间的 37℃比色皿中进行分析。添加血小板激动剂（如 ADP、肾上腺素、胶原蛋白和瑞斯托菌素）后会刺激血小板聚集，进而导致溶液的浑浊度降低和透光率增加。对各种激动剂反应的动力学和幅度与特定的血小板疾病有关，因此有助于诊断[140]。为了减少制备富含血小板的血浆溶液所需的劳力，并且需包含红细胞和血浆蛋白对血小板功能的影响，由此开发了一种全血凝集技术[141]。全血凝集法采用的是血小板黏附的铂电极。激动剂引起了血小板聚集。随着时间的推移，聚合体与电极的黏附增加，从而阻抗也增加。通过使用一种多通道系统（Multiplate Analyzer，Roche Diagnostics，Indianapolis，

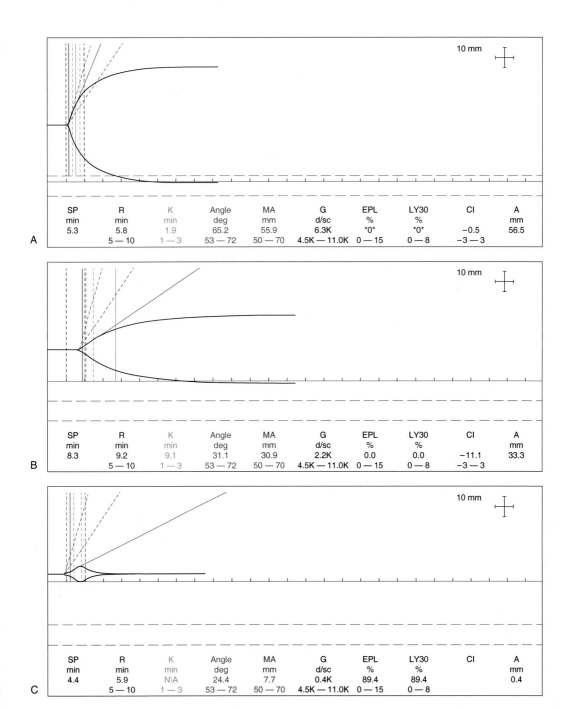

彩图 50.5　TEG 5000 系统分析高岭土活化标本产生的弹力血栓图（A）正常凝血、（B）低纤维蛋白原血症以及（C）纤溶亢进

IN），可用于诊断血小板功能障碍以及监测抗血小板治疗[142]。使用荧光标记抗体的流式细胞仪提供了另一种灵敏的方法来定量检测血小板的活化、反应性以及表面受体的利用率[143]。尽管检测方法是标准的，其仍然是技术上具有挑战的、昂贵、耗时的实验室分析。

尽管凝血的黏弹性检测（即 TEG 或 ROTEM）可以发现血小板功能障碍，但其敏感性和特异性非常有限。将血小板作图分析纳入到 TEG 之中，提供了一种对药物诱导的血小板抑制进行黏弹性测量的方法，该方法与光学血小板聚集试验具有良好的相关性[134]。

幸运的是，现在有了越来越多的专门设计的床旁血小板功能检测手段[140]。血小板功能分析仪（PFA-100，Siemens，Tarrytown，NY）作为一种初期止血的检测方法，在止血评估中越来越多地代替了出血时间这一指标。PFA-100 具有高剪切力条件，可在两种有效的血小板活化剂 ADP 或肾上腺素存在时，刺激小血管发生损伤[144]。血凝块介导的血管壁伤口闭合的时间被称为"闭合时间"。PFA-100 可有效检测 vWD 和阿司匹林介导的血小板功能障碍。该设备作为标准化的筛查方案的组成部分，节省了识别和区分血小板障碍所需的时间。PFA-100 的缺点是会受到血小板减少和血液稀释的干扰。

目前，市场上还有许多其他不同的床边血小板功能监测设备。重要的是要记住，来自不同制造商的仪器会着重于从不同方面测量血小板介导的或血浆介导的止血过程。当使用不同的仪器测试同一份血液样本时，结果可能从"严重的血小板功能障碍"到"无血小板功能障碍"不等。在采用任何床旁监测方法之前，必须了解质量保障的要求、测试方法以及设备的优缺点，才能为患者提供更好的护理。同样，在考虑任何一种床旁血凝测试方法时，必须认识到，由于使用全血样本进行测试与血浆中或处理过的血小板不同，因此这些测定结果并不一定反映基于实验室检测所报告的结果。试剂的敏感性可能因制造商和生产批次而异。希望床旁血凝监测方面的进一步进展为临床医师提供机会，可以在患者床边就输血治疗和止血药物的使用做出决策，以最大程度地减少围术期出血和采取有效的患者血液管理措施。

抗血栓药、溶栓药和促凝药

在以下各节中，我们将简要地回顾一些用于减少或增加血凝块形成的常用药物，然后研究围术期逆转抗凝药物的管理策略。这里并不是要详尽列出所有 FDA 批准的药物，因此仅讨论一些更常用的药物。

从抗血栓药物开始，这些药物通常用于减少冠状动脉或脑动脉粥样硬化或血管血栓形成后的血凝块生成。可以进一步将它们细分为抗血小板药和抗凝剂（表 50.1）。

抗血小板药物

抗血小板药通过抑制血小板的聚集和（或）与血凝块或受损的内皮细胞黏附来抑制血栓形成。这些药物的作用是可逆或不可逆的。最常见的抗血小板药物可以分为：①环氧合酶（COX）抑制剂；② P2Y12 受体拮抗剂；③血小板 GP Ⅱ b/Ⅲ a 拮抗剂。另外还有其他几种类别，如磷酸二酯酶抑制剂、蛋白酶激活受

表 50.1 抗血栓药物、溶栓药和促凝药的常见分类

类别	亚类	药物通用名
抗血小板药	环氧化酶抑制剂	阿司匹林、NSAIDs
	P2Y12 受体拮抗剂	噻氯匹定、氯吡格雷、普拉格雷、坎格雷洛和替卡格雷
	血小板 GP Ⅱb/Ⅲa 拮抗剂	阿昔单抗、依替巴肽和替罗非班
抗凝药	维生素 K 拮抗剂	华法林
	肝素	磺达肝素
	直接凝血酶抑制剂	阿加曲班、比伐卢定（IV）德西卢定（SQ）达比加群（PO）
	因子 Xa 抑制剂	里沃沙班、阿皮沙班和伊多克班
溶栓药	纤维蛋白特异性药物	阿替普酶、瑞替普酶和替萘普酶
	非纤维蛋白特异性药物	链激酶
抗纤溶药	赖氨酸类似物	氨甲环酸和氨基己酸
凝血因子替代物	重组因子Ⅶa	
	因子Ⅷ-vWF	
	凝血酶原复合物	3 因子 PCC；4 因子 PCC，活化 PCC，FEIBA
	纤维蛋白原浓缩物	

FEIBA，因子Ⅷ旁路活性；IV，静脉注射；LMWH，低分子量肝素；NSAIDs，非甾体抗炎药；PCC，凝血酶原复合物；PO，口服；SQ，皮下；UFH，普通肝素；vWF，血管性血友病因子

体 1 拮抗剂、腺苷再摄取抑制剂和血栓烷抑制剂。

环氧化酶抑制剂

阿司匹林和 NSAID 是该类别的两个主要成员。环氧合酶有两种形式：COX-1 和 COX-2。COX-1 的功能是维持胃壁和肾血流的完整性，并诱导血栓烷 A_2（TXA_2）的形成，对血小板的聚集很重要。COX-2 的功能是负责合成疼痛和炎症时的前列腺素介体。

阿司匹林

阿司匹林是一种非选择性且不可逆的 COX 抑制剂。它通过乙酰化 COX-1 上的丝氨酸残基，防止血小板中产生 TXA_2 [145]。产生抗炎和镇痛作用的 COX-2 对阿司匹林的敏感性比 COX-1 低 170 倍，因此只有在高剂量时，阿司匹林才能不可逆地抑制 COX-1 和 COX-2 [146]。由于血小板是无核的，一旦阿司匹林不可逆地抑制了该酶，便无法合成新的 COX-1。因此，尽管阿司匹林的半衰期很短，为 15 ～ 20 min，但其在血小板 7 ～ 10 天的寿命中可以持续存在抑制作用 [147]。

使用阿司匹林后，血小板功能的恢复取决于血小板的更新。通常，巨核细胞每天会产生 10% ～ 12% 的血小板，因此在最后一次服用阿司匹林后的 2 ～ 3 天内，在血小板更新的作用下，机体有望达到接近正常的止血功能。由于血小板产量增加（如原发性血小板增多）或消耗量增加（如炎症）而导致的高血小板更新率的疾病，可能需要高于每天服用一次阿司匹林的剂量 [148]。紧急情况下，通过输注血小板可以立即逆转阿司匹林的作用。

非甾体抗炎药

大多数非甾体抗炎药是非选择性、可逆的 COX 抑制剂，具有解热、镇痛及抗血小板聚集的作用 [149]。停用非甾体抗炎药后 3 天，血小板功能可恢复正常。选择性 COX-2 拮抗剂如塞来昔布（Celecoxib）于 20 世纪 90 年代末被用于临床，可提供消炎、镇痛和解热的作用，同时没有胃肠道并发症 [150]。但是，有临床试验报道了选择性 COX-2 拮抗剂增加了心血管并发症的风险 [151]。COX-2 特异性抑制剂不影响血小板的功能，因为血小板不表达 COX-2。心血管风险的增加是由于抑制了 PGI_2 而没有抑制 TXA_2，从而趋向于血栓形成的状态。目前的建议是，仅在需要治疗疼痛时才使用 COX-2 抑制剂，且在权衡风险和益处后使用尽

可能低的有效剂量 [152]。

P2Y12 受体拮抗剂

这类药物（噻氯匹定、氯吡格雷、普拉格雷、坎格雷洛和替卡格雷）通过抑制 P2Y12 受体来干扰血小板的功能，其阻止了 GP Ⅱ b/ Ⅲ a 在活化血小板表面的表达来抑制血小板的黏附和聚集 [153]。噻氯匹定、氯吡格雷和普拉格雷属于噻氯吡啶类药物。该前体药物需要在肝代谢后才能产生活性产物。该代谢产物随后不可逆地使 P2Y12 受体的 ADP 结合位点失活 [154]。替卡格雷和坎格雷洛是可逆性的抑制剂。

氯吡格雷（Plavix）是这类药物中最常用的。停用氯吡格雷后 7 天和停用噻氯匹定后 14 ～ 21 天，血小板功能可恢复正常。由于氯吡格雷是前体药，需要 CYP2C19 的激活，因此它在抑制 ADP 诱导的血小板功能方面具有较大的个体差异。尽管这可能涉及许多因素，但人们认为 CYP2C19 和 ABCB1 的遗传多态性对氯吡格雷的肠道通透性和口服生物利用度的影响发挥了重要的作用 [155]。对于 CYP2C19 和 ABCB1 活性降低的患者，氯吡格雷治疗可使发生重大心血管事件的风险增加 [156]。FDA 在氯吡格雷上贴上了黑框警告，以使患者和医疗保健从业者意识到，CYP2C19 代谢不良的患者占比可达 14%。他们将处于治疗失败的高风险中，而在使用药物之前进行基因型检测可能会有所帮助 [157]。

与噻氯吡啶类药物不同，替卡格雷在不同的位点与 P2Y12 受体结合，并引起受体的构象变化 [158]。经过代谢后，替卡格雷转化为活性的代谢产物，而其药物本身和活性代谢产物均具有抗血小板作用 [159]。遗传多态性似乎与该药物的临床使用并不相关 [160]。由于替卡格雷的作用时间比氯吡格雷要短得多，因此必须每天给两次药，这可能对术前的患者有所帮助。

该类药物中最新的是坎格雷洛。它是唯一可用于静脉内给药的药物，与替卡格雷类似，它也可以改变 P2Y12 受体的构象，从而抑制 ADP 诱导的血小板聚集 [158]。坎格雷洛于 2015 年获得 FDA 批准，用于接受经皮冠状动脉介入治疗（PCI）的成年患者。该药物起效最快（几秒钟），并且在停药后 60 min 内血小板功能将恢复正常 [161]。由于其快速起效的特点，可以为放有药物洗脱支架而需要手术的患者提供桥接治疗。

糖蛋白 Ⅱ b/ Ⅲ a 抑制剂

糖蛋白 Ⅱ b/ Ⅲ a 抑制剂（GPI）（阿昔单抗、依替

巴肽和替罗非班）通过减少纤维蛋白原和 vWF 与活化血小板表面的糖蛋白 Ⅱ b/ Ⅲ a 受体结合来防止血小板的聚集[162]。静脉给予此类药物的目的是：①阻止正在进行的动脉血栓形成，或②消除患病血管中过高的血小板反应性，以免发生闭塞性血栓和再狭窄。由于球囊血管成形术的使用，急性血管闭塞是一种非常令人担忧的并发症，因此其使用曾受到高度的吹捧。现在，随着支架和 P2Y12 受体拮抗剂的引入，由于 GPI 有着相应的出血风险，其在常规 PCI 中已较少使用，而仅建议将其用于部分具有高风险的血管造影患者或未充分使用双重抗血小板药的患者[163]。尽管阿昔单抗的血浆半衰期很短（约 10 min），但即使停止输注，其对血小板功能的影响也可以持续更长的时间。在小部分患者给予阿昔单抗后，一种罕见但严重的副作用是立即出现的血小板减少症。研究表明，接受该药物治疗的患者并发轻度血小板减少症（血小板计数 < 100×10⁹/L）比对照组患者更常见（4.2% 比 2.0%；$P < 0.001$）[164]。

抗凝剂

维生素 K 拮抗剂

华法林是美国最常用的 VKA，可抑制维生素 K 依赖的凝血因子 Ⅱ、Ⅶ、Ⅸ、Ⅹ，以及蛋白 C 和 S 的羧基化作用。华法林对降低静脉和动脉血栓栓塞的风险非常有效。尽管 DOACs 已广泛用于非瓣膜性心房颤动，华法林仍是瓣膜性房颤和机械性心脏瓣膜患者的首选抗凝剂[165]。

华法林具有较长的半衰期（40 h），并且由于预先存在的凝血因子半衰期较长，华法林完全的抗凝作用可能需要 3 到 4 天才能显现出来。凝血酶原（因子 Ⅱ）具有最长的半衰期（约 60 h），而 Ⅶ 因子和 C 蛋白的半衰期最短（3 ~ 6 h）[166]。由于起效慢，血栓栓塞风险高的患者必须使用另一种抗凝剂（通常是 UFH 或 LMWH）桥接，以达到目标 INR。同样，如果单独使用华法林，抗凝蛋白 C 的早期降低会使机体向高凝状态失衡，从而导致血栓形成或华法林引起的皮肤坏死。

使用 INR 监测华法林的抗凝治疗，华法林抗凝的治疗范围通常为 INR 2.0 ~ 3.0，但机械心脏瓣膜的患者则需要较高的 INR（2.5 ~ 3.5）。INR 并未经过校准以评估非华法林缺乏症（如肝疾病），因此不应使用 INR 评估其他抗凝剂的治疗效果。华法林的治疗窗口非常狭窄，且很容易受到药物之间相互作用和患者变异性的影响。由于需要频繁的实验室监测，使华法

成为患者难以维持依从性的药物，据报道，房颤患者接受华法林治疗的时间仅为约 65%±20%[167]。

华法林的药理作用可能会受到药物（CYP2C9）代谢和维生素 K 环氧还原酶（VKORC1）产生的遗传变异的影响。VKORC1 酶在氧化后会还原维生素 K。最近对随机试验进行的 Meta 分析发现，针对多态性的药物遗传学测试并未降低出血或血栓栓塞的发生率[168]。目前的建议是，仅对持续存在 INR 超出治疗范围或在治疗期间发生不良事件的患者进行药物遗传学测试[169]。

普通肝素

UFH 可以从猪肠或牛肠中分离得到，是一种由不同长度多糖组成的高分子量（平均分子量约为 15 000 道尔顿或 35 ~ 45 多糖单位）混合物[170]。UFH 可与 AT 结合并间接抑制凝血酶（因子 Ⅱ a）和因子 Ⅹ a。肝素的优点是半衰期短，其作用可被鱼精蛋白完全逆转。肝素不具有纤维蛋白溶解活性，因此不能裂解已形成的血凝块。

在心脏手术中，肝素以全剂量即 300 ~ 400 U/kg 经静脉推注给药。通常认为 ACT 大于 400 ~ 480 s 时可以安全地启动 CPB。如果患者有遗传性 AT 缺陷或因长期使用肝素而产生了获得性 AT 缺陷，则患者可能对 UFH 不起反应。据报道，CPB 期间肝素耐药性的发生率约为 21%[171]。在 AT 缺乏患者中单纯地增加肝素剂量通常是无效的。对于这些患者，应输注新鲜冷冻血浆（fresh frozen plasma，FFP）或行 AT 浓缩液治疗，以补充 AT 含量和恢复肝素的反应[172]。肝素耐药的其他原因可能是：肝素清除率增加，肝素结合蛋白水平升高，或纤维蛋白原和Ⅷ因子水平升高。

低分子量肝素和磺达肝素

将 UFH 裂解成较短的片段（平均分子量约为 4000 道尔顿，约 15 个糖单位）可产生 LMWH[173]。磺达肝素是一种有肝素 AT 结合区的合成戊糖（平均分子量 1700 道尔顿）。这两者可通过 AT 更特异性地抑制因子 Ⅹ a。LMWH 和磺达肝素不影响 aPTT 的检测结果，通常也不需要进行凝血试验。对于药物水平难以预测的患者（如肾衰竭、妊娠、体重小于 50 kg 或大于 80 kg），可能需要测定抗 Ⅹ a 的活性水平。

LMWH 的半衰期比肝素长，可以每天一次或两次经皮下给药。LMWH 主要通过肾脏排泄，因此肾衰竭患者的半衰期会延长。25% ~ 50% 的 LMWH 分子包含 18 个或更多的糖单元。这些分子可以抑制 Ⅹ a 因子和凝血酶；而其余 50% ~ 75% 的 LMWH 分子少于 18 个糖单元。这些分子仅能抑制 Ⅹ a 因子[174]。鱼精蛋

白拮抗肝素时，至少需要肝素分子中超过 14 个糖单元才能相互作用[175]。因此，鱼精蛋白在逆转 LMWH 时仅部分有效。它不能完全消除抗 X a 的活性，但可以中和 LMWH 的较高分子量的部分。

磺达肝素的半衰期更长（17 ~ 21 h），可以每天给药。由于鱼精蛋白只有 5 个糖单元，因此鱼精蛋白不能有效逆转磺达肝素的作用[176]。由于 PF4/ 肝素复合物形成的抗原需要至少 8 ~ 10 个糖基的多糖链，因此与磺达肝素相关的 HIT 不太可能发生[177]。既往文献中仅报道了 8 例可能与磺达肝素相关的 HIT[178]。目前，磺达肝素尚未被 FDA 批准用于 HIT，但与 DTI 相比，已有相当多的文献中报道了其对患者有益的使用经验（例如降低了出血风险）[179]。

直接凝血酶抑制剂

DTI 类药物直接与凝血酶结合，而不需要辅因子（例如抗凝血酶）发挥作用。与仅对游离凝血酶起作用的肝素不同，所有 DTI 在其游离状态（可溶）和纤维蛋白结合状态（不可溶）均抑制凝血酶。相对于肝素，DTI 的其他优势包括：不会与其他血浆蛋白结合，因此抗凝作用更可控，并且无须担心免疫介导的血小板减少症的发生。

来匹芦定是在水蛭中发现的天然抗凝剂，而阿加曲班和比伐芦定是合成的药物。阿加曲班的半衰期为 45 min，是肾功能不全患者的首选 DTI 药物，因为它可被肝清除。它与凝血酶的活性位点发生可逆地结合。阿加曲班已获 FDA 批准用于预防和治疗 HIT 患者的血栓形成和 PCI 后的抗凝。通常在手术室中使用 aPTT 或 ACT 监测其临床效果。其给药剂量的目标是维持 aPTT 在基线水平的 1.5 ~ 3 倍。由于阿加曲班会延长凝血酶依赖性凝血的时间，因此 PT 和 INR 也会延长，这可能会使向华法林过渡的长期抗凝治疗变得复杂[180]。

比伐芦定是来匹芦定的 20 个氨基酸的合成类似物，是一种可逆的 DTI，通过蛋白水解作用和肝代谢而代谢[181]。在静脉使用的 DTI 中，它的半衰期最短。尽管仍然需要调整剂量，对于肾和肝功能不全患者来说，比伐芦定是首选药物。在研究中，对于不稳定性或梗死后心绞痛行经皮腔内冠状动脉成形术的患者，与 UFH 相比，比伐芦定可以减低出血率及改善预后[182]，并且在 HIT 患者行 PCI 时，比伐芦定可以作为肝素的替代品使用[183]。

地西芦定于 2010 年获得批准，是唯一可用于皮下给药的 DTI。一项早期、小型、开放标签的研究（16 例患者）表明，对于可疑 HIT 的患者，地西芦定可能是阿加曲班的一种经济有效的替代方法[184]。地西芦定还具有更可预测的药代动力学，且对于肌酐清除率大于 30 ml/min 的患者，可能并不需要调整剂量和监测 aPTT[185]。

直接口服抗凝药

在过去的十年里，几种新的口服抗凝剂已投放市场。这些新药具有更可预测的药代动力学和药效学，并且药物与药物之间的相互作用较少，因此无须每天进行实验室监测即可给药。它们的缺点是缺乏用于逆转抗凝的特异性拮抗剂，但是随着艾达赛珠单抗的应用，这种情况正在逐渐改变。

大多数 DOACs 药物已被批准用于预防髋或膝关节置换手术后的静脉血栓栓塞、静脉血栓栓塞的治疗和二级预防以及非瓣膜性房颤的卒中预防。还有许多研究正在进行：急性冠状动脉综合征后的冠状动脉事件的二级预防、预防择期 PCI 术中的血栓形成以及预防机械性心脏瓣膜上的血栓形成。早期临床前试验的结果是积极的，并鼓励进行进一步的随机试验，因此可以预测这些药物在以后的影响力会逐渐增强[186]。DOACs 的半衰期比华法林短，并且显示出与华法林同等的疗效。一项基于 II 期和 III 期随机临床试验的 Meta 分析比较了在房颤患者中使用 DOACs 和 VKA 的效果，结果发现使用 DOACs 可以显著减少大出血［相对危险度（relative risk，RR）0.86，95%CI 0.72 ~ 1.02］，同时颅内出血的风险也显著降低（RR 0.46，95%CI 0.39 ~ 0.56）[187]。

达比加群（Pradaxa）是一种口服 DTI，是自华法林以来首个被批准用于预防非瓣膜性房颤患者缺血性卒中的新型抗栓剂。当以每天 2 次、每次 150 mg 的剂量给药时，达比加群可以降低卒中的风险，且在 INR 为 2.0 ~ 3.0 时，其出血风险与华法林相似[188]。尽管出血风险相似，但达比加群和华法林两种药物的出血情况确实有所不同。与华法林相比，达比加群增加了胃肠道出血的风险，但降低了颅内出血的风险[189]。达比加群主要被肾清除，因此在肌酐清除率低于 30 ml/min 的患者应减少剂量。

由于尚无完善的实验室手段，达比加群的疗效监测非常困难。直到达比加群浓度很高（> 200 ng/ml）时，aPTT 才显示出线性结果[190]。TT 指标对达比加群非常敏感，因此虽然可用于检测药物的存在，但不能用于定量[191]。在临床达比加群浓度下，稀释的 TT 或蛇静脉酶凝结时间都是线性的，并且如果需要监测则可以选择进行检测。因此当需要进行监测时，它们都是可以选择的检测方法[192]。

直接的 Xa 抑制剂，包括利伐沙班（Xarelto）、阿哌沙班（Eliquis）和艾多沙班（Savaysa），是针对因子 Xa 活性位点起作用的药物。与华法林相比，Xa 因子抑制剂的使用与更少的卒中和栓塞事件、更少的颅内出血以及更低的全因死亡率相关[193]。在房颤患者中，与使用华法林相比，阿哌沙班降低卒中风险和大出血的概率[194]。抗因子 Xa 分析是监测直接的 Xa 抑制剂作用的最合适测试，但是对每种药物的分析必须单独进行校准[192]。

溶栓药

溶栓疗法用于分解或溶解血块。这类药物最常用于急性心肌梗死、卒中、大量肺栓塞、动脉血栓栓塞和静脉血栓形成。溶栓药物可以通过静脉输注全身给药，或是直接在阻塞的部位给药。大多数溶栓药是丝氨酸蛋白酶，通过将纤溶酶原转化为纤溶酶而起作用。然后，纤溶酶通过分解纤维蛋白原和纤维蛋白裂解血凝块起作用。纤维蛋白溶解药物分为两类：①纤维蛋白特异性药物，②非纤维蛋白特异性药物。纤维蛋白特异性药物包括阿替普酶（tPA）、瑞替普酶和替奈普酶。从理论上讲，它们在缺乏纤维蛋白的情况下只能转化较少的纤溶酶原，也消耗较少的纤维蛋白原。非纤维蛋白特异性药物（如链激酶）可催化全身性纤维蛋白溶解。由 β- 溶血性链球菌产生的链激酶具有高度的抗原性，可引起免疫敏化和过敏反应。即使前一次接触链激酶已有数年之久，重复给药也易引起免疫敏化和过敏反应[195]。链激酶在美国并未广泛使用，但由于其成本较低而仍在其他国家使用。

t-PAs 既是溶栓剂，又是抗凝剂。如前所述，纤维蛋白溶解使循环血中纤维蛋白降解产物增加，从而抑制血小板聚集。在使用溶栓药后的 10 天内，禁忌对不可压迫的血管进行手术或穿刺。

在给予这些药物时，时间通常至关重要。医务人员应迅速采集病史，进行体格检查，关注绝对和相对禁忌证（表 50.2），进行相关的实验室检查，要求进行必要的会诊，并由此进行决策。许多研究报道了溶栓药物在急性肺栓塞、ST 抬高型心肌梗死（ST-elevation myocardial infarction，STEMI）和缺血性卒中时的应用。由急性肺栓塞引起的血流动力学不稳定是溶栓药使用的适应证[196]。一项对大量肺栓塞患者进行的 Meta 分析发现，全身溶栓治疗可降低死亡和复发性血栓栓塞的复合结局（9.4% vs 19%，比值比 0.45，95%CI 0.22 ~ 0.92）[197]。对于急性 STEMI 患者，如果可能的话，在就诊至急诊室的 2 h 内应首选

表 50.2 溶栓药的绝对禁忌证和相对禁忌证	
绝对禁忌证	**相对禁忌证**
血管病变	缺血性卒中 > 3 个月
严重，未控制的高血压（收缩压 > 185 mmHg 或舒张压 > 110 mmHg）	活动性消化道溃疡
近期颅脑外伤或手术史	近期合并应用抗凝药物
颅内肿瘤	妊娠
缺血性卒中 < 3 个月	持续性 / 创伤性心肺复苏 < 3 周
活动性出血	大手术史 < 3 周

PCI 治疗。但是对于不能广泛开展 PCI 的医院来说，纤溶治疗仍是一个重要的治疗方式，早期溶栓与较低的死亡率之间具有相关性。将症状出现到溶栓治疗之间不同间隔时长的预后进行了比较（少于 2 h 与大于 4 h），发现早期给药可降低发病后 30 天死亡率（5.5% vs. 9%）[198]。对于卒中的治疗，主要目标是恢复缺血区域的血流，以减少卒中相关的残疾和死亡率。如果可以在症状发作的 4.5 h 内开始治疗，则推荐使用阿替普酶治疗急性缺血性卒中[199]。对于缺血性卒中，即使已经实施了溶栓治疗，机械性取栓术仍应值得考虑。

促凝药物

当患者出血风险较高时，麻醉科医师可使用促凝药物以控制手术期间的失血量。这类药物可分为两类：抗纤溶药和凝血因子替代物（请参阅表 50.1）。

抗纤溶药

有两种类型的抗纤维蛋白溶解药物：赖氨酸类似物即氨基己酸（epsilon-aminocaproic acid，EACA）和氨甲环酸（TXA），以及一种 SERPIN 即抑肽酶。由于担心肾和心血管毒性，抑肽酶已从美国市场撤出，现仅在欧洲和加拿大有售。赖氨酸类似物的作用是通过竞争性地抑制纤溶酶原上的结合位点，从而抑制纤溶酶原的活化并阻止纤溶酶原与纤维蛋白的结合，从而阻碍纤维蛋白溶解[200]。对 TXA 的研究比 EACA 进行地更彻底。但是除了细微的差异外，这两种药物的疗效似乎是相似的，都可以减少围术期失血。

在大型 CRASH-2 试验中对 TXA 进行了研究。对于创伤后入院的患者，TXA 与全因死亡率的降低有关（14.5% vs. 16%，P = 0.0035），包括因出血而死亡的风险（4.9% vs. 5.8%，P = 0.0077），同时血管闭塞事件并没有增加[100]。CRASH-2 数据的亚组分析表明，创伤

后的早期 TXA 治疗（≤1 h）显著降低了因出血事件而导致的死亡风险（RR 为 0.68；95%CI，0.57～0.82；$P < 0.0001$）。如果在 1～3 h 内给予 TXA，RR 值也较低（0.79，95%CI，0.64～0.97；$P = 0.03$）。然而，3 h 后再进行治疗似乎增加了因出血而导致的死亡，RR 为 1.44（95%CI，1.12～1.84；$P = 0.004$）[101]。

除创伤外，还有一些试验研究了 TXA 在心脏外科、骨外科、神经外科、肝外科以及妇产科中的使用。世界孕产妇抗纤溶试验（World Maternal Antifibrinolytic Trial，WOMAN）发现，TXA 的使用减少了产后出血导致的死亡，尤其是在胎儿出生后的 3 h 内给药，而同时并不增加不良反应[201]。在最近对手术患者进行的 Meta 分析中发现，TXA 将接受输血的可能性降低了 1/3（风险比 0.62；95%CI，0.58～0.65；$P < 0.001$）[202]。TXA 组的死亡人数较少（风险比 0.61；95%CI，0.38～0.98；$P = 0.04$），但是 TXA 对心肌梗死（风险比 0.68；95%CI，0.43～1.09；$P = 0.11$）、卒中（风险比 1.14；95%CI，0.65～2.00；$P = 0.65$），深静脉血栓形成（风险比 0.86；95%CI，0.53～1.39；$P = 0.54$）和肺栓塞（风险比 0.61；95%CI 0.25～1.47；$P = 0.27$）的影响尚无定论。一项循证医学综述也发现，TXA 可使输血显著减少 39%。然而在他们的分析中，TXA 与所有手术的死亡率降低均不相关[203]。

总体而言，赖氨酸类似物（TXA 和 EACA）是廉价且低风险的辅助药物，应考虑将其用于大手术或严重出血的患者。使用这类药物后，血栓的风险似乎并没有升高，但是必须做进一步的研究才能下结论。就副作用而言，有报道称行心脏手术的患者癫痫发作，与接受大剂量 TXA 具有剂量反应的关系[204]。其机制是由于 TXA 与 $GABA_A$ 受体相结合，从而阻断 $GABA_A$ 介导的对中枢神经系统的抑制作用[205]。

凝血因子替代物

重组因子Ⅶa　重组因子Ⅶa（recombinant factor Ⅶa，rFⅦa）通过内源性和外源性途径增加了凝血酶的生成，从而促进止血作用。该药物最初是被 FDA 批准用于血友病患者。重组因子Ⅶa 在血管损伤部位与组织因子结合，并与活化的血小板表面结合，导致因子 X 的活化。这两种机制均导致凝血酶和纤维蛋白生成的"爆发"，从而促进血凝块形成。rFⅦa 的半衰期只有 2～2.5 h，因此初始剂量之后可能需要重复给药，直到控制出血为止。

对使用抑制剂的血友病患者，rFⅦa 的成功经验引起了人们对该药物增强以往没有凝血障碍的出血患

者止血能力的兴趣。rFⅦa 的这种说明书以外的使用范围很广，包括颅内出血[206-207]、创伤[208-209]、脑外伤[210] 以及接受心脏手术[211] 和肝移植的患者[212-213]。尽管用 rFⅦa 治疗可减少创伤患者颅内出血后血肿的进展，并降低急性呼吸窘迫综合征的风险（风险降低，−0.05；95%CI，−0.02～−0.08），但死亡率或功能预后在任何患者亚组中均未得到改善[211]。

随着 rFⅦa 的超说明书使用的增加，也出现了更多动脉和静脉血栓形成的令人不安的报道。据一项针对 rFⅦa 超说明书使用安全性的综述报道，与安慰剂相比，使用 rFⅦa 引起的动脉血栓栓塞的事件发生率更高（5.5% vs. 3.2%，$P = 0.003$），冠状动脉事件发生率也增加（2.9% vs. 1.1%，$P = 0.002$）[214]，并且随着年龄的增加而增加（对于 65～74 岁的患者，OR 为 2.12；95%CI：0.95～4.71；对于 ≥75 岁的患者，OR 为 3.02，95%CI：1.22～7.48），以及随着剂量的增加而增加。考虑到尚无随机对照试验能够证明 rFⅦa 在重症监护、住院或死亡率方面具有显著益处，目前指南建议对于没有血友病的患者，不再超说明书使用 rFⅦa 预防和治疗出血[215]。每一位临床医师必须权衡血栓栓塞事件的风险与难治性出血患者的获益，因为在大出血中"最后一次使用"rFⅦa 的情况尚无正式的研究结果。

凝血酶原复合物　凝血酶原复合物（prothrombin complex concentrate，PCCs）是商业化的纯化浓缩物，包含不同剂量的维生素 K 依赖性凝血因子。三因子 PCCs 与四因子 PCCs 的区别在于，三因子 PCCs 里没有大量的Ⅶ因子。大多数因子是以非激活状态保存的，目的是为了降低血栓形成的风险。但是，FEIBA 是包含活化Ⅶ因子的四因子 PCC。该产品还包含凝血抑制剂，如肝素、AT、蛋白 C 和蛋白 S，以通过更平衡地替代促凝血因子和抗凝蛋白来减少血栓形成的风险。

尽管 PCC 来源于人血浆，但至少经过了一种减少病毒的处理，从而降低了输血性疾病传播的风险。另外，较低的给药容量也降低了输血相关的循环系统超负荷（transfusion-associated circulatory overload，TACO）的风险[216]。虽然 PCC 似乎是安全的，具有较低的血栓形成风险，但越来越多的证据表明，因子Ⅱ的水平及其与凝血抑制剂的平衡可能是重要的因素[217]。

纤维蛋白原浓缩物　纤维蛋白原浓缩物是从人血浆中提取的，在制造过程已进行了病毒的灭活。它可用于纠正血纤维蛋白原减少症、减轻凝血病、减少出血及输血的需要。浓缩的纤维蛋白原在标准化纤维蛋

白原含量、低输注容量以及能快速获得以尽快给药这些方面优于 FFP 和冷沉淀。另一方面，冷沉淀和 FFP 更便宜，它们也能提供额外的促凝血因子，因此在大量出血期间也是对患者有益的。最近发表的一篇纳入七项随机对照试验的 Meta 分析显示，使用纤维蛋白原浓缩物可明显减少出血和输血需求，但缺乏死亡率的相关数据，且各试验之间存在显著的异质性[218]。尽管目前尚无定论，但一些医院已将纤维蛋白原浓缩物纳入基于黏弹性凝血实验的决策之中，其目的是为了减少输血需求。

围术期抗凝的管理

对于需要长期抗凝或抗血小板治疗的患者，围术期管理应权衡手术出血的风险与术后血栓栓塞的风险。在择期手术之前，应花足够的时间评估患者病情，以进行必要的风险评估，并就抗凝或抗血小板治疗的暂停和恢复做出决策。

维生素 K 拮抗剂

对于服用 VKA 的患者，目前的建议是对围术期血栓栓塞风险较低的患者，在手术前 5 d 停用 VKA（表 50.3）。如果止血充分，应在术后 12 ～ 24 h 重新服用 VKA。对于有较高血栓栓塞风险的患者，应在停用 VKA 后使用 UFH 或 LMWH 进行桥接抗凝治疗。而对于中等风险的患者，用药管理会困难一些。由于没有确切的证据，其用药应基于患者的个体情况和手术中危险因素[219]。

肝素

对于接受 UFH 桥接治疗的患者，应在手术前 4 ～ 6 h 停药[220]，并在术后 12 h 内恢复输注且无须加用负荷剂量。在术后出血风险较高的手术中，UFH 的恢复应延迟到 48 ～ 72 h，直到有足够的止血强度。对于接受低分子肝素桥接治疗的患者，应在术前 24 h 给予最后一个剂量的低分子肝素。对于低出血风险的手术，应在术后 24 h 恢复用药；对于高出血风险的手术，应延迟至术后 48 ～ 72 h 用药[219]。

阿司匹林

对于接受阿司匹林治疗的患者，风险评估应基于

表 50.3　围术期血栓栓塞风险分层	
风险	适应证
高	机械性心脏瓣膜
	风湿性心脏瓣膜病
	CHADS 评分 ≥ 5 分
	3 个月内发生 VTE 或停用 VKAs 后发生 VTE
中	CHADS 评分 3 ～ 4 分
	VTE 3 ～ 12 个月或停用 VKAs 后未复发
	进展期肿瘤
低	CHADS 评分 0 ～ 2 分
	VTE > 12 个月或无其他风险因素

CHADS，充血性心力衰竭，高血压，年龄 ≥ 75 岁，糖尿病，卒中史；VKA，维生素 A 拮抗剂；VTE，静脉血栓栓塞

以下几点：①发生围术期心血管事件的风险；②手术类型为小手术、大手术、还是心脏手术；③最近行 PCI 术患者的支架置入时间和类型。研究显示低剂量阿司匹林（acetylsalicylic acid，ASA）可将卒中和心肌梗死的风险降低 25% ～ 30%[221-222]，并且停用低剂量阿司匹林引起的血小板反弹现象显著增加了栓塞风险，这一现象导致了血栓稳定性增加，纤维蛋白交联性提高，以及纤维蛋白溶解降低[223]。因此，是否决定停用低剂量阿司匹林必要要权衡出血风险与降低心血管风险的收益。研究表明，围术期使用阿司匹林可能导致大出血风险的小幅增加（2.9% vs. 2.4%，$P = 0.04$）[222, 224]，但继续使用阿司匹林可能会显著减少心肌梗死和其他主要心血管事件的发生（1.8% vs. 9.0%，$P = 0.02$）[225]。

目前的建议是，对于需要行非心脏手术的具有中度至高度心血管事件风险的患者，继续使用阿司匹林；而对于心血管事件低风险的患者，仅在手术前 7 ～ 10 d 停用阿司匹林[226]。进行小手术（如小型牙科、皮肤科手术或白内障手术）且正接受阿司匹林用于心血管疾病二级预防的患者，应在围术期继续服用。

对于装有冠状动脉支架的患者进行外科手术存在这一问题：停止抗血小板治疗可能导致支架内血栓形成。因此，如果条件允许，手术应推迟到裸金属支架放置后至少 6 周和药物洗脱支架放置后至少 6 个月[227]。如果在此时间之前需要手术，双重抗血小板治疗应继续进行，除非认为出血风险大于支架内血栓形成的风险。

许多试验研究了围术期阿司匹林的治疗方法。然而，围术期氯吡格雷治疗的数据则少得多。在大多数临床情况下，除非患者正在接受颅内手术、经尿道前列腺切除术、眼内手术或出血风险极高的手术，否则阿司匹林应继续使用，因为其所带来的益处超过了出

血的风险[228]。关于有冠状动脉支架患者行非心脏手术是否使用桥接疗法还尚无定论。对有高度支架内血栓形成风险的患者，建议静脉使用可逆糖蛋白抑制剂或可逆 P2Y12 抑制剂进行桥接治疗，但不建议同时进行肠胃外的抗凝治疗。

神经阻滞麻醉和抗凝

除了评估手术出血风险外，许多接受抗凝或抗血小板治疗的患者可能受益于神经麻醉药物。随着 DOACs 的问世以及接受长期抗凝治疗的患者人数增加，围术期抗凝的管理变得越来越复杂。缺乏随机对照试验表明手术和区域麻醉进行时机的安全性，因为这些药物以及神经阻滞技术尚不具备广泛的临床经验。既往文献中大多数指南仅基于这些药物的药代动力学和药效学[229]。随着新的抗凝剂的出血风险和药理学特征证据的出现，这些指南和建议需要进行更新。在缺乏具体数据的情况下，许多医院机构制定了自己的实践指南（表 50.4）。为确保接受抗凝治疗患者的围术期安全，对其早期术前评估以及由患者、初级保健医师、外科医师、麻醉科医师及血液科医师组成的多学科团队合作是至关重要的。在提出正式的治疗方案之前，需要对这些新疗法造成的血栓栓塞事件和出血风险不断进行研究。

抗凝药物的紧急逆转

维生素 K 拮抗剂

根据不同的研究设计，与 VKA 相关的大出血的发生率每年为 1.1% ～ 8.1%[230-231]。其中一些患者需要逆转华法林以防止出血，而其他一些患者需要在急诊手术前逆转华法林的作用。与三因子 PCCs 相比，四因子 PCCs 是现在替代 FFP 或 rF Ⅶ a 用于紧急逆转口服 VKA 的首选药物[232]。但由于 PCCs 的半衰期较短而华法林的半衰期较长，PCCs 只能提供短时间的逆转作用。需要同时给予维生素 K 以恢复肝中维生素 K 依赖因子（vitamin K dependent factors，VKDFs）的羧基化，并在 PCC 输注的因子被代谢后发挥更长时间的作用。静脉给予维生素 K 比皮下或口服给药起效更快[233]。而所需剂量取决于临床的状况以及术后是否需要重新建立抗凝治疗。例如，较低剂量（3 mg）的维生素 K 可在紧急情况下逆转华法林，但也要注意避免需要快速重建治疗性 INR 时发生的华法林抵抗[234]。

想要用 FFP 来快速逆转 VKA 是非常困难，而且通常是不现实的。解冻 ABO 兼容的输注单位所需的时间是一个令人担忧的问题，更主要的是将 VKDF 提高 50% 所需的较大 FFP 容量通常不切实际，特别是对于容易出现肺、肾和心脏疾病的患者群体[235]。FFP 的使

表 50.4　UCSF 神经阻滞麻醉时抗血栓药物的应用指南

抗凝药	神经阻滞置管前需停药时间	留置导管后可给药的最短时间	给药后至拔管的最短时间	拔管后恢复给药的最短时间
NSAIDs/ASA	留置导管或拔除导管无限制			
肝素 SQ bid	留置导管或拔除导管无限制			
肝素 SQ tid	4 h	2 h	4 h	2 h
洛维洛克斯 qd	12 h	6 h	12 h	4 h
华法林	5 天或 INR < 1.5	留置导管时禁忌		2 h
氯吡格雷	7 天	留置导管时禁忌		2 h
噻氯匹定	14 天	留置导管时禁忌		2 h
达比加群	5 天	留置导管时禁忌		6 h
利伐沙班	3 天	留置导管时禁忌		6 h
阿哌沙班	3 天	留置导管时禁忌		6 h
阿昔单抗	48 h	留置导管时禁忌		2 h
依替巴肽	8 h	留置导管时禁忌		2 h
阿替普酶	10 天	留置导管时禁忌		10 days

* 治疗卒中或心肌梗死的全量。小剂量（2 mg）冲洗导管时，留置导管或拔除导管无时间限制。

ASA，乙酰水杨酸；bid，每日两次；INR，国际标准化比率；NSAIDs，非甾体抗炎药；qd，每日一次；SQ，皮下；tid，每日三次（Adapted from UCSF Guidelines for the use of antithrombotic agents in the setting of neuraxial procedures and Horlocker TT，Wedel DJ，Rowlinson JC，et al. Regional anesthesia in the patient receiving antithrombotic or thrombolytic therapy：American Society of Regional Anesthesia and Pain Medicine Evidence-Based Guidelines（third edition）. Reg Anesth Pain Med. 2010；35；64-101.）

用还有以下的一些顾虑：病毒性疾病的传播，与输血有关的并发症，如容量超负荷、TACO 和肺损伤（与输血有关的急性肺损伤）。在最近的一项随机对照试验中，使用了四因子 PCC 在手术或侵入性治疗之前逆转 VKA，与接受 FFP 的患者相比，四因子 PCC 可以更有效的止血（PCC 的 90% vs. FFP 的 75%），液体超负荷更低（PCC 的 3% vs. FFP 的 13%），而血栓栓塞事件的发生率相似（PCC 的 7% vs. FFP 的 8%）[236]。

直接凝血酶抑制剂

静脉输注的 DTIs 没有直接的逆转药物；然而，由于它们的半衰期相对较短，因此在临床紧急情况下，支持性治疗加上一定的时间也通常足以控制其抗凝作用。对于 DOACs，伊达珠单抗是达比加群的一种特效拮抗剂。它是一种人源化抗体片段，其结合达比加群的亲和力是凝血酶的 350 倍。该药物于 2015 年获得 FDA 批准，可在数分钟内完全逆转达比加群的抗凝作用[237]。之后还开发了 Andexanet alfa（一种 Ⅹ a 因子的重组衍生物），通过作为诱饵来逆转 Ⅹ a 因子抑制剂的作用。它对 Ⅹ a 因子抑制剂的亲和力高于 Ⅹ a 因子本身。该药物最近被 FDA 批准用于服用阿哌沙班或利伐沙班而出现急性出血的患者，但其适应证目前不包括艾多沙班或依诺肝素[238-239]。

新兴的药物

部分正在开发的抗凝逆转药物可能很快就会被 FDA 批准。如 Ciraparantag（PER977），一种合成的水溶性的阳性小分子，可通过氢键结合以及电荷之间的相互作用中和 UFH、LMWH、磺达肝素、达比加群和 Ⅹ a 因子抑制剂。健康志愿者参与的 Ⅰ 期临床试验已经完成[240]。表 50.5 中列举了常见的抗凝剂和紧急情况下可以使用的逆转药物，以供参考。

结论

凝血系统是极其复杂的，但是对止血基本原理的理解将使麻醉科医务人员在术前识别有出血风险的患者，在术中和术后安全地处理失血并治疗获得性凝血障碍。鉴于存在大量不同的抗血栓和抗凝药物，围术期管理正越来越具有挑战性。为确保患者围术期的安全，对接受抗凝治疗患者的术前早期评估以及由患者、初级保健医师、血液科医师、外科医师、麻醉科医师组成的多学科团队合作是至关重要的。

致谢

感谢 Thomas F. Slaughter、Lawrence T. Goonough 和 Terri G. Monk 在本书前一版中所做的贡献。录入的章节奠定了本章的基础。

表 50.5　常见抗凝药物所需的实验室检查及紧急情况下可用的逆转药物

抗凝药	药物名称	术前停药时间	监测指标	逆转药物
抗血小板药	ASA P2Y12 受体拮抗剂 GP Ⅱ b/ Ⅲ a 拮抗剂	7 天 7～14 天 24～72 h	无	输注血小板
维生素 K 拮抗剂	华法林	2～5 天	PT、INR	PCC、FFP 和维生素 K
肝素	普通肝素（UFH）（IV）	6 h	aPTT	鱼精蛋白
	低分子肝素（LMWH）	12～24 h	不需要，但可监测 fXa 水平	可部分被鱼精蛋白逆转
戊糖	磺达肝素	3 天（预防剂量）	不需要，但可监测 fXa 水平	无
直接凝血酶抑制剂	阿加曲班和比伐卢定	4～6 h 3 h	aPTT 或 ACT	无
	达比加群	2～4 天（如肾功能受累，时间更长）	不需要，可监测凝血酶时间水平	Idarucizumab
FXa 抑制剂	利伐沙班、阿皮沙班和伊多塞班	2～3 天 2～3 天 2～3 天	不需要，但可监测 fXa 水平	利伐沙班和阿皮沙班可用 andexanet alfa 拮抗

ACT，活化凝血时间；aPTT，活化部分凝血酶时间；ASA，乙酰水杨酸；FFP，新鲜冰冻血浆；INR，国际标准化比率；IV，静脉注射；PCC，凝血酶原复合物；PT，凝血酶原时间

参考文献

1. Furie B, et al. *N Engl J Med*. 2008;359(9):938–949.
2. van Hinsbergh VW, et al. *Semin Immunopathol*. 2012;34(1):93–106.
3. Moncada S, et al. *Nature*. 1976;263(5579):663–665.
4. Broekman MJ, et al. *Blood*. 1991;78(4):1033–1040.
5. Marcus AJ, et al. *J Clin Invest*. 1997;99(6):1351–1360.
6. Esmon CT, et al. *Semin Thromb Hemost*. 2006;32(suppl 1):49–60.
7. Mertens G, et al. *J Biol Chem*. 1992;267(28):20435–22043.
8. Wood JP, et al. *Blood*. 2014;123(19):2934–2943.
9. Wolberg AS, et al. *Anesth Analg*. 2012;114(2):275–285.
10. Chiu JJ, et al. *Physiol Rev*. 2011;91(1):327–387.
11. Stern D, et al. *Proc Natl Acad Sci U S A*. 1985;82(8):2523–2527.
12. Margetic S. *Biochem Med (Zagreb)*. 2012;22(1):49–62.
13. Van De Craen B, et al. *Thromb Res*. 2012;130(4):576–585.
14. Achneck HE, et al. *Vascular*. 2008;16(suppl 1):S6–13.
15. Kassis J, et al. *Blood*. 1992;80(7):1758–1764.
16. Broos K, et al. *Thromb Res*. 2012;129(3):245–249.
17. Hanson SR, et al. *Blood*. 1985;66(5):1105–1109.
18. Broos K, et al. *Blood Rev*. 2011;25(4):155–167.
19. Wu YP, et al. *Arterioscler Thromb Vasc Biol*. 2000;20(6):1661–1667.
20. Brass L. *Hematology Am Soc Hematol Educ Program*. 2010;2010:387–396.
21. Macfarlane RG. *Nature*. 1964;202:498–499.
22. Hoffman. *J Thromb Thrombolysis*. 2003;16(1-2):17–20.
23. Coughlin SR. *J Thromb Haemost*. 2005;3(8):1800–1814.
24. Schenone M, et al. *Curr Opin Hematol*. 2004;11(4):272–277.
25. Mann KG, et al. *Blood Cells Mol Dis*. 2006;36(2):108–117.
26. Furie B, et al. *N Engl J Med*. 1992;326(12):800–806.
27. Osterud B, et al. *Proc Natl Acad Sci U S A*. 1977;74(12):5260–5264.
28. Renne T. *Semin Immunopathol*. 2012;34(1):31–41.
29. Hoffman M. *Blood Rev*. 2003;17(suppl 1):S1–5.
30. Furie B, et al. *J Thromb Haemost*. 2007;5(suppl 1):12–17.
31. Pisano JJ, et al. *Science*. 1968;160(3830):892–893.
32. Levy JH, et al. *Transfusion*. 2013;53(5):1120–1131.
33. Crawley JT, et al. *J Thromb Haemost*. 2007;5(suppl 1):95–101.
34. Barshtein G, et al. *Expert Rev Cardiovasc Ther*. 2007;5(4):743–752.
35. Kolev K, et al. *Thromb Haemost*. 2003;89(4):610–621.
36. Woodruff RS, et al. *J Thromb Thrombolysis*. 2011;32(1):9–20.
37. Andrews RK, et al. *Arterioscler Thromb Vasc Biol*. 2007;27(7):1511–1520.
38. Crawley JT, et al. *Arterioscler Thromb Vasc Biol*. 2008;28(2):233–242.
39. Broze GJ, et al. *Proc Natl Acad Sci U S A*. 1987;84(7):1886–1890.
40. Esmon CT. *Chest*. 2003;123):26S–32S.
41. Perry DJ. *Blood Rev*. 1994;8(1):37–55.
42. Tollefsen DM, et al. *J Biol Chem*. 1982;257(5):2162–2169.
43. Segal JB, et al. *Transfusion*. 2005;45(9):1413–1425.
44. Chee YL, et al. *Br J Haematol*. 2008;140(5):496–504.
45. Greaves M, et al. *J Thromb Haemost*. 2007;5(suppl 1):167–174.
46. Sadler JE. *Annu Rev Med*. 2005;56:173–1791.
47. Dinehart SM, et al. *Dermatol Surg*. 2005;31(7 Pt 2):819–826. discussion 26.
48. Leebeek FW, et al. *N Engl J Med*. 2016;375(21):2067–2080.
49. Rodeghiero F, et al. *Blood*. 1987;69(2):454–459.
50. Brinkhous KM, et al. *Proc Natl Acad Sci U S A*. 1985;82(24):8752–8756.
51. Lippi G, et al. *Blood Coagul Fibrinolysis*. 2007;18(4):361–364.
52. Roberts JC, et al. *Int J Lab Hematol*. 2015;37(suppl 1):11–17.
53. Posan E, et al. *Thromb Haemost*. 2003;90(3):483–490.
54. Castaman G, et al. *Br J Haematol*. 2010;151(3):245–251.
55. Miesbach W, et al. *Thromb Res*. 2015;135(3):479–484.
56. Kasper CK, et al. *Haemophilia*. 2007;13(1):90–92.
57. Franchini M, et al. *J Thromb Haemost*. 2010;8(3):421–432.
58. Srivastava A, et al. *Haemophilia*. 2013;19(1):e1–47.
59. Franchini M, et al. *Blood*. 2008;112(2):250–255.
60. Hoffman M, et al. *J Thromb Haemost*. 2012;10(8):1478–1485.
61. Sattler FR, et al. *Am J Surg*. 1988;155(5A):30–39.
62. Hines R, et al. *Anesthesiology*. 1989;70(4):611–615.
63. Schafer AI, et al. *Blood*. 1980;55(4):649–654.
64. Hogman M, et al. *Lancet*. 1993;341(8861):1664–1665.
65. Hergovich N, et al. *Clin Pharmacol Ther*. 2000;68(4):435–442.
66. Tripodi A, et al. *N Engl J Med*. 2011;365(2):147–156.
67. Tripodi A, et al. *Hepatology*. 2005;41(3):553–558.
68. Afdhal N, et al. *J Hepatol*. 2008;48(6):1000–1007.
69. Lisman T, et al. *J Hepatol*. 2002;37(2):280–287.
70. Lisman T, et al. *Hepatology*. 2006;44(1):53–61.
71. Leebeek FW, et al. *Semin Thromb Hemost*. 2015;41(5):474–480.
72. Lisman T, et al. *Gastroenterology*. 2001;121(1):131–139.
73. Forkin KT, et al. *Anesth Analg*. 2018;126(1):46–61.
74. Yates SG, et al. *Transfusion*. 2016;56(4):791–798.
75. Benigni A, et al. *Am J Kidney Dis*. 1993;22(5):668–676.
76. Gawaz MP, et al. *J Am Soc Nephrol*. 1994;5(1):36–46.
77. Noris M, et al. *Blood*. 1999;94(8):2569–2574.
78. Turitto VT, et al. *Science*. 1980;207(4430):541–543.
79. Kim JH, et al. *Ann Hematol*. 2015;94(9):1457–1461.
80. Liu YK, et al. *Lancet*. 1984;2(8408):887–890.
81. Zoja C, et al. *Lab Invest*. 1991;65(4):479–483.
82. Gando S, et al. *Nat Rev Dis Primers*. 2016;2:16037.
83. Toh CH, et al. *Ann Lab Med*. 2016;36(6):505–512.
84. Thachil J. *Anesthesiology*. 2016;125(1):230–236.
85. Kitchens CS. *Hematology Am Soc Hematol Educ Program*. 2009:240–246.
86. Levi M, et al. *Br J Haematol*. 2009;145(1):24–33.
87. Woodman RC, et al. *Blood*. 1990;76(9):1680–1697.
88. Gluszko P, et al. *Am J Physiol*. 1987;252(3 Pt 2):H615–621.
89. Harker LA, et al. *Blood*. 1980;56(5):824–834.
90. Weidman JL, et al. *Anesthesiology*. 2014;120(4):1009–1014.
91. Brown JR, et al. *Circulation*. 2007;115(22):2801–2813.
92. Brohi K, et al. *J Trauma*. 2003;54(6):1127–1130.
93. Chang R, et al. *Blood*. 2016;128(8):1043–1049.
94. Cohen MJ, et al. *Ann Surg*. 2012;255(2):379–385.
95. Brohi K, et al. *Ann Surg*. 2007;245(5):812–818.
96. Johansson PI, et al. *Ann Surg*. 2011;254(2):194–200.
97. Kutcher ME, et al. *J Trauma Acute Care Surg*. 2012;73(1):13–19.
98. Wohlauer MV, et al. *J Am Coll Surg*. 2012;214(5):739–746.
99. Moore HB, et al. *J Thromb Haemost*. 2015;13(10):1878–1887.
100. CRASH Trial collaborators, et al. *Lancet*. 2010;376(9734):23–32.
101. CRASH Trial collaborators, et al. *Lancet*. 2011;377(9771):1096–1101. 101 e1–e2.
102. Esmon CT, et al. *Blood Rev*. 2009;23(5):225–229.
103. Piazza G, et al. *Circulation*. 2010;121(19):2146–2150.
104. Spencer FA, et al. *J Gen Intern Med*. 2006;21(7):722–727.
105. Douketis J, et al. *BMJ*. 2011;342:d813.
106. Middeldorp S. *Hematology Am Soc Hematol Educ Program*. 2011;2011:150–155.
107. Wu O, et al. *Health Technol Assess*. 2006;10(11):1–110.
108. Dahlback B. *Blood*. 2012;112(1):19–27.
109. Heit JA. *Am J Hematol*. 2012;87(suppl 1):S63–67.
110. Ridker PM, et al. *JAMA*. 1997;277(16):1305–1307.
111. Goldhaber SZ, et al. *J Am Coll Cardiol*. 2016;56(1):1–7.
112. Andreoli L, et al. *Arthritis Care Res (Hoboken)*. 2013;65(11):1869–1873.
113. Giannakopoulos B, et al. *Blood*. 2009;113(5):985–994.
114. Lim W, et al. *JAMA*. 2006;295(9):1050–1057.
115. Kelton JG, et al. *Blood*. 2008;112(7):2607–2616.
116. Warkentin TE, et al. *Blood*. 2006;108(9):2937–2941.
117. Warkentin TE, et al. *Blood*. 2000;96(5):1703–1708.
118. Martel N, et al. *Blood*. 2005;106(8):2710–2715.
119. Berry C, et al. *J Am Coll Sur*. 2011;213(1):10–17.
120. Warkentin TE, et al. *Blood*. 2017;130(9):1104–1113.
121. Welsby IJ, et al. *Anesth Analg*. 2010;110(1):30–35.
122. Poller L. *J Thromb Haemost*. 2004;2(6):849–860.
123. Massignon D, et al. *Thromb Haemost*. 1996;75(4):590–594.
124. Burns ER, et al. *Am J Clin Pathol*. 1993;100(2):94–98.
125. Teien AN, et al. *Thromb Res*. 1976;8(3):413–416.
126. Ignjatovic V, et al. *Thromb Res*. 2007;120(3):347–351.
127. Price EA, et al. *Ann Pharmacother*. 2013;47(2):151–158.
128. Rodgers RP, et al. *Semin Thromb Hemost*. 1990;16(1):1–20.
129. Lind SE. *Blood*. 1991;77(12):2547–2552.
130. Hattersley PG. *JAMA*. 1966;196(5):436–440.
131. Paniccia R, et al. *Anesthesiology*. 2003;99(1):54–59.
132. Enriquez LJ, et al. *Br J Anaesth*. 2009;103(suppl 1):i14–22.
133. Ganter MT, et al. *Anesth Analg*. 2008;106(5):1366–1375.
134. Bolliger D, et al. *Transfus Med Rev*. 2012;26(1):1–13.
135. Shore-Lesserson L, et al. *Anesth Analg*. 1999;88(2):312–319.
136. Weber CF, et al. *Anesthesiology*. 2012;117(3):531–547.
137. Bolliger D, et al. *Semin Thromb Hemost*. 2017;43(4):386–396.
138. Hayward CP. *Blood Rev*. 2011;25(4):169–173.
139. Born GV. *Nature*. 1962;194:927–929.
140. Harrison P. *Br J Haematol*. 2000;111(3):733–744.
141. Cardinal DC, et al. *J Pharmacol Methods*. 1980;3(2):135–158.
142. Jambor C, et al. *Anesth Analg*. 2011;113(1):31–39.
143. Panzer S, et al. *Vox Sang*. 2011;101(1):1–9.
144. Kundu SK, et al. *Semin Thromb Hemost*. 1995;21(suppl 2):106–112.
145. Roth GJ, et al. *J Clin Invest*. 1975;56(3):624–632.

146. Mitchell JA, et al. *Proc Natl Acad Sci U S A.* 1993;90(24).
147. Costello PB, et al. *Arthritis Rheum.* 1982;25(5):550–555.
148. Pascale S, et al. *Blood.* 2012;119(15):3595–3603.
149. Diaz-Gonzalez F, et al. *Eur J Immunol.* 2015;45(3):679–686.
150. Silverstein FE, et al. *JAMA.* 2000;284(10):1247–1255.
151. Solomon SD, et al. *N Engl J Med.* 2005;352(11):1071–1080.
152. Coxib and Traditional NSAID Trialists' (CNT) Collaboration. *Lancet.* 2013;382(9894):769–779.
153. Ferri N, et al. *Drugs.* 2013;73(15):1681–1709.
154. Savi P, et al. *Thromb Haemost.* 2000;84(5):891–896.
155. Taubert D, et al. Impact of P-glycoprotein on clopidogrel absorption. *Clin Pharmacol Ther.* 2006;80(5):486–501.
156. Mega JL, et al. *Lancet.* 2010;376(9749):1312–1319.
157. Mega JL, et al. *JAMA.* 2010;304(16):1821–1830.
158. Wallentin L. *Eur Heart J.* 2009;30(16):1964–1977.
159. Floyd CN, et al. *Clin Pharmacokinet.* 2012;51(7):429–442.
160. Wallentin L, et al. *Lancet.* 2010;376(9749):1320–1328.
161. Akers WS, et al. *J Clin Pharmacol.* 2010;50(1):27–35.
162. Subban V, et al. *Indian Heart J.* 2013;65(3):260–263.
163. Hanna EB, et al. *JACC Cardiovasc Interv.* 2010;3(12):1209–1219.
164. Dasgupta H, et al. *Am Heart J.* 2000;140(2):206–211.
165. Yates SG, et al. *J Thromb Haemost.* 2015;13(suppl 1):S180–186.
166. Benzon HT, et al. *Anesthesiology.* 2010;112(2):298–304.
167. Pokorney SD, et al. *Am Heart J.* 2015;170(1):141–148.
168. Stergiopoulos K, et al. *JAMA Intern Med.* 2014;174(8):1330–1338.
169. Shaw K, et al. *Ther Drug Monit.* 2015;37(4):428–436.
170. Johnson EA, et al. *Carbohydr Res.* 1976;51(1):119–127.
171. Ranucci M, et al. *Perfusion.* 2002;17(3):199–204.
172. Finley A, et al. *Anesth Analg.* 2013;116(6):1210–1222.
173. Li G, et al. *Anal Chem.* 2014;86(1).
174. Hirsh J, et al. *Circulation.* 1998;98(15):1575–1582.
175. Harenberg J, et al. *Thromb Res.* 1985;38(1):11–20.
176. van Veen JJ, et al. *Blood Coagul Fibrinolysis.* 2011;22(7):565–570.
177. Greinacher A, et al. *Thromb Haemost.* 1995;74(3):886–892.
178. Bhatt VR, et al. *Eur J Haematol.* 2013;91(5):437–441.
179. Schindewolf M, et al. *J Am Coll Cardiol.* 2017;70(21):2636–2648.
180. Hursting MJ, et al. *Clin Appl Thromb Hemost.* 2005;11(3):279–287.
181. Robson R, et al. *Clin Pharmacol Ther.* 2002;71(6):433–439.
182. Bittl JA, et al. *Am Heart J.* 2001;142(6):952–959.
183. Mahaffey KW, et al. *J Invasive Cardiol.* 2003;15(11):611–616.
184. Boyce SW, et al. *Am J Ther.* 2011;18(1):14–22.
185. Nafziger AN, et al. *J Clin Pharmacol.* 2010;50(6):614–622.
186. Lee CJ, et al. *Br J Clin Pharmacol.* 2011;72(4):581–592.
187. Dentali F, et al. *Circulation.* 2012;126(20):2381–2391.
188. Connolly SJ, et al. *N Engl J Med.* 2009;361(12):1139–1151.
189. Wallentin L, et al. *Lancet.* 2010;376(9745):975–983.
190. Garcia D, et al. *J Thromb Haemost.* 2013;11(2):245–252.
191. Miyares MA, et al. *Am J Health Syst Pharm.* 2012;69(17):1473–1484.
192. Tripodi A. 2013;121(20):4032–4035.
193. Bruins Slot KM, et al. *JAMA.* 2014;311(11):1150–1151.
194. Granger CB, et al. Apixaban versus warfarin in patients with atrial fibrillation. *N Engl J Med.* 2011;365(11):981–992.
195. Squire IB, et al. *Eur Heart J.* 1999;20(17):1245–1252.
196. Kearon C, et al. *Chest.* 2012;141(suppl 2):e419S–e96S.
197. Wan S, et al. *Circulation.* 2004;110(6):744–749.
198. Boersma E, et al. *Lancet.* 1996;348(9030):771–775.
199. Powers WJ, et al. *Stroke.* 2015;46(10):3020–3035.
200. Astedt B, et al. *Scand J Gastroenterol Suppl.* 1987;137:22–25.
201. WOMAN Trial Collaborators. *Lancet.* 2017;389(10084):2105–2116.
202. Ker K, et al. *BMJ.* 2012;344:e3054.
203. Henry DA, et al. *Cochrane Database Syst Rev.* 2011;(3):CD001886.
204. Manji RA, et al. *Can J Anaesth.* 2012;59(1):6–13.
205. Lecker I, et al. *Can J Anaesth.* 2012;59(1):1–5.
206. Mayer SA, et al. *N Engl J Med.* 2005;352(8):777–785.
207. Mayer SA, et al. *N Engl J Med.* 2008;358(20):2127–2137.
208. Boffard KD, et al. *J Trauma.* 2005;59(1):8–15; discussion -8.
209. Hauser CJ, et al. *J Trauma.* 2010;69(3):489–500.
210. Narayan RK, et al. *Neurosurgery.* 2008;62(4):776–786.
211. Yank V, et al. *Ann Intern Med.* 2011;154(8):529–540.
212. Lodge JP, et al. *Liver Transpl.* 2005;11(8):973–979.
213. Planinsic RM, et al. *Liver Transpl.* 2005;11(8):895–900.
214. Levi M, et al. *N Engl J Med.* 2010;363(19):1791–1800.
215. Lin Y, et al. *Transfus Med.* 2012;22(6):383–394.
216. Sorensen B, et al. *Crit Care.* 2011;15(1):201.
217. Dusel CH, et al. *Blood Coagul Fibrinolysis.* 2004;15(5):405–411.
218. Lunde J, et al. *Acta Anaesthesiol Scand.* 2014;58(9):1061–1074.
219. Douketis JD, et al. *Chest.* 2012;141(suppl 2):e326S–e50S.
220. Hirsh J, et al. *Chest.* 2004;126(suppl 3):188S–203S.
221. Antithrombotic Trialists' Collaboration. *BMJ.* 2002;324(7329):71–86.
222. Burger W, et al. *J Intern Med.* 2005;257(5):399–414.
223. Lordkipanidze M, et al. *Pharmacol Ther.* 2009;123(2):178–186.
224. Pulmonary Embolism Prevention Trial Collaborative Group. *Lancet.* 2000;355(9212):1295–1302.
225. Oscarsson A, et al. *Br J Anaesth.* 2010;104(3):305–312.
226. Biondi-Zoccai GG, et al. *Eur Heart J.* 2006;27(22):2667–2674.
227. Levine GN, et al. *J Am Coll Cardiol.* 2016;68(10):1082–1115.
228. Valgimigli M, et al. *Eur Heart J.* 2018;39(3):213–260.
229. Horlocker TT, et al. *Reg Anesth Pain Med.* 2010;35(1):64–101.
230. Palareti G, et al. *Lancet.* 1996;348(9025):423–428.
231. Levine MN, et al. *Chest.* 1992;102(suppl 4).
232. Sarode R, et al. *Circulation.* 2013;128(11):1234–1243.
233. Dezee KJ, et al. *Arch Intern Med.* 2006;166(4):391–397.
234. Burbury KL, et al. *Br J Haematol.* 2011;154(5):626–634.
235. Hickey M, et al. *Circulation.* 2013;128(4):360–364.
236. Goldstein JN, et al. *Lancet.* 2015;385(9982):2077–2087.
237. Pollack CV, et al. *N Engl J Med.* 2015;373(6):511–520.
238. Connolly SJ, et al. *N Engl J Med.* 2016;375(12):1131–1341.
239. Connolly SJ, et al. *N Engl J Med.* 2019;Feb 7. [Epub ahed of print].
240. Ansell JE, et al. *Thromb Haemost.* 2017;117(2):238–245.

第 4 部分

成人亚专业麻醉管理

51 慢性疼痛患者的管理

CHRISTOPH STEIN，ANDREAS KOPF
雷翀 陈辉 译 吕岩 熊利泽 审校

要 点	■ 持续性疼痛可改变神经元的功能、受体和离子通道的正常生理状态。
	■ 由于慢性疼痛的病因和临床表现的多样性，其分类应包括癌性疼痛、神经病理性疼痛、炎性疼痛、关节疼痛和肌肉骨骼疼痛。
	■ 慢性疼痛的跨学科协作治疗应包括心理学、物理治疗、职业治疗、神经病学和麻醉学领域的专家。
	■ 治疗慢性疼痛的药物种类繁多，包括阿片类药物、非甾体抗炎药及解热镇痛药、5-羟色胺受体的配体、抗癫痫药物、抗抑郁药物、外用镇痛药（如非甾体抗炎药、辣椒素、局部麻醉剂及阿片类药物）以及其他辅助用药，如局部麻醉剂、α₂ 受体激动剂、巴氯芬、肉毒杆菌毒素、止吐药、泻药，以及大麻素之类的新型药物和离子通道阻滞剂。
	■ 慢性疼痛的介入治疗包括诊断性阻滞、治疗性阻滞、连续置管神经阻滞（周围、硬膜外或鞘内），以及神经刺激术，如针灸、经皮神经电刺激及脊髓刺激。
	■ 慢性疼痛患者的围术期管理包括以下三个方面：阿片类和非阿片类镇痛药的使用，对药物依赖、成瘾和假性成瘾的评估，以及临床实践中其他需要考虑的事项。

引言

持续性疼痛的生理学变化

兴奋性机制

疼痛大致可分为两类：生理性疼痛和病理性疼痛。生理性疼痛（急性、伤害感受性）是人类必不可少的早期预警信号，通常诱发反射性逃避，使机体免受进一步的损伤，从而提高生存率。与此相反，病理性疼痛（如神经病理性）是一种神经系统（对损伤或疾病）适应不良的表现，是一种疾病[1]。生理性疼痛是由初级传入神经元、脊髓中间神经元、上行传导束以及一些脊髓以上水平的部位组成的感觉神经系统介导的。三叉神经节和背根神经节（dorsal root ganglia，DRG）发出高阈值的 Aδ 和 C 类神经纤维支配外周组织（皮肤、肌肉、关节及内脏）。这些特化的初级传入神经元也称伤害性感受器。它们可将伤害性刺激转换为动作电位并传递到脊髓背角（图 51.1）。当外周组织损伤时，初级传入神经元被热、机械和（或）化学等刺激敏化和（或）直接激活。这些刺激

因子包括氢离子、交感胺类、腺苷三磷酸（adenosine triphosphate，ATP）、谷氨酸、神经肽（降钙素基因相关肽和 P 物质）、神经生长因子、前列腺素、缓激肽、促炎细胞因子和趋化因子[2]。多数刺激因子可以导致神经元细胞膜上的阳离子通道开放（门控）。这些通道包括辣椒素、氢离子和热敏感的瞬时感受器电位受体 1（transient receptor potential vanilloid 1，TRPV1）或者 ATP 门控嘌呤能 P2X₃ 受体。通道开放引起伤害性感受器末梢的钠离子和钙离子内流。如果这种去极化电流足以使电压门控钠离子通道激活（例如 Na_v1.8），那么它们也将开放，从而进一步使细胞膜去极化而引起爆发性动作电位。动作电位沿感觉神经轴突传递到脊髓背角[2-3]。

伤害性感受器将痛觉信号经由脊髓神经元投射到大脑。这个传递过程由直接的单突触连接或者多个兴奋性或抑制性中间神经元介导。伤害性感受器的中枢端含有兴奋性递质，如谷氨酸、P 物质和神经营养因子。它们分别激活突触后 N- 甲基 -D- 天冬氨酸（N-methyl-D-asparate，NMDA）、神经激肽（neurokinin，NK₁）和酪氨酸激酶受体。反复刺激伤

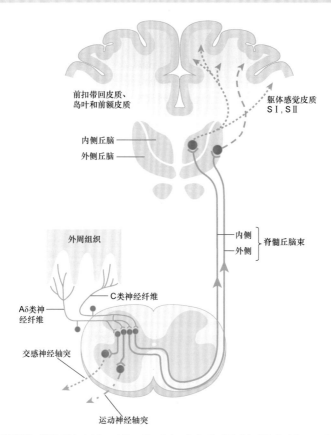

图 51.1　**伤害感受性神经通路**。详见正文（Adapted from Brack A，Stein C，Schaible HG. Periphere und zentrale Mechanismen des Entzündungsschmerzes. In：Straub RH，ed. Lehrbuch der klinischen Pathophysiologie komplexer chronischer Erkrankungen. vol.1. Göttingen Vandenhoeck & Ruprecht；2006：183-192.[203]）

害性感受器可使周围神经元和中枢神经元敏化（活性依赖可塑性）。伤害感受器持续兴奋导致脊髓神经元输出递增，称为"上扬现象（wind-up）"。随后，敏化因伤害性感受器和脊髓神经元的基因转录改变而持续存在。这些基因编码位于伤害感受器和脊髓神经元的神经肽、神经递质、离子通道、受体和信号分子（转录依赖可塑性）。重要的包括 NMDA 受体、环氧合酶 -2（cyclooxygenase-2，COX-2）、钙离子和钠离子通道以及神经元和（或）神经胶质细胞表达的细胞因子和趋化因子[2-3]。此外，周围和中枢神经系统的细胞出现凋亡、神经生长以及轴突侧支萌芽，而使神经回路发生生理性重塑[1]。由于中枢敏化的诱导和维持均主要依赖外周伤害性感受器的驱动，提示即使已经发生慢性疼痛综合征，把外周伤害感受神经元作为靶点进行治疗性干预也可能特别有效[3-4]。

抑制性机制

在发生上述机制的同时，强大的内源性镇痛机制也发挥着作用。这最初在 1965 年的"疼痛门控理论"中被提出[5]，此后得到了实验数据的证实和扩展。1990 年，通过证明免疫细胞来源的阿片肽能够阻断损伤组织内携带阿片受体的伤害感受器的兴奋，从而发现了疼痛产生来源的"外周门"[6]（图 51.2）。这是许多随后描述的疼痛相关神经-免疫相互作用的第一个代表性例子[7-11]。周围组织炎症导致背根节神经元阿片受体表达和轴突运输增加，以及 G 蛋白阿片受体偶联增加。同时，神经束膜的通透性也增加。这些现象都依赖于感觉神经元电活动、促炎细胞因子的产生以及炎症组织内神经生长因子的存在。与此同时，含有阿片样肽的免疫细胞在炎症组织中渗出和积聚[9, 11]。这些细胞上调阿片样肽前体基因的表达，并通过酶切将其加工成功能活性肽。受应激、儿茶酚胺、促肾上

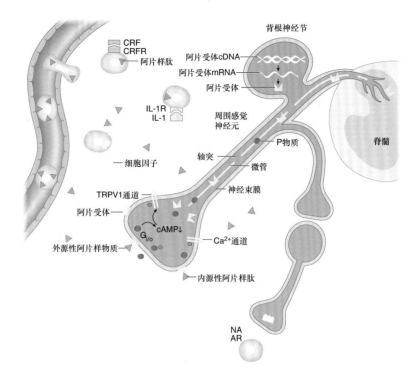

图 51.2　**周围损伤组织内的内源性镇痛机制**。含有阿片肽的循环白细胞在黏附分子活化和趋化因子的作用下渗出。随后，这些白细胞受应激或释放因子的刺激分泌阿片肽。例如，促肾上腺皮质激素释放因子（corticotropin-releasing factor，CRF）、白细胞介素 -1（interleukin-1，IL-1）和去甲肾上腺素（noradrenaline，NA，由交感神经后神经元释放）可以分别激活白细胞上的促肾上腺皮质激素释放因子受体（CRF receptor，CRFR）、白细胞介素 -1 受体（IL-1R）和肾上腺素受体（adrenergic receptor，AR），引起阿片样物质的释放。外源性阿片样物质或内源性阿片肽（绿色三角符号）与阿片受体结合。这些受体在背根神经节内合成并沿轴突微管被输送到周围（和中枢）的感觉神经末梢。随后通过抑制离子通道（例如 TRPV1、Ca^{2+}）（见图 64.3 和正文内容）和 P 物质的释放产生镇痛作用（Adapted from Stein C，Machelska H. Modulation of peripheral sensory neurons by the immune system：implications for pain therapy. Pharmacol Rev. 2011；63：860-881.[9]）

腺皮质激素释放因子、细胞因子、趋化因子或细菌等的影响，白细胞分泌阿片类物质，后者激活外周阿片受体，通过抑制伤害感受器兴奋性和（或）兴奋性神经肽释放而产生镇痛作用[9, 11-12]（图 51.2）。这些机制已在临床研究中得到证实：膝关节炎患者的免疫细胞表达阿片肽，而滑膜组织内的感觉神经末梢表达阿片受体[13]。膝关节手术后，当关节内应用纳洛酮阻断内源性阿片肽和阿片受体间的相互作用时[14]，这些患者术后疼痛程度和镇痛药物的使用量显著增加，而刺激内源性阿片肽分泌则可缓解术后疼痛，同时减少镇痛药物的使用[15]。

　　脊髓同样存在内源性镇痛机制。脊髓中间神经元释放的阿片类物质、γ- 氨基丁酸（γ-aminobutyric acid，GABA）或甘氨酸激活突触前伤害感受器中枢端的阿片和（或）GABA 受体，使兴奋性递质的释放减少。此外，阿片类物质或 GABA 分别激活突触后

钾离子或氯离子通道，诱发了背角神经元的超极化抑制电位。持续性的伤害性刺激上调了脊髓中间神经元阿片肽基因的表达和阿片肽的合成[16-17]。另外，强大的脑干下行抑制通路也通过去甲肾上腺素能、5- 羟色胺能和阿片能神经元系统而被激活。中脑导水管周围灰质和延髓头端腹内侧髓质是下行抑制通路的关键脑区，其沿着背外侧束投射到脊髓背角[2, 18]。兴奋性和抑制性神经递质介导的神经信号与认知、情感、环境因素（见后）的整合最终产生了疼痛的中枢感知。当生物因素、心理因素以及社会因素之间的复杂平衡被打破时，则开始出现慢性疼痛[19-20]。

基础研究的临床转化

　　疼痛相关的基础研究进展很快，但其临床转化应用却十分困难[4, 21]。临床转化困难的原因包括数据的过度解读、忽视阴性结果的报告偏倚、动物模型不充

分、研究设计缺陷、遗传和种属差异等[4, 21-23]。尽管如此，动物研究非常必要、也在不断改进、并成功预测了候选药物的副作用[22-23]。由于伦理原因，许多模型的研究时间仅限于数天或数周，但人类慢性疼痛通常持续数月或数年。因此，动物模型应更谨慎地将其称为"持续性"疼痛[21, 23]。人脑成像研究是目前研究的热点，并且已被用于观察各种疼痛综合征患者的变化。然而，这些研究尚不能为特定疾病或特定综合征的病理生理基础提供可重复验证的结论[22]。神经成像仅能检测到伤害性刺激处理过程中相关的变化，但是临床疼痛包含更为复杂的依赖于自主评价的主观感受。因此，尽管新近数据已经为疼痛的神经生理学提供了有价值信息，当前的成像技术尚不能成为反映疼痛的较为客观的评估指标、生物标记物或预测指标[24-25]。遗传学是另一个新兴的科学领域。然而，除代谢酶 CYP2D6 外，预期遗传药理学尚不能很快地为临床疼痛的个体化（个性化）治疗提供指导[22, 26-29]。

慢性疼痛的临床定义、患病率和分类

定义

国际疼痛研究协会（International Association for the Study of Pain，IASP）将疼痛定义为"一种与实际或潜在组织损伤相关的、不愉快的感觉和情绪体验，或患者关于此类损伤的描述"[30]。该定义进一步阐明了疼痛常常是主观上的感受，是身体局部的感觉。同时它也是不愉快的，因此也包含情绪 / 心理成分。此外，除了恶性疾病外，许多人在没有组织损伤或任何病理生理改变的情况下感觉到慢性疼痛，通常没有办法区分他们的疼痛是否源于组织损伤。如果患者把他们的感受认定为疼痛或者他们所反映的感受与组织损伤引起的疼痛相同，那么就应当被认为是疼痛[31]。伤害性感受是周围感觉神经元（伤害性感受器）和更高级伤害感受通路中的神经生理活动。IASP 将其定义为"编码伤害性刺激的神经过程"。伤害性刺激不等同于疼痛。美国麻醉医师协会将慢性疼痛定义为"持续时间超过组织损伤和正常愈合预期时间，并且对患者的功能或健康产生不利影响的疼痛"[32]。IASP 分类委员会于 1986 年将慢性疼痛定义为"无明显生理改变且持续时间已超过正常组织愈合时间（通常为 3 个月）的疼痛"。

患病率

除了这些笼统的定义外，人们对慢性疼痛患者的特征还没有达成共识。这可能是不同刊物报告的慢性疼痛患病率有巨大差异的原因之一。由于统计患病率时所选择的人群不同、存在未被检出的合并症、对慢性疼痛尚无统一定义以及数据收集方法不同等原因，所报道的慢性疼痛患病率从 20% 至 60% 不等。一些调查表明，妇女和老年人的患病率更高。另外，慢性疼痛治疗相关的卫生保健、残疾补偿、误工以及相关费用造成了巨大的社会经济负担[31, 33-34]。

分类

按照传统方法，慢性疼痛可分为恶性疼痛（与癌症及其治疗有关）和非恶性疼痛（如神经病理性、肌肉骨骼性和炎性疼痛）。非恶性慢性疼痛通常分为炎症性（如关节炎）、肌肉骨骼性（如腰痛）、头痛及神经病理性疼痛（如带状疱疹后神经痛、幻肢痛、复杂区域疼痛综合征、糖尿病性神经病变、人类免疫缺陷病毒相关的神经病变）。神经病理性疼痛的主要症状包括自发性刀割样痛、刺痛或烧灼痛、痛觉过敏以及痛觉超敏[35]。癌性疼痛可发生于肿瘤侵袭感觉神经支配的组织（如胸膜或腹膜），或者肿瘤直接侵入周围神经丛。后一种情况表现为以神经病理性疼痛的症状为主。对癌性疼痛治疗存在的问题是，患者对疼痛的自我描述与医务人员的评估不吻合。医务人员和家庭成员可能低估了患者的疼痛程度，导致疼痛控制不足[31]。许多癌症治疗方法都会伴有严重疼痛。例如细胞毒性的放、化疗经常引起口腔黏膜炎性疼痛，这种现象在接受骨髓移植的患者中尤为显著[36]。

慢性疼痛的生物-心理-社会学概念

慢性疼痛以生物（组织损伤）、心理（认知、记忆、调节）和环境 / 社会因素（注意、强化）之间的复杂交互为特征。研究表明，植根于这一概念的多模式疼痛管理方案，可减轻疼痛、增加活动并改善日常功能[37]。因此，对持续性疼痛患者进行危险因素筛查极为重要。应特别关注表现为活动受限、缺乏动力、抑郁、愤怒、焦虑、害怕再损伤的患者，以上这些会妨碍患者恢复正常工作或娱乐活动。这类患者可能会全神贯注于疼痛和躯体过程，这可能会破坏睡眠，引起烦躁和社交退缩。其他的认知因素，如患者的期望或信念（如感到无法控制疼痛），会影响其心理、社会和生理功能。疼痛行为，如跛行、服药或抗拒活动等，易受"操作式条件反射"的影响，即应答奖赏和惩罚。例如，患者的疼痛行为会因配偶或医务工作者的关注而加重（如神经阻滞不全或者药物的使用不足）。与此相反，当疼痛被忽视，或因周围人的关注和鼓励而使患者增加了活动时，疼痛行为可能消失[19]。应答的学习机制（即经典的条件反射）可能也参与了疼痛的慢性化[20]。其他参与疼痛慢性化的因素，如药物滥用问题、家庭不和睦、法律或保险制度的限制等常常并存。因此，患者一旦感觉疼痛便会寻医问药，导致医疗保健系统的过度使用。这些生物、心理及社会因素的共同作用导致疼痛持续状态和病态行为[19-20]。仅仅治疗这种复杂的综合征中的一个方面显然是不够的。生物-心理-社会学概念最早是1959 年由 Engel 首先提出的[38]，但很晚才被应用到日常医疗实践中，特别是用于慢性疼痛患者的治疗[39-40]。这一概念有助于理解为什么慢性疼痛可能并不存在明显的躯体原因，或者为什么病理性躯体表现可能仍然不被患者注意。有趣的是，社会和身体疼痛的体验和调节可能具有共同的神经解剖学基础[41]。在多模式方法中，疼痛管理同时涉及生理、心理和社会技能，并强调患者通过改善身体功能和健康状况重新获得生活控制的积极责任[20, 37, 42]。方法通常包括认知行为治疗、体育锻炼和药物管理。认知行为治疗旨在纠正不适应的认知和行为模式，如灾难化和恐惧-回避-信念。它鼓励患者在愈合过程中发挥主动与被动的作用，并通过决策、接受和坚定的行动来有意识地体验生活[43-44]。功能恢复包括职业和物理治疗，以帮助患者获得对体力活动的信心。激活本身似乎比特定的治疗技术更重要。社会支持可以通过解决就业和退休问题以及其他问题，如财务和法律纠纷，影响疼痛强度和情绪。

慢性疼痛的跨学科治疗

　　麻醉医师 John J. Bonica 首先意识到慢性疼痛的治疗需要跨学科协作的必要性。Bonica 在第二次世界大战中以及战后积累了相当多的经验，这使他确信，跨学科联合治疗可使医生根据各自的专业知识和技能对疼痛做出正确的诊断，制订最有效的治疗策略，从而更有效地解决复杂的疼痛问题。Tacoma 总医院成立了第一个跨学科联合的疼痛管理机构，随后，华盛顿大学在 1960 年也成立了相似的疼痛管理机构。1970—1990 年，北美和欧洲疼痛管理机构的数量不断增加，主要是由麻醉医师负责。这些综合性疼痛中心应该有专职人员和专门的设施去评估和治疗慢性疼痛的生物医学、社会学、心理学和职业相关等各个因素，并且应对医学生、住院医师和进修医师进行教育培训。IASP 已经公布了疼痛治疗机构建设的指导方针[45]。跨学科、多模式的治疗方法加速了生理、社会和心理功能的恢复，降低了医疗费用，促进了职业能力的恢

复。这种治疗模式为非恶性的慢性疼痛提供了最有效、最经济的基于循证医学的治疗[37, 40]。如果没有跨学科联合的治疗模式，则治疗并不完善，而且极易导致误诊。例如，在椎间盘源性腰痛中忽视了心理学因素，或在"心因性"疼痛中漏诊了身体上的病因，均可能导致错误的诊断[46]。此外，传统的单模式疗法，如单纯的药物疗法，只会使患者继续昂贵且无效的治疗，并不断地寻医问药[40, 42]。一个突出的例子是最近的"阿片类药物危机"，不恰当地将阿片类药物作为慢性非癌痛的单模式治疗，这显著延误了恰当的诊断和治疗[47]。"当前阿片类药物滥用监测"问卷可能是检测阿片类药物不当使用的有用工具[48]。

　　疼痛治疗核心团队应包括一名治疗疼痛的医师（通常是接受过亚专科培训的麻醉医师，但也可能是接受过适当培训的物理治疗和康复治疗医生或精神病学家）、一名心理医师、一名理疗医师以及一名职业治疗师。根据当地情况，这个团队可以纳入管理人员、社会工作者、专科护士和（或）药剂师。疼痛治疗核心团队成员初步评估患者，以决定是否需要其他学科专家来完成对疼痛的全面评估。评估后，整个核心团队参与制订综合治疗方案。针对患者的个人要求、能力和对疗效的期望，制订个体化的治疗方案，以获得可量化的疗效。对某些患者来说，患者教育和药物治疗就足够了，其他患者可能需要为时几周的高强度全日的门诊或住院康复治疗。根据患者的预后（疼痛导致永久性残疾的低、中、高风险）尽早对疼痛治疗进行分级，可以显著提高临床治疗的性价比[49]。为了培养患者的依从性，结合患者预期，公开讨论治疗目标是有必要的。许多患者希望彻底消除疼痛并恢复全部功能，然而，这个目标可能无法实现。更现实的目标是一定程度的减轻疼痛、改善身体功能和（或）恢复工作。情绪、睡眠、积极应对技能和社会功能也可能得到改善[50-51]。因此，康复比治愈更适合作为治疗目标[40]。

心理治疗

　　心理医生的作用包括初步评估和心理治疗，例如进行教育、认知行为治疗和放松训练。对患者的评估应着重于慢性疼痛的感觉、情感、认知、行为以及职业等方面。包含详细询问病史、行为分析以及问卷调查。多数问卷包含疼痛强度评分（如数字或视觉模拟量表），但疼痛行为（如 West-Haven-Yale 多维疼痛量表）、多维疼痛性质、认知应对、恐惧（如状态-特性-焦虑-总结）、抑郁和其他相关症状的相关性要大得多。疼痛心理治疗的适应证包括相关的躯体化症状、抑郁

症、适应能力差、药物滥用和易受周围环境（如家庭成员）强化的疼痛行为。一个关键因素是接受复杂治疗方案的动机变化[52]。某些类型的疼痛综合征患者，如慢性头痛、炎性风湿痛或非特异性背痛，可能从行为治疗中获益[20, 40]。这意味着观点的根本转变，即患者从单纯地被动接受治疗转变为积极依靠自己克服疼痛进行功能恢复和职业康复训练，并减少医疗依赖。因此，单纯地减轻疼痛不再是治疗的重点[37, 40]。

物理治疗

物理治疗师的任务包括对患者的肌肉骨骼系统的初步评估，对患者的工作场所和住所的评估，对患者主动生理适应能力的培训，以及对物理康复进程的管理。强调患者自我管理的强化训练方案是慢性非恶性疼痛的综合方案的组成部分[37, 40, 53]。适应性、灵活性以及姿势的改善抵消了废用带来的副作用，是行为疗法的补充。理疗师鼓励患者在日常生活中进行定期训练，帮助患者忍受疼痛并尽可能地多运动，以及加强对患者疼痛管理的生物-心理-社会模式的教育。不同的训练技术，例如肌肉适应性训练、有氧运动，对改善功能，以及减少痛苦、残疾和恐惧回避行为是有效的[54-55]。但按摩或推拿等被动治疗是无益的[56]。分等级训练的概念来自于 Fordyce[19]。患者在指导下找出对每项训练的基本耐受水平，然后协商制订训练计划。要求患者每天记录改善情况，并且不论自身感受如何必须完成训练计划。因此，是依照计划而不是根据疼痛情况安排物理治疗。因为物理治疗效果和疼痛改善情况并不是一致的。当然，患者本人的动力是决定其能否很好地学会疼痛管理的重要因素[57]。

职业治疗

职业治疗师指导患者克服疼痛带来的限制并实现生活目标。职业治疗评估包括对工作史及工作场所、家庭生活和日常活动的评估，以及通过体格检查来明确关节活动幅度和可能存在影响活动的运动障碍或畸形。主要的治疗目标是减少疼痛及其导致的功能损害，促进日常生活中最佳的功能，鼓励建立有意义的家庭、社会和工作关系[58]。一个重要的目标是帮助患者重返工作岗位，包括特殊的工作条件[59]。例如，因腰背疼痛等原因休病假后重返工作岗位的机会会随着休假时间的延长而明显减少，从而产生如工资补偿、社会保障和生产损失等巨大的社会成本[31]。重返工作的障碍包括工作不满意以及认为是工作因素导致了疼痛。职业治疗师应当与患者一起制订治疗方案，以增加患者的自尊，恢复自立，使其克服疼痛，促进在工作和娱乐中达到最佳状态。

麻醉学

过去的几十年间，麻醉医师在慢性疼痛治疗中的作用发生了巨大变化。"神经阻滞治疗"已经被跨学科的疼痛治疗中心所取代。现在，麻醉医师同时担当了医师培训者和技术专家的角色。能否把局部麻醉技术、药理知识和慢性疼痛的心理-社会因素以最佳方式结合，以提供更加全面的疼痛治疗服务是麻醉医师面临的一项挑战。在以广义的生物-心理-社会学为基础的综合治疗中，麻醉医师需要发挥他们在药物治疗、神经阻滞以及操作技巧方面的特长。因为治疗的重点不仅是减轻疼痛，而且要减少残疾、提高生活质量以及改善功能。传统的"按需"给药方式或利用神经阻滞使疼痛短期缓解的方法可能会加重疼痛，患者会坚持认为对其潜在的身体异常最好通过生物医学的方法处理[42]，这也会导致患者过度期待治疗效果。例如，患者会认为在治疗中他应该是一个被动接受者而不是主动参与者。患者会错误地认为疼痛是他生活中的首要问题。这种治疗方法忽略了疼痛的心理-社会因素，延误了昂贵且无效的单一生物医学治疗方案，并导致在慢性疼痛患者中产生医源性躯体化、过度医疗以及高额的医疗费用[42]。麻醉医师在跨学科治疗团队中的作用因患者类型的不同而不同。对癌性和急性疼痛的处理需要麻醉医师全面的专业技能和药理知识。在慢性非恶性疼痛治疗中，麻醉医师作为一个教育者、指导者和激励者的角色更为重要。作为一名跨学科治疗团队的成员，麻醉医师必须加强和保持对生物-社会-心理因素的关注，对患者的身体症状做出恰当的判断，并且合理用药。与团队其他成员一起，麻醉医师采用激励策略来鼓励患者在身体、社会心理、娱乐和职业等方面达到自我管理的康复目标。同时，麻醉医师的参与，提供了"白大褂可信度"，可使患者确信他的疼痛是真实存在的，从而避免患者认为"疼痛只是我的想象"。麻醉医师监测患者的身体状况、新病情发生的潜在发展以及用药情况。此外，麻醉医师对未检查出相关异常的患者给予安慰和解释，同时负责向患者说明手术的局限性，以便其做出知情选择。麻醉医师在多学科团队中发挥着关键作用，引导患者采用多模式疼痛治疗计划并协调该方案。全球大多数的疼痛治疗医师都是麻醉科医师。在临床上，麻醉医师与其他医护专业人员密切协作，从而在手术室外的工作领域得到了更多的认可[42]。

慢性疼痛的药物治疗

镇痛药物干扰神经系统伤害性刺激（伤害性感受）的产生和（或）传递。这种作用可发生在周围和中枢水平的轴突。其治疗目标是减轻疼痛的感觉。镇痛药用来调节疼痛介质（如前列腺素）的产生，或者调节转导或传递伤害性刺激的神经受体或离子通道的激活（如肽、激肽、单胺受体及钠离子通道）。目前用于治疗慢性疼痛的药物包括阿片类药物、非甾体抗炎药（NSAIDs）、5-羟色胺化合物、抗癫痫药物和抗抑郁药物（表 51.1）。局部麻醉药用于局部和区域麻醉。混合性药物具有多种作用机制，例如，同时具有抑制去甲肾上腺素再摄取和激活阿片受体的作用（如曲马多、他喷他多），或同时具有阿片受体激动剂和 NMDA 受体拮抗剂效应（氯胺酮）。依据病情可以采用多种给药途径（如口服、静脉注射、皮下注射、鞘内注射、硬膜外注射、外用、关节内注射及经黏膜给药）。此外，已经证实，通过阿片和非阿片机制，安慰剂治疗也可产生显著的镇痛效应[60]。对慢性疼痛需要采取跨学科的治疗方法，包括各种药物治疗和非药物治疗（心理治疗及理疗）（见前"慢性疼痛的跨学科治疗"）。

阿片类药物

阿片类药物作用于具有 7 次跨膜的 G 蛋白偶联受体。已克隆出三种类型的阿片受体（μ、δ 和 κ）。基于基因的多态性、剪切变异体和选择性处理等方式，阿片受体的一些亚型也被发现（如 μ_1、μ_2、δ_1 和 δ_2）。阿片受体分布在各级神经轴突，并且可以被激活，包括初级感觉神经元（伤害性感受器）的周围突和中枢突、脊髓（中间神经元和投射神经元）、脑干、中脑和皮质。所有的阿片受体与 G 蛋白（主要是 G_i/G_o）偶联，随后抑制腺苷酸环化酶，降低电压门控钙通道的通透性或开放钾通道，或者是这些效应的任何联合（见图 51.3a）[61]。这些效应最终导致神经元活性降低。钙离子内流受阻，抑制了兴奋性（伤害性）神经递质的释放。典型的例子如抑制初级感觉神经元在脊髓和受损组织外周末梢释放 P 物质。在突触后膜，阿片类药物通过开放钾离子通道产生超极化，从而阻止了二级投射神经元内动作电位的形成或传播。此外，阿片类药物抑制感觉神经元特异性河豚毒素抵抗钠离子通道、TRPV1 通道以及脊髓内的谷氨酸受体（如 NMDA）诱发的兴奋性突触后电流。其结果是导致伤害性刺激在各级神经轴突传递的减少和疼痛感觉的明显降低。内源性阿片受体配体的前体是来自阿黑皮素原（编码 β-内啡肽）、脑啡肽原（编码 Met-脑啡肽和 Leu-脑啡肽）和强啡肽原（编码强啡肽类）。这些肽类的氨基端包含共同的 Tyr-Gly-Gly-Phe-Met/Leu 序列，称为阿片类基序。β-内啡肽和脑啡肽是强效止痛剂，作用于 μ 和 δ 受体。强啡肽类

表 51.1 镇痛药物、作用靶点、机制和副作用				
药物	目标	机制	功能性后果	副作用
阿片类药物	G 蛋白偶联 μ、δ 和 κ 受体	$\downarrow$ cAMP $\downarrow$ Ca^{2+} 电流 $\uparrow$ K^+ 电流	$\downarrow$ 周围和中枢神经元的兴奋性 $\downarrow$ 兴奋性神经递质的释放	μ、δ：镇静作用、恶心、欣快感/奖赏、呼吸抑制、便秘 κ：焦虑/厌恶、多尿、镇静作用
NSAIDs	环氧合酶（COX-1、COX-2）	$\downarrow$ 前列腺素 $\downarrow$ 血栓素	$\downarrow$ 感觉神经元的致敏作用 $\uparrow$ 脊髓神经元的抑制作用	非选择性：胃溃疡、穿孔、出血、肾损害 COX-2：血栓形成、心肌梗死、脑卒中
5-羟色胺激动剂	G 蛋白偶联 5-HT 受体，5-HT$_3$ 离子通道	$\downarrow$ cAMP（5-HT$_1$） $\uparrow$ cAMP（5-HT$_{4-7}$） $\uparrow$ PLC（5-HT$_2$）	$\downarrow$ 兴奋性神经肽的释放 $\downarrow$ 神经源性炎症 $\uparrow$ 血管收缩	心肌梗死、脑卒中、外周血管闭塞
抗癫痫药物	Na^+、Ca^{2+} 通道，GABA 受体	$\downarrow$ Na^+ 电流 $\downarrow$ Ca^{2+} 电流 $\uparrow$ GABA 受体活性	$\downarrow$ 周围神经元和中枢神经元的兴奋性 $\downarrow$ 兴奋性神经递质的释放	镇静作用、眩晕、认知损害、共济失调、肝毒性及血小板减少症
抗抑郁药物	去甲肾上腺素/5-HT 载体，Na^+、K^+ 离子通道	$\downarrow$ 去甲肾上腺素/5-HT 再摄取 $\downarrow$ Na^+ 电流 $\uparrow$ K^+ 电流	$\downarrow$ 周围神经元和中枢神经元的兴奋性	心律失常、心肌梗死、镇静作用、恶心、口干、便秘、眩晕、睡眠障碍、视物模糊

NSAIDs，非甾体抗炎药；GABA，γ-氨基丁酸

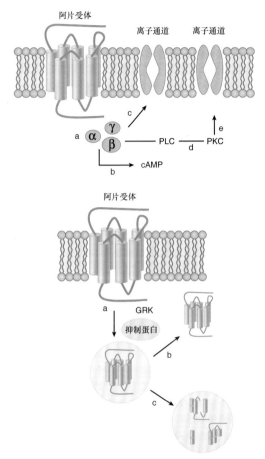

图 51.3　阿片受体的信号通路和再循环。上半部分：阿片类配体诱导受体发生构象改变，使 G 蛋白与受体偶联。游离的异源三聚体 G 蛋白裂解为活化的 G_α 和 $G_{\beta\gamma}$ 亚基（a），可以抑制腺苷酸环化酶，减少 cAMP（b），降低电压门控钙离子通道（Ca^{2+}）的传导性或开放整流钾离子（K^+）通道（c）。此外，磷脂酶 C（phospholipase，PLC）/磷酸激酶 C（phosphokinase，PKC）途径可被激活（d），以调节质膜上 Ca^{2+} 离子通道的活性（e）。下半部分：阿片受体的脱敏化和运输能被 G 蛋白偶联受体激酶（G-protein-coupled receptor kinase，GRK）激活。在与抑制蛋白结合后，质膜上的受体处于脱敏状态（a）。随后，抑制蛋白结合受体可以通过一个依赖性网格蛋白途径被内化，并且循环到细胞表面（b）或在溶酶体降解（c）（Adapted from Zöllner C，Stein C. Opioids. Handb Exp Pharmacol. 2007;（177）：31-63.[204]）

可以分别经由 NMDA 受体和 κ 受体而产生促痛和镇痛作用。约 1/4 来自未知前体的四肽（内吗啡）不包含泛阿片基序，但能与 μ 受体高选择性结合。阿片肽及其受体在整个中枢和周围神经系统、神经内分泌组织和免疫细胞中表达[9，62]。细胞外的阿片肽被氨基肽酶 N 和中性内肽酶快速酶解而失活。这两种肽酶在中枢神经系统、周围神经和白细胞内表达。在阿片肽中，脑啡肽是它们的最适底物。许多动物模型和小样本的人类试验已经证实，在中枢和周围神经系统运用肽酶抑制剂抑制内源性阿片肽的细胞外降解可产生强大的镇痛效应[63-64]。

常用的阿片类药物（吗啡、可待因、美沙酮、芬太尼及其衍生物）是 μ 受体激动剂。纳洛酮是所有三种受体的非选择性拮抗剂。部分激动剂比完全激动剂需要结合更多的功能受体才能产生相同的效应。混合性激动/拮抗剂（丁丙诺啡、布托菲诺、纳布啡和喷他佐辛）在低剂量时可作为激动剂，而在较高剂量时可作为拮抗剂（在相同或不同的受体类型）。这类化合物的镇痛效果具有典型的封顶效应，当与纯激动剂一起使用时可能会引起急性戒断综合征。所有这三种受体（μ、δ 和 κ）都介导镇痛作用，但有不同的副作用。μ 受体介导呼吸抑制、镇静、奖赏/欣快感、恶心、尿潴留、胆管痉挛和便秘。κ 受体介导焦虑、厌恶、镇静和利尿作用。δ 受体介导奖赏/欣快感、呼吸抑制和便秘[65-67]。在实验研究中常常观察到使用阿片类药物产生的免疫抑制现象，但这一现象没有在临床研究中得到证实[68-69]。

耐受性指在反复给予相同剂量药物后药物的效应降低，或需要增加剂量来产生相同药效的现象。耐受性与依赖性不同。身体依赖性定义为一种适应状态，表现为突然停药、快速减量和（或）给予拮抗剂引起的戒断综合征[70]。所有阿片类药物均可产生临床相关的身体依赖性，即使仅在相对较短的时间内给药[71]。尽管程度不同，但阿片类药物的全部效应（如镇痛、恶心、呼吸抑制、镇静及便秘）均可形成耐受。例如，呼吸抑制、镇静和恶心的耐受性通常比便秘或瞳孔缩小的耐受性形成快[66-67，72-73]。此外，阿片类药物之间的不完全交叉耐受或遗传差别可以解释一些临床现象，如对一些疼痛缓解不理想或有无法耐受副作用的患者，更换阿片类药物种类（阿片类药物轮替）有时会有效[74]。阿片类药物引起的适应可发生在多层次的神经水平和其他器官系统，从开始直接改变阿片受体的信号通路进而扩展到包括学习行为的复杂神经网络。产生药效耐受可能的机制包括阿片受体-G 蛋白的解偶联，受体内化/再循环减少，以及 NMDA 受体的敏感性提高（见图 51.3b）[61]。此外，药代动力学（如阿片类药物分布或代谢的变化）和获得性耐受（如轻度中毒时形成的代偿），还有肿瘤生长、炎症或神经瘤的形成导致伤害性刺激增加也是导致剂量需求增加的可能原因[72，75]。目前尚缺乏设计严谨的临床对照研究，以明确证实患者对阿片类药物镇痛（如减轻临床疼痛）产生药效学耐受[76-77]。

目前对于阿片类药物是否可引起难以理解的痛觉过敏还有争论。然而，事实上，现有的许多研究显示存在停药后诱发的痛觉过敏。这是一个众所周知的突然停用阿片类药物出现的现象[78-80]。有个案报道，重度癌痛患者因使用超高剂量的阿片类药物而导致痛觉超敏，并将其归因于阿片类药物代谢产物的神经兴奋作用[81]。目前尚无明确的证据表明，围术期或长期的常规剂量阿片类药物治疗会产生痛觉过敏[77-78, 82-83]。

阿片类药物经外周组织（如体表或关节内给药，尤其是在炎性组织中）、中枢神经系统（如鞘内、硬膜外或脑室给药）及全身性用药（如静脉注射、口服、皮下给药、舌下含服或透皮吸收给药）均有效[18]。临床上对药物种类及剂型的选择取决于阿片类药物的药代动力学（如给药途径、起效时间或持续时间和亲脂性等）及与给药途径相关的副作用[18]。用药剂量有赖于患者的个体差异、疼痛类型及给药途径。全身性用药及椎管内用药可产生相似的副作用，这与药物剂量以及药物的鞘内/全身重新分布有关。鞘内应用时，首选脂溶性药物，因为脂溶性药物易局限在脊髓内，而很少随脑脊液循环至脑。仔细调整剂量、密切监测可最大程度地减少阿片类药物的副作用，而联合用药（止吐药或泻药）或阿片受体拮抗剂（如纳洛酮）可治疗这些副作用。尚未见小剂量全身性应用阿片类药物时导致明显的副作用。

阿片类药物被认为是治疗急性重症疼痛和癌症相关慢性疼痛的最有效药物。但对慢性非癌痛（如神经病理性疼痛和肌肉骨骼病）患者能否长期使用阿片类药物尚存在争议。此方面的随机对照研究（randomized controlled trials，RCTs）的观察时间最长的仅为3个月。相关meta分析结果表明，疼痛评分降低程度不具有显著的临床意义，并且流行病学资料显示患者的生活质量和功能状态并未获得改善[84-86]。最近一项纳入针对慢性非癌痛患者RCTs的meta分析，从高质量研究中获得的证据显示与安慰剂相比，使用阿片类药物在疼痛和身体功能的改善上具有统计学显著性，但改善幅度小，并增加了呕吐风险[86a]。这项比较阿片类药物与非阿片类替代药物的meta分析提示，疼痛和功能的获益可能相似，尽管证据仅来自低至中等质量的研究。在RCTs和非对照观察性研究中，当观察时间超过3个月时，因副作用（如恶心、镇静、便秘及头晕等）和缺乏镇痛效果而使很多受试者退出了试验研究[86]。很少有研究观察心理-社会学预后指标，显示这些指标仅获得中度改善。因此，对于由多种因素引起的慢性疼痛，单纯使用阿片类药物

也无法产生明显的镇痛效应。显然，必须对患者进行全面评估，而非仅仅进行疼痛评估[87]。同时，治疗的目标不仅是处理疼痛的来源（如果可以明确来源的话），而且还要着重于消除痛苦，改善功能，处理心理-社会因素以及摆脱对医疗系统的依赖。此外，在接受阿片类药物治疗的慢性疼痛患者中报告了大量成瘾病例，并且用药过量、死亡率高、阿片类处方药滥用已成为公众卫生问题[84, 88]。因此，强烈不建议使用阿片类药物作为慢性非恶性疼痛的唯一治疗方式[47]。

非甾体抗炎药和解热镇痛药

NSAIDs及解热镇痛药（如对乙酰氨基酚、安替比林）可抑制环氧合酶（COX）。该酶催化花生四烯酸（是由磷脂产生的一种普遍存在的细胞成分）转变为前列腺素和血栓素[89]。COX的两种亚型——COX-1和COX-2在外周组织及中枢神经系统内表达。在损伤和炎性介质（如细胞因子和生长因子）的刺激下，这两种亚型都可以上调，从而引起前列腺素生成增加。在外周，前列腺素（主要为PGE_2）通过激活EP受体引起离子通道（如Na^+、TRPV1）磷酸化，从而导致痛觉感受器敏化。结果导致伤害性感受器对有害的机械刺激（如压力及空腔脏器的扩张）、化学性刺激（如酸中毒、缓激肽及神经营养因子）或热刺激变得更加敏感。在脊髓内，PGE_2抑制甘氨酸抑制性神经元，增强兴奋性氨基酸的释放，同时使上行投射神经元去极化。这些机制易化了伤害性感受器刺激的产生以及从脊髓到达大脑的高级中枢传递。阻断COX可以减少前列腺素的合成。最终，伤害感受器对伤害刺激反应减弱，脊髓中的神经传递也减弱。

经过口服给予非选择性NSAIDs（如阿司匹林、布洛芬、吲哚美辛、双氯芬酸）或解热镇痛药（如对乙酰氨基酚）通常被用来治疗程度较轻的疼痛（如早期关节炎和头痛）。一些药物可经胃肠外、直肠或透皮给药。由于它们属于非处方药物，患者可自行用药，因而常导致该种药物的滥用以及药物毒性反应[89]。其副作用归因于COX-1介导的血栓素生成受阻，血小板功能抑制（引起胃肠道及其他出血性疾病），有组织保护作用的前列腺素减少（胃、十二指肠溃疡及穿孔），肾中有血管舒张作用的前列腺素降低（肾毒性），以及高活性代谢产物的生成（对乙酰氨基酚的肝毒性）。在假设COX-2仅选择性地表达于炎症组织、而生理性的具有组织保护作用的COX-1不受影响的基础上，开发出了选择性COX-2抑制剂。然而，研究表明，COX-2也存在于许多健康组织内（如消化道

上皮、血管内皮及脊髓等），抑制 COX-2 可能会加重炎症，抑制溃疡愈合，减少血管保护性前列环素的合成。COX 抑制剂可增加血栓形成、心肌梗死、肾损害、高血压、脑卒中及肝毒性的风险，也可引起罕见的过敏反应。

NSAIDs 和解热镇痛药在慢性疼痛治疗中发挥的作用存在争议。例如，不受控制的使用可能导致药物过度使用性头痛[90]。在慢性退行性肌骨骼疼痛，它们的使用也存在争议[91]，并且不适用于神经病理性疼痛[92]。

5- 羟色胺类药物

5- 羟色胺（5-HT）是被发现于交感神经系统、胃肠道及血小板中的一种单胺类神经递质。它作用于分布在各级神经组织及血管中的 5-HT 受体。在脊髓背角，血清素能神经元是内源性镇痛机制的一部分。除了 5-HT$_3$（一种配体门控离子通道）以外，其他 5-HT 受体都是 G 蛋白偶联受体。大量研究发现 5-HT$_{1B/1D}$ 激动剂（曲坦类药物）能有效地治疗神经血管性头痛（如偏头痛和丛集性头痛）。现在认为偏头痛的发生与支配脑膜和颅内血管的三叉神经感觉神经元释放神经肽（如降钙素基因相关肽）有关。这些神经肽的释放导致血管舒张和炎症反应，最终产生疼痛。曲坦类药物通过作用于三叉神经传入系统的 5-HT$_{1D}$ 受体抑制神经源性炎症。该类药物其他的作用位点可能包括丘脑神经元及中脑导水管周围灰质。激活位于血管的 5-HT$_{1B}$ 受体可以收缩脑膜血管（及冠状）血管。后一效应迫使人们寻找一种替代治疗方法，如靶向降钙素基因相关肽或高选择性 5-HT$_{1F}$ 激动剂[93]。曲坦类药物可以经口服、皮下或经鼻滴入等方式用药，而且已经被用于治疗偏头痛。所有曲坦类药物在临床剂量下均通过 5-HT$_{1B}$ 受体使冠状动脉狭窄，因此，禁用于合并有冠状动脉、脑血管及外周血管性疾病等危险因素的患者。许多化合物可能引起显著的药物间相互作用[93]。

抗癫痫药物

抗癫痫类药物用于治疗由周围（如糖尿病和疱疹）或中枢（如脑卒中）神经系统病变所导致的神经病理性疼痛和偏头痛的预防。神经病理性综合征被认为是由于再生神经芽突导致伤害感受器敏化而产生的异位电活动，或原先"沉默"的伤害性感受器重新被激活，或者是自发的神经元活动（也可能是这些机制的任意组合）。这些机制可引起初级传入神经元敏化，

随后还可能引起二级或三级上行神经元敏化。在这些机制中，研究较为明确的有离子通道（如 Na$^+$、Ca^{2+} 和 TRP 等）表达与转运的增加以及谷氨酸（NMDA）受体的活性增强等。抗癫痫药物的作用机制包括通过阻断病理性活化的电压敏感 Na$^+$ 离子通道（卡马西平、苯妥英钠、拉莫三嗪和托吡酯），以及阻断电压依赖性 Ca^{2+} 离子通道（加巴喷丁和普瑞巴林），抑制兴奋性神经递质（加巴喷丁和拉莫三嗪）的突触前释放，从而增强 GABA 受体（托吡酯）的活性。抗癫痫药物最常见的副作用有精神障碍（嗜睡、头晕、认知障碍及疲劳）和运动功能障碍（共济失调）。这限制了它的临床应用，尤其是在老年患者。报道的其他严重副作用包括肝毒性、血小板减少症以及皮肤与血液反应[94]。特定适应证包括钠通道阻滞剂治疗三叉神经痛和钙通道阻滞剂治疗糖尿病性神经病变[95]。

抗抑郁药

抗抑郁药用于治疗神经病理性疼痛和头痛。这类药物可分为非选择性去甲肾上腺素 /5-HT 再摄取抑制剂（阿米替林、丙咪嗪、氯米帕明、度洛西汀和文拉法辛）、选择性去甲肾上腺素再摄取抑制剂（地昔帕明）、选择性 5-HT 再摄取抑制剂（西酞普兰和氟西汀）。阻断再摄取作用可激活脊髓及大脑中内源性单胺能疼痛抑制机制。三环类抗抑郁药还具有拮抗 NMDA 受体、提高内源性阿片水平、阻断 Na$^+$ 离子通道以及开放 K$^+$ 离子通道的作用。这些作用可抑制周围及中枢神经系统敏化。三环类抗抑郁药阻断心脏的离子通道，可导致心律失常。缺血性心脏病患者有突发心律失常的风险，故三环类抗抑郁药禁用于近期心肌梗死、心律失常或心脏功能失代偿者。三环类抗抑郁药还可以阻断组胺、胆碱能及肾上腺素受体。不良反应包括镇静、恶心、口干、便秘、头晕、睡眠障碍及视物模糊[94]。

局部麻醉药

各种镇痛药的局部应用是值得重视的领域，因为许多慢性疼痛综合征在一定程度上依赖于周围初级传入神经元的激活[3-4]。局部给药可以潜在优化疼痛产生部位的药物浓度，同时避免高血浆水平、全身副作用、药物相互作用以及省去滴定治疗剂量的过程。研究已证实外用 NSAIDs、三环类抗抑郁药、辣椒素、局部麻醉剂和阿片类药物的有效性[4, 94, 96-97]。

外用的 NSAIDs 是商业广告中常见的治疗急性和

慢性疼痛的典型非处方药。市面上已有许多剂型（乳剂、凝胶剂和软膏剂）。meta 分析结果表明，外用 NSAIDs 对慢性肌肉骨骼疼痛的疗效有限[96]。局部应用辣椒素通过辣椒素受体（TRPV1）与伤害感受性神经元相互作用而产生效果。辣椒素通过激活伤害感受性神经元释放 P 物质而产生最初的反应。大量患者感受到一种烧灼感或瘙痒感，伴有潮红反应[96]。重复应用可能造成感觉神经元 P 物质耗竭而脱敏。另一个潜在机制是对小直径感觉神经纤维的直接毒性作用。外用辣椒素可缓解带状疱疹后神经痛、肿瘤切除术后综合征、骨关节炎和各种神经病理性疼痛[98]。

局部麻醉药的外用制剂通过阻断初级传入神经元的 Na^+ 离子通道而发挥作用。Na^+ 离子通道被阻断后，正常和受损的感觉神经元产生的冲动均减少。受损的神经元自发和异位放电可能导致慢性神经病理性疼痛。在这些条件下，离子通道沿轴突的表达、分布和功能的改变与对局部麻醉药的敏感性增加有关。因此，采用低于完全阻断神经冲动传导的局麻药浓度就可以达到镇痛的效果[99]。一些研究显示，使用利多卡因贴剂和凝胶可以减轻带状疱疹后遗神经痛和其他类型神经病理性疼痛的痛觉超敏[96]。

外用或局部注射阿片类药物可以激活初级传入神经元上的阿片受体而产生镇痛作用。阿片受体的激活抑制了炎症介质介导的 Ca^{2+}、Na^+ 及 TRPV1 跨膜电流[9, 62]。随后，伤害性感受器的兴奋性、动作电位的传播以及感觉神经末梢促炎神经肽的释放（如 P 物质）都受到抑制。所有这些机制最终都会产生镇痛作用和（或）抗炎作用[9, 100]。外用阿片类药物治疗炎症性疼痛的其他机制包括感觉神经元上阿片受体的上调[101]和远端转运[102]，外周阿片受体与 G 蛋白偶联的增加[103]，以及神经周围屏障通透性的增加所导致的阿片激动剂与受体结合的易化[104-105]。沿未损伤神经（如腋神经丛）周围局部应用阿片类药物并不会产生明显的镇痛效果[106]。此外，由炎症组织内的免疫细胞[10, 107]所生成和分泌的内源性阿片肽与外源性阿片类药物似乎可以产生累加或协同作用[108]，而非交叉耐受[109]。临床上围术期关节腔内注射吗啡较为常用并且有效[110-111]。关节内注射吗啡还可对慢性类风湿和骨关节炎产生镇痛作用，其作用与标准的关节内注射类固醇作用相似且持久，可能是由于吗啡的抗炎活性[9, 100]。在一些小样本研究中，局部应用的阿片类药物（如凝胶）在治疗皮肤溃疡、膀胱炎、癌症相关的口腔黏膜炎、角膜擦伤和骨损伤方面显示出镇痛效果，并且未见明显不良反应报道[97]。

其他镇痛药及辅助用药

局部麻醉药有外用、口服、静脉注射、扳机点注射及区域阻滞等给药方法。其中，区域阻滞主要用于局部慢性疼痛综合征的治疗（见后文"用于慢性疼痛的介入方法"和其他章节的"局部麻醉药"部分）。局部麻醉药的全身用药在各种神经病理性疾病中显示不同的疗效。meta 分析表明，静脉输注局部麻醉药对神经病理性疼痛产生中度镇痛效果，但其临床意义尚存争议[94]。严重的副作用包括心律失常、头晕、恶心和疲劳，这些副作用限制了局部麻醉药的全身使用。

α_2 肾上腺素受体是 G 蛋白偶联受体，与阿片类药物作用相似，α_2 受体激动剂（可乐定）可以开放 K^+ 离子通道，抑制突触前 Ca^{2+} 通道和腺苷酸环化酶的活性。因此，与阿片类药物一样，α_2 受体激动剂可以减少神经递质的释放及突触传递，从而在整体上产生抑制效应[112]。可乐定可以对某些神经病理性疼痛产生镇痛效果[94]，但经常发生不良反应如镇静、高血压及心动过缓等限制了其应用。

大麻素类药物被广泛研究，目前正成为公众关注的焦点。动物和体外模型研究表明四氢大麻酚的衍生物具有镇痛作用，大麻素受体及其内源性配体在脑、脊髓和外周等与疼痛相关的区域表达。其中外周大麻素受体可能发挥显著的镇痛作用[9]。临床试验 meta 分析结果表明，大麻素类药物具有中度镇痛效果，其镇痛效果与其他镇痛药相比不具有优势，其临床意义尚存争议。精神方面的副作用，如镇静、头晕、认知功能障碍，以及恶心、口干和运动障碍等限制了其临床应用[113-114]。

减轻肌肉痉挛的药物（如苯二氮䓬类、巴氯芬）常被用于肌肉骨骼疼痛的治疗。但尚无证据显示其有长期的治疗效果，且困倦和头晕等不良反应较为常见[115]。巴氯芬可以激活突触前及突触后的 GABA-B 受体，导致兴奋性神经传导降低，抑制性神经传导增强。据报道，巴氯芬在三叉神经痛及中枢性神经病理性疼痛中有镇痛效果。最常见的副作用有困倦、头晕和胃肠不适[116]。肉毒杆菌毒素抑制神经肌肉接头处乙酰胆碱的释放，从而缓解肌肉痉挛状态。肉毒杆菌素注射可用于治疗头痛，但效果尚不确切，而且对肌筋膜扳机点、头面部或颈部疼痛均无效[94, 117-118]。其副作用包括注射部位疼痛、红斑及相邻肌肉的意外瘫痪。

合成多肽齐考诺肽可阻断 N 型电压敏感性 Ca^{2+} 离子通道，从而抑制脊髓初级传入神经元中枢端兴奋性神经递质的释放。齐考诺肽获批可以鞘内注射，但可产生显著的不良反应（困倦、意识错乱、异常步态、记忆受损、眼球震颤、幻觉、眩晕、谵妄、呼吸暂停和低血压），因此，仅适用于少数顽固性疼痛患者[119]。假定其具有抗炎活性，虽然尚无确切证据证明其疗效，类固醇药物硬膜外或神经周围注射仍被广泛使用（见后文"治疗性神经阻滞"）。

止吐药被用于治疗恶心。恶心是镇痛药常见的一种副作用（尤其是阿片类药物），同时也是癌症患者的常见症状。手术患者术后恶心和呕吐的治疗方法不能照搬到慢性疼痛的患者。例如，在癌症患者中，除了要考虑阿片类药物所引起的恶心外，还要考虑放疗、化疗、尿毒症、高钙血症、肠梗阻及颅内压增高等原因导致的恶心。另外，疼痛本身及焦虑也可引起恶心。临床上已有恶心和呕吐的治疗指南，所以，应根据其机制选择止吐药[67, 120]。延髓化学感受器触发区、胃肠道刺激或胃肠道功能衰竭、前庭和皮质机制以及味觉与嗅觉的改变都可能导致恶心和呕吐，这在癌症患者中更为明显。常推荐使用的止吐药包括胃肠动力药（甲氧氯普胺）、吩噻嗪类（如左美丙嗪）、多巴胺受体拮抗剂（如氟哌啶醇）、5-HT 拮抗剂（如昂丹司琼）及抗组胺药（如赛克力嗪）。除此之外，还有使用地塞米松（机制不明）、抗胆碱能药物（如东莨菪碱）和神经激肽 -1 受体拮抗剂的报道。不同作用方式的止吐药可以联合应用。这些药物很多本身存在副作用（如镇静、嗜睡、意识模糊和锥体外系综合征）[67, 120]。大麻素类及苯二氮䓬类药物的药效较弱，故不推荐作为一线用药[120-121]。

泻药适用于治疗排便次数减少（每周少于 3 次）和伴有排便困难或排便不畅者。便秘的危险因素包括应用阿片类药物、高龄、癌症晚期、低钾血症、制动以及正在使用三环抗抑郁药、吩噻嗪类药、抗惊厥药、利尿剂和补铁剂治疗。阿片类药物相关的便秘是通过肠内及（部分）中枢的 μ 受体介导的[66]。在癌症患者，这是阿片类药物最常见的副作用，而且常无耐受性。充足的液体摄入量、富含纤维营养支持及加强运动是预防便秘的方法，但证据并不充分[122]。泻药包括帮助大便成形、改变渗透压的高渗性泻药，结肠灌洗药，促胃肠动力药和阿片拮抗药。通常建议首选乳果糖、番泻叶和聚乙二醇[67]。但是，乳果糖禁用于液体量不足的患者，例如老年患者及处于癌症晚期的患者。如果这些药物效果不佳，可将一线药物和石蜡油或蒽苷类（比沙可啶）药物联合应用。对于采取以上方法仍未奏效的顽固病例，可进一步采取直肠应用山梨醇或造影剂的治疗方法。对难治性便秘，有时还可加用促胃肠动力药如甲氧氯普胺等。对阿片类药物导致的便秘，可选择阿片受体拮抗剂进行治疗。

为了避免纳洛酮进入中枢所产生的减弱阿片类药物镇痛作用或戒断症状，可口服纳洛酮，或使用选择性外周阿片受体拮抗剂甲纳曲酮和爱维莫潘。由于药物效应较低、副作用大和费用较高等因素限制了阿片类拮抗剂的应用[123]。

新型镇痛药物的研发

新型药物的研究重点和潜在的药物靶点包括：降钙素基因相关肽、表达于周围痛觉神经元的 Na^+ 离子通道（$Na_v1.8$ 和 $Na_v1.7$）、电压门控 Ca^{2+} 离子通道（如 $Ca_v2.2$）、神经生长因子抗体、辣椒素受体 TRPV1 和 P2X 受体[21]。目前，越来越多的研究关注抑制内源性阿片和大麻素机制的增强，着重研究外周受体的活化以避免中枢副作用[11, 62-64, 124-125]。然而，镇痛药物开发因不恰当的动物模型或疼痛测试、动物种系差异、发表偏倚、对机制的认识不足、试验设计的缺陷、随机化、盲法和统计分析的缺陷，在临床阶段失败是常见的[21]。

用于治疗慢性疼痛的介入疗法

随着时间的推移，使用介入方法的程度有所下降。虽然早期的疼痛治疗学家（如 Leriche）普遍采用"阻滞"来治疗疼痛，慢性疼痛的生物-心理-社会学理念的引入促使临床医师更加谨慎、合理地使用这些技术（见前"慢性疼痛的跨学科管理"），特别是大部分介入技术都没有循证医学的证据。单一的阻滞疗法一般不能治愈疾病，但有利于促进患者参与康复。因此，阻滞疗法在慢性疼痛的治疗中具有一定的作用。不管采用哪种治疗方法，跨学科团队在使用介入治疗上的意见必须一致。

诊断性神经阻滞

神经阻滞有利于更好地理解患者潜在的疼痛机制，也可预测择期神经毁损术的效果（尤其是癌痛）。根据不同的阻滞目的，诊断性神经阻滞可以是选择性地阻断周围单根神经，或选择性地阻滞某一类神经纤维（自主神经或躯体神经），以明确疼痛的来源[126]。然而，无法证实这些手术的临床有效性[127-128]。特别是，决定疼痛感知的复杂因素限制了诊断性神经阻滞的疗效（参阅前面"疼痛的生物-心理学概念"和"慢性疼痛的跨学科管理"）。此外，局部麻醉药选择性阻滞某一类神经纤维的假设本身可能就是错误的[126]。然而，经验丰富和观察力敏锐的医师发现，这些治疗技术有时会对后续的治疗提供指导性的帮助，尽管系统综述认为其尚存在方法学限制[129-130]。

治疗性神经阻滞

癌痛

治疗性神经阻滞主要用于治疗少部分癌症相关性疼痛患者。此时的神经阻滞治疗是 WHO 癌痛阶梯治疗的第四阶梯[131]。约 90% ～ 95% 癌痛患者的疼痛可通过药物治疗得到充分缓解[132]。此外，仔细权衡患者的个体风险和收益以及着眼于生物-心理-社会综合治疗方法（例如在慢性非癌痛中）是神经阻滞技术成功的先决条件[133]。当保守治疗不能缓解疼痛和（或）出现副作用时，可采用神经阻滞治疗。例如，当全身应用镇痛药物对神经病理性疼痛、偶发性疼痛或爆发性疼痛的控制不佳时，可选择神经阻滞治疗。对于癌症患者的姑息性治疗，一些成熟的神经阻滞技术的应用，如腹腔神经丛阻滞、腹下神经丛阻滞和鞍区阻滞非常必要[134]。

临床上还有一些神经阻滞部位，如肋间神经（如肋骨转移）、上腹腔下神经节、奇神经节和腰交感神经节等（如骨盆肿瘤）。对直肠癌局部浸润导致的会阴部疼痛，如果不考虑膀胱及括约肌功能的话，可以行鞘内神经毁损术治疗[134-135]。肺癌晚期可行胸部鞘内或硬膜外神经毁损[136]。通常优先选择乙醇作为神经毁损药物，因为乙醇（3 ～ 6 个月）具有较高的成功率，以及与苯酚（2 ～ 3 个月）相比更长的疼痛缓解期。尽管目前尚未有对这两种药物进行直接比较的研究。鉴于肿瘤患者的生存期较短，通常乙醇神经毁损所提供的疼痛缓解时间是足够的[137]。

非癌痛

疼痛感知及持续存在的复杂因素（参见前文"疼痛的生物-社会-心理"和"慢性疼痛的跨学科治疗"）以及神经毁损术带来的持续性神经损害（自发性异位神经元放电、神经离子通道及兴奋性氨基酸受体表达上调所致的神经病理性疼痛，见"持续性疼痛的生理学变化"和"抗癫痫药物"）都提示对非癌症相关性疼痛的患者应谨慎地实施神经毁损术。尽管如此，许多临床医师仍然在小关节和骶髂关节处行射频消融术或神经冷冻毁损术，以及其他破坏性治疗。然而，由于可利用数据的质量较差，IASP 未提出最终建议[138]。

非破坏性治疗包括使用局部麻醉药或类固醇药物（或同时使用）进行扳机点注射、硬膜外注射、神经周围及关节内注射。使用类固醇药物是假设其具有抗炎活性。例如，在对慢性背痛或颈痛的（最常见的主诉）治疗中，经常使用小关节或关节突关节内注射和脊神经后内侧支注射，尽管并没有确切的远期效果[139-140]。同样，骶髂关节注射、扳机点注射及枕神经阻滞均无确切的远期疗效[129, 141-142]。硬膜外注射类固醇药物被广泛用于治疗背痛和颈痛[143]，但相关的随机对照试验研究显示，其是否具有长期疗效尚存在争议[144]。这同样适用于经腰椎间孔硬膜外注射类固醇药物[145]。因此，应当对那些没有疼痛慢性化的生物心理社会危险因素患者，限制使用上述有创治疗方法，而仅把其作为躯体康复和多模式治疗计划中的一部分来应用[146]。应用局部麻醉药的交感神经连续阻滞，通常用于带状疱疹相关疼痛和复杂区域疼痛综合征，但缺乏随机对照试验的证据[147]。有报道称交感神经阻滞可以治疗缺血性疼痛，如周围血管病或雷诺病。

连续置管技术

利用程序控制的植入泵、植入式可加药的药物存储系统及皮下隧道外置导管，可将药物持续输注到鞘内或硬膜外间隙。其主要优点是减少了全身用药的副作用。与神经阻滞相似，该治疗技术对癌痛患者的效果要优于慢性非恶性疼痛患者。

癌痛

只有少数癌症患者因无法忍受药物的副作用需要进行椎管内（鞘内、硬膜外）给药，但是对于全身使用镇痛药物效果不佳的患者，这种方法没有得到充分利用[148-149]。支持这种给药模式的证据主要来自一些非随机、非对照研究[150-151]。椎管内技术的优势在于被大多数麻醉科普遍应用。缺点在于镇痛药分布不均，可能全身吸收以及由于局部肉芽肿形成和操作失败而导致治疗持续时间有限[151]。通常，吗啡（1 ～ 15 mg，取决于之前的全身剂量）或氢吗啡酮被推荐为鞘内导管镇痛的首选药物。对于难治性疼痛，可与布比卡因、可乐定、齐考诺肽和其他药物联合使用[150]。

非癌痛

虽然尚缺乏随机对照试验的支持，但是一些临床观察已经报道了连续置管技术在慢性非恶性疼痛患者中的使用[151]。大多数研究采用鞘内注射吗啡，另一些在慢性腰背痛患者则使用氢吗啡酮、布洛芬和齐考诺肽等药物。此外，随着时间的推移，这些患者吗啡用量逐日增加，且并发症的发生率较高（高达 25%）。这些并发症包括导管阻塞、导管尖端肉芽肿的形成、皮肤瘙痒、尿潴留和感染。在缓解疼痛或改善身体功能方面，与安慰剂、自然病程或其他治疗方法相比，该项技术尚未显示出有效性[151] 或效果有限[152]。

神经刺激技术

疼痛治疗中常使用的神经刺激技术包括针灸、脊髓电刺激（spinal cord stimulation，SCS）（或脊髓背角电刺激）以及经皮神经电刺激（transcutaneous electrical nerve stimulation，TENS）。长期以来，针灸深受患者的欢迎，最近也激起了传统医学界的浓厚兴趣。关于偏头痛预防及关节痛治疗的对照研究的系统综述显示，根据中国传统的经络理论的特定穴位治疗与随机选择针灸穴位治疗无明显疗效差异[153-154]。目前尚无确凿的证据表明针灸可能对骨关节炎[154-155] 和慢性腰痛[156-158] 有益。随着高频技术的引入，SCS 获得了新的发展[159]，但其优越性仍有待证明[160]。到目前为止，SCS 在慢性疼痛中的效果尚未充分被双盲 RCTs 明确证实[161-162]。非盲研究表明，选定的复杂区域疼痛综合征或背痛患者，尤其是背部手术失败综合征患者，可能从 SCS 中获益，但仍需进行对照试验的论证[138, 163]。

慢性疼痛患者的围术期管理

围术期慢性疼痛患者的特征

慢性疼痛患者的中枢敏化增强或内源性镇痛功能减弱[164] 会导致术后疼痛程度增加和时间延长。同时，亦需要考虑长期使用阿片类药物后使该类药物的敏感性下降[165]。此外，在慢性疼痛患者，围术期疼痛、焦虑、抑郁或过度警觉的发生率较高[166-167]。通常很难鉴别围术期患者属于正常的紧张还是适应不良的焦虑。但是癌痛患者发生焦虑的可能性远高于无疼痛的癌症患者。此外，慢性疼痛患者，包括癌痛患者，对预后不如其他慢性疾病患者自信[168]。因此，对这类患者而言，围术期疼痛控制困难，并且发展成慢性疼痛的风险增加。然而，对慢性疼痛患者，不管有无阿片类药物长期使用、滥用或误用，都需要且必须获得足够的疼痛控制。

因此，麻醉前访视时应询问患者慢性疼痛史以及日常镇痛药和辅助药的使用情况（见第 31 章）。虽然已知这类患者的许多特点，如围术期阿片类药物需求增加，疼痛被低估，以及依从性差，但仅有很少的具体性建议可供参考，如阿片类药物剂量的增加应足够满足镇痛需求，持续应用术前镇痛药物以防撤药反应，加强沟通教育以增强患者的应对能力。迄今为止，在特定的术后镇痛技术之间（如患者经静脉自控镇痛和区域阻滞）尚未见明显差异。而且，抛开镇痛药的因素，术前疼痛的强度与术后疼痛呈正相关[169]。慢性疼痛患者通常伴有长期的活动力降低和（或）神经功能障碍，这增加了围术期不良反应发生的风险。部分关键点归纳于框 51.1。

镇痛药和辅助药物的长期使用

慢性疼痛患者术前常使用阿片类药物、COX 抑制剂、抗抑郁药、抗癫痫药物，或抗抑郁药与抗癫痫药物联合应用来治疗疼痛。围术期可出现药物耐受、药物之间的相互作用以及药物的副作用。此外，用药不当或用药过量也较为常见[47, 170]。慢性疼痛患者可能低估或隐瞒了其用药史[171]。因此，围术期常出现镇痛药使用不足，从而诱发神经兴奋性的戒断症状，并伴有严重的心、肺功能紊乱。

相关文献对阿片类药物的长期使用进行了全面、深入的探讨（详见前文"阿片类药物"）。再加上广泛的市场宣传，逐渐改变了医师对使用这类药物的保守态度。结果，阿片类药物已被广泛应用于治疗癌症及非癌症相关性疼痛，大部分非癌痛患者现今也使用阿片类药物[47, 170]。虽然在癌痛患者中应用阿片类药物

框 51.1　慢性疼痛患者围术期风险因素的管理

- 常规围术期镇痛方案不能满足慢性疼痛患者的需求。
- 给药不足所致的术后疼痛未缓解以及可能诱发撤药反应。
- 患者倾向于隐瞒既往用药史。
- 因无法控制的焦虑或对疼痛的恐惧，患者往往夸大疼痛。
- 既往使用阿片类药物的患者术后对硬膜外和静脉阿片类药物（包括患者自控镇痛）的需求量是首次使用阿片类药物者的 2～4 倍。
- 可预见的苏醒延迟及术后对镇痛的需求。
- 焦虑及不够合作导致患者对镇痛方法的依从性降低。
- 由于阿片类药物存在个体差异性，需要通过序贯试验选择最佳药物及剂量。
- 为了寻找镇痛和副作用之间的平衡，需进行药物剂量的个体化滴定。
- 辅助药物可能会对麻醉及术后镇痛产生影响。

Adapted from Kopf A, Banzhaf A, Stein C. Perioperative management of the chronic pain patient. Best Pract Res Clin Anaesthesiol. 2005；19：59-76[202]

似乎是合理的，但是慢性非癌性疼痛也作为使用阿片类药物的指征似乎不太被接受（详见前文"阿片类药物"）。然而，麻醉医师面对的是越来越多的长期接受阿片类药物治疗的患者。与首次使用阿片类药物患者相比，之前使用过阿片类药物可导致围术期全身及硬膜外腔镇痛药的需求量成倍增加[73, 172-174]。既往应用阿片类药物进行镇痛治疗的慢性疼痛患者，术后疼痛评分也比较高[174]。术后镇痛需求增加的原因可能是疼痛阈值较低，或所需药物浓度较高。此外，阿片类药物的需求量还可受性别、遗传因素、年龄、手术类型以及术前疼痛程度的影响[74, 169]。相反，阿片类药物相关的副作用（如恶心和皮肤瘙痒）要轻得多。医护人员可能高估了阿片类药物的耐受、成瘾以及镇静作用，而低估了患者对药物的依赖。首要关注点是维持围术期足够的阿片类药物剂量，以防止戒断反应[173-174]（见框 51.1）。

COX 抑制剂是最常用的非阿片类镇痛药。它们可产生严重的副作用，主要见于胃肠道、肾、心血管和凝血系统（见"慢性疼痛的药物治疗"）。麻醉医师关心的主要是凝血功能紊乱，这会增加蛛网膜下腔麻醉和硬膜外麻醉时发生血肿的风险。

抗癫痫药物能够以不同的方式影响麻醉。抗惊厥药的镇静作用可能与麻醉药物发生叠加效应，而药物的酶诱导作用可以改变麻醉药的反应性以及麻醉药的脏器毒性。加巴喷丁的不良反应较少，很少发生药物相互作用，可以在围术期快速达到治疗剂量并长期持续使用[175]。苯妥英钠和卡马西平加快去极化肌松药的恢复，但其机制尚不清楚。建议术前避免服用过量的苯妥英钠，以减少发生房室传导阻滞的风险。定向力障碍、眼球震颤、共济失调以及复视等可能是苯妥英钠血药浓度过高的临床表现。卡马西平可能会产生镇静、共济失调、恶心和骨髓抑制（罕见）或肝、肾功能损害。围术期应监测血钠水平以避免低钠血症的发生。丙戊酸口服通常用于预防偏头痛，静脉注射用于治疗阵发性头痛[176]。它可抑制肝微粒体酶活性，并干扰血小板聚集[177]。抗癫痫类药物不能突然停药，以免引起中枢神经系统兴奋性过高。整个围术期需要维持稳定的药物剂量。

抗抑郁药通常主要用于治疗神经病理性疼痛及其相关的抑郁症。不良反应多，包括镇静、抗胆碱能作用及对心血管系统的影响。心电图可以发生改变，如 PR 间期延长及 QRS 增宽，但是之前提示的此类药可增加心律失常的风险未被证实，除非药物过量[178]。因此，麻醉前无须中断抗抑郁药，但由于酶诱导作用可能需要增加麻醉药物的剂量。由于累加的抗胆碱能作用，术后发生谵妄及意识错乱的可能性会增加。选择性 5-HT 再摄取抑制剂及非典型抗抑郁药，如米氮平或文拉法辛，很少影响麻醉。

氯胺酮是一种混合性阿片受体激动剂 /NMDA 受体拮抗剂，亚麻醉剂量可以在部分神经病理性疼痛患者中产生镇痛作用[179-180]。患者需长期口服氯胺酮的情况非常罕见。这种情况下，由于从口服用药转换成静脉用药的调整非常困难，所以围术期应当停止使用氯胺酮[181]。在镇痛剂量范围之内，发生戒断综合征的风险很低[180, 182]。

由于苯二氮䓬类药物并不能产生镇痛作用，所以慢性疼痛的治疗很少用到苯二氮䓬类药物，除非姑息性疗法[115, 183]。然而，慢性疼痛预示苯二氮䓬类药物的使用会增加[184]。与麻醉相关的副作用包括镇静及肌无力。由于其半衰期较长，可能发生延迟的撤药反应，围术期必须维持稳定的剂量以防止撤药反应。围术期也不常用精神安定药，只偶尔用于慢性疼痛[185]。围术期抗精神类药物治疗的患者可能发生恶性综合征。典型症状包括高热、肌张力增高、间断性意识障碍及自主神经系统功能紊乱。

药物依赖、成瘾和假性成瘾

生理依赖性是指一种适应状态，表现为针对特定药物的戒断综合征，可因突然停药、快速减少药物用量、血药浓度下降或使用拮抗药等出现[186]。依赖性与耐受性不同（见之前"阿片类药物"相关部分）。当使用相当长一段时间阿片类药物、苯二氮䓬类药物以及抗惊厥药后，都可以产生临床相关的身体依赖，但有时药物使用数小时后就产生生理依赖性[71]。因此，所有术前持续应用阿片类药物的患者，如果围术期未得到足够的阿片类替代药物，均有发生戒断综合征的风险。阿片类药物及苯二氮䓬类药物产生的戒断综合征，尤其是心动过速及高血压，对高危的心脏病患者是非常危险的。抗惊厥药物快速撤药可能引发癫痫、焦虑和抑郁。

成瘾性是一种行为综合征，其特点为出现心理依赖性（成瘾），不顾其有害副作用而无法控制地或强迫性地用药，以及出现其他药物相关异常行为（如更改处方、强迫医疗机构、囤积或销售药品以及未经允许地加大剂量）[186-187]。阿片类药物的成瘾性在慢性非恶性疼痛患者中的发病率高达 34%，而在癌痛患者中达到 8%[187-188]。对药物成瘾患者管理时其他应注意的问题将在其他章节探讨[173-174, 189]。

围术期管理和临床实践的建议

围术期管理必须明确阿片类药物的撤药风险、疼痛敏感性的变化和慢性疼痛患者心理状态的变化。以下建议中的大部分仅为"专家观点"[174, 190-191]。

术前评估（另见第 31 章）

麻醉前评估包括患者教育，改善患者术前的生理功能，选择最佳的麻醉技术以及制订包括围术期疼痛管理的术后恢复计划[173]。患者通常对手术操作、麻醉医师在围术期的作用，以及术后疼痛治疗存在误解[192]。术前需详细了解病史，以知晓所有的术前用药，包括阿片类药物、其他镇痛药及辅助用药，以及辨别合并的精神疾病与药物相关的异常行为。应该告知使用脊髓刺激器的患者术中关闭该设备。此外，进行术前评估时，建议使用筛查工具和进行充分的患者教育[167, 193]。必要时可咨询疼痛专家。相关问题及临床实用性建议见框 51.1 和框 51.2。

围术期管理

为了避免阿片类药物戒断综合征的发生，在整个围术期，必须维持术前全身性用药剂量，同时避免应用混合性阿片类药物激动或拮抗剂（丁丙诺啡、纳布

框 51.2　慢性疼痛患者术前考虑注意事项及建议

- 收集详实的病史，以了解患者目前所用的镇痛药及辅助用药、危险因素及合并症。
- 告知患者关于围术期的各种操作、疼痛加重以及阿片类药物需要量增加的可能性。
- 将治疗计划通知手术室、麻醉后恢复室指定的麻醉医师以及病房的手术医生和护理人员。
- 鉴别长期应用阿片类药物患者的成瘾、假性成瘾以及生理依赖性。
- 预计到长期应用阿片类药物患者可能存在生理依赖性。
- 对短时间的手术，可继续使用之前的长效阿片类镇痛药。
- 对接受大手术并且禁食超过 8 h 的患者，经计算后在手术室给予等效镇痛剂量的阿片类药物作为背景输注。
- 手术当天早晨给予常规阿片类药物。
- 维持术前剂量的抗癫痫药物与苯二氮䓬类药物。
- 如果禁食超过 24 h，停用一切辅助性用药。
- 对患者的睡眠障碍、情绪低落、注意力下降、自信心及活动力对策等方面进行调查，以发现未处理的抑郁症。
- 通过对患者的烦躁不安、易激惹、难以控制的焦虑及担忧开展筛查问卷，以发现未处理的焦虑症。
- 请疼痛专家会诊评估。
- 根据患者的个体情况选择区域麻醉或全身麻醉。

Adapted from Farrell C, McConaghy P. Perioperative management of patients taking treatment for chronic pain. BMJ. 2012；345；e4148；and Kopf A, Banzhaf A, Stein C. Perioperative management of the chronic pain patient. Best Pract Res Clin Anaesthesiol. 2005；19；59-76 [191-202]

啡）。若使用椎管内置管给予阿片类药物，整个围术期应维持一定的给药速度和浓度，以提供背景剂量镇痛[194]。对于中小手术，可继续常规口服缓释阿片类药物。对于需要限制术后进食的大手术而言，应当停止口服阿片类药物，并替换成等效价的静脉用阿片类药物，并应用于整个围术期。这种方法适用于全身麻醉，也适用于区域麻醉。麻醉方法应根据患者的个体情况，结合患者预期进行选择。尚无数据显示对于这类患者，是全麻、区域阻滞还是联合麻醉更具有优势[191]。应根据患者风险选择围术期监测。

不管是否应用特殊的镇痛技术，个体化的镇痛方案通常优于"常规的"的镇痛方案[195]。对于中小手术，联合应用阿片类药物和非甾体类药物常可以提高阿片类药物的镇痛效果。因普瑞巴林和加巴喷丁可减轻术后疼痛，减少阿片类药物用量[196]，并具有抗焦虑作用[197]。慢性疼痛伴焦虑患者可从中受益。建议使用普瑞巴林 150 mg，每日 2 次，持续用药至术后 2～3 天[190]。氯胺酮也可用作辅助治疗[180]，但是没有资料推荐对慢性疼痛患者围术期常规使用。这些药物的使用需要获得多模式疼痛治疗中心或急性疼痛服务机构的支持。此外，除了镇痛技术的选择和阿片类药物的使用外，优化组织结构也是提高围术期镇痛质量的关键因素[198]。若怀疑成瘾，需在患者度过手术和术后疼痛期以后，对其戒断症状和功能恢复进行重新评估[199]。慢性疼痛患者的特殊风险因素总结于框 51.1。

术后区域镇痛

在慢性疼痛患者的术后镇痛治疗中，尽管缺乏强有力的证据支持区域麻醉技术的优势，然而从个体化角度考虑倾向选择区域麻醉，因为这类患者易经历术后剧烈的疼痛。长期应用阿片类药物的患者需经静脉或口服阿片类药物以防止发生撤药反应[173]。除此之外，类似于非慢性疼痛患者，慢性疼痛患者术后可通过硬膜外或神经丛放置的导管联合使用局部麻醉药和阿片类药物，实现术后镇痛（见第 45 章和第 46 章）。由于有报道认为存在口服及硬膜外腔应用阿片类药物之间的交叉耐受，所以推荐硬膜外腔使用更高剂量的阿片类药物。对于长期使用阿片类药物的患者而言，硬膜外亲脂性阿片类药物（芬太尼和舒芬太尼）比硬膜外吗啡注射有更好的术后镇痛效果。这种效果归因于舒芬太尼需要更少的受体结合以及其与吗啡之间不完全性交叉耐受[200]。

术后静脉注射阿片类药物

需要使用阿片类药物的总剂量包括手术前每日使用剂量以及由手术刺激导致的额外增加的阿片类药物剂量。如果患者不能口服用药，推荐给予等效于日常口服剂量的持续性静脉输注药物[173, 195]。在麻醉后监护病房中，额外追加的阿片类和（或）非阿片类药物剂量需根据满足个体患者充分镇痛的需要而进行滴定。根据具体情况，可由患者、护士或医师控制。追加剂量应等于每小时的背景输注量。一旦患者每天所需的额外追加的次数少于 4 次，背景输注量就以每日 20% ~ 30% 的幅度递减。计算等效阿片类剂量时，必须考虑到药物的相对效力、半衰期、生物利用度以及用药途径[201]。尽快恢复口服用药。应将术后 24 ~ 48 h 之内的静脉注射剂量换算成等效的口服剂量。总剂量的一半给予长效阿片类药物，另一半间断给予短效阿片类药物[173]。

围术期经皮使用的阿片类药物

透皮芬太尼贴剂是药物释放进入血液循环速度较为恒定的外用贴剂。然而，在手术过程中，药物透皮吸收量可能发生明显的改变。血容量的变化、体温的改变以及挥发性麻醉药改变皮肤的渗透性及灌注，从而对药物渗透入血液的速率产生影响。除此之外，将充气加温毯和加热包覆盖在透皮贴剂上会造成芬太尼透皮吸收增加数倍[73]。因此，在大手术中，去除透皮给药是明智的，这样避免了无法预料的全身阿片类药物摄取的减少或增加。应将经皮吸收的阿片类药物剂量转换为静脉使用吗啡等效剂量，并持续背景输注方式给药[201]。相关问题及实用性建议见框 51.3。

致谢

本章受 Bundesministerium für Bildung und Forschung （0316177B/C1、01EC1403E、01EC1403F），欧盟第七框架方案（FP7- 健康 -2013- 创新）602891 捐赠的支持。

框 51.3　术中和术后的管理问题及实用性建议

- 患者进入手术室后，立即开始阿片类药物的背景输注。
- 择期大手术时，除去阿片类药物的透皮贴剂；小手术时，可继续使用并且不需要背景输注量。
- 对每一位慢性疼痛患者，术均应每日访视 3 次，以评估静息痛、运动痛（如咳嗽）、恶心、镇静、活动和睡眠质量。
- 密切监护呼吸抑制及撤药反应征象（如原因不明的心动过速、烦躁不安、大汗淋漓、意识错乱和高血压）。
- 如可行，将患者纳入急性疼痛服务流程。
- 以滴定法给予短效阿片类药物控制急性疼痛，其起始剂量为首次应用阿片类药物患者常规剂量的 2 ~ 4 倍。
- 按需增加用 COX 抑制剂、抗惊厥药以及其他辅助用药。
- 经常评估患者自控镇痛（PCA）中的按压总次数与实际进药次数的比值；调整单次追加剂量至背景输注量（单次追加剂量等于每小时的背景输注量）。
- 在 PCA 中根据每日累积的追加剂量的比例增加背景输注剂量（将每日累积的追加剂量的 50% ~ 75% 增加至背景输注剂量）。
- 如尽管反复培训患者，药物使用仍存在不足，此时应更改术后镇痛方法。
- 如果硬膜外吗啡镇痛不完善，可以换用芬太尼或舒芬太尼。
- 如果经静脉阿片类药物剂量不断增加，可以考虑行鞘内或硬膜外给药或更换静脉阿片激动剂。
- 手术 2 天后开始逐渐递减每日的阿片类药物用量，最终使其达到术前用量。
- 尽早改为口服或经皮用药；将最后一天静脉阿片类药物剂量的 50% ~ 75% 改为口服缓释剂或经皮吸收剂，剩余剂量作为按需追加剂量。
- 当改为经皮给药时，考虑药物起效有 12 ~ 16 h 的延迟，要为这部分患者在这一阶段提供充分的按需镇痛。
- 不要试图在术后短时间内解决慢性疼痛的问题。
- 适当使用非药物技术（分散注意力、放松身体），术后恢复后为疼痛病房提供咨询。

Adapted from Farrell C，McConaghy P. Perioperative management of patients taking treatment for chronic pain. BMJ. 2012；345；e4148；and Kopf A，Banzhaf A，Stein C. Perioperative management of the chronic pain patient. Best Pract Res Clin Anaesthesiol. 2005；19；59-76[191, 202]

参考文献

1. Woolf CJ. *Ann Intern Med.* 2004;140:441.
2. Basbaum AI, et al. *Cell.* 2009;139:267.
3. Baron R, et al. *Ann Neurol.* 2013;74:630.
4. Richards N, McMahon SB. *Br J Anaesth.* 2013;111:46.
5. Melzack R, Wall PD. *Science.* 1965;150:971.
6. Stein C, et al. *Proc Natl Acad Sci U S A.* 1990;87:5935.
7. Machelska H. *Arch Immunol Ther Exp (Warsz).* 2011;59:11.
8. Stein C. *N Engl J Med.* 1995;332:1685.
9. Stein C, Machelska H. *Pharmacol Rev.* 2011;63:860.
10. Rittner HL, et al. *Br J Anaesth.* 2008;101:40.
11. Basso L, et al. *Curr Opin Pharmacol.* 2015;25:50.
12. Rittner HL, et al. *PLoS Pathog.* 2009;5:e1000362.
13. Mousa SA, et al. *Ann Rheum Dis.* 2007;66:871.
14. Stein C, et al. *Lancet.* 1993;342:321.
15. Likar R, et al. *Clin J Pain.* 2007;23:136.
16. Herz A, et al. *NIDA Res Monogr.* 1989;95:110.
17. Cheng HY, et al. *Cell.* 2002;108:31.
18. Schumacher MA, et al. Opioid agonists and antagonists. In: Katzung BG Trevor AJ, ed. *Basic and Clinical Pharmacology.* New York McGraw-Hill Medical; 2015:531.
19. Fordyce WE, et al. *Behav Res Ther.* 1968;6:105.
20. Flor H, Diers M. *Handb Exp Pharmacol.* 2007;415.
21. Yekkirala AS, et al. *Nat Rev Drug Discov.* 2017;16:545.
22. Mogil JS, et al. *Pain.* 2010;151:12.
23. Berge OG. *Br J Pharmacol.* 2011;164:1195.
24. Davis KD, et al. *Pain.* 2012;153:1555.
25. Smith SM, et al. *J Pain.* 2017;18:757.
26. Roberts NJ, et al. *Sci Transl Med.* 2012;4:133ra158.
27. Walter C, et al. *Pharmacogenomics.* 2013;14:1915.
28. Chidambaran V, et al. *Curr Opin Anaesthesiol.* 2017;30:349.
29. Matic M, et al. *Clin Chem.* 2017;63:1204.
30. Loeser JD, Treede RD. *Pain.* 2008;137:473.
31. Pizzo PA, Clark NM. *N Engl J Med.* 2012;366:197.
32. Anesthesiologists ASo. *Anesthesiology.* 2010;112:810.
33. Dzau VJ, Pizzo PA. *JAMA.* 2014;312:1507.
34. Leadley RM, et al. *J Pain Palliat Care Pharmacother.* 2012;26:310.
35. Baron R. *Nat Clin Pract Neurol.* 2006;2:95.

36. Barasch A, Peterson DE. *Oral Oncol*. 2003;39:91.
37. Kaiser U, et al. *Pain*. 2017;158:1853.
38. Engel GL. *Science*. 1977;196:129.
39. Schatman ME. *Pain Med*. 2011;12:415.
40. Gatchel RJ, Okifuji A. *J Pain*. 2006;7:779.
41. Eisenberger NI, et al. *Science*. 2003;302:290.
42. Jacobson L, et al. *Anesthesiology*. 1997;87:1210.
43. Bernardy K, et al. *Cochrane Database Syst Rev*. 2013:CD009796.
44. Vowles KE, et al. *Behav Res Ther*. 2011;49:748.
45. *Pain IAftSo: Recommendations for Pain Treatment ServicesInternational Association for the Study of Pain*; 2009. http://www.iasp-pain.org/A M/Template.cfm?Section=Pain_Treatment_Facilities&Template=/C M/HTMLDisplay.cfm&ContentID=9218. Accessed Aug 20 2012.
46. Engel CC, et al. *Pain*. 1996;65:197.
47. Dowell D, et al. *JAMA*. 2016;315:1624.
48. Lawrence R, et al. *Br J Anaesth*. 2017;119:1092.
49. Hill JC, et al. *Lancet*. 2011;378:1560.
50. Gunreben-Stempfle B, et al. *Headache*. 2009;49:990.
51. Kamper SJ, et al. *BMJ*. 2015;350:h444.
52. Rothman MG, et al. *Clin J Pain*. 2013;29:195.
53. Stanos SP, et al. *Anesthesiol Clin*. 2007;25(4):721.
54. van Middelkoop M, et al. *Best Pract Res Clin Rheumatol*. 2010;24:193.
55. Hoffman MD, Hoffman DR. *Curr Pain Headache Rep*. 2007;11:93.
56. Ernst E. *Clin J Pain*. 2004;20:8.
57. Jensen MP, et al. *J Pain*. 2003;4:477.
58. Mullersdorf M, Soderback I. *Occup Ther Int*. 2002;9:1.
59. Schaafsma F, et al. *Cochrane Database Syst Rev*. 2010;(1):CD001822.
60. Carlino E, et al. *Curr Opin Anaesthesiol*. 2011;24:540.
61. Williams JT, et al. *Pharmacological Reviews*. 2013;65:223.
62. Stein C. Opioid receptors. *Annu Rev Med*. 2016;67:433–451.
63. Roques BP, et al. *Nat Rev Drug Discov*. 2012;11:292.
64. Schreiter A, et al. *FASEB J*. 2012;26:5161.
65. Spahn V, Stein C. *Expert Opin Investig Drugs*. 2017;26:155.
66. Imam MZ, et al. *Neuropharmacology*. 2017;131:238.
67. McNicol E. *J Pain Palliat Care Pharmacother*. 2008;22:270.
68. Brack A, et al. *J Neuroimmune Pharmacol*. 2011;6:490.
69. Smith MA, et al. *Ann Pharmacother*. 2014;48:77.
70. Smith SM, et al. *Pain*. 2013;154:2287.
71. Compton P, et al. *Pharmacol Biochem Behav*. 2004;77:263.
72. Collett BJ. *Br J Anaesth*. 1998;81:58.
73. Rozen D. Grass GW *Pain Pract*. 2005;5:18.
74. Ross JR, et al. *Oncologist*. 2006;11:765.
75. Collin E, et al. *Pain*. 1993;55:319.
76. Galer BS, et al. *Pain*. 2005;115:284.
77. Schneider JP, Kirsh KL. *J Opioid Manag*. 2010;6:385.
78. Fishbain DA, et al. *Pain Med*. 2009;10:829.
79. Spahn V, et al. *Pain*. 2012;154:598–608.
80. Comelon M, et al. *Br J Anaesth*. 2016;116:524.
81. Carullo V, et al. *J Pain Palliat Care Pharmacother*. 2015;29:378.
82. Fletcher D, Martinez V. *Br J Anaesth*. 2014;112:991.
83. Angst MS. *J Cardiothorac Vasc Anesth*. 2015;29(suppl 1):S16.
84. Szigethy E, et al. *Nat Rev Gastroenterol Hepatol*. 2017.
85. Eriksen J, et al. *Pain*. 2006;125:172.
86. Reinecke H, et al. *Br J Pharmacol*. 2015;172:324.
86a. Busse JW, et al. *JAMA*. 2018.
87. Fordyce WE. *APS Bull*. 1991;1:1.
88. Psaty BM, Merrill JO. *N Engl J Med*. 2017;376:1502.
89. Grosser T, et al. *Clin Pharmacol Ther*. 2017;102:611.
90. Diener HC, et al. *Nat Rev Neurol*. 2016;12:575.
91. Solomon DH. *Arthritis Rheum*. 2010;62:1568.
92. Moore RA, et al. *Cochrane Database Syst Rev*. 2015:CD010902.
93. Gonzalez-Hernandez A, et al. *Expert Opin Drug Metab Toxicol*. 2018;14:25.
94. Finnerup NB, et al. *Lancet Neurol*. 2015;14:162.
95. Attal N, et al. *Eur J Neurol*. 2010;17:1113.
96. Derry S, et al. *Cochrane Database Syst Rev*. 2017;5:CD008609.
97. Graham T, et al. *Pain*. 2013;154:1920.
98. Maihofner CG, Heskamp ML. *Eur J Pain*. 2014;18:671.
99. Yanagidate F, Strichartz GR. *Handb Exp Pharmacol*. 2007;95.
100. Stein C, Küchler S. *Trends Pharmacol Sci*. 2013;34:303.
101. Pühler W, et al. *Neuroscience*. 2004;129:473.
102. Hassan AHS, et al. *Neuroscience*. 1993;55:185.
103. Zöllner C, et al. *Mol Pharmacol*. 2003;64:202.
104. Antonijevic I, et al. *J Neurosci*. 1995;15:165.
105. Rittner HL, et al. *Anesthesiology*. 2012;116:1323.
106. Picard PR, et al. *Pain*. 1997;72:309.
107. Celik MO, et al. *Brain Behav Immun*. 2016;57:227.
108. Likar R, et al. *Br J Anaesth*. 2004;93:375.
109. Zöllner C, et al. *J Clin Invest*. 2008;118:1065.
110. Stein C, et al. *N Engl J Med*. 1991;325:1123.
111. Zeng C, et al. 2013;29:1450–1458.e1452.
113. Whiting PF, et al. *JAMA*. 2015;313:2456.
114. Hauser W, et al. *Dtsch Arztebl Int*. 2017;114:627.
115. Richards BL, et al. *Cochrane Database Syst Rev*. 2012;1:CD008922.
116. Yang M, et al. *Cochrane Database Syst Rev*. 2011;(1):CD004029.
117. Soares A, et al. *Cochrane Database Syst Rev*. 2012;4:CD007533.
118. Langevin P, et al. *J Rheumatol*. 2011;38:203.
119. Brookes ME, et al. *Curr Neuropharmacol*. 2017;15:217.
120. Basch E, et al. *J Clin Oncol*. 2011;29:4189.
121. Mucke M, et al. *J Cachexia Sarcopenia Muscle*. 2018;9:220.
122. Nee J, et al. *Clin Gastroenterol Hepatol*. 2018.
123. Diego L, et al. *Expert Opin Investig Drugs*. 2011;20:1047.
124. Spahn V, et al. *Science*. 2017;355:966.
125. Gonzalez-Rodriguez S, et al. *Elife*. 2017;6:e27081.
126. Hogan QH, Abram SE. *Anesthesiology*. 1997;86:216.
127. Cohen SP, Raja SN. *Anesthesiology*. 2007;106:591.
128. Hansen HC, et al. *Pain Physician*. 2007;10:165.
129. Hansen H, et al. *Pain Physician*. 2012;15:E247.
130. Atluri S, et al. *Pain Physician*. 2013;15:E483.
131. Miguel R. *Cancer Control*. 2000;7:149.
132. de Leon-Casasola OA. *Cancer Invest*. 2004;22:630.
133. Lema MJ. *Surg Oncol Clin N Am*. 2001;10:127.
134. Vissers KC, et al. *Pain Pract*. 2011;11:453.
135. Slatkin NE, Rhiner M. *Am J Hosp Palliat Care*. 2003;20:62.
136. El-Sayed GG. *Pain Pract*. 2007;7:27.
137. Candido K, Stevens RA. *Best Pract Res Clin Anaesthesiol*. 2003;17:407.
138. Boswell MV, et al. *Pain Physician*. 2007;10:7.
139. Boswell MV, et al. *Pain Physician*. 2007;10:229.
140. Manchikanti L, et al. *Anesthesiol Res Pract*. 2012;585806:2012.
141. Shen FH, et al. *J Am Acad Orthop Surg*. 2006;14:477.
142. Ashkenazi A, Levin M. *Curr Pain Headache Rep*. 2007;11:231.
143. Benyamin RM, et al. *Pain Physician*. 2009;12:137.
144. Wilkinson IM, Cohen SP. *Curr Pain Headache Rep*. 2012;16:50.
145. Friedly JL, et al. *N Engl J Med*. 2014;371:11.
146. Boswell MV, et al. *Pain Physician*. 2007;10:7.
147. Zernikow B, et al. *Schmerz*. 2012;26:389.
148. Smith TJ, et al. *Ann Oncol*. 2005;16:825.
149. Brogan SE. *Curr Pain Headache Rep*. 2006;10:254.
150. Hassenbusch SJ, et al. *J Pain Symptom Manage*. 2004;27:540.
151. Markman JD, Philip A. *Med Clin North Am*. 2007;91:271–286.
152. Patel VB, et al. *Pain Physician*. 2009;12:345.
153. Diener HC, et al. *Lancet Neurol*. 2006;5:310.
154. Scharf HP, et al. *Ann Intern Med*. 2006;145:12.
155. Kwon YD, et al. *Rheumatology (Oxford)*. 2006;45:1331.
156. Manheimer E, et al. *Ann Intern Med*. 2005;142:651.
157. Furlan AD, et al. *Spine*. 2005;30:944.
158. van Tulder MW, et al. *Best Pract Res Clin Rheumatol*. 2005;19:639.
159. Bicket MC, et al. *Pain Med*. 2016;17:2326.
160. De Andres J, et al. *Pain Med*. 2017;18:2401.
161. Coffey RJ, Lozano AM. *J Neurosurg*. 2006;105:175.
162. Cruccu G, et al. *Eur J Neurol*. 2007;14:952.
163. Frey ME, et al. *Pain Physician*. 2009;12:379.
164. Burgmer M, et al. *Neuroimage*. 2009;44:502.
165. Chu LF, et al. *Pain*. 2012;153:1583.
166. Svensson I, et al. *Eur J Pain*. 2001;5:125.
167. Lautenbacher S, et al. *Clin J Pain*. 2009;25:92.
168. Thielking PD. *Curr Pain Headache Rep*. 2003;7:249.
169. Slappendel R, et al. *Anesth Analg*. 1999;88:146.
170. Haffajee RL, Mello MM. *N Engl J Med*. 2017;377:2301.
171. Breivik H, et al. *Eur J Pain*. 2006;10:287.
172. Hadi I, et al. *Can J Anaesth*. 2006;53:1190.
173. Carroll IR, et al. *Reg Anesth Pain Med*. 2004;29:576.
174. Richebe P, Beaulieu P. *Can J Anaesth*. 2009;56:969.
175. Fassoulaki A, et al. *Anesth Analg*. 2002;95:985.
176. Stillman MJ, et al. *Headache*. 2004;44:65.
177. Pohlmann-Eden B, et al. *Acta Neurol Scand*. 2003;108:142.
178. Kudoh A, et al. *Can J Anaesth*. 2002;49:132.
179. Sarton E, et al. *Anesth Analg*. 2001;93:1495. table of contents.
180. Visser E, Schug SA. *Biomed Pharmacother*. 2006;60:341.
181. Benitez-Rosario MA, et al. *J Pain Symptom Manage*. 2003;25:400.
182. Pal HR, et al. *Anaesth Intensive Care*. 2002;30:382.
183. Passik SD, et al. *J Pain Symptom Manage*. 2002;23:526.
184. Neutel CI. *Int Rev Psychiatry*. 2005;17:189.
185. Lynch ME. Watson CP. *Pain Res Manag*. 2006;11:11.
186. Savage SR, et al. *J Pain Symptom Manage*. 2003;26:655.
187. Hojsted J, Sjogren P. *Eur J Pain*. 2007;11:490.

188. Vowles KE, et al. *Pain*. 2015;156:569.
189. Peng PW, et al. *Can J Anaesth*. 2005;52:513.
190. Pogatzki-Zahn EM, et al. *Curr Opin Anaesthesiol*. 2009;22:627.
191. Farrell C, McConaghy P. *BMJ*. 2012;345:e4148.
192. Laffey JG, et al. *Ir J Med Sci*. 2000;169:113.
193. Perks A, et al. *J Neurosurg Anesthesiol*. 2009;21:127.
194. Grider JS, et al. *Anesth Analg*. 2008;107:1393.
195. Peacock JE, et al. *Anaesthesia*. 2000;55:1208.
196. Tiippana EM, et al. *Anesth Analg*. 2007;104:1545.
197. Bandelow B, et al. *Expert Rev Neurother*. 2007;7:769.
198. Rawal N. *Anesthesiol Clin North Am*. 2005;23:211.
199. Streltzer J. *Curr Psychiatry Rep*. 2001;3:489.
200. de Leon-Casasola OA. *Best Pract Res Clin Anaesthesiol*. 2002;16:521.
201. Gammaitoni AR, et al. *Clin J Pain*. 2003;19:286.
202. Kopf A, et al. *Best Pract Res Clin Anaesthesiol*. 2005;19:59.
203. Brack A, et al. Periphere und zentrale Mechanismen des Entzünd-ungsschmerzes. In: Straub RH, ed. *Lehrbuch der klinischen Patho-physiologie komplexer chronischer Erkrankungen*. Vol. 1. Göttingen, Germany: Vandenhoeck & Ruprecht; 2006:183.
204. Zöllner C, Stein C. Opioids. In: *Handb Exp Pharmacol*; 2007:31–63.

52 姑息医学

ANN CAI SHAH，ANNE L. DONOVAN，SARAH GEBAUER
华福洲　译　许平波　徐国海　审校

> **要　点**
> - 姑息治疗（palliative care）是跨专业途径实施的针对一系列严重疾病患者的症状管理和决策制定，而不仅限于预期行将死亡的患者。
> - 姑息治疗团队可降低严重疾病患者的医疗费用，并缓解其症状。
> - 医师很少接受敏感话题沟通技巧方面的培训，在与病情严重的患者交流时易侧重于细节，并使用非医学人士难以理解的医学术语。
> - 患者和家属希望医师坦诚交流，对其痛苦感同身受，并参与疾病治疗的决策。
> - 虽然患者和家属渴望知道预后，但他们理解并接受医师很难预测某例患者的预后。
> - 在接受姑息治疗的患者中，小剂量使用阿片类药物治疗呼吸困难是有效的，不会加速患者的死亡。
> - 由于治疗局限性的存在应促使医患双方就围术期治疗方案进行充分的沟通。

什么是姑息医学？

定义

世界卫生组织（WHO）将姑息治疗定义为"通过早期识别、积极评估、控制疼痛和治疗其他痛苦症状，包括躯体、社会心理和宗教的困扰，来预防和缓解身心痛苦，从而改善患有面临危及生命疾病的患者及其家属的生活质量"[1]。重要的是，姑息治疗不一定需要局限于生命的尽头。姑息治疗推进中心指出："与临终关怀不同，姑息治疗可以与根除治疗同时开展；它适用于任何年龄的患者和任何阶段的严重疾病。"疾病具有多面性；症状控制、家庭支持以及决策辅助是姑息治疗团队共同关注的领域（图 52.1）[2]。控制包括身体症状（即疼痛、便秘、恶心呕吐和精神错乱）以及情感症状（即抑郁、焦虑和痛苦）。姑息**治疗**是指跨专业团队的工作，而姑息**医学**则指为严重疾病患者提供症状控制和决策支持的医学专业。

初级姑息医学与专科姑息医学

根据姑息治疗的水平可将姑息医学分为初级姑息医学和专科姑息医学，以便将普通医师（包括麻醉科医师）的工作和姑息治疗医师的专业化服务区分开来。初级姑息医学包括患者疼痛或症状的基础治疗，患者预后、治疗目标以及复苏力度的探讨[3]；而专科姑息医学则包括处理难治性或复杂症状，化解家庭、工作人员以及治疗团队之间与治疗目标相关的冲突（图 52.2）[4]。

姑息医学的发展史

"palliative"一词来源于拉丁语"to clothe"，意思是"掩盖"疼痛等症状。现代姑息医学起源于 20 世纪 60 年代末由 Cicely Saunders 医师发起的临终关怀运动[5]，并于 20 世纪 70 年代引入美国。从那时起，这一领域已经从对生命末期患者的关注扩展至对所有患有严重疾病患者的关注。同时逐渐得到认可的还有，包括减轻痛苦在内的多项临终关怀原则可适用于所有重症患者而与预后无关（图 52.3）[6]。为了满足日益增长的姑息治疗需求，在过去几十年中多个学术性医学中心成立了住院姑息治疗团队[7]。

目前，90% 拥有 300 张床位以上的医院和 67% 拥有 50 张床位及以上的医院都设有姑息治疗团队[8]。2006 年，临终关怀和姑息医学专科正式成立，并于 2008 年进行了该专业的首轮专科资质考试。来自包括麻醉学在内的 10 个医学专业的医师有资格完成专科医师培训并参加专科资质考试[9]。在 2008—2017 年

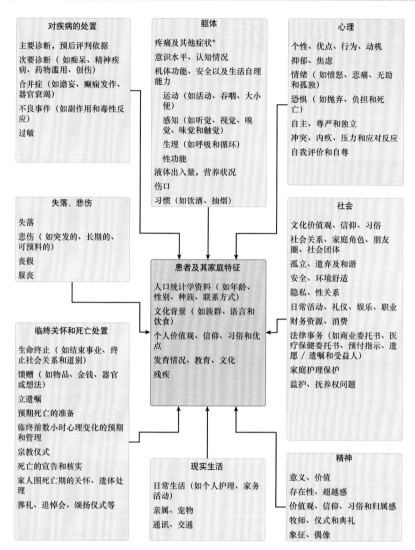

对疾病的处置

主要诊断，预后评判依据

次要诊断（如痴呆、精神疾病、药物滥用、创伤）

合并症（如谵妄、癫痫发作、器官衰竭）

不良事件（如副作用和毒性反应）

过敏

躯体

疼痛及其他症状*

意识水平、认知情况

机体功能、安全以及生活自理能力

运动（如活动、吞咽、大小便）

感知（如听觉、视觉、嗅觉、味觉和触觉）

生理（如呼吸和循环）

性功能

液体出入量，营养状况

伤口

习惯（如饮酒、抽烟）

心理

个性、优点、行为、动机

抑郁、焦虑

情绪（如愤怒、悲痛、无助和孤独）

恐惧（如抛弃、负担和死亡）

自主、尊严和独立

冲突、内疚、压力和应对反应

自我评价和自尊

失落、悲伤

失落

悲伤（如突发的、长期的、可预料的）

丧假

服丧

社会

文化价值观、信仰、习俗

社会关系、家庭角色、朋友圈、社会团体

孤立、遗弃及和谐

安全、环境舒适

隐私、性关系

日常活动、礼仪、娱乐、职业

财务资源、消费

法律事务（如商业委托书、医疗保健委托书、预付指示、遗愿/遗嘱和受益人）

家庭护理保护

监护、抚养权问题

患者及其家庭特征

人口统计学资料（如年龄、性别、种族、联系方式）

文化背景（如族群、语言和饮食）

个人价值观、信仰、习俗和优点

发育情况、教育、文化

残疾

临终关怀和死亡处置

生命终止（如结束事业、终止社会关系和道别）

馈赠（如物品、金钱、器官或想法）

立遗嘱

预期死亡的准备

临终前数小时心理变化的预期和管理

宗教仪式

死亡的宣告和核实

家人围死亡期的关怀、遗体处理

葬礼、追悼会、颂扬仪式等

现实生活

日常生活（如个人护理、家务活动）

亲属、宠物

通讯、交通

精神

意义、价值

存在性、超越感

价值观、信仰、习俗和归属感

牧师、仪式和典礼

象征、偶像

图 52.1　**疾病多面性**。* 其他常见症状包括但不限于：呼吸、循环系统：呼吸急促、咳嗽、水肿、呃逆、窒息及濒死呼吸模式；消化系统：恶心、呕吐、便秘、顽固性便秘、肠梗阻、腹泻、腹胀、吞咽困难、消化不良；口腔状况：口干、黏膜炎；皮肤状况：皮肤干燥、结节、瘙痒及疹疹；全身表现：烦躁、厌食、恶病质、疲乏、虚弱、出血、嗜睡、渗出（胸腔、腹腔）、发热/寒战、大小便失禁、失眠、淋巴水肿、肌阵挛、异味、发汗、晕厥、眩晕（Modified from Ferris FD，Balfour HM，Bowen K，et al. A model to guide patient and family care：based on nationally accepted principles and norms of practice. J Pain Symptom Manage. 2002；24：106-123.）

间，125 名麻醉科医师获得了姑息治疗专业的职业认证[10]。目前美国有 7600 多名临终关怀和姑息治疗医师，每年临终关怀和姑息治疗毕业的专科认证人员中有 1%～2% 来自麻醉学专业[10a.b]。

为什么需要姑息医学?

随着人口的老龄化和医学的进步，慢性疾病患者越来越多。在美国，医疗保险支出目前超过 6000 亿美元，其中 42% 的医疗保险支出花在了 5% 的患者身上[11]。这些患者大多合并多种内科合并症，反复或长期住院治疗，预期寿命不足 1 年，其中许多适于接受临终关怀和姑息治疗[12]。

患有严重疾病的患者有明显的症状负担，大多数人常伴有疼痛、呼吸困难、焦虑和抑郁，其家人也常提及类似的担心[13]。在限制生命的疾病中，疼痛管

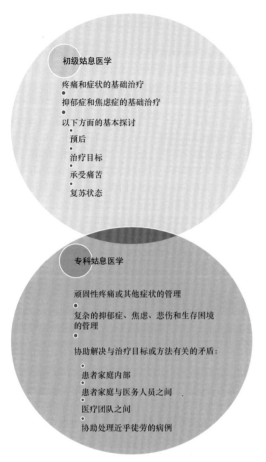

初级姑息医学

疼痛和症状的基础治疗

抑郁症和焦虑症的基础治疗

以下方面的基本探讨

　预后

　治疗目标

　承受痛苦

　复苏状态

专科姑息医学

顽固性疼痛或其他症状的管理

复杂的抑郁症、焦虑、悲伤和生存困境的管理

协助解决与治疗目标或方法有关的矛盾：

　患者家庭内部

　患者家庭与医务人员之间

　医疗团队之间

　协助处理近乎徒劳的病例

图 52.2　初级和专科姑息治疗的代表性技能集（Modified from Quill TE，Abernethy AP. Generalist plus specialist palliative care-creating a more sustainable model. N Engl J Med. 2013；368：1173-1175. ）

理的质量往往是患方关注的焦点，但多项调查显示此类患者的疼痛管理质量往往不甚满意[13-14]。患者及其家庭还认为存在医患沟通不足，尤其是在预后的沟通方面[15]。姑息治疗强调症状的管理和治疗目标的设定，以试图解决上述问题。

为什么姑息医学对麻醉科医师很重要？

高龄、重症患者也会接受手术治疗[16]，因而麻醉科医师应对姑息医学概念有一定的理解。麻醉科医师精于症状管理，可令患者获益，而且他们对手术进程有独特的见解，可为姑息医学和手术团队提供帮助[17]。随着患方与姑息治疗团队接触的增多，麻醉科医师应提出自身的关切点，制订包含姑息理念的麻醉计划，如商讨治疗目标及控制症状。此外，许多疼痛和危重症亚专业的麻醉科医师通过对重症患者的频繁管理来发展专业知识。

姑息治疗全球化

全球范围内，大约有一半的国家至少拥有一家临终关怀或姑息治疗机构，但这些机构大都位于经济较发达的大国。实施姑息治疗的方法和场所在世界各地差异很大，这取决于国家的基础设施。不同国家间姑息治疗医师人均占有量差异极大，从新西兰附近小国纽埃岛每 1000 名居民拥有 1 名姑息专科医师，到中国每 850 万居民拥有 1 名姑息专科医师，再到巴基斯坦每 9000 万居民拥有 1 名姑息专科医师[18]。除了人均拥有量差异悬殊外，获得恰当治疗的机会也差别迥异并且常受到限制。由于担心阿片类药物的成瘾性

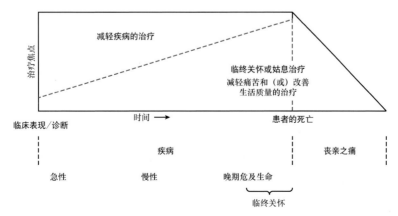

图 52.3　图解说明临终关怀和姑息治疗在疾病和丧亲期间的作用（From Ferris FD，Balfour HM，Bowen K，et al. A model to guide patient and family care：based on nationally accepted principles and norms of practice. J Pain Symptom Manage. 2002；24：106-123. ）

以及国家层面的限用政策，估计全世界有 80% 的疼痛患者无法获得阿片类药物[19]。因而，世界卫生组织（WHO）实施了"姑息治疗公共卫生战略"（Public Health Strategy for Palliative Care），其中包括国家政策、药物供应和教育等方面，旨在全球范围内对姑息治疗进行规范和整合[20]。

姑息治疗团队

指南建议，能满足患者及其家属躯体、心理、社会和精神需求的专业人士均应参与制订姑息治疗计划。理想的状态是，根据患者的需要成立一个包括医师、护士、社会工作者、牧师以及其他专业人士在内的跨学科团队[21]。许多专业团队相继开展了姑息治疗的专业认证或培训（框 52.1）。

框 52.1　姑息治疗团队的成员及其分工	
医师	诊断、治疗和管理患者的各种医疗问题 提供专业的症状管理和咨询 在与重症患者、家属以及其他工作人员交流中提供专业技能和咨询
护士	在执业范围内参与诊断、治疗和处理急、慢性严重疾病 评估严重疾病患者的社会心理和宗教需求 在执业范围内参与症状的管理 运用特殊技能与患者、家属、健康治疗小组以及社会团体沟通
社会工作者	解决被严重疾病困扰的患者及其家属的社会心理需求 参与医疗团队与患者及其家属之间的会谈 协助复杂的出院需求，负责协调社区资源
牧师	帮助患者及其家属识别和处理严重疾病相关的精神困扰 提供或促进开展适当的精神或宗教仪式 联系社区宗教资源
可提供姑息治疗服务的其他专业人士	麻醉疼痛专家 药剂师 康复治疗师 精神科医师

注意：角色和能力可能因地区和培训而异。Data from the following resources：National Association of Social Workers. The certified hospice and palliative social worker. https：//www.socialworkers.org/Careers/Credentials-Certifications/Apply-for-NASW-Social-Work-Credentials/Certified-Hospice-and-Palliative-Social-Worker. Accessed March 19, 2019；Hospice and Palliative Nurses Association. http://www.hpna.org/DisplayPage.aspx?Title=Position Statements. Accessed June 20, 2013. Board of chaplaincy certification. Palliative care specialty certification competencies. http://bcci.professionalchaplains.org/content.asp?admin=Y&pl=45&sl=42&contentid=49. Accessed June 20, 2013. Center to Advance Palliative Care. http://www.capc.org. Accessed June 20, 2013

从何处可以获得姑息治疗

在美国，姑息治疗通常是医院或住院机构设置的一项咨询服务[6]。约 2/3 的美国医院和 85% 的中大型医院均设有姑息治疗团队，但设置与否受医院所处地域及类型的影响[22]。中南部各州获得姑息治疗的机会最少，阿肯色州、密西西比州和阿拉巴马州报告有姑息治疗团队的医院不到 1/3。相比之下，东北部地区获得姑息治疗的机会最多。新罕布什尔州和佛蒙特州的所有医院都报告了姑息治疗项目，罗德岛和马萨诸塞州分别有 89% 和 88% 的医院报告了姑息治疗项目。尽管美国各癌症中心的住院患者面临死亡威胁或常伴有难以控制的症状，但仅 20%～26% 的癌症中心可提供姑息治疗专用住院病床[6, 23]。在美国，尽管姑息治疗诊所越来越多，但由于不能报销，为不符合入院标准的患者提供的家庭姑息治疗却非常少[6]。

住院姑息治疗团队

姑息治疗团队对预后的影响

住院姑息治疗团队可降低患者的医疗费用和资源利用。对拥有完善姑息治疗团队的 6 家医院进行的回顾性研究显示，姑息治疗服务使幸存出院患者和院内死亡患者单次住院费用分别下降 1700 美元和 5000 美元[23a]。姑息治疗团队的参与可使医疗补助受益人的住院费用平均下降 6900 美元，且 ICU 住院时间更短[24]，ICU 死亡率更低[25]。一项对 41 000 多例住院患者进行的队列研究表明，与没有接受姑息治疗咨询的倾向匹配队列相比，接受住院姑息咨询以实现护理目标的患者未来的急性护理成本、医疗保健利用率和 30 天再入院发生率显著降低[25a]。对晚期癌症住院患者进行的研究表明，如果在住院期间较早要求姑息治疗咨询[25b]，则可节省更多费用，在合并症较多的患者中也能得到相同结论[25b]。更早的姑息治疗咨询也有助于在治疗目标和使用侵入性手段支持生命的问题上建立共识[26]。住院姑息治疗团队改善了以患者为中心的结局，包括生活质量[27]、患者和护理人员的满意度[27]以及在不同程度上症状的缓解[28-29]。重要的是，姑息治疗咨询不会增加住院死亡率[24, 30]，甚至已经证实能减少住院天数和住院患者死亡率[30a]。这对于那些误以为姑息治疗会加速死亡的患者及其家属意义重大。

何时咨询姑息治疗团队

基本的姑息治疗知识和技能的掌握对所有临床医

师都是必要的；然而，某些情况下需要姑息治疗专家的专业知识。有许多指标有助于医师决定何时应行姑息治疗评估。经治医师会评估患者接受姑息治疗的必要性，并据此决定是否需要咨询姑息治疗专科医师。专业姑息治疗的基础是存在潜在的生存期受限（如多器官衰竭、严重创伤及脓毒症）或危及生命的疾病（如转移癌、肝硬化及慢性肾衰竭）[31]。此外，患者应至少具备以下一个附加条件，如经常因同一疾病住院、功能衰退以及 ICU 住院时间 ≥ 7 天。更具体的咨询标准应该考虑到当地的医院系统、医疗资源和患者群体。每家医院都应该制定一套程序，以确定哪些患者将从姑息治疗咨询中受益[31]，这通常包括为难以控制的症状提供帮助、复杂的决策、医护人员或家庭支持。

外科 ICU 的姑息治疗

ICU 中姑息治疗的整合主要有三种模式：咨询模式、整体模式及混合模式[32]。咨询模式是由专业姑息治疗团队为该患者的经治医师提供建议。整体模式没有姑息治疗专科医师的参与，需要手术医师或重症医师发现并解决姑息治疗相关的问题。混合模式是以上两种方法的结合。目前仍不清楚哪种模式更有效，选择何种模式通常由医院的资源配置情况以及文化理念所决定。

为促进姑息治疗与 ICU 的整合，提出了许多质量改进措施[32a]。其中一项就包括对危重患者进行筛查，然后在姑息治疗提供者和 ICU 医疗人员之间就符合预先指定标准的患者进行直接沟通。这使得内科重症监护病房（MICU）和外科重症监护病房（SICU）的姑息治疗咨询在一年的时间内分别增加了 113% 和 51%[32b]。虽然最初的姑息治疗实践和研究都集中在 MICU 上，但为 SICU 中适当的患者提供姑息治疗正在获得更多的关注[32]。

外科 ICU 姑息治疗的启动标准

在 ICU 死亡的外科患者常遵循如下两种病程之一。第一种是住院时间较长，在急性护理、ICU 以及预后不确定的间隔期之间多次过渡；第二种常发生在创伤患者或更危急的外科患者中，病情迅速恶化[32]。一项对创伤 ICU 患者的研究表明，早期评估患者和家属的意向以及早期跨学科会诊对死亡率、不复苏（DNR）以及撤除生命支持的要求没有影响；然而，DNR 和撤除生命支持的要求在住院期间完成较早，最终缩短了 ICU 死亡患者的住院时间[26]。在住院期间早期识别适宜的姑息治疗咨询需求变得越来越重要，尤其对于第

一种病程的患者群体。

对于存在一个或多个预先确定风险因素的患者，采用启动标准自动开展姑息治疗咨询已经显示出令人鼓舞的结果[24]。在广大危重患者中，使用特定的筛查标准来主动启动姑息治疗转诊降低了 ICU 资源的利用率，而不影响死亡率[32c]。采用这些筛查或触发标准可以鼓励患者进行主动和系统的筛查，从而消除个体识别者在识别患者时的偏见，这些患者可受益于姑息治疗团队的参与[32]。例如，一项研究对所有进入 SICU 的肝移植患者在入 ICU 后 72 小时内实施结构化姑息治疗干预并随后召开跨学科家庭会议的效果进行了检验[32d]。干预治疗后，增加了查房、记录患者代码状态和停止生命支持的护理，但缩短了签署 DNR 协议和 ICU 住院时间，而死亡率没有差别。家属表示他们有更多的时间与亲人在一起[32d]。

最有效的 SICU 姑息治疗咨询启动标准尚未确定[32]。外科患者群体间的差异及许多其他因素使通用标准变得非常复杂。许多方案包括如下指标：ICU 住院时间、ICU 期间缺乏改善、患者的年龄及病种[32]。在一项 SICU 研究中，研究人员基于专家共识采用了 10 个姑息治疗的启动标准，其中包括多器官功能衰竭、SICU 住院时间 ≥ 1 个月、单次住院期间入住 ICU ≥ 3 次以及本次 SICU 收治期间可能死亡的患者[33]。然而，该研究发现姑息治疗咨询没有增加，仅 6% 的患者达到了启动标准，并且当患者达到启动标准并通报主治医师后，仍然由该主治医师而非姑息治疗专科医师完成姑息治疗咨询[33]。正如一些成功的 ICU 研究观察到的那样[24]，包容性更强的筛选过程或经授权的姑息治疗转诊可能会改变上述结果。目前的观点建议，转诊标准应根据可用数据，利用利益相关者（包括姑息治疗提供者、重症监护医师、院领导和非内科 ICU 护理提供者）的意见，为每个医院，甚至每个 ICU 进行个性化调整[32e]。

门诊患者的姑息治疗

门诊姑息治疗诊所的存在是为了在患者出院后对患者进行随访，或者为门诊患者提供症状控制和社会心理支持[34]。姑息治疗诊所内医务人员的组成、门诊时间以及诊疗关注点存在很大的差异[34]。2010 年，Temel 在一项具有里程碑意义的研究中将 151 例伴有远处转移的非小细胞肺癌患者随机分为联合治疗组（早期门诊姑息治疗＋常规肿瘤治疗）和单纯治疗组（常规肿瘤治疗），结果发现：联合治疗组患者的生活质量评分更高，抑郁症状更少[35]。或许最令人

意外的是，尽管联合治疗组患者较少接受激进治疗，但其平均生存期仍较单纯治疗组长 2.7 个月[35]。上述结果以及其他研究成果最终促使美国胸科医师学会（American College of Chest Physicians）做出如下推荐：应对Ⅳ阶段肺癌或伴有严重症状的患者在治疗早期启动姑息治疗[36]。对各种晚期疾病患者的系统回顾显示，门诊姑息治疗改善了抑郁症状和生活质量，减少了生命末期的激进治疗，增加了高级指令，减少了住院时间和住院次数，并提高了家庭和护理者的满意度。一篇 Cochrane 综述发现，虽然效果有限，但早期姑息治疗干预可能会改善晚期癌症患者的生活质量和症状程度。2017 年，由于其他癌症的多项新的随机对照研究，美国临床肿瘤学临床实践指南将他们对早期姑息治疗咨询的建议扩大到涵盖所有晚期癌症，而不仅仅是晚期肺癌。

临终关怀和姑息治疗的区别

与姑息治疗相比，不同国家间临终关怀的定义差异很大，这主要与临终关怀患者的类别、医疗团队参与情况以及医疗资源配置情况有关[39]。在一些国家，临终关怀和姑息治疗这两个术语可以互换使用，但在美国，临终关怀是指政府卫生保健系统提供的福利。当患者的预期寿命不到 6 个月时，并且通常在延长生命的治疗（如化疗）停止后，患者有资格登记临终关怀。尽管存在逻辑上的差异，但临终关怀的理念通常侧重于减少痛苦，提高生活质量，为患者及其家人提供支持（图 52.4）。

美国的临终关怀

在美国，临终关怀仅提供某些特定医疗服务，并且按日收费，主要是针对经两位医师共同确认预期寿命 ≤ 6 个月的患者[40]。国家医疗保险大约支付 80%

的临终关怀费用，而许多私人保险公司也建立了类似的支付方案。其中，有一项服务是护士（临床护理的主要执行者[41]）、医师助理、社会工作者和牧师上门为患者提供服务[40]。此外，家人也有资格获得一年的丧亲咨询[40]。症状控制不理想的患者可获得连续护理和短期住院待遇。临终关怀服务体现了患者的多种核心需求（图 52.5）。当然，除了以上需求外，每个临终关怀团队可决定实施何种治疗，这在不同团队间可能差异很大。例如，一些临终关怀机构可实施姑息性放疗，而其他机构可能无力进行。如果患者存活超过 6 个月，在与医师面谈后如仍符合临终关怀标准，则可额外再享受 60 天的临终关怀服务。

谁有资格获得临终关怀?

临终关怀资格的确认，需由一名主治医师和一名临终关怀医疗顾问共同证明：按疾病正常进展，患者的生存期少于 6 个月[40]。医保已公布临终关怀服务的准入标准，尽管解释的机会确实存在。例如，慢性肺疾病患者的准入条件包括：静息性呼吸困难、支气管扩张剂治疗无效、静息性低氧血症以及反复急诊入院[41]。当然，由于对指南的解读存在一定的主观性，某些临终关怀机构可能会接受一些被别的机构拒收的患者。此外，临终关怀机构并不强制入住患者签署 DNR 协议。

临终关怀人群

过去，肿瘤患者是接受临终关怀服务的主体，但近年来非肿瘤患者，如痴呆、慢性阻塞性肺疾病（chronic

共同特点	
• 跨学科团队 • 症状管理: 疼痛、呼吸困难、社会心理	• 关注基于质量的医疗 • 家庭支持 • 追求痛苦最小化
早期姑息治疗	临终关怀
• 适用于严重疾病的任何阶段 • 通常住院或门诊均可提供 • 可与积极治疗联合进行 • 免费服务模式	• 预后 < 6 个月（每 60 天再评估） • 关注以家庭为中心的治疗 • 患者常更同意关注于舒适度而不是延续生命 • 医保支付，按日计费

图 52.4　美国姑息治疗和临终关怀的特点

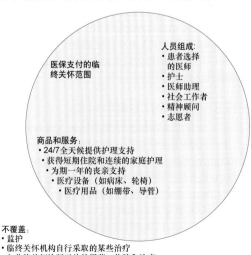

人员组成:
• 患者选择的医师
• 护士
• 医师助理
• 社会工作者
• 精神顾问
• 志愿者

医保支付的临终关怀范围

商品和服务:
• 24/7 全天候提供护理支持
• 获得短期住院和连续的家庭护理
• 为期一年的丧亲支持
• 医疗设备（如病床、轮椅）
• 医疗用品（如绷带、导管）

不覆盖:
• 监护
• 临终关怀机构自行采取的某些治疗
• 与临终关怀诊断无关的用药、住院和治疗

图 52.5　医疗支付的临终关怀福利

obstructive pulmonary disease，COPD）以及充血性心力衰竭（congestive heart disease，CHF）患者所占比例已从 1990 年的 16% 增加至 2010 年的 69%[42]。考虑到某些疾病缺乏 6 个月预期寿命的良好预后标准，这一增长尤其有问题，这可能会使临终关怀转诊的时机复杂化[43]。与此同时，医保患者临终前接受临终关怀服务的比例也从 5.5% 增加至 44%[42]，尽管患者接受临终关怀的时间依然很短。2010 年，临终关怀住院时间的中位数为 18 天[42]，大约三分之一的临终关怀患者在进入临终关怀后的生存时间不到 1 周[41]。根据利用率审查，14.3% 的肿瘤医疗保险患者直到生命的最后 3 天才登记[43a]。这种延迟入院的趋势表明，许多符合准入标准的患者均顺利地被转诊至临终关怀机构。

临终关怀对预后的影响

临终关怀可减轻患者的症状[44]，提升护理人员的满意度，因而有 98% 的患者家属会向他人推荐临终关怀服务[41]。一项研究调查了 1500 多位死者家属，结果发现：接受过临终关怀服务的患者，其家属有70% 的受访者给予临终关怀"非常棒"的评价，远高于那些接受家庭健康服务的死亡患者家属对服务"非常棒"的认可占比（低于 50%）[45]。目前，有关临终关怀的成本－效益研究结果大相径庭，但仍有少数研究认为临终关怀时限与成本节约与否有关[44, 46]。2007 年，Taylor 的研究认为临终关怀时限在 53 ～ 107天的患者可节约成本[46]。而 2013 年，Kelley 的研究则认为更短的临终关怀时间同样能节约成本[44]。一项研究观察预后不良的癌症患者的预计节省额度，认为将临终关怀利用率从 60% 提高到 80%，并且持续时间从 2 周增加到 6 周，每年可以节省 17.9 亿美元[46a]。

姑息治疗和麻醉科医师

麻醉科医师，以及从事疼痛和危重病医学亚专业的专科医师均有可能接触到临终关怀患者。理解临终关怀服务的目标和内容有助于手术麻醉科医师制订与患者治疗目标相匹配的个体化麻醉方案。危重病麻醉科医师经常被要求协助判断患者是否符合临终关怀的准入标准，并帮助患者家属制订治疗计划。疼痛科医师可以与姑息治疗医师合作提供药物管理和介入手术，或作为临终关怀福利的一部分。

危重患者的外科治疗

姑息手术指"针对绝症患者进行的审慎的外科手术，以缓解其症状，减轻患者痛苦，并提高其生活质量"[51]。2004 年对 1000 多例接受姑息手术的晚期癌症患者的研究显示，30 天的发病率为 29%，死亡率为11%，其中 80% 的患者在 30 天后症状有所改善。同一作者在 2011 年进行的一项类似研究显示，与他们之前的研究相比，情况有了显著改善。在 227 例患者中，发病率为 20%，死亡率为 4%，90% 的患者表现出症状缓解[51, 53]。研究作者将这一变化的部分原因归因于通过与患者和家人共同决策来使患者做出更好的选择[51]。

严重疾病患者的手术风险沟通

临终手术的决策是复杂的；虽然一些手术可能会提高生活质量或让患者实现特定的目标，但手术可能会导致过度疼痛、功能下降、延长 ICU 或住院时间，或者增加资源的使用而没有明显的获益。需要改善术前沟通的质量，支持外科医师和患者的决策，并优先考虑接受高危手术患者的提前护理计划。尽管在高危患者人群中实施手术的风险是公认的，但许多患者并没有完全了解与手术相关的各种可能的结果[53a]。外科医师和他们的患者经常使用的心理框架或可导致对可能的结果缺乏了解，以及在手术后形成最大限度地维持生命的合同义务[53b-d]。这两个问题都可能导致提供的护理与患者的目标和偏好不太一致。

沟通框架可以帮助指导与考虑进行高风险手术的患者进行术前对话[53e, f]。"最佳情况 / 最坏情况"工具使用带有可视化辅助的共享决策模型来解释最佳情况、最坏情况以及与手术和保守治疗相关的最可能的结果（图 52.6）[53f]。该工具允许外科医师根据现实的结果来选择治疗方案。在向考虑进行高风险手术的患者解释可能的结果时，最佳情况 / 最坏情况工具的最佳使用将患者特定的并发症和风险因素与手术特定的风险相结合。在过去一年内，研究人员通过聚焦于外科医师以及为自己或家人作医疗决定的老年患者，对"最佳情况 / 最差情况"工具进行了定性分析[53f]。从患者的角度来看，该工具为其建立了选择，便于看清不同的路径以帮助决策，并鼓励基于各种治疗偏好的考虑，总体上而言是有利的。对于外科医师而言，使用这一工具提供了一个有用的结构来指导对话，允许讨论患者的偏好，并可能使非手术治疗方案合法化，因其仍然提供护理，而不是什么都不做。使用这样的工具可能会提高患者对选择特定疗法的潜在并发症和后果的理解，这允许他们选择最符合他或她接近生命末期目标的治疗方案。

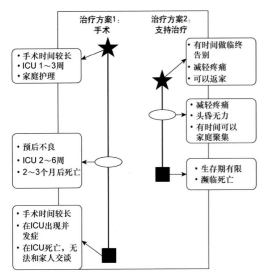

图 52.6 结合医师手绘的最佳情况 / 最坏情况预后工具图。竖线描绘了每个治疗选项，竖线的长度代表了可能结果的范围。星形代表最好的情况，方框代表最坏的情况，椭圆形代表最可能的结果。医师使用源自临床经验和相关证据的叙述来描述每种 "情况"，并在图表上写下要点。ICU，重症监护治疗病房（ Redrawn from Kruser J, Nabozny MJ, Steffens NM, et al. "Best case/worst case"：Qualitative evaluation of a novel communication tool for difficult in-themoment surgical decisions. J Am Geriatr Soc. 2015；63［9］：1805-1811.）

姑息治疗患者的麻醉问题

术前注意事项

　　患者的决策能力在住院期间或随着时间的推移可能会发生变化，在寻求患者的同意进行麻醉之前应该进行评估。如第 8 章所述，当等待手术的患者存在长期 DNR 指令时，应在手术前讨论患者的目标，并制订符合患者目标的术中和术后管理计划。如果患者取消了 DNR 协议，则应立即着手修改治疗计划[53g]，并适当与外科医师和护士讨论。

　　术前应对患者的疾病进行彻底的评估，同时注意患者的认知状况、最近的药物治疗（包括化疗）、有无转移和伤口。了解患者术前的功能状态和预后可能会影响麻醉计划，也可能提供准确的风险和益处评估。关于特定疾病状态如癌症、COPD 及其他疾病的特殊考虑详见第 32 章。考虑到接受姑息治疗的患者在围术期可能服用大剂量阿片类药物，建议麻醉科医师遵循第 51 章关于围术期疼痛管理的指南。

术中关注的问题

　　应将患者对复苏状态的选择告知所有参与患者围手术期管理的医护人员。应注意预防患者术后恶心呕吐，并护理患者脆弱的皮肤。患者可能有凝血障碍、血小板减少症或中性粒细胞减少症，这可能使他们无法接受局部或椎管内麻醉，从而影响他们术中的疼痛处理。

麻醉药物选择与癌症

　　最近的研究试图阐明麻醉在癌症进展和复发中的作用。关于区域麻醉对癌症患者的影响的研究喜忧参半，但提示可能减少死亡率[53h]，尽管 meta 分析没有发现区域麻醉与全身麻醉对癌症复发的有益或有害影响[53i]。深入讨论见第 45 章。尽管有关瘤手术选择何种全麻药物的研究大多为在体或离体实验，但现有数据也表明不同药物对肿瘤细胞的影响存在差异（表52.1）[53j]。

表 52.1 麻醉药物与宿主防御	
药物	对免疫宿主防御的潜在影响
氯胺酮	在动物模型中，减少了自然杀伤（natural killer, NK）细胞的活性和数量
硫喷妥钠	在动物模型中，减少了 NK 细胞的活性和数量
丙泊酚	在动物模型中，减少了 NK 细胞的数量
吸入麻醉剂	在动物模型中，抑制了干扰素对 NK 细胞的细胞毒性刺激，在人体中减少了 NK 细胞的数量；与局部麻醉药相比，黑色素瘤切除后情况更差
氧化亚氮	在动物模型中，与肝肺转移的加速发展有关 在人体中，对结直肠癌术后结果无影响 抑制可能对肿瘤细胞重要的造血细胞的形成
局部麻醉药	在体外，利多卡因可抑制表皮生长因子（EGF）受体和肿瘤细胞增殖；罗哌卡因抑制肿瘤细胞生长
吗啡	在动物模型中，抑制包括 NK 细胞活性在内的细胞免疫 在人体中抑制 NK 细胞活性
芬太尼	在人体内抑制 NK 细胞活性
曲马多	在动物模型中，刺激 NK 细胞活性 在人体内，刺激 NK 细胞活性
COX-2 抑制剂	在动物模型中，表现出抗血管形成和抗肿瘤生长的效应

From Snyder GL, Greenberg S. Effect of anaesthetic technique and other perioperative factors on cancer recurrence. Br J Anaesth. 2010；105：106-115

术后疗程

常规的术后管理足以应对大多数姑息治疗患者。此类患者出现术后疼痛、谵妄、恶心和呕吐的风险增加，并且存在个体差异。围术期医务人员应就患者限制抢救措施的意愿进行沟通，当治疗意愿恢复至术前状况时也应如此。

沟通

治疗目标和偏好治疗方案的沟通与危重病患者的预后相关。更好的沟通与生活质量的提高、生命末期减少延长生命疗法的使用、提供更符合患者偏好的治疗以及更早的临终转诊有关[53k]。美国医师协会将与重症患者的沟通描述为一种"低成本、高价值的干预"[53k]。美国医师协会建议，理想情况下，应在重症疾病的早期由与患者建立了既定关系的医师开始沟通[53k]。

预设治疗计划

1991 年，美国《患者自决法案》（Patient Self-Determination Act）生效，它要求卫生治疗机构或部门提醒患者有预设医疗指示的权利，并建立相应的制度规范和宣教工作[54]。然而，随着预设医疗指示的开展，实际工作中出现了不少问题，如病情与环境的变化改变了患者的治疗倾向[55-57]。要想了解患者的治疗目标，需要患者和医师进行开放性的交流，并且随着病情的变化，有时需要进行反复沟通，以明确或修订治疗目标。有关预设医疗指示和决策代理的详细内容参见第 8 章。

预设治疗方案对预后的影响

1995 年发表的了解预后及对治疗结果和风险的偏好研究（Study to Understand Prognoses and Preferences for Outcomes and Risks of Treatments，SUPPORT）是一项为期 2 年、包括 5 家美国教学医院 9105 例患者的具有里程碑意义的前瞻性、随机对照观察性研究，旨在改善终末期患者的决策[14]。该研究招募了 9 种处于疾病终末期的非创伤患者，6 个月死亡率为 45% ～ 48%。观察 2 年后发现，49% 的不愿接受心肺复苏的患者未事先签订 DNR 协议，而医师很少意识到患者有这方面的诉求[14]。治疗期间，医师可获得患者的预后信息，有专职护士负责共享预后信息、预

设治疗计划以及评估疼痛程度。治疗期间，两组患者在医师交流、疼痛管理、临终关怀资源的应用以及其他预后指标方面没有差别[21]。虽然病历记录了较多的预设治疗计划，但仅 14% 的患者在完成预设计划后会告知医师，而大约只有 25% 的医师会在患者入院 1 周后才注意到他们预设的治疗计划[61]。相似的研究显示，预设治疗计划并不会影响治疗的类型及其所占用的资源[62-63]。这项研究表明，仅为加强预设治疗计划作出的努力并不足以推动医疗服务产生任何变化。

预设治疗计划存在许多难题，包括时间安排、设置和交流质量。虽然医师时常认为能与患者进行良好的治疗计划沟通，但是数据显示，患者对于治疗方案和预后的看法常常差距很大[63a]。例如，有 50% 至 75% 的不可治愈的癌症患者认为化疗、放疗或者手术可以使其存活[63a]。目前尚不清楚这种不一致是由于医师沟通失败、患者无法理解和接受所提供的信息，还是两方面共同导致的。许多专业组织建议，临终护理计划应开始于患者生存时间约一年时的门诊诊疗中[63a]。然而，实际上这些讨论通常要到患者病程晚期才进行，例如当需要机械通气等侵入式干预时[63b]。

多种因素阻止在高危手术时使用预先指示[63c-e]，包括外科医师的感知[53d]。在一项全国性调查中，超过半数的外科医师表示，他们不会对那些表示希望限制术后维持生命的干预措施的患者进行手术[63d]。但是，以往经历过高风险手术的患者回顾表明，术前的三个关键点将有所帮助：①手术需求与替代疗法间的选择，②对术后恢复的期望，③术前预设治疗计划的使用[53a]。这项研究强调了在手术管理过程中与患者及其家属沟通的必要性，并为麻醉科医师提供了一个促进这些对话的机会。

医师交流技巧的培训

面对困难问题时，医师的沟通方法可能会影响患者及其家属对疾病、死亡的态度，进而影响其治疗选择。这些技能作为医学院课程的一部分被越来越高频地进行教授，但是技能的保留率却往往很低[63f]。因此，大部分医师在讨论代码状态（译者注：代码状态指患者在入院时签署的有法律效应的预先决策，当发生呼吸心搏骤停时是否接受心肺复苏，fullcode 指全力抢救，DNR 指不要压胸复苏，DNI 指不要插管）时会觉得不像讨论别的话题（如手术知情同意）那样轻松[64]。40% ～ 75% 的医师认为他们不善于传达坏消息，具体比例取决于他们受训的水平[65]。尽管美国外科手术委员会将姑息治疗的基本知识和技能作为外

科手术委员会认证的要求[65a]，仅 9% 的外科住院医师认为他们在住院医师期间接受了良好的姑息治疗培训[66]，而多达 90% 的内科住院医师则希望能额外接受如何与患者探讨诸如 DNR 协议等方面的培训[67]。尽管缺乏这方面的培训，但住院医师常需要就这些问题与患者进行沟通[68]，从而凸显了在该领域进行相关培训的重要性。

医师交流技巧

医师常对自己的医患沟通能力感到自信，但对患者或其他医师开展的调查显示，医师自我的评价可能并不准确。一项针对 ICU 开展的调查显示，90% 的外科医师对自己在预后方面的沟通技巧感到满意，但仅 23% 的重症治疗医师和 3% 的护士予以认可[69]。同样，尽管肿瘤医师认为他们已向肿瘤患者清楚地解释病情，但患者往往仍不了解自身肿瘤的分期和预后[70]。医患会谈记录显示，医师常专注于技术细节，避谈情感话题，往往主导谈话内容[71]。但当患者谈得更多并且获得医师的理解时，患方满意度会明显增加[71]。即便是医患间的单独谈话，他们也往往无法就预后达成共识。一项调查显示，医师错误理解转移性肿瘤患者采取心肺复苏意愿的概率高达 30%[72]。目前仍无有关针对麻醉科医师的对比研究。上述研究结果表明，术前或 ICU 住院期间麻醉科医师在评估患者对自身疾病进程的了解程度方面扮演着重要的角色。

外科"合同"

在照顾患者时，重要的是理解能频繁影响方案提供者和患者的护理方法概念框架。首先，许多患者认为，手术将"修复"其急性异常并恢复其生活的正常状态[53f]，而不是可能进一步导致功能上或认知能力的下降。后者发生的可能性在术前也很少讨论。此外，外科医师与患者的关系与医学中的其他关系不同，因为许多外科医师认为在术后追求最大程度的维持生命措施是一种隐性"合约"协议[53c, d, 72a]。据认为，外科医师遵循一种契约伦理，即一旦实施手术，外科医师就对患者的生命承担责任[72a]。一项人类学研究探究了三个重症病房（一个由外科医师负责，一个由外科医师和重症医师共同负责，另一个由重症医师负责）中，手术患者临终管理方面的差异，明确了外科医师和重症医师优先重点之间的差异。尽管许多重症医师在决策中考虑将稀缺资源应用于更多的患者，但是外科医师往往只专注于个体患者，即使在患者家属要求下，也推迟撤离挽救生命的治疗措施[72a]。外科医师和重症医师在提供有关治疗和预后的信息上常常是不同的[72a]。一项评估外科医师实施高风险手术的术前对话记录的研究发现，外科医师通常将高风险手术描述为"大手术"，并在术前对话中着重于手术的技术方面[53b]。若讨论到术后需要生命支持的问题，他们会着重于常规恢复，而不是潜在的长期并发症（例如长时间的机械通气或透析）。此外，尽管许多外科医师认为已经签订了寻求积极术后护理的合同协议，但他们很少与患者明确地签署该合同[53b]。其他的沟通障碍可能发生于患者层面（如焦虑、恐惧或无法理解）或医疗系统（如时间紧迫、缺乏事先护理计划），并促进了实施非受益性手术决定的确定[53e]。了解外科患者在临终独特的沟通方式，有助于促进与患者、家属和护理团队的沟通。

临终谈话中家属最看重的是什么？

大多数家属认为，在高质量的临终治疗过程中，最重要的两个因素是医患间的信任和坦诚的病情交流[73]。如果能参与更高层次的治疗决策，家属的满足感会更强[74]。在会谈中，医师的安慰性语言会提升患者家人的满意度[75]。Virdun 和同事进行了 16 项定性综合研究，探究了患者和家属在住院临终护理期间认为重要的因素[75a]。在有效沟通和共同决策的主题下，与家庭成员使用简单易懂的语言进行真诚而明了的沟通；提供必要的信息以帮助做出决策；并让患者和家属的参与护理计划且作为优先考虑事项[75a]。

患者及其家属的各种喜好会影响医疗人员接收信息的数量和方式。这些喜好可能是由个人、文化和家庭因素的有机结合所决定；但是医师不应仅依据患者的种族或民族来猜测患者的喜好[76]。许多姑息治疗医师常问这样一个问题："你想了解多少？"[77]但仍没有研究调查患者对这种谈话方式的看法。有研究表明，某些肿瘤患者参与决策的意愿会随着疾病的进程而改变[78]。一些研究指出，护理人员比患者更想了解治疗相关的信息[79]。某些患者可能会提出，他们不愿了解所患疾病的现状，因而指定某一代理人帮助其进行决策。

临终时的精神需求

精神是指人表达意义或目的并影响个人与周围世界联系感的方式。对某些人来说，宗教是精神世界的一部分，但精神世界也存在其他方面。Swinton 和同事对 ICU 里 70 例临终患者及参与其护理的家庭成员和临床医师进行了半结构化的定性访谈[79a]。受访者将死亡视为一个精神的过程。他们认为精神需求是患者死亡之前、之中、之后的重要部分。严重疾病及其死亡预期可给患者及其家庭带来一系列的精神困扰，从质疑生命的意义到宗教层面对具体医疗措施的解读均可涉及[80]。患者往往会希望医师询问自己的宗教信仰[81]，但他们常觉得自己的精神需求很少得到满足[82]。有人建议询问患者一个简单的问题，如"在你的生命中，宗教或信仰重要吗？"这个问题有助于甄别那些精神需求未得到满足的患者。许多患者及其家属常依据宗教信仰做出决策，因而询问患者的宗教信仰可为医疗团队提供参考[83]。理解患者决策的依据有可能提高临终治疗的效果。

交流模式

上述研究表明，由于医患间误解频繁且沟通不足，因而医患双方进行有效的沟通非常重要[85]。目前已提出许多有助于医患沟通的模式[86-88]，但迄今尚无研究比较上述模式对患者及家人结局的影响。此外，极少研究评估了某一特定交流模式对患者及其家属结局的影响[77]。上述模式的共同点包括积极倾听、确认患者的关注点以及评估患者的理解程度。通过综合多个定性研究所收集的数据而编撰的推荐综合性对话指南包括以下要素：建立对话，评估理解力和喜好，分享预后，探索关键主题（例如目标，恐惧和担忧，动力来源，关键能力，权衡取舍和家庭），结束对话，记录谈话内容，与主要临床医师进行交流（图 52.7）[88a]。

家庭会议

在 ICU，家庭会议越来越多地被用来促进家庭与医疗机构之间的信息共享。入住 ICU 后 72 h 内召开家庭会议可减少患者在 ICU 的住院时间，并且不增加死亡率[89]。在为数不多的评估标准化交流方式的研究中，有一项单中心研究将重症患者家庭随机分为标准化交流组（依照丧亲手册进行）和常规交流组[87]。交流干预强调使用安慰性语言，理解患者正常的情绪反应，并允许患者家属提问，可归纳为重视、认可、倾听、理解和鼓励提问（value，acknowledge，listen，understand，elicitquestions）。为了便于记忆，用单词 VALUE 来表示[87]。3 个月后，调查显示标准化交流组家庭心理困扰的症状明显减少（框 52.2）[87]。

许多医师不知如何召开家庭会议。尽管对这方面

没有专门的研究，但大致流程如下：介绍患者的家庭成员和治疗团队成员→鼓励家庭成员提升理解→简要解释召开家庭会议的原因，例如："医师向您透露了哪些有关您父亲目前病情的信息？"

分解坏消息

可采用 SPIKES 六步法（setting，perception，invitation，knowledge，empathy，sequelae，即环境、了解、引导、告知、安抚和后续交流）来分解坏消息。它包含多个要素，如找一间安静的会议室，询问患者或家人对病情的知晓程度，以及制订下一步的治疗方案，可用于多种场合（框 52.3）[86]。对现有的定性数据的 meta 分析表明，分解坏消息是一项技能，它要求提供者根据其与患者关系、患者和家属反应、环境及文化或社会等在内的多方面因素进行重新评估和调整对话[89a]。

不良情绪的应对

NURSE（name，understand，respect，support，explore，即指出、理解、尊重、支持和探讨）草案是处理患者包括愤怒等不良情绪的框架模式。严重疾病患者及其家人常会向医疗保健人表达愤怒的情绪[90]。此时，医务人员需牢记以下要点：不能表现出防御性或随之愤怒，认真倾听，并保持适当的安全距离[90]。当然，在那些场合下往往难以全部做到，但将患者及其家属的愤怒看做是内心悲痛的一种本能反应，往往有助于问题的解决（框 52.4）[91]。

保密要求

患者家人可能会要求医师不要将病情告知患者。在不同的文化体系或国家，病情告知的文化差异极大。在美国，疾病告知文化发生了很大变化。目前，多数医师希望患者能了解疾病预后[92]。至今尚无处理家属保密要求的规范，但专家共识建议医师应安抚家属，设法理解他们对病情披露后果的担心，并询问患者是否希望以及如何参与治疗决策。例如，"有些人想了解所有的健康问题并自己做决定，而其他人则希望让家人来了解并做决定，您选择哪一种[93]？"

限时试验

当无法判断某种临床干预是否有益于某个特定患者时（如机械通气对缺血性脑病），进行限时试验可能是有益的。医患双方商定在该时限后，将再次评估临床干预的效果[94]。限时试验可让患者家人知道医疗团队将在何时判定治疗措施的有效性，从而拥有对重新评估的期待。

严重疾病对话指南

测试患者语言

开始 "我想和你聊聊你的病症以及提前想想对你来说什么重要，这能让我们确定你希望我们提供怎样的护理——你认为如何？"

分析 "现在你对自己疾病的进程有什么了解？"

"你想从我这里了解多少关于你自己疾病可能发生情况的信息？"

分享 "我想和你分享我对你的疾病情况的看法。"

不确定："很难预测疾病的下一步发展。**希望**你能健康长寿但我担心疾病可能马上来袭，我认为为此提前做好准备非常重要。"或者

时间："我们不**希望**如此，但恐怕时间只剩____了（一个期限，比如天、周、月）或者

功能："我们不**希望**事情发生，但是恐怕病情比较糟糕，并且可能继续发展。"

探究 "如果情况发展到最糟，你最重要的目标是什么？"

"对自己未来的健康你最担心害怕的是什么？"

"你认为是什么给了你面对疾病的力量？"

"你认为你生活中最不能失去的能力是什么？"

"如果你病了，你愿意付出多大可能去获得更多时间？"

"你的**家人**对你优先考虑的事和愿望了解多少？"

结束 "我听说____对你很重要。请把它记在心里，并且对于你的病情，我们**建议**____。这将帮助我们确定你的治疗计划符合你的需要。

"你怎么看这个治疗计划？"

"我将尽我所能帮你渡过难关。"

图 52.7 严重疾病对话指南测试患者语言（2015 to 2017 Ariadne Labs：A Joint Center for Health Systems Innovation［www.ariadnelabs.org］between Brigham and Women's Hospital and the Harvard T.H. Chan School of Public Health，in collaboration with Dana-Farber Cancer Institute. Licensed under the Creative Commons Attribution-NonCommercial-ShareAlike 4.0 International License，http://creativecommons.org/licenses/by-nc-sa/4.0/.）

复苏状态

心肺复苏的结果

20 世纪 60 年代，心肺复苏术作为术中意外事件的处置手段被率先用于临床[95]，此后被推广至外科病房以外的区域。目前，住院期间心搏骤停接受心肺复苏术的患者的预后大为改观，超过 1/2 的患者可经历初级心肺复苏阶段仍存活，近 1/4 的患者可存活出院[96]。与无脉性电活动（12%）或心搏停止（11%）患者相比，具有可电击初始节律（37%）的患者生存

框 52.2　VALUE：生命终末期交流框架

重视（value）：重视和赞赏患者家人的谈话："谢谢您让我了解了您丈夫过去一年疾病的变化过程。"

认可（acknowledge）：认可家人的情绪反应："这往往是家人悲伤的时候。"

倾听（listen）：积极倾听。记得保持沉默，给家人发言时间。

理解（understand）：了解患者是怎样的一个人。"您能和我谈谈您的父亲吗？他是什么样的人？什么东西对他最重要？"

鼓励提问（elicitquestions）：询问家人是否有问题要问。"我们已经交流了许多，您有什么问题要问吗？"

Data from Lautrette A，Darmon M，Megarbane B，et al. A communication strategy and brochure for relatives of patients dying in the ICU. N Engl J Med. 2007；356；469-478

框 52.3　SPIKES 分解坏消息模式

环境（setting）：安排一个安静、宽敞并可容纳所有与会者的私密空间。

了解（perception）：了解参与者对病情的知晓程度。"医师向您透露了哪些有关您妻子病情的信息？"

引导（invitation）：询问患方希望了解哪些信息。"有些人希望了解所有细节，其他人只想知道个大概，您想知道些什么？"

告知（knowledge）：将已知状况通俗易懂地告知与会者，避免使用难懂的医学术语。

安抚（empathy）：认可患者的情绪。"我真希望事情不是这样的。"

后续交流（sequelae）：确定下一次会面。"我们明天下午见，届时我会将她最新的状况告诉您。"

Data from Baile WF，Buckman R，Lenzi R，et al. SPIKES-A six-step protocol for delivering bad news；application to the patient with cancer. Oncologist. 2000；5；302-311

框 52.4　NURSE：情绪处理模式

指出（name）：指出您认为患者及其家属表现出的情绪："看来您很生气。"

理解（understand）：同情并认可患方的情绪。"我无法想象这对您来说是多么困难。"

尊重（respect）：赞赏患者及其看护人员的坚强。"在这个艰难时期您为您母亲做出了巨大的付出。"

支持（support）：提供支持。"我愿意帮助您。"

探讨（explore）：请患者及其看护人员解释情绪变化的原因。"您能告诉我今天为何如此沮丧吗？"

Data from Back AL，Arnold RM，Baile WF，et al. Approaching difficult communication tasks in oncology. CA Cancer J Clin. 2005；55；164-177

率更好[96a]，除颤时间是影响患者预后的关键因素。

在外科患者，约 85% 的心搏骤停发生在术后，其存活概率高于其他类型的心搏骤停患者[97-98]。一项大样本研究调查了院内心肺复苏后存活出院的老年患者。结果发现：约 1/2 的患者遗留有中重度神经损伤[99]，1 年后 60% 的患者存活[99]。诱导亚低温可改善心搏骤停后的神经系统结局，而在院外骤停人群中此益处更加明显[99a]。越来越多的数据表明，心搏骤停的结局之

间存在性别差异。一项比较心搏骤停后男女结局的研究显示，在对多个因素进行多变量调整后，心搏骤停后存活至出院的女性在认知力、功能和精神方面预后较差[99b]。

复苏状态讨论

复苏状态的讨论对某些提供者可能具有挑战性[64]。麻醉科医师可能参与 ICU 或围术期患者复苏状态相关的讨论。理想的情况是，在全面讨论病情和治疗目标时商讨患者的代码状态。例如，某些患者可能将延长生命作为治疗目标。在这种状况下，即使明知抢救不会成功，医师也可能会试图抢救；而其他同种疾病患者可能将解放身体视作治疗目标，这时医师往往会建议患者签署 DNR 协议，以减少 ICU 时间住院较长或出现无法接受的身体状况的可能性。而这种方法的效果尚不明确。在一项小型仿真研究中，研究人员让肿瘤患者观看了一段商谈患者代码状态的标准化视频。结果显示：不管是直接询问患者希望的抢救力度，还是建议签署 DNR 协议，都不影响患者的最终选择[100]。关于复苏最佳方法的研究很少且并未清楚地表明哪一种是最佳方法[95]。例如，一项研究对于晚期癌症患者使用术语"允许自然死亡"而不是"不进行复苏"，然而两者都没有比对方更受青睐[100a]。

围术期限制医疗措施

美国麻醉科医师协会发布了有关围术期签署限制医疗措施协议的指南[101]。围术期签署 DNR 协议相关的伦理在第 8 章进行了更全面的讨论。

预后

许多研究考察了医师预测特定患者生存率的能力。一项囊括了 8 项研究、患者平均生存期为 4 周的 meta 分析显示，医师对患者预后高估了约 30%[108]。患者的体能状况越差，则预测准确性越高[108]。一项研究调查了 365 名医师和 504 例临终关怀患者，结果证实：医师预计的生存率比真实值高 5 倍，63% 的预测高估了真实情况[109]。此外，医师了解患者病情的时间越长，预测准确性就越低[109]。ICU 医师往往过于悲观：一项包括了 851 例机械通气患者的研究发现，在 ICU 医师预计生存率低于 10% 的患者中，仅 71% 的患者在 ICU 住院期间死亡[110]。meta 分析提示，在 ICU 入住 24 h 内，医师预测患者预后的准确性高于算法评分模型（algorithmic scoringsystems，将在预后工

具章节详述）。然而，无论是医师还是评分系统都无法准确预测特定患者的预后[111]。总体而言，医师的预测与患者生存率之间确实存在一定的相关性[112]，而且在预测死亡率方面比其他结果（如恢复认知基线）更准确[112a]。然而，一项包括了521例ICU患者的研究发现，医师和护士均无法预测入院6个月后患者的生活质量满意度。总之，护士往往比医师更为悲观，建议对最终存活的患者停止治疗的概率更高（图52.8和52.9）[113]。包括临床医师评估在内的预后工具比仅依赖客观数据的工具要好，但是当多个提供者［医师和（或）护士］达成一致时，预测情况将最为准确[113a]。

预后判断的困难使某些医师不愿预估患者的生存时间以免犯错[114-115]。然而，在179名决策代理人中，有87%的人希望医师能提供预后预测，即使这种预测并不确切[116]。大部分决策代理人都清楚预后预测本身的不确定性，但在沟通过程中仍希望医师能将这种不确定性表述得更明确些[116]。尽管预后预测存在不确定性，但它仍有助于家人准备丧事，并在协调工作安排、亲友探视和财务方面做出重要决策[116]。目前，仍无告知患者预后的最佳方式。一种可行的办法是用宽泛的时间段，如数小时至数天、数天至数周、数周至数月、数月至数年来形容患者的功能状态。这些范围以及有关预测难度的解释往往能为家人做出重要决策提供充分的依据。然而，不同的患者及其家属可能在理解同一预后预测方面存在巨大差异。有研究人员

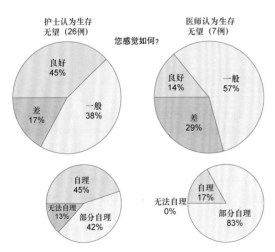

图52.8　被医师或护士认为目前治疗无法或难以改善生存期，但在离开ICU 6个月后仍存活的患者的回复（From Frick S，Uehlinger DE，Zuercher Zenklusen RM. Medical futility：predicting outcome of intensive care unit patients by nurses and doctors—a prospective comparative study. Crit Care Med. 2003；31：456-461.）

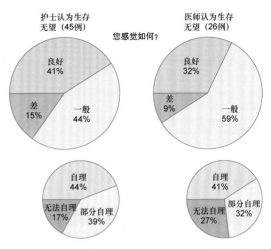

图52.9　被医师或护士认为目前治疗无法或难以改善生存质量，但在离开ICU 6个月后仍存活的患者的回复（From Frick S，Uehlinger DE，Zuercher Zenklusen RM. Medical futility：predicting outcome of intensive care unit patients by nurses and doctors—a prospective comparative study. Crit Care Med. 2003；31：456-461.）

向ICU患者的决策代理人出示了一份模拟的医师预后声明，并要求他们予以解读。结果发现，这些代理人趋于乐观，尤其是预后更差的患者的代理人[117]。

疾病发展轨迹

临床上存在多种疾病发展轨迹，但大多可归入以下类别：突发重度残疾或濒临死亡；早期功能良好，随后出现迅速、持续的下降；病情恶化与改善，此消彼长，交替出现；功能较差且渐进下降（图52.10）[119]。上述分类可能有助于医患间的预后交流，特别是对那些难以预测预后的疾病，如COPD和慢性心力衰竭。

预后工具

目前有多个基于网络的肿瘤预后预测工具，但没有一个工具适用于所有类型的肿瘤。一个重要的原因在于，许多患者因素，如体能和实验室检测比肿瘤类型更重要。这些因素可随疾病的进展而变化（图52.11）[120]。总之，每日卧床时间超过12 h的肿瘤患者其中位生存期为6个月（框52.5）[121]。

目前临床上有多种有助于临床医师预测ICU患者死亡率的工具，将在第84章深入讨论。这些工具在研究背景中可能比在患者个体的预测结果中更加有用。

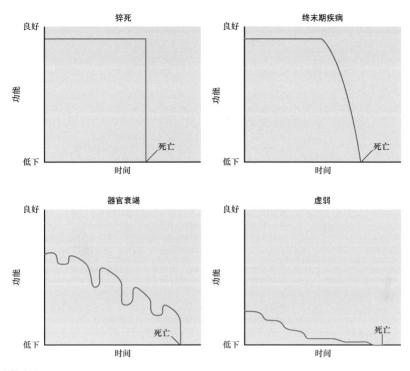

图 52.10 **死亡轨迹**（From Lunney JR，Lynn J，Hogan C. Profiles of older Medicare decedents. J Am Geriatr Soc. 2002；50：1108-1112.）

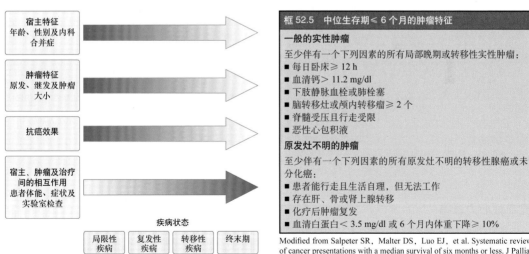

图 52.11 **影响肿瘤患者生存期的因素。阴影的深度表示该因素在生存期预测中的权重**（From Hauser CA, Stockler MR, Tattersall MH. Prognostic factors in patients with recently diagnosed incurable cancer：a systematic review. Support Care Cancer. 2006；14：999-1011.）

框 52.5 中位生存期 ≤ 6 个月的肿瘤特征
一般的实性肿瘤
至少伴有一个下列因素的所有局部晚期或转移性实性肿瘤：
■ 每日卧床 ≥ 12 h
■ 血清钙 > 11.2 mg/dl
■ 下肢静脉血栓或肺栓塞
■ 脑转移灶或颅内转移瘤 ≥ 2 个
■ 脊髓受压且行走受限
■ 恶性心包积液
原发灶不明的肿瘤
至少伴有一个下列因素的所有原发灶不明的转移性腺癌或未分化癌：
■ 患者能行走且生活自理，但无法工作
■ 存在肝、骨或肾上腺转移
■ 化疗后肿瘤复发
■ 血清白蛋白 < 3.5 mg/dl 或 6 个月内体重下降 ≥ 10%

Modified from Salpeter SR，Malter DS，Luo EJ，et al. Systematic review of cancer presentations with a median survival of six months or less. J Palliat Med. 2012；15：175-185

许多疾病的发展过程难以预料。表 52.2 列出了非癌症患者相关的特征，比如心力衰竭、痴呆、肝硬化和慢性阻塞性肺疾病，这些患者的中位生存期 ≤ 6 个月[122]，但需要指出的是，这些因素的预测价值仍不确切。

表 52.2　中位生存期≤ 6 个月的非肿瘤患者的特征

诊断	高危因素
心力衰竭 因中、重度心力衰竭住院，纽约心脏病协会（NYHA）Ⅲ级或Ⅳ级，伴有≥ 3 个危险因素	■ 年龄＞ 70 岁 ■ 左心室射血分数≤ 20% ■ 血浆脑钠肽＞ 950 pg/ml ■ 肌钙蛋白Ⅰ＞ 0.4 ng/ml ■ C 反应蛋白＞ 3.5 mg/L ■ 第 4 次因心力衰竭住院，或 2 个月内再次住院 ■ 出院后至少有 2 项日常活动需他人协助或家庭护理 ■ 2 个月内体重下降≥ 2.3 kg 或血清白蛋白＜ 2.5 g/dl ■ 曾有心源性休克、室性或室上性心律失常、心搏骤停、心肺脑复苏或机械通气史 ■ 收缩压＜ 110 mmHg ■ 血清肌酐＞ 2 mg/dl 或血尿素氮＞ 40 mg/dl ■ 血清钠＜ 135 mEq/L ■ 外周血管疾病或脑血管疾病 ■ 其他内科合并症，如糖尿病、痴呆、COPD、肝硬化和肿瘤
痴呆 日常生活完全无法自理的严重痴呆、卧床不起、大小便失禁、语言交流障碍、入住医院或专业护理机构，且至少伴有一个高危因素	■ 体重指数＜ 18.5 kg/m²，进食减少，或体重明显下降 ■ 至少存在一处褥疮 ■ 至少伴有一种合并症 ■ 男性，且年龄＞ 90 岁 ■ 因吞咽困难或误吸而留置胃管
肝硬化 失代偿性肝硬化，且至少合并一项高危因素	■ 终末期肝病模型评分≥ 21 分
失代偿性肝硬化，且因肝病有关的急性疾病住院，并至少伴有一项高危因素	■ 终末期肝病模型评分≥ 18 分 ■ 因肝病严重失代偿入住 ICU，并且伴有需升压药治疗的低血压，血清肌酐＞ 1.5 mg/dl 或黄疸表现 ■ 肝肺综合征或急进性肝肾综合征
慢性阻塞性肺疾病 因严重 COPD 病情恶化住院，PaO₂≤ 55 mmHg，PaCO₂≥ 50 mmHg，需吸氧治疗，且至少伴有≥ 3 项高危因素	■ 年龄＞ 70 岁 ■ 存在右心功能不全的证据 ■ 2 个月内因 COPD 再次住院 ■ 有气管插管或机械通气史 ■ 住院前需要大量的支持和频繁的医学护理和（或）至少有 3 项日常生活需要协助 ■ 出院后需要家庭护理 ■ 营养不良（体重下降≥ 2.3 kg，血清白蛋白＜ 2.5 g/dl，或 BMI ＜ 18 kg/m²） ■ 血清肌酐＞ 2 mg/dl

BMI，体重指数；COPD，慢性阻塞性肺疾病；PaO₂，动脉血氧分压；PaCO₂，动脉血二氧化碳分压（Modified from Salpeter SR, Luo EJ, Malter DS, et al. Systematic review of noncancer presentations with a median survival of 6 months or less. Am J Med. 2012；125；512 e1-6.）

充血性心力衰竭

　　充血性心力衰竭的病情常出现反复。西雅图心力衰竭模型（Seattle Heart Failure Model）常用来评估心力衰竭患者 1 ～ 3 年的平均生存率，但无法判断患者是否仅有 1 年的存活期[123]。提示患者预后不良的因素有住院、心动过速、低血压、射血分数降低以及肌酐水平升高[124]。因急性失代偿性心力衰竭住院、高龄以及合并 COPD 是使 1 年生存率降低的高危因素[125]。

痴呆

　　难以预测痴呆的病程。一旦出现感染、无法进食等常见问题，患者在 6 个月内的死亡率显著增加[126]。在众多临床指标中，高龄、气促、无法活动以及进食不足预示患者 6 个月内的死亡率增加[127]。

COPD

　　BODE 指数囊括了体重指数（body mass index，BMI）、气道阻塞（airflow obstruction）、呼吸困难

（dyspnea）和运动能力（exercise capacity），可用于预测 COPD 患者的死亡风险[128]。但麻醉科医师无法在床旁实施 6 min 步行试验。机械通气 ≥ 3 天或无法成功拔除气管导管则提示预后不良[129]。

肝病

终末期肝病模型（Model for End-Stage Liver Disease, MELD）评分常用来预测失代偿性肝病患者的预后[130]。肝性脑病和肝肾综合征也预示预后不良[130-131]。

肾病

在匹配年龄和性别因素后，接受透析的慢性肾病患者的寿命将比不接受透析的患者长 16% 到 33%[132]。对年龄 ≥ 65 岁的肾病透析患者，其 10 年生存概率为 3.1%[132]。体能差、营养状况低下以及有内科合并症者提示预后不良[132]。每年终止透析所致的死亡占透析患者死亡总数的 20%，末次透析后患者平均生存 8 ～ 12 天[133]。

症状管理

给药途径的选择

许多终末期患者可能因口腔病变、恶心、濒临死亡以及其他原因而无法口服药物。许多姑息治疗或临终关怀患者因频繁的临床治疗、脱水或其他原因而无法开放静脉通路。为了避免多次尝试静脉置管，许多姑息治疗医师和多数临终关怀机构采用皮下注射的给药方式，尤其是阿片类药物[136-137]。皮下注射药物往往是适应证外使用，但该方式的安全性较高，部分原因在于经肌内注射的大部分药物会渗透至皮下组织[138]。值得注意的是，在姑息治疗背景下，其他类型的药物，如苯二氮䓬类药物、某些止吐药、抗生素、神经安定药以及液态药也可经皮下给药[136-137, 138a]。目前人们在给药途径变更后药物剂量换算方面存在争议，但皮下注射阿片类药物是安全的[139]。有研究也支持阿片类药物经黏膜、舌下和直肠的给药方式[139]。最后，还可以通过硬膜外持续输注或鞘内泵注给药，特别是对顽固性疼痛患者[139a]。

疼痛

严重疾病患者的疼痛管理与普通患者差异较大。这些患者中的疼痛有些最好由疼痛管理专家来处理，有些患者则需要用辅助药物（表 52.3）。实性瘤患者的疼痛发生率为 15% ～ 90%，这取决于癌症的类型

和分期，以及患者的年龄、种族和性别[144]。大多数癌症疼痛是由癌症本身引起的，但大约五分之一的患者会出现与癌症治疗相关的疼痛[145]。大部分癌症疼痛可以通过世界卫生组织的"癌症疼痛阶梯"来控制[146]。Zech 发表了一项针对 2118 例使用阶梯法的癌症患者的前瞻性研究，其中 76% 的患者达到了副作用最小的疼痛缓解[146]。然而，对于晚期癌症患者来说，疼痛管理可能更具挑战性。这一人群中 60% ～ 90% 者报告说疼痛会显著影响功能、情绪和睡眠。这类严重的疼痛可能需要更先进的技术，如介入止痛医学（见第 51 章）[146a, b]、心理干预[147]或姑息化疗或放射治疗才可缓解。

骨癌痛

乳腺癌、肺癌、肾癌和前列腺癌经常转移到骨骼[148]。转移性疾病的患者既可能有成骨细胞病变，也可能有溶骨病变，导致剧烈疼痛[149]。骨癌痛可能有多个靶点，但在最佳治疗方法上还没有达成明确的共识[150]。激素治疗对乳腺癌、前列腺癌和子宫内膜癌有效。鞘内导管等介入性技术可能适用于某些患者[151]。姑息性放射治疗对骨转移瘤患者有帮助，尽管疼痛缓解可能需要几周时间[152]。尽管只有几项小型研究支持使用地塞米松[154]，专家们仍普遍推荐地塞米松口服、皮下或静脉注射治疗骨痛。研究证实，骨代谢调节药，如唑来膦酸或帕米膦酸钠，有利于部分减轻骨癌痛，因此，应在疼痛初始阶段或从肿瘤学角度考虑在适当时开始应用[148, 155]。非甾体抗炎药有助于减轻癌症疼痛，尽管它们与阿片类药物联合使用的优势不太清楚[156]。更积极的治疗措施，如硬膜外类固醇注射、椎体成形术 / 椎体后凸成形术或外科手术可能适用于某些骨转移患者[156a]。

神经病理性疼痛

17% 到 28% 的晚期癌症患者会伴有神经病理性疼痛[157]。有关神经性疼痛、利多卡因和氯胺酮的使用以及其他辅助药物的更多信息，请参见第 25 章和第 51 章（参见表 52.3）。

与其他类型的疼痛相似，治疗神经病理性疼痛时应考虑患者的预期寿命，并且某些药物的靶浓度可能难以在短时间内滴定到达。

ICU 的疼痛治疗

在重症监护病房，疼痛是常见的，可归因于许多因素，如手术伤口、侵入性监测设备的放置和制动[158]。

表 52.3   癌痛治疗中的辅助止痛药

类别	举例	评价
多效镇痛药 皮质类固醇	地塞米松、泼尼松	用于骨癌痛、神经病理性疼痛、淋巴水肿性疼痛、头痛以及肠梗阻
抗抑郁药 三环类抗抑郁药（TCAs）	地昔帕明、阿米替林	用于阿片类药物耐受的神经病理性疼痛；合并抑郁症的疼痛患者；伸胺化合物（如地昔帕明）的副作用少，可能是首选
选择性 5- 羟色胺去甲肾上腺素再摄取抑制剂（SNRIs）	度洛西汀、米那普伦	有证据表明该药对某些疾病疗效较好，但总体效能不如 TCAs；副作用较 TCAs 小，常一线使用
选择性血清素再摄取抑制剂（SSRIs）	帕罗西汀、西酞普兰	疼痛治疗的证据很少；如需控制疼痛，应首选其他亚类药物
其他	安非他酮	无疼痛治疗的证据，但镇静作用较其他抗抑郁药轻，常首选用于主诉乏力或嗜睡的患者
α_2 受体激动剂	替扎尼定、可乐定	除替扎尼定外，副作用大，极少全身用药；可乐定可用于椎管内镇痛
大麻	四氢大麻酚 / 大麻二醇、大麻隆、大麻	有证据表明四氢大麻酚 / 大麻二醇可用于治疗癌痛；其他商品化合物无临床使用依据
外用药 局麻药	利多卡因贴剂、局麻药软膏	偶尔用于局部疼痛
辣椒素	8% 贴剂、0.25% ～ 0.75% 软膏	高浓度贴剂适用于带状疱疹后遗神经痛
非甾体抗炎药（NSAIDs）	双氯芬酸钠及其他	研究证实可用于局灶性的肌肉骨骼疼痛
TCA	多塞平软膏	可治疗瘙痒，可试用于疼痛
其他		已开始经验性使用多种药物的复方软膏，但效能有待验证
神经病理性疼痛 广谱药物	同上	同上
抗惊厥药 加巴喷丁类药物	加巴喷丁、普瑞巴林	为阿片类药物耐受且不伴抑郁症的神经病理性疼痛首选；鉴于术后痛的使用情况，具有多种治疗潜能；可阻断中枢神经系统 N 型钙离子通道，但个体差异大
其他	奥卡西平、拉莫三嗪、托吡酯、拉科酰胺、丙戊酸钠、卡马西平、苯妥英钠	缺乏文献支持；新药副作用小，应首选，但个体差异大；可用于对阿片类药物耐受且抗抑郁药或加巴喷丁治疗无效的神经病理性疼痛
钠通道药物 钠通道阻断剂	美西律、静脉应用利多卡因	有证据支持静脉使用利多卡因
钠通道调节剂	拉科酰胺	新型抗惊厥药用于疼痛治疗的证据极少
GABA 受体激动剂 GABA$_A$ 受体激动剂	氯硝西泮	无文献支持，但可用于伴有焦虑的神经病理性疼痛
GABA$_B$ 受体激动剂	巴氯芬	治疗三叉神经痛的证据是用于其他神经痛的基础
N- 甲基 -D- 天门冬氨酸抑制剂	氯胺酮、美金刚及其他	氯胺酮治疗癌痛的证据很少，但晚期患者或癌痛大爆发患者静脉注射氯胺酮疗效显著；口服氯胺酮无文献支持
骨癌痛用药 双膦酸盐类药物	帕米膦酸二钠、伊班膦酸钠、氯膦酸二钠	有证据支持；与 NSAIDs 或皮质类固醇相似，均为一线用药；可减少骨骼相关的不良事件，但下颌骨坏死和肾功能不全风险制了其临床使用
降钙素		文献依据少，但耐受性好
放射性药物	^{89} 锶、^{153} 钐	有证据支持，但骨髓抑制效应限制了其使用，需专家同意方可使用
肠梗阻用药 抗胆碱能药物	东莨菪碱化合物、格隆溴铵	与皮质类固醇相似，可作为无手术指征的肠梗阻患者的一线辅助用药
生长抑素类似物	奥曲肽	与皮质类固醇相似，可作为无手术指征的肠梗阻患者的一线辅助用药

GABA，γ - 氨基丁酸；NSAIDs，非甾体抗炎药（Modified from Portenoy RK. Treatment of cancer pain. Lancet. 2011；377；2236-2247.）

ICU 中的疼痛也很难评估，因为气管留置插管或患者无法说话。行为疼痛评定量表[159]和重症监护疼痛观察工具[160]是评估 ICU 患者疼痛的有效方法[161]。上述工具的共性在于评估患者的面部表情、体动以及机械通气的配合程度。SUPPORT 试验发现，院内死亡患者的疼痛控制较差。有 1/2 的决策代理人反映，他们的家人在临终前 3 日至少有一半的时间处于中重度疼痛状态[14]。幸运的是，最近的一项研究表明 ICU 的疼痛评估和治疗有所改善[162]。

阿片类药物的使用

全球阿片类药物的用量差异巨大，但生命终末期患者常需使用阿片类药物[19]。在 2012 年对美国六个医疗中心的 1068 例患者进行的一项研究中，70% 的患者在生命的最后一周接受了阿片类药物治疗，47% 的患者在最后 24 h 内接受了阿片类药物治疗[163]。一些医师因为担心会加速患者的死亡，对在生命末期使用阿片类药物犹豫不决。2001 年，Morita 回顾性分析了 209 例患者临终前 48 h 内阿片类药物和镇静药物的使用情况。结果发现，临终前使用阿片类药物或镇静剂并不影响患者的生存时间[164]。一项关于阿片类药物增长率的小型研究发现，尽管研究中吗啡总剂量相对较低，但与死亡时间没有相关性[165]。2006 年，Portenoy 主持的更大样本研究表明，麻醉药的绝对用量与死亡时间之间有微小的相关性，但即便将其与别的变量合并，这种相关性似乎仍不足总方差的 10%[166]。大多数专家认为，适当使用阿片类药物不会加速死亡，可以安全使用，而且一般不需要援引双重效应学说[167]。某些学者认为，对肿瘤或别的预后不确定的患者应谨慎使用阿片类药物，以减少那些治疗后可长期存活者出现阿片类药物依赖或滥用的风险[168]。但总体而言，阿片类药物应该根据临床医师对疼痛的评估进行滴定。

临终时疼痛的介入控制

尽管世界卫生组织提供了阶梯的指导[168a]，但 10% 至 20% 的癌症患者有胃肠外管理难以控制的疼痛[168b, c]。入选的患者可能从介入控制模式中受益[156a]。然而，生命末期的患者可能更容易因凝血病或血小板减少症而出血，以及因免疫抑制而感染。这些问题需要由介入疼痛专家仔细评估。腹痛，尤其是胰腺癌，可以用腹腔神经丛阻滞或神经松解术治疗，而盆腔疼痛可以用上腹下神经丛阻滞或神经松解术治疗。这些技术在第 51 章中有详细描述。侵入性较小的方式，

如周围神经阻滞或触发点注射也可能有帮助。

椎管内（即鞘内和硬膜外）镇痛可以降低数字疼痛评分，同时显著减少口服阿片类药物的摄入，从而减少便秘和镇静等副作用[139a]。在一项对 202 例顽固性癌痛患者接受综合药物治疗或植入式鞘内给药系统疗效的随机对照试验中，鞘内给药组患者的疲劳和抑郁水平显著降低。此外，该研究显示了存活率增高的趋势，接受鞘内镇痛的患者在 6 个月时存活率为 53.9%，而对照组为 37.2%（$P = 0.06$）[168d]。

恶心和呕吐

恶心和呕吐是姑息治疗和临终关怀患者的常见症状，常给患者及其家属带来严重的困扰[169]。用于治疗恶心和呕吐的许多技术和药物与围术期应用的技术和药物相似。对每一例患者来说，治疗恶心和呕吐的第一步是全面评估可能的原因（图 52.12）。下一节重点介绍生存时间受限患者特有的问题。

与化疗和放疗相关的恶心呕吐

许多接受化疗的患者会出现预期的恶心和呕吐。2011 年美国临床肿瘤学会化疗和放疗实践指南包含了采用 5-羟色胺受体拮抗剂（如昂丹司琼）来治疗放、化疗后的恶心和呕吐，且通常与地塞米松合用，而对高致吐性化疗方案可增用神经激肽-1 受体拮抗剂，如阿瑞吡坦[170]。苯二氮䓬类药物或许有益。对接受姑息治疗的放疗引起的或非化疗相关的恶心和呕吐患者，目前没有 1a 或 1b 级证据可用于指导姑息治疗人群中止吐剂的选择。与常规的术后恶心和呕吐不同，患者可能受益于根据需要额外使用药物的止吐计划。

肠梗阻

一些腹部肿瘤患者可能会出现部分或完全性肠梗阻。一线治疗方案包含药物治疗，类固醇激素和奥曲肽是常用药物[171]。伴有肠梗阻且预期寿命小于 2 个月的患者手术疗效不佳[172]，此时应考虑放置胃肠支架或鼻胃管以立即缓解症状，同时考虑其他治疗措施。胃造瘘管是难治性患者的一种选择，可以让患者在胃减压的同时享受食物的味道。

人工水化和营养

许多接受姑息治疗的患者由于恶心、吞咽困难或

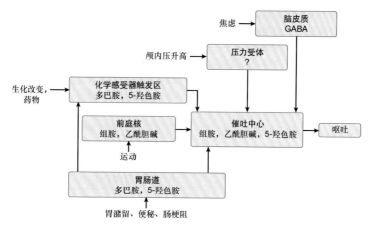

图 52.12　恶心和呕吐的原因（From Gupta M，Davis M，LeGrand S，et al. Nausea and vomiting in advanced cancer：the Cleveland Clinic protocol. J Support Oncol. 2013；11：8-13.）

梗阻而无法进食或进饮。但医患双方常难以决定是否进行人工水化和营养。医患双方都怀着强烈的文化或宗教理念，担心患者经受"饥饿"的痛苦[173]。其实，在疾病晚期，饥饿症状并不常见，而口渴可通过冰片或口腔湿棉签擦拭缓解[174]。人工水化和营养有引起液体超负荷，进而导致窒息、水肿、腹泻以及恶心的风险[175]。与放置胃造瘘管相关的其他风险包括移位和需要额外处理造瘘管刺激带来的不适[175]。肠内或肠外营养和水合作用的管理被认为是一种医疗干预，因此，应与患者和家属讨论风险和益处[173]。人工水化和营养的益处已被确立用于持续性植物状态的患者或患有急性卒中或脑损伤、短期危重疾病、口咽癌以及可能的球肌萎缩性侧索硬化的患者[176]。此外，尽管人工水化并不影响晚期肿瘤患者的生存率，但有助于减轻患者的谵妄症状[177]。晚期痴呆患者使用经皮饲管不能预防肺炎或提高生存率，因此不推荐使用[178-179]。对于某些患者，进行有时间限制的试验性人工水化或营养可能适合评估其益处，如谵妄的改善，同时监测副作用。

■ 呼吸困难

　　呼吸困难是"患者主观感受到的不同程度的呼吸不适"[180]，与旁人观察到的呼吸费力或过快有显著区别。高死亡风险患者常出现呼吸困难[182-183]，不论机械通气状态如何，呼吸困难是在 ICU 能交流的患者认为最令人苦恼的症状[184]。呼吸困难可加速患者死亡的进程，即便是无心肺疾病史的患者[185]。治疗的目的或是逆转呼吸困难的原因（如胸腔积液穿刺术），

或是控制症状。非药物治疗，如机械通气或肺部康复可能有帮助[186]。对难治性呼吸困难患者的低剂量阿片类药物的研究支持其安全性和有效性[187-188]。一项随机、双盲、交叉研究对每天服用 20 mg 缓释吗啡的 48 例慢性阻塞性肺疾病患者进行了观察，结果显示呼吸困难明显改善，副作用轻微[189]。尽管采用苯二氮䓬类药物（伴或不伴阿片类药物）治疗呼吸困难的研究样本量较小且存在混杂因素，但结果的趋势是有可能使患者获益[190-192]。

■ 姑息治疗患者的抑郁和焦虑

　　生命终末期常伴有抑郁和焦虑，其发生率分别在 5% ～ 30% 和 7% ～ 13% 之间[198]。许多因素导致心理困扰，包括与严重疾病相关的社会、经济、精神和生理性压力[199]。抑郁症快速筛查测试包括两个问题："你抑郁了吗？"和"你是否经历过对你通常喜欢的事物或活动失去兴趣？"其敏感性为 91%，特异性为 68%，已在姑息治疗人群中得到验证[200]。对抑郁症筛查呈阳性或有自杀或杀人想法的患者应转诊至精神病医师或其他有经验的服务者处。抑郁症应区别于谵妄和正常的悲伤（表 52.4）[201]。对麻醉科医师来说，识别抑郁症并做出适当的转诊是很重要的。

　　抑郁症的治疗因预期寿命而异。选择性 5- 羟色胺再摄取抑制剂和单胺氧化酶抑制剂，因为起效时间为 1 至 2 个月，可能适用于预期寿命较长的患者。哌醋甲酯已经在预期寿命为几周到几个月的癌症人群中得到很好的研究。该药起效时间为 1 ～ 3 天，对抑郁和疲劳通常有效且耐受性良好[202-203]。

表 52.4　绝症患者悲伤情绪和抑郁症的区别		
特征	正常的悲伤情绪	抑郁症
自然反应	适应	不适应
困扰焦点	对特定损伤的反应；不影响生活的各个方面	普遍存在，影响生活的方方面面
症状波动	症状的出现有波动性，常随时间推移而改善	持续不变
情绪	心情悲伤、烦躁不安	长期持续的抑郁和情感贫乏
兴趣和愉悦能力	兴趣和愉悦能力完好，但因体能下降使参与活动减少	对所有活动不感兴趣或感觉不到乐趣，缺乏快感
希望	短暂或局限性地失去希望，对未来给予积极引导可随时间推移而改变	对未来持续、普遍的绝望
自尊	感觉无助，但仍保持自尊	自觉人生毫无意义
内疚	对特定事情的遗憾和内疚	过度的负罪感
自杀意念	对死亡有被动和短暂的渴望	常渴望死亡

From Widera EW, Block SD. Managing grief and depression at the end of life. Am Fam Physician. 2012；86：259-264

临终前谵妄

谵妄在第 65 章有深入的论述。它影响到 28% 至 88% 的终末期患者，随着死亡的临近，发病率也在增加[204-205]。混淆评估方法已经在姑息治疗人群中得到验证[206-207]。一些患者或有不止一种可能的谵妄原因（框 52.6）。谵妄会明显削弱患者选择合理治疗措施（包括手术）的能力，从而引发道德甚至法律方面的问题。从谵妄恢复后，大部分患者会遗留有谵妄有关的痛苦记忆[208]。

临终前的谵妄有一半可能是可逆的[205]。年龄较小、损伤较轻和没有器官衰竭的患者可逆性谵妄的可能性增加[209]。真正的晚期谵妄患者的预期寿命非常短[204]。医务人员应依据患者的治疗目标选择治疗措施（框 52.7）。例如，患有谵妄但先前生活质量可接受的癌症患者的家人可能希望对潜在的可逆原因进行检查（例如，尿液分析、胸部 X 射线或脑部成像），而先前已接近昏迷且预期在数小时至数天内死亡的患者的家人可能不希望对患者进行进一步检查。

谵妄常表现为躁动，但活动减少型谵妄患者与周围环境的互动减少，对周围环境的关注下降，其发生率可能远高于多数临床医师的预估[210]。活动减少型谵妄患者的内心烦扰不安，但是对于是否能够或如何治疗活动减少型谵妄还没有达成共识[211]。

虽然对于姑息治疗患者谵妄的治疗与内科和外科住院患者相似，但是对于姑息治疗环境中谵妄的治疗，尚无足够的证据提出具体的建议[211a]。常规和非典型抗精神病药物都可以在姑息治疗中用于治疗谵妄[211a]。一些患者可能最终需要姑息性镇静来治疗晚期谵妄。

框 52.6　谵妄的诱因
代谢紊乱
高钙血症
低钠血症
高钠血症
脱水
糖代谢紊乱
器官衰竭
肾衰竭
肝衰竭
呼吸衰竭
药物治疗
阿片类药物
苯二氮䓬类药物
抗胆碱能药物
类固醇激素
脓毒症
肺炎
尿路感染
脑部病理性改变
原发性脑肿瘤
转移性脑肿瘤
软脑膜疾病
无抽搐型癫痫
缺氧
戒断症状
酒精
苯二氮䓬类药物
血液系统疾病
弥散性血管内凝血
贫血

From LeGrand SB. Delirium in palliative medicine：a review. J Pain Symptom Manage. 2012；44：583-594

姑息治疗患者的出血

出血可由多种病理状况引起，包括凝血障碍和癌症。纤溶抑制剂（如氨甲环酸），以及进行介入（如

框 52.7　谵妄的评估

确定治疗目标
回顾使用过的药物
考虑是否存在戒断症状
确定有无血液系统疾病、代谢紊乱以及器官功能衰竭
　综合代谢检查
　全血细胞计数
评估氧供需水平
　氧饱和度
确认有无感染
　尿培养
　血培养
　胸部 X 线检查
　必要时特殊检查
　脑电图
　动脉血气
　弥散性血管内凝血的筛查实验
　甲状腺刺激激素检测
　脑部 CT 和 MRI 检查
　脑脊液检查

From LeGrand SB. Delirium in palliative medicine: a review. J Pain Symptom Manage. 2012; 44: 583-594

栓塞术）或手术治疗可用来止血。至于采取何种措施，应综合考虑患者的治疗目标和预期生存时间[212]。放血疗法很少用于姑息治疗患者，它可加剧患者、家属以及医务人员的不安。目前，尚未实施关于最佳治疗的随机试验。一些实用的建议包括使用深色毛巾、吸引、保持压力和与患者在一起能减轻患者的恐慌。在放血期间，经常建议使用苯二氮䓬类、阿片类和氯胺酮等药物，以提供镇静和遗忘[213]。

死亡过程

　　大多数医师见过患者死亡，但可能没有目睹死亡过程。仅在美国，每年就有超过 500 000 人死于重症监护室，更多的人在离开重症监护室后死亡[213a]。了解死亡过程很重要，因为家人可能会问医师患者的死亡过程会是什么样的。麻醉科医师需要能够识别患者即将死亡的迹象。

　　患者出现多种症状的时间差异很大，84% 的患者在死亡前 24 h 昏昏欲睡或处于昏迷状态，在临死前中位数为 1 h 的时间出现发绀和桡动脉脉搏消失[213b]（表 52.5）。一些最明显的症状是停止经口进食，缺乏反应，以及口腔和气管分泌物堆积导致咕噜声，有时被称为"死亡嘎嘎声"。终末期分泌物被认为是来自气道或口咽，由于不能咳嗽或吞咽而无法清除[213c]。尽管抗毒蕈碱类药物在临床上广泛应用于治疗终末期分泌物，但支持此做法的研究却少之又少。一项比较

阿托品、丁溴东莨菪碱和东莨菪碱的大型研究显示症状有所改善，但这些药物之间没有差异[213d]。一项使用舌下阿托品与安慰剂的研究显示没有差异[213e]。值得注意的是，许多这些小样本研究中存在多种方法学缺陷。患者家属对呼吸杂音的解释也不尽相同。部分家属觉得这种杂音令人不安[213f]。许多临床医师认为，患者临终前大多意识不清，呼吸杂音本身并不会给患者带来不适，但目前仍缺乏相关证据来支持这一观点。

撤去生命支持装置

　　一些患者或家庭成员可能希望停止机械通气或其他形式的生命支持。撤去生命支持在伦理上是可以接受的，并且尊重患者的自主权。麻醉科医师在药物滴定以及处理疼痛和焦虑方面可为撤机提供专业的技术支持。重症监护室有多种方案用于停止通气支持，包括使用阿片类药物治疗疼痛或呼吸困难，使用苯二氮䓬类药物治疗躁动或焦虑[213g]。有趣的是，程序化生命支持撤除的研究并没有证明医务人员对死亡质量的感知有改善[213h, i]。一项评估使用程序指导生命支持撤除效果的试点研究表明，虽然症状在拔管时得到了很好的控制，但包括家庭会议记录以及向家庭和工作人员提供情感或精神支持等方面仍需改进[213j]。这项研究强调有必要特别关注患者和家属在临终前的非症状需求，包括安排仪式和家庭支持，以及为一些家庭安排精神顾问[213g]。

停止生命支持的结果

　　一项针对 74 例预计在拔管后不久死亡的 ICU 患者的研究显示，在机械通气最后 1 h，这些患者吗啡的平均用量是 5.3 mg/h，临终前 1 h 吗啡用量是 10.6 mg/h[213k]。拔管至死亡的平均时间是 153 min（4～934 min）。有点令人惊讶的是，吗啡每增加 1 mg/h，死亡时间就会延迟 8 min[213k]。这种反应类似于早期一项研究所显示的，苯二氮䓬类药物每增加 1 mg/h，死亡时间就会延迟 13 min[213i]。从开始停止生命支持到死亡的时间间隔越长，家庭满意度越高[213m]。

生命支持撤除过程中肌松药物的使用

　　如第 8 章所述，患者在气管拔管前不应使用肌松药物；这样会影响症状评估，并可能导致患者痛苦。除非会给患者造成额外的不适，否则已经使用肌松药物的患者应在拔管前等待神经肌肉功能恢复[213n]。

表 52.5　死亡过程中的变化	
改变	**表现的标志**
疲劳，虚弱	功能下降 对医疗的关注下降 不能在床上移动 不能将头抬离枕头
皮肤缺血	骨节上的红斑 皮肤破裂 伤口
疼痛	面部痛苦表情 前额与眉间的紧张
减少食物的摄入，浪费食物	厌食 摄入不足 误吸、窒息 体重减轻，肌肉和脂肪减少，尤其太阳穴明显
失去闭眼的能力	眼睑没有合上 眼白显示（瞳孔可见或者不可见）
减少液体摄入，脱水	减少液体摄入 误吸 由低蛋白血症引起的外周水肿 脱水、黏膜或结膜干燥
心功能不全、肾衰竭	心动过速 高血压随后低血压 外周体温下降 周围和中心发绀（四肢发蓝） 皮肤色斑（网状青斑） 依赖于皮肤表面的静脉汇聚 溺赤 少尿，无尿
神经功能障碍，包括：意识水平降低	睡意增加 觉醒困难 对言语和触觉刺激无反应
沟通能力下降	难于言语 单音节词、短句 延迟或者不适当的回应 无口头回应
呼吸功能障碍	呼吸频率发生变化：先增加后减少 潮气量减少 异常呼吸模式：呼吸暂停、陈-施呼吸、痛苦呼吸 丧失吞咽能力 吞咽困难 咳嗽、窒息 呕吐反射丧失 口腔和气管分泌物积聚 咕噜声
括约肌失去控制	大小便失禁 皮肤浸渍 会阴念珠菌病 晚期谵妄 认知障碍的早期表现（如昼夜颠倒） 烦躁不安 无目的重复运动 呻吟
罕见的意外事件	死亡来临前爆发的能量，即"回光返照" 误吸、窒息

From Ferris FD. Last hours of living. Clin Geriatr Med. 2004；20：641-667，vi

儿科临终关怀和姑息护理

姑息治疗适用于许多患有慢性严重疾病的儿童，世卫组织指出，即使在资源有限的情况下，儿科姑息治疗也可以成功实施[1]。儿科临终关怀和姑息护理与成人护理相似，但患儿的治疗计划要考虑到患儿所处的发育阶段。孩子对疾病和死亡的认知取决于年龄的大小：两岁以下的孩子没有死亡的概念，而 10 岁的孩子可能对死亡过程的细节感兴趣[213o]。

儿科姑息治疗人群的特征

儿科姑息治疗患者的诊断种类比成人更广泛[213p]，大多数常见疾病都是先天性和神经肌肉性的[213p]。在迄今为止最大的观察性研究中，超过三分之一接受姑息治疗咨询服务的儿童患者年龄为 1～9 岁，三分之一为 10～18 岁，不到 20% 小于 1 岁[213p]。与成年人相比，儿童在最初的姑息治疗咨询后通常能延长生存[213p]。一些疾病，如染色体或严重的发育异常，很少在成人姑息治疗群体中发现。对治疗意愿强烈的家庭而言，要做出放弃治疗的决定往往非常困难。同样，对医护人员而言，要做出准确的预后预测也是相当不易的[213o]。此外，与儿童拒绝医疗相关的多种法律问题与成人不同[213q]。

儿科姑息治疗中的症状管理

从过去的经验来看，患有严重疾病的儿童的症状控制不善。一项有关丧子家庭的回顾性调查发现，患儿在离世前经历了"许多"或"大量"痛苦，尤其是疼痛、疲劳和呼吸困难[213q]。与大多数对接近生命末期的成年人的研究相反，2011 年的一项研究指出，儿科人群中神经症状更为普遍[213p]，提示需要更好地理解和治疗这些症状。据报道，区域麻醉对患有疼痛的儿童患者有益，但这种疼痛很难通过系统治疗来控制[213r]。儿童特定疗法的数据有限，因此许多医师使用的是基于成人研究的药物。

参考文献

1. WHO definition of palliative care. http://www.who.int/cancer/palliative/definition/en/.
2. Ferris FD, et al. J Pain Symptom Manage. 2002;24:106.
3. Quill TE, Abernethy AP. N Engl J Med. 2013;368:1173.
4. von Gunten CF. JAMA. 2002;287:875.
5. Meier DE, et al. Palliative Care: Transforming the Care of Serious Illness. San Francisco: Jossey-Bass; 2010.
6. Morrison RS. Curr Opin Support Palliat Care. 2013;7:201.
7. Morrison RS, et al. Arch Intern Med. 2008;168:1783.
8. America's care of serious illness: a state-by-state report card on access to palliative care in our nation's hospitals. https://reportcard.capc.org/wp-content/uploads/2015/08/CAPC-Report-Card-2015.pdf2015. Accessed Feb 28, 2018.
9. ABMS Certification. http://www.aahpm.org/certification/default/abms.html.
10. American Board of Medical Specialties. 2018. https://www.abmsdirectory.com/pdf/Resources_certification_statistics.pdf.
10a. Lupu D, et al. J Pain Symptom Manage. 2017;53(5):944–951.
10b. Kamal AH, et al. J Pain Symptom Manage. 2016;51(3):597–603.
11. Medicare Payment Advisory Commission. A data book: health care spending and the Medicare program; 2017. http://www.medpac.gov/docs/default-source/data-book/jun17_databookentirereport_sec.pdf?sfvrsn=0.
12. Meier DE. Milbank Q. 2011;89:343.
13. Robinson J, et al. J Palliat Med. 2013;28:18.
14. The SUPPORT principal investigators. JAMA. 1995;274:1591.
15. Nelson JE, et al. Crit Care Med. 2010;38:808.
16. Kwok AC, et al. Lancet. 2011;378:1408.
17. Fine PG. Anesth Analg. 2005;100:183.
18. Lynch T, et al. J Pain Symptom Manage. 2012;45:1094.
19. Bosnjak S, et al. Support Care Cancer. 2011;19:1239.
20. Stjernsward J, et al. J Pain Symptom Manage. 2007;33:486.
21. National Consensus Project for Quality Palliative Care. 2013. http://www.nationalconsensusproject.org/. Accessed May 25, 2013.
22. Morrison RS, et al. J Palliat Med. 2011;14:1094.
23. Hui D, et al. JAMA. 2010;303:1054.
23a. Morrison RS, et al. Arch Intern Med. 2008;168:1783–1790.
24. Norton SA, et al. Crit Care Med. 2007;35:1530.
25. Morrison RS, et al. Health Aff (Millwood). 2011;30:454.
25a. O'Connor NR, et al. Am J Hosp Palliat Care. 2015.
25b. May P, et al. Health Aff (Millwood). 2016;35(1):44–53.
26. Mosenthal AC, et al. J Trauma. 2008;64:1587.
27. El-Jawahri A, et al. J Support Oncol. 2011;9:87.
28. Zimmermann C, et al. JAMA. 2008;299:1698.
29. Casarett D, et al. J Am Geriatr Soc. 2008;56:593.
30. Scheunemann LP, et al. Chest. 2011;139:543.
30a. Reyes-Ortiz CA, et al. Am J Hosp Palliat Care. 2015;32(5):516–520.
31. Weissman DE, Meier DE. J Palliat Med. 2011;14:17.
32. Mosenthal AC, et al. Crit Care Med. 2012;40:1199.
32a. Aslakson RA, et al. Crit Care Med. 2014;42(11):2418–2428.
32b. Sihra L, et al. J Pain Symptom Manage. 2011;42(5):672–675.
32c. Nelson JE, et al. Crit Care Med. 2013;41(10):2318–2327.
32d. Lamba S, et al. J Pain Symptom Manage. 2012;44(4):508–519.
33. Bradley C, et al. Surgery. 2010;147:871.
34. Smith AK, et al. J Palliat Med. 2013;16:661.
35. Temel JS, et al. N Engl J Med. 2010:363:733.
36. Ford DW, et al. Chest. 2013;143:e498S.
36a. Davis MP, et al. Ann Palliat Med. 2015;4(3):99–121.
36b. Haun MW, et al. Cochrane Database Syst Rev. 2017;6:CD011129.
36c. Ferrell BR, et al. J Clin Oncol. 2017;35(1):96–112.
37. Deleted in proofs.
38. Deleted in proofs.
39. Radbruch L, Payne S. EJPC. 2009;16:278.
40. MedicareBenefitPolicyManual. http://www.cms.gov/Regulations-and-Guidance/Guidance/Manuals/downloads/bp102c09.pdf. Accessed May 5, 2018.
41. Gazelle G. N Engl J Med. 2007;357:321.
42. Stevenson DG. N Engl J Med. 2012;367:1683.
43. Han PK, et al. J Pain Symptom Mnage. 2012;43:527.
43a. Earle CC, et al. J Clin Oncol. 2008;26(23):3860–3866.
44. Kelley AS, et al. Health Aff (Millwood). 2013;32:552.
45. Teno JM, et al. J Pain Symptom Manage. 2007;34:120.
46. Taylor Jr DH, et al. Soc Sci Med. 2007;65:1466.
46a. Powers BW, et al. J Palliat Med. 2015;18(5):400–401.
47. Deleted in proofs.
48. Deleted in proofs.
49. Deleted in proofs.
50. Deleted in proofs.
51. Miner TJ, et al. Arch Surg. 2011;146:517.
52. Deleted in proofs.
53. Miner TJ, et al. Ann Surg. 2004;240:719; discussion 726.
53a. Steffens NM, et al. JAMA Surg. 2016;151(10):938–945.
53b. Pecanac KE, et al. Ann Surg. 2014;259(3):458–463.
53c. Schwarze ML, et al. Crit Care Med. 2010;38(3):843–848.
53d. Schwarze ML, et al. Crit Care Med. 2013;41(1):1–8.
53e. Cooper Z, et al. Anesthesiology. 2015;123(6):1450–1454.
53f. Kruser JM, et al. J Am Geriatr Soc. 2015;63(9):1805–1811.
53g. Ethical guidelines for the anesthesia care of patients with do-not-

resuscitate orders or other directives that limit treatment. https://www.asahq.org/resources/ethics-and-professionalism. Last updated 10-16-2013, accessed 02-11-2018

53h. Sun Y, et al. *Reg Anesth Pain Med.* 2015;40(5):589–598.
53i. Sekandarzad MW, et al. *Anesth Analg.* 2017;124(5):1697–1708.
53j. Snyder GL, Greenberg S. *Br J Anaesth.* 2010;105:106–115.
53k. Bernacki RE, et al. *JAMA Intern Med.* 2014 Dec;174(12):1994–2003.
54. La Puma J, et al. *JAMA.* 1991;266:402.
55. Straton JB, et al. *J Am Geriatr Soc.* 2004;52:577.
56. Fried TR, et al. *J Am Geriatr Soc.* 2007;55:1007.
57. Ditto PH, et al. *Arch Intern Med.* 2001;161:421.
58. Deleted in proofs.
59. Deleted in proofs.
60. Deleted in proofs.
61. Teno J, et al. *J Am Geriatr Soc.* 1997;45:500.
62. Teno JM, et al. *J Am Geriatr Soc.* 1997;45:508.
63. Teno J, et al. *J Am Geriatr Soc.* 1997;45:513.
63a. Norals TE, et al. *Oncology (Williston Park, NY).* 2015;29(8):567–571.
63b. Dy SM, et al. *J Palliat Med.* 2011;14(4):451–457.
63c. Bradley CT, et al. *Surgery.* 2010;148(2):209–216.
63d. Redmann AJ, et al. *Ann Surg.* 2012;255(3):418–423.
63e. Yang AD, et al. *Am J Surg.* 2004;188(1):98–101.
63f. Parikh PP, et al. *J Surg Res.* 2017;211:172–177.
64. Sulmasy DP, et al. *J Med Ethics.* 2008;34:96.
65. Orgel E, et al. *J Palliat Med.* 2010;13:677.
65a. Weissman DE, et al. *J Palliat Med.* 2007;10(2):408–419.
66. Klaristenfeld DD, et al. *Ann Surg Oncol.* 2007;14:1801.
67. Siddiqui MF, Holley JL. *Am J Hosp Palliat Care.* 2011;28:94.
68. Smith AK, et al. *Arch Intern Med.* 2006;166:1597.
69. Aslakson RA, et al. *Crit Care.* 2010;14:R218.
70. Mackillop WJ, et al. *Br J Cancer.* 1988;58:355.
71. Fine E, et al. *J Palliat Med.* 2010;13:595.
72. Haidet P, et al. *Am J Med.* 1998;105:222.
72a. Cassell J, et al. *Crit Care Med.* 2003;31(5):1551–1557; discussion 1557–1559.
73. Heyland DK, et al. *CMAJ.* 2006;174:627.
74. White DB, et al. *Arch Intern Med.* 2007;167:461.
75. Selph RB, et al. *J Gen Intern Med.* 2008;23:1311.
75a. Virdun C, et al. *Palliat Med.* 2017;31(7):587–601.
76. Barclay JS, et al. *J Palliat Med.* 2007;10:958.
77. Back AL, et al. *Cancer.* 2008;113:1897.
78. Mallinger JB, et al. *Psychooncology.* 2006;15:297.
79. Parker SM, et al. *J Pain Symptom Manage.* 2007;34:81.
79a. Swinton M, et al. *Am J Respir Crit Care Med.* 2017;195(2):198–204.
80. Lo B, et al. *JAMA.* 2002;287:749.
81. Sulmasy DP. *Gerontologist.* 2002;42(Spec No 3):24.
82. Balboni TA, et al. *J Clin Oncol.* 2007;25:555.
83. Phelps AC, et al. *JAMA.* 2009;301:1140.
84. Deleted in proofs.
85. Prendergast TJ. *Crit Care Med.* 2001;29:N34.
86. Baile WF, et al. *Oncologist.* 2000;5:302.
87. Lautrette A, et al. *N Engl J Med.* 2007;356:469.
88. Billings JA, Block SD. *J Palliat Med.* 2011;14:1058.
88a. Bernacki RE, et al. *JAMA Intern Med.* 2014;174(12):1994–2003.
89. Lilly CM, et al. *Am J Med.* 2000;109:469.
89a. Bousquet G, et al. *J Clin Oncol.* 2015;33(22):2437–2443.
90. Philip J, et al. *Intern Med J.* 2007;37:49.
91. Rueth TW, Hall SE. *Am J Hosp Palliat Care.* 1999;16:743.
92. Mystakidou K, et al. *Support Care Cancer.* 2004;12:147.
93. Hallenbeck J, Arnold R. *J Clin Oncol.* 2007;25:5030.
94. Quill TE, Holloway R. *JAMA.* 2011;306:1483.
95. Loertscher L, et al. *Am J Med.* 2010;123:4.
96. Girotra S, et al. *N Engl J Med.* 2012;367:1912.
96a. Meaney PA, et al. *Crit Care Med.* 2010;38(1):101–108.
97. Kazaure HS, et al. *JAMA Surg.* 2013;148:14.
98. Ehlenbach WJ, et al. *N Engl J Med.* 2009;361:22.
99. Chan PS, et al. *N Engl J Med.* 2013;368:1019.
99a. Arrich J, et al. *Cochrane Database Syst Rev.* 2016;2:CD004128.
99b. Agarwal S, et al. *Resuscitation.* 2018;125:12–15.
100. Rhondali W, et al. *Cancer.* 2013;119:2067.
100a. Miljković MD, et al. *J Palliat Med.* 2018;15(5):457–460.
101. *Ethical guidelines for the anesthesia care of patients with do-not-resuscitate orders or other directives that limit treatment.* 2008. http://www.asahq.org/For-Members/Standards-Guidelines-and-Statements.aspx.
102. Deleted in proofs.
103. Deleted in proofs.
104. Deleted in proofs.
105. Deleted in proofs.
106. Deleted in proofs.
107. Deleted in proofs.
108. Glare P, et al. *BMJ.* 2003;327:195.
109. Christakis NA, Lamont EB. *BMJ.* 2000;320:469.
110. Rocker G, et al. *Crit Care Med.* 2004;32:1149.
111. Sinuff T, et al. *Crit Care Med.* 2006;34:878.
112. Glare PA, Sinclair CT. *J Palliat Med.* 2008;11:84.
112a. Detsky ME, et al. *JAMA.* 2017;317(21):2187–2195.
113. Frick S, et al. *Crit Care Med.* 2003;31:456.
113a. Gwilliam B, et al. *BMJ Support Palliat Care.* 2015;5(4):390–398.
114. White DB, et al. *Crit Care Med.* 2007;35:442.
115. Hancock K, et al. *Palliat Med.* 2007;21:507.
116. Evans LR, et al. *Am J Respir Crit Care Med.* 2009;179:48.
117. Zier LS, et al. *Ann Intern Med.* 2012;156:360.
118. Deleted in proofs.
119. Lunney JR, et al. *J Am Geriatr Soc.* 2002;50:1108.
120. Hauser CA, et al. *Support Care Cancer.* 2006;14:999.
121. Salpeter SR, et al. *J Palliat Med.* 2012;15:175.
122. Salpeter SR, et al. *Am J Med.* 2012;125:512 e1.
123. Haga K, et al. *Heart.* 2012;98:579.
124. Muntwyler J, et al. *Eur Heart J.* 2002;23:1861.
125. Goldberg RJ, et al. *Arch Intern Med.* 2007;167:490.
126. Mitchell SL, et al. *N Engl J Med.* 2009;361:1529.
127. Mitchell SL, et al. *JAMA.* 2010;304:1929.
128. Celli BR, et al. *N Engl J Med.* 2004;350:1005.
129. Nevins ML, Epstein SK. *Chest.* 2001;119:1840.
130. Said A, et al. *J Hepatol.* 2004;40:897.
131. Cardenas A. *Am J Gastroenterol.* 2005;100:460.
132. Cohen LM, et al. *J Palliat Med.* 2006;9:977.
133. Moss AH, et al. *J Palliat Med.* 2000;3:253.
134. Deleted in proofs.
135. Deleted in proofs.
136. Herndon CM, Fike DS. *J Pain Symptom Manage.* 2001;22:1027.
137. Fonzo-Christe C, et al. *Palliat Med.* 2005;19:208.
138. Chan VO, et al. *Eur J Radiol.* 2006;58:480.
138a. Remington M, Hultman T. *J Am Geriatr Soc.* 2007;55:2051–2055.
139. Radbruch L, et al. *Palliat Med.* 2011;25:578.
139a. Burton AW, et al. *Pain Med.* 2004;5(3):239–247.
140. Deleted in proofs.
141. Deleted in proofs.
142. Deleted in proofs.
143. Deleted in proofs.
144. Goudas LC, et al. *Cancer Invest.* 2005;23:182.
145. Caraceni A, Portenoy RK. *Pain.* 1999;82:263.
146. Zech DF, et al. *Pain.* 1995;63:65.
146a. van den Beuken-van Everdingen MHJ, et al. *Ann Oncol.* 2007;18(9):1437–1449.
146b. Azevedo São Leão Ferreira K, et al. *Support Care Cancer.* 2006;14(11):1086–1093.
147. Portenoy RK. *Lancet.* 2011;377:2236.
148. Aapro M, et al. *Ann Oncol.* 2008;19:420.
149. Mundy GR. *Nat Rev Cancer.* 2002;2:584.
150. Smith HS, Barkin RL. *Am J Ther.* 2013;21:106.
151. Buga S, Sarria JE. *Cancer Control.* 2012;19:154.
152. Ferris FD, et al. *Surg Oncol Clin N Am.* 2001;10:185.
153. Deleted in proofs.
154. Paulsen O, et al. *J Pain Symptom Manage.* 2012;46:96.
155. Van Poznak CH, et al. *J Clin Oncol.* 2011;29:1221.
156. McNicol E, et al. *J Clin Oncol.* 1975;22:2004.
156a. Vayne-Bossert P, et al. *Support Care Cancer.* 2016;24(3):1429–1438.
157. Nekolaichuk CL, et al. *J Palliat Med.* 2013;16:516.
158. Stanik-Hutt JA, et al. *Am J Crit Care.* 2001;10:252.
159. Payen JF, et al. *Crit Care Med.* 2001;29:2258.
160. Gelinas C, et al. *Am J Crit Care.* 2006;15:420.
161. Puntillo K, et al. *Chest.* 2009;135:1069.
162. Penrod JD, et al. *Crit Care Med.* 2012;40:1105.
163. Bailey FA, et al. *J Pain Symptom Manage.* 2012;44:681.
164. Morita T, et al. *J Pain Symptom Manage.* 2001;21:282.
165. Thorns A, Sykes N. *Lancet.* 2000;356:398.
166. Portenoy RK, et al. *J Pain Symptom Manage.* 2006;32:532.
167. Sykes N, Thorns A. *Lancet Oncol.* 2003;4:312.
168. Ballantyne JC. *Curr Pain Headache Rep.* 2007;11:276.
168a. World Health Organization. *Traitement De La Douleur Cancéreuse.*

Geneva, Switz: World Health Organization; 1987.
168b. Cleeland CS, et al. *N Engl J Med.* 1994;330(9):592–596.
168c. Vainio A, Auvinen A. *J Pain Symptom Manage.* 1996;12(1):3–10.
168d. Smith TJ, et al. *J Clin Oncol.* 2002;20(19):4040–4049.
169. Wood GJ, et al. *JAMA.* 2007;298:1196.
170. Basch E, et al. *J Clin Oncol.* 2011;29:4189.
171. Davis MP, et al. *J Pain Symptom Manage.* 2010;39:756.
172. Blair SL, et al. *Ann Surg Oncol.* 2001;8:632.
173. Casarett D, et al. *N Engl J Med.* 2005;353:2607.
174. Ganzini L, et al. *N Engl J Med.* 2003;349:359.
175. Mitchell SL. *JAMA.* 2007;298:2527.
176. Ganzini L. *Palliat Support Care.* 2006;4:135.
177. Bruera E, et al. *J Clin Oncol.* 2005;23:2366.
178. Teno JM, et al. *J Am Geriatr Soc.* 2012;60:1918.
179. Fischberg D, et al. *J Pain Symptom Manage.* 2013;45:595.
180. Parshall MB, et al. *Am J Respir Crit Care Med.* 2012;185:435.
181. Deleted in proofs.
182. Delgado-Guay MO, et al. *Cancer.* 2009;115:437.
183. Solano JP, et al. *J Pain Symptom Manage.* 2006;31:58.
184. Puntillo KA, et al. *Crit Care Med.* 2010;38:2155.
185. Currow DC, et al. *J Pain Symptom Manage.* 2010;39:680.
186. Buckholz GT, von Gunten CF. *Curr Opin Support Palliat Care.* 2009;3:98.
187. Currow DC, et al. *J Pain Symptom Manage.* 2011;42:388.
188. Mahler DA, et al. *Chest.* 2010;137:674.
189. Abernethy AP, et al. *BMJ.* 2003;327:523.
190. Navigante AH, et al. *J Pain Symptom Manage.* 2010;39:820.
191. Navigante AH, et al. *J Pain Symptom Manage.* 2006;31:38.
192. Gomutbutra P, et al. *J Pain Symptom Manage.* 2013;45:885.
193. Deleted in proofs.
194. Deleted in proofs.
195. Deleted in proofs.
196. Deleted in proofs.
197. Deleted in proofs.
198. Mitchell AJ, et al. *Lancet Oncol.* 2011;12:160.
199. Block SD. *J Palliat Med.* 2006;9:751.
200. Payne A, et al. *Palliat Med.* 2007;21:193.
201. Rao S, et al. *J Palliat Med.* 2011;14:275.
202. Kerr CW, et al. *J Pain Symptom Manage.* 2012;43:68.
203. Block SD. *Ann Intern Med.* 2000;132:209.
204. Breitbart W, Alici Y. *JAMA.* 2008;300:2898. E1.
205. Lawlor PG, et al. *Arch Intern Med.* 2000;160:786.
206. Ryan K, et al. *Palliat Med.* 2009;23:40.
207. Inouye SK, et al. *Ann Intern Med.* 1990;113:941.
208. Breitbart W, et al. *Psychosomatics.* 2002;43:183.
209. Leonard M, et al. *Palliat Med.* 2008;22:848.
210. Spiller JA, Keen JC. *Palliat Med.* 2006;20:17.
211. LeGrand SB. *J Pain Symptom Manage.* 2012;44:583.
211a. Hosker CMG, Bennett MI. *BMJ.* 2016;353:i3085.
212. Gupta D, et al. *J Palliat Med.* 2008;11:250.
213. Harris DG, Noble SI. *J Pain Symptom Manage.* 2009;38:913.
213a. Mularski RA, et al. *Chest.* 2009;135:1360–1369.
213b. Morita T, et al. *Am J Hosp Palliat Care.* 1998;15:217–222.
213c. Bennett M, et al. *Palliat Med.* 2002;16:369–374.
213d. Wildiers H, et al. *J Pain Symp Manag.* 2009;38(1):124–133.
213e. Heisler M, et al. *J Pain Symptom Manage.* 2013;45:14.
213f. Wee BL, et al. *Palliat Med.* 2006;20:171.
213g. Marr L, Weissman DE. *J Support Oncol.* 2004;2:283–288.
213h. Treece PD, et al. *Crit Care Med.* 2004;32:1141–1148.
213i. Campbell ML. *AACN Adv crit care.* 2007;18:397–403; quiz 344–345.
213j. Rajamani A, et al. *Anaesth Intensive Care.* 2015;43(3):335–340.
213k. Mazer MA, et al. *J Pain Symptom Manage.* 2011;42:44–51.
213l. Chan JD, et al. *Chest.* 2004;126:286–293.
213m. Gerstel E, et al. *Am J Respir Crit Care Med.* 2008;178(8):798–804.
213n. Truog RD, et al. *Crit Care Med.* 2008;36:953–963.
213o. Himelstein BP, et al. *N Engl J Med.* 2004;350:1752–1762.
213p. Feudtner C, et al. *Pediatrics.* 2011;127:1094–1101.
213q. Wolfe J, et al. *N Engl J Med.* 2000;342:326–333.
213r. Rork JF, et al. *J Pain Symptom Manage.* 2013;46:859–873.
214. Deleted in proofs.

53 胸科手术的麻醉

PETER SLINGER, JAVIER H. CAMPOS

蒋琦亮 译 吴镜湘 徐美英 审校

要 点	
	■ 应从三个方面对肺切除术患者的呼吸功能进行术前评估：肺呼吸力学、肺换气功能和心肺储备功能（呼吸功能评估"三足凳"方案）。
	■ 伴有潜在肺部疾病的患者接受肺切除术时，采用电视辅助胸腔镜手术（video-assisted thoracoscopic surgery，VATS）可以降低呼吸系统并发症的风险。
	■ 肺切除术后，在保持患者警醒、温暖和舒适（alert, warm, and comfortable，AWaC）的情况下，预计具有足够术后呼吸功能的患者通常可以在手术室内脱机并拔管。
	■ 能减少高危患者胸科术后呼吸系统并发症的干预措施包括戒烟、物理疗法和胸段硬膜外镇痛。
	■ 老年患者在大范围肺切除术后发生心脏并发症，尤其是心律失常的风险较高（参见第 65 章）。术前运动耐量是预测老年患者开胸手术预后的最好指标。
	■ 实施可靠的肺隔离需要麻醉医师掌握纤维支气管镜的操作技能和详细的支气管解剖知识。
	■ 使用双腔支气管导管（double-lumen endobronchial tubes，DLTs）是成人实施肺隔离的标准方法。存在上呼吸道或下呼吸道异常的患者，支气管堵塞导管是一种合理的备选方法。
	■ 单肺通气（one-lung ventilation，OLV）期间采用静脉麻醉技术或使用的吸入麻醉药浓度小于或等于 1 个最低肺泡有效浓度（minimum alveolar concentration，MAC）时，很少发生低氧血症。治疗 OLV 期间的低氧血症时，使用持续气道正压（continuous positive airway pressure，CPAP）或呼气末正压（positive end-expiratory pressure，PEEP）应以个体患者的呼吸力学为指导。
	■ OLV 时使用大潮气量（如 10 ml/kg）可导致急性肺损伤，尤其是呼吸系统风险因素增高的患者，如全肺切除术后患者。
	■ 处理支气管胸膜瘘患者的基本原则是在为手术重新放置患者体位实施正压通气前确保肺隔离。
	■ 前纵隔或上纵隔肿瘤患者的麻醉管理应以患者的症状、术前 CT 扫描和超声心动图结果等为指导，这类患者麻醉管理的基本原则是"别断了自己的后路"。
	■ 持续椎旁神经阻滞复合多模式镇痛是一种用于胸科手术替代硬膜外镇痛的合理方法，其副作用更少。

引言

胸科麻醉涉及各种包含肺、气道和其他胸内结构的诊断与治疗操作。随着非心脏胸科手术患者群的演变，处理这类患者的麻醉技术也发生了相应改变。上世纪初的胸科手术主要适应证为感染性疾病（如肺脓肿、支气管扩张、脓胸）。尽管在后抗生素时代仍存在这类手术病例，但目前最常见的适应证与恶性肿瘤（肺、食管和纵隔）有关。此外，在过去二十年中已开始了手术治疗终末期肺部疾病，如肺移植术和肺减容术。对于大多数胸科手术而言，麻醉管理的两大基本技术为：①肺隔离便于胸内暴露术野；② OLV 的麻醉管理。本章中，我们首先讨论胸科手术的麻醉前评估，概述大多数胸科手术中常见的术中管理原则，讨论常见和罕见手术操作的特殊麻醉考量，最后介绍胸科手术患者的术后管理。

胸科手术患者的术前评估（参见第 31 章）

胸部手术前麻醉评估是一项不断发展的科学与艺术。麻醉管理、手术技术和围术期管理的新进展已扩大了目前认为"可手术的"患者范围[1]。本节主要讨论肺癌患者行肺切除术的麻醉前评估。然而，这些基本原则也适用于所有其他类型的非恶性肺切除术和其他胸部手术。

尽管 87% 的肺癌患者死于该疾病，但 13% 的治愈率意味着北美每年大约有 26 000 例存活者。手术切除是这些治愈患者的根本原因。"可切除的"肺癌患者是指疾病范围仍是局部或局区区域，处于合理的手术范围内。"可手术的"患者是指在可接受的风险情况下，能耐受建议切除的手术。

患者最初通常作为门诊患者接受评估，且常常不是由实际实施麻醉的麻醉团队成员评估。实际接触具体负责的麻醉医师可能仅在麻醉诱导前 10 ～ 15 min。有必要将这些患者的术前评估组织和标准化为两个独立的阶段：即初步（门诊）评估和最终（入院当天）评估。并描述每项评估的要素。

目前越来越多的胸外科医师正被培训实施"肺保留"切除术，如袖状肺叶切除术或肺段切除术和采用微创技术的切除术如 VATS 或机器人手术。研究显示术后呼吸功能的保留与功能性肺实质保存量成正比。为了评估肺功能受限患者，除了常规的开放肺叶切除术或全肺切除术之外，麻醉医师还必须了解这些新的手术方法。

麻醉医师的职责是通过术前评估识别高风险患者，而后应用风险评估实施围术期分级处理，并将资源集中于高风险患者以改善其预后。这也是麻醉前评估的主要作用。然而，有时麻醉医师须就某一特定高危患者是否能耐受某一特定手术发表意见。这种情况可能发生在术前，但也会发生在术中，此时外科探查结果显示原计划手术如肺叶切除术，可能需要扩大切除范围，如全肺切除术。基于上述原因，麻醉医师必须全面了解患者术前的治疗状况，并了解肺切除术的病理生理。开胸手术前的评估实际上包含了完整的麻醉评估内容：既往史、过敏史、用药史和上呼吸道情

况等。除了标准麻醉评估，这部分将重点介绍麻醉医师处理实施肺切除术患者所需了解的额外信息。

围术期并发症

胸科手术患者围术期发病与死亡的主要原因是呼吸系统并发症。主要的呼吸系统并发症包括肺不张、肺炎和呼吸衰竭，发病率为 15% ～ 20%，且占预计死亡率 3% ～ 4% 的大部分[2]。对于其他类型的手术，心血管并发症是围术期早期发病与死亡的主要原因。胸科手术患者心脏并发症，如心律失常和心肌缺血的发生率为 10% ～ 15%。

呼吸功能的评估

对呼吸功能的最佳评估源于对患者既往生活质量的详细了解。所有肺切除患者术前应行基础简易肺量计法测定[3]。需客观检测肺功能以指导麻醉管理，检测结果应以易于医疗团队成员间交流的格式记录。呼吸功能可分为既相互关联又在一定程度上独立的三个方面：呼吸力学、气体交换和心肺交互作用（例如，运动耐量）。细胞外呼吸的基本功能单位是为了输送氧气：①进入肺泡，②进入血液和③进入组织（二氧化碳排出过程与之相反）。

呼吸力学

许多呼吸力学与容量的检测与开胸手术后的预后有关：1 秒用力呼气量（forced expiratory volume in 1 second，FEV_1）、用力肺活量（forced vital capacity，FVC）、最大通气量（maximal voluntary ventilation，MVV）和残气量 / 肺总量比值（residual volume/total lung capacity ratio，RV/TLC）等（参见第 13 章关于肺功能检测）。这些指标常用按年龄、性别和身高校正的预计容量的百分比表示（例如 FEV_1%）。在这些指标中，预测开胸术后呼吸系统并发症最有效的单个检测指标是术后 FEV_1 预计值（predicted postoperative FEV_1，$ppoFEV_1$%）[4]，其计算方法为：

$$ppoFEV_1\% = 术前\ FEV_1\% \times$$
$$（1 - 功能肺组织切除量百分比 /100）$$

估计功能肺组织百分比的方法基于被切除的功能肺亚段的计算数量（图 53.1）。$ppoFEV_1$% 高于 40% 的患者术后发生呼吸系统并发症风险较低。$ppoFEV_1$ 低于 40% 患者亚组（尽管并非该亚组所有患者发生

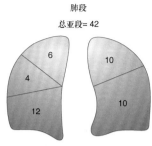

肺段
总亚段= 42

6
4
10
12
10

举例：右下肺叶切除术
术后FEV₁降低值= 12/42（29%）

图 53.1　每个肺叶的亚段数量用于计算术后肺功能的预计值。例如：术前 FEV₁（或 DLCO）为正常预计值 70% 的患者在右下肺叶切除术后的 FEV₁ 预测值为 $70\% \times (1 - 29/100) = 50\%$。预计术后肺一氧化碳弥散量（predicted postoperative diffusing capacity for carbon monoxide，ppoDLCO）（Reproduced with permission from Slinger P. Principles and Practice of Anesthesia for Thoracic Surgery. New York：Springer；2011.）

呼吸系统并发症）发生重大呼吸系统并发症的风险增加，ppoFEV₁ 低于 30% 患者存在高风险。

肺换气功能

对呼吸过程而言，与将空气输送至远端气道同样重要的是之后肺血管床与肺泡间交换氧与二氧化碳的能力。传统上，动脉血气数据，如 PaO₂ 低于 60 mmHg，或 PaCO₂ 高于 45 mmHg 被用作肺切除术的临界值。尽管仍可作为风险增加的预警指标，但已成功切除肿瘤或甚至伴有容量减少的患者不符合这些标准。肺气体交换功能最有用的检测是一氧化碳弥散量（diffusing capacity for carbon monoxide，DLCO）。DLCO 与肺泡－毛细血管界面的总功能表面积相关。DLCO 也可通过与 FEV₁ 相同的方法来计算肺切除后（ppo）的值（图 53.1）。ppoDLCO 低于 40% 与呼吸和心脏的并发症增加有关，并在很大程度上独立于 FEV₁[5]。与 FEV₁ 不同，DLCO 不受术前化疗的影响，且可能是这类患者预测并发症的最重要指标。有些研究者认为 ppoDLCO 较高的临界风险阈值，如小于 50% 可能更合适[6]。一项全国性肺气肿治疗试验表明，术前 FEV₁ 或 DLCO 低于 20% 的患者围术期死亡率过高[7]。这些可以视为与成功的预后共存的绝对最小值。

心肺的相互作用

呼吸功能评估最后可能也是最重要的是心肺相互作用的评估（患者运动耐量的评估）。运动耐量通常以代谢当量（metabolic equivalent of task，MET）为单位来描述。静坐时氧耗量为 3.5 ml/（kg·min）（1 MET）。

爬一层楼梯为 4 MET。在病史可靠的患者中，能不间断爬两层楼梯的是考虑行肺切除术评估的最低要求。而一层楼梯的高度没有绝对定义，通常采用 10 英尺（3 m）为标准。如果患者无法提供可靠病史或因为并存疾病爬楼梯能力有限，则需简易和（或）正规的运动试验。

最有效的简易运动试验是患者在 6 min 内能步行的最远距离[8]。6 分钟步行试验（6-minute walk test，6 MWT）显示与最大氧耗量（maximal oxygen consumption，VO₂max）具有很好的相关性且无需实验设备。研究发现在慢性阻塞性肺疾病患者中，可用以米为单位 6 MWT 距离除以 30 来估算 VO₂max（例如，6 MWT 为 450 m，估算 VO₂max = 450/30 = 15 ml/（kg·min））[9]。其他简易运动试验包括折返步行试验，即患者在相距 10 m 的两个标志物间以固定且逐渐增加的速度步行。距离小于 250 m 与 VO₂max 小于 10 ml/（kg·min）相关[3]。另一项简易试验为运动血氧饱和度检测：患者运动期间血氧饱和度（SpO₂）降低超过 4% 提示存在高风险。

正规的实验室运动试验是评估心肺功能的"金标准"[10]，VO₂max 是开胸手术预后最有用的预测指标。如果术前 VO₂max 低于 15 ml/（kg·min），患者发生并发症与死亡的风险较高，如果术前 VO₂max 低于 10 ml/（kg·min）（35% 正常预计值），则患者发生并发症与死亡的风险极高[11]。VO₂max 高于 20 ml/（kg·min）（75% 正常预计值）的患者很少有呼吸系统并发症。［作为对照，VO₂max 为 85 ml/（kg·min）的记录由美国自行车运动员 Lance Armstrong 于 2005 年所创造[12]；从那以后几名顶级皮划艇选手和越野滑雪选手已超越了这项纪录。］

肺切除术后右心室功能障碍似乎与被切除的功能性肺血管床量成正比。该功能障碍的确切病因学和持续时间尚不清楚。当患者处于静息状态时，这一血流动力学问题的临床证据很少，但在运动时影响显著，导致肺血管压力升高、心排血量受限，并未出现通常劳累时正常肺血管阻力（pulmonary vascular resistance，PVR）下降的现象[13]。

通气－灌注闪烁扫描

可以通过通气－灌注（V/Q）肺扫描评估要切除的肺或肺叶的术前占比，进一步完善肺切除术后肺功能的预测。如果被切除的肺组织无功能或功能很小，术后肺功能的预测可以相应地修改。这对于全肺切除患者特别有用，术前 FEV₁% 和（或）DLCO 低于 80% 的任何全肺切除患者应考虑行 V/Q 扫描检查。然而，V/Q

扫描在预测肺叶切除术后肺功能时，其作用有限[14]。

检测的组合

没有一项呼吸功能检测显示出充分有效而作为单一的术前评估。术前应在三方面对每位患者行呼吸功能评估——肺呼吸力学、肺换气功能和心肺的相互作用。肺功能的这三方面构成了作为开胸手术前呼吸功能评估基础的"三足凳"方案（框 53.1）。

肺切除术患者术前呼吸功能评估流程见图 53.2。近年来微创手术技术应用的增多对肺癌患者手术可行性的评估产生了重大影响。以往被认为开胸手术有高风险的患者如果采用 VATS 或机器人手术可能不再具有高风险[15]。肺叶切除术中 ppoFEV$_1$ 风险增加的阈值似乎已从开胸手术的不足 40% 变为 VATS 的不足 30%（图 53.3）[16]。ppoDLCO 可能也发生了相同的变化（图 53.4）[17]。

如果患者的 ppoFEV$_1$ > 40%，而手术结束时假定患者处于警醒、温暖和舒适（AWaC）状态，常常可

框 53.1　开胸手术前呼吸功能评估的"三足凳"方案

呼吸力学。最有效检测：ppoFEV$_1$。风险增高阈值：< 30% ～ 40%（见正文）
肺换气功能。最有效检测：ppoDLCO。风险增高阈值：< 30% ～ 40%（见正文）
心肺相互作用。最有效检测：最大氧耗量。风险增高阈值：< 15 ml/（kg·min）

ppoDLCO，预计术后肺一氧化碳弥散量；ppoFEV$_1$，预计术后 1 秒用力呼气量

在手术室内拔管。如果 ppoFEV$_1$ > 30%，且运动耐量和肺换气功能超过风险增加阈值，根据相关医疗状况可在手术室内完成拔管。该亚组患者中无法满足心肺功能和换气功能最低标准者，术后应该考虑分阶段脱离机械通气。ppoFEV$_1$ 为 20% ～ 30%，且预计心肺功能和换气功能良好的患者，如果采用胸段硬膜外镇痛或在 VATS 下行切除手术，可以考虑早期拔管。在风险增加患者中，应在术前评估中记录几种相关因素和疾病的存在，并将其考虑纳入术后管理（见后文）。

伴发疾病

心脏疾病

心脏并发症是导致胸科手术患者围术期发病和死亡的第二大最常见病因。

心肌缺血

由于大多数肺切除术患者有吸烟史，因此已具备一项冠心病风险因素。就围术期心肌缺血而言，择期肺切除术被认为是"中危"手术[18]。文献报道的开胸手术后心肌缺血的总体发病率为 5%，术后 2 ～ 3 天达到高峰。除了标准病史、体格检查和心电图检查外，对所有开胸手术前患者心脏病常规筛查试验性价比似乎不高。无创检查适用于有重大（例如，不稳定

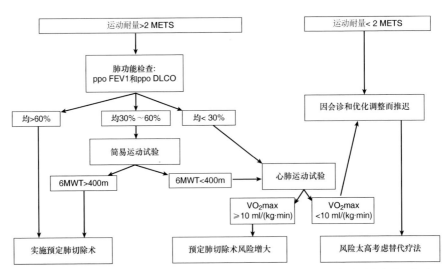

图 53.2　肺切除术患者术前呼吸功能评估流程图（Based on data from Brunelli A，Kim A，et al. Physiological evaluation of the patient with lung cancer being considered for resectional surgery. Chest. 2013；143：e166s-190s；and Licker M，Triponez F，Diaper J，et al. Preoperative evaluation of lung cancer patients. Curr Anesthesiol Rep. 2014；4：124-134.）

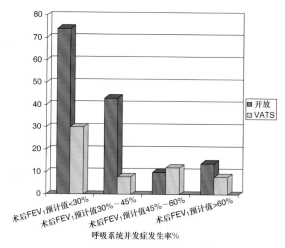

图 53.3　开胸和 VATS 行肺癌肺叶切除术后呼吸系统并发症发生率比较。这是一项非随机回顾性研究。风险增高的阈值从开胸手术组 ppoFEV$_1$ < 40% 降至 VATS 手术组 < 30%（Based on data from Berry M，et al. Ann Thorac Surg. 2010；89：1044-1052.）

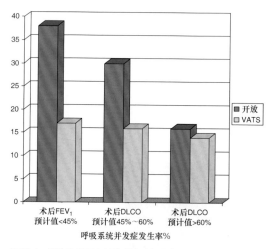

图 53.4　开胸和 VATS 行肺癌肺叶切除术后呼吸系统并发症发生率比较。ppoDLCO 低于 60% 的开胸手术似乎存在风险增加的阈值，VATS 手术阈值无法确定，但本研究中只有极少数患者 ppoDLCO < 40%（Based on data from Berry M，et al. Ann Thorac Surg. 2010；89：1044-1052.）

性心肌缺血、近期心肌梗死、重度瓣膜疾病、严重心律失常）或中等（例如，稳定型心绞痛、陈旧性心肌梗死、既往充血性心力衰竭、糖尿病）心肌损伤风险预测指标的患者。伴有严重冠心病的患者可考虑的治疗选项包括：在肺切除术前或术中，优化药物治疗、冠状动脉成形术或冠状动脉旁路移植术。心肌梗死后

行肺切除术的时机总是难以决策。心肌梗死后在病情稳定、接受全面检查且得到优化治疗的患者，可以接受有限的推迟手术 4 ～ 6 周。通常冠状动脉支架植入术后金属裸支架适当延迟 4 ～ 6 周，药物洗脱支架推迟 6 个月[19-20]。手术应推迟至能安全地暂停主要抗血小板药物（阿司匹林除外）[20]。冠心病患者行肺切除术的术前评估应遵循美国心脏病学会的最新指南（参见第 31 章）[21]。

心律失常

心律失常是肺切除术的一种常见并发症，采用 Holter 监测时，术后第一周的发生率为 30% ～ 50%[22]。在这些心律失常中，60% ～ 70% 为房颤。与心律失常发生率增高相关的几项因素包括：肺切除的范围（全肺切除术，60%；肺叶切除术，40%；不切除肺的开胸手术，30%）、心包内剥离、术中失血和患者年龄。胸膜外全肺切除术患者是一类特别高危的群体[23]。

开胸手术后早期两种因素的相互作用导致房性心律失常：①由于永久性（肺切除）或一过性（肺不张、低氧血症）原因导致的肺血管床血流阻力增加，伴随右心张力增加；②交感刺激增强和氧需增加，在术后第二天随着患者活动增加时达到高峰。

在一些经过全肺切除的患者中，右心可能无法充分增加心排血量以满足常见的术后应激。经胸超声心动图研究通过测量三尖瓣反流束（tricuspid regurgitation jet，TRJ）发现，全肺切除术患者在术后第二天而非第一天出现右心室收缩压升高。TRJ 速度的增快与开胸手术后的室上性快速心律失常有关[24]。术前用来评估心肺相互作用的运动试验可以预测开胸术后的心律失常。COPD 患者开胸术后发生心房颤动时，药物控制心率效果更差，常需使用多种药物[25]。

由美国胸外科医师协会撰写的胸科手术后心房颤动防治指南见表 53.1[26]。目前，地尔硫草是预防开胸手术后心律失常最有效的药物[19]。房性心律失常似乎是右心功能不全的一种体征，预防并发症并不能解决根本问题。β 肾上腺素受体阻滞剂可能是预防心律失常最有效的药物，但对在反应性气道疾病患者中常规使用存在担心[27]。

充血性心力衰竭

开胸或胸腔镜手术单肺通气（one-lung ventilation，OLV）期间，非通气侧肺有 20% ～ 30% 的分流。如果基础心排血量降低，混合静脉血氧饱和度（mixed venous oxygen saturation，SvO$_2$）下降会导致动脉血氧饱和度大幅下降。有充血性心力衰竭和（或）心肌病

表 53.1　胸科手术中预防术后心房颤动（atrial fibrillation, AF）建议

所有患者	AF 高风险患者
	包括：前纵隔肿瘤，肺叶切除术，全肺切除术和食管切除术
如果术前服用 β 受体阻滞剂应续用	如果心功能尚好且不服用 β 受体阻滞剂，使用地尔硫䓬
如果血清镁水平低下或怀疑机体总储存耗竭，使用镁剂	考虑使用胺碘酮
	考虑使用他汀类药物

Based on 2014 AATS Guidelines. Frendl G, Sodickson A, et al. J Thorac Cardiovasc Surg. 2014；148：772-791

病史的患者对 OLV 耐受性较差。这类患者需要监测静脉血氧饱和度并使用正性肌力药物维持心排血量。

肺动脉高压

伴有不同程度肺动脉高压［经导管测量平均肺动脉压（PAP）> 25 mmHg 或肺动脉收缩压 > 35 mmHg］[28] 的患者可能接受各种胸科非心脏手术，包括恶性或良性病变的肺切除术、食管手术或血管手术[29]。与肺动脉压正常的患者相比，伴有肺动脉高压的患者行非心脏手术后发生呼吸系统并发症的风险增高，且需延长插管时间[30]。肺动脉高压分类中有五大不同诊断组别，每组又有多个亚组[31]。然而，对于麻醉医师来说，有两大类肺动脉高压：左心系统疾病导致的肺动脉高压和肺部疾病导致的肺动脉高压（框 53.2）。大多数麻醉文献聚焦于伴有潜在心脏疾病的患者[32]。

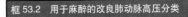

框 53.2　用于麻醉的改良肺动脉高压分类

左心系统疾病	肺部疾病
收缩功能障碍	肺血管疾病
舒张功能障碍	慢性肺病、低氧血症、睡眠呼吸暂停
二尖瓣病变：狭窄、反流	栓塞性肺动脉高压
先天性心脏病	其他：自身免疫性，代谢性等

然而，行非心脏手术患者更可能有继发于肺部疾病的肺动脉高压[33]。在严重慢性肺部疾病中，肺动脉高压的患病率为 40% ～ 50%[34]。

正常情况下，右心室心肌在整个心动周期都有灌注。与肺动脉高压有关的右心室跨壁压和腔内压增高，可能限制收缩期右冠状动脉的灌注，尤其是 PAPs 达到体循环压力水平时。避免低血压是处理这些患者的关键。在实践中，这可能是一个挑战，因为麻醉药通常与体循环阻力（systemic vascular resistance, SVR）降低（例如，丙泊酚和吸入麻醉药）有关，且对 PVR 的作用效应不一。氯胺酮或依托咪酯对继发于肺部疾病的肺动脉高压的麻醉诱导有帮助[35]。正性肌力药物和强心扩血管药物，如多巴酚丁胺和米力农可能改善继发于左心系统疾病的肺动脉高压患者的血流动力学。但是，它们会降低体血管张力和导致心动过速，并可能导致继发于肺部疾病的肺动脉高压患者的血流动力学恶化。为了维持体循环动脉血压超过肺动脉压，通常使用血管升压药，如去氧肾上腺素或去甲肾上腺素[36]。血管加压素也用于维持体循环压。血管加压素似乎能显著升高收缩压而不影响肺动脉高压患者的 PAP（图 53.5）[37-38]。重度肺动脉高压患者

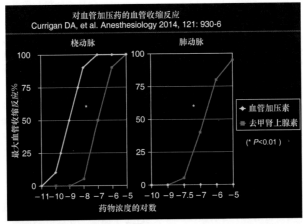

图 53.5　离体人类桡动脉（左）和肺动脉（右）对血管加压素和去甲肾上腺素最大收缩力的剂量-反应曲线。所有血管收缩药物研究（包括去氧肾上腺素和间羟胺）在以上两种动脉均有相似的剂量-反应曲线，除了血管加压素，其在肺动脉未显示收缩效应（Based on data from：Currigan DA，Hughes RJA，Wright CE，et al. Vasoconstrictor responses to vasopressor agents in human pulmonary and radial arteries. Anesthesiology. 2014；121：930-936.）

应考虑吸入选择性肺动脉扩张剂（框 53.3）。包括一氧化氮（10 ～ 40 ppm）[39] 或雾化前列腺素［前列环素：50 ng/（kg · min）］（图 53.6）[40]。

目前，非心脏胸科手术的肺动脉高压患者术中监测的基础依然是肺动脉导管。然而，仅凭肺动脉数据可能会误导这些患者。肺动脉压升高几乎总是不良体征。而肺动脉压降低可能是提示肺血管舒张的良好体征，或可能是提示即将发生右心室失代偿的更差的体征。因此，需将肺动脉压数据与心排血量或混合静脉血氧饱和度数据相结合解读。经食管超声心动图（transesophageal echocardiography，TEE）也有助于胸科手术中监测右心功能。超声心动图技术的进步可能在不久的将来使对右心室功能的持续客观监测成为可能[41]。

尽管在伴有肺动脉高压的产科患者中已有多例成功使用腰段硬膜外镇痛和麻醉的报道[42]，肺动脉高压患者接受胸段硬膜外镇痛的报道还十分少见。肺部疾病导致的肺动脉高压患者似乎极度依赖心脏交感神经张力来维持血流动力学的稳定。动物实验表明，采用胸段硬膜外或腰段硬膜外阻滞，对右心室后负荷升高的血流动力学反应很不一致。在一项研究中，采用局部麻醉药腰段硬膜外阻滞的动物，其右心室收缩力随着后负荷增加而增加，与未神经阻滞的动物反应性

相似。胸段硬膜外阻滞的心交感神经阻断效应消除了这一收缩力增强现象（图 53.7）[43]。由于这些患者术后呼吸系统并发症风险增加，常希望术后采用胸段硬膜外镇痛。但是，这些患者通常需要在胸段硬膜外局部镇痛期间小剂量输注正性肌力药物或血管加压药，可能需要持续中心静脉导管留置和入住重症监护病房。椎旁神经阻滞镇痛与胸段硬膜外镇痛相比，在心功能正常患者中开胸术后血流动力学更稳定[44]，但尚未在肺动脉高压患者中进行专门研究。

年龄

肺切除没有最高年龄临界值[4]。在一项系列研究中[45]，80 ～ 92 岁年龄组患者的手术死亡率为 3%，这是一个可敬的数字。然而，呼吸系统并发症发生率（40%）是年轻人群的两倍；心脏并发症发病率（40%），特别是心律失常，几乎是年轻患者的 3 倍。在老年患者中，开胸手术应被看作心脏并发症发生的高危手术，心脏功能是术前评估最重要的部分。老年胸科手术的心脏评估流程见图 53.8。尽管老年患者肺叶切除术的死亡率是可以接受的，但是全肺切除术，尤其是右全肺切除术的死亡率过高[46]。全肺切除术后的生活质量明显低于切除范围较小的肺切除术[47]。因此，应尽可能采用保留肺组织切除术。全肺切除术在所有肺癌切除术中所占的比例已降至 15 年前的 1/3 左右[48]。运动耐量似乎是决定老年患者预后的主要

框 53.3　继发于肺部疾病的肺动脉高压的处理原则

1. 尽可能避免低血压和扩血管麻醉药
2. 氯胺酮不会加重肺动脉高压
3. 用血管加压药维持平均收缩压：去甲肾上腺素、去氧肾上腺素和血管加压素
4. 必要时使用吸入性肺血管扩张剂（一氧化碳、前列环素）而非静脉内血管扩张药
5. 监测心排血量

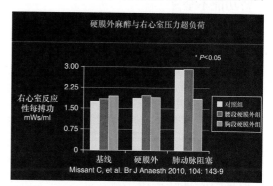

图 53.7　右心室反应性每搏功是右心室收缩力的一项参数，在三组麻醉的猪中进行测量：对照组，无硬膜外组；腰段硬膜外组；胸段硬膜外组。在任何研究组中，硬膜外注射布比卡因对右心室功能无影响。随后在主肺动脉内气囊充气（肺动脉阻塞），右心室后负荷增加并导致对照组和腰段硬膜外组右心室收缩力代偿性增强，而胸段硬膜外组无此现象（Based on data from Missant C，Claus P，Rex S，Wouters PF. Differential effects of lumbar and thoracic epidural anaesthesia on the haemodynamic response to acute right ventricular pressure overload. Br J Anaesth. 2009；104：143-149.）

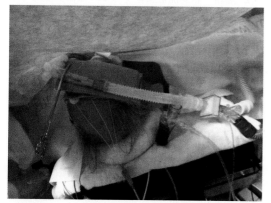

图 53.6　前列环素可被持续输入标准的麻醉回路并滴定至所需剂量。图中肺动脉高压患者行胸科手术单肺通气时，前列环素通过雾化经双腔管输送至通气侧肺

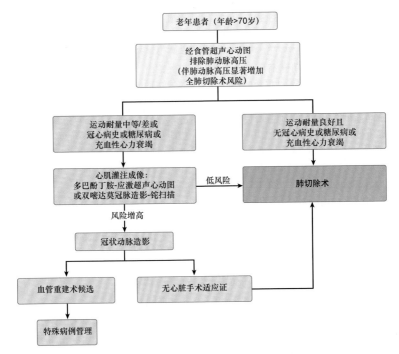

图 53.8   老年患者胸科（非心脏）手术前心脏评估流程图

因素。作为最低限度的心脏检查，老年患者应行经胸超声心动图检查以排除肺动脉高压。

肾功能不全

肺切除术后肾功能不全以前与高死亡率有关。Golledge 与 Goldstraw[49] 报道了开胸手术术后血清肌酐显著升高患者的围术期死亡率为 19%（6/31），相比较未显示任何肾功能异常患者的死亡率为 0%（0/99）。更近的报道未发现开胸术后肾功能不全与术后死亡率增加有关[50]。肾功能不全的预测因子包括：术前高血压、血管紧张素 II 受体阻滞剂、使用羟乙基淀粉和开胸手术。

慢性阻塞性肺疾病

胸科手术患者群中最常见的合并症是 COPD，其包含三种病变：肺气肿、周围气道病变和慢性支气管炎。每位患者可能存在一种或全部病变，但患者的主要临床特征是呼气气流受损[51]。根据预测值 $FEV_1\%$ 评估 COPD 的严重程度。美国胸科学会将 $FEV_1\%$ 高于预计值 50% 定为 I 级；35%～50% 定为 II 级；低于 35% 定为 III 级。I 级患者不应有显著的呼吸困难、低氧血症或高碳酸血症，如果出现这些症状应考虑其他原因。

呼吸驱动

许多 II 级或 III 级 COPD 患者静息时 $PaCO_2$ 升高。依照病史、体格检查或肺功能检测无法区分这些"CO_2 潴留"和非潴留患者[52]。CO_2 潴留更多地与无法维持肺机械功能低下患者保持正常 $PaCO_2$ 所需的呼吸功（work of respiration，W_{Resp}）增加有关，而这主要不是源于呼吸调控机制的改变。过去认为，慢性低氧 / 高碳酸血症患者依赖低氧刺激作为通气驱动，而对 $PaCO_2$ 不敏感。这解释了临床上观察到的初期呼吸衰竭 COPD 患者在吸入高浓度氧（fraction of inspired oxygen，FiO_2）可能出现高碳酸血症性昏迷。实际上，这类 $PaCO_2$ 升高患者仅有少部分是由通气驱动下降所致，因为分钟通气量基本不变[53]。因高 FiO_2 所致的 $PaCO_2$ 升高引起了由局部缺氧性肺血管收缩（hypoxic pulmonary vasoconstriction，HPV）减少[54]，通过使灌流从 V/Q 匹配相对正常的肺区域向 V/Q 比率较低的区域再分布的肺泡通气相对不足，肺泡无效腔和分流增加，这也是 Haldane 效应的结果[55]。然而，这些患者术后必须给氧以防止与无法避免的功能残气量（function residual capacity，FRC）下降有关的低氧血症。应预见并监测相应的 $PaCO_2$ 升高。为了术前区分这些患者，所有 II 级或 III 级 COPD 患者均需行动脉血气分析。

夜间低氧血症

COPD 患者睡眠中氧饱和度下降频率和严重程度比正常患者更高[56]。这是由于所有患者快速动眼相（REM）睡眠期间浅快呼吸模式所致。对于呼吸空气的 COPD 患者而言，这将导致呼吸无效腔 / 潮气量（V_D/V_T）比率显著升高和肺泡氧分压（PAO_2）与 PaO_2 下降。这不是睡眠呼吸暂停通气综合征（sleep apnea/hypoventilation syndrome，SAHS）。COPD 患者 SAHS 的发病率并不增加。

右心室功能不全

多达 50% 的 COPD 患者存在右心室功能不全。功能不全的右心室对后负荷的突然增加耐受较差[57]，如由自主呼吸转变为控制通气[58]。当肺动脉压升高时，右心室功能对维持心排血量至关重要。COPD 患者锻炼时并不像正常人那样右心室射血分数增加。反复发作的慢性低氧血症是导致右心室功能不全的原因，并最终发展为肺源性心脏病。与 COPD 患者一样，尽管肺组织正常仍有发作性低氧血症的患者（如中枢性肺泡通气不足、SAHS）[59]也发生相同的继发性心脏问题。唯一能改善 COPD 患者远期生存率并降低右心劳损的疗法是提高吸入氧浓度。静息时 PaO_2 低于 55 mmHg，运动时低于 44 mmHg 的 COPD 患者应在家中吸氧。吸氧目标是维持 PaO_2 在 60 ～ 65 mmHg。与慢性支气管炎患者相比，肺气肿型 COPD 患者的心排血量和混合静脉血氧分压往往下降，却可维持较低的肺动脉压。

肺大泡

许多中、重度 COPD 患者会出现肺实质囊性气腔样改变，称作肺大泡。这些肺大泡往往在占据一侧胸腔 50% 以上时才出现症状，此时患者除了阻塞性肺疾病还有限制性肺疾病的表现。肺大泡实际上是肺内结构性支撑组织丧失的局部区域伴周围肺实质弹性回缩（图 53.9）。肺大泡内的压力实际上是整个呼吸周期中周围肺泡内的平均压力。这意味正常自主呼吸时，肺大泡内的压力与周围的肺实质相比，实际上存在轻微负压[60]。然而，只要进行正压通气，肺大泡内的压力相对于邻近肺组织会变成正压并扩张有明显的破裂、张力性气胸和支气管胸膜瘘的风险。肺大泡患者只要保持较低的气道压，并在需要时有充分的专业人员和即刻使用的设备插入胸腔引流和实施肺隔离，仍可安全地使用正压通气。肺大泡切除术患者的管理将在本章的后面讨论。

气流受限

静息时重度 COPD 患者即使以潮气量呼气时，也常常存在"气流受限"[61]。正常患者只有在做用力呼气动作时才会出现气流受限。呼气过程中，当胸内气道出现等压点（equal pressure point，EPP）时会出现气流受限。正常患者平静呼吸时，由于从肺泡传递来的上行弹性回缩压的存在，气道腔内压总是高于胸膜腔内压。这种弹性回缩压的作用随着气流在气道内下行而减小。当用力呼气的胸膜腔内压可能在某一点与气道腔内压相等，该点就是 EPP，随后其限制了呼气气流。然后，在指定的肺容量下，无论如何用力呼气也不会增加气流[62]。

气流受限特别容易发生于肺气肿患者，其主要问题在于肺弹性回缩丧失和显著的劳力性呼吸困难。由于呼吸肌、胸廓和 EPP 远端气道内的机械刺激感受器受刺激，气流受限可引起呼吸困难。任何呼吸功增加

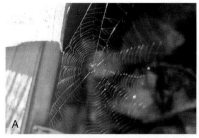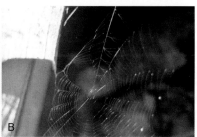

图 53.9　**A**，以蜘蛛网作为肺模型演示肺大泡的病理生理。**B**，切断蜘蛛网一格导致弹性回缩将蜘蛛网从失去结构支撑的区域拉开形成大泡。尽管大泡周围的小格看似被压缩，但这只是因弹力的再分布，不是大泡内正压引起周围出现压缩现象（Reproduced with permission from Slinger P. Principles and Practice of Anesthesia for Thoracic Surgery. New York：Springer；2011.）

均可加重呼吸困难。这种由过度膨胀的肺泡对气道造成的可变机械性压迫是肺气肿气流受阻的主要原因。

由肺部动态过度充气所致的正压通气的使用使严重气流受限患者处于血流动力学崩溃的风险。即使诱导时用皮囊／面罩行手法通气的轻微气道正压也可导致低血压，因为这些患者的吸气阻力没有增加，而有显著的呼气梗阻。其中某些患者出现 "Lazarus" 综合征，即只有在中断复苏和正压通气后患者才能从心搏骤停中恢复[63]。

自发性呼气末正压

严重 COPD 患者常在肺泡压降至大气压水平之前中断呼气的方式呼吸。这一不全呼气由多种因素造成，包括气流受限、呼吸功增加和气道阻力增加。这种呼气中断导致呼气末肺容量增高超过 FRC。这种静息时肺泡内呼气末正压（end-expiratory pressure, PEEP）被称为自发性 PEEP（auto-PEEP）或内源性 PEEP。自主呼吸时，吸气开始前，胸膜腔内压必须降至抵消 auto-PEEP 的水平。因此，COPD 患者在呼气负荷已增加的基础上可能还有吸气负荷的增加。

机械通气时 auto-PEEP 变得更加重要。它直接与潮气量成正比，与呼气时间成反比。标准麻醉呼吸机压力计检测不到 auto-PEEP 的存在。可以通过呼气末气流中断来测量，这在大多数重症监护呼吸机上都有。大多数行 OLV 麻醉的 COPD 患者都存在 auto-PEEP[64]。

COPD 的术前治疗

有四种可治疗的 COPD 并发症必须在开胸术前初次评估时积极寻求并开始治疗。包括肺不张、支气管痉挛、呼吸道感染和肺水肿（表 53.2）。肺不张损害局部肺组织淋巴细胞和巨噬细胞功能，容易诱发感染。有 COPD 的患者肺水肿通过听诊可能很难诊断，并可能出现异常的影像学分布（例如单侧肺上叶）。支气管高反应可能是充血性心力衰竭的症状或可能代表可逆性气道梗阻加重。所有 COPD 患者应根据其症

表 53.2　COPD 患者麻醉前需治疗的合并症

病症	诊断方法
支气管痉挛	听诊
肺不张	胸部放射检查
感染	病史、痰液检查
肺水肿	听诊、胸部放射检查

状接受最大化的扩张支气管治疗。只有 20% ～ 25% 的 COPD 患者对皮质激素治疗有反应。对于经拟交感神经能和抗胆碱能支气管扩张剂控制较差的患者，试用糖皮质激素治疗可能有益。

理疗

当 COPD 患者术前启动强化胸部理疗的围术期计划时，术后发生肺部并发症较少[65]。在不同模式中［咳嗽和深呼吸、激励性肺功能锻炼、PEEP、持续气道正压（CPAP）］，没有被明确证明的较好方法。家属或非理疗医务人员可经简单培训实施有效的术前胸部理疗，应在术前初步评估时安排这项工作。即使最严重的 COPD 患者，也可能通过理疗计划改善运动耐量。理疗少于一个月效果不明显。痰多的 COPD 患者胸部理疗的获益最大。

涉及胸部理疗、运动、营养和宣教的全面肺康复治疗计划可以改善严重 COPD 患者的肺功能[66]。这些计划往往需要持续数月，通常对恶性肿瘤切除术不可行，但对于非恶性肿瘤肺切除术的严重 COPD 患者，应考虑康复计划。恶性肿瘤切除术前的短期康复计划的益处尚未被充分评估。

吸烟：胸科手术患者术前戒烟超过 4 周肺部并发症降低[67]。如果停止吸烟超过 12 h，血液中碳氧血红蛋白浓度降低[68]。患者术后避免吸烟尤其重要。吸烟延长了组织低氧血症的时间。伤口组织的氧分压与伤口愈合和抗感染能力有关。如果患者术前短期戒烟（< 8 周），肺部并发症无反弹性增高[69]。强化戒烟干预是最成功的措施[70]。

原发性胸部肿瘤

大多数行肺部大手术的患者有某些类型的恶性肿瘤。由于不同类型的胸部恶性肿瘤对手术和麻醉有不同的影响，对麻醉医师而言了解一些这些肿瘤的临床表现和生物学知识很重要。迄今为止，最常见的肿瘤是肺癌。北美每年新诊断肺癌患者超过 200 000 例，全球超过 120 万例。在 1940—1970 年间吸烟率达到高峰之后，肺癌是目前北美男女两性癌症死亡的首要原因[71]。

肺癌大致分为小细胞肺癌（small cell lung cancer, SCLC）和非小细胞肺癌（non-small cell lung cancer, NSCLC），其中约 75% ～ 80% 是 NSCLC。其他较少见且恶性程度较低的肿瘤包括类癌瘤（典型和非典

型）和腺样囊性癌。与肺癌相比，原发性胸膜肿瘤较罕见。它们包括局限性胸膜纤维瘤（以往称为良性间皮瘤）和胸膜恶性间皮瘤。高达 80% 的胸膜恶性间皮瘤与暴露于石棉有关，其剂量－反应关系并不总是很明显，即使短暂暴露亦可致病。由于肿瘤出现临床症状前的潜伏期可能长达 40 ~ 50 年，因而往往难以了解患者的接触史。

吸烟与约 90% 的肺癌发生有关，而肺癌的流行随着吸烟的流行，滞后约 30 年[72]。其他环境因素包括石棉和氡气（一种铀的自然衰变产物），氡气和烟雾一起发挥致癌物作用。对于每天一包的吸烟者，其一生的肺癌风险约为 1/14。假如目前的死亡率保持不变，在这 10 年内癌症将超过心脏病成为北美的首要致死原因。

非小细胞型肺癌

这类病理机制不同的肿瘤包括鳞状细胞癌、腺癌和大细胞癌。手术治疗的 5 年总生存率接近 40%。这个看似较低数值必须估计非手术患者 5 年生存率不足 10% 来观察。尽管并非总能在术前明确特定肺部肿瘤的病理状况，但依据之前的细胞学检查、支气管镜检查、纵隔镜检查或经胸穿刺抽吸活检，很多患者在麻醉前评估时已有明确的组织学诊断。这是麻醉医师术前需要了解的有用信息。表 53.3 列出了不同类型肺癌特殊的麻醉处理特点。

鳞状细胞癌

NSCLC 的这一亚组与吸烟密切相关。肿瘤往往体积大，转移比其他类型较晚。其引起的临床症状与大范围占据支气管内空间的巨大肿块的局部作用有关，如空洞、咯血、阻塞性肺炎和上腔静脉综合征，并侵犯主支气管、气管、隆嵴和肺动脉主干。高钙血症可能与这型肿瘤分泌甲状旁腺样因子有关，不是肿瘤骨转移所致。

腺癌

腺癌是目前男女两性中最常见的 NSCLC。这些肿瘤往往是周围型的，且在病程中常较早出现转移，易尤其是脑、骨骼、肝和肾上腺。常侵犯肺外结构，包括胸壁、膈肌和心包。几乎所有肺上沟瘤都是腺癌。腺癌可以分泌多种副肿瘤代谢因子，如生长激素和促肾上腺皮质激素。肥大性肺骨关节病（hypertrophic pulmonary osteoarthropathy，HPOE）与腺癌极其相关。

表 53.3　不同类型肺癌的麻醉注意事项

类型	注意事项
鳞状细胞癌	中央型病变（占大部分） 常伴有支气管内肿瘤 肿块作用：梗阻、空洞化 高钙血症
腺癌	周围型病变 肺外侵犯常见 多数为肺上沟瘤 生长激素、促肾上腺皮质激素 肥大性骨关节病
大细胞癌	大的空洞型外周肿瘤 与腺癌类似
小细胞癌	中央型病变（占大部分） 通常不适合手术 副瘤综合征 Lambert-Eaton 综合征 生长速度快 转移早
类癌	近端型、支气管内 支气管梗阻伴远端肺炎 血管丰富 良性（占大部分） 与吸烟无关 5 年生存率 > 90% 类癌综合征（罕见）

支气管肺泡癌是腺癌的一个亚型，与吸烟无关。在早期阶段，肿瘤细胞沿着肺泡膜形成薄层，不破坏肺泡结构。由于其肺外转移的倾向低，多病灶支气管肺泡癌可行肺移植治疗[73]。

大细胞型未分化癌

这是一类最少见的 NSCLCs。瘤体通常较大，常为空洞型的周围型肺癌。快速生长可能导致广泛转移，与腺癌类似。

小细胞肺癌

这种神经内分泌源性的肿瘤出现时就被看作是转移性的，通常被看作内科疾病非外科疾病。手术治疗仅适用于极少数情况。其分期系统与 NSCLC 不同，简单地分为局限期和广泛转移期。采用联合化疗（依托泊苷 / 顺铂或环磷酰胺 / 阿霉素 / 长春新碱）治疗局限期 SCLC 为超过 80% 的患者提供了客观缓解率。此外，这些患者通常接受对原发肺部肿瘤的积极放疗和预防性的颅脑照射。尽管初期有反应，但肿瘤不可避免地会复发，且对进一步治疗相当抵抗。总体生存率不足 10%。广泛转移期病变可根据需要采取化疗和姑息性放疗。

已知 SCLC 因能生成肽类激素和抗体，可引起各种副瘤综合征。其中最常见的是低钠血症，通常是由于抗利尿激素分泌异常所致（抗利尿激素分泌异常综合征）。由促肾上腺皮质激素异位分泌造成的 Cushing 综合征和皮质醇增多症也很常见。

一种罕见的与小细胞肺癌有关的神经副瘤性综合征称为 Lambert-Eaton（也称 Eaton-Lambert）肌无力综合征，它是由于神经末梢释放乙酰胆碱功能障碍所致。通常表现为近端下肢无力和疲劳，运动可使其暂时得到改善。可通过肌电图确诊，表现为高频刺激引起异常动作电位的波幅增加。与真正的重症肌无力患者相似，肌无力综合征患者对非去极化肌松剂极为敏感，但对抗胆碱酯酶拮抗剂反应差[74]。需要注意的是，患者可能存在膈肌和呼吸肌受累的亚临床表现。胸段硬膜外镇痛已被用于这些患者开胸术后，无并发症发生。这类患者肺癌切除后神经肌肉功能可能得到改善。

类癌瘤

神经内分泌肿瘤涵盖了从恶性程度最高的 SCLC 到最良性的典型类癌的一系列疾病，类癌瘤是其中的一部分。典型类癌切除术后的五年生存率超过 90%。全身性转移少见，而类癌综合征是由于血管活性介质异位合成所致，通常见于已转移到肝的肠源性类癌瘤。非典型类癌瘤侵袭性更高且可能发生转移。支气管镜切除术中，类癌瘤可诱发术中血流动力学危象或冠状动脉痉挛[75]。麻醉医师应准备处理对常用缩血管药物无反应患者的严重低血压，且需使用特异性拮抗剂奥曲肽或生长抑素[76]。

胸膜肿瘤

胸膜局部纤维瘤通常是与壁胸膜或脏胸膜相连的大的占位性肿块。它们可以是良性的，也可以是恶性的。

恶性胸膜间皮瘤与暴露于石棉密切相关。在过去 15 年中，加拿大的发病率几乎增加了一倍。随着含石棉产品的逐步淘汰和暴露与诊断间的长潜伏期，预计未来 10 年不会出现高峰发病率。肿瘤最初在脏胸膜和壁胸膜之间增殖，通常形成血性积液。受胸腔积液的影响，大多数患者出现劳力性呼吸气促或困难。胸腔穿刺可缓解症状，但几乎无法确诊。VATS 胸膜活检是确诊最有效的方法，在相同的麻醉药作用下实施滑石粉胸膜固定术治疗胸腔积液。

恶性胸膜间皮瘤对治疗反应差，中位生存时间

不到 1 年。处于疾病早期的患者可考虑行胸膜外全肺切除术，但难以确定是否能提高生存率。最近，几个研究小组报道了联合放疗、化疗和手术治疗可提高疗效。胸膜外全肺切除术手术范围大，术中和术后潜在并发症较多[77]。裸露的胸壁或大血管结构造成的失血总是危险的。与膈肌和心包切除术相关的并发症是全肺切除术的额外风险。

肺癌患者的评估

肿瘤患者初始评估时应对与恶性肿瘤相关的 "4 Ms" 进行评估（框 53.4）：肿块效应（mass effects）、代谢异常（metabolic abnormalities）、转移（metastases）和药物治疗（medications）。应考虑患者是否用过加剧氧诱发肺毒性的药物，如博来霉素[78]。博来霉素不用于治疗原发性肺癌，但对源自生殖细胞的肺转移性肿瘤患者，通常会先接受博来霉素治疗。尽管之前的博来霉素治疗与吸入高浓度氧所致肺毒性之间的关联有据可查，但对该关联的细节仍不清楚（即氧的安全浓度和使用博来霉素后的安全期）。最安全的麻醉处理方法是对任何接受过博来霉素治疗的患者，在保障安全和密切监测血氧饱和度的前提下，尽量使用最低的吸入氧浓度。我们曾见过术前接受过顺铂化疗的肺癌患者，当术后使用非甾体抗炎药（NSAIDs）时出现血清肌酐升高。为此，对于近期接受过顺铂治疗的患者，我们不常规使用 NSAIDs。

术后镇痛

应在初次术前评估时讨论并制订患者的术后镇痛方案。术后镇痛相关内容将在本章最后进行讨论。很多技术优于按需胃肠外（肌注或静脉注射）单独使用阿片类药物镇痛。在麻醉镇痛药的基础上，可以加用其他技术如椎管内阻滞、椎旁阻滞和抗炎药。硬膜外技术已被证明能确实减少高风险患者开胸术后发生呼吸系统并发症[2]。持续椎旁神经阻滞也能提供相同的镇

框 53.4　肺癌患者的麻醉注意事项（"4 Ms"）

1. **肿块效应**：阻塞性肺炎、肺脓肿、上腔静脉综合征、气管支气管扭曲、Pancoast 综合征、喉返神经或膈神经麻痹、胸壁或纵隔扩张
2. **代谢异常**：Lambert-Eaton 综合征、高钙血症、低钠血症、Cushing 综合征
3. **转移**：尤其是转移到脑、骨骼、肝和肾上腺
4. **药物治疗**：化疗药物、肺毒性（博来霉素、丝裂霉素）、心脏毒性（阿霉素）、肾毒性（顺铂）

痛效果，且出现阻滞失败率较低和副作用较少[79]。

在初次麻醉前评估时应将各种开胸术后镇痛方式的风险和益处向患者讲解清楚。应注意患者是否具有对特定镇痛方法的潜在禁忌证，如凝血功能障碍、脓毒症或神经系统疾病。如果患者要使用预防性抗凝药并选择采用硬膜外镇痛，需合理安排使用抗凝药和放置椎管内导管的时机。美国区域麻醉学会（American Society of Regional Anesthesia，ASRA）指南建议在导管放置前间隔2～4 h或导管放置后间隔1 h预防性给予肝素[80]。低分子肝素（low-molecular-weight heparin，LMWH）的使用建议和注意事项为：① 小剂量 LMWH 后最少间隔12 h和② 大剂量 LMWH 后最少间隔24 h后放置导管。

术前用药

对于肺切除术患者，我们术前并不常规使用镇静药或镇痛药。一般是在建立有创监测和放置导管前即刻静脉注射短效苯二氮䓬类镇静药行轻度镇静。对于分泌物较多的患者，止涎剂（如格隆溴铵）有助于纤维支气管镜定位双腔支气管导管（DLT）或支气管堵塞导管。可以通过口服或在外周静脉置入后即刻经静脉给药来代替肌内注射给药。胸科手术患者预防性短期静脉应用抗生素（如头孢菌素）是常规方法。如果有些医院习惯在患者入手术室前使用抗生素，则在术前应开出医嘱。对头孢菌素或青霉素过敏患者的处理必须在初次术前访视时就考虑好。

初次术前评估小结

初次术前评估应考虑的麻醉注意事项见框 53.5。特别是必须注意与患者呼吸系统并发症相关的危险因素，这些因素是导致胸科手术后患者并发症和死亡的主要原因。

末次术前评估

对大多数胸科患者的末次术前评估是在其进入手

术室之前即刻进行的。此时最重要的是回顾初次术前评估的资料和当时开具检查的结果。另外，其他两个影响胸科麻醉的特殊内容也需评估：① 难以肺隔离的可能性和② OLV 时氧饱和度下降的风险（框 53.6）。

困难支气管插管

困难支气管插管最有用的预测工具是胸部影像学检查（图 53.10）。

麻醉医师在麻醉诱导前应查看胸部影像，因为放射科医师和外科医师的影像报告都不会对肺隔离作特殊考虑。普通胸片上无法查出的一些远端气道问题有时在 CT 扫描上可以看到：气管远端侧方受压，所谓的"剑鞘样"气管，左侧开胸术在使用左侧 DLT，对右肺进行通气时引起气管腔堵塞[81]。同样，影响支气管导管放置的主支气管外压性狭窄或腔内梗阻只能在 CT 扫描上发现。成功的下呼吸道管理的主要因素是基于术前评估的预测与准备。上呼吸道和下呼吸道困难患者肺隔离的管理将在本章后续部分讨论。

框 53.6 胸科手术末次麻醉前评估

1. 回顾初次评估和检查结果
2. 评估肺隔离的难度：阅读胸片及 CT 扫描结果
3. 评估 OLV 时低氧血症的风险

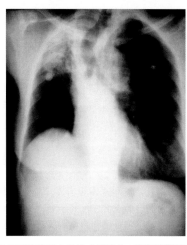

图 53.10 一例 50 岁女性的术前胸片，有肺结核病史和右上肺叶切除史，近来咯血，拟胸行右侧全肺切除术。通过查看胸片很容易看出该患者放置左侧双腔管存在问题，但在放射科医师的报告中未提及。麻醉医师必须在术前单独检查胸部影像以预测肺隔离的问题（Reproduced with permission from Slinger P. Principles and Practice of Anesthesia for Thoracic Surgery. New York：Springer；2011.）

框 53.5 胸科手术初次麻醉前评估

1. 所有患者：评估运动耐量、肺功能测定、讨论术后镇痛、戒烟
2. ppoFEV$_1$ 或 DLCO < 60% 的患者：运动试验
3. 癌症患者：考虑"4 Ms"：肿块效应、代谢异常、转移、药物治疗
4. COPD 患者：动脉血气、理疗、支气管扩张剂
5. 肾脏风险增加：测定肌酐与血尿素氮水平

预测单肺通气时氧饱和度下降

大多数情况下可以确定开胸手术 OLV 期间氧饱和度下降风险最大的那些患者。与 OLV 期间氧饱和度下降相关的因素列表见框 53.7。在氧饱和度下降的高风险患者中，OLV 时应采取预防措施降低这类风险。最有效的预防措施是非通气侧肺采用 CPAP（$2 \sim 5 \, cmH_2O$ 氧气）和（或）通气侧肺加用 PEEP（参见 "OLV 期间低氧血症的治疗"）。

OLV 时 PaO_2 最重要的预测指标是双肺通气时的 PaO_2，尤其是术中 OLV 之前，侧卧位双肺通气时的 PaO_2 [82]。术前 V/Q 扫描中，非手术侧的灌注或通气比例也与 OLV 期间的 PaO_2 相关 [83]。如果术前手术侧肺由于单侧病变已有低灌注，OLV 期间患者氧饱和度不可能降低。OLV 期间开胸侧对 PaO_2 有影响。因为左肺比右肺小 10%，左肺塌陷时分流量较少。在一组患者中，左侧开胸手术时的平均 PaO_2 较右侧开胸时高约 70 mmHg [84]。最后，阻塞性肺疾病的严重程度与 OLV 期间 PaO_2 呈负相关。如果其他因素不变，术前肺功能测定存在严重气流受限的患者 OLV 期间的 PaO_2 往往要高于术前肺功能检查正常的患者（这将在后面的 "麻醉管理" 中讨论）[85]。

再次胸科手术的评估

肺癌术后幸存的患者是原发肿瘤复发或出现第二原发肿瘤的高危人群。据估计，每年第二原发肺肿瘤的发病率为 2%。常规小剂量螺旋 CT 筛查可能提高早期检出率 [86]。再次开胸手术患者应采用与首次手术相同的流程进行评估。术后呼吸功能的预计值应根据术前肺呼吸力学、换气功能、运动耐量和切除的功能性肺组织量来计算，并用以识别风险增加患者。

术中监测

需要强调几点胸科手术患者术中监测特殊要点。大部分这类手术属于持续时间中等（$2 \sim 4 \, h$）的大手术，并在患者处于侧卧位和半侧胸腔打开的情况下实

施。因此，所有这类患者应考虑监测和维持体温与液体量。由于手术通常在侧卧位下进行，因此在最初患者处于仰卧位时放置好监测，在患者变换体位后必须重新检查定位。手术开始后如果出现并发症，难以增加额外的监测，尤其是有创血管监测。因此，权衡利弊，通常倾向于在一开始就积极地建立有创监测。监测的选择应以可能发生并发症的情况为指导（见表 53.4）。

氧合

OLV 期间尽管吸入 100% 高浓度 O_2，但仍有 1% ~ 10% 手术患者脉搏氧饱和度显著降低（SpO_2 < 90%）（详见 "单肺通气管理"）。大多数开胸手术患者 SpO_2 并未否定经间断血气分析直接测定 PaO_2 的需求。PaO_2 值比 SpO_2 估计氧饱和度下降的安全上限更有用。双肺通气患者，FiO_2 为 1.0 时，PaO_2 大于 400 mmHg（或等效 PaO_2/FiO_2 比率），OLV 期间氧饱和度不可能降低，而如果患者的 PaO_2 为 200 mmHg，OLV 期间易出现氧饱和度降低，尽管两者的 SpO_2 均为 99% ~ 100%。

二氧化碳分压测定

OLV 期间潮气末二氧化碳（$P_{ET}CO_2$）监测的可靠性低于双肺通气时，且 OLV 期间 $PaCO_2$-$P_{ET}CO_2$ 梯度呈上升趋势。尽管 OLV 期间 $P_{ET}CO_2$ 与肺泡分钟通气量的直接相关性较低，但由于 $P_{ET}CO_2$ 也反映了肺灌注和心排血量，因而体位变化和 OLV 期间，它能独立指示双肺灌注的相对变化 [87]。当患者改为侧卧位时，上肺的 $P_{ET}CO_2$ 相对于下肺将出现下降，反映了下肺灌注增加和上肺无效腔量增加。然而，大多数

框 53.7 OLV 期间与氧饱和度下降风险增加的相关因素
1. 术前肺 V/Q 扫描发现手术侧肺高百分比通气或灌注
2. 双肺通气时 PaO_2 低下，尤其是术中侧卧位时
3. 右侧开胸手术
4. 术前肺功能测定正常（FEV_1 或 FVC）或限制性肺疾病
5. 仰卧位单肺通气

表 53.4　胸科手术期间发生率增加的术中并发症	
并发症	病因学
1. 低氧血症	OLV 期间肺内分流
2. 突发严重低血压	手术压迫心脏或大血管
3. 通气压力或容量突变	支气管内导管或堵塞导管移位、漏气
4. 心律失常	心脏直接机械刺激
5. 支气管痉挛	直接气道刺激、气道反应性疾病发生率高
6. 大出血	大血管或炎症胸膜所致手术失血
7. 低温	一侧胸腔开放致热量丢失

患者由于上肺的通气分数增加，该肺的 CO_2 排出分数更高。OLV 开始时，由于全部分钟通气量转移到下肺，因而该肺的 $P_{ET}CO_2$ 通常会短暂下降。随着非通气侧肺萎陷和肺血管收缩，至下肺的灌注分数增加，继而 $P_{ET}CO_2$ 出现上升。如果不纠正分钟通气，净结果是 $PaCO_2$ 基线升高和 $P_{ET}CO_2$ 梯度增加。$P_{ET}CO_2$ 严重（> 5 mmHg）或持续降低，提示通气侧与未通气侧肺间灌注分布不均，可能是 OLV 期间患者氧饱和度下降的早期预警信号。

有创血流动力学监测

动脉置管

胸内手术期间手术压迫心脏或大血管常会发生显著的短暂性严重低血压。为此，除了间断动脉血气分析，在大多数胸科手术患者中采用持续实时循环压监测。当然，有限的手术可以例外，如年轻健康患者行胸腔镜切除术。对大多数开胸手术，可在任一手臂桡动脉穿刺置管。

中心静脉压

普遍认为在开胸侧卧体位下，CVP 读数作为容量监测指标是不可靠的。CVP 对术后监测有帮助，尤其对于需严格进行液体管理的患者（如全肺切除术）。在某些情况下，中心静脉通路可能需要用作液体通路或用来输注血管收缩药 / 正性肌力药物。我们的做法是，全肺切除术、复杂手术或再次开胸手术患者常规放置中心静脉导管，但对于较小的肺切除术则不需要，除非患者存在其他明显的合并症。除非存在禁忌证，我们常规选择右侧颈内静脉置管，以使胸的风险降到最低。对于上腔静脉梗阻的患者，其颈内静脉的 CVP 数值不可靠。

肺动脉导管

与 CVP 的情况相似，与其他临床情况相比，在开胸侧卧位下，术中肺动脉压反映左心前负荷的准确性下降。部分原因是由于往往最初并不知道肺动脉导管尖端是位于下肺还是上肺。此外，还有一个可能的原因是，OLV 时，如果双肺灌注存在显著暂时性差异，热稀释法心排血量的测量数据就可能不可靠。对于 OLV 期间热稀释测量心排血量的可靠性问题尚未达成

共识[88]。

纤维支气管镜检查

放置 DLTs 和支气管堵塞导管的问题将在后面"肺隔离"部分进行讨论。OLV 中 DLTs 和堵塞导管的明显移位可引起氧饱和度降低，但听诊或其他判断导管位置的常规方法常难以发现[89]。DLTs 或堵塞导管的放置应在纤维支气管镜引导下完成，且患者体位变换后应再次确认，因为 DLTs/ 堵塞导管在患者重新摆放体位时可发生移位[90]。

持续肺功能测定

旁流式肺功能仪的发展，使人们有可能在单肺麻醉时持续监测吸气和呼吸的容量、压力和流量的相互作用。在肺切除手术中这种监测特别有用。持续实时监测吸气和呼气潮气量可为术中 DLT 意外移位提供早期预警，如果呼气量突然减少则提示肺隔离失败（由于氧的摄入，每次呼吸正常会有 20 ～ 30 ml 差异）。OLV 期间出现持续性呼气末气流（一般与出现 auto-PEEP 有关）可在流量–容积环上观察到[91]。此外，准确测量吸气和呼气潮气量间的差异非常有助于评估和处理术中和肺切除术后的漏气。

经食管超声心动图

经食管超声心动图（TEE）使麻醉医师能连续、实时地监测心肌功能和心脏前负荷。术中侧卧位时其他血流动力学监测难以估测这些信息[92]。胸科手术中使用 TEE 的潜在适应证包括血流动力学不稳定（图 53.11）、心包积液、肿瘤累及心脏、空气栓塞、肺血栓内膜剥脱术、胸外伤、肺移植和胸膜肌疾病。与胸科手术有关的低氧血症的一个罕见原因是存在未经诊断的经卵圆孔的逆向分流。非胸科手术患者控制呼吸时加用 PEEP（达 15 cmH_2O）时，9% 患者产生右向左心内分流[71]。TEE 应能检测这种可能术中发生的胸科手术期间或术后右向左心房内分流。

其他监测技术

脑氧饱和度（$SctO_2$）已被报道用于术中 OLV 期间的监测[94]。年老体弱的患者 OLV 期间更可能发生 $SctO_2$ 下降，这与 SpO_2 下降和术后认知功能障碍相

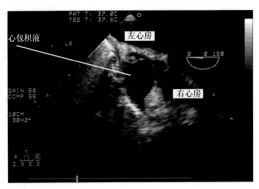

心包积液

左心房

右心房

图 53.11　食管中段 TEE 显示转移性乳腺癌患者，因左侧胸腔积液行 VATS 引流术，全麻诱导后出现血流动力学崩溃。TEE 用于诊断血流动力学紊乱并显示以前未确诊的大量心包积液。"心包积液"标记处显示，收缩期由于积液的影响右心房完全塌陷，符合心包压塞。手术经改良加做了心包开窗术

关。然而，尚无证据表明任何针对 SctO₂ 下降的治疗对预后有影响。

间接心排血量

使用间接心排血量或静脉氧饱和度监测行目标导向液体治疗对改善腹部手术预后的作用尚不明确 [95]。目前，尚不清楚该技术作为开胸状态时用于指导液体管理的可靠指南的有效性。

肺隔离技术

肺隔离技术主要设计用于涉及胸腔的心脏、胸部、纵隔、血管、食管和骨科手术中方便实施 OLV [96]。肺隔离也用于支气管胸膜瘘、肺出血和全肺灌洗中保护健侧肺免遭对侧肺污染。此外，肺隔离可在单侧肺再灌注损伤（肺移植或肺动脉内膜切除取栓术后）或单侧肺创伤患者中用于提供不同的模式通气。

可以通过三种不同的方法实现肺隔离：DLTs、支气管堵塞导管或单腔支气管导管（single-lumen endobronchial tubes，SLTs）（表 53.5）。最常用的技术是 DLTs。DLTs 是一种具有一个气管内腔和一个支气管内腔的分叉型导管，可用于实现右肺或左肺隔离。第二种方法是通过阻断一侧主支气管使梗阻远端的肺塌陷。支气管堵塞导管可经标准的气管内导管放置，也可整合在改良的 SLT 中，如 Univent 导管（LMA，North America，San Diego，CA）。肺隔离的最后一种方法是采用 SLT 或单腔支气管导管插入对侧主支气

表 53.5　肺隔离的可选方法		
选项	优点	缺点
双腔管 1. 直接喉镜 2. 经导管交换导丝 3. 纤维支气管镜引导	易于成功放置 很少需重新定位 支气管镜确认隔离肺 吸引隔离肺 便于加用 CPAP 便于 OLV 在两肺间切换 无纤维支气管镜仍可放置 绝对肺隔离的最佳装置	型号选择较困难 困难气道或气管异常患者置管困难 非手术后通气最佳选择 潜在喉部损伤 潜在支气管损伤
支气管堵塞导管（BB） Arndt Cohen Fuji EZ-Blocker	无型号选择问题 易于在常规气管内导管加用 放置期间允许通气 困难气道和小儿患者易于放置 术后撤除堵塞器行双肺通气 可行选择性肺叶隔离 隔离肺可行 CPAP	定位所需时间较长 常需重新定位 支气管镜定位至关重要 因右上叶解剖限制右肺隔离 支气管镜无法进入隔离肺 隔离肺难以吸引 两肺难以交替实施 OLV
Univent 导管	同气管堵塞导管 与支气管堵塞导管相比，较少需重新定位 使用较少	同支气管堵塞导管 气管内导管部分气流阻力大于常规导管 气管内导管部分直径大于常规导管
支气管内导管	与常规气管内导管类似，困难气道患者放置较容易 比常规气管内导管长 短套囊设计便于肺隔离	放置需支气管镜 隔离肺无法支气管镜检、吸引或加用 CPAP 右肺 OLV 困难
气管内导管置入支气管	困难气道患者易于放置	隔离肺无法支气管镜检、吸引或加用 CPAP 套囊设计不适用于肺隔离 右肺 OLV 极度困难

管，以保护该侧肺，同时使术侧肺塌陷（图53.12）。由于插管后限制了至非通气侧肺的通路且难以在支气管内定位标准的SLT，目前这种技术已很少用于成人患者（除非某些困难气道患者、颈部切除术或全肺切除术后患者）。但该技术仍在需要时用于婴幼儿：在婴儿支气管镜直视引导下将无套囊、未剪短的小儿尺寸的气管内导管送入主支气管。

双腔气管内导管

1950年为肺手术设计的CarlensDLT是胸科麻醉发展的里程碑，因为它使麻醉医师仅靠喉镜和听诊即可对多数患者实施可靠的肺隔离。然而，Carlens导管由于管腔狭窄气流阻力较大，且有一些患者隆嵴钩难以通过声门。20世纪60年代，Robertshaw提出设计修改，将左侧与右侧DLTs分开，移除了隆嵴钩并扩大了管径。20世纪80年代，制造商在Robertshaw DLT的基础上引入一次性聚氯乙烯DLTs。在随后其他的改进中包含了靠近气管内导管和支气管内套囊的放射标记和在右侧DLT右上肺叶开口周围的放射标记。纳入亮蓝色、低容量、低压支气管内套囊便于纤维支气管镜检查识别。

VivaSight DLT（ETView Medical，Misgav，Israel）带有集成摄像头，可持续观察其在气管内的位置[97]。摄像头整合在DLT气管腔末端，通过视频线连接显示器可持续观察气管隆嵴。此外，该DLT装置带有集成冲洗系统，可原位清洗摄像头[98]。VivaSight DLT的优势之一在于可持续监测气道且影像便于及时纠正气管隆嵴部DLT的移位。为了保持VivaSight摄像头的清晰视野，建议插管前使用除雾液。图53.13展示了VivaSight DLT和显示屏。一些中心报道了VivaSight DLT比传统DLT插管迅速且在一部分患者中，免除了纤维支气管镜的使用需求[98]。然而，体外长时间连接摄像头可能导致靠近光源处管腔部分的熔化。

ECOM-DLT（ECMO Medical，Inc.，San Juan Capistrano，CA）套囊和导管带有多个电极，可持续测量气管近端来自升主动脉的生物阻抗信号。当将其与ECOM监测仪相连接并结合动脉导管，可提供心排血量测定（图53.14）。这种新型DLT尚未与其他技术比较，但根据其原型ECOM气管导管的表现[100]，似乎有望在胸科手术患者中获取血流动力学参数。

Fuji System公司发明了由硅胶制成的Silbroncho DLT。其独特特性在于具有柔软钢丝加强的支气管内顶端。此外，支气管开口为斜面，减少了支气管套囊的长度，与其他DLTs的设计相比提高了安全范围。结合使用可视喉镜和交换导管，Silbroncho DLT特别适用于实施单腔管换成双腔管（见后文"困难气道与单肺通气"）[101]。

型号选择

表53.6列出了DLT的不同型号、所用合适的纤维支气管镜型号和与单腔气管导管相比较的直径。型号合适的左侧DLT其支气管顶端小于患者左支气管直径1～2 mm，以便容纳放气的支气管套囊。Eberle和同事们[102]的研究，通过螺旋CT采用气管支气管解剖的三维影像重建结合叠加DLTs的透明影像，预测右侧或左侧DLT的适当型号。胸部影像和CT扫描除了在评估气管支气管解剖异常的可靠价值外，还是选择合适DLT型号的有用工具，应在放置DLT前重新阅片（图53.15）。胸部多排CT扫描（multidetector CT，

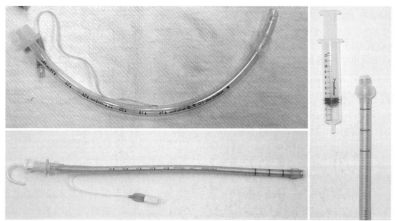

图53.12　标准单腔气管内导管（左上）和专门设计的单腔支气管内导管（左下和右侧）的视图。支气管内导管较长且套囊较短。可作为一种气管内导管，需肺隔离时经纤维支气管镜引导置入支气管主干（Courtesy Phycon，Fuji Systems Corp.，Tokyo，Japan.）

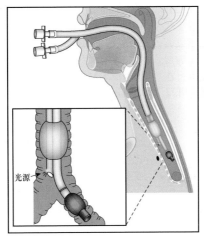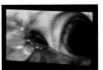

光源

图 53.13 左图显示 Vivasight DLT 置入气管和左主支气管。右图显示从位于气管腔开口的光源旁的摄像头看到的隆嵴画面。DLT，双腔支气管导管（Courtesy ETView Medical.）

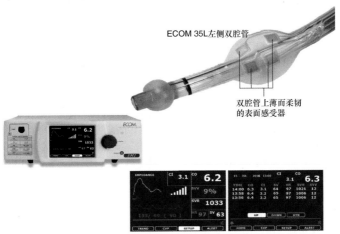

ECOM 35L左侧双腔管

双腔管上薄而柔韧
的表面感受器

图 53.14 ECOM DLT 套囊和导管上的多个电极，可持续测量来自升主动脉的生物阻抗信号和心排血量（Courtesy ECOM Medical, Inc.，San Juan Capistrano，CA.）

MDCT）允许在放置 DLT 之前了解任何异常的气管支气管解剖。表 53.7 列出了选择 DLT 型号的简化方法。重要的是，与单腔气管导管相比，DLTs 的外径更大（图 53.16），在遇到明显阻力时不应继续置入。

置管方法

置入和放置 DLT 的常用方法有两种。其一是盲插技术：用直接喉镜插入 DLT，然后当支气管内套囊通过声带后，导管逆时针旋转 90°（用于左侧 DLT 放置）。DLT 通过声门时应无任何阻力。Seymour 指出[103] 环状软骨环的平均直径接近于左主支气管直径，左侧 DLT 的最佳置入深度与平均体型成人的身高有关。成人在门齿处测量准确定位 DLT 的深度约为 12 +（患者身高 /10）cm[104]。亚洲人种身材矮小者较多（＜155 cm），身高不是 DLT 插入深度的良好指标[105]。DLT 意外插入过深可造成严重并发症，包括左主支气管破裂。图 53.17 显示了左侧 DLT 的盲插方法。

支气管镜引导下的直视技术是指当 DLT 通过声带后，用纤维支气管镜直视下将支气管腔顶端置入正确的支气管。Boucek 与同事们的研究[106] 比较了盲插技术与纤维支气管镜引导技术显示，32 例行盲插技术的患者中有 27 例首次置管成功，且最终 30 例均成功。相反，在 27 例采用支气管镜引导技术置管的患者中，仅有 21 例首次置管成功，最终 25 例患者置管成功。虽然采用两种方法的所有患者最终均成功置入左主支气管，但使用纤维支气管镜引导技术耗时更长（181 s vs. 88 s）。

A　25岁健康男性多排螺旋CT气管支气管树　　　**B**　60岁吸烟男性多排螺旋CT气管支气管树

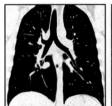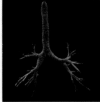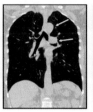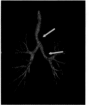

正常气管支气管解剖　　　　　　　　异常气管支气管解剖，扩张的主动脉
　　　　　　　　　　　　　　　　导致气管向右偏移

图 53.15　（A）健康志愿者多排螺旋 CT 扫描和三维气管支气管解剖影像。（B）60 岁吸烟患者异常气管支气管解剖。箭头指示扩张的主动脉（左）和由扩张的主动脉引起的气管向右偏移（右）

表 53.6　单腔管与双腔管的直径比较

单腔管		双腔管			
内径（mm）	外径（mm）	型号（Fr）	双腔管外径（mm）	支气管腔内径（mm）	支气管镜型号（mm）
6.5	8.9	26	8.7	3.2	2.4
7.0	9.5	28	9.3	3.4	2.4
8.0	10.8	32	10.7	3.5	2.4
8.5	11.4	35	11.7	4.3	≥ 3.5
9.0	12.1	37	12.3	4.5	≥ 3.5
9.5	12.8	39	13.0	4.9	≥ 3.5
10.0	13.5	41	13.7	5.4	≥ 3.5

外径是指导双腔部分的近似直径。纤维支气管镜型号是指能通过特定型号双腔管两个腔的最大纤维支气管镜直径

表 53.7　根据成年患者性别和身高双腔管型号选择

性别	身高（cm）	双腔管型号（Fr）
女性	＜ 160（63 英寸）*	35
女性	＞ 160	37
男性	＜ 170（67 英尺）**	39
男性	＞ 170	41

* 身材矮小女性（＜ 152 cm 或 60 英寸），CT 扫描检查支气管直径，考虑 32 Fr 双腔管。
** 身材矮小男性（＜ 160 cm），考虑 37 Fr 双腔管

　　视频喉镜检查是处理预期或意义困难气道患者的重要技术。临床研究表明，视频喉镜改善了喉部结构的可视度，并易于单腔气管内导管的插入[107]。在正常气道患者 DLT 插管时，使用 C-MAC 可视喉镜与 Macintosh 喉镜片（插 DLT 时喉镜最常用的装置）和 Miller 喉镜片作了比较。该回顾性研究的作者表明，通过 DLT 时，视频喉镜的视野与 Miller 喉镜片获得的视野相似[108]。相比之下，使用 Macintosh 喉镜片组报道的 DLT 插管难度更高。一项比较 GlideScope 可

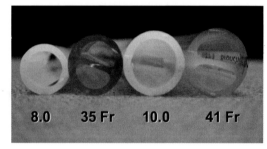

图 53.16　几种单腔管和 DLTs 切面照片。注意：35 Fr DLT 外径大于 8.0 mm（ID）单腔管；41-Fr DLT 外径大于 10 mm 的单腔管（Photo courtesy Dr. J Klafta.）

视喉镜和 Macintosh 直接喉镜用于正常气道患者 DLT 插管的研究表明，与 GlideScope 相比，Macintosh 喉镜片插管成功率更高[109]。且 Macintosh 组中，发音改变更少见。因此作者不推荐正常气道患者使用 DLT 时常规使用 GlideScope。相比之下，放置 DLT 时使用 Airtraq DL 视频喉镜的研究显示，正常气道患者插入 DLT 时，声门上的暴露有所改善[110]。插入 DLT 时视频喉镜的作用取决于操作者的经验和患者气道的个体解剖。

右侧双腔支气管内导管

　　尽管多数择期胸科手术中左侧 DLT 更常用[111]，但有些特殊临床情况下需使用右侧 DLT（框 53.8）。左、右主支气管的解剖差异反映了右侧和左侧 DLT 设计的根本区别。由于右主支气管较左侧短，且右上叶支气管开口距隆嵴仅 1.5 ～ 2 cm，因此采用右支气管内插管技术必须考虑位置和右上叶支气管开口被堵塞的可能。右侧 DLT 包含改良的套囊和支气管内腔上开口，以便右上肺叶通气（图 53.18）[112]。

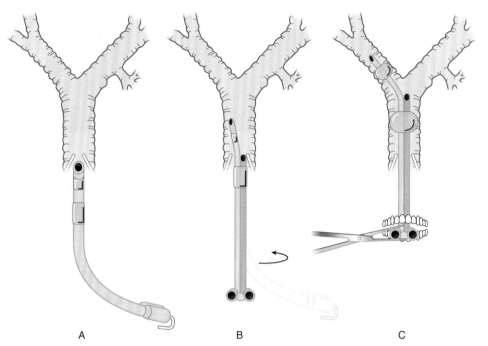

图 53.17 左侧 DLT 放置的盲插方法。（A）DLT 在直接喉镜下通过声带；（B）DLT 向左旋转 90°（逆时针）；（C）DLT 置入适当深度（一般距门齿 27～29 cm）（Reproduced with permission from Slinger P. Principles and Practice of Anesthesia for Thoracic Surgery. New York：Springer；2011.）

框 53.8 右侧双腔管的适应证
■ 左主气管入口的解剖学异常
■ 外部或腔内肿瘤压迫
■ 胸段降主动脉瘤
■ 手术部位包含左主支气管
■ 左肺移植
■ 左侧气管支气管破裂
■ 左全肺切除术 *
■ 左侧袖状切除术

* 使用左侧 DLT 或气管堵塞导管可以完成左全肺切除术，但在闭合左主支气管前必须撤出 DLT 或堵塞器。
这是使用右侧 DLT 常见的临床操作模式并假设气管支气管解剖正常，尤其是右上肺叶开口位置正常；但是有些临床医师偏爱所有左侧手术都用右侧 DLTs

双腔管的定位

仅凭听诊不能确定 DLT 放置是否正确。每次放置 DLT 均应进行听诊（图 53.19）与支气管镜检查，并在患者体位变动时再次检查。操作纤维支气管镜先通过气管腔确认 DLT 的支气管部分进入左支气管内，且支气管套囊充气后没有疝入隆嵴上部位。通过气管腔视野，理想状态下，应在气管隆嵴约 5～10 mm 的左主支气管内看到蓝色的支气管内套囊。经气管腔视野确定右上支气管的起始部至关重要。支气管镜进

入右上叶应显示 3 个开口（尖段、前段和后段）。这是气管支气管树中唯一具有 3 个开口的结构。仰卧位患者右上叶支气管的起始部正常位于右主支气管侧壁，相对于隆嵴的位 3 点到 4 点钟位置。Mallinckrodt 生产的 Broncho-Cath 导管有一条环绕导管的不透射线的标记线。这条线位于支气管套囊近端，可用于定位左侧 DLT。不透射线的标记距支气管内腔远端 4 cm。该标记在纤维支气管镜视野下反射白光，当其被定位略高于气管隆嵴时，应为定位进入左主支气管提供必要的安全界限[113]。纤维支气管镜的下一步检查是经支气管内腔检查导管的通畅并确定安全界限。必须确定左上叶和左下叶开口，避免左下叶远端受影响并堵塞左上叶（彩图 53.20）。彩图 53.21 显示用纤维支气管镜从左侧 DLT 气管内腔或支气管内腔所见的气管支气管解剖。

与双腔管相关的问题

使用 DLT 最常见的问题和并发症是位置不当和气道损伤。DLT 位置不当使肺无法萎陷，导致正压通气时气体滞留，或导致通气侧或下侧肺的部分萎陷，引起低氧血症。位置不当的常见原因是支气管内套囊因过度充气、支气管的手术操作或放置患者体位期间或

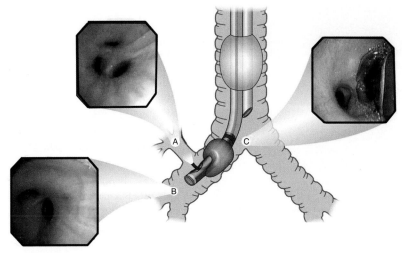

图 53.18　Rusch 右侧 DLT 的纤维支气管镜检查。（A）支气管腔上的开口与右上叶支气管入口正确对齐。（B）当支气管镜通过支气管腔远端部分时支气管的中间部分。（C）当支气管镜通过气管腔时的右主支气管入口处的支气管套囊边缘（Reproduced with permission from Slinger P. Principles and Practice of Anesthesia for Thoracic Surgery. New York：Springer；2011.）

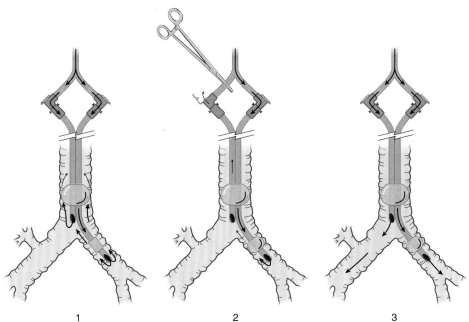

图 53.19　经听诊定位左侧 DLT 的"三步"法。第 1 步，双肺通气时，气管套囊最低容量充气封闭声门漏气。听诊确认双肺通气。第 2 步，钳闭 DLT 气管腔近端（"钳闭短的一侧短管"），并开放钳闭侧远端。在经支气管腔通气时，支气管套囊充气至最低容量封闭从开放的气管腔端漏气。听诊确认正确的单侧通气。第 3 步，松开气管腔钳夹并关闭端口，听诊确认双侧呼吸音恢复（Reproduced with permission from Slinger P. Principles and Practice of Anesthesia for Thoracic Surgery. New York：Springer；2011.）

之后头颈部的拉伸而移位。建议使用纤维支气管镜检查诊断和纠正术中 DLT 位置不当和正确识别气管支气管解剖。如果仰卧位或侧卧位时 DLT 位置不当，OLV 时发生低氧血症的可能性更大。如果 DLT 处于最佳位

置，但肺仍无法完全萎陷，应在需萎陷侧肺插入吸引管。吸引可加速肺萎陷，但之后必须移除吸引管，以免被缝线缝住。

气道损伤和气管或支气管膜部破裂是使用 DLT 的

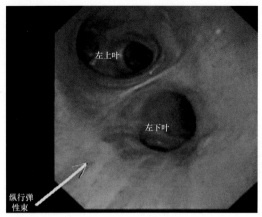

彩图 53.20 准确定位的左侧 DLT 支气管腔远端视图。左上叶（LUL）和左下叶（LLL）开口均可确认。注意纵行弹性条束（LEB，箭头所示），其向下延伸至气管和主支气管黏膜后壁。是支气管镜检医师确定前后方向的有用标志。在左主支气管内，可延伸入左下叶，且是区分下叶与上叶的有用标志

潜在并发症[114]。气道损伤可由 DLT 型号过大引起或由于型号过小的 DLT 向远端移位进入叶支气管，且 DLT 主干（即气管端）进入支气管，造成气道撕裂伤或破裂。DLT 使用中的气道损伤可表现为意外漏气、皮下气肿、气道大量出血流入 DLT 管腔或气管内套囊或支气管内套囊突入术野，手术医师可以发现。如果发生上述任一情况，均应行支气管镜检查和手术修补。另一个潜在问题是 OLV 期间发生下侧通气侧肺的

张力性气胸[115]。

支气管堵塞导管

实施肺隔离的另一种可选方法包括堵塞一侧主支气管使堵塞部远端的肺塌陷（图 53.22）。必要时支气管堵塞导管还可用于选择性肺叶萎陷。目前，有几种不同的可用于肺隔离的堵塞导管。这些装置既可在改良的单腔管内作为封闭式的支气管堵塞导管（Torque Control Blocker Univent；Vitaid, Lewinston, NY），也可单独用于常规单腔管，如 Arndt 带导引线支气管堵塞导管（Cook Critical Care, Bloomington, IN）、Cohen 尖端偏转的支气管堵塞导管（Cook Critical Care, Bloomington, IN）、Fuji 联合堵塞导管（Vitaid, Lewinston, NY）或 EZ 堵塞导管（Teleflex, Dresden, Germany）。

有些特殊情形下，支气管堵塞导管可能优于 DLT，比如既往有口腔或颈部手术史的患者，其气道具有挑战性，需肺隔离行胸内手术。这些病例可以选用单腔管，在清醒状态下先经鼻或经口气管插管或气管切开以保证气道安全，然后再单独置入支气管阻塞导管以实现肺隔离。另一种可能受益于使用支气管阻塞导管的患者是那些既往曾进行对侧肺切除术的肺癌患者。这些患者使用支气管阻塞导管行术侧选择性肺叶堵塞可改善氧合和手术暴露。支气管阻塞导管通常经 SLT 管腔内置入（同轴性）。Cohen 阻塞器和 Fuji 阻塞器也可以在 SLT 的外面单独经声门或气管切开

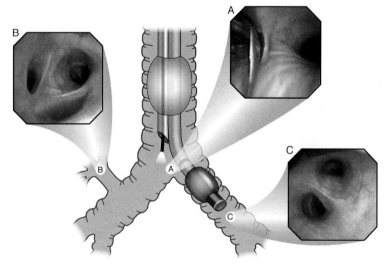

彩图 53.21　Mallinckrodt 左侧 DLT 的纤维支气管镜检查。（A）当纤维支气管镜通过气管腔时，可见左主支气管入口周围的支气管套囊边缘。气管隆嵴上方可见一白线标记。（B）右上叶支气管和三个开口的清晰图像：尖段、前段与后段。（C）左侧 DLT 处于最佳位置时，纤维支气管镜通过支气管内腔的支气管分叉（左下叶与左上叶支气管）清晰图像（Reproduced with permission from Slinger P. Principles and Practice of Anesthesia for Thoracic Surgery. New York：Springer；2011.）

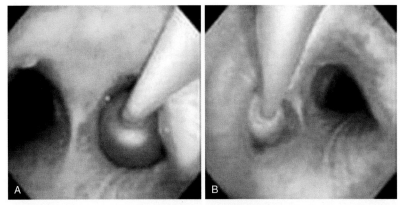

图 53.22 支气管堵塞导管的放置。纤维支气管镜从气管内隆嵴上方观察支气管堵塞导管在右主支气管（A）和左主支气管（B）的正确位置（Reproduced with permission from Slinger P. Principles and Practice of Anesthesia for Thoracic Surgery. New York：Springer；2011.）

口置入。这样可允许使用内径较小的 SLT，常用于儿科患者。支气管阻塞导管的另一个优点是，可用于在长时间胸科或食管手术后考虑机械通气的患者。因为很多病例证明这些患者在手术结束时存在上呼吸道水肿。如果术中使用的是支气管阻塞导管，术后机械通气无需更换 SLT。表 53.8 介绍了现有的几种支气管阻塞导管的特征。气管导管内能同时容纳支气管阻塞导管和纤支镜的最小内径（ID）取决于纤支镜和阻塞导管的直径。例如，使用成人 9 Fr 的阻塞导管和内径大于或等于 7 mm 的气管内导管时，可选直径＜ 4 mm 的纤支镜。使用更大直径的纤支镜时，气管导管的内径应大于 7.5 mm。所有阻塞导管在置入前必须很好地润滑。

导线引导的支气管内堵塞导管（Arndt 堵塞导管）

图 53.23A 展示的是 Arndt 堵塞导管。Arndt 堵塞导管具有一个可回缩的线圈套在纤维支气管镜上，从而在纤维支气管镜的引导下放置到位。Arndt 堵塞器通常

可在不使用线圈的情况下轻易置入右主支气管。

Cohen 支气管内堵塞导管

Cohen 堵塞导管（见图 53.23B，左堵塞器）利用位于最近端的转盘，使堵塞导管的顶部偏转而进入目标支气管。这种堵塞器的远端前部预成角设计，以便顺利置入目标支气管。其远端主干上气囊上方有一箭头，通过纤维支气管镜观察可判断出顶端偏转的方向。在定位 Cohen 堵塞导管时，箭头方向应与要插入的支气管方向保持一致，旋转近端转轮使远端顶部转向预期的方向，然后在没为支气管镜的引导下将堵塞导管置入支气管。

Fuji 联合阻塞导管

Fuji 联合堵塞导管（见图 53.23B，右堵塞器）是一种硅胶材料制成的独立堵塞导管，其远端类似于冰球杆，具有一个简单固定的角度，以方便置入。为置入目标支气管，仅需在纤维支气管镜引导下按照需求简单地向左或向右旋转堵塞导管即可。

表 53.8 Cohen、Arndt、Fuji 和 EZ 支气管堵塞导管的特点

	Cohen 堵塞导管	Arndt 堵塞导管	Fuji 阻塞导管	EZ 堵塞导管
型号	9 Fr	5 Fr、7 Fr、9 Fr	5 Fr、9 Fr	7 Fr
气囊形状	球形	球形或椭圆形	球形	2 个球形
引导机制	轮盘装置使顶端偏转	使用的尼龙线圈与纤支镜配合	无、顶端预成型	无
建议同轴使用时的最小内径 ETT	9 Fr（8.0 ETT）	5 Fr（4.5 ETT）、7 Fr（7.0 ETT）、9 Fr（8.0 ETT）	9 Fr（8.0 ETT）	7.5 ID
Murphy 孔	有	9 Fr 有	无	无
中央管道	1.6 mm ID	1.4 mm ID	2.0 mm ID	1.4 mm ID

ETT，气管内导管；ID，内径（Modified from Campos JH：Which device should be considered the best for lung isolation：Double-lumen endotracheal tube versus bronchial blockers. Curr Opin Anaesthesiol. 2007；20；30，with permission.）

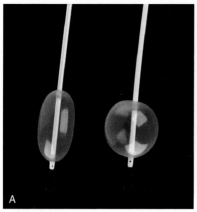
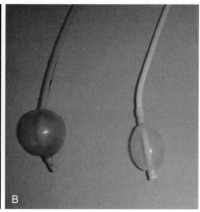

图 53.23 （A）原始椭圆形（左）和新一代球形 Arndt 堵塞导管（Cook Critical Care，Bloomington，IN）。（B）Cohen 支气管内堵塞导管（左）（Cook Critical Care，Bloomington，IN）和 Fuji 联合堵塞导管（右）

EZ 阻塞导管

EZ 堵塞导管（彩图 53.24）是最近问世的一种带有 Y 形分叉的型号为 7Fr 的四腔导管。每个远端都带有一个气囊，可被引导进入右侧和左侧主支气管。该装置自身带一个多路接头，能够用于 7.5 号单腔管。Y 形分叉坐落于隆嵴上。两个远端分别置入右侧和左侧支气管，术侧支气管内气囊充气用于肺隔离。

与支气管堵塞导管相关的并发症

已有因解剖异常导致无法肺隔离或支气管内密闭欠佳的报道[116]。还有报道在肺叶切除术时，支气管堵塞导管或 Arndt 堵塞导管远端的引导线环被缝线缝

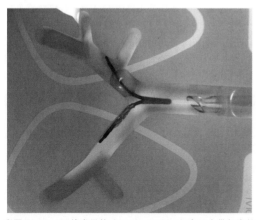

彩图 53.24 EZ 堵塞导管（Rusch，Teleflex）有两个带气囊的远端分支，可以进入每个主支气管并固定在隆嵴部位。两个分支有彩色涂层（蓝色和黄色），相应颜色的外部充气阀对应相应颜色的堵塞气囊

住[117]，拔管后无法移除支气管堵塞导管而需再次手术探查。为了避免出现上述灾难性后果，提醒手术团队术侧有支气管堵塞导管的存在是至关重要的。支气管堵塞导管必须在缝合之前撤回数厘米。

所有种类的支气管堵塞导管的另一个潜在危险并发症是充气的套囊可能移位到气管内或意外地在气管内被充气。除非及时发现并将套囊放气，否则会导致无法通气、缺氧、甚至心搏骤停的风险[118]。据报道，与双腔管相比，使用支气管堵塞器移位的发生率更高[119]。

一项单中心连续 302 例回顾性病例分析发现，各种不同支气管堵塞导管用于肺隔离期间未发生重大发症[120]。最近一份 3 例患者的病例报道描述了手术结束时无法将 Fuji 联合支气管堵塞导管套囊放气的状况。其中 2 例不得不在拔除气管导管时将支气管阻塞导管一同拔出[121]。我们建议在使用前测试并确保套囊可以在充气后抽气并完全瘪陷。

困难气道与单肺通气

许多需要 OLV 的患者在术前评估时发现存在困难气道的可能[122]。其他一些患者可能在麻醉诱导后意外地出现插管困难。5% ～ 8% 原发性肺癌患者同时伴有咽部肿瘤，通常在会厌部位[123]。这些患者中很多曾行颈部放疗或气道手术，如半颌切除术和半舌切除术，造成上呼吸道解剖异常，导致插管和实施 OLV 困难。另外，需 OLV 的患者也可能存在隆嵴或隆嵴上水平的解剖异常，如胸段降主动脉瘤可压迫左主支气管入口，或靠近支气管分叉的腔内或腔外性肿瘤使左

侧 DLT 插入相当困难甚至无法置入。复习胸片和胸部 CT 片可发现这些异常情况。在选择特殊的支气管导管或堵塞导管进行 OLV 前，需使用纤维支气管镜对异常部位进行评估。

对于需行 OLV 并伴有困难气道的患者，首要目标是在适当的气道麻醉下，使用纤维支气管镜经口插入单腔管先建立人工气道。对于一些看起来通气不困难的患者可在全麻诱导后利用纤维支气管镜或可视喉镜完成气管插管[124]。一旦单腔管就位，可置入单独的支气管堵塞导管。如果患者需要 OLV 而又不能经口插管时，则可经鼻清醒插管（单腔管），气道建立后再置入支气管堵塞导管。

对于困难气道患者，实现 OLV 的另一个方法是先插入单腔管，然后在麻醉诱导后使用交换导管将单腔管换成 DLT。对于 DLT，交换导管至少要有 83 cm 长。14 Fr 的交换导管可用于 41 Fr 与 39 Fr 的 DLT；11 Fr 交换导管可用于 37 Fr 与 35 Fr 的 DLT。专为 DLT 设计的交换导管的前端更柔软，以避免远端气道损伤（例如，Cook 交换导管，Cook Critical Care, Bloomington, IN）。

使用前，交换导管、单腔管和 DLT 都应进行检查。吸气位利于进行导管的交换。将交换导管润滑后，经单腔管插入。导管插入深度距门唇不应超过 24 cm，以免造成气管或支气管意外破裂或撕裂伤。套囊放气后，将单腔管拔出。然后将 DLT 的支气管腔经交换导管置入。换管时最好是在可视喉镜明视下引导 DLT 通过声门（彩图 53.25）。如果没有可视喉镜，应让助手使用标准喉镜帮助尽量将口咽部和声门调整成一条直

线，以便于换管操作。听诊与纤维支气管镜确定 DLT 的最终位置是否恰当。

气管切开患者的肺隔离技术

经气管切开口置入 DLT 易造成置入导管位置不当，因为上气道变短，而常规的 DLT 可能太长。在经气管切开口置入任何肺隔离装置前，重要的是考虑气管切开口是新鲜的（例如，若气管切仅几天，应警惕拔除气切套管后气管造口处可立刻闭合而造成无法控制的气道）还是陈旧的。对气管切开患者实施 OLV 的替代方法是：①先置入单腔管，再经单腔管管腔内或管腔外置入单独的支气管堵塞导管[125]；②经带套囊的一次性气切套管置入单独的支气管堵塞导管；③将气切套管更换为专门为气管切开患者设计的短 DLT，如 Naruke DLT[126]；④通过气管切开口置入小号 DLT；或⑤如可能，经口直接插入标准的 DLT 或支气管堵塞导管（对因呼吸衰竭或术后并发症而需长期机械通气的患者，有时可以考虑使用）。

总之，理想的肺隔离取决于多种因素，包括患者气道解剖、肺隔离的指征、现有的设备条件和麻醉医师的培训等。无论使用什么方法进行肺隔离，肺隔离的"ABCs"就是：

解剖（A）：了解气管支气管解剖。对许多麻醉医师而言，不能完成满意肺隔离的主要问题是缺乏对远端气道解剖的了解（图 53.26）。

支气管镜检查（B）：如可能，应尽可能用纤维支气管镜定位支气管导管或支气管堵塞导管。纤维支气管的操作技术现已是胸科手术麻醉医师必备的基本技能。在线纤维支气管模拟软件能帮助训练麻醉医师定位 DLT 或支气管堵塞导管。该模拟软件采用实时图像，可在 www.thoracicanesthesia.com 免费获得。

胸部影像学检查（C）：麻醉医师在置入 DLT 或支气管堵塞导管前应阅读胸部影像检查资料。下呼吸道解剖异常情况通常可事先确定，且这对于具体病例选择最优化的肺隔离方案将产生重要影响（见图 53.10 和 53.15）。

体位

大多数胸科手术在侧卧位下实施，最常见是侧躺卧位。但是根据手术需要，可能还会采取仰卧、半仰卧位、半俯侧卧位。这些体位对于麻醉医师而言具有特定意义。

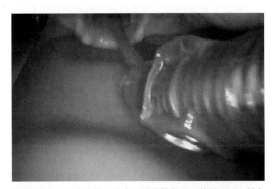

彩图 53.25　通过交换导管在可视喉镜指导下放置 DLT。绿色的交换导管（Cook Critical Care, Bloomington, Ind）最初通过单腔管放置，而单腔管已经被拔除（在这张照片拍摄前），然后交换导管通过 DLT 管腔抽出，而 DLT 是在直视下通过声门插入。照片中的 DLT（Fuji, Phycon, Vitaid, Lewinston, NY）在远端支气管开口处为斜面且具有一个可弯曲的支气管腔，有助于这项操作

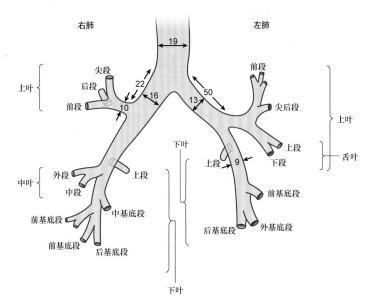

图 53.26　气管支气管树示意图。平均长度与直径以 mm 表示。注意：右中叶支气管开口位于正前方，而下叶上段（一些作者称之为"尖"段）位于正后方。为便于记忆，可将右侧段支气管名称的第一个字母连成 "A PALM A MAPL"（Reproduced with permission from Slinger P. Principles and Practice of Anesthesia for Thoracic Surgery. New York：Springer；2011.）

体位改变

对侧卧位患者行麻醉诱导比较棘手。因此通常在患者仰卧位时建立监测并进行麻醉诱导，然后重新摆放体位。侧卧位下麻醉诱导是有可能做到的，在确保肺隔离的条件下单侧肺疾病病例如支气管扩张症或肺咯血时可能会有指征实施。然而，即使是这些患者诱导完后仍须重新摆放体位使患侧肺位于上方。

由于麻醉后静脉血管张力降低，患者转为侧卧位或从侧卧位变成其他体位时常常出现低血压。所有监护仪和连线在转换体位时应保证正常运行，并且在改变体位后需重新校对评估。体位改变时麻醉医师应负责头、颈及气道，并负责指导手术小组摆放体位。在诱导插管后对患者进行最初的"从头到脚"检查，包括检查氧合、通气、血流动力学、监护仪和导线以及潜在性的神经损伤。在改变体位后还须重新检查一遍。在重新摆放体位时，DLT 或支气管堵塞导管的位置移动几乎不可避免。当然，患者的头部、颈部和支气管导管应与患者的胸腰段脊柱形成一体。然而，支气管导管或者堵塞导管位置的误差范围常常很小，以至于很小的移动都可能具有重要的临床意义。气管隆嵴与纵隔可随体位的变动而发生移位，这将导致先前定位准确的气管导管错位。摆放体位后必须通过听诊和纤维支气管镜重新确定支气管导管或堵塞导管的位置以及通气状况。

此外，随着机器人手术在胸科领域的开展，气道装置必须格外小心，因为根据机器人手术要求改变体位可能会导致气道装置移位。在机器人手术过程中想要接近患者气道是非常困难的[127]。

神经血管并发症

必须认识到侧卧位与某些神经血管的损伤有关。大部分与侧卧位相关的术中神经损伤部位是臂丛神经[128]。基本分成两类：多数是处于下侧的臂丛发生压迫损伤，但对上侧臂丛发生牵拉性损伤的风险也很高。臂丛相对固定于两点：近端颈椎横突和远端腋筋膜。这两点固定加上附近骨骼肌肉组织剧烈位移，使臂丛非常易于受损（框 53.9）。患者侧卧位时胸部下放置衬垫以避免上身重力压迫下侧臂丛。但是，如果这个衬垫向腋窝移动，则会增加对臂丛的压力。

手臂不能外展超过 90°，不应向后伸展超过中间位置，也不应向前固定超过 90°。幸运的是，多数这类神经损伤在一个月后可自愈。手臂前屈跨过胸部范围或颈部向对侧弯曲，可造成肩胛上神经的牵拉[129]，将导致肩后部与侧面较深的疼痛且边界不清，这可能是某些病例开胸术后肩痛的原因。

侧卧位后，由于患者头部不适宜的姿势很容易发

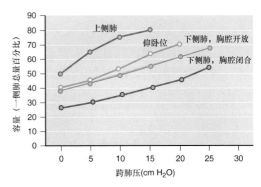

框 53.9　侧卧位时臂丛损伤的易患因素

A. 下侧手臂（压迫性损伤）
　1. 手臂直接位于胸腔下面
　2. 将锁骨压向锁骨后间隙
　3. 颈肋
　4. 胸衬向腋窝尾端移位 *
B. 上侧手臂（牵拉性损伤）
　1. 颈椎侧屈
　2. 手臂过度外展（＞90%）
　3. 在手臂固定支撑后改为半俯卧位或半仰卧位

* 不幸的是，该胸垫在一些机构被误称为"腋窝垫"。这个衬垫**绝对不**能放在腋窝

生颈椎过度侧屈。造成臂丛损伤加重的不恰当体位，可造成"颈椎过度屈曲"综合征，这种情况站在手术床头端很难判断，特别是在消毒铺巾后。麻醉医师应在体位转换后立即从侧面检查患者以保证整个脊柱适当对齐，这种做法很有用。

下侧腿应稍微屈曲，并在膝下放置衬垫以保护腓总神经外侧和近端腓骨头。上侧腿处于中度伸展体位并且有衬垫置于两腿间。下侧腿必须检查血管受压情况。髋部水平绑扎过紧可以造成上侧腿的坐骨神经受压。侧卧位时其他部位尤其是眼睛与耳郭的神经血管容易受损。一项用来监测侧卧位时神经血管潜在损伤的"从头到脚"方案见框 53.10。

侧卧位的生理改变

通气　当患者处于侧卧位时两肺通气将发生显著变化[130]。由于容量存在差异所以双肺的顺应性曲线不同。侧卧位、麻醉、肌松和开胸共同作用加剧了两肺间的差异（图 53.27）。肺顺应性曲线（容量变化对比压力变化）取决于两个"弹簧"的平衡：胸壁（通常扩张肺）和肺自身的弹性回缩。能改变任一方机械力学的任何因素都可使肺顺应性曲线不同[131]。

对于健康、意识清醒的自主呼吸患者，变换为侧卧位时下肺通气量将增加大约10%。一旦患者麻醉和

框 53.10　侧卧位特异性神经血管损伤：常规"从头到脚"检查

1. 外侧眼睛
2. 下侧耳郭
3. 颈椎与胸椎成直线
4. 下侧手臂：①臂丛，②循环
5. 上侧手臂 *：①臂丛，②循环
6. 下侧与上侧的肩胛上神经
7. 上侧腿的坐骨神经
8. 下侧腿：①腓神经，②循环

* 如果上侧手臂被悬吊或置于非固定的臂托中，则更可能发生神经血管损伤

图 53.27　控制性机械通气时麻醉肌松患者体位变化时单侧肺顺应性的变化。这些顺应性变化决定了侧卧位两肺通气结果不同。注意：当上侧胸腔开放与闭合相比，下侧肺的顺应性增加

肌松后，下肺通气量将下降15%。如果上肺开胸，虽然通气量变化不显著，上肺功能残气量（FRC）将增加约10%。这些变化取决于个体患者使用的通气模式。开胸后，由于胸壁完整性破坏，如果呼气延长双肺趋于萎陷至最小容积。因此，每侧肺的呼气末容积是受呼气时间直接影响的。一旦上侧开胸，整个呼吸系统的顺应性将显著增加。

由于侧卧位时下侧肺 FRC 与顺应性降低，对其进行选择性 PEEP 通气（通过 DLT 和双麻醉回路）将改善气体交换[132]。这与侧卧位时对双肺进行无选择性 PEEP 通气明显不同，因为后者 PEEP 通气时气体易分布于顺应性好的区域，将会导致上侧肺过度膨胀，而无法改善气体交换[133]。

仰卧位患者麻醉诱导后，平均 6% 肺实质将发展成肺不张。肺不张可能均匀地分布于双肺的重力依赖区[134]。患者转为侧卧位后肺不张轻微减少，约为整个肺容积的5%，但此刻不张主要集中在通气侧肺。

灌注　重力对肺血流分布有一定影响。一般认为侧卧位时下侧肺血流与仰卧位相比增加10%[135]。然而，不同体位下肺血流分布与固有的肺血管解剖因素的相关性可能要大于重力因素（图 53.28）[136]。麻醉过程中侧卧位与平卧位进行比较，通气与灌注的匹配通常降低。全麻时肺动静脉分流常常从仰卧位时的约5% 增加到侧卧位时的10%～15%[137]。

麻醉管理

胸科麻醉与胸科手术的发展滞后于乙醚麻醉发明超过50年，因为仅凭面罩麻醉，麻醉医师无法对伴自主呼吸的开胸患者进行管理。这些患者发生了最初

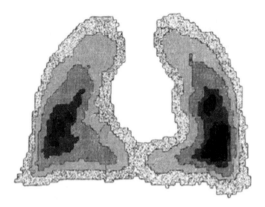

图 53.28　在体直立位肺灌注扫描显示，除了重力作用，有明显的中心到外周的肺血流分布，同时下侧肺区域血流增加（Reproduced with permission from Slinger P. Principles and Practice of Anesthesia for Thoracic Surgery. New York：Springer；2011.）

被称为的"气胸综合征"[138]。哺乳动物呼吸系统在单侧胸腔开放时由于以下两方面生理原因不能充分发挥功能：第一，呼气时气体从闭合侧肺转移到开放侧肺，称为反常呼吸（亦称为"摆动呼吸"），在吸气时则相反，这将导致高碳酸血症和低氧血症。第二，在每个呼吸周期内位于两侧胸腔间的纵隔剧烈摆动，可干扰心脏前负荷，导致血流动力学不稳。20 世纪初，一些先驱，如新奥尔良市手术医师 Matas 主张正压通气和气管内通气的原始模式，并在动物实验中证明对胸科麻醉是安全的。现代与 OLV 结合的所有技术，均是从这些实验演变而来。从本质上讲，任何可为重大手术提供安全稳定的全麻技术能并且已用于肺切除术。

液体管理

由于流体静力学效应，静脉给予过多液体可造成肺内分流增加，随后导致下侧肺水肿，尤其是长时间手术患者[139]。由于下侧肺 OLV 期间必须进行气体交换，容量管理应尽可能精确。肺切除术麻醉过程中，静脉补液以维持和补充液体丢失为主。不用补充"第三间隙"丢失液体（框 53.11）[140]。

体温

由于开放单侧胸腔热量丢失，开胸手术期间体温维持是一个问题，尤其是老年或婴幼儿患者。低体温

框 53.11　肺切除术的液体管理

■ 围术期首个 24 h 液体保持正平衡，不超过 20 ml/kg
■ 对于普通成人患者，围术期首个 24 h 晶体液不超过 3 L
■ 肺切除术中不补充第三间隙丢失液体
■ 尿量 > 0.5 ml/（kg·h）时不需补液
■ 如果术后需增加组织灌注，最好使用有创监测和强心药，而非给予过多液体

时人体多数生理功能包括 HPV 受抑制。提高手术室环境温度、输液加温、下半身和（或）上半身充气加温装置是预防术中意外低温的最佳方法。

预防支气管痉挛

由于开胸手术患者中并存气道高反应性疾病的概率很高，因此，应选择降低支气管反应性的麻醉技术。这非常重要，因为气道操作如置入 DLT 或支气管堵塞导管将成为引发支气管痉挛的潜在触发原因。麻醉管理原则与任何哮喘患者一样：避免在浅麻醉状态进行气道操作，使用具有支气管扩张作用的麻醉药，并避免使用引起组胺释放的药物。应用丙泊酚或氯胺酮进行静脉麻醉诱导有望减少支气管痉挛的发生，但巴比妥类、阿片类、苯二氮䓬类药物或依托咪酯静脉诱导时无此效应。麻醉维持时，丙泊酚和（或）任一种挥发性麻醉药复合应用会降低气道反应性。七氟烷可能是支气管扩张效应最强的吸入性麻醉药[141]。

冠心病

由于肺切除术患者多为老年人和吸烟者，合并冠心病的概率非常高。这是大多数胸科手术患者选择麻醉技术时要考虑的重要因素。麻醉方法应通过维持动脉氧合和舒张压，避免不必要的心排血量和心率增快，从而使心肌氧供 / 氧耗比达到最佳。胸段硬膜外麻醉 / 镇痛可能有助于改善心肌氧供 / 氧耗（见后文术后镇痛）。

单肺通气的管理

OLV 期间麻醉医师有独特且常常矛盾的目标，即试图使非通气侧肺萎陷最大化方便手术操作同时尽量避免通气侧肺不张，达到最佳气体交换状态。OLV 前即刻非通气侧肺内混合气体可明显影响该侧肺萎陷的速度。由于血气溶解度低，氮气（或空-氧混合气体）可能导致该侧肺塌陷延迟（图 53.29）[142]。尤其是当

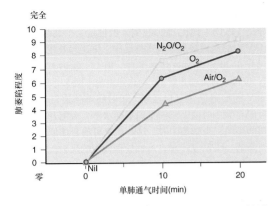

图 53.29 双肺通气、OLV 前即刻使用混合气体对 OLV 过程中非通气侧肺塌陷速度的影响。$O_2 = FiO_2\ 1.0$；$N_2O/O_2 =$ 氧化亚氮 / 氧气 60/40；$Air/O_2 =$ 空气 / 氧气 $FiO_2\ 0.4$。OLV 期间所有患者通气时 FiO_2 为 1.0。混合气体中氮气溶解度低，使非通气侧的肺塌陷延迟（Based on data from Ko R，et al. Anesth Analg. 2009；108：1029.）

VATS 手术开始术侧胸腔内的术野受限和肺气肿患者非通气侧肺由于弹性回缩力下降而萎陷延迟时，这一问题更为突出。在开始肺萎陷之前即刻通过纯氧通气对手术侧肺进行彻底去氮十分重要。虽然氧化亚氮比氧气可以更有效地加速肺塌陷，但由于之前提到的原因，氧化亚氮并不常用于胸科麻醉，因为很多患者可能患有胸膜下疱或肺大疱。

另外，OLV 开始前行双肺通气时，下侧肺会形成肺不张。OLV 开始后马上施行肺复张手法（类似于咽鼓管充气检查法，保持双肺呼气末压力在 20 cmH_2O，持续 15 ～ 20 s）会很有帮助，可以减少肺不张的发生。这种肺复张手法已被证明在之后的 OLV 期间增加平均 PaO_2 水平[143]。

低氧血症

OLV 期间发生低氧血症会影响胸科手术麻醉管理。OLV 期间氧饱和度的安全低限没有一个普遍接受的数值，但通常认为氧饱和度应 ≥ 90%（$PaO_2 > 60\ mmHg$），但对于没有其他严重合并症的患者，短时间氧饱和度值处于 80% 以上偏高位置是可接受的。然而，对于缺氧高风险患者，包括局部血流受限（如冠心病或脑血管疾病）和携氧能力受限（如贫血或心肺储备低）的患者，其最低可接受的氧饱和度应更高。已证明，慢性阻塞性肺疾病患者 OLV 期间实施血液等容稀释，其氧饱和度下降比正常人更快[144]。

以前，OLV 期间频繁发生低氧血症。1950—1980 年间的文献报道，OLV 期间低氧血症的发生率（动脉氧饱和度 < 90%）为 20% ～ 25%[145]。最近报道的发生率低于 5%[146]。改善最可能包括几项因素：改进肺隔离技术如常规使用纤维支气管镜以避免由于 DLT 造成的肺叶堵塞；改进麻醉技术使 HPV 抑制更少；以及对 OLV 病理生理更好的理解。OLV 的病理生理学涉及机体将肺动脉血流再分布到通气肺组织中的能力。有一些因素可以帮助或阻碍这种再分布，而麻醉医师对这些因素的可控程度是不同的。这些因素在图 53.30 中详细列举。OLV 期间麻醉医师的目的是使非通气侧肺的血管阻力（PVR）最大化，而使通气侧肺 PVR 最小化。对其生理学反应理解的关键在于 PVR 与肺容量的关系呈双相（图 53.31）。在功能残气量（FRC）时 PVR 最低，随着肺容量增加或降低超过或低于 FRC 时 PVR 均呈现增加趋势[147]。麻醉医师在 OLV 期间应使肺血流再分布最佳化，以保证通气肺容量尽可能接近功能残气量，而非通气侧肺更易于塌陷以增加 PVR。

术中体位

多数胸科手术在侧卧位实施。患者侧卧位 OLV 时 PaO_2 明显优于仰卧位 OLV 时 PaO_2[148]。这适用于肺功能正常与慢性阻塞性肺疾病（COPD）患者[149]（图 53.32）。

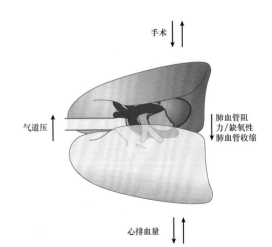

图 53.30 OLV 期间肺动脉血流分布的影响因素。缺氧性肺血管收缩（HPV）和非通气侧肺塌陷增加肺血管阻力（PVR），血流分布倾向于通气侧肺。通气与非通气侧胸腔内的气道压梯度倾向于血流向非通气侧肺分布。手术与心排血量产生不同影响，或增加或降低流向通气侧肺的比例

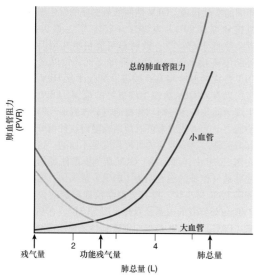

图 53.31　肺血管阻力（PVR）与肺容量的相互关系。PVR 在功能残气量（FRC）时最低，当容量降至残气量（RV）时增加，主要因为大的肺血管阻力增加。当容量超过 FRC 增至肺总量（TLC）时 PVR 也增加，这是因为肺泡间肺血管阻力增加

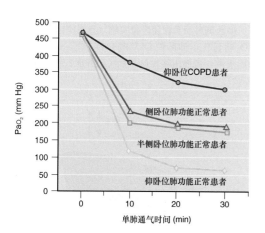

图 53.32　不同组患者平均 $PaCO_2$ 与 OLV 时间。肺功能正常患者仰卧位 OLV 时最可能发生氧饱和度下降（Based on data from Watanabe S，et al. Anesth Anal. 2000；90：28；and Bardoczy G，et al. Anesth Analg. 2008；90：35.）

缺氧性肺血管收缩

　　通常认为 HPV 可减少 50% 流向非通气侧肺的血液[150]。对 HPV 的刺激因素主要为肺泡氧分压（PaO_2），刺激使前毛细血管收缩，经一氧化氮（NO）途径和（或）环氧合酶（COX）合成抑制，使肺血流

再分布，减少缺氧部位的血流[151]。尽管混合静脉氧分压（PvO_2）相比 PaO_2 较弱，但也是一个刺激因素。HPV 对肺泡内缺氧呈双时相反应。快速起效相立即出现并在 20 ～ 30 min 达到平台。第二（延迟）起效相在 40 min 后出现并在 2 h 后达到平台（图 53.33）[152]。HPV 的消退也呈双相过程，长时间单肺通气后 PVR 可能在数小时内无法恢复到基础水平。双侧开胸手术期间当第二个肺萎陷时，这一现象可能会加剧氧饱和度降低。HPV 是一种具有预处理效应的反射，第二次缺氧刺激的反应会比首次更强[153]。

　　肺手术创伤能影响肺动脉血流的再分布。手术可使肺局部释放血管活性代谢物或损伤肺门周围自主神经丛的反射效应以抵抗 HPV。反之，手术会有意或无意机械性干扰肺动脉或静脉血流[154]，使非通气侧肺血流明显减少。通气增加缺氧肺血流量的作用大于含氧正常肺，一般认为这没有临床意义，但是会导致 HPV 的研究复杂化。应用血管扩张药，如硝酸甘油和硝普钠可降低 HPV。一般情况下，OLV 期间使用血管扩张药会引起 $PaCO_2$ 降低。由于 HPV 是肺组织内一种局部化学反应，胸段硬膜外交感神经阻滞对 HPV 的影响可能很少或无影响[155]。然而，OLV 期间胸段硬膜外麻醉后如出现低血压和心排血量下降，则对氧合具有间接作用（见后文"心排血量"部分）。

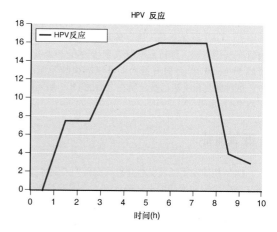

图 53.33　暴露于二氧化碳正常的缺氧（吸入氧分压约 60 mmHg）的患者，从基线开始至 8 h 时恢复正常氧分压，HPV（纵坐标）与以小时为单位的时间（横坐标）间的关系。超声心动图测定右心室收缩压的升高监测 HPV 反应。请注意 HPV 的快速起效和缓慢起效两相。也需注意长时间 HPV 后，肺动脉压数小时内无法恢复到基线水平（Based on data from Talbot，et al. J Appl Physiol. 2005；98：1125.）

麻醉药的选择

　　所有挥发性麻醉药呈剂量依赖性抑制 HPV。动物研究表明，这种抑制作用取决于不同药物：氟烷＞安氟烷＞异氟烷[156]。较老的药物抑制 HPV 作用强，这可能是造成 20 世纪 60～70 年代报道 OLV 期间低氧血症发生率高的原因（见前文）；许多这类研究采用的氟烷剂量为 2～3 MAC。

　　现代挥发性麻醉药（异氟烷、七氟烷[157]和地氟烷[158]）剂量小于等于 1 MAC，是较弱且等效的 HPV抑制剂。吸入 1 MAC 挥发性麻醉药如异氟烷对 HPV的抑制作用相当于整个 HPV 反应的 20%，导致 OLV期间动静脉分流的增加占总量的 4%，由于差异太小以至于在大多数临床研究中[159]无法发现。另外，挥发性麻醉药通过肺动脉血流到达血管收缩活跃区域比通过肺泡到达引起的 HPV 抑制更弱。这种模式与氧气对 HPV 的刺激特性类似。OLV 初始阶段，挥发性麻醉药通过混合静脉血仅到达低氧含量肺毛细血管。全凭静脉麻醉与 1 MAC 现代挥发性麻醉药相比，对OLV 期间氧合的影响无明显差异[160]。

　　开胸术后射线显示，使用 N_2O/O_2 混合气体下侧肺肺不张的发生率（51%）高于使用空氧混合气体（24%）。对于肺动脉高压患者，氧化亚氮也易于增加肺动脉压，氧化亚氮还抑制 HPV。基于以上原因，胸科麻醉通常不使用氧化亚氮。

　　吸入麻醉技术与静脉麻醉技术相比，似乎与促炎因子的释放减少有关，且 OLV 后肺部并发症可能更少。在一项比较七氟烷和丙泊酚用于肺切除术麻醉的随机研究中，七氟烷组术后肺部并发症更少（14% *vs.* 28%），且一年死亡率更低（2.3% *vs.* 12.5%）[161]。

心排血量

　　OLV 期间心排血量改变的影响较复杂（图 53.34）。增加心排血量易导致肺动脉压增加和肺血管床被动扩大，这反过来抑制 HPV，且已经发现与 OLV 期间动静脉分流（Qs/Qt）增加有关[162]。对氧耗量相对固定的患者，麻醉平稳时增加心排血量会引起 S_vO_2 上升。因此，OLV 期间心排血量增加易使分流和 S_vO_2增加，却降低 P_aO_2。S_vO_2 的增加量存在天花板效应。通过使用强心药如多巴胺使心排血量增加到超常水平，总体上容易使 P_aO_2 降低[163]。相反，心排血量下降会引起分流减少和 S_vO_2 降低，其净效应是 P_aO_2降低。因为即使最佳的麻醉管理，OLV 期间也常存在20%～30% 的分流，保持心排血量十分重要。

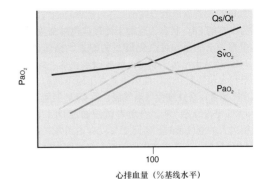

图 53.34　OLV 期间 PaO_2 与心排血量间的关系。当心排血量下降低于基线水平时，动静脉分流（Qs/Qt）降低，而混合静脉血氧饱和度（SvO_2）也降低。相反，增加心排血量高于基线水平时，SvO_2 倾向于增加，而 Qs/Qt 也增加，净结果仍是 PaO_2下　降（Based on data from Slinger P，Scott W. Anesthesiology. 1995；82；940，and Russell W，James M. Anaesth Intens Care. 2004；32；644.）

单肺通气期间的通气策略

　　OLV 期间通气侧肺的通气策略，对于肺动脉血流在两肺间的分布具有重要意义。OLV 期间许多麻醉医师习惯采用与双肺通气一样的大潮气量（10 ml/kg 理想体重）。这种策略可能通过使通气侧肺不张部位反复复张来减少低氧血症的发生，OLV 期间的 PaO_2 值比小潮气量通气更高[164]。尽管如此，OLV 期间有应用小潮气量复合 PEEP 的趋势，原因包括：第一，OLV 期间低氧血症发生率低于 20～30 年前；第二，长时间持续大潮气量使通气侧急性肺损伤的风险增加；最后，反复肺不张和肺复张的通气模式似乎是有损伤性的[165]。通气技术需要根据患者基础呼吸力学进行个体化设置。

呼吸性酸碱状态

　　低氧肺区域的 HPV 反应在呼吸性酸中毒时增强，在呼吸性碱中毒时减弱。然而，OLV 期间低通气量并不会为气体交换带来净增益。这是因为呼吸性酸中毒优先增加富氧区域的肺血管张力，这与临床上有益的肺血流再分布正相反[166]。总体而言，过度通气的效应通常会倾向于降低肺血管压力。

呼气末正压

　　肺血流阻力与肺容量的关系呈双相模式，当肺容量为 FRC 时肺血流阻力最小。尽可能保持通气侧肺容量为正常的 FRC 状态，有助于促进该肺血流灌注。术中存在一些已知可改变 FRC 的因素，易使通气侧肺 FRC 降至正常水平以下，这些因素包括：侧卧位、肌松和上侧胸腔开放，使纵隔重量压迫下肺。由于 COPD 患者存在持续性呼末气流，使 OLV 期间试图测量 FRC 变得复杂[167]。当患者试图通过 DLT 管腔呼出相对大的潮气量时，实际上并没有达到呼气末平衡的 FRC 容积。这些患者出现动态充气过度和隐蔽的呼气末正压（auto-PEEP）[61]。

Auto-PEEP 最容易发生在肺弹性回缩力下降如老年性或肺气肿患者[168]。当吸呼比（I∶E）增加即呼气时间缩短时 auto-PEEP 增加。大量伴有 COPD 的肺癌患者观察研究发现大部分 auto-PEEP 平均为 4 ～ 6 cmH$_2$O，与前文提到的因素相反，auto-PEEP 降低 OLV 期间下侧肺的 FRC。通过呼吸机对已存在 auto-PEEP 的肺施加外源性 PEEP 时，影响会很复杂（图 53.35）。auto-PEEP 较低（< 2 cmH$_2$O）患者与 auto-PEEP 较高（> 10 cmH$_2$O）患者相比，在给予一个中等外源性 PEEP（5 cmH$_2$O）通气时，前者总 PEEP 增加更显著。OLV 期间给予 PEEP 通气是否可改善患者的气体交换，取决于患者个体的呼吸力学。如果应用 PEEP 后呼吸顺应性曲线中呼气平衡点由曲线较低的拐点（LIP）移动，即接近 FRC，则外源性 PEEP 是有益的（图 53.36）。但是，如果应用 PEEP 使平衡点上移，远离曲线较低的拐点（LIP），将会使气体交换变差。

现有麻醉机难以发现和测定 auto-PEEP。为了监

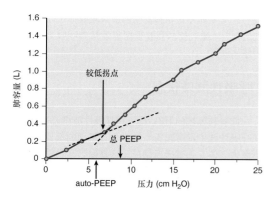

图 53.35 伴有轻度 COPD 的典型肺癌患者非通气侧肺静态顺应性曲线。较低拐点被认为代表 FRC。OLV 期间患者的 auto-PEEP 为 6 cmH$_2$O。通过呼吸机给予 5 cmH$_2$O PEEP 使环路中总的 PEEP 达到 9 cmH$_2$O。附加 PEEP 通气时患者 PaO$_2$ 下降（Based on data from Slinger P，et al. Anesthesiology. 2001；95：1096. ）

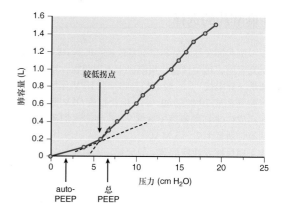

图 53.36 肺功能正常的年轻患者 OLV 期间的静态顺应性曲线（该病例为纵隔肿瘤切除）。曲线较低拐点（FRC）是 6 cmH$_2$O。OLV 期间 auto-PEEP 是 2 cmH$_2$O。通过呼吸机给予 5 cmH$_2$O PEEP 使环路中总的 PEEP 达到 7 cmH$_2$O，可改善 PaO$_2$。年轻患者和弹性回缩力增加的患者（如由于限制性肺疾病），OLV 期间 PEEP 通气将增加 PaO$_2$（Based on data from Slinger P，et al. Anesthesiology. 2001；95：1096. ）

测 auto-PEEP，呼吸回路在呼气末必须封闭，直到与气道压形成平衡[169]。当前大多数重症监护病房的呼吸机可用于测量 auto-PEEP。

潮气量

OLV 期间每个患者个体都有一套最佳呼吸参数组合：包括潮气量、呼吸频率、吸呼比和压力或容量控制通气。然而，使用现有麻醉机实施麻醉的同时，试图评估每一个参数是不实际的，临床医师必须首先使用一个简易的策略（表 53.9）。改变潮气量的结果是不可预测的。部分原因可能是 auto-PEEP 与潮气量的相互影响。OLV 期间以 5 ～ 6 ml/kg 理想体重的潮气量加上 5 cmH$_2$O PEEP 通气作为初始设定，对多数患者（COPD 除外）是合理的[170]。必须控制潮气量以避免气道峰压超过 35 cmH$_2$O，其对应气道平台压接近 25 cmH$_2$O[171]。气道峰压超过 40 cmH$_2$O 可能导致 OLV 期间通气侧肺过度充气损伤[172]。

患者转为侧卧位将使呼吸无效腔增加，并使动脉-呼气末 CO$_2$ 分压梯度（P$_{a-ET}$CO$_2$）增大，通常要求分钟通气量增加 20% 以维持 PaCO$_2$ 不变。P$_{a-ET}$CO$_2$ 的个体差异很大，在 OLV 期间监测 P$_{a-ET}$CO$_2$ 与 PaCO$_2$ 相比，可靠性更低。这种影响可能是因为在通气侧肺与非通气侧肺之间 CO$_2$ 排出存在个体差异。

表 53.9	OLV 通气参数的建议	
参数	建议	指南 / 附加说明
1. 潮气量	5 ～ 6 ml/kg 理想体重	维持： 气道峰压 < 35 cmH₂O 气道平台压 < 25 cmH₂O
2. PEEP	5 ～ 10 cmH₂O	COPD 患者不加 PEEP
3. 呼吸频率	12 次 / 分	保持正常 PaCO₂，OLV 期间 Pa-etCO₂ 常增加 1 ～ 3 mmHg
4. 模式	压力控制或容量控制	有肺损伤风险患者（如肺大泡、全肺切除术、肺移植术后）行压力控制

容量控制通气与压力控制通气比较

与容量控制通气比较，压力控制通气虽然气道峰压稍低，但对多数患者至今还没有证据表明能改善氧合[173]。压力控制通气时气道峰压下降主要位于麻醉回路而非远端气道[174]。压力控制通气可避免胸腔内手术操作引起的气道峰压突然增加。当使用支气管堵塞导管或高气道压状态下肺损伤风险高，如肺移植后或全肺切除术患者，使用压力控制通气可以获益[175]。在肺切除术期间由于肺顺应性的快速变化，当应用压力控制通气时，必须密切监视潮气量，因可能突然改变。

单肺通气期间低氧血症的预测

胸科麻醉中 OLV 期间的低氧血症问题有很多研究。大多数病例 OLV 期间的低氧血症是可预测（见框 53.7）、可预防和可治疗的[176]。

术前通气 / 血流扫描

术中 OLV 期间，分流和 PaO₂ 与术前通气 / 血流扫描测得的通气侧肺的灌注密切相关[177]。长期患有手术侧肺部疾病的患者，患侧通气与血流下降，能很好耐受 OLV。类似的，术中 OLV 期间下侧肺气体交换比例高的患者，其氧合更好。

术侧

右侧开胸患者往往在 OLV 期间分流增加，PaO₂ 降低，因为右肺较大且通常比左肺血流多 10%。总体而言，OLV 平稳期间左侧与右侧开胸相比，平均 PaO₂

相差约 100 mmHg[178]。

双肺氧合

侧卧位双肺通气时 PaO₂ 较好的患者，OLV 期间往往氧合也较好。这些患者的通气与血流匹配能力更强（HPV 反应的个体差异）和（或）通气侧肺不张较少。对于因创伤需开胸手术但通气侧肺又存在挫伤的患者，尤其需要权衡考虑。

术前肺功能测定

多项研究一致表明，当前文提及的因素被控制时，术前肺功能较好的患者在 OLV 期间更容易发生氧饱和度降低和 PaO₂ 下降。临床上这很明显，因为肺气肿行肺减容术患者通常能很好地耐受 OLV。其原因尚不清楚，但是可能与气道阻塞性疾病患者开胸手术 OLV 期间产生 auto-PEEP，能保持更理想的 FRC 有关[64]。

单肺通气期间低氧血症的治疗

OLV 期间动脉氧合会降低，在 OLV 启动后 20 ～ 30 min 常降至最低点。随后在 2 h 内，随着 HPV 增强，氧饱和度趋向稳定或逐渐上升。多数患者氧饱和度在 OLV 的前 10 min 降低非常快。但 OLV 期间大多数低氧血症对治疗反应很快。治疗方案要点见框 53.12。

1. 重新双肺通气。再次膨胀上侧肺并将 DLT 或

框 53.12　OLV 期间氧饱和度下降的治疗
■ 严重或突发氧饱和度下降：恢复双肺通气（如果可能） ■ 氧饱和度逐渐下降： 　■ 确保给予 FiO₂ 为 1.0 　■ 应用纤维支气管镜检查 DLT 或堵塞器位置 　■ 确保最佳心排血量，降低挥发性麻醉药至 < 1 MAC 　■ 通气侧肺使用复张手法（这会暂时加重低氧血症） 　■ 增加通气侧肺 PEEP（除非患者伴有肺气肿） 　■ 非通气侧肺暂停呼吸时吹入氧气 　■ 非通气侧肺应用 CPAP 1 ～ 2 cmH₂O（CPAP 前即刻对该肺使用复张手法） 　■ 非通气侧肺部分通气技术 　　■ 间歇正压通气 　　■ 纤维支气管镜下肺叶吹入氧气 　　■ 选择性肺叶萎陷（用支气管堵塞导管） 　　■ 小潮气量通气 　■ 药物处理（见后文） 　■ 机械性限制至非通气侧肺的血流（如果可能） 　■ 静脉-静脉 ECMO

CPAP, 持续气道正压；ECMO, 体外膜式氧合；MAC, 最低肺泡有效浓度；PEEP, 呼气末正压

堵塞导管套囊放气。这将迫使手术中断，但对于严重或突然发生的低氧血症十分必要。获得适当氧合水平后，可对低氧血症原因进行诊断，在试图再次 OLV 之前采取预防措施（见后）。

2. 增加 FiO_2。确保吸入气 FiO_2 为 1.0。这基本是所有患者可用的选择，但除外接受博来霉素治疗或类似治疗具有引发潜在吸入氧增加药物肺毒性作用的患者。

3. 重新检查 DLT 或堵塞导管位置。确保通气侧肺肺叶未被堵塞。

4. 检查患者的血流动力学确保心排血量未降低。手术医生在肺切除术中可能意外压迫下腔静脉，发生血压和心排血量下降，导致 OLV 期间氧饱和度迅速下降，这一情况很常见。应根据情况处理心排血量降低（如由于胸段硬膜外交感神经阻滞，可应用正性肌力药／血管收缩药）。停止应用扩血管药，降低挥发性麻醉药浓度至小于等于 1.0 MAC。

5. 对通气侧肺使用肺复张手法。20 cmH_2O 或更高压力将肺膨胀 15～20 s 以消除肺不张。这可能导致血压一过性下降且血流暂时性向非通气侧肺再分布，导致 PaO_2 一过性进一步下降。

6. 通气侧肺应用 PEEP。应用 PEEP 通气之前应实施肺复张手法以便最大获益。对于呼吸力学正常的患者和由于限制性肺疾病使肺弹性回缩力增强的患者，PEEP 通气将增加通气侧肺的呼气末容量使之接近于 FRC。对每个患者预测理想的 PEEP 是不可能的。一个有用的做法是在 5～10 cmH_2O 之间滴定 PEEP，保证驱动压（平台压 -PEEP）小于等于 15 cmH_2O 的同时使肺顺应性最大化[179]。PEEP 将增加存在显著 auto-PEEP 患者（如肺气肿）的呼气末容量。不同于 CPAP 通气，施行 PEEP 通气不会使非通气侧肺再膨胀和中断手术。对于肺功能正常患者，OLV 期间 PEEP 表现出与 CPAP 同样的提高 PaO_2 的效果（图 53.37）[180]。对于肺功能正常患者，从 OLV 实施开始即常规进行肺复张手法和 PEEP 通气是合理的。

7. 上侧肺暂停呼吸时吹入氧气。通过吸引管在 DLT 非通气侧管腔内给予 3 L/min 氧可以在 OLV 期间提高 $PaCO_2$ 而不影响术野[181]。

8. 使用氧气在非通气侧肺行 CPAP 是 OLV 期间提高 PaO_2 的可靠方法[182]。CPAP 必须应用于膨胀（复张）的肺才有效。肺不张区域的开放压大于 20 cmH_2O [183]，且这些区域如果简单地给予 5～10 cmH_2O 水平的 CPAP 不能使之复张[184]。当 CPAP 应用于完全膨胀的肺时，可使用低至 1～2 cmH_2O 的 CPAP [185]。因为在处于功能残气量状态时正常跨肺压约为 5 cmH_2O，如将 5～10 cmH_2O CPAP 用于完全复张的肺时，将导

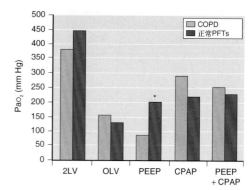

图 53.37　OLV 期间通气侧肺行呼气末正压（PEEP）与非通气侧肺持续气道正压（CPAP）对平均 PaO_2 影响的比较。2LV，双肺通气；COPD，一组肺癌手术合并 COPD 患者；正常 PFTs，一组术前肺功能检测（PFTs）正常的食管手术患者。* 与 OLV 比较差异显著 $P < 0.05$（Based on data from Fujiwara M, et al. J Clin Anesth. 2001；13：473；and Capan L，et al. Anesth Analg. 1980；59：847.）

致肺容积增大，妨碍手术进程，尤其是微创手术。使用空氧混合气体降低 CPAP 的 FiO_2 水平具有临床益处，可被滴定至氧毒性风险高患者的通气侧肺。

已有很多麻醉系统可对非通气侧肺进行 CPAP 通气。这需要基本的 CPAP（或 PEEP）阀与氧气气源。理想环路中应允许调节不同 CPAP 水平并包括一个可用来对非通气侧肺进行肺复张的储气囊和一个测量实际 CPAP 水平的压力计。这些麻醉回路有商业产品（图 53.38）或可由标准的麻醉设备组装。CPAP 可通过 DLT 或者支气管堵塞导管的吸引通道实施。

即使在正确使用 CPAP 的前提下，对改善 OLV 期间的氧合也不完全可靠。当术侧肺的支气管堵塞，或开放于空气中（如支气管胸膜瘘、支气管内手术）

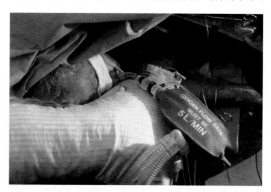

图 53.38　一次性 CPAP 回路左侧开胸时用于非通气侧肺商品（Mallinckrodt，St. Louis，MO）图像（该病例用于右侧 DLT 气管腔）。该回路上有一个可调节排气阀，允许从 1～10 cmH_2O 调节 CPAP 压力

CPAP 无法改善氧合。且在某些情形下，尤其是胸腔镜手术操作空间受限的情况下，CPAP 可明显干扰手术[186]。

9. 使用体外膜式氧合（extracorporeal membrane oxygenation，ECMO）。已有很多关于胸科手术中传统方法无法保证氧合情况下使用 ECMO 的报道。静脉-静脉 ECMO 由于其安全性成为一些复杂肺部手术的选择[187]。

药物处理

停用强效血管扩张药如硝酸甘油、氟烷和其他大剂量挥发性麻醉药，可改善 OLV 期间的氧合[188]。联合使用 NO 和肺血管收缩药如去氧肾上腺素显示在重症监护治疗病房内可提高成人呼吸窘迫综合征患者机械通气时的氧合[189]，这可能也适用于 OLV。血管收缩药通过全身给药促进肺动脉收缩的同时在通气侧肺吸入肺动脉扩张药在一些 OLV 期间氧饱和度降低的病例中可起到改善低氧的作用。已有使用静脉注射去氧肾上腺素联合吸入依前列醇（Flolan）的相关报道[190]。该方法的一项限制是用于雾化依前列醇的甘氨酸稀释液会在麻醉回路中的湿热交换器（heat-moisture exchanger，HME）上积累，造成气流阻力增高。在使用雾化依前列醇期间，HME 过滤器应每小时更换一次。

另一种药物为右旋美托咪定，选择性 α_2 受体激动剂。研究表明，OLV 期间七氟烷麻醉下持续输注右旋美托咪定可改善术中氧合并增加 PaO2/FiO2 值[191]。后续 meta 分析显示在 OLV 期间使用静脉麻醉和（或）吸入麻醉的情况下，右旋美托咪定通过提高氧合和减少肺内分流可以改善氧合指数（通过评估肺内分流和平均气道压）[192]。右旋美托咪定这种效应的可能解释是减少吸入性麻醉药需求量，从而减轻其潜在的 HPV 抑制效应。

间断复张非通气侧肺

反复低氧刺激可使 HPV 效应更显著。复张后，肺再次萎陷时氧饱和度往往更合适。复张可由额外 CPAP 回路对非通气侧肺进行规律性地控制来实现。

部分通气法

已经报道过几项 OLV 的替代方法能改善 OLV 期间的氧合，都包含非通气侧肺部分通气。对发生氧饱和度降低风险特别高的患者，例如有对侧肺切除史的患者，这些方法都很有用。这些替代方案包括：

1. 非通气侧肺间歇正压通气。可以通过多种方法实施。Rusell 介绍的一种方法将抑菌呼吸过滤器与 DLT 非通气侧管腔相连，通过呼吸过滤器上的 CO_2 采样管接口以 2 L/min 的速度供氧（图 53.39）[193]。人工堵塞呼吸过滤器 2 s 可使非通气侧肺充入约 66 ml 氧。每 10 s 重复一次可将对术野的影响降到最低限度。

2. 术侧肺段选择性吹入氧气但远离手术部位（图 53.40）[194]。在微创手术中使用纤维支气管镜吹氧是一种有用的技术。通过纤维支气管镜吸引头以 5 L/min 流量供氧，纤维支气管镜在直视下进入远离手术部位的肺段，按下纤维支气管镜上的吸引器开关则可以使相应肺段复张。手术医师在胸腔镜下通过观察肺的膨胀程度来防止复张肺段过度膨胀。

3. 开放侧胸腔仅手术肺叶选择性肺叶萎陷[195]。可将堵塞导管置入接受手术的肺叶支气管而对同侧其他肺叶继续通气。

4. 通过另一台呼吸机与 DLT 非通气侧肺管腔相连对术侧（上侧）肺行小潮气量通气。术侧肺行间歇短暂正压小潮气量（如 70 ml）通气，呼吸频率 6 次/分可提高 OLV 期间 P_aO_2 和 SpO_2 而不影响手术[196]。

机械限制肺血流

手术医师可以直接压迫或夹闭非通气侧肺血流[197]。这在氧饱和度紧急下降或确定将行全肺切除术或肺移植时可临时使用。另外一种限制非通气侧肺血流的方法是将位于术侧肺动脉主干的肺动脉导管球囊充气。

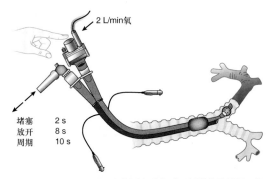

2 L/min氧

堵塞　2 s
放开　8 s
周期　10 s

图 53.39　用于提供非通气侧肺间歇气道正压的简单装置。抑菌呼吸过滤器与 DLT 非通气侧管腔相连，呼吸过滤器上的 CO_2 采样管连接氧源。间断手动堵塞呼吸过滤器可改善氧合，并对手术暴露影响最小（详情见正文）（Reproduced with permission from Slinger P. Principles and Practice of Anesthesia for Thoracic Surgery. New York：Springer；2011.）

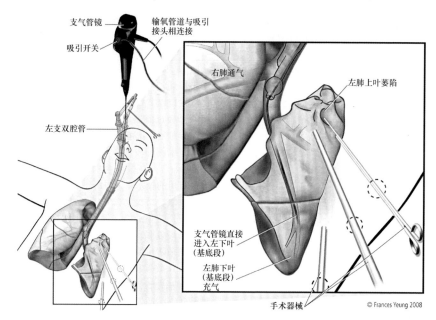

图 53.40 胸腔镜手术中使用纤维支气管镜对术侧非肺通气肺的部分肺段进行间歇吹氧（详见正文）（Reproduced with permission from Slinger P. Principles and Practice of Anesthesia for Thoracic Surgery. New York：Springer；2011.）

肺动脉导管可在透视引导下定位，并根据术中情况膨胀气囊。对于巨大肺动静脉瘘切除术，已被证明是一有用的技术[198]。

预防低氧血症

大部分低氧血症的治疗原则均可用于预防 OLV 期间氧饱和度降低高风险患者的低氧血症。预防性治疗低氧血症的优点在于除了明显增加患者安全外，还包括启动 OLV 时以控制模式设定术侧肺进行 CPAP 或其他替代模式通气，因而不需要中断手术和避免极度不利的非通气肺紧急再膨胀。

双侧肺手术

由于术侧肺的机械损伤，这侧肺在 OLV 后气体交换将要短暂受损。HPV 的补偿作用在复张第一个肺萎陷后可能延迟。当双侧肺都进行手术操作时，尤其是在第二次 OLV 期间氧饱和度降低将成为一个问题（对已手术的肺行单肺通气）[199]。因此，双肺均行手术时，建议先做气体交换好的一侧肺，减少 OLV 期间氧饱和度降低的倾向。对于大多数患者，这意味着首先行右侧肺手术。

常见手术的麻醉管理

纤维支气管镜检查

纤维支气管镜检查在胸科手术与麻醉临床实践中是一项很有价值的诊断与治疗手段。在许多临床中心，肺切除术之前需常规行纤维支气管镜检查，以再次确认诊断（肿瘤是否压迫气道），或确定末端气道的侵犯与阻塞情况（与支气管切除的范围有关）。

麻醉管理

有多种方法用于纤维支气管镜检查。包括清醒或全身麻醉下经口与经鼻途径。用于局部麻醉的方案包括经雾化器、手持喷雾剂或浸泡麻药的纱布行表面麻醉；神经阻滞［喉和（或）舌咽神经］；通过支气管镜直接注入局部麻醉药（边行进边喷洒技术）[200]，用或不用镇静药或阿片药；或使用止涎药。用于全身麻醉的方案包括保留自主呼吸或正压通气期间用或不用肌松药。全身麻醉时的气道管理可采用气管内插管或喉罩（LMA）。一个带有自动封闭阀的 Portex 旋转连接器（Smith Medical，Ashford，Kent，UK）可用来帮助通气和支气管镜操作；同时吸入和（或）静脉麻醉药均可用于麻醉。围术期分泌物多的患者可应用抗胆碱能药物治疗，以确保操作视野干燥，纤维支气管镜图像清晰。

喉罩技术的优点包括允许声带和声门下结构可视化，并且当置入纤维支气管镜时与气管导管相比气道阻力较低（图 53.41）。对于困难气道患者非常有用，当患者保持自主呼吸时这可能是最安全的麻醉管理方法[201]。自膨式柔性金属气管和支气管支架可通过纤维支气管镜或硬质支气管镜放置（彩图 53.42）。然而，硅胶气道支架只能通过硬质支气管镜置入。

硬质支气管镜

硬质支气管镜检查在传统上被看作是术前诊断性评估气管阻塞、治疗大咯血和气道异物的首选方法。激光、气管扩张或支架植入等支气管介入术已用于

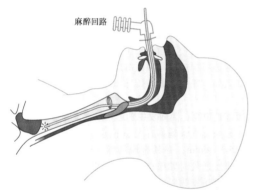

图 53.41　一例气管隆嵴肿瘤患者在全身麻醉下保持自主呼吸通过喉罩插入纤维支气管镜的示意图。该病例中可进行诊断和 Nd：YAG 激光肿瘤切除。通过喉罩插入纤维支气管镜可看到声带和声门下结构，而气管导管内插入支气管镜则不可能做到这一点

治疗恶性或良性气管和支气管内病变（图 53.43）[202]。硬质支气管镜还可用于气道狭窄扩张术。

麻醉管理

行硬质支气管镜检查的患者应有一个包括影像学检查在内的完整术前评估。应在术前行胸片和 CT 影像回顾。如果时间允许，建议严重哮喘患者接受药物干预以暂时稳定病情。治疗包括雾化吸入冷生理盐水、消旋肾上腺素喷雾和全身使用类固醇药物[203]。

硬质支气管镜检查时通气管理的四种基本方法：

1. 自主呼吸。气道实施表面麻醉或神经阻滞降低使用挥发性麻醉药时出现屏气和咳嗽的倾向。

2. 暂停呼吸氧合（有 / 无氧气吹入）。这需要充分预充氧和麻醉医师在氧饱和度下降前中断手术进行通气。这意味着，允许手术医师操作的时长为 3 min 或更长时间，根据患者病情而定。

3. 通过可通气的支气管镜进行正压通气（图 53.44）。这需要使用标准气道回路设备，但如果较小型号的支气管镜与较大气道间相差太大，可能造成严重漏气。

4. 喷射通气。这需要通过手提式喷射器如 Sanders 喷射器（Sulz, Germany）[204] 或高频喷射通气机完成。这些技术最好复合静脉麻醉，因为喷射器的循环气体来自室内空气或附属的麻醉回路气体，因而任何挥发性麻醉药的输送剂量极不确定。

在气道操作前应用抗胆碱能药物（如静脉注射 0.2 mg 格隆溴铵）将减少支气管镜检查中的分泌物。对于行硬质支气管镜检查的患者，麻醉诱导时手术医师必须在场，随时做好使用硬质支气管镜建立气道的准备。儿童接受硬质支气管镜手术时保留自主呼吸最常见，而对于成人患者，使用静脉麻醉并给予肌松药

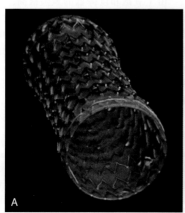
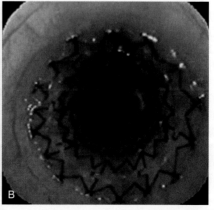

彩图 53.42　（A）自膨式柔性金属气管支架；（B）纤维支气管镜视野下自膨式柔性金属气管支架近端

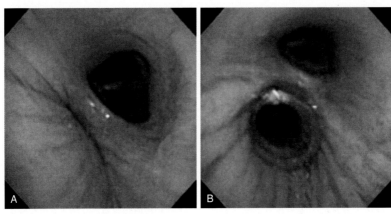

图 53.43　（A）肺移植术后左下肺叶萎陷患者的气道图像；（B）通过硬质支气管镜已将硅化橡胶支架置入左下肺叶

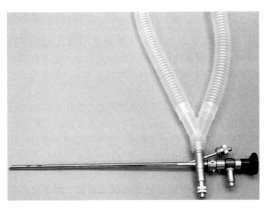

图 53.44　有麻醉回路附着于侧臂的可通气硬质支气管镜图像。图片显示伸缩镜头封闭支气管镜近端（From Kaplan J，Slinger P，eds. Thoracic Anesthesia. 3rd ed. Philadelphia：Churchill Livingstone；2003.）

则更为普遍。

对于使用肌松药无禁忌证的患者，可先使用短效肌松药（如琥珀胆碱）以便插入单腔管或硬质支气管镜。非去极化肌松药可用于较长时间的操作，如支架置入或肿瘤切除。应使用护牙托以保护上、下牙齿和牙龈免遭支气管镜压伤。如果计划使用静脉麻醉，可选瑞芬太尼与丙泊酚[205]。如果手术医师需要对开放气道进行反复操作（如吸引或置入仪器），选择静脉麻醉则较为有利，保持麻醉深度并避免呼出麻醉药经开放气道污染手术室。

对于使用掺钕-钇-铝-石榴石（Nd：YAG）激光的患者，根据氧饱和度将 FiO$_2$ 控制在最低可接受范围（尽可能 < 30%），避免气道燃烧的可能。因为任何普通材料（包括瓷和金属）均可被 Nd：YAG 激光所穿

透，因此当使用 Nd：YAG 激光时，气道中最好避免使用可能易燃的材料[206]。由于 Nd：YAG 激光具有高能量、短波长的特点，对于远端气道手术，与用在上气道手术的 CO$_2$ 激光相比具有很多优势：Nd：YAG 激光穿透组织更深，因而对血管肿瘤组织具有更强的凝血效果；并且折射并传导激光的光纤可经纤维支气管镜或硬质支气管镜操作。然而，其反射性激光冲击的可能性更高，因而发生延迟性气道水肿更多见。

硬质支气管镜具有大小不同的型号，通常直径范围 3.5 ～ 9 mm，并具有通气侧孔以便置入气道时通气。正压通气时如果在支气管镜周围漏气过多，可以放置咽部填塞物以保证通气。在氧饱和度降低的情况下，有必要与手术医师或呼吸科医师持续保持沟通。如果氧饱和度降低，必须停止手术，并允许麻醉医师对患者进行通气处理，给氧方式可通过硬质支气管镜，或取出支气管镜后经面罩、喉罩或气管导管通气。

由于氧饱和度降低的风险很高，硬质支气管镜检查时监测脉搏氧饱和度至关重要。没有监测呼气末 CO$_2$ 或挥发性麻醉药的简单方法，因为呼吸道基本保持开放状态。对于长时间手术，反复动脉血气测定以确定通气充足很有必要。另一种备选方法是中断手术操作，通过连接喉罩或气管插管的标准麻醉回路来检测呼气末 CO$_2$。

与经气管导管纤维支气管镜检查不同的是，硬质支气管镜不能保证绝对的气道安全，且在高风险患者如伴有饱胃、食管裂孔疝和病态肥胖症的患者常有误吸的可能。对这些患者，最好推迟硬质支气管镜检查以降低误吸风险。当因推迟而没有明显获益和（或）是紧急气道（误吸阻塞性异物）时，没有简单的解决方法，每个病例需要逐个根据病情权衡风险以

管理气道。

需要麻醉的硬质支气管镜的其他用途包括：扩张良性气道狭窄、气管恶性病变根除、支气管内或隆嵴上肿瘤激光消融和肺癌手术切除前支气管镜介入治疗。此外，介入性支气管镜通常还用于肺移植后处理呼吸道并发症。

硬质支气管镜的并发症包括气道穿孔、黏膜损伤、出血、术后气道水肿、手术结束后气道失控。在某些情况下，如果存在可疑气道水肿，或患者不能拔管时，必要时可在硬质支气管镜检查后插入小号（6.0 mm ID）单腔气管导管。这些患者可能需要通过皮质类固醇、吸入雾化消旋肾上腺素或氦氧混合气来治疗术后气道喘鸣。

纵隔镜检查

纵隔镜检查是非小细胞肺癌分期时评估纵隔淋巴结的传统方法。已被正电子发射断层显像和超声引导经支气管活检术取代。此外，纵隔镜可用来帮助前/上纵隔肿块的诊断[207]。最通常的纵隔诊断操作是经颈部纵隔镜检查术，即在下颈部胸骨上切迹中线作小横切口（2～3 cm）。平行于气管前筋膜钝性分离一隧道，将纵隔镜朝隆嵴方向插入。另外一种术式是胸骨旁（或前）纵隔镜检查术，即在软骨间或第二肋软骨位置作一小切口。

与纵隔镜相关的并发症从 2%～8%，最严重的并发症是大出血，这可能需要紧急开胸手术。其他可能的并发症包括气道阻塞、压迫无名动脉、气胸、喉返神经麻痹、膈神经损伤、食管损伤、乳糜胸和空气栓塞[208]。

麻醉管理

对行颈部纵隔镜患者而言，应该在术前评估时检查胸片以及胸部 CT 扫描，以便发现可能阻碍气道的肿块。在局部麻醉下也可完成纵隔镜（尤其是前纵隔肿瘤纵隔镜）。对于患有前纵隔肿瘤累及气道且合作良好的成人患者，这可能是一种可选方案。然而，患者咳嗽或体动可能导致手术并发症。多数患者需要全身麻醉并插入单腔气管导管。这些病例不必置入动脉导管。然而，监测右侧手臂脉搏是必需的（脉搏氧饱和度仪、动脉导管或麻醉医师手指触诊定位于患者右手），因为纵隔镜检查可能压迫无名动脉，而手术医师往往意识不到这种情况。无名动脉的血供不仅包括右手臂，还有右侧颈总动脉。脑侧支循环差的患者（通常不可能预测是哪些患者）如果无名动脉受压，

则发生脑血管缺血风险高。无创血压袖带应放在左臂以保证在无名动脉可疑受压时提供正确的收缩压。

少量纵隔出血可采用保守措施，包括：将患者置于头高位、将收缩压控制在 90 mmHg 以内、手术纱布填塞。但大出血时必须紧急胸骨切开或开胸止血（框53.13）。如果需要肺隔离，通过现有气管导管可置入支气管堵塞导管，因为在手术医师填塞伤口时常很难交换 DLT。应行动脉置管（如果先前没有置入）监测动脉血压。如果出血是因为上腔静脉撕裂，补充容量和治疗药物可能丢失在手术野，除非通过下肢外周静脉给药。

气胸是纵隔镜少见的并发症。术中发生气胸（有证据表明吸气压力峰值增加、气管移位、呼吸音遥远、低血压和发绀）需立即处理，通过胸腔引流管减压。在纵隔术后的麻醉后恢复室，所有患者必须行胸片检查以排除气胸。

纵隔镜造成的喉返神经损伤，约有 50% 病例是永久性的。如果怀疑喉返神经损伤，在患者自主呼吸时可直视检查声带的变化。如果声带不动或处在中线位置，则应警惕术后喉梗阻。

纵隔镜检时，其前端位于胸腔内，因此直接暴露于胸膜压。患者自主呼吸吸气时由于胸腔内负压增加，如果发生静脉出血，则可能发生静脉空气栓塞。在此过程中，如使用控制性正压通气，可以最大限度地降低空气栓塞的风险。气管、迷走神经、大血管受压或牵拉可引起自主神经反射。如果纵隔镜检查不复杂，患者可以在手术室内拔管或当天出院。

超声引导下支气管内活检

可用多种方法获得纵隔淋巴结的病理标本，这些方法包括 CT 引导下经皮穿刺术针吸活检、常规支气管镜下经支气管针吸活检和超声引导下经支气管活

框 53.13　纵隔镜出血的麻醉管理

1. 停止手术压迫伤口。如果手术麻醉团队没有足够早地发现问题，患者到达循环崩溃点的危险会很大。
2. 麻醉医师和手术医师均开始复苏并呼叫帮助。
3. 大口径留置针开放下肢静脉通路。
4. 动脉穿刺置管（如果麻醉诱导时没有置动脉导管）。
5. 准备输血加温和快速输血装置进行大量输血。
6. 在手术室获取已行交叉配型试验的血制品。
7. 如果手术医师觉得可能需要开胸手术，放置双腔管或支气管堵塞导管。
8. 一旦患者稳定且准备工作充分，手术医师可重新探查颈部切口。
9. 如果指征明确，改为胸骨切开或开胸术。

检。支气管内超声检查（endobronchial ultrasonography，EBUS）通过纤维支气管镜工作通道应用辐射状探针，识别纵隔和肺门淋巴结[209]。支气管内超声直接引导下，针吸活检可用于纵隔分期，有助于纵隔和肺门淋巴结介入诊断的安全性和准确性。这些患者的麻醉管理通常在辅助检查室，如超声或者 CT 室。一般来说，这些患者要进行完善的表面麻醉（雾化利多卡因）和清醒镇静［芬太尼和（或）咪达唑仑］。由于 EBUS 支气管镜较粗，使用全身麻醉时，应采用喉罩或大号气管导管（内径≥ 8.5 mm）。

肺手术

　　任何肺切除术可以通过不同手术方法完成。在不同病例中手术方法的选择取决于多个因素，包括病变部位、病理诊断和手术团队的培训与经验。常见的胸科手术方法及其公认的优缺点见表 53.10。

微创胸腔镜手术

　　电视辅助胸腔镜手术（video-assisted thoracoscopic surgery，VATS）是胸膜疾病、周围型肺结节和间质性肺疾病的诊断与治疗方法（图 53.45）。自 20 世纪 90 年代初现代 VATS 时代开始以来，已被推荐作为一种比开放手术创伤更少的手术方式。目前已被广泛接受并成为一种成熟的手术方式，是肺活检、胸膜切除术、交感神经切除术和其他各种肺部疾病的首选技术[210]。

　　此外，VATS 还可用于其他各种外科手术。一些临床中心常规应用 VATS 施行大部分肺叶切除术。对于呼吸储备功能受限的患者，使用 VATS 进行肺叶切

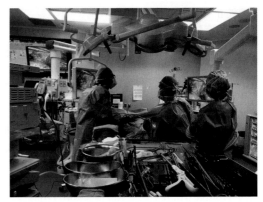

图 53.45　从手术台足侧拍摄的电视胸腔镜术中照片。多个高分辨率屏幕使术中麻醉医师与手术医师交流更便捷

除术与常规开胸术相比预后似乎要更好[211]。其他手术，如脊柱融合术和脊柱侧凸矫正术均已在 VATS 下完成。与开胸手术比较，VATS 的优势在于：①减少住院时间；②如无意外出血少；③疼痛减轻；④与常规开胸相比改善肺功能[212]；⑤早期活动，早期恢复和迅速恢复工作和日常生活；⑥通过测量细胞因子发现，VATS 肺叶切除术比常规开胸手术炎症反应少[213]。

　　VATS 肺叶切除术已被证明是一种安全有效的治疗早期非小细胞肺癌的方法[214]。VATS 肺叶切除术通过有限数量的切孔（1 ～ 3 个）和一个约 5 cm 长的切口进行[215]。其优势为不用撑开肋骨。VATS 通常在侧卧位完成，但双侧 VATS，如双侧楔形肺切除术或肺减容术，可在仰卧位进行。VATS 有使用单孔的趋势[216]。单孔 VATS 可能会减少术后疼痛和缩短住院时间。

　　机器人胸科手术理论上被认为是 VATS 的高级形式，因为通过机器人技术的运用，使手术医师获得更好的三

表 53.10　肺切除术的手术方法比较

切口	优点	缺点
后外侧开胸术	整个手术侧胸腔暴露良好	手术后疼痛伴或不伴呼吸功能障碍（短期与长期）
保留外侧肌开胸术	手术后疼痛减轻	伤口皮下积液发生增加
前外侧开胸术	剖腹手术、复苏或对侧开胸术的较好入路，尤其是外伤	后胸入路受限
经腋下开胸术	减少疼痛 第一肋切除、交感神经切除、肺尖部小泡或肺大疱较好入路	暴露受限
胸骨切开术	减少疼痛 双侧入路	左下叶和后胸暴露差
经胸骨双侧开胸术（"蛤壳状切口"）	双侧肺移植暴露良好	术后疼痛和胸壁功能障碍
VATS 或机器人手术	减少术后疼痛和呼吸功能障碍	中央型肿瘤和胸壁粘连者操作困难

维视野和更大的胸腔内活动范围（图 53.46）[217]。麻醉管理的重点概括见框 53.14。

麻醉技术

VATS 可以在局部、区域或全身麻醉下经双肺通气或 OLV 完成[218]。对于较小的诊断性手术，VATS 可在清醒状态下进行。在切口水平的上下两个间隙进行肋间神经阻滞，可提供完善的镇痛效果。当气体进入胸膜腔时，手术侧肺可发生部分萎陷。清醒患者局部麻醉时，当试图扩大视野而将气体加压注入单侧胸腔是非常危险的。虽然许多患者为晚期肺部疾病，当患者局部麻醉并保留自主呼吸的情况下进行胸腔镜手术，术中 PaO_2、$PaCO_2$ 和心律的变化很小[219]。然而，仍建议通过面罩吸入高浓度氧以克服由不可避免的气胸造成肺容积减少而引起的分流。

多数 VATS 是在全身麻醉下用 DLT 或支气管堵塞导管通过 OLV 完成。如果手术持续时间较短，肺仅需短暂萎陷，不必常规检查动脉血气。但如果患者接受的 VATS 如肺叶切除术时间较长或肺功能处于边缘状态，必须动脉置管以监测动脉血气变化。单次注射局部麻醉药进行椎旁神经阻滞，已证实可减轻患者胸腔镜术后 6 h 疼痛[220]。

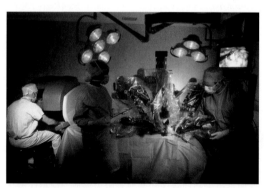

图 53.46　机器人手术。手术医师在左侧远处，坐在机器人操纵台前。值得注意的是，机器人就位后，麻醉医师接触患者受限

框 53.14　机器人胸科手术的麻醉注意事项
1. 必须预先制定和练习快速紧急（< 60 s）撤除机器人的流程。
2. 由于接触患者受限，肺隔离装置的定位必须在机器人就位前确认。
3. 可能需要延长监护导线和麻醉管道。
4. 胸腔吹入 CO_2 需求的增加则能累及静脉回流和血流动力学。
5. 注意保证在机器人就位时手术床不会移动。
6. 潜在手术时间延长导致体位相关神经损伤的风险增加；建议采取限制性输液策略。

虽然手术医师操作对任何组织结构都有可能造成损伤，但 VATS 的麻醉并发症非常罕见。麻醉医师必须明白，如发生大出血或手术医师无法定位需要活检的肺部结节时，存在转为开胸手术的可能，多数 VATS 需要留置术后胸管。胸管闭式引流系统很重要，可以保证拔管的安全。

肺叶切除术

肺叶切除术是治疗肺癌的标准手术，因为与范围较小的切除术相比肿瘤局部复发降低了。肺叶切除术通常在开胸或 VATS 下完成。如果肺癌临床分期为晚期，手术中选择性肺叶切除术可能转为双肺叶（右肺）切除术或全肺切除术。虽然后外侧开胸术是肺叶切除术的经典切口，但前外侧和保留肌肉的侧切口也有使用。

术后镇痛常通过胸段硬膜外镇痛（thoracic epidural analgesia，TEA）或椎旁镇痛（见本章后文"术后镇痛"）。所有开胸手术或较大的 VATS 患者均需放置动脉导管，以管理动脉血气和测量血压。应准备两路静脉通路，其中至少一路为大口径静脉导管，以便必要时快速输液。肺叶切除患者必须保持体温和血压正常，$PaCO_2$ 和氧饱和度在可接受范围，特别是 OLV 期间。患者下肢应放置保温毯预防低温和对 HPV 的危害。肺叶和血管解剖分离完成后，在手术医师夹闭手术部位支气管的情况下，需进行一项测试操作以确定相应的肺叶被摘除。该操作方法是松开 DLT 所钳闭的一侧连接管，或在使用支气管堵塞导管的情况下，将支气管堵塞导管套囊放气，然后通过手控再膨胀双肺。在 VATS 肺叶切除过程中，由于残余肺叶膨胀对术野带来干扰，麻醉医师可能被要求通过纤维支气管镜检查支气管树确定手术未涉及肺叶的支气管是否通畅。一旦肺叶切除完成，支气管残端需要测试，一般是通过麻醉回路中 20 cmH_2O 的正压检测有无漏气。对于肺叶切除术后患者，假如术前呼吸功能正常（见前文"术前评估"），且患者清醒、温暖、舒适（"AWaC"），则通常可在手术室拔管。

Pancoast 瘤是肺上沟癌，可侵犯和压迫局部组织，包括低位臂丛神经、锁骨下血管、星状神经节（引起霍纳综合征）和椎骨。肺叶切除术可能需要两期手术过程，包括前期的后路探查/稳固脊柱的手术。在肺叶切除术中，可能需广泛切除胸壁，因而可能发生大出血。由于术中需频繁压迫手术同侧血管，外周置管与监测应在对侧手臂。

肺叶袖状切除术

支气管袖状切除术用于治疗肿瘤或良性气管狭窄。支气管肺癌是最常见的肺叶袖状切除术指征，其次为类癌、支气管内转移灶、原发性气道肿瘤和支气管腺瘤。对于肺功能储备受限的患者行肺叶袖状切除术结合肺实质保留技术，是无法耐受全肺切除术时的一种备选手术方案。肺叶袖状切除术涉及支气管主干的切除而不涉及肺实质，并可能切除肺动脉以避免全肺切除（图 53.47）。

肺叶袖状切除术患者需要使用对侧 DLT 或支气管内导管（如左侧袖状肺叶切除术需用右侧 DLT）进行肺隔离。靠近气管隆嵴的切除术可能需应用高频喷射通气（high-frequency jet ventilation，HFJV）。肺叶袖状切除术如涉及血管重建，必需肝素化。在这些病例中，肝素给药后 24 h 内不应操作胸段硬膜外导管。肺动脉成形术时可能发生不可控的大出血，因此应建立大口径静脉导管通道。肺叶袖状切除术患者在转移至麻醉恢复室前通常在手术室内拔管。对于分期相同的右上肺癌患者，肺叶袖状切除术后的短期和长期生存率优于右全肺切除术[221]。

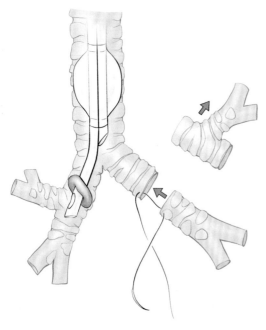

图 53.47　左上叶袖状切除术示意图。气道管理采用右侧 DLT。注意术中不可能在同侧主支气管内定位支气管内导管或支气管堵塞导管

全肺切除术

当肺叶切除术或改良肺叶切除术不足以切除局部病变和（或）同侧转移淋巴结时，需要全肺切除术。全肺切除与肺叶切除一样，术后可能出现肺不张或肺炎，但实际上，发生率较低，因为已切除了手术侧残留功能障碍的肺实质。然而，由于术后心脏并发症和急性肺损伤，全肺切除术后的死亡率高于肺叶切除术。全肺切除术后 30 天总手术死亡率为 5% ～ 13%，且与手术病例数呈负相关[222]。65 岁以上患者并发症的发生率增加至 5 倍[223]。

开胸行全肺切除术通常采用标准后外侧切口。在所有血管夹闭后，夹闭支气管，将肺从胸腔取出。这时通常要进行气体泄漏试验，并完成支气管残端重建。支气管残端应尽可能短以防形成分泌物聚集的囊袋。

关于处理肺切除术后遗留空间的最佳方法，胸科医师没有达成共识。如果对单侧空虚胸腔进行抽吸，或者胸腔引流管与标准的水下密封系统相连，则可能导致纵隔摆动并伴随血流动力学崩溃。有些胸科医师全肺切除术后不放置胸腔引流管，一些宁愿选择临时性引流管以增添或排出空气。胸腔排空需排出大约 0.75 ～ 1.5 L 空气，这样可以保持纵隔和气管位于正中线上（平衡）。有些手术医师放置一个特别设计的全肺切除术后胸腔引流系统，具有低压或高压水下调压阀以平衡纵隔[224]。在患者进入麻醉恢复室或外科重症监护室后必须行胸片检查，以评估有无纵隔移位。

拟行全肺切除术的患者应考虑其围术期并发症和死亡率风险高的问题。应放置大口径静脉导管以便输注血液制品。置入有创动脉导管监测实时动脉血压，并可检测动脉血气。建议放置中心静脉导管，有助于指导容量管理和给予血管升压药，特别是在术后。

较大的肺切除术，如全肺切除术，可降低通气功能，并对右心室功能有显著影响[225]。全肺切除术后即刻，右心室可能扩张，且功能降低。右心室后负荷增加是由于肺动脉压和肺血管阻力增加。这被认为是较大肺切除术后右心室功能障碍的主要原因之一。

全肺切除术患者的肺隔离管理可以通过 DLT、支气管堵塞器或单腔管完成。当全肺切除术患者使用 DLT 时，最好应用不干扰同侧支气道的器械（如，右全肺切除术，用左侧 DLT）。如果左侧 DLT 或支气管堵塞导管用于左肺切除术，那么在夹闭支气管前必须回撤，以防其被意外缝合。

全肺切除术患者的特殊管理包括：①液体管理，②术中潮气量管理，③术后急性肺损伤。较大的肺切

除手术后输液仍然是一个问题。在 Zeldin 和同事们[226]的回顾性报道中，确定发展成急性肺损伤（全肺切除术后肺水肿）的危险因素是右全肺切除、围术期静脉输液增加和术后尿量增加。Licker 和同事们的最新研究表明，胸科患者静脉输液过多（第一个 24 h 超过 3 L）是急性肺损伤的独立危险指标[227]。有合理的临床证据表明，过多的输液与急性肺损伤的发生有关，而全肺切除术后急性肺损伤患者死亡率很高。因此，全肺切除术应在维持肾功能的同时实行术中限制性输液管理。某些情况下可能需要使用强心 / 升压药物，在实施限制性输液的同时维持血流动力学稳定（框 53.11）。

呼吸衰竭是全肺切除术患者术后并发症和死亡率的首要原因。一份涉及 170 例全肺切除的回顾性报告显示[228]，接受平均潮气量超过 8 ml/kg 通气的患者，肺切除术后发生呼吸衰竭的风险很高。与此相反，接受潮气量不足 6 ml/kg 的患者术后呼吸衰竭发生风险降低。Schilling 和同事们研究表明[229]，OLV 期间潮气量 5 ml/kg 可显著降低肺泡细胞因子的炎症反应。因此，全肺切除患者 OLV 期间，应谨慎使用较低潮气量（即 5～6 ml/kg，理想体重），限制峰压和平台期吸气压力（即分别小于 35 cmH2O 与 25 cmH2O）。

全肺切除术后急性肺损伤（全肺切除术后肺水肿）的发生率仅为 4%。然而，死亡率却高达 30%～50%。在病原学上这似乎是多重因素造成的。一项研究[229]证实肺切除术后有 4 项急性肺损伤独立危险因素，包括：①全肺切除术，②围术期输液过多，③术中通气压力指数高（综合气道压力和时间），④术前酗酒。右全肺切除术与左侧相比，急性肺损伤的发生率更高。这可能与右全肺切除术后肺动脉压力大于左全肺切除术后有关（图 53.48）[230]。目前对于治疗这种肺

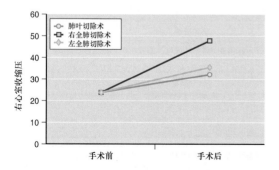

图 53.48　患者肺切除术前和术后 6 个月超声心动图测定的右心室收缩压比较。注意右全肺切除术后右心室收缩压显著升高，随后导致肺动脉压升高（Based on data from Foroulis C，et al. Eur J Cardiothorac Surg. 2004；26；508.）

损伤只有对症处理是恰当的，包括液体限制、应用利尿药、低压通气，低潮气量（如果应用机械通气）和降低肺动脉压等措施。ECMO 可能有助于处理这一并发症[231]。

胸膜外全肺切除术

胸膜外全肺切除术是恶性胸膜间皮瘤患者一种治疗手段[232]。恶性胸膜间皮瘤晚期患者行胸膜外全肺切除术和术后大剂量放疗后，可显著改善患者生存。胸膜外全肺切除术涉及范围广泛，可能包括淋巴结、心包、膈肌、壁胸膜和胸壁切除。其麻醉管理特点是由于涉及胸壁血管会造成大出血。建议使用中心静脉导管以指导容量管理，以及确保大口径静脉通道。肿瘤切除时，静脉回流心脏受阻，原因有多种因素，包括：出血、肿瘤压迫上腔静脉或手术原因。如果继发大出血，必须输血以保证血细胞比容在可接受范围内，且维持凝血在正常范围内。由于广泛肿瘤切除和右侧手术中可能切除心包，因此患者术后由侧卧位改成平卧位时可发生心脏疝或血流动力学不稳。由于手术持续时间长和大量液体转移，通常术后短时间内需进行机械通气。如果术中使用 DLT，则在手术结束时通常换成单腔管。

袖状全肺切除术

涉及支气管近端和隆嵴的肿瘤可能需要行袖状全肺切除术。常见于右肺肿瘤，往往不需 ECMO 在右侧开胸下完成。在气管支气管吻合期间，单腔气管导管可以插至左主支气管。高频正压通气（HFPPV）也可被用于这一手术，且已有关于高频正压通气联合 DLT 的报道[233]。由于外科手术从右侧更容易到达隆嵴，所以左全肺袖状切除术通常分两阶段进行：首先，左侧开胸，行肺切除术，然后右侧开胸切除隆嵴。并发症和死亡率很高，5 年生存率（20%）显著低于其他肺切除术。右全肺袖状切除术后肺水肿更是一个问题。

限制性肺切除术：肺段切除术及楔形切除术

限制性肺切除术是指不到一个完整的肺叶被切除。有两种手术符合这一概念，即肺段切除术和楔形切除术。肺段切除术是对肺动脉、肺静脉、支气管和特定段肺实质的解剖性肺切除术。肺段切除术常用于

手术治疗原发性肺癌且心脏、呼吸功能储备受限的患者。而楔形切除术是距边缘 1.5～2.0 cm 非解剖性切除肺实质，可以通过 VATS 或开胸手术完成。楔形切除术最常用于组织学不明的肺病变诊断，或对来自远处原发性肿瘤肺部转移灶的姑息治疗。通常认为小于 3 cm，且没有淋巴结转移，位于肺边缘的病变可用限制性肺切除术。对于位于肺外周部位的小病灶，可以在 VATS 术前通过 CT 定位并放置线圈作为标记[233]。这对麻醉的影响是可能会导致气胸和支气管胸膜瘘。为防止麻醉诱导期间发生张力性气胸，应避免（或尽量减少）双肺正压通气并及早建立肺隔离并实施 OLV。

当一些曾行肺叶切除术或者肺切除术，又发生新的原发性肿瘤病灶者，应考虑行限制性肺切除术。这些肺功能受损的患者围术期风险将增加（OLV 期间氧饱和度降低或术后拔管延迟）。Cerfolio 和同事们[235]报道称，如果选择恰当，肺功能已受损的肺癌患者，可以安全接受限制性肺切除术。肺段切除术和楔形切除术可通过任何标准的开胸手术或 VATS 完成。最常见被切除的肺段位于肺上叶或是肺下叶上段。

麻醉技术和监测基本上与较大的肺切除术相同。为了便于手术暴露和肺隔离，有必要应用 DLT 或者支气管堵塞导管。如果患者曾经有对侧肺叶切除或全肺切除病史，应用支气管堵塞导管进行选择性的肺叶塌陷，将有利于手术暴露，并能维持氧合。在特定病例中，如联合应用 DLT 与支气管堵塞导管将允许在手术同侧选择性肺叶萎陷和通气[236]。选择性肺叶通气时应用低潮气量（如 3～4 ml/kg）非常重要，特别是对于曾经有全肺切除史的患者，可预防残余肺叶过度充气。

肺段切除术对于患有第二原发肺癌的患者治疗非常重要。这些患者中多数曾接受开胸手术，其中包括肺叶切除或全肺切除术，因此术中将面临出血增加的

风险。此外，由于这些患者多伴有肺功能损害，早期拔管未必可行。术后常见的并发症是漏气。放置胸管可使肺在术后最大程度膨胀，并最大限度减少术后胸腔遗留空间引起的并发症。术后应使用负压吸引和胸腔闭式引流。

特定手术的麻醉管理

食管手术

食管手术用于治疗食管恶性和良性疾病，可以是根治性的也可能是姑息性的。几乎所有食管手术的患者均应注意由于食管功能障碍导致的误吸风险增加和营养不良的可能性。

食管切除术

食管切除术用于食管癌姑息性和可能根治性治疗，有时也用于对保守疗法无反应的良性阻塞性病变的治疗。这种大手术的并发症和死亡率（10%～15%）较高。围术期死亡率和手术病例数呈负相关，而食管癌通过手术的治愈率为 10%～50%。食管癌有多种手术方式（表 53.11），由以下三种基本方式组合而成：①经胸途径；②经食管裂孔途径；③微创手术（腹腔镜 / 胸腔镜，或机器人食管切除术）[237]。不论经胸或经食管裂孔行食管癌切除术，呼吸系统并发症的发生率据报道为 18%～26%[238]。一项研究表明，14.5% 患者发生急性呼吸窘迫综合征（ARDS），而 24% 患者发生急性肺损伤[239]。与胃食管吻合术相关的并发症是吻合口漏 / 裂开（发生率 5%～26%），以及狭窄（发生率 12%～40%）。多模式麻醉管理规程应用限制

手术	切口	麻醉管理
开腹与右侧开胸（"Ivor Lewis"）	两切口：上腹正中切口，第 5 或第 6 肋间右侧开胸	需单肺通气，患者术中仰卧位改左侧卧位
经食管裂孔（Orringer 术式）（食管下 1/3 病变；一些临床中心用于中 1/3 病变）	两切口：上腹正中切口，左颈部切口	钝性胸内分离时心脏受压致血流动力学不稳定 钝性分离时气管支气管树隐匿性穿孔可能（可能需气管导管插入支气管） 左颈部不行深静脉置管
左胸腹联合切口（仅食管下端病变）	一切口：左侧开胸延至左上侧腹	需要 OLV
经颈、胸、腹（三切口；食管上中段病变）	三切口：右侧开胸，开腹，左颈部	需要 OLV 术中侧卧位改仰卧位 左颈部不行深静脉置管
微创、腹腔镜加 VATS 或机器人手术	一至三小切口加腔镜入口 最终可能需左颈切口	需要 OLV 可能延长手术时间

表 53.11　食管切除术与食管胃切除术的手术方式

性输液、早期拔管、胸部硬膜外镇痛和血管升压药 / 强心药支持血压使预后得到改善[240]。低血压使胃食管吻合口血流减少。容量正常的患者使用血管升压药或强心药可以维持体循环血压和吻合口血流量[241]。食管手术的液体管理本质上和肺切除术的液体管理相同。

经胸入路　经胸食管切除术通常分成两个阶段完成。第一阶段为患者仰卧位进行剖腹手术，制作管状胃作为新的食管。第二阶段为左侧卧位下右胸开胸手术，经胸完成食管重建。有些医师可能会选择单一扩大的左侧胸腹联合切口完成手术。

这类患者的麻醉管理，包括使用标准监护仪，有创动脉置管和中心静脉置管以应对大量液体转移。常规选择右侧颈内静脉入路没有问题，但是因为吻合口位于左侧颈部的可能性存在，左侧颈内静脉入路为禁忌。通常放置胸段硬膜外导管用于术后镇痛。为涵盖两个切口范围，硬膜外输注药物必须包括较宽的皮区。最好联合应用亲水性阿片类药物（如氢吗啡酮）与局部麻醉药，优于应用亲脂性阿片类药物。多数食管癌患者都有胃反流，因此，应保护呼吸道（包括快速诱导、压迫环状软骨）以防止误吸。

第二阶段（右胸开胸术），需要使用左侧 DLT 或右侧支气管堵塞导管，便于肺萎陷。因为食管切除术需较长时间的 OLV，会发生显著炎症反应。Michelet 与其同事研究表明[242]，OLV 期间应用通气保护策略可降低炎症反应，通气侧肺潮气量设定为 5 ml/kg 并结合 5 cmH$_2$O PEEP，而非食管切除术中传统使用的 9 ml/kg 潮气量。

经胸食管手术操作期间可能影响静脉回流，导致低血压。如果患者能达到拔管要求则鼓励在手术室内早期拔管。如果不可能拔管，应该将 DLT 换成单腔管，术后机械通气。

经食管裂孔入路　应用单腔管进行气道管理。除此以外，麻醉管理在本质上与经胸入路手术相同。应特别注意当手术医师通过狭缝钝性 / 盲探性手动分离胸部食管时，常可发生心脏受压和突发严重低血压。此外，如果肿瘤粘连，盲性分离可导致血管或远端气道损伤[243]。对于该手术来说，不剪短气管导管的做法很好，因为万一手术操作造成气管或支气管穿孔时需要将气管导管向下插入主支气管实施紧急 OLV。

微创法　微创食管切除术包括应用腹腔镜、胸腔镜和（或）机器人手术方式。腹腔镜手术期间，二氧化碳气腹造成腹内压升高而出现血流动力学变化。在这种情况下，重要的是调整呼吸参数，以达到最佳的

二氧化碳分压。对于胸腔镜手术，需要左侧 DLT 或支气管堵塞导管。在机器人手术中，使用肺隔离装置以实现 OLV。机器人手术应特别考虑保护患者，以防患者发生源于机器人的任何损伤；机器人操作时不要移动手术台。胸腔镜辅助下食管癌切除有一定的优势，包括失血少、疼痛轻、住院时间短。但是此方法手术耗时较长。一些中心倾向于使用俯卧位进行微创食管切除术[244]。这类患者肺隔离通常采用单腔管加支气管堵塞导管。

所有食管切除术患者均需插胃管，且必须于手术结束时固定牢靠。呼吸系统并发症包括术后急性肺损伤。胸腔内吻合口瘘是食管手术后可怕的主要并发症，伴随 4% ~ 30% 的高死亡率[245]。为处理这些潜在并发症，必须进行胃管减压和营养支持。严重渗漏通常出现在术后早期，其结果是胃坏死，症状可能表现为呼吸系统综合征和休克症状。即使有非常高的死亡率，仍建议立刻手术处理。年龄超过 80 岁的患者食管癌术后死亡风险增加，且独立于并存疾病[246]。

食管良性病变手术

食管裂孔疝　虽然胃食管反流的多数患者有裂孔疝，但是食管裂孔疝的多数患者并没有明显的反流[247]。感觉烧心的患者屏障压降低，胃内容物反流风险增加。食管裂孔疝有两种类型：Ⅰ型疝，也称为滑动疝，大约占食管裂孔疝的 90%。这种类型食管胃交界处和胃底的疝沿轴向经食管裂孔向胸腔突出（图 53.49）。"滑动"是指壁腹膜囊的存在。食管下段括约肌朝向头侧膈肌，对增加的腹压不能适当作出反应。因此，在咳嗽或呼吸时屏障压降低导致反流。Ⅱ型疝，或称食管旁裂孔疝，其特点是部分胃向胸腔突出邻近食管。Ⅱ型疝中，食管胃交界处仍然位于腹部，其最常见的并发症是失血、贫血和胃扭转。

手术修补滑疝的目的是获得胃食管结合部的反应能力。由于恢复正常解剖并不总能成功防止并发的反流，因此有一些对抗反流的手术，比如 Nissen 胃底折叠术。修补食管裂孔疝可以通过开胸、剖腹或微创手术完成。

良性食管狭窄　慢性酸性胃内容物反流可导致溃疡、炎症，最终发生食管狭窄。如果酸性胃内容物终止与食管黏膜层接触，那这种病理变化是可逆的。如果内科治疗不佳和扩张不良时，手术可能是必要的。手术修复方式有两类，通常情况下均选择左胸腹联合切口。将食管黏膜与胃酸性环境之间的胃底经食管扩张干预后，进行胃成形术。其余胃底可以缝合在食管

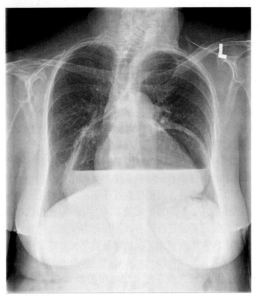

图 53.49　食管裂孔疝患者的胸片，胸腔内见膨胀的胃，拟行经左胸食管裂孔疝修补术。心脏后面可见胃内液-气平面。这些患者麻醉诱导时误吸的风险很高

下端，产生一种阀门样的效果。第二类修复是切除狭窄，并且行胸腔内食管胃底侧吻合术。切断迷走神经并切除胃窦以消除胃酸，结合空肠 Roux-en-Y 胃引流手术，用于防止肠道碱性反流。

食管穿孔与破裂　有多种原因导致食管穿孔，包括异物、内镜检查、探条扩张、损伤性气管插管、胃管和口咽吸痰。医源性原因是最常见的，其中上消化道内镜是最常见原因。食管破裂常是不协调呕吐，与举重、分娩、排便相关的过度用力和胸部与腹部挤压伤等引起的爆裂伤。通常破裂位于食管胃连接处左侧 2 cm。破裂是由于食管下段括约肌松弛和食管入口受阻，同时出现腹压突然增加而造成。相对于穿孔，食管破裂使胃内容物在高压下进入纵隔，出现症状更为突然。

除了胸部和（或）背部疼痛，胸内食管穿孔或破裂患者可能出现低血压、出汗、呼吸急促、发绀、肺气肿和胸腔积液或液气胸[248]。影像学检查可能提示皮下气肿、纵隔气肿、纵隔增宽、胸腔积液和气腹。轻微的穿孔有时可保守治疗。如果不手术治疗，较大的损伤将迅速发展成纵隔感染和脓毒症。因此，通常需要紧急经左侧或右侧开胸行修补和引流术。

贲门失弛缓症　贲门失弛缓症是一种食管缺乏蠕动和食管下段括约肌不能响应吞咽而松弛的功能失调。临床上，患者出现食管扩张，这可能导致慢性反流和误吸。治疗目的是减轻远端阻塞，可以通过食管扩张或外科修复术完成。食管扩张存在穿孔风险，可通过机械、液压或气体等方法实现。修复手术包括 Heller 肌切开术，是将食管胃连接处的环形肌切开。这种肌切开术常结合食管裂孔疝修补术一起完成，以防止并发的反流。可以通过开胸、开腹或腹腔镜方式完成[249]。还可以通过内镜来完成手术。经口内镜下肌切开术（peroral endoscopic myotomy，POEM）需在全身麻醉气管插管下进行[250]。经内镜吹入二氧化碳常会导致气腹，术中需要进行腹部减压。

食管气管瘘　成人食管气管瘘多为恶性。良性比较偶发，可能由气管插管、外伤或炎症受损所致。恶性食管气管瘘，大约 85% 继发于食管癌。食管气管瘘的儿科患者，通常是下段食管与后面的气管壁相通。与之相反，成人瘘可与任何部分的呼吸道相通[251]。大多数情况下，通过食管镜或支气管镜可见瘘管。对于恶性病例，手术目的通常是姑息性的。肺隔离方法将取决于瘘管位置。对于气管远端瘘的成人患者，可选择应用小号双侧支气管内导管（5～6 mm ID）[252]。

Zenker 憩室　Zenker 憩室实际上是低咽憩室。它邻近食管，源自于甲咽肌和环咽肌交界处的薄弱点。由于它靠近食管上段，并且发病原因可能由于吞咽时食管上段括约肌不能松弛所致，因而普遍认为它是食管病变。其早期症状可能是非特异性的，包括吞咽困难、诉食物附着于喉部。随憩室扩大，患者症状多种多样，如吞咽发声、未消化食物反流、仰卧时反复咳嗽。反复出现误吸和吸入性肺炎。

麻醉方面需要关注的是憩室切除术全麻诱导时存在误吸可能[253]。即使长时间禁食也不能确保憩室是空的。排空憩室内容物的最好方法是让患者在麻醉诱导前快速吐出内容物。因而要求许多憩室患者在家里常规训练这种排空方法。由于憩室口几乎总是高于环状软骨水平，压迫环状软骨并不能防止误吸，憩室内容物还可能进入气道导致误吸。手术切除通常采取较低的左颈部切口。

这类患者最安全的气道管理方法可能是纤维支气管镜引导下清醒插管。然而，采用患者仰卧及头部抬高 20°～30°，一种修正的不必压迫环状软骨的快速序贯诱导麻醉也是安全的。其他需要考虑的安全因素包括在放置胃管、空肠管、食管探条时有憩室穿孔的可能。

气管切除术的麻醉

气管切除和重建术适应于因气管肿瘤、气管外伤

（最常见的是气管插管后狭窄）、先天畸形、血管性损害和气管软化后引起气管阻塞患者。对于可手术切除的肿瘤患者，约 80% 行直接切除吻合术，10% 切除后利用人工材料行重建术，其余 10% 置入 T 形支架。

回顾诊断性检查结果被认为是术前评估的一部分，CT 扫描是确定病变程度、级别和长度的有效工具。支气管镜检查是明确诊断气管阻塞的方法之一。有气管狭窄的患者应在手术室完成支气管镜检查，以便在手术和麻醉人员准备就绪的情况下及时应对可能出现的气道丢失。硬质支气管镜优于软质支气管镜的一个特点是，可通过阻塞部位，且如果发生完全阻塞，也可提供通气。手术中，所有患者都应行有创动脉置管便于动脉血气分析和监测动脉血压。中心静脉导管或肺动脉导管，只用于需行心肺转流术（cardiopulmonary bypass，CPB）的患者。

在气管切除术期间，实现充足氧合与二氧化碳排出的方法有：①标准经口气管插管，②切除区域远端的气管或支气管插入消毒的单腔气管导管，③跨狭窄区 HFJV，④ HFPPV，⑤使用 ECMO。

气道受累及患者行麻醉诱导，需手术组和麻醉医师的良好沟通。麻醉诱导期间手术医师应在手术室内以便在需要时随时通过外科手段开放气道[254]。硬质支气管镜应随时可用。诱导前患者应预先充分给予纯氧。先天性或获得性气管狭窄患者诱导期间不大可能发生气道塌陷。然而，气管内肿块可在诱导期间阻塞气道，这类患者的处理方法类似于前纵隔肿块的处理（后文讨论）。一种方法是首先使用硬质气管镜扩张气管，然后插入单腔管通过狭窄段。一旦气管切开，将原来的单腔管退至近端，由手术医师在远端气管插入无菌单腔管。带有气体采样管的无菌麻醉呼吸管道跨

过手术铺单进入手术区域进行通气（这种技术通常称为"跨术野通气"）。对于低位气管病变，右侧开胸可以提供最佳的术野。无菌单腔管用于病变远端肺通气。气管后壁吻合完成后，拔出远端支气管导管，原来的单腔管越过切除部位（图 53.50）。这种技术还可以用于隆嵴切除手术。

气管切除术中第三种气道管理技术是通过小号气管导管行 HFJV[255]。使用这种技术插入无气囊的小号气管导管通过狭窄区，通气是通过间歇给予高流量新鲜气体来完成。其他用于远端气管切除术时氧合的方法还包括 HFPPV，氦氧混合气和 CPB。

气管切除后，大部分患者都保持颈部屈曲位以减少缝线张力。如需进行紧急气管镜检查，可以将单腔管更换为喉罩。可采用胸-颏密集缝合数日以保持颈部前屈位或使用颈托[256]。手术结束后为防止声门水肿或需通气支持，可插入 T 管并使 T 管上支超过声带 0.5 ~ 1 cm。如果行气管切开，一定要在吻合口远端进行。要求尽早拔管。如果患者需再次插管，应在纤维支气管镜直视引导下将单腔管插入气管内。抬高患者头部可以减少水肿。使用类固醇药物可能有助于减少气道水肿。

术后可能的并发症之一是四肢麻痹，颈部极度弯曲被视为潜在原因。这种情况下，有必要剪开下颏缝线。输注丙泊酚 / 瑞芬太尼或右美托咪定，纤维支气管镜引导和患者的全力配合，将有助于拔管[257]。

支气管扩张 / 肺脓肿 / 脓胸

支气管扩张是部分支气管树局灶性、不可逆扩张。相关支气管有炎症并易于萎陷，导致气流阻塞

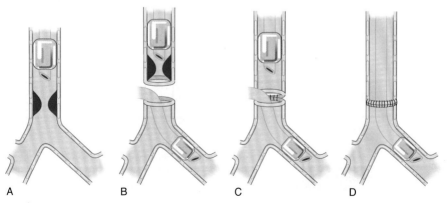

图 53.50　低位气管病变切除术与气道管理。（A）先在病变上方气管插管。（B）气管切开后，在病变远端将另一导管插入左支气管。（C）缝合气管断端后壁。（D）拔出支气管导管，将原气管导管越过尚未缝合前壁的吻合口插入一侧支气管（Modified from Geffin B，Bland J，Grillo HC. Anesthetic management of tracheal resection and reconstruction. Anesth Analg. 1969；48：884.）

并影响分泌物的排出。支气管扩张症与一系列疾病有关，但是主要是由细菌感染性坏死引起。如果发生咯血或反复肺炎发作，则可能需要手术治疗。肺脓肿是肺炎或阻塞远端形成的非解剖性液性坏死（图53.51）。脓胸是脓液在胸膜壁层和脏层之间积累而形成的，常是肺炎或手术并发症。肺切除术患者中脓胸的发生率为 2%～16%，使围术期死亡率增加 40%。如果并发支气管胸膜瘘，死亡率将进一步增加。手术措施包括胸膜剥脱术（当脓腔壁增厚使肺叶无法扩张时选择此种方法），或胸廓造口术（肺切除术后并发肺脓肿时，控制感染症状的理想胸腔引流方法）[258]。在不太严重的情况下，胸管引流、抗生素冲洗和清创治疗即可。

抗生素应用以来，以上这些需行胸科手术的感染在发达国家已不常见。这些感染性手术麻醉管理的要点包括肺隔离以保护健侧肺不被感染区域的脓液污染。如果在麻醉诱导后肺尚未完全隔离时进行手术体

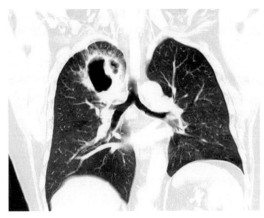

图 53.51　右上叶肺癌远端阻塞性肺脓肿患者的 CT 扫描。右侧胸腔上部可见具有诊断意义的脓肿厚壁和气液平面。这些患者在摆放手术体位时未感染的肺可能会被脓肿内流出的脓液污染的风险。最好的肺隔离方法为使用 DLT

位摆放，则有污染风险。此外，由于炎症的存在，手术更加困难，并且大出血的风险更大。

麻醉管理

有些患者手术时可能存在脓毒症。此时不推荐放置胸段硬膜外导管。这些患者需要肺隔离，最好使用DLT。DLT 有利于吸出气管支气管内的坏死物和分泌物。行胸膜剥脱术的患者可能发生大出血。如果存在肺慢性萎陷，则应逐步进行肺扩张，以避免复张性肺水肿。如果患者符合拔管标准，提倡在手术室内拔管。

▌支气管胸膜瘘

发生支气管胸膜瘘的原因可能有：①肺脓肿、肺大疱、肺囊肿或肺实质破裂入胸腔；②支气管肺癌或慢性炎症性疾病侵蚀支气管；③肺切除术后支气管残端缝线裂开。行全肺切除术患者支气管胸膜瘘的发生率为 2%～11%[259]，死亡率为 5%～70%。

支气管胸膜瘘的诊断通常是临床诊断。全肺切除术后的患者，主要依靠突发呼吸困难、皮下气肿、气管向对侧移位和连续性胸片检查显示液平面的下降（图 53.52）来诊断支气管胸膜瘘。肺叶切除患者，若存在持续漏气、脓液引流物和脓痰即可诊断。当瘘发生在胸腔引流管拔出后时，其诊断主要依据发热、脓痰和胸片显示新的液-气平面。

其确诊有赖于支气管镜检查。此外，支气管造影和瘘的造影摄片也有助于确诊。其他诊断方法包括向胸腔内注入指示剂，如亚甲蓝，随后在痰中发现该指示剂。吸入氙气或 O_2 和 N_2O 混合气后胸膜内放射性同位素的蓄积情况也可以作为检测支气管胸膜瘘的一项指标[260]。

如果全肺切除术后早期发生残端裂开可能会危及生命，可以重新缝合残端。如果是晚期或慢性发生的支气管残端裂开，需要引流或应用 Clagett 方法，该方

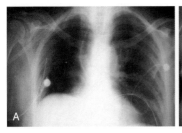
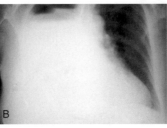
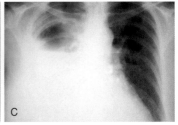

图 53.52　（A）右全肺切除术后即刻胸片；（B）同一患者术后第 6 天的胸片。这是一个标准的全肺切除术后胸片。右侧胸腔逐渐被脓液填充；（C）同一患者术后第 7 天的胸片。患者有突发严重呼吸困难、氧饱和度下降和咳嗽。胸片显示右胸腔液面下降。这是由支气管残端裂开引起支气管胸膜瘘的特征

法包括胸腔开放引流和用肌瓣来加强支气管残端。非全肺切除术病例，如果肺能够扩张充满胸腔，则仅通过胸腔闭式引流就可控制漏气。但是，如果瘘口巨大并持续存在胸膜腔严重漏气，则不可能自行闭合，需手术切除。

麻醉管理

支气管胸膜瘘手术的麻醉面临一些挑战，包括：①需要肺隔离以保护健侧肺，②正压通气时可能发生张力性气胸，以及③气体从瘘口泄漏导致通气不足。术前估计经瘘口损失的潮气量是很有益处的，通常有两种办法：第一，可通过引流管观察引流气泡是间歇性还是持续的。如果是间断的，则瘘口小。相反，当一个患者有大的支气管胸膜瘘或支气管断裂，胸腔闭式引流瓶的气泡是持续不断的。第二，瘘口的大小可以通过吸入和呼出潮气量间的差值进行测定。对于未插管患者，可以通过密闭面罩和反应迅速的肺量计来测定。对于已插管者，可以通过肺量计与气管导管直接连接进行测定。漏气越严重，越需要用肺隔离装置（DLT 或独立的支气管堵塞导管）来隔离支气管胸膜瘘。

几种非手术方法（应用不同类型的机械通气 / 胸腔引流系统）已用于支气管胸膜瘘的治疗。这些方法分为单肺通气和双肺分别通气，包括高频通气，使用与胸腔内 PEEP 相同的胸膜腔 PEEP 和单向活瓣的胸导管。单向支气管内活瓣已被成功用于不适合手术的支气管胸膜瘘患者[261]。

对于需手术修复的患者，术前必须仔细考虑能否提供足够的正压通气。诱导前放置胸腔引流，以避免正压通气引起张力性气胸。DLT 是提供正压通气的最佳选择。DLT 可向健侧肺提供正压通气而不会通过瘘管损失分钟通气量，并且在改为侧卧位时，可以降低健侧肺感染的风险。

肺隔离最安全的方法是清醒状态下纤维支气管镜引导 DLT 气管插管[262]。然而，这需要患者的配合和良好的表面麻醉，不是常用方法。另一种选择是在诱导和插管时保留自主呼吸，直到肺被安全隔离。这可避免正压通气时因空气泄漏导致的通气不足，但是合并多种严重疾病的老年患者不能很好地耐受。若患者是全肺切除术后发生的瘘，DLT 或单腔管必须在纤维支气管镜引导直视下将支气管管腔尖端放置在健侧肺（例如，右侧胸膜瘘应用左侧导管）。不管使用什么麻醉技术，支气管胸膜瘘的麻醉管理原则是：正压通气或改变体位前完成肺隔离。

对于全肺切除术后发生支气管胸膜瘘的患者，为避免气道操作可在微创外科操作过程中选择胸段硬膜外麻醉复合静脉麻醉（后文"非插管胸科手术中讨论"）[263]。对于有多发支气管瘘的患者，可以选择在允许性高碳酸血症的情况下使用高频振荡通气。这可避免非手术侧肺的气压伤，减少支气管胸膜瘘的漏气，有利于术后转归[264]。与传统的机械通气相比，高频振荡通气的优点是使用气道峰压更低而气道低压更高，从而减少瘘口漏气。所有行瘘管修补术的患者都应该在手术室内尽早拔管，以避免术后阶段正压通气对手术残端的气压伤。

一项报道介绍了两例左侧支气管胸膜瘘合并胸廓造口术的患者使用静脉-静脉 ECMO 进行右侧开胸肿瘤切除（左肺通气，右肺萎陷）[265]。ECMO 在 OLV 开始前开始使用以维持肺萎陷期间的氧合。

胸膜下疱、肺大疱、囊肿和肺膨出

胸膜下疱

胸膜下疱是一个肺泡破裂造成的脏胸膜下积气。气体通过肺实质并在肺表面扩大形成气疱。胸膜下疱最常发生在肺尖，可以破裂进入胸膜腔，造成气胸。单次的、偶发的自发性气胸可放置胸管引流治疗，直至漏气停止。而反复发作的气胸、双侧气胸或胸管引流时间长者需行胸膜下疱切除（resection of blebs）。单次的自发性气胸行胸膜下疱切除的适应证是职业暴露于明显快速波动的大气压下的患者（例如飞行人员或潜水人员）。胸膜下疱切除同时常常通过部分胸膜切除术或胸膜摩擦法闭塞胸腔。胸膜下疱切除术通常通过 VATS 完成。虽然 VATS 本身对术后镇痛的要求有限，但是胸膜切除和胸膜摩擦是非常痛的。

肺大疱

肺大疱是由于肺泡结构组织缺失造成的肺实质内的充气薄壁区域（图 53.53）。通常与肺气肿有关，但是其确切原因还不清楚。虽然这方面的术语有一些混淆，但是对于先天性畸形或继发于外伤或感染的肺大疱样病变，更为准确地应称为肺膨出或肺囊肿。目前还没有统一的肺大疱手术切除的指征。出现呼吸困难症状以及一个巨大的大疱（或泡），其体积大于 30% 胸腔容积，并且胸片和 CT 提示功能性肺组织能恢复良好的解剖学状态的患者，可考虑行肺疱切除术。能证实肺大疱是造成患者呼吸困难的指标是肺功能测定显示为限制性通气困难（FEV_1 和 FVC 成比例下降）

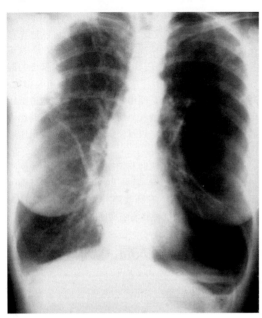

图 53.53　胸部 X 线片，患者有严重的肺气肿和多发肺大疱，包括左上和左下肺叶巨大疱

及在肺容量研究中的差异，即通过容积描记法测得的 FRC 超过通过氮稀释法测得值 2 L 以上。

在正常的潮气量范围内，肺大疱比正常肺顺应性更好，自主呼吸时优先充气。但是当超出正常潮气量范围时，肺大疱的肺顺应性下降，随着气道压升高，肺大疱内压急剧升高。麻醉前及麻醉期间应用细针测量体内肺大疱内压力，没有发现存在活瓣机制的证据[60]。虽然有些气体流通非常缓慢，但是所有研究过的肺大疱均与中央气道相通。在射线或 CT 上看到的典型压缩模式很有可能是正常肺区域的继发性弹性回缩力所致（见图 53.9）。FRC 时肺大疱内压力与一个呼吸周期的平均气道压相符。因此，在自主呼吸时，相对于周围肺组织，肺大疱内为负压。然而，在使用正压通气时，肺大疱内压力与周围肺组织相比增高，这将使肺大疱面临充气过度和破裂的风险。肺大疱破裂的并发症可危及患者生命，归因于由张力性气胸造成的血流动力学衰竭或支气管胸膜瘘造成的通气不足。

切除巨大肺大疱后，患者的呼吸困难症状和肺功能得到改善，大多数患者 FEV$_1$ 增加 0.3 L 以上，生活质量短期内得到极大改善，但是这种改善在 3 年后开始下降[266]。高碳酸血症不是肺大疱切除术的禁忌证。肺部感染患者，术前必须认真治疗。手术效果取决于患者年龄、吸烟史和心功能状态。其主要并发症是术后肺漏气。手术方式主要包括传统的或改良的开胸和

胸骨切开术或 VATS。激光切除术可减少漏气的发生率。现在已经采用多种非手术性胸腔镜和支气管镜操作，例如肺亚段局部注射纤维蛋白胶的方法来处理漏气。

肺大疱切除的麻醉要点与支气管胸膜瘘手术的麻醉相近，但是最好不要预防性使用胸腔引流，因为引流管有可能会进入肺大疱而发生瘘，并且健侧肺没有被瘘管内胸膜外的液体所污染的危险。麻醉诱导时最佳选择是维持自主呼吸直到肺或存在肺大疱的肺叶被隔离[267]。当存在误吸风险或者认为患者的血流动力学或气体交换不允许维持自主通气情况下诱导时，麻醉医师则必须使用小潮气量、低气道压正压通气，直到气道被隔离。

囊肿

先天性支气管囊肿是由肺发育过程中气管支气管分支异常造成的。它们可发生在肺的外周部位（70%），或发生在纵隔或肺门附近的中央部位。如果支气管囊肿逐渐扩大到影响肺功能或纵隔结构，或者破裂造成气胸或者感染，则会造成麻烦。与支气管不相通的小支气管囊肿通常无症状，可能会偶然在胸片上发现圆形、边界清晰的病变区域。相交通的囊肿经常产生气液平面，容易反复感染，并可能通过球-阀机制吸收气体，有迅速膨胀和破裂的危险。感染的囊肿可被周围的肺炎所掩盖或很难与脓胸鉴别。CT 扫描有助于区分实质性和囊性病变。不管是否与支气管相通，通常建议行支气管囊肿保守切除手术。

肺包虫囊肿是包含犬绦粒棘球绦虫类幼虫的水样寄生虫囊肿[268]。在流行地区（澳大利亚，新西兰，南美和一些第三世界地区）包虫病是肺囊肿的常见原因。包虫囊肿的直径可能每年会增加达 5 cm，在以下几个方面导致临床事件。他们可能对邻近组织（例如，支气管、大血管、食管）造成压迫。自发性或外伤性破裂时将囊液、寄生虫、坏死组织释放至邻近组织、支气管、胸膜或循环系统（致全身栓塞）。可产生超敏反应、支气管痉挛和过敏反应。引流入支气管会有大量液体流到支气管可能会导致呼吸窘迫或窒息，其严重程度取决于所涉及的液体量。破裂入胸膜腔可能会大量的胸腔积液积气、严重呼吸困难、休克、窒息或过敏反应。囊肿越大，发生破裂的可能越大，破裂后的危险也越大。任何大于 7 cm 的囊肿都推荐切除。

小型、完整、肺外周的囊肿往往容易摘除而不损害肺实质。当一个或多个囊肿占据了大部分肺段或肺叶，应行肺段或肺叶切除术。化脓性囊肿患者术前

应行体位引流及抗生素治疗。剥离囊肿时，肺隔离和（或）降低气道压力可能有助于防止囊疝。切除时增加气道压力可能有助于囊肿摘除。必须找出残腔中支气管的多个开口并进行闭合。在残腔中应用生理盐水进行多次"漏气试验"以确定所有的支气管的开口位置。另一种可供选择的手术方式是向囊肿里注入高渗盐水灭菌，然后吸出囊内容物并剥除被抽空的囊壁。

肺膨出

肺膨出是因肺部感染或创伤所产生的薄壁，充满空气的空间。它们通常出现在肺炎的第 1 周并在 6 周内自行消退。与其他肺囊肿相似，肺膨出的潜在并发症包括继发感染以及因空气集聚而扩大并可能破裂，或者使正常肺压缩和移位。张力性气胸或张力性肺膨出可引起血流动力学的不稳定。后者是不常发生的，推测可能是单向阀机制造成的，经常在正压通气时发生[269]。肺膨出有时需要手术减压，可经皮穿刺吸引、置管引流或在 CT 或透视引导下放置胸腔引流管。很少需要 VATS 或开放手术引流或切除。

肺移植

终末期肺病是死亡的最常见原因之一。肺移植是治疗这些患者的有效治疗方法。肺移植的适应证和禁忌证见框 53.15。全世界每年大约有 1500 例肺移植手术，移植数量因为缺少供体而受到限制。受体可分为四大类（按适应证的多少）：

1. 肺纤维化：特发性，与结缔组织疾病相关性，其他

2. COPD

3. 肺囊性纤维化（cystic fibrosis，CF）（图 53.54）和其他先天性支气管扩张

4. 原发性肺动脉高压

还有其他一些罕见适应证，如原发性支气管肺泡肺癌，淋巴管平滑肌瘤等[270]。根据患者的病理生理改变，手术有几种选择：单肺移植、双肺序贯移植、心肺移植和活体亲属肺叶移植。总的 5 年生存率的基准是 50%，但是决定于受体的年龄和疾病。除高龄肺纤维化患者以外，双肺移植通常要比单肺移植的生存率高，而高龄肺纤维化患者两种手术方式的预后无差别。

麻醉中气道管理最常使用 DLT。使用 DLT 的优点是可以直接、连续地对两侧肺进行吸痰，供氧，并检

框 53.15　肺移植的适应证和禁忌证

适应证
无法治愈的终末期肺实质和（或）血管疾病
无其他重大疾病
日常活动严重受限
预计 2～3 年生存率＜50%
NYHA 分级Ⅲ或Ⅳ级
有康复潜力
良好的心理素质和情感支持系统
可接受的营养状况
疾病特定死亡率超过移植特定死亡率 1～2 年的

相对禁忌证
年龄大于 65 岁
存在严重或不稳定临床表现（如休克，机械通气或 ECMO）
康复可能性小的严重限制性功能障碍
受抵抗强或致命性的细菌、真菌或分枝杆菌感染
重度肥胖，体重指数大于 30 kg/m²
严重的或有症状的骨质疏松症
其他导致终末器官损害的疾病（如糖尿病、全身高血压、周围血管疾病、冠状动脉疾病行冠状动脉支架植入术或 PTCA 术后患者）

绝对禁忌证
其他重要脏器系统无法治愈的进行性功能障碍（如心、肝、肾）
过去 2 年有活动性恶性肿瘤的存在
无法治愈的慢性肺外感染
慢性活动性乙型肝炎，丙型肝炎或艾滋病毒
严重胸壁／脊柱畸形
有不遵守或无法进行治疗或诊室随访的记录，两者都有
无法配合或完成医学治疗的、且无法治愈的精神病或心理疾病患者
缺乏持续的或可靠的社会支持系统
活动性物质成瘾或过去 6 个月内物质成瘾活跃（如酒精，烟草或毒品）

（Based on Weill D，et al. J Heart Lung Transplant. 2015；34：1.）

查支气管吻合情况。一些技术进步允许 DLT 用于肺移植手术。诱导时，在放置 DLT 前通过单腔管行部分支气管灌洗，有利于分泌物过多患者的吸痰。在大多数中心，监测包括有创动脉、肺动脉导管和 TEE。麻醉维持主要是静脉麻醉，因为频繁的气道操作需要（例如需要经常吸痰和支气管检查）将难以维持麻醉气体的稳定浓度。尽管肺保存技术得到了提高，但是供肺缺血时间最好限制在 4 h 以内。

各大临床中心肺移植过程中 ECMO 和 CPB 的使用存在很大差异。对于成人患者，由于可以减少输血并改善预后，术中静脉动脉 -ECMO 正在大量取代 CPB[271]。静脉静脉 -ECMO 也越来越多地用于术后呼吸支持。

肺移植术中，麻醉并发症在很大程度上取决于肺的基础疾病。肺气肿患者诱导时正压通气容易导致低血压（请参阅前文"术前评估"，慢性阻塞性肺疾病）。肺囊性纤维化患者的问题包括难以处理支气管

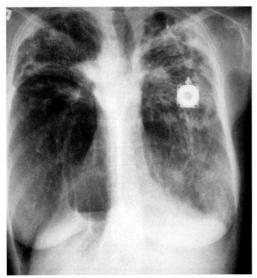

图 53.54   一例囊性纤维化患者行双侧肺移植的胸片。胸部影像显示典型的支气管扩张征象。左上胸可见皮下静脉注射泵的储液器

黏稠分泌物以及难以保证充分通气。由于肺囊性纤维化患者吸气和呼气时气流阻力增加，可能从高气道压的慢吸气相通气中受益[272]。由于肺顺应性严重下降，如能避免空气滞留，这种通气方法几乎没有血流动力学波动。还有一些受体疾病相关的问题，如原发性肺动脉高压引起的右心功能不全在诱导时致血流动力学衰竭；肺纤维化患者对单肺通气的耐受性差，还有胸部淋巴管平滑肌瘤患者出现气胸的风险。

肺移植后患者的麻醉

许多肺移植受体由于相关或不相关的手术问题需要再次麻醉[273]。这些患者手术的次数增多的原因可能是免疫抑制并发症（如感染、肿瘤、肾衰竭），或移植并发症（例如支气管狭窄、闭塞性细支气管炎）。

应回顾患者术前的肺功能和弥散功能检查结果以发现肺功能储备较差的患者。闭塞性细支气管炎综合征（bronchiolitis obliterans syndrome，BOS）是常见的肺移植后慢性排异紊乱，可导致限制性肺疾病。BOS是相当大比例患者肺功能恶化的原因，移植后生存满5年的患者超过半数患有BOS。是生存超过一年的患者的主要死亡原因[274]。

大多数移植受体都可以接受常规麻醉管理来完成，包括最佳的围术期呼吸管理，预防性使用抗生素和继续应用免疫抑制剂。近期的血气分析结果、胸片

以及 CT 扫描在处理这些患者时是非常重要的。大多数行支气管吻合的成人病例可以接受气管插管。如果需要支气管插管或使用 DLT，应首先行支气管镜检查以评估支气管吻合情况，并在纤支镜引导下插管。

单肺移植后对侧肺气肿患者需特别注意。因为双肺的顺应性明显不平衡，原肺顺应性高，而移植肺顺应性正常或降低（如有排斥反应）。然而，大部分肺血流分供应移植肺。如果使用常规的正压通气，肺气肿侧由于持续的充气过度可使血流动力学不稳定及气体交换障碍。如果必须进行正压通气，这些患者可能需要行 DLT 插管以及双肺分别通气，以减少原有肺气肿侧肺的气道压力和分钟通气量。

肺减容术

一些严重肺气肿患者行多个肺楔形切除可以减少肺容积、改善症状[275]。根据患者和医疗中心的不同，手术可以是单侧，也可以是双侧，手术方式可以采用开胸、胸骨正中切开或 VATS。该手术对于异质性肺疾病的治疗效果好于均质性肺疾病（例如：α_1 抗胰蛋白酶缺乏），前者可以切除最严重的病变部位（通常是肺尖）。极严重的患者（FEV_1 或 DLCO ＜预计值 20%）手术后存活率很低[276]。这一手术目前最常用于具有肺移植禁忌证的严重肺气肿患者。

通常情况下，患者的症状和肺功能可以在术后立即得到明显的改善，许多患者能够停止或减少使用家庭氧疗。这是因为气道压降低、气流阻力和呼吸做功减少[277]，而这些变化将导致 auto-PEEP 显著下降，而动态顺应性相应增加。尽管术后早期肺功能可以得到很大程度的改善，但是这种改善是短暂的[278]。因而，必须是在患有这种程度肺气肿的患者预期寿命短且该手术有可能提高他们生活质量的情况下考虑应用这种治疗措施。

麻醉管理与其他伴有严重 COPD 患者胸科手术的麻醉相似（见前慢性阻塞性肺疾病，术前评估），由于存在 auto-PEEP，诱导时有发生低血压的危险，并且术后需要良好镇痛以避免术后机械通气[279]。一些中心使用支气管镜引导下将单向阀门或线圈放置在最相关肺段的方法，造成严重肺气肿患者的远端肺区域萎陷[280]，从而避免手术。

肺出血

大咯血定义为 24 ～ 48 h 内咯血量超过 200 ml。

最常见的原因是肺癌、支气管扩张症和创伤（钝伤、穿透伤或继发性于肺动脉导管的损伤）。大咯血引起的窒息可迅速导致死亡。处理需要四个连续步骤：肺隔离、复苏、诊断和针对性治疗。麻醉医师经常需要到手术室外处理这些情况。这些病例肺隔离的最佳方法现在还没有达成一致意见。肺隔离的初步方法取决于能否提供适当的设备以及对患者气道进行评估。目前肺隔离的基本方法共有 3 种：DLTs、单腔管和支气管堵塞导管。在肺急性出血时使用纤维支气管镜引导气管导管或堵塞导管放置通常是没有益处的，肺隔离必须由临床征象（主要是听诊）作为指导。DLT 能够迅速并安全地完成肺隔离，即使左侧 DLT 插入右主支气管，仅会造成右上肺叶阻塞。但是，由于 DLT 管腔狭窄，很难通过 DLT 吸出大量血液或血块。一种选择是先放置单腔管以便于给氧和吸引，然后通过喉镜或交换导管放置 DLT。未剪短的单腔管可以直接进入右主支气管或逆时针旋转 90°进入左主支气管[281]。支气管堵塞导管通常很容易进入右主支气管，这对于右侧出血是有效的（90% 的肺动脉放置导管所致出血都在右侧）。除了钝伤或穿透伤病例外，在肺隔离和复苏完成后，目前最常用的是通过放射介入阻塞肺动脉假性动脉瘤来进行大咯血的诊断和确切治疗[282]。

肺动脉导管诱发的出血

对于已放置肺动脉导管患者的咯血，在确定是其他原因之前，必须考虑为肺动脉导管引起的血管穿孔。肺动脉导管引发出血的死亡率可能超过 50%。目前这种并发症似乎较以前减少，可能是因为使用肺动脉导管的适应证更严格，以及更恰当的肺动脉导管管理包括较少依赖楔形测压有关。治疗应根据既定流程进行，并视出血的严重程度进行相应调整（框 53.16）。

心肺转流术（CPB）停机过程中

CPB 停机阶段是肺动脉导管引起出血最易发生的

时间点之一。CPB 期间将肺动脉导管从可能引起楔入的深度回撤并观察肺动脉压波形，以避免在 CPB 期间形成楔入性损伤，可能会降低这种并发症的风险。当 CPB 停机阶段发生气道出血，麻醉医师应避免迅速逆转抗凝以尽快停止 CPB 的策略，因为这可能会使出血演变为致命的窒息。继续进行完全的 CPB 以确保氧合，同时充分吸引气管支气管，然后再用纤支镜检查。可能需要肺动脉插管引流减少肺血流量，以便确定出血部位（通常为右下肺叶）。应该打开胸腔评估肺损害情况。如果可能，最佳治疗方法是肺隔离同时保守治疗，避免肺切除术。如果患者有持续性出血而又不适合肺切除，可在 CPB 停机或之后暂时性使用血管环阻断肺叶动脉。

气管切开术后出血

在气管切开术后即刻出现的出血通常是切口的局部血管出血，如颈前静脉或甲状腺下静脉出血。术后 1～6 周大出血最常见的原因是气管无名动脉瘘[283]。大多数患者在大出血之前会有少量出血。气管无名动脉瘘的处理流程见框 53.17。

肺动脉内膜血栓切除术

肺动脉内膜血栓切除术（pulmonary thromboendarterectomy，PTE）是治疗慢性血栓栓塞性肺动脉高压（chronic thromboembolic pulmonary hypertension，CTEPH）的一种手术方式。CTEPH 是一种进行性的病变，保守治疗效果不佳，PTE 是其最适合的治疗方法，围术期死亡率约 4%，低于肺移植。大部分 CTEPH 患者出现临床症状较晚，因为没有明显的深静脉血栓形成或肺栓塞的过程，疾病进展隐匿。患者表现为严重运动性呼吸困难和右心衰竭。手术适应证为血流动力学方面存在严重肺血管阻塞的患者［肺血管阻力＞ 300 dynes/（s·cm⁵）］。

术前应预防性放置下腔静脉滤器。手术采用正中胸骨切开、CPB 下完成，可以应用也可以不应用深

框 53.16　有肺动脉导管患者的处理

诱发肺出血
1. 首先将患者置于侧卧位，出血侧肺在下。
2. 气管插管、给氧、清理气道。
3. 通过 DLT 或单腔气管导管或支气管堵塞导管实现肺隔离。
4. 退出肺动脉导管数厘米，使之停留在肺动脉主干。不要充气（除非在透视指导下）。
5. 调整患者体位将已经隔离的出血侧肺向上。如果可能，对出血侧肺采用 PEEP。
6. 如果可行，转运患者进行影像学诊断和栓塞治疗。

框 53.17　气管无名动脉瘘出血的处理

- 气管切开导管套囊过度充气以压迫止血。
- 如果此操作失败
  - 应用经口气管插管替换气管切开导管。在纤维支气管镜引导下将套囊放置于隆嵴上。
  - 用手指穿过气管切开口向胸骨后方压迫无名动脉。
- 如果此操作失败
  - 慢慢拔出气管内导管并给套囊过度充气以压迫止血。
  - 然后进行彻底治疗：开胸行无名动脉结扎。

低温停循环技术（deep hypothermic circulatory arrest, DHCA）。麻醉管理与原发性肺动脉高压行肺移植时基本相同，但是不需要肺隔离，气道管理只需行标准气管插管。监测包括股动脉和肺动脉导管、经食管超声心动图、脑电监测以及直肠／膀胱温度[284]。

全麻诱导时，患者可因为低血压而导致右心衰竭从而有血流动力学崩溃的危险。诱导可使用依托咪酯或氯胺酮，以避免低血压。常需用去甲肾上腺素和去氧肾上腺素来维持外周血管阻力。如果使用 DHCA，需预先应用甘露醇、甲泼尼龙以减少脑细胞水肿，增强自由基清除。复温和降温速度由 CPB 控制，保持血温和膀胱／直肠的温度梯度低于 10℃。DHCA 的时间通常被限制在 20 min 内。这类病例在 CPB 期间很少发生大量肺出血。将去氧肾上腺素 10 mg 和血管加压素 20 u，用生理盐水稀释至 10 ml，经气管导管内给药可能有益。术后患者应保持镇静、保留气管导管并维持机械通气至少 24 h 以减少再灌注肺水肿的危险。去甲肾上腺素或血管加压素可以用于提高全身血管阻力、减少心排血量以减少降低肺血流量。

支气管肺灌洗

支气管肺灌洗（bronchopulmonary lavage，BPL）是全麻下通过 DLT 向一侧肺慢慢灌输总量可高达 10 ～ 20 L 生理盐水，然后再排出来的一种治疗方法，每次冲洗量为 500 ～ 1000 ml 直至流出液变干净为止[285]。可以在同一次麻醉下，完成一侧肺的灌洗后进行对侧肺灌洗，或者也可以恢复数天后再次麻醉进行对侧肺灌洗。它是治疗肺泡蛋白沉积症最有效的方法。这种疾病是由类似于肺表面活性物质的脂蛋白物质在肺内积累所致[286]。这一疾病似乎与免疫相关，使用粒细胞–巨噬细胞集落刺激因子的传统治疗方法对一些患者有效[287]。其他应用 BPL 治疗的病理情况包括如肺囊性纤维化、哮喘、吸入放射性尘埃、类脂性肺炎和矽肺，但是都没有令人信服的成功报道。

与肺移植相同，应用静脉麻醉药进行全身麻醉诱导和维持。气道管理应用左侧 DLT[288]。患者在整个手术过程中保持仰卧位。由于静水压可以从灌洗肺传至肺循环，在灌入液体阶段氧合增加，吸出阶段则减少，与肺血流量分布的变化一致。这些变化通常是短暂性，患者能很好地耐受。通常需要注入 10 ～ 15 L 生理盐水，90% 以上被引流回收，剩下的不到 10%。操作结束时要彻底吸引灌洗侧肺。给予呋塞米（10 mg），以增加吸收的生理盐水的排出。如果对侧肺也要行灌洗，则至少需要进行 1 小时的双肺通气，以恢复灌洗侧肺功能，在此期间进行动脉血气监测。如果肺泡动脉氧梯度持续较大，则终止该项操作，可以使用静脉静脉–ECMO 或患者以后再择期进行对侧肺灌洗。灌洗完成后，重新行单腔气管插管，应用纤维支气管镜检查并吸引。传统通气方法并加用 PEEP，通常少于 2 h。常规需在 ICU 观察 24 h。有些患者需要每隔数月灌洗一次，而有些患者可能很多年都不需要再灌洗。

纵隔肿瘤

纵隔肿瘤，尤其是上纵隔或前纵隔肿瘤，或两者兼而有之，对麻醉医师来说是很棘手的问题。患者在经纵隔镜或 VATS 进行活检，或通过胸骨切开、开胸手术切除肿瘤时可能需要麻醉。纵隔肿瘤包括胸腺瘤、畸胎瘤、淋巴瘤、囊性淋巴管瘤、支气管源性囊肿以及甲状腺肿瘤。纵隔肿瘤可能压迫主气道、肺动脉干、心房和上腔静脉。前或上纵隔肿瘤患者全身麻醉诱导时，呼吸道阻塞是最常见和最可怕的并发症。必须注意到气管、支气管受压通常发生在所插入气管导管的远端（图 53.55），麻醉诱导时一旦塌陷，气管导管是不可能强行通过气道的。一个患者如有仰卧位时呼吸困难或咳嗽病史，则提示该患者诱导时可能发生气道阻塞。儿童可发生致命的并发症而无症状。其他主要并发症是继发于心脏或大血管受压引起的心血管衰竭。仰卧晕厥症状提示血管受压。

麻醉死亡报道主要发生在儿童。可能是因为儿童气道软骨结构易于受压，或者由于取得儿童体位症状的病史困难。诊断纵隔肿瘤最重要的检查方法是行气管和胸部 CT 扫描。如果 CT 扫描显示儿童的气管支气管压迫大于 50%，则进行全身麻醉时不安全[289]。通过流量–容积环来预测什么样的患者会发生术中气道塌陷并不总是可靠的，尤其是那些仰卧位时出现恶化型胸内梗阻（呼气平台）模式的患者[290-291]。有血管压迫症状的患者可应用经胸超声心动图诊断进行检查。

处理

全身麻醉可能通过三个方面加重外源性胸内气道受压。首先，全身麻醉时肺容积减少，气管支气管直径随容积减小。第二，全麻时支气管平滑肌松弛，使大气道更容易受压。第三，肌松消除了自主通气期间可看到的横膈向尾侧的运动。这使正常吸气时能使气道扩张、并将胸腔内气道外在压迫降低到最小程度的

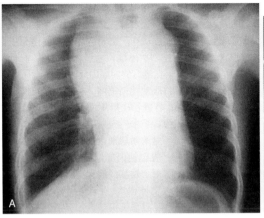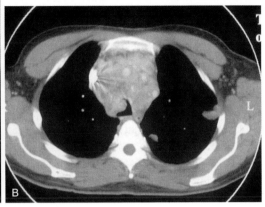

图 53.55 （A）成人前上纵隔肿瘤患者胸片；（B）胸部增强 CT 隆嵴上平面显示隆嵴和右总支气管部分受压。该患者为"不确定"气道

跨胸膜压消失。

纵隔肿瘤患者需根据其症状和 CT 扫描（框 53.18 和 53.19）进行处理。"不确定"气道患者应尽可能在局麻和区域麻醉下完成诊断性操作。"不确定"气道且需要全身麻醉的患者需要持续监测气体交换和血流动力学的情况下一步一步地进行麻醉诱导。这种"NPIC"（noli pontes igniiconsumere，即"给自己留条退路"）麻醉诱导可以使用挥发性麻醉药如七氟烷进行吸入诱导，也可以滴定浓度方式静脉输注丙泊酚，辅以或不辅以氯胺酮，保留自主通气直至确认气道安全或完成操作[292]。对一些成年患者，如果 CT 扫描示气管远端未受压，则可以诱导前行清醒气管插管。如果需要肌肉松弛药，应首先将通气逐步转变为手控通气，以确保正压通气是可行的，然后才能使用短效肌肉松弛剂（框 53.20）。

发生气道或血管受压，患者须尽快清醒，然后可考虑进行其他操作。术中危及生命的气道受压通常有两种解决方法：重新改变患者体位（必须在诱导前确定是否存在某一可以减轻压迫和症状的体位）或者使用硬质支气管镜并向阻塞远端通气（这意味着遇到此类病例时，手术室内必须备有随时可用的经验丰富的支气管镜使用者和设备）。硬质支气管镜即使只能到达一侧主支气管，也可用于维持抢救过程中的氧合（见前"硬质支气管镜"）[293]。一旦恢复足够氧合，可以应用硬质支气管镜放置气管交换导管，可在支气管镜撤出后，通过它进行气管插管。硬质支气管镜在保证气道安全方面的另一项技术是在一细硬质支气管镜（例如 6 mm）上先放置一个气管导管，然后利用支气管镜将气管导管送至阻塞的远端[294]。

对于行"NPIC"全身麻醉还是"不安全"的成人患者，可以在麻醉诱导前建立股−股转流 ECMO。全麻诱导期间将 CPB 作为"备用"的想法是危险的[295]，因为一旦发生气道塌陷，没有足够的时间在缺氧性脑损伤发生前建立 CPB[296]。"不安全"患者的其他选择包括：局部麻醉下行纵隔肿瘤活检或淋巴结活检（例如，锁骨上淋巴结活检）；活检前先行放疗，但是要在准备以后活检的区域留有非放疗窗；术前化疗或短

框 53.18　前或上纵隔肿瘤患者症状分级
无症状
轻度：可以平卧伴轻度咳嗽 / 压迫感
中度：只能短时间内平卧，平卧的时间不能确定
重度：不能耐受平卧

框 53.19　纵隔肿瘤患者全身麻醉安全度分层

A.	安全	（Ⅰ）	无症状的成人，CT 示最小气管支气管直径＞正常 50%
B.	不安全	（Ⅰ）	有严重症状的成人或儿童
		（Ⅱ）	CT 检查气管直径＜正常 50% 的儿童，不论有无症状
C.	不确定	（Ⅰ）	轻度 / 中度症状，CT 示气管直径＞正常 50% 的儿童
		（Ⅱ）	轻度 / 中度症状，CT 示气管直径＜正常 50% 的成人
		（Ⅲ）	不能提供病史的成人或儿童

框 53.20　所有纵隔肿瘤和不确定气道患者的全身麻醉管理
1. 术前确定患者的最佳体位
2. 如果可行，在清醒时获得超过狭窄处的安全气道
3. 诱导时备好硬质支气管镜，并有手术医师在场
4. 如果可能，保留自主呼吸（给自己留条后路）
5. 术后监测气道受累情况

期类固醇治疗以及 CT 引导下肿瘤活检或囊肿引流。前或上纵隔肿瘤患者的管理要点如下[297]：

1. 所有纵隔肿瘤的儿童和成人都应行诊断操作并完成影像学检查，尽可能不要让患者冒全麻的风险[298]。

2. 对于每一位患者，应首先寻找胸腔外源的组织进行诊断性活检（胸腔积液或胸外淋巴结）。

3. 无论做何诊断或治疗，都不应该强制要求患者仰卧位。

4. 高危患儿（框 53.21），如果无胸外淋巴结肿大或胸腔积液，活检前皮质类固醇治疗是合理的[299]。在这种情况下，需肿瘤科医师，外科医师和麻醉医师协作确定活检的适当时间。高危患者术前激素治疗的替代方法包括肿瘤照射，但是要留有一小部分区域不进行照射，为随后的活检作准备。

随着对患者术中急性呼吸道阻塞的危险认识的提高，手术室发生危及生命的事件越来越少。在儿童，如果术前影像检查时强迫仰卧位往往容易发生此类事件。成人急性呼吸道阻塞现在更可能发生在术后恢复室[300]。因此整个围术期都应保持警觉。

胸腺切除术治疗重症肌无力

重症肌无力是一种神经肌肉接头疾病，患者由于神经肌肉接头运动终板上乙酰胆碱受体数量减少而引起肌无力症状[301]。患者可能伴有或不伴有胸腺瘤。即使没有胸腺瘤，胸腺切除术后也常常可以减轻临床症状。重症肌无力使肌松药的作用发生改变，该病患者对琥珀胆碱抵抗而对非去极化肌松药极为敏感。胸腺切除术可通过完全或部分胸骨切开或经颈部切口入路、VATS 的微创方法来完成。对于有胸腺瘤的患者，常采用胸骨切开法；对于无确切胸腺瘤者，常采用微创技术。最好避免使用肌肉松弛剂。诱导时使用丙泊酚、瑞芬太尼和表面麻醉进行气管插管。此外，也可采用吸入麻醉如七氟烷进行诱导[302]。如果采用胸骨切开式，全身麻醉复合胸段硬膜外麻醉是有益的。

重症肌无力患者应谨慎使用肌肉松弛药，因为对非去极化肌松药的敏感度增加将导致与死亡率增加和术后机械通气有关的肌肉麻痹时间延长[303]。环糊精

衍生物——舒更葡糖可以包绕甾类肌松药。舒更葡糖已被批准用于逆转甾类非去极化肌松药罗库溴铵和维库溴铵导致的肌松效应。舒更葡糖已被报道用于重症肌无力患者中逆转罗库溴铵的肌松效应[304]。舒更葡糖的剂量由肌松监测时的四成串反应来定。

大多数患者口服吡啶斯的明（一种口服抗胆碱酯酶药物），并且许多患者在用免疫抑制药物（如皮质激素）治疗过程中。手术当天应确保围术期给予吡啶斯的明的剂量与平时的常规剂量一样。少数患者需静脉注射新斯的明，直至他们能继续口服吡啶斯的明。已有一个评分系统用于预测经胸骨胸腺切除术后是否需要长期机械通气支持[305]。在该评分系统中，病程超过 6 年、有慢性呼吸系统疾病、吡啶斯的明剂量大于 750 mg/d 或肺活量小于 2.9 L 的患者，术后可能需要机械通气支持。更好的术前准备和微创手术已经降低了与该评分的准确性[306]。在病程早期进行手术治疗并通过药物和血浆置换使病情稳定，同时微创技术应用的增加，已经大大减低术后机械通气的需要。患者情况好时，微创胸腺切除术后平均住院时间可减少到 1 天，经胸骨胸腺切除后为 3 天[307]。术后患者应该仍然保持术前的用药方案。胸腺切除术后肌无力症状的缓解需几个月至几年不等。

不插管胸科手术

19 世纪末最初的胸科手术中，患者在乙醚麻醉下自主呼吸而未行气管插管。在开胸期间没有给氧，导致进行性低氧血症和高碳酸血症并限制了安全手术的时长。随着麻醉和 VATS 技术的提高，在一些中心出现回归非插管胸科手术的趋势。最初的报道集中于胸膜腔引流、肺组织活检、脓胸引流和类似手术[308]。近来，非插管手术已经扩展到肺叶切除、肺段切除以及其他更复杂的手术。优势在于减少住院时间和降低术后并发症[309]。

非插管胸科麻醉技术包括一系列能够保持自主呼吸的镇静或全身麻醉方法[310]。患者应接受给氧以避免低氧血症。患者可能会出现高碳酸血症；不过轻度高碳酸血症通常是可以很好耐受的。对于静息状态下高碳酸血症患者，经鼻高流量给氧可能有益。右美托咪定结合硬膜外麻醉使严重呼吸功能不全的患者行VATS 手术时获得满意的镇静。如果选择全身麻醉，不管是全凭静脉还是吸入麻醉，喉罩对非插管手术很有好处。区域麻醉通常使用肋间、椎旁神经阻滞或硬膜外阻滞。超声引导下胸壁阻滞，无论是前锯肌阻滞或竖脊肌阻滞（erector spinae plane）适用于一部分患

框 53.21　纵隔肿瘤患儿气道受累的预测因素
1. 肿瘤位于前纵隔
2. 组织学诊断为淋巴瘤
3. 上腔静脉综合征
4. 大血管受压或移位的影像学证据
5. 心包或胸腔积液

Based on Lam JCM, et al. Pediatr Surg Int. 2004; 20: 180

者。瑞芬太尼持续输注对一部分呼吸急促而没有低氧血症的患者有帮助。同时，瑞芬太尼还可以减轻咳嗽反射。但是必须密切关注窒息的风险并严密监测患者的呼吸状态。对于涉及肺门附近的手术操作，咳嗽可能是个问题。Chen 和同事介绍了胸内迷走神经神经阻滞的方法，右胸气管下段或左胸主肺动脉窗处迷走神经旁注射 2 ～ 3 ml 0.25% 布比卡因。这可以保持 3 h 咳嗽消失[311]。

体外膜式氧合（ECMO）

胸科手术使用 ECMO 进行氧合越来越多。ECMO 在肺移植手术中的应用已经成熟。越来越多病例报道 ECMO 用于其他胸外科手术期间传统方法无法保证氧合的情况[312]。ECMO 的优势在于因患者特定的并存疾病或解剖干扰导致正常通气不足或无法进行时它可以维持氧合并排出二氧化碳。大量病例或系列病例报道了使用 ECMO 对危重气道阻塞患者进行气管肿瘤切除或支架置入[313]。ECMO 还被用于气体交换功能差但需行肺萎陷的患者的麻醉。在这些报道中，麻醉诱导前或手术开始前开始行 ECMO（通常静脉-静脉）可以获得较好的预后[314]。胸外科手术 ECMO 的指征在框 53.22 中列出。静脉静脉 -ECMO 可以通过 1 根双腔导管（右颈内静脉）或 2 根导管（通常股静脉和颈内静脉）建立。动脉静脉 -ECMO 可以通过外围血管置管（股、动静脉）或中心置管（如右心房和升主动脉）。术中使用 ECMO 时在外周脉搏氧饱和度的基础上加用脑氧饱和度监测十分有用。

术后管理

加速康复外科

加速康复外科（enhanced recovery after surgery,

框 53.22　胸科手术期间体外膜式氧合的潜在适应证

- 严重气道阻塞
- 急性气道丢失
- 隆嵴全肺切除
- 严重肺气肿行肺减容术
- 急性呼吸窘迫综合征行开胸和胸膜剥脱术
- 全肺切除术后气管食管瘘修补术
- 全肺切除术后食管切除术
- 对侧全肺切除术后肺段切除术
- 单肺移植术后开胸手术
- 对侧支气管胸膜瘘行开胸术
- 严重胸部创伤的抢救性治疗

ERAS）是一种多学科的围术期管理理念，已被用于很多外科亚专业[315]。指导思想是降低手术应激反应并促进快速康复。肺癌手术的 ERAS 可以减少并发症、降低住院时间、节约成本[316]。最近，欧洲胸科医师协会发布了胸外科 ERAS 指南（表 53.12 和 53.13）[317]，针对手术和麻醉都给出了建议。他们的推荐（强或弱）基于证据的级别（高、中、低和非常低）以及每项干预措施带来的好 / 坏效应的平衡。

早期主要并发症

胸科术后早期可能发生多种严重的并发症，如肺叶切除后剩余肺叶扭转、支气管残端裂开和大血管出血。幸运的是这些并发症不常发生，即使发生，也可按前面叙述的原则进行处理。在这些可能发生的并发症中，有两个需详细讨论：①呼吸衰竭，因为它是胸科手术后主要并发症的最常见原因；②心脏疝，尽管罕见，但是如果得不到迅速诊断和适当治疗，通常是

表 53.12　加速康复的可改良手术因素

手术因素	证据级别	推荐程度
营养状况不良时补充营养	中	强
戒烟	高	强
肺功能或活动能力处于边缘状态的患者行肺功能康复训练	低	强
机械和药物手段预防静脉血栓	中	强
预防性使用抗生素	高	强
早期肺癌行 VATS	高	强
术后呼吸训练	低	强

（Based on Batchelor T，Rasburn N，Abdelnour-Berchtold E，et al. Eur J Cardio-Thorac Surg. 2018，in press.）

表 53.13　加速康复可改良的麻醉因素

麻醉因素	证据级别	推荐程度
DLT 或堵塞导管肺隔离	中	强
保护性肺通气	中	强
温度监测和主动加温	高	强
全身麻醉与区域麻醉结合	低	强
术后恶心呕吐的多模式管理	中	强
对乙酰氨基酚和非甾体抗炎药在镇痛中的应用	高	强
优化液体管理	高	强
非插管胸科手术	低	不推荐

（Based on Batchelor T，Rasburn N，Abdelnour-Berchtold E，et al. Eur J Cardio-Thorac Surg. 2018，in press.）

致命的。

呼吸衰竭

呼吸衰竭是较大范围肺切除术后患者发病和死亡的主要原因。肺切除术后急性呼吸衰竭的定义为：急性发生的低氧血症（$PaO_2 < 60$ mmHg）、高碳酸血症（$PaCO_2 > 45$ mmHg）、术后需机械通气时间超过 24 h 或拔管后需再次插管进行机械通气。肺切除术后呼吸衰竭的发病率为 2% ~ 18%。术前肺功能下降的患者术后发生呼吸并发症的风险更高。此外，年龄、有无冠状动脉疾病以及肺切除范围等因素是术后死亡率和发病率的重要预测因子。由于在肺切除术中隔离失败导致的交叉感染，可能会引起对侧肺炎和术后呼吸衰竭[318]。肺切除术后实施机械通气与发生医院获得性肺炎和支气管胸膜瘘的风险相关。

高危患者肺部并发症的减少可能与围术期使用胸段硬膜外镇痛有关[2]。预防肺不张和继发感染可以更好地维持功能残气量及黏液纤毛清除功能，并减轻接受硬膜外镇痛患者膈肌反射的抑制作用[319]。胸部物理治疗、鼓励肺功能锻炼和早期行走，对减少肺切除术后并发症是至关重要的。对于不太复杂的肺切除病例，早期拔管可避免因长期插管和机械通气引起的肺部并发症。目前治疗急性呼吸衰竭的方法是支持疗法，即在不进一步损害肺的情况下提供更好氧合、治疗感染以及对重要脏器的支持。

心脏疝

急性心脏疝是一种不常见、但是已经得到很清楚的描述的并发症，是由全肺切除术后心包闭合不完全或裂开引起的[320]。它通常发生在术后即刻或术后 24 h 内，死亡率 > 50%。打开心包的肺叶切除术后或其他涉及心包的胸部肿瘤切除手术或创伤后也可能发生心脏疝[321]。右全肺切除术后发生心脏疝的临床表现是由静脉回心血流受损造成的，伴有中心静脉压升高、心动过速、严重低血压和休克。由于心脏的扭转，出现急性上腔静脉综合征[322]。与此相反，左全肺切除术后发生心疝时，很少发生心脏扭转但是心包边缘会压迫心肌，可能会导致心肌缺血、心律失常和心室流出道阻塞。关胸后两侧胸腔的压力差造成了心脏疝的发生，这种压力差可能会导致心脏通过心包缺损被挤出来。

心脏疝应急诊处理。鉴别诊断应包括胸腔内大出血、肺动脉栓塞或由于胸管引流不当造成的纵隔移位。早期诊断并立即使用自体或人工补片修补心包缺损是挽救患者的关键。由于此类患者都是开胸手术后患者，应考虑再次开胸探查的所有注意点。包括使用大口径静脉导管和建立动脉导管监测以及使心血管反应最小化的操作如将患者摆放至术侧在上的完全侧卧位。由于时间紧迫，应使用单腔气管导管。探查期间应使用血管升压药和（或）正性肌力药物进行循环支持。术中心肺复苏心脏归位后可以考虑使用 TEE 指导心包补片的缝合，以防止心脏过度受压[323]。总体而言，急诊再次开胸探查患者术后应保留气管导管并转入重症监护病房。

术后镇痛

1990 年之前的研究报道，一致认为胸科术后 3 天内有 15% ~ 20% 的患者可发生呼吸系统严重并发症（肺不张、肺炎、呼吸衰竭）[1]。发病时间延迟到术后 72 h 可能与开胸术后肺功能恢复的独特模式有关，这种情况在其他行大型外科手术切口的患者中不会出现[324]。目前呼吸道并发症总的发生率下降，已不足 10%，而心脏并发症发生率没有改变[2]。术后管理的提高，特别是镇痛管理的改进是呼吸道并发症下降的主要原因。

开胸术后有多个感觉传入神经传递伤害性刺激（图 53.56）。其中包括切口（肋间神经 $T_4 \sim T_6$），胸腔引流（肋间神经 $T_7 \sim T_8$），纵隔胸膜（迷走神经，CN 10），中央膈胸膜（膈神经，$C_3 \sim C_5$）[325]，和同侧肩部（臂丛）。没有一种镇痛技术可以阻断所有的疼痛传入，因此镇痛模式应该是多模式的。每例患者镇痛方法的最佳选择取决于患者因素（禁忌证和个人意愿）、手术因素（切口类型）以及系统因素（现有的设备、监测和护理支持）。胸科术后理想的镇痛技术包括三类经典药物：阿片类药物、抗炎药物和局部麻醉药物。

全身镇痛

阿片类药物

单独使用全身阿片类药物能有效控制背景疼痛，但是若要控制与咳嗽和运动关联的急性疼痛，则需要较高的血浆浓度，而此浓度可能使大部分患者呈现镇静状态或通气不足。即使患者使用自控镇痛装置，疼痛控制也较差[326]，而且当阿片类药的血浆浓度降至治疗水平以下时，将影响患者的睡眠。

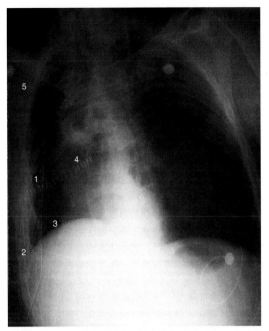

图 53.56　开胸后疼痛感觉传入的多个来源：（1）切口位置的肋间神经（通常 $T_4 \sim T_6$）；（2）胸腔引流位置的肋间神经（通常为 $T_7 \sim T_8$）；（3）膈肌穹顶的膈神经；（4）纵隔胸膜的迷走神经；（5）臂丛

非甾体抗炎药

开胸手术后使用非甾体抗炎药可以减少超过 30% 的阿片类药物用量，特别是对治疗同侧肩部疼痛非常有效。术后同侧肩痛经常发生，而硬膜外镇痛对其疗效差。非甾体抗炎药可逆性抑制环氧化酶，发挥抗炎和镇痛作用，但是也可能引起血小板功能降低、胃糜烂、支气管反应性增加以及肾功能减退。对乙酰氨基酚是一种解热 / 镇痛药、环氧化酶抑制作用较弱，可口服或直肠给药，剂量可高达 4 g/d。它能有效治疗肩部疼痛，其毒性低于其他具有更强环氧化酶抑制作用的非甾体抗炎药[327]。

氯胺酮

氯胺酮作为多模式镇痛的一部分，结合区域镇痛、阿片类药物和抗炎药越来越多地用于开胸术后镇痛[328]。术中氯胺酮可低剂量静脉注射或输注开始给药并持续输注至术后。通常术后输注剂量为 0.1 ~ 0.15 mg/（kg·h）[329]。人们总是担心氯胺酮的拟精神病作用，但是在镇痛、亚麻醉剂量下很少发生。尽管围术期使用氯胺酮可以减少开胸术后急性痛，但是对开胸术后慢性痛的作用尚不清楚[330]。

右美托咪定

右美托咪定是一种选择性肾上腺素 α_2 受体激动剂，据报道其是开胸术后镇痛有益的辅助药物，复合硬膜外局麻药镇痛时可显著减少阿片类药物的需求量[331]。儿童和成人术后镇痛的维持量为 0.3 ~ 0.4 μg/（kg·h）[332]。右美托咪定可能会引起低血压，但是似乎有保护肾功能的作用。

静脉注射利多卡因

术中和术后静脉输注利多卡因常被用于多种外科手术的多模式镇痛中[333]。常用剂量范围为 1 ~ 2 mg/（kg·h）。静脉输注利多卡因在开胸 /VATS 术后的镇痛作用尚未得到很好的研究。一些小型研究的结果不一[334-335]。

加巴喷丁类似物

加巴喷丁和普瑞巴林是治疗慢性疼痛综合征的常用药物。胸外科术后急性疼痛的治疗效果尚不清楚。在使用硬膜外镇痛的情况下，术前单次加巴喷丁并未带来获益[336]。一项开胸术后使用静脉吗啡镇痛的研究中，术前和术后使用加巴喷丁有显著疗效[337]。

▌ 局部麻醉药 / 神经阻滞

肋间神经阻滞

肋间神经区域阻滞是开胸术后手术切口所在皮节镇痛的一种有效辅助方法，它可以经皮完成，也可以在开胸手术时直视下完成。镇痛持续时间因局部麻醉药的作用时间而受到限制，需要重复阻滞才能有利于术后肺功能恢复。肋间留置导管是一种选择，但是很难经皮确定可靠的位置。神经阻滞是 VATS 后多个小切口以及胸腔引流管引起疼痛的一种有效的镇痛方法。重要的是需避免麻醉药注入与肋间神经相邻的肋间血管。此外，阻滞应靠近腋后线以确保肋间神经的外侧皮支被阻滞。每次阻滞时布比卡因总量不应超过 1 mg/kg（例如：75 kg 患者，需要阻滞 5 个节段，则每个节段注射含 1 : 20 万肾上腺素的 0.5% 布比卡因 3 ml）。

脂质包裹布比卡因可以在 72 ~ 96 h 内缓慢释放局麻药。脂质包裹布比卡因最初用于局部伤口浸润麻醉，然而，也被用于开胸或 VATS 的肋间神经阻滞。与多模式镇痛相结合可以获得与胸段硬膜外相媲美的镇痛效果[338]。脂质布比卡因的起效时间为 45 min，因此在手术结束时注射可能会有问题[339]。

硬膜外镇痛

开胸患者术后常规行椎管内镇痛是项成熟的技术。蛛网膜下腔注射阿片类药物可为开胸手术提供接近 24 h 的术后镇痛。留置蛛网膜下腔导管可能导致感染，而不留置导管则需要反复脊髓注射，因此，临床研究和治疗的重点在于硬膜外镇痛技术。对手术后各类呼吸系统并发症的系统性分析表明，硬膜外镇痛技术可减少呼吸系统并发症[340]。胸段硬膜外输注局麻药和阿片类药物用于胸科手术镇痛与其他开胸术后镇痛技术相比，已经成为公认的"金标准"。联合应用局麻药和阿片类药物比单独使用一种药物镇痛效果更好且给药剂量小[341]。硬膜外镇痛在常规外科术后病房使用时安全性极好[342]。旁正中硬膜外穿刺技术（图 53.57）提高了许多医生中胸段硬膜外穿刺的成功率。与其他区域神经阻滞不同的是，超声引导下硬膜外穿刺尚未被证实有助于硬膜外置管[343]。阻力消失法是最常用来判断硬膜外腔的方法。经硬膜外穿刺针注射小剂量生理盐水（5 ml）后可以直接测量硬膜外压力并记录到典型的压力曲线，这种方法确认硬膜外腔具有很高的敏感性和特异性[344]。

已有研究证明硬膜外镇痛时局部麻醉药物和阿片类药物协同作用的药理学基础。在一项随机双盲研究中，Hansdottir 和同事[345]比较腰段硬膜外注射舒芬太

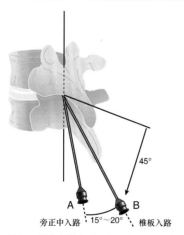

图 53.57 （A）目前大多数麻醉医师行中胸段硬膜外穿刺时常用旁正中入路。穿刺针在靠近上一棘突并离开 1 cm 的位置进入，然后垂直进入直到下一椎体的椎板。然后针倾斜角度（45°）和中线（20°）方向向上"缓慢"进入，直至感觉到椎板斜缘。然后穿刺针越过椎板边缘进入，刺破黄韧带后进入硬膜外间隙时有一种阻力消失的感觉。（B）一些医师偏爱椎板入路。穿刺针沿棘突边缘直接进针，中线不存在角度（Reprinted with permission from Ramamurthy S. Thoracic epidural nerve block. In：Waldman SD，Winnie AP，eds. Interventional Pain Management. Philadelphia；Saunders；1996）

尼、胸段注射舒芬太尼以及胸段注射舒芬太尼复合布比卡因用于开胸术后镇痛，滴定药物直至在静息状态下产生相同镇痛效果。胸段舒芬太尼复合布比卡因组与其他组相比运动时镇痛效果更好，镇静程度轻。虽然在舒芬太尼复合布比卡因组中舒芬太尼剂量和血清水平明显较其他两组低，但是复合组 24 h 和 48 h 的腰段脑脊液中舒芬太尼水平高于胸段舒芬太尼组（这表明，局部麻醉药可促进阿片类药物从硬膜外腔扩散入脑脊液）。

胸段硬膜外镇痛的布比卡因剂量不会造成严重肺气肿患者任何呼吸力学指标的下降和气道阻力的增加[346]。一项志愿者的试验证明胸段硬膜外阻滞可增加 FRC[347]。FRC 的增加主要是由于膈肌静息水平下降致胸内气体容量增加，而潮气量没有下降。由于脂溶性不同，当全身使用阿片类药物时，其临床表现差异不大；但是当椎管内使用时则差异很大。高度脂溶性药物（如芬太尼，舒芬太尼）可能扩散的皮区窄、起效快、瘙痒/恶心发生率低，可应用硬膜外给药。但是，这些脂溶性药物在硬膜外注射时吸收明显，并具有全身作用[348]。对于切口涉及多个皮节（如胸骨切开）或胸腹联合切口（如食管切除术）时，选择亲水性阿片类药物（如吗啡，氢吗啡酮）更合适。

椎旁神经阻滞

椎旁间隙是一深至胸内筋膜的潜在间隙，肋间神经从椎间孔穿出经由此处穿至肋间隙（图 53.58）。放置胸椎旁导管可以经皮或直接在术中开胸时完成。

另外还有一种结合经皮/直视的方法，无论是开胸或胸腔镜手术，Tuohy 穿刺针针尖在直视下经皮进入到椎旁间隙。针尖在直视下进入椎旁间隙而不刺破胸膜，通过穿刺针向椎旁间隙注入生理盐水使其分离形成一潜在间隙，然后将硬膜外导管送入其中，并固定于皮肤上。

椎旁局部麻醉药物可产生可靠的、单侧的多节肋间阻滞而很少扩散至硬膜外腔。临床上，这种方法的镇痛作用与硬膜外给予局部麻醉药具有可比性[349]。关于开胸术后行椎旁阻滞和胸段硬膜外镇痛比较的研究表明，椎旁阻滞的优势在于：镇痛效果相似，阻滞失败率少，引起椎管内血肿、低血压、恶心或尿潴留的概率更少[350]。因为可以选择直视下放置椎旁导管，这可能可以使阻滞失败的发生率比胸段硬膜外镇痛更低。

对于儿童或椎管内阻滞有禁忌证的患者，椎旁阻滞复合非甾体抗炎药和全身阿片类药物是一种合理选择。当使用普通治疗剂量［例如，0.5% 布比卡因 0.1 ml/（kg·h）］，4 天后血清布比卡因浓度可能接近

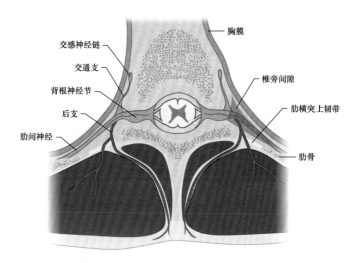

图 53.58 椎旁间隙示意图。该间隙中间与椎体相连，后部为肋横韧带与肋骨头，前方为胸内筋膜和部分胸膜（From Conacher ID, Slinger PD. Thoracic Anesthesia. 3rd ed. Kaplan J, Slinger P, eds. Philadelphia：Churchill Livingstone；2003.）

中毒水平[351]。椎旁注射的一种替代方案是 1% 利多卡因，1 ml/（10 kg·h），极量 7 ml/h。目前尚未证明椎旁阻滞是否可减少高危患者呼吸系统并发症，而胸段硬膜外镇痛已被证实具有该作用[352]。

超声引导阻滞

超声引导显著提高了椎旁神经阻滞的成功率[353]并导致了一些用于开胸/VATS 术后镇痛的新方法的出现。

前锯肌平面阻滞一般在腋中线第 5 肋间水平进行。前锯肌覆盖在肋骨上而背阔肌则覆盖在前锯肌表面。根据术者喜好，穿刺可以采用平面内或平面外法。前锯肌平面阻滞可将局麻药注射至前锯肌深面或浅面，不影响局麻药的分布范围。研究表明前锯肌平面阻滞提高了患者自控吗啡镇痛的效果[354]。

超声引导下竖脊肌阻滞用于开胸术后急性痛或慢性痛。它实际上可能是椎旁神经阻滞的一种变体。在 T_5 横突水平将 20 ml 局麻药溶液注入竖脊肌深部筋膜层可以将局麻扩散至 $C_7 \sim T_8$ 水平[355]。有报道在预防使用抗凝药的患者使用该方法对硬膜外镇痛失败的患者进行开胸术后补救性镇痛[356]。与椎旁神经阻滞相比，竖脊肌平面阻滞时针尖的目标更明确，直接抵达椎骨横突。超声显影区域神经阻滞针（如，8 cm，17 G）穿刺至竖脊肌前筋膜深部的相应胸椎骨横突（图 53.59）。总量 20 ~ 25 ml 局麻药溶液（如，0.2% 罗哌卡因）直视下以 5 ml 每次的剂量注射。导管过针尖 5 cm 固定以 5 ~ 8 ml/h 的速度开始输注。

术后疼痛管理相关问题

肩痛

术侧肩痛在胸外科手术后非常常见。有报道称 78% 患者术后出现肩痛[357]。其中 42% 患者肩痛具有临床意义。术后第 4 天，32% 患者有肩痛，但只有 7% 患者的肩痛具有临床意义。开胸和 VATS 术后都会出现肩痛，而 VATS 可能会降低肩痛的发生率。这种疼痛被认为存在两种类型：

1. 牵涉痛（55%）。主要认为是膈肌或纵隔受到刺激后由膈神经传入而引起。

2. 肌肉骨骼痛（45%）。肩部肌肉受压引起疼痛且为运动痛。

两类肩痛中肌肉骨骼痛更剧烈也更难处理。

胸外科常用的神经阻滞（如，胸段硬膜外、椎旁神经阻滞）对肩痛无效。抗炎药物对肩痛的疗效最好。膈神经浸润和肌间沟臂丛神经阻滞[358]已经取得了一定成功，但是可能伴随膈肌功能障碍的风险。

开胸后神经痛和慢性切口疼痛

在一项前瞻性研究中，开胸术后 6 个月的慢性疼痛发生率为 33% 而 VATS 为 25%[359]。不同于其他手术后慢性疼痛与术前心理社会因素的关系，在这项研究中，术前心理社会量表与慢性疼痛不相关。这一结果表明，开胸术后慢性疼痛可以通过积极处理急性术后疼痛来部分预防[360]。

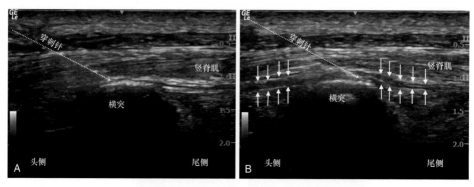

图 53.59 （A）竖脊肌平面阻滞。超声探头置于棘突侧方以获取目标横突尖表面覆盖竖脊肌的旁矢状切面。阻滞针（虚线箭头）从头端向尾端进针直至抵达横突表面。（B）正确的针尖位置通过局部麻醉药（实线箭头）向深部竖脊肌和横突表面线型扩散而显示（Photos courtesy KJ Chin Medicine Professional Corporation. ）

阿片耐受患者的管理

阿片耐受患者行开胸手术很具有挑战性。一些患者为了缓解某些胸科病理过程或其他慢性疼痛综合征引起的疼痛，可能使用医生所开的阿片类药物。滥用毒品或在康复过程中、每天接受美沙酮的患者，也包括在这类患者中。只要有可能，患者术前应该继续使用他们常规应用的镇痛药或美沙酮，否则，必须提供替代阿片类药物。若要提供足够的术后镇痛，阿片类剂量将增加。

多模式联合镇痛方案是最理想的。必须选择阿片类药物的给药途径，全身和（或）硬膜外给药。可以在硬膜外溶液中增加阿片类药物的剂量，也可以在应用标准的硬膜外浓度同时复合全身用药。de Leon-Casasola 和 Yarussi 报道[361]，对大多数患者来说，硬膜外使用较高剂量阿片类药物可减少阿片类药撤离症状的发生。更常见的是，患者硬膜外使用标准或轻微增加的阿片类药复合一定的全身阿片类药，以尽量减少阿片类药撤离症状的发生。如果患者无法立即口服药物时，一种便利方式是采用芬太尼的透皮贴剂。全身阿片类药物可以通过持续静脉滴注或口服给药来提供。

这些患者进行患者自控镇痛方法的管理比较困难，最好的管理方案是固定给药剂量，然后根据需要进行调整。最终，经过剂量滴定后，患者可能接受更多的硬膜外阿片类药物以及比术前剂量更大的全身阿片类药，但是没有明显的副作用。硬膜外镇痛采用布比卡因－吗啡的镇痛不足的患者，替换为布比卡因－舒芬太尼可能有反应[362]。正在使用美沙酮治疗处于康复状态的患者，可能不太情愿在围术期调整美沙酮剂量，因为他们经过努力才建立起一个稳定的剂量。

他们通常在围术期使用完全剂量的美沙酮。

对这些患者的补充治疗包括硬膜外用药中加入肾上腺素 5 μg/ml，以及静脉低剂量持续输注氯胺酮[363]。此外，所有阿片耐受患者需要经常调整镇痛剂量。尽管如此，最低的疼痛评分常常是运动时 4 ～ 5 分 /10 分。相对于初次使用阿片类药的患者来说，阿片类药耐受患者术后镇痛需求要持续更长时间。

参考文献

1. Slinger P, et al. Preanesthetic assessment for thoracic surgery. In: Slinger P, ed. *Principles and Practice of Anesthesia for Thoracic Surgery.* New York: Springer; 2011.
2. Licker M, et al. *Ann Thorac Surg.* 2006;81:1830.
3. Brunelli A, et al. *Chest.* 2013;143:e166s–190s.
4. Licker M, et al. *Curr Anesthesiol Rep.* 2014;4:124.
5. Choi H, Mazzone P. *Curr Opin Anesthesiol.* 2015;28:18.
6. Amar D, et al. *Anesth Analg.* 2010;110:1343.
7. National Emphysema Treatment Trial Research Group. *N Engl J Med.* 2003;348:2059.
8. Lee L, et al. *Anaesthesia.* 2013;68:811.
9. Carter R, et al. *Arch Phys Med Rehab.* 2003;84:1158.
10. Weisman IM, et al. *Semin Thorac Cardiovasc Surg.* 2001;13:116.
11. Licker M, et al. *Eur Resp J.* 2011;37:1189.
12. Coyle EF, et al. *J Appl Physiol.* 2005;98:2191.
13. Heerdt PM, et al. Cardiovascular adaptation to lung resection. In: *Thoracic Anesthesia.* Philadelphia: Churchill Livingstone; 2003:423.
14. Win T, et al. *Ann Thorac Surg.* 2004;78:1215.
15. Donahoe LL, et al. *Ann Thorac Surg.* 2017;103(6):1730.
16. Berry M, et al. *Ann Thorac Surg.* 2010;89:1044.
17. Burt B, et al. *J Thorac Cardiovasc Surg.* 2014;148:19.
18. Fleisher LA, et al. *Anesth Analg.* 2007;104:15.
19. ASA Committee on Practice Standards. *Anesthesiology.* 2009;110:22.
20. Wijeysundera ND, et al. *Anesth Analg.* 2012;113:s62.
21. Fleisher L, et al. *Circulation.* 2014;130:2215.
22. Ritchie AJ, et al. *Ann Thorac Surg.* 1990;50:86.
23. Amar D, et al. *Ann Thorac Surg.* 1997;63:1374.
24. Amar D, et al. *Chest.* 1995;108(349).
25. Sekine Y, et al. *Chest.* 2001;120(1783).
26. Frendl G, et al. *J Thorac Cardiovasc Surg.* 2014;148:772.
27. Zhao B-C, et al. *Chest.* 2017;151:149.
28. Galie N, et al. *Eur Heart J.* 2009;30:2493.
29. Fischer LG, et al. *Anesth Analg.* 2003;96(6):1603.
30. Lai H-C, et al. *Br J Anaesth.* 2007;99:184.
31. Simonneau G, et al. *J Am Coll Cardiol.* 2013;62:D34.

32. Pritts CD, Pearl RG. *Curr Opin Anaesthesiol.* 2010;23:411.
33. Lai H-C, et al. *Br J Anaesth.* 2007;99:184.
34. Han MK, et al. Pulmonary diseases and the heart. *Circulation.* 2007;116(25):2992.
35. Maxwell BG, Jackson E. *J Cardiothorac Vasc Anesth.* 2012;26:e24.
36. Subramaniam K, Yared JP. *Semin Cardiothorac Vasc Anesth.* 2007;11(2):119.
37. Price LC, et al. *Br J Anaesth.* 2007;99(4):552.
38. Currigan DA, et al. *Anesthesiology.* 2014;121:930.
39. Wauthy P, et al. *J Thorac Cardiovasc Surg.* 2003;126:1434.
40. Jerath A, et al. *Anesth Analg.* 2010;110:365.
41. Focardi M, et al. *Eur Heart J.* 2014.
42. Smedstadt KG, et al. *Can J Anesth.* 1994;41:502.
43. Missant C, et al. *Br J Anaesth.* 2009;104:143.
44. Powell ES, et al. *Br J Anaesth.* 2011;106:364.
45. Osaki T, et al. *Ann Thorac Surg.* 1994;57:188.
46. Spaggiari L, et al. *Curr Opin Oncol.* 2007;19:84.
47. Schulte T, et al. *Chest.* 2009;135:322.
48. Tang SS, et al. *Eur J Cardiothorac Surg.* 2009;34:898.
49. Golledge J, et al. *Ann Thorac Surg.* 1994;58:524.
50. Ahn H, et al. *Anesth Analg.* 2016;122:186.
51. American Thoracic Society. *Am J Resp Crit Care Med.* 1995;152:s78.
52. Parot S, et al. *Am Rev Resp Dis.* 1980;121:985.
53. Aubier M, et al. *Am Rev Resp Dis.* 1980;122:747.
54. Simpson SQ, et al. *Crit Care Med.* 2002;30:258.
55. Hanson III CW, et al. *Crit Care Med.* 1996;24(23).
56. Douglas NJ, et al. *Am Rev Resp Dis.* 1990;141:1055.
57. Schulman DS, et al. *Cardiol Clin.* 1992;10:111.
58. Myles PE, et al. *Br J Anaesth.* 1995;74:340.
59. MacNee W, et al. *Am J Resp Crit Care Med.* 1994;150:833.
60. Morgan MDL, et al. *Thorax.* 1989;44:533.
61. O'Donnell DE, et al. *Am Rev Resp Dis.* 1987;135:912.
62. Slinger P, et al. *Curr Rev Clin Anesth.* 1995;15:169.
63. Ben-David B, et al. *Anesth Analg.* 2001;92:690.
64. Slinger P, et al. *Cardiothorac Vasc Anesth.* 1998;12:133.
65. Warner DO, et al. *Anesthesiology.* 2000;92:1467.
66. Kesten S, et al. *Clin Chest Med.* 1997;18:174.
67. Vaporciyan AA, et al. *Ann Thorac Surg.* 2002;73:420.
68. Akrawi W, et al. *J Cardiothorac Vasc Anesth.* 1997;11:629.
69. Barrera R, et al. *Chest.* 2005;127:1977.
70. Thomsen T, et al. *Br J Surg.* 2009;96:451.
71. *American Cancer Society.* ; 2012. www.cancer.org.
72. Feinstein MB, et al. *Chest Surg Clin N Am.* 2000;10:653.
73. de Perrot M, et al. *J Clin Oncol.* 2004;22:4351.
74. Levin KH, et al. *Neurol Clin.* 1997;15:597.
75. Metha AC, et al. *Chest.* 1999;115:598.
76. Vaughan DJ, et al. *Int Anesthesiol Clin.* 1997;35:129.
77. Hartigan PM, et al. *Thorac Surg Clin.* 2004;14:575.
78. Sleijfer S, et al. *Chest.* 2001;120:617.
79. Davies RG, et al. *Br J Anaesth.* 2006;96:418.
80. Horlocker T, et al. *Reg Anesth Pain Med.* 2010;35:64.
81. Bayes J, et al. *Anesth Analg.* 1994;79:186.
82. Slinger P, et al. *Can J Anesth.* 1992;39:1030.
83. Hurford WE, et al. *Anesthesiology.* 1987;64:841.
84. Lewis JW, et al. *J Cardiothorac Vasc Anesth.* 1992;6:705.
85. Katz JA, et al. *Anesthesiology.* 1982;56:164.
86. Naunheim KS, et al. *Chest Surg Clin N Am.* 2001;11:213.
87. Fujii S, et al. *J Clin Anesth.* 2004;16:347.
88. Hasan FM, et al. *Crit Care Med.* 1984;12:387.
89. Klein U, et al. *Anesthesiology.* 1998;88:346.
90. Bussieres J, et al. *Can J Anaesth.* 2012;59:431.
91. Bardoczy GI, et al. *Br J Anaesth.* 1993;70:499.
92. *Anesthesiology.* 2010;112:1084.
93. Jaffe RA, et al. *Anesth Analg.* 1992;75:484.
94. Tang L, et al. *Br J Anaesth.* 2012;108:223.
95. Gomez-Izquierdo JC, et al. *Anesthesiology.* 2017;127:36.
96. Campos JH, et al. *Thorac Surg Clin.* 2005;15(71).
97. Campos J, Hanada S. DLT with Incorporated Fiberoptic Bronchoscopy. In: Rosenblatt W, Popescu W, eds. *Chapter 116 in Master Techniques in Upper and Lower Airway Management.* Philadelphia: Wolters Kluwer; 2015:250–251.
98. Saracoglu A, et al. *J Clin Anesth.* 2016;33:442.
99. Levy-Faber D, et al. *Anaesthesia.* 2015;70:1259.
100. Leclercq T, et al. *J Clin Monit Comput.* 2018;32:81.
101. Gamez R, Slinger P. *Anesth Analg.* 2014;119:449.
102. Eberle B, et al. *J Cardiothorac Vasc Anesth.* 1999;13:532.
103. Seymour AH, et al. *J Cardiothorac Vasc Anesth.* 2003;17:299.
104. Bahk JH, et al. *J Cardiothorac Vasc Anesth.* 1999;16:370.
105. Yasumoto M, et al. *Eur J Anaesthesiol.* 2006;23:42.
106. Boucek CD, et al. *J Clin Anesth.* 1998;10:557.
107. Cavus E, et al. *Anesth Analg.* 2010;110:473.
108. Purugganan RV, et al. *J Cardiothorac Vasc Anesth.* 2012;26:845.
109. Russell T, et al. *Anaesthesia.* 2013;68:1253.
110. Chastel B, et al. *Anaesth Crit Care Pain Med.* 2015;34:89.
111. Brodsky JB, Lemmens JMH. *J Cardiothorac Vasc Anesth.* 2003;17:289.
112. Campos JH, Gomez MN. *J Cardiothorac Vasc Anesth.* 2002;16:246.
113. Campos J. Lung isolation. In: Slinger P, ed. *Principles and Practice of Anesthesia for Thoracic Surgery.* New York: Springer; 2011:227–246.
114. Yüceyar L, et al. *Acta Anaesthesiol Scand.* 2003;47:622.
115. Weng W, et al. *J Clin Anesth.* 2002;14:529.
116. Peragallo RA, Swenson JD. *Anesth Analg.* 2000;91:300.
117. Soto RG, Oleszak SP. *J Cardiothorac Vasc Anesth.* 2006;20:131.
118. Sandberg WS, et al. *Anesth Analg.* 2005;100:1728.
119. Narayanaswamy M, et al. *Anesth Analg.* 2009;108:1097.
120. Ueda K, Goetzinger EH, Gauger C, et al. *J Anes.* 2012;26:115.
121. Honikman R, et al. *J Cardiothorac Vasc Anesth.* 2017;31:1799.
122. Collins SR, et al. *Anesth Analg.* 2017.
123. Campos JH. *Curr Opin Anaesthesiol.* 2010;23:12.
124. Jones PM, et al. *Can J Anaesth.* 2007;54:677.
125. Tobias JD, et al. *J Clin Anesth.* 2001;13:35.
126. Saito T, et al. *Anesthesiology.* 1998;89:1038.
127. Campos JH, Ueda K. *Minerva Anestesiol.* 2014;80(83).
128. Britt BA, Gordon RA. *Can Anaesth Soc J.* 1964;11:514.
129. Lawson NW, et al. The lateral decubitus position. In: Marton JT, ed. *Positioning in Anesthesia and Surgery.* 2nd ed. Philadelphia: Saunders; 1987:175.
130. Larsson A, et al. *Br J Anaesth.* 1987;59:585.
131. Lumb AB, ed. *Nunn's Applied Respiratory Physiology.* 7th ed. Philadelphia: Churchill Livingstone; 2010:33.
132. Bachrendtz S, Klingstadt C. *Acta Anaesthiol Scand.* 1984;28:252.
133. Rehder K, et al. *Anesthesiology.* 1973;39:597.
134. Klingstedt C, et al. *Acta Anaesthesiol Scand.* 1990;34:315.
135. Chang H, et al. *J Appl Physiol.* 2002;92:745.
136. Johser J, et al. Physiology of the lateral position, open chest and one-lung ventilation. In: Slinger P, ed. *Principles and Practice of Anesthesia for Thoracic Surgery.* Springer; 2011:72.
137. Klingstedt C, et al. *Acta Anaesthiol Scand.* 1990;34:421.
138. Mushin WM, Rendell-Baker L. *The Origins of Thoracic Anesthesia.* Park Ridge: Wood Library-Museum of Anesthesia; 1991:47.
139. Ray III JF, et al. *Arch Surg.* 1974;109(537).
140. Chappell D, et al. *Anesthesiology.* 2008;109:723.
141. Rooke GA, et al. *Anesthesiology.* 1997;86:1294.
142. Ko R, et al. *Anesth Analg.* 2009;108:1092.
143. Unzueta C, et al. *Br J Anaesth.* 2012;108:517.
144. Szegedi LL, et al. *Anesth Analg.* 2005;100(15).
145. Tarhan S, Lundborg RO. *Can Anaesth Soc J.* 1970;17(4).
146. Karzai W, Schwarzkopf K. *Anesthesiology.* 2009;110:1402.
147. Lumb AB, ed. *Nunn's Applied Respiratory Physiology.* 7th ed. Philadelphia: Churchill Livingstone; 2010:104.
148. Watanabe S, et al. *Anesthesiology.* 2000;90(28).
149. Bardoczky GI, et al. *Anesth Analg.* 2000;90(35).
150. Eisenkraft JB. *Br J Anaesth.* 1990;65:63.
151. Moudgil R, et al. *J Appl Physiol.* 2005;98:390.
152. Talbot NP, et al. *J Appl Physiol.* 2005;98:1125.
153. Dorrington KL, et al. *Am J Physiol Heart Circ Physiol.* 1997;273:H1126.
154. Ishikawa S, et al. *Br J Anaesth.* 2003;90:21.
155. Brimioulle S, et al. *Cardiovasc Res.* 1997;34:384.
156. Marshall C, et al. *Anesthesiology.* 1984;60:304.
157. Wang JY, et al. *Br J Anaesth.* 2000;81:850.
158. Wang JY, et al. *Anaesthesia.* 2000;55(167).
159. Benumof J. *Anesthesiology.* 1986;64:419.
160. Reid CW, et al. *J Cardiothoroac Vasc Anesth.* 1997;10:860.
161. de la Gala F, et al. *Br J Anaesth.* 2017;119:655.
162. Slinger P, Scott WAC. *Anesthesiology.* 1995;82:940.
163. Russell WJ, James MF. *Anaesth Intensive Care.* 2004;32:644.
164. Kim SH. et al. *J Anesth.* 2012;26:568.
165. Kozian A, et al. *Anesthesiology.* 2011;114:1009.
166. Loepply JA, et al. *J Appl Physiol.* 1993;72:1787.
167. Larsson A, et al. *Br J Anaesth.* 1987;59:585.
168. Bardoczky GI, et al. *Chest.* 1996;110:180.
169. Pepe P, Marini JJ. *Am Rev Resp Dis.* 1982;126:166.
170. Colquhoun D, et al. *Anesth Analg.* 2018;126:495.
171. Szegedi LL, et al. *Anesth Analg.* 1997;84:1034.
172. van der Weff YD, et al. *Chest.* 1997;111:1278.
173. Unzueta MC, et al. *Anesth Analg.* 2007;104:1029.
174. Roze H, et al. *Br J Anaesth.* 2010;105:377.
175. Slinger P. *Anesth Analg.* 2006;103:268.

176. Slinger P. *Can J Anaesth.* 1992;39:1030.
177. Hurford WE, et al. *Anesthesiology.* 1987;64:841.
178. Ribas J, et al. *Chest.* 2001;120:852.
179. Spadaro S, et al. *Anesthesiology.* 2018;128:531.
180. Fujiwara M, et al. *J Clin Anesth.* 2001;13:473.
181. Jung DM, et al. *J Thorac Cardiovasc Surg.* 2017;154:360.
182. Capan LM, et al. *Anesth Analg.* 1980;59:847.
183. Rothen HU, et al. *Br J Anaesth.* 1993;71:788.
184. Slinger P, et al. *Anesthesiology.* 1988;68:291.
185. Hogue Jr CW, et al. *Anesth Analg.* 1994;79:364.
186. Bailey S, et al. *J Cardiothorac Vasc Anesth.* 1998;12:239.
187. Campos JH, Feider A. *J Cardiothorac Vasc Anesth.* 2017;(17):31014. pii: S1053-0770.
188. Nomoto Y, Kawamura M. *Can J Anaesth.* 1989;36:273.
189. Doering EB, et al. *Anesthesiology.* 1997;87(18).
190. Raghunathan K, et al. *Ann Thorac Surg.* 2010;89:981.
191. Lee SH, et al. *Eur J Anaesthesiol.* 2016;33:275.
192. Huang SQ, et al. *Chin Med J.* 2017;130:1707.
193. Russell WJ, et al. *Anaesth Intensive Care.* 2009;37:432.
194. Ku CM, et al. *J Cardiothorac Vasc Anesth.* 2009;37:432.
195. Campos JH, et al. *Anesth Analg.* 1997;85:583.
196. Chigurupati K, et al. *Ann Card Anaesth.* 2017;20(72).
197. Ishikawa S, et al. *Br J Anaesth.* 2003;90:21.
198. Abiad MG, et al. *J Cardiothorac Vasc Anesth.* 1995;9:89.
199. Antognini SF, Hanowell LH. *Anesthesiology.* 1991;74:1137.
200. Stolz D, et al. *Chest.* 2005;128:1756.
201. Slinger P, et al. *J Cardiothorac Vasc Anesth.* 1992;6:755.
202. Herth F, et al. *Chest.* 2001;119:1910.
203. Stephens KE, Wood DE. *J Thorac Cardiovasc Surg.* 2000;119:289.
204. Sullivan MT, Neff WB. *Anesthesiology.* 1979;50:473.
205. Hillier JE, et al. *Anesth Analg.* 2004;99:1610.
206. Van Der Spek AFL, et al. *Br J Anaesth.* 1988;60:709.
207. Metin M, et al. *Ann Thorac Surg.* 2002;73:250.
208. Lohser J, et al. *J Cardiothorac Vasc Anesth.* 2005;19:678.
209. Rintoul RC, et al. *Eur Resp J.* 2005;25:416.
210. Stammberger U, et al. *Eur J Cardiothorac Surg.* 2000;18:7.
211. Berry MF, et al. *Ann Thorac Surg.* 2010;89:1044.
212. Kaseda S, et al. *Ann Thorac Surg.* 2000;70:1644.
213. Yim AP, et al. *Ann Thorac Surg.* 2000;70:243.
214. McKenna RJ, et al. *Ann Thorac Surg.* 2006;81:421.
215. D'Amico TA, et al. *J Thorac Cardiovasc Surg.* 2006;132:464.
216. Ismail M, et al. *J Thorac Dis.* 2017;9:885.
217. Steenwyck B, et al. *Anesth Clin.* 2012;30:699.
218. Cerfolio JR, et al. *Chest.* 2004;126:281.
219. Pompeo E, et al. *Ann Thorac Surg.* 2004;78:1761.
220. Hill SE, et al. *Anesthesiology.* 2006;104:1047.
221. Bagan P, et al. *Ann Thorac Surg.* 2005;80:2046.
222. Ramnath N, et al. *Ann Thorac Surg.* 2007;83:1831.
223. Powell ES, et al. *J Cardiothorac Surg.* 2009;4:41.
224. Alvarez J, et al. Post-pneumonectomy pulmonary edema. In: Slinger P, ed. *Progress in Thoracic Anesthesia. Society of Cardiovascular Anesthesiologists Monograph.* Philadelphia: Lippincott Williams Wilkins; 2004:87.
225. Foroulis CN, et al. *Eur J Cardiothorac Surg.* 2004;26:508.
226. Zeldin RA, et al. *J Thorac Cardiovasc Surg.* 1984;87:359.
227. Licker M, et al. *Anesth Analg.* 2003;97:1558.
228. Fernandez-Perez ER, et al. *Anesthesiology.* 2006;105:14.
229. Schilling T, et al. *Anesth Analg.* 2005;101:957.
230. Foroulis CN, et al. *Eur J Cardiothorac Surg.* 2004;26:508.
231. Iglesias M, et al. *Ann Thorac Surg.* 2008;85:237.
232. de Perrot M, et al. *J Thorac Cardiovasc Surg.* 2007;13:111.
233. Dartevelle PG, et al. *Ann Thorac Surg.* 1988;46:68.
234. Donahoe L, Nguyen E, Chung T-B, et al. *J Thorac Dis.* 1986;8:2016.
235. Cerfolio RJ, et al. *Ann Thorac Surg.* 1996;62:348.
236. McGlade DP, et al. *Slinger PD: Anesthesiology.* 2003;99:1021.
237. Smithers BM, et al. *Ann Surg.* 2007;245:232.
238. Rentz J, et al. *J Thorac Cardiovasc Surg.* 2003;125:1114.
239. Tandon S, et al. *Br J Anaesth.* 2001;86:633.
240. Buise M, et al. *Acta Anaesthiol Belg.* 2008;59:257.
241. Al-Rawi OY, et al. *Anesth Analg.* 2008;106:884.
242. Michelet P, et al. *Anesthesiology.* 2006;105:911.
243. Sung H, Nelems B. *Can J Anaesth.* 1989;36:333.
244. Jarral O, et al. *Surg Endoscopy.* 2012;26:2095.
245. Pross M, et al. *Gastrointest Endosc.* 2000;51:73.
246. Moskovitz AH, et al. *Ann Thorac Surg.* 2006;82:2031.
247. Eisenkraft JB, Neustein SM. Anesthesia for esophageal and mediastinal surgery. In: Kaplan J, Slinger P, eds. *Thoracic Anesthesia.* 3rd ed. Philadelphia: Churchill Livingstone; 2003:269.
248. Topsis J, et al. *Anesth Analg.* 1989;69:532.
249. Finley RJ, et al. *Arch Surg.* 2001;13:892.
250. Yang D, Pannu D, Zhang Q, et al. *Endosc Int Open.* 2015;3:e289.
251. Hindman B, Bert A. *J Cardiothorac Anesth.* 1987;1:438.
252. Au C, et al. *Can J Anaesth.* 1999;46:688.
253. Aouad MT, et al. *Anesthesiology.* 2000;92:187.
254. Pinsonneault C, et al. *Can J Anaesth.* 1999;46:439.
255. Watanabe Y, et al. *Scand J Thorac Cardiovasc Surg.* 1988;22:227.
256. Mueller DK, et al. *Ann Thorac Surg.* 2004;78:720.
257. Saravanan P, et al. *Can J Anaesth.* 2006;53:507.
258. Chan DT, et al. *Ann Thorac Surg.* 2007;84:225.
259. Wright CD, et al. *J Thorac Cardiovasc Surg.* 1996;112:1367.
260. Mulot A, et al. *Anesth Analg.* 2002;95:1122.
261. Travaline JM, et al. *Chest.* 2009;136:355.
262. Patane PS, et al. *J Cardiothorac Anesth.* 1990;4:229.
263. Williams A, Kay J. *Anesthesiology.* 2000;92:1482.
264. Tietjen CS, et al. *J Clin Anesth.* 1997;9:69.
265. Perdomo JM, et al. *J Anesth Clin Res.* 2015;6(2).
266. Schipper PH, et al. *Ann Thorac Surg.* 2004;78:976.
267. Eagle C, et al. *Can J Anaesth.* 1995;42:168.
268. Jacob R, Sen S. *Paediatr Anaesth.* 2001;11:733.
269. Shen H, et al. *Chest.* 2002;121:284.
270. Trulock EP, et al. *J Heart Lung Transplant.* 2007;26:782.
271. Machuca T, et al. *J Thorac Cardiovasc Surg.* 2015;149:1152.
272. Robinson RJ, et al. *J Heart Lung Transplant.* 1994;13:779.
273. Haddow GR, Brock-Utne JG. *Acta Anaesthesiol Scand.* 1999;43:960.
274. Cheng M, et al. Anesthesia for the patient with a previous lung transplant. In: Slinger P, ed. *Chapt. 48 in Principles and Practice of Anesthesia for Thoracic Surgery.* 2nd ed. NY: Springer; 2019.
275. Shah P, Herth F, van Geffen W, et al. *Lancet Respir Med.* 2017;5:147.
276. National Emphysema Treatment Trial Research Group. *N Engl J Med.* 2003;348:2059.
277. Tschernko EM, et al. *Thorax.* 1997;52:545.
278. Roue C, et al. *Chest.* 1996;110:28.
279. Zollinger A, et al. *Anesth Analg.* 1997;84:845.
280. Strange C, et al. *BMC Pulm Med.* 2007;7:10.
281. Kubota h, et al. *Anesthesiology.* 1987;67:587.
282. Fortin M, et al. *J Cardiothorac Vasc Anesth.* 2006;20:376.
283. Grant CA, et al. *Br J Anaesth.* 2006;96:127.
284. Maus T, Banks D. Anesthesia for pulmonary thromboendarterectomy. In: Slinger P, ed. *Chapt. 49 in Principles and Practice of Anesthesia for Thoracic Surgery.* 2nd ed. Springer; 2018.
285. Bussieres JS, et al. *Anesthesiol Clin North America.* 2001;19:543.
286. Ramirez -RJ, et al. *Dis Chest.* 1966;50:581.
287. Huizar I, Kavuru MS. *Curr Opin Pulm Med.* 2009;50:64.
288. Bussieres JS, et al. Whole lung lavage. In: Slinger P, ed. *Principles and practice of Anesthesia for Thoracic Surgey.* New York: Springer; 2011:497.
289. Shamberger RC. et al. *Surgery.* 1995;118:468.
290. Vander Els NJ, et al. *Chest.* 2000;117:1256.
291. Hnatiuk OW, et al. *Chest.* 2001;120:1152.
292. Frawley G, et al. *Anaesth Intensive Care.* 1995;23:610.
293. McMahon CC, et al. *Anaesthesia.* 1997;52:150.
294. Pelton JJ, Ratner IA. *Ann Thorac Surg.* 1989;48:301.
295. Takeda S, et al. *Ann Thorac Surg.* 1999;68:2324.
296. Turkoz A, et al. *Anesth Analg.* 2006;102:1040.
297. Slinger P, Karsli C. *Curr Opin Anaesthesiol.* 2007;20:1.
298. Chait P, et al. *Pediatr Radiol.* 2000;35:S76.
299. Borenstein SH, et al. *J Pediatr Surg.* 2000;35:973.
300. Bechard P, et al. *Anesthesiology.* 2004;100:826.
301. White MC, Stoddart PA. *Paediatr Anaesth.* 2004;14:625.
302. Della Rocca G, et al. *Can J Anaesth.* 2003;50:547.
303. Campos JH. *J Cardiothorac Vasc Anesth.* 2017.
304. de Boer HD, et al. *Eur J Anaesthesiol.* 2014;31:715.
305. Leventhal SR, et al. *Anesthesiology.* 1980;53:26.
306. Eisenkraft JB, et al. *Anesthesiology.* 1986;65:79.
307. De Perrot M, et al. *Eur J Cardiothorac Surg.* 2003;24:677.
308. Katlic M, Facktor M. *Ann Thorac Surg.* 2010;90:240.
309. Deng H-Y, et al. *Interactive Cardiovasc Thorac Surg.* 2016;23:31.
310. Sunaga H, et al. *Curr Opin Anesthesiol.* 2017;30(1).
311. Chen K, et al. *J Thorac Dis.* 2012;4:347.
312. Perdomo JM, et al. *J Anesth Clin Res.* 2015;6:2.
313. Dunkman WJ, et al. *A&A Case Rep.* 2017;9:97.
314. Redwan B, et al. *Interact Cardiovasc Thorac Surg.* 2015;21:766.
315. Teeter E, Mena G, Lasala D. Enhanced recovery after surgery (ERAS) for thoracic surgery. In: Slinger P, ed. *Chapt. 52 in Principles and Practice of Anesthesia for Thoracic Surgery.* 2nd ed. New York: Springer Clinical Medicine; 2019.

316. Li S, et al. *Cancer Manag Res.* 2017;9:657.
317. Batchelor T, et al. *Eur J Cardio-Thorac Surg.* 2018.
318. Schweizer A, et al. *J Clin Anesth.* 1998;10:678.
319. Azad SC, et al. *Anaesthesist.* 2000;49:9.
320. Baisi A, et al. *J Thorac Cardiovasc Surg.* 2002;123:1206.
321. Rippey JC, et al. *CJEM.* 2004;6:126.
322. Mehanna MJ, et al. *J Thorac Imaging.* 2007;22:280.
323. Sugarbaker DJ, et al. *J Thorac Cardiovasc Surg.* 2004;128:138.
324. Ali J, et al. *Am J Surg.* 1974;128:376.
325. Scawn NDA, et al. *Anesth Analg.* 2001;93:260.
326. Kavanagh BP, et al. *Anesthesiology.* 1994;81:737.
327. Mac TB, et al. *J Cardiothorac Vasc Anesth.* 2005;19:475.
328. Moyse D, et al. *Pain Physician.* 2017;20:173.
329. Subramaniam K, et al. *Aneth Analg.* 2004;99:482.
330. Humble S, Dalton A. *Eur J pain.* 2015;19:451.
331. Dong C, et al. *BMC Anesthesiol.* 2017;17:33.
332. Chrysostomou C, et al. *Pediatr Crit Care Med.* 2007;7:186.
333. Omote K. *Anethesiology.* 2007;106(5).
334. Cui W, et al. *Eur J Anaesth.* 2010;27:41.
335. Slovak M, et al. *Can J Anesth.* 2015;62:676.
336. Kinney M, et al. *Pain Pract.* 2012;12:175.
337. Omran A. *Egypt J Anaesth.* 2002;21:277.
338. Khalil K, et al. *Ann Thorac Surg.* 2013;100:2015.
339. Mehran R, et al. *Ann Thorac Surg.* 2016;102:e595.
340. Ballantyne JC, et al. *Anesth Analg.* 1998;86:598.
341. Wiebalck A, et al. *Anesth Analg.* 1997;85:124.
342. Moniche S, et al. *Acta Anaesthesiol Scand.* 1993;37:65.
343. Chin KJ, Karmakar MK. *Anesthesiology.* 2011;114:1446.
344. Leurcharusmee P, et al. *Reg Anesth Pain Med.* 2015;40:694.
345. Hansdottir V, et al. *Anesth Analg.* 1996;83:394.
346. Gruber EM, et al. *Anesth Analg.* 2001;92:1015.
347. Warner DO, et al. *Anesthesiology.* 1996;85:761.
348. Ginosar Y, et al. *Anesth Analg.* 2003;97:1428.
349. Casati A, et al. *Eur J Anaesthesiol.* 2006;7(1).
350. Davies RG, et al. *Br J Anaesth.* 2006;96:418.
351. Dauphin A, et al. *Can J Anaesth.* 1997;44:367.
352. Rigg JRA, et al. *Lancet.* 2002;359:1276.
353. Luyet C, et al. *Br J Anaesth.* 2009;102:534.
354. Okmen K, Okmen B. *J Anesth.* 2017;31(4):579.
355. Chin KJ, et al. *Reg Anesth Pain Med.* 2017;42(3):372.
356. Forero M, et al. *A&A Case Reports.* 2017;8:254.
357. Blichfeldt-Eckhardt M, et al. *J Cardiothorac Vasc Anesth.* 2017;31:147.
358. Barak M, et al. *J Cardiothorac Vasc Anesth.* 2007;21:554.
359. Bayman E, Parekh K, Keech J, et al. *Anesthesiology.* 2017;126:938.
360. Senturk M, et al. *Anesth Analg.* 2002;94:11.
361. de Leon-Casasola OA, et al. *Curr Rev Pain.* 2000;4:203.
362. de Leon-Casasola OA, et al. *Anesthesiology.* 1994;80:303.
363. Schmid R, et al. *Pain.* 1999;82:111.

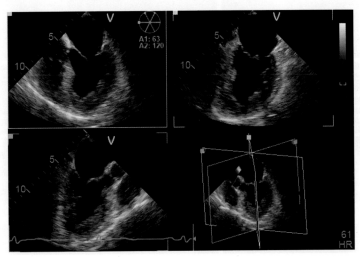

彩图 37.2　**多平面成像同时显示多个二维扫描平面。**左上方切面（黄色切面）显示主要参考影像平面。此切面中的圆形图标提示次要影像平面的位置。次要平面的影像在右上方（白色切面）和左下方（绿色切面）显示。右下方显示了影像平面及其角度的三维表现

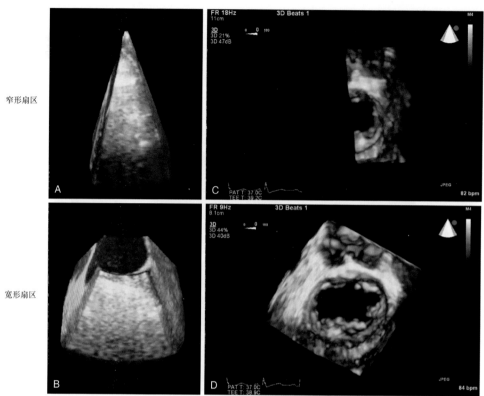

窄形扇区

宽形扇区

彩图 37.3 使用窄形扇区（上）和宽形扇区（下）模式的三维实时影像。（A）窄形扇区影像显示狭窄的锥形容积。（B）宽形扇区影像显示从较大的锥形容积中选择的界定目标区域。（C）裁切和旋转后的二尖瓣窄形扇区影像。只有部分二尖瓣结构可见。（D）裁切和旋转后的二尖瓣宽形扇区影像。整个二尖瓣结构可见，但以降低空间和时间分辨率为代价

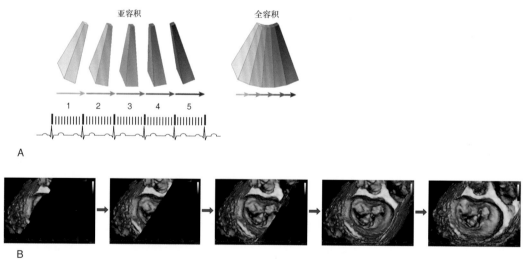

彩图 37.4 （A）多次心跳门控全容积影像采集示意图。亚容积采集受心电图的 R 波门控。在此示例中，亚容积采集发生在连续五次心跳中。然后将各个亚容积同步"拼接"在一起，以创建更大的全容积三维影像。（B）由狭窄的亚容积创建三维全容积影像（Modified from Desjardins G. Perioperative echocardiography. In：Miller R，ed. Miller's Anesthesia. 8th ed. Philadelphia，PA：Elsevier/Saunders；2015：1396-1428.）

彩图 37.6 经食管超声心动图（TEE）全面检查的 28 张建议切面。每张切面按三维影像、相应成像平面和二维影像显示。后面栏中列出了采集方案和每张切面中的影像结构。绿色框表示 11 张基本 TEE 检查的切面（Modified from Hahn RT，Abraham T，Adams MS，et al. Guidelines for performing a comprehensive transesophageal echocardiographic examination：recommendations from the American Society of Echocardiography and the Society of Cardiovascular Anesthesiologists. J Am Soc Echocardiogr. 2013；26（9）：921-964.）

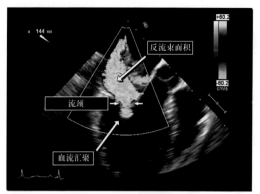

彩图 37.15 二尖瓣反流显示瓣膜反流的三个组成部分:(1)血流汇聚;(2)流颈;(3)反流束面积

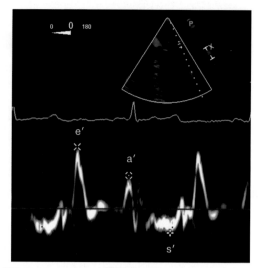

彩图 37.17 在食管中段四腔心切面的外侧二尖瓣环处获得频谱多普勒组织成像。收缩期波形(s′)对应于收缩组织速度。这两个舒张期波形对应于舒张早期组织速度(e′)和舒张晚期(心房收缩期)组织速度(a′)。在 TEE 的采集中,s′为负向波形(远离传感器方向),e′和 a′为正向波形。二尖瓣环的速度的经胸采集是在心尖四腔心切面。在 TTE 的采集中,s′波形为正,e′和 a′波形为负

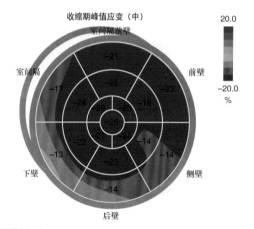

彩图 37.18 经胸超声心动图采集、源于斑点追踪的整体纵向应变的经胸"靶心"图。该图描绘了左心室的 17 个节段以及每个节段的节段性收缩期峰值应变。暗红色区域代表正常应变,浅红色和粉红色区域代表异常应变。在此示例中,整体纵向应变的平均值正常(−20.8%,图中未显示)

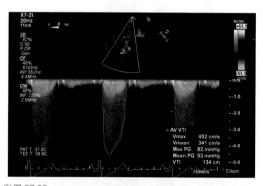

彩图 37.22 经食管超声心动图的经胃底部切面,通过连续波多普勒估算狭窄主动脉瓣的跨瓣压力梯度。通过简化的伯努利方程,从频谱多普勒信号的峰值速度算出峰值梯度。平均梯度是整个收缩期瞬时峰值速度的平均值,可通过追踪多普勒包络线获得。超声系统根据示踪图自动计算平均压力梯度。本例的测量结果与重度主动脉瓣狭窄一致

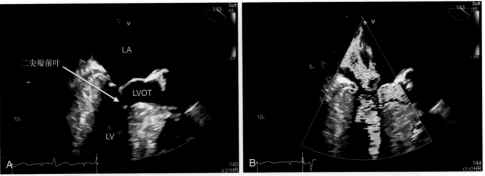

彩图 37.26　食管中段长轴切面伴（A）或不伴（B）彩色扫描显示收缩期二尖瓣前向运动（SAM）。（A）与正常接合不同，二尖瓣前叶（箭头）在收缩期移入左心室流出道（LVOT）。这缩小了有效的流出道，可导致血流的动态性梗阻。（B）彩色多普勒在LVOT 外可显影湍流。在该例存在严重的二尖瓣反流伴 SAM。LA，左心房；LV，左心室

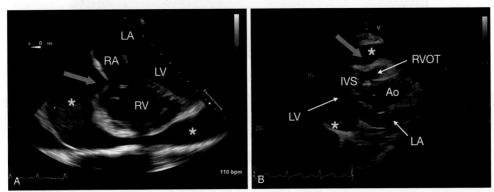

彩图 37.27　**超声心动图支持心脏压塞临床诊断的特征。**（A）经食管超声心动图食管中段四腔心切面显示大量透声性心包积液（＊）。心室收缩期出现右心房塌陷（蓝色箭头）（注意 ECG 上 R 波后面的红色标记）。（B）经胸胸骨旁长轴切面显示大量心包积液（＊）。舒张期出现右心室塌陷（绿色箭头）（注意 ECG 上 P 波后面的红色标记）。右心室塌陷诊断心脏压塞比右心房塌陷更有特异性。Ao，升主动脉；IVS，室间隔；LA，左心房；LV，左心室；RA，右心房；RV，右心室

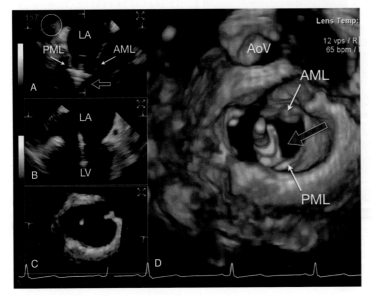

彩图 37.30　在二尖瓣夹合术中同时实时显示二维参考切面（图 A-C）和三维容积（图 D）。夹子（蓝色箭头）应与二尖瓣对合线垂直对齐。实时成像通过提供导管和装置位置改变后的视觉反馈，有助于调整装置的最佳位置。AML，二尖瓣前叶；AoV，主动脉瓣；LA，左心房；LV，左心室；PML，二尖瓣后叶

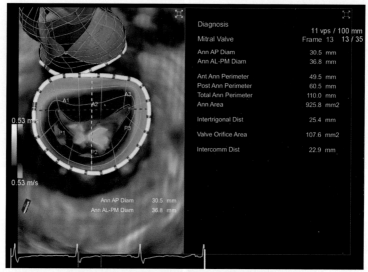

彩图 37.31　人工智能进行瓣膜分析程序示例。整个心动周期内动态测量二尖瓣环的几何形状

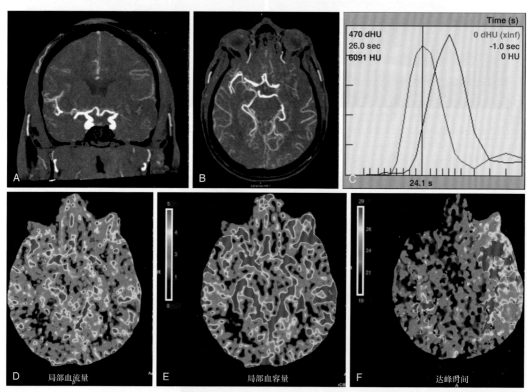

彩图 39.1　血管内示踪剂测定脑血流。图示患者左大脑中动脉卒中发作 90 min 后的计算机断层图像。红色箭头标记冠状（A）和轴向（B）平面中的阻塞部位。图 C 显示了分别通过代表动脉和静脉区域的体积元素（体素）进行不透光造影的重复成像而得到的动脉流入功能和静脉流出功能。通常选择前脑动脉的 A2 段作为动脉流入功能的体素，上矢状窦作为静脉流出功能的体素。基于这些功能，可以为图像的其他区域计算血流、血容量和血流动力学。脑血流图（D）显示两个半球的对称血流，较暖的颜色表示与灰质一致的血流较多的区域。血容量（E）是对称的，但是受卒中影响的大脑达到造影剂峰值浓度的时间（F）明显延迟

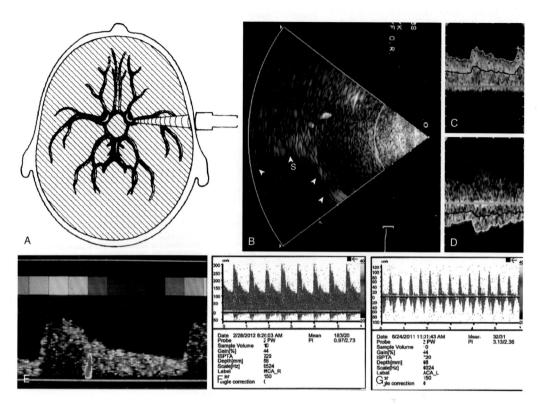

彩图 39.2 （A）TCD 通过较薄的颞骨探测脑内基底部动脉声波。（B）使用探头成像技术，可以看见一些颅内结构，如大脑脚（白色箭头）或鞍区复合体（标记"S"的白色箭头）。多普勒信号来自大脑右中动脉、右前动脉和左前动脉。（C）大脑中央动脉的正常多普勒图谱。按照惯例，流向探头的流量以高于基线的波形显示。（D）颈内动脉的终末分支进入大脑中央动脉（血流朝向探头）和大脑前动脉（血流远离探头）的多普勒图谱。如果按照图 A 所示放置传感器，可以得到流动的信号。（E-G）三种多普勒临床应用的示例。（E）栓子是高回声波并显示为高强度瞬间信号，在音频输出端，栓子很容易被捕获到，显示为短促的嘟嘟或唧唧声报警信号。（F）动脉瘤蛛网膜下腔出血患者，大脑中动脉严重痉挛的多普勒图谱（与图 C 比较）。（G）经颅多普勒检查符合颅内循环停止，主要显示为收缩期短暂的血液流入和舒张期血液回流

彩图 39.13　阻断颈内动脉后的半球缺血。顶部面板显示了每个半球的三个脑电图（EEG）通道。右侧通道（底部三个轨迹）显示由于缺血而几乎抑制了脑电活动。底部面板显示了相应的密度频谱阵列，其中每个频率的 EEG 功率都用彩色编码，红色表示更大的功率。最旧的数据位于每个字段的顶部，最新的数据位于底部。三个密度频谱阵列（DSA）面板的下一行对应于右侧 EEG 电极。中途从面板上可以看出，钳夹放置后，脑电功率显著降低。底部光谱对应于顶部面板中显示的原始 EEG 示踪图（Image courtesy of Reza Gorji, MD.）

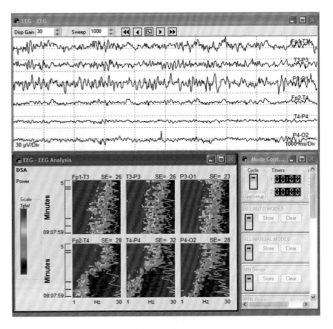

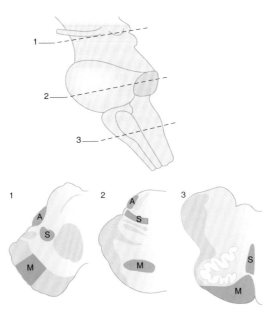

彩图 39.16　脑干诱发电位的监测。诱发电位监测包绕脑干特定区域的神经束，显示为三个横断面的示意图。被监测的区域标为蓝色，标注 M（运动），S（感觉）和 A（听觉）。脑干其余部位的功能完整性可以通过监测区域推论得出

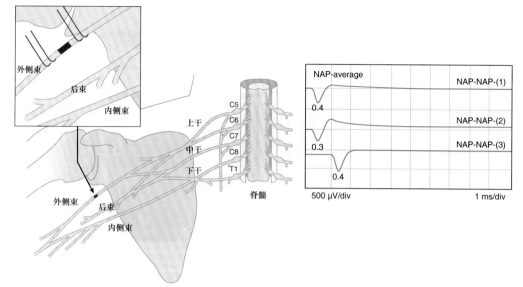

彩图 39.17　在臂丛探查术中记录神经动作电位（NAP）。外侧束上的受损部位，用红色表示，如插图所示，手术者在神经的暴露部位两端放置了钩状电极。如果是轴索断伤，近端电刺激将产生远端 NAP，如右图中所示。第三条轨迹中反应的延迟是由技术设置的变化引起的

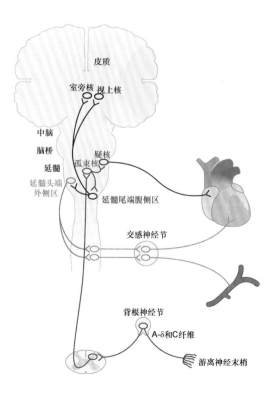

彩图 40.1　**伤害性感受-延髓-自主神经回路**。伤害性感受（疼痛）上行通路起自外周传入神经 C 纤维和 Aδ 纤维，它们在脊髓背角与投射神经元（projection neurons，PN）形成突触联系。投射神经元的神经纤维越过中线继续上行，在脑内与延髓孤束核（nucleus of the tractus solitarius，NTS）等多个核团形成突触联系。NTS 通过增强交感信号输出，介导对伤害性刺激的自主神经反应，交感信号经延髓头端腹外侧区（rostral ventral lateral medulla，RVLM）和延髓尾端腹外侧区（caudal ventral lateral medulla，CVLM）传向胸腰交感神经节，并最终传至周围血管和心脏。副交感冲动由疑核（nucleus ambiguous，NA）介导，经迷走神经传至心脏的窦房结。NTS 发出的神经纤维还投射至下丘脑的视上核（supraoptic nucleus，SON）和室旁核（periventricular nucleus，PVN）。NMA 回路解释了为何麻醉科医师能用心率加快和血压升高作为伤害性刺激增强和全身麻醉深度不足的标志（Redrawn from Brown EN，Lydic R，Schiff ND. General anesthesia，sleep，and coma. N Engl J Med. 2010；363：2638-2650.）

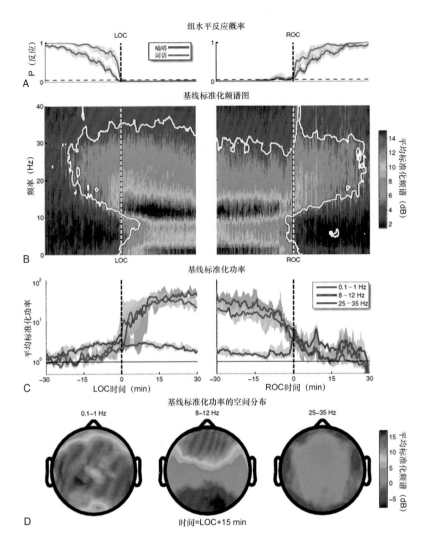

彩图 40.6　**丙泊酚相关的意识消失和意识恢复的行为学和 EEG 变化。**（A）组水平（10 例被试者）嘀嗒声或隐性刺激（蓝色，$P_{嘀嗒}$）和词语或显性刺激（红色，$P_{词语}$）的反应–概率曲线。（B）经前额电极（相当于 Fz 电极，用最近的邻普拉斯参数）基线标准化处理的组频谱图，不同被试者之间按意识消失（loss of consciousness，LOC）的时间排列。白线内的区域与基础功率有显著性差异（$P < 0.05$，符号检验），从慢波频段（0.1 ～ 1 Hz）到 γ 波频段（25 ～ 35 Hz）功率显著增加。（C）按 LOC 和意识恢复（recovery of consciousness，ROC）排列的慢波、α 波（8 ～ 12 Hz）和 γ 波频段的组水平功率–时间曲线。（D）意识消失期间（LOC + 15 min）慢波、α 波和 γ 波组水平功率的空间分布。前额 α 波功率增加称为"前置"（anteriorization）。分析结果表明：LOC 之前和 ROC 之后，宽带谱 γ 波/β 波功率随行为改变而改变，而 LOC 和 ROC 期间慢波和 α 波功率发生了改变（From Purdon PL，Pierce ET，Mukamel EA，et al. Electroencephalogram signatures of loss and recovery of consciousness from propofol. Proc Natl Acad Sci U S A. 2013；110：E1142-E1151.）

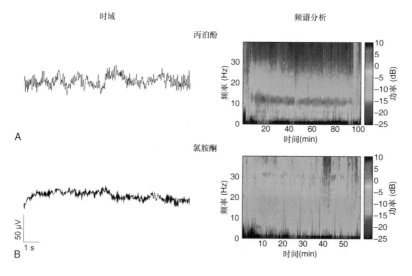

彩图 40.7 **常用麻醉药的时域和频谱脑电图(EEG)特征**。左侧为每种麻醉药 10 s 的 EEG 片段(未经处理)。右侧为每种麻醉药数分钟的 EEG 频谱图(密度谱阵)。(A)丙泊酚的 EEG 和频谱图显示特征性的 α 波振荡(8~12 Hz)和慢 - δ 波振荡(0.1~4 Hz)模式。(B)氯胺酮 EEG 和频谱图显示高频 β 波(20~24 Hz)和低频 γ 波(25~35 Hz)范围内的高频振荡

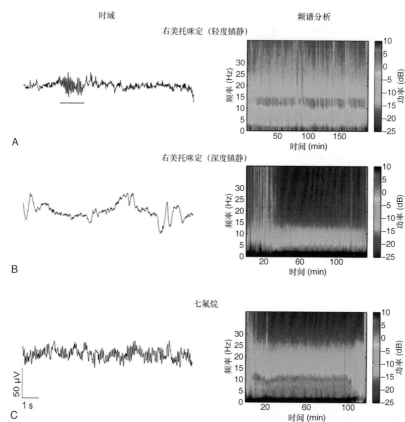

彩图 40.8 **常用麻醉药的时-域特征和脑电图频谱特征**。左侧为每种麻醉药 10 s 的 EEG 片段(未经处理)。右侧为每种麻醉药数分钟的 EEG 频谱图(密度谱阵)。(A)轻度镇静时右美托咪定的 EEG 和频谱图显示纺锤波(9~15 Hz)振荡以及与 NREM 睡眠第二阶段 EEG 相似的慢波振荡(0.1~1 Hz)和 δ 波振荡(1~4 Hz)。在未经处理的 EEG 上呈明显的纺锤波(下方红线提示),纺锤波呈间隙性,密度小于丙泊酚的 α 波振荡。(B)右美托咪定深度镇静时,EEG 和频谱图可无纺锤波,而以慢波和 δ 波为主(类似于 NREM 睡眠第三阶段的慢波,称为"慢波睡眠")。(C)七氟烷频谱图与丙泊酚频谱图类似,此外还增加了 4~8 Hz 的 θ 波振荡活动

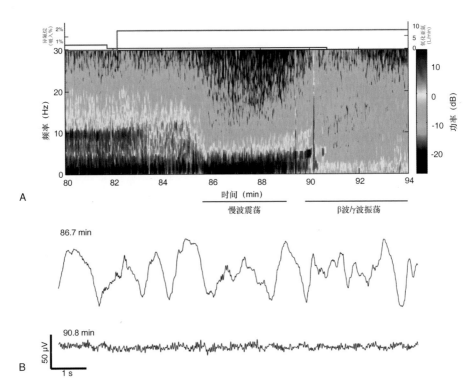

彩图 40.9　**氧化亚氮诱导的慢 δ 波和 β 波 - γ 波振荡的频谱图**。（A）为加快苏醒，把麻醉维持时的 3 L/min 的 0.5% 异氟烷和 58% 氧气混合气体，改为 7 L/min 的 75% 氧化亚氮和 24% 氧气的混合气体。83 ～ 85 min 之间，慢 δ 波、θ 波和 α 波振荡功率下降。从 86 min 开始，β 波和 θ 波段功率明显减小，而慢 δ 波振荡功率显著上升。至 90 min，慢 δ 波振荡功率明显下降，β 波 - γ 波振荡开始出现。（B）86.7 min 可记录到慢 δ 波振荡，90.8 min 可记录到 γ 波振荡。每段脑电图时长 10 s

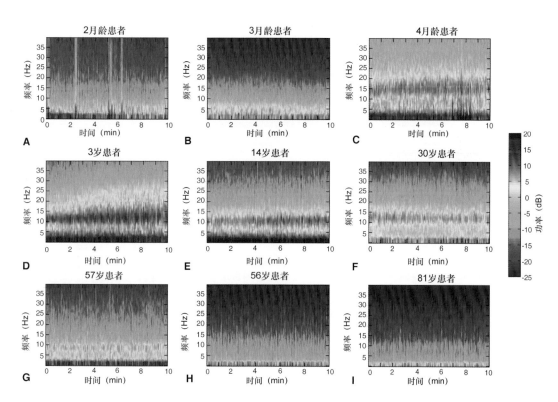

彩图 40.10　**丙泊酚随年龄变化的频谱图特征**。每幅子图是一段 10 min 的脑电图，采自丙泊酚麻醉的无意识患者。所有图的频谱功率标尺均相同。（A）2 月龄患者；（B）3 月龄患者；（C）4 月龄患者；（D）3 岁患者；（E）14 岁患者；（F）30 岁患者；（G）57 岁患者；（H）56 岁患者；（I）81 岁患者。小于 4 个月的儿童只可见慢 δ 波振荡。α 波振荡出现在 4 个月时。虽然＞4 月的儿童和 18 ～ 55 岁的成年人在丙泊酚麻醉时均表现出慢 δ 波和 α 波振荡模式，但 α 波振荡的频率范围和功率均随年龄的改变而改变。老年患者的 α 波振荡往往有明显减少，甚至消失

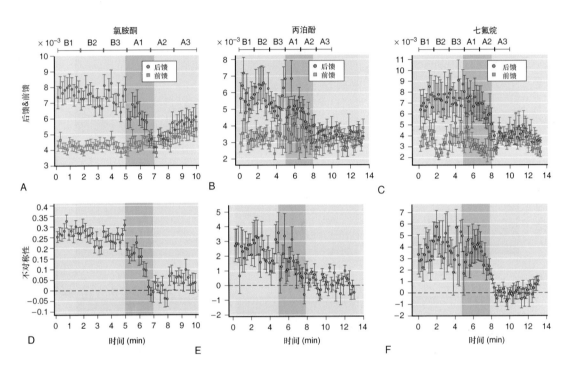

彩图 40.11　标准化符号转移熵。 用标准化符号转移熵分析氯胺酮、丙泊酚和七氟烷诱导的意识消失。三种全麻药均可见前馈和后馈连接变化的不对称性。额-顶叶前馈连接（蓝色）/后馈连接（红色）（A～C）及其相应的不对称性（D～F），A 和 D 为氯胺酮，B 和 E 为丙泊酚，C 和 F 为七氟烷。绿色高亮部分为全身麻醉诱导期。B1 至 B3 为基础状态。A1 至 A3 为麻醉状态。氯胺酮组、丙泊酚组和七氟烷组分别纳入 30、9 和 9 例被试。意识消失时，三种全身麻醉药额-顶叶的后馈失连接程度均显著大于前馈失连接（Redrawn from Lee U，Ku S，Noh G，et al. Disruption of frontal-parietal communication by ketamine，propofol，and sevoflurane. Anesthesiology 2013；118：1264-1275.）

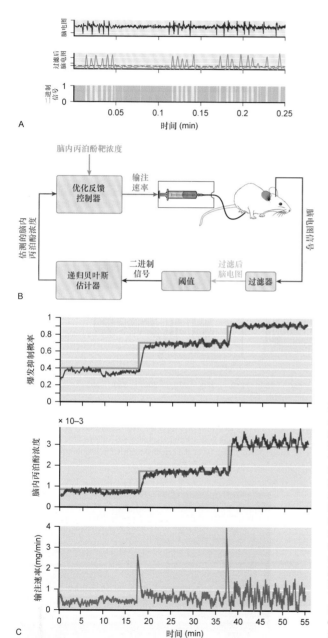

彩图 40.12 **通过控制爆发抑制维持医学昏迷的闭环麻醉给药系统的实验。**（A）大鼠脑电图（EEG）中的爆发抑制信号经过过滤和设定阈值后，转换成二进制数据（即爆发为 0，抑制为 1）。（B）通过指定爆发抑制概率来设定脑内丙泊酚的靶浓度。贝叶斯算法根据 EEG 估测脑内丙泊酚浓度。控制器通过比较丙泊酚估测浓度和靶浓度的差别，每秒调整一次输注速率，以维持设定的目标爆发抑制概率或相应的脑内丙泊酚靶浓度。（C）上方的图显示将目标爆发抑制概率（绿线）维持在 0.4，持续 20 min，而后改为 0.7，持续 20 min，最后改为 0.9，持续 15 min。估测的爆发抑制概率（紫线）与目标水平紧密贴合。中间的图显示相应的脑内丙泊酚靶浓度（绿线）与估测的丙泊酚浓度（紫线）紧密贴合。下方的图显示控制器如何即刻改变输注速率以维持爆发抑制目标水平。该研究验证了实时控制爆发抑制以及其他全身麻醉状态的可行性（Redrawn from Shanechi M，Chemali JJ，Liberman M，et al. A brain-machine interface for control of medically-induced coma. PLoS Comput Biol. 2013；9；e1003284.）

彩图 41.13　容量二氧化碳描记图是呼出气中 CO_2 分数（FCO_2）相对呼出气容量的作图。与时间二氧化碳描记图相似，它也分为三相：解剖无效腔（Ⅰ相，红色）、过渡期（Ⅱ相，蓝色）和肺泡（Ⅲ相，绿色）的气样。容量二氧化碳描记图可通过作一条垂线将总潮气量（V_T）区分为无效腔量（V_Daw）和有效肺泡潮气量（V_Talv），该垂线位于Ⅱ相内，能使图中两个三角形区域（p区和q区）的面积大致相等。图中Ⅱ相的斜率还能定量测量肺泡通气的异质性（不均匀性）。图中水平线以下的区域（代表与动脉血平衡后的气体中的 FCO_2）明显可以分为三个不同的区域：X、Y 和 Z 区。X 区对应的是一次完整呼吸的潮气量中呼出的 CO_2 总容量。该数值可以用以计算 CO_2 产出量（$\dot{V}_{CO_2}$）；或者将呼出气 CO_2 容量除以呼出潮气量得到的值用于 Bohr 等式（等式 41.15）计算中所需要的混合呼出气 CO_2 分数或分压。Y 区代表的是肺泡无效腔造成的无效通气，Z 区代表的是解剖无效腔（V_Daw）造成的无效通气。Y 区＋Z 区代表的是生理无效腔的总容量。容量二氧化碳描记图也可以用 PCO_2 相对呼出气容量进行作图。$F_{ET}CO_2$，呼气末二氧化碳分数（Modified from Fletcher R，Jonson B，Cumming G，et al. The concept of deadspace with special reference to the single breath test for carbon dioxide. Br J Anaesth. 1981；53：77-88. ）

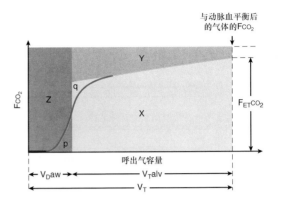

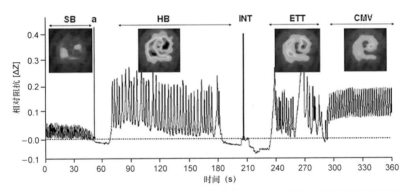

彩图 41.29　儿童麻醉诱导期五个关键阶段的相对阻抗信号图。（a）自主呼吸（SB）阶段，随着肌松作用的增强，出现微弱的阻抗信号。有效的手控通气（HB）产生高强度的信号，在气管内插管（INT）操作时该信号减为零。图中还显示了气管内插管后经气管内导管（ETT）进行手控通气以及采用常规机械通气（CMV）后的局部阻抗分布（From Humphreys S，Pham TM，Stocker C，Schibler A. The effect of induction of anesthesia and intubation on end-expiratory lung level and regional ventilation distribution in cardiac children. Paediatr Anaesth. 2011；21：887-893. ）

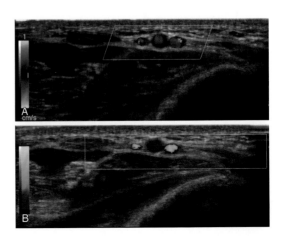

彩图 46.9　**多普勒频移超声图像说明。**A. 在彩色多普勒中，彩色编码基于平均频移。B. 在功率多普勒中，编码基于功率谱

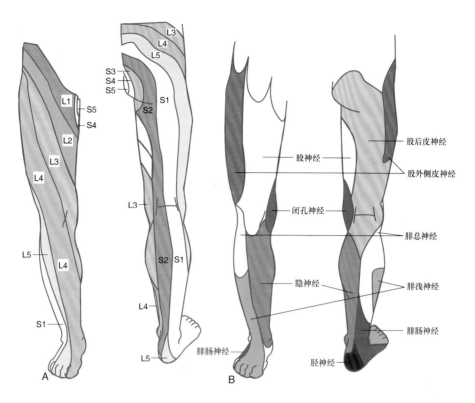

彩图 46.27 A. 腰骶神经的皮肤分布。B. 下肢周围神经的皮肤分布

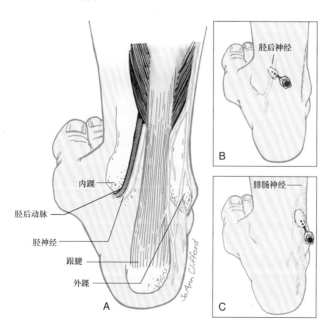

彩图 46.33 A. 阻滞踝部胫后神经和腓肠神经的解剖标志。B. 踝部胫后神经和进针方法。C. 踝部腓肠神经和进针方法

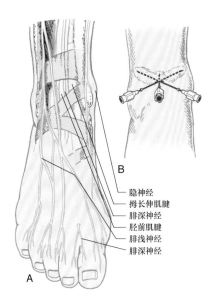

彩图 46.35　A.踝部腓深神经、腓浅神经和隐神经阻滞的解剖标志。B.经单针入路阻断腓深神经、腓浅神经和隐神经的穿刺方法

隐神经
拇长伸肌腱
腓深神经
胫前肌腱
腓浅神经
腓深神经

A

B

彩表 47.4　毛细血管的特点

毛细血管类型	位置	大的孔隙	基底膜	糖萼层	功能注记
无窗孔型（连续的）	肌肉、结缔组织、肺和神经组织	无	连续的	连续的	细胞间裂隙为液体滤过的主要途径。其中部分被有许多断裂的连接处阻断。在血脑屏障处这些断裂很小（1 nm）且不常见（闭锁小带紧密连接），允许最小的非脂质溶质分子通过。在其他组织中该断裂较大（5～8 nm）而且较常见（闭锁斑松散连接）
窗孔型	内分泌腺、肠黏膜、脉络丛和淋巴结	在内皮细胞内孔隙直径为6～12 nm	连续的	连续的	窗孔允许毛细血管由组织间液重吸收液体，与其他毛细血管类型相反
	肾小球	内皮的孔隙大小可达65 nm	连续的	孔隙上不连续，有效孔隙减小	肾小球毛细血管的许多空隙允许大量滤过。有效空隙的大小通过足细胞连接进一步减至6 nm，因此通常不滤过蛋白质
窦状的	肝、脾和骨髓	细胞间大的孔隙可达120 nm	不连续的	因内皮细胞摄取透明质酸，故无糖萼层	大的窗孔允许大分子（脂蛋白和乳糜微粒）在血浆与组织间液之间穿梭。结果导致无胶体渗透压来对抗滤过，而且这些组织的组织间液是血浆容量的有效组成部分。因为存在纤维囊并且通过淋巴管返回，因此大量滤到此处的组织间液不能通过组织扩张来调节（例如，肝淋巴液生成量占体内淋巴液生成总量的50%）

——×：基底膜／细胞外结构

：内皮细胞

：糖萼层

：红细胞

Modified from Woodcock TE，Woodcock TM. Revised Starling equation and the glycocalyx model of transvascular fluid exchange：an improved paradigm for prescribing intravenous fluid therapy. Br J Anaesth. 2012；108：384.

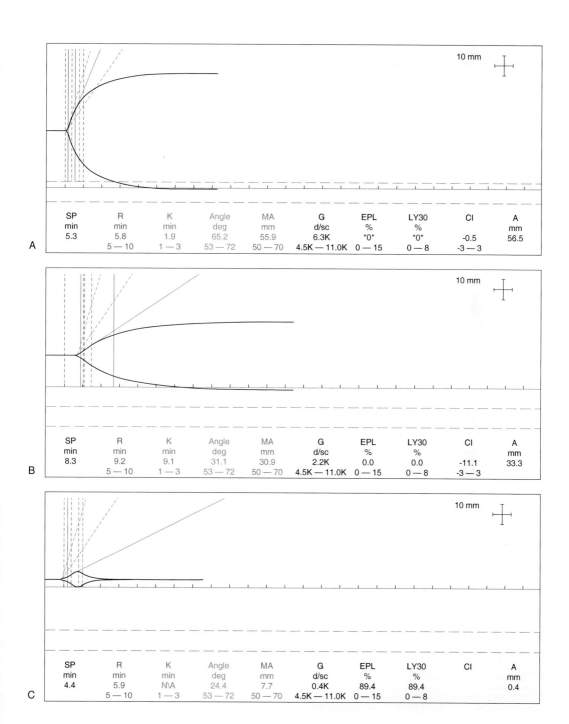

	SP min	R min	K min	Angle deg	MA mm	G d/sc	EPL %	LY30 %	CI	A mm
A	5.3	5.8	1.9	65.2	55.9	6.3K	*0*	*0*	-0.5	56.5
		5 — 10	1 — 3	53 — 72	50 — 70	4.5K — 11.0K	0 — 15	0 — 8	-3 — 3	

	SP min	R min	K min	Angle deg	MA mm	G d/sc	EPL %	LY30 %	CI	A mm
B	8.3	9.2	9.1	31.1	30.9	2.2K	0.0	0.0	-11.1	33.3
		5 — 10	1 — 3	53 — 72	50 — 70	4.5K — 11.0K	0 — 15	0 — 8	-3 — 3	

	SP min	R min	K min	Angle deg	MA mm	G d/sc	EPL %	LY30 %	CI	A mm
C	4.4	5.9	N\A	24.4	7.7	0.4K	89.4	89.4		0.4
		5 — 10	1 — 3	53 — 72	50 — 70	4.5K — 11.0K	0 — 15	0 — 8		

彩图 50.5　TEG 5000 系统分析高岭土活化标本产生的弹力血栓图（A）正常凝血、（B）低纤维蛋白原血症以及（C）纤溶亢进

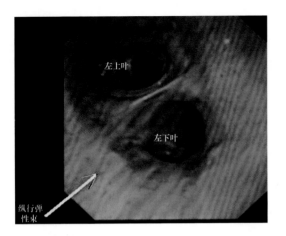

彩图 53.20 准确定位的左侧 DLT 支气管腔远端视图。左上叶（LUL）和左下叶（LLL）开口均可确认。注意纵行弹性条束（LEB，箭头所示），其向下延伸至气管和主支气管黏膜后壁。是支气管镜检医师确定前后方向的有用标志。在左主支气管内，可延伸入左下叶，且是区分下叶与上叶的有用标志

纵行弹
性束

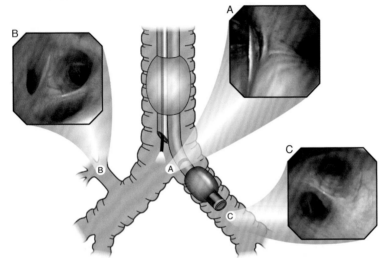

彩图 53.21 Mallinckrodt 左侧 DLT 的纤维支气管镜检查。（A）当纤维支气管镜通过气管腔时，可见左主支气管入口周围的支气管套囊边缘。气管隆嵴上方可见一白线标记。（B）右上叶支气管和三个开口的清晰图像：尖段、前段与后段。（C）左侧 DLT 处于最佳位置时，纤维支气管镜通过支气管内腔的支气管分叉（左下叶与左上叶支气管）清晰图像（Reproduced with permission from Slinger P. Principles and Practice of Anesthesia for Thoracic Surgery. New York：Springer；2011.）

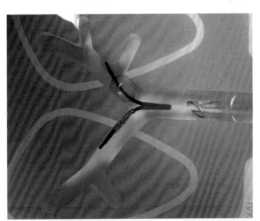

彩图 53.24 EZ 堵塞导管（Rusch, Teleflex）有两个带气囊的远端分支，可以进入每个主支气管并固定在隆嵴部位。两个分支有彩色涂层（蓝色和黄色），相应颜色的外部充气阀对应相应颜色的堵塞气囊

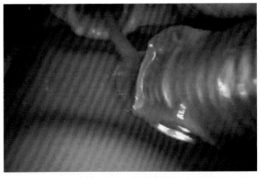

彩图 53.25 通过交换导管在可视喉镜指导下放置 DLT。绿色的交换导管（Cook Critical Care, Bloomington, Ind）最初通过单腔管放置，而单腔管已经被拔除（在这张照片拍摄前），然后交换导管通过 DLT 管腔抽出，而 DLT 是在直视下通过声门插入。照片中的 DLT（Fuji, Phycon, Vitaid, Lewinston, NY）在远端支气管开口处为斜面且具有一个可弯曲的支气管腔，有助于这项操作

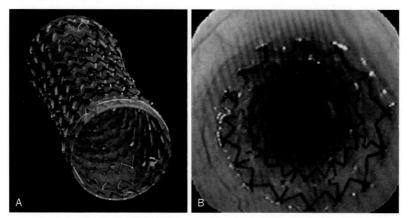

彩图 53.42 （A）自膨式柔性金属气管支架；（B）纤维支气管镜视野下自膨式柔性金属气管支架近端